中国血脂学
Chinese Lipidology

主　编：赵水平　张大庆　赵　旺
副主编：李向平　刘友斌　李　勇

CnS | K 湖南科学技术出版社

《中国血脂学》编委会名单

（按出现的章节先后为序）

前　言

　　早在 1997 年，湖南科学技术出版社就出版发行了我国第一部血脂领域的专著："临床血脂学"。该书获得国家新闻总署资助，并在 1999 年获卫生部科技成果二等奖（是当年此类最高级别奖两部学术专著之一）。2006 年，受人民卫生出版社的邀请，新版《临床血脂学》出版发行。这两部专著曾是国内血脂领域基础研究生和临床医生的重要参考资料。然而，近 10 年来很少有血脂学专著更新问世。目前国内尚无一部学术著作能较为全面地介绍中国人自己有关血脂基础与临床研究的成果，所以全面收集和整理中国人群的血脂研究资料，重点精要地阐述国际血脂学研究新进展和新知识，就成为了《中国血脂学》出版的宗旨。

　　血脂异常及其相关性心血管疾病的发生受两大方面的影响：遗传基因和环境因素。明显的遗传基因缺陷，可造成严重的血脂异常，但是这种情况并不多见。而人群中更多是因诸类微小基因变异个体，在特定的环境下相互作用而致血脂异常。由于中国改革开放 40 年尤其是近 20 年经济高速发展，人们的生活方式发生了巨大的变化（吃得多，活动少），使那些有微小基因变异者易发生血脂异常，并伴随心血管疾病发生风险显著增加。目前血脂异常及其相关心血管疾病已成为中国人群最为严重的健康问题。为了提高中国人群血脂异常防控能力，编写这部《中国血脂学》实属必要。

　　本书邀请国内对血脂学领域感兴趣的学者共同参与编写。重点介绍中国人近 20 年内自己完成的血脂学相关研究成果。考虑血脂学的系统性，全书由 6 大部分组成：

　　（1）血脂基础与临床：讲述脂蛋白代谢，载脂蛋白结构与功能，各类高脂血症的诊断与治疗等。

　　（2）中国血脂异常调查与防治：介绍中国近 30 年在血脂领域所取得的成果，并从群本和个体的角度描述血脂异常防治的基本策略和方法。

　　（3）降血脂药：全面详细地介绍现有各类降血脂药的疗效和安全性，并对降血脂药开发和临床应用前景进行展望。

　　（4）血脂异常防治中国指南与共识：全面介绍并解读了近 5 年来中国专家对血脂异常的防治的指南和共识。

　　（5）国际重要血脂指南精要：比较世界各国或学术团体对血脂异常防治指南与共识的异同点，对探索中国人群血脂异常防治很有借鉴意义。

　　（6）大型血脂临床试验结果摘要：收集了已公开发表的大规模临床试验的摘要，便于查找和了解血脂领域研究的成果。

　　本书旨在将中国人群自己的血脂研究成果尽快地转化到临床实践工作中，提高我国人群血脂异常防治的水平，使众多血脂异常及其相关心血管疾病获得良好的预防与控制。

　　愿本书的出版能给关心血脂学的同道们带来帮助。敬请大家在细心阅读本书的同时，能对书中的不正之处给予批评指正。若本书有再版机会，我们一定会尽力使其改进和完善。

赵水平　张大庆　赵　旺

目 录

第一篇 血脂基础与临床

第二篇 中国血脂异常调查与防治

第三篇 降血脂药

第四篇 血脂异常防治中国指南与共识解读

第五篇 国际重要血脂指南精要

第六篇　大型重要血脂临床试验摘要（按发表年份先后）

第一篇　血脂基础与临床

第一章　血脂代谢

血液中胆固醇及其酯、甘油三酯、磷脂和脂肪酸统称为血脂，临床主要是指血浆（清）中的胆固醇和甘油三酯。血液中的胆固醇和甘油三酯极少游离存在，它们必须与蛋白质、磷脂等一起形成脂蛋白，才能被运输到全身各组织，并被利用或分解代谢。所以，血脂代谢涉及胆固醇、甘油三酯、载脂蛋白和脂蛋白颗粒的合成和分解代谢。此外，还有许多脂蛋白受体、脂酶或脂质转运蛋白等均参与了血脂的代谢。

一、胆固醇

胆固醇除了是细胞膜的重要组成成分外，还可以转变为多种具有重要生理作用的物质。在肝脏及肠黏膜细胞内，胆固醇转变为 7-脱氢胆固醇，后者经血液循环运至皮肤，再经紫外线照射，7-脱氢胆固醇可转化为胆骨化醇，即内源性维生素 D_3。胆固醇在肾上腺皮质细胞可转变成肾上腺皮质激素，在卵巢可转变为孕酮；在性腺可以转变为性激素，如雄激素、雌激素和孕激素。

（一）胆固醇来源

人体内的胆固醇有两种来源。

1. 食物提供　普通人群每天膳食中含胆固醇 300～500 mg，主要来自动物肝脏、蛋黄、蟹黄、鱼子、奶油及肉类。推荐一般人群摄取胆固醇量控制在 300 mg 以内；而心血管疾病患者从饮食中每天摄入胆固醇的量应少于 200 mg。植物性食品不含胆固醇，而含植物固醇如 β 谷固醇、角固醇等，它们不易为人体吸收，摄入过多还可抑制肠道内胆固醇的吸收。

2. 组织合成　人体内胆固醇主要来源于自身合成，而肝脏则是胆固醇合成的主要场所（图 1-1）。

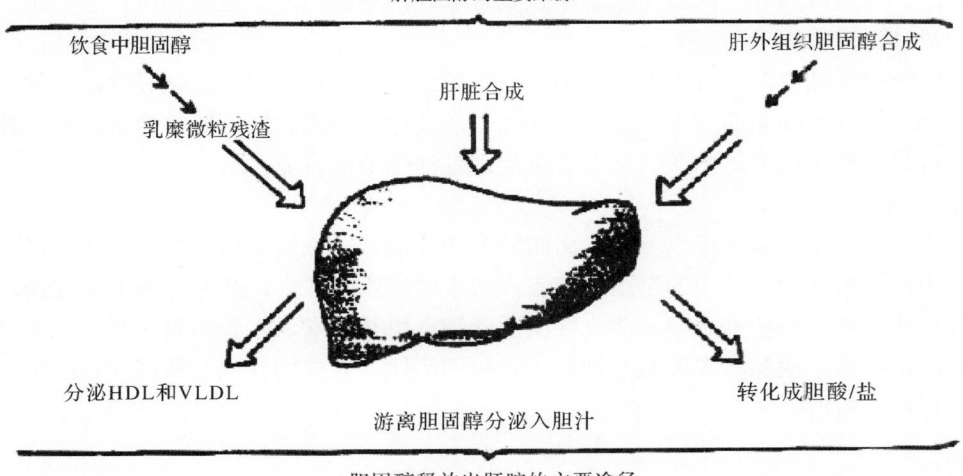

图 1-1　肝胆固醇的来源和流出

（二）胆固醇合成代谢

生物体内能自行合成胆固醇，以保证机体的正常需要。胆固醇的生物合成全部过程主要是在细胞微粒体（内质网）中进行。乙酰辅酶 A 是胆固醇合成的直接原料。而乙酰辅酶 A 则主要来自葡萄糖的分解，部分来源于食物脂肪水解和体内脂肪动员。体内胆固醇合成过程较为复杂，整个过程有近 30 步反应。3-羟基-3-甲基戊二酰辅酶 A（HMG-CoA）还原酶是胆固醇合成的限速酶，在胆固醇合成的代谢调节中具有重要意义。细胞内游离胆固醇水平可调节该酶的活性，因而影响细胞胆固醇的合成。目前广泛应用于临床的他汀类降血脂药，就是通过竞争性抑制 HMG-CoA 还原酶的活性，使胆固醇合成减少，反馈上调细胞表面的低密度脂蛋白（LDL）受体，摄取更多血液中 LDL 进入肝脏代谢，从而降低血胆固醇浓度。

许多细胞都能合成胆固醇，但各种细胞合成胆固醇的速率差别很大，并且随时间、机体状况的不同而存在差异。胆固醇生物合成速率在昼夜之间可相差 4～5 倍之多，夜间合成最快，上午 10 时左右合成最慢，这与体内 HMG-CoA 还原酶活性变化是一致的。

影响体内胆固醇代谢的主要因素有食物成分、吸收、排泄和体内转化（转变为胆汁酸、类固醇激素）等。外源性胆固醇（食物摄取）能抑制细胞内胆固醇的合成，给予动物含胆固醇的食物，发现肝内胆固醇合成减少，同时细胞内 HMG-CoA 还原酶活性减弱。而胆固醇的排泄（以中性胆固醇-胆汁酸形式）增加时，则胆固醇合成加速。

（三）胆固醇分解代谢

肝脏内的胆固醇可随胆汁排出，每天排出量约占胆固醇合成量的 40%。因人体内没有降解固醇核的酶，胆固醇在体内不能被彻底氧化分解为 CO_2 和 H_2O，而是经氧化和还原转变为其他含环戊烷多氢菲母核的化合物，其中大部分进一步参与体内代谢或排出体外。

二、甘油三酯

甘油三酯（TG）是甘油分子中的三个羟基被脂肪酸酯化而形成的，国际命名委员会建议使用名称为三酰甘油，但由于人们已习惯约定俗成的名称，故仍沿用甘油三酯。

（一）甘油三酯合成代谢

甘油与三个脂肪酸合成甘油三酯。甘油主要由葡萄糖提供，也可以是细胞内甘油的再利用。机体合成脂肪酸的直接原料是乙酰辅酶 A，凡是能够生成乙酰辅酶 A 的物质都是合成脂肪酸的原料。肝脏、脂肪组织及小肠是合成甘油三酯的主要场所，以肝脏合成能力最强。但是，肝脏不能储存甘油三酯，肝脏合成甘油三酯后，随即分泌入血液。小肠黏膜主要利用脂肪消化产物再合成甘油三酯，并以乳糜微粒形式经淋巴系统进入血液循环。此外，脂肪组织是合成甘油三酯的另一重要场所，脂肪组织可利用食物中的脂肪酸合成甘油三酯。

不同的器官合成甘油三酯的过程不完全相同。小肠黏膜细胞主要利用消化吸收的甘油一酯及脂肪酸再合成甘油三酯。肝细胞和脂肪细胞主要是由甘油二酯的途径合成甘油三酯。合成甘油三酯的脂肪酸可为同一种，也可是三种不同的脂肪酸。胰岛素可促进甘油三酯的合成。

（二）甘油三酯分解代谢

甘油三酯主要是经脂肪酶逐步水解为游离脂肪酸和甘油，以供肝外组织利用，这一过程即为脂肪动员。在此过程中，起重要调节作用的是脂肪细胞内激素敏感脂酶，它是脂肪分解的限速酶。去甲肾上腺素、促肾上腺皮质激素以及胰高血糖素能直接激活脂酶；甲状腺素、生长激素及肾上腺素激素等对该脂酶也有一定的激活作用；而胰岛素等则可抑制该脂酶的活性。合成的甘油三酯沉积在肝细胞内，当超过一定量时，则形成脂肪肝。

三、脂蛋白

应用超速离心方法，可将血浆脂蛋白按密度大小分为乳糜微粒（CM）、极低密度脂蛋白（VLDL）、中间密度脂蛋白（IDL）、LDL 和高密度脂蛋白（HDL）。HDL 又可再进一步分为两个亚组分即 HDL_2 和 HDL_3。这五类脂蛋白的密度是依次增加，而颗粒则依次变小。此外，还有一种脂蛋白是后来发现的，称为脂蛋白（a）［Lp（a）］，它的密度比 LDL 大，而其颗粒也较 LDL 大。Lp（a）的化学结构与LDL 很相似，仅多含一个载脂蛋白（a）。

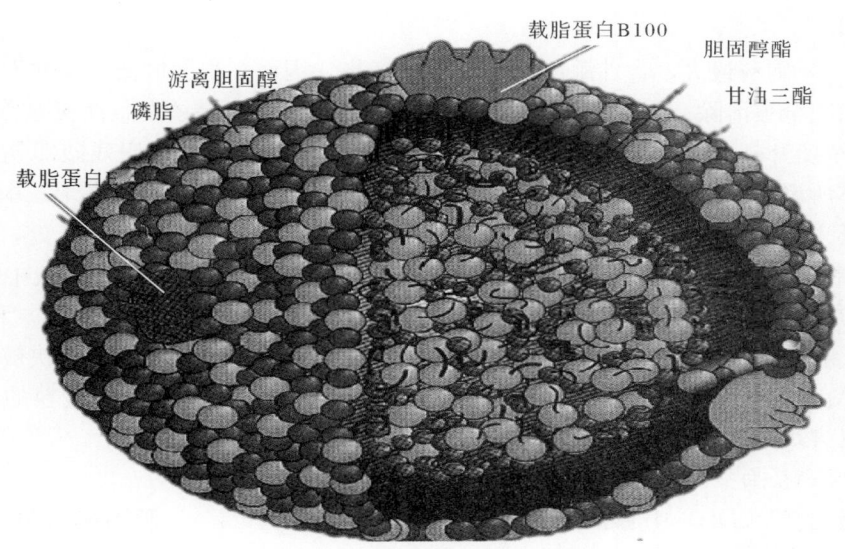

图1-2　脂蛋白结构

脂蛋白由两部分组成：外壳和核。脂蛋白外壳含载脂蛋白（Apo）、游离胆固醇和磷脂；脂蛋白核由胆固醇酯和甘油三酯组成。在脂蛋白分泌、结构完整保持和分解代谢方面，载脂蛋白起关键作用（图1-2、图1-3）。

虽然脂蛋白有许多种类，但其结构有相同之处。一般都是以不溶于水的甘油三酯和胆固醇酯作为核心，其表面则是少量蛋白质、极性磷脂和游离胆固醇，它们的亲水基团突入周围水相中，从而使脂蛋白分子能够稳定并溶于水相。

血浆脂蛋白颗粒间的核和外壳中的各种成分不断地进行交换。血浆脂蛋白的密度和颗粒的大小呈连续性变化，利用超速离心技术将血浆脂蛋白进行分类是为了便于对其认识，所以是人为的。因此，在进行血浆脂蛋白分离时，各种脂蛋白间常有重叠。近年来，随着人们对血浆脂蛋白的深入研究，发现各种脂蛋白自身也是很不均一的。各脂蛋白的密度和颗粒大小、脂质组成、来源和功能并不相同（表1-1）。

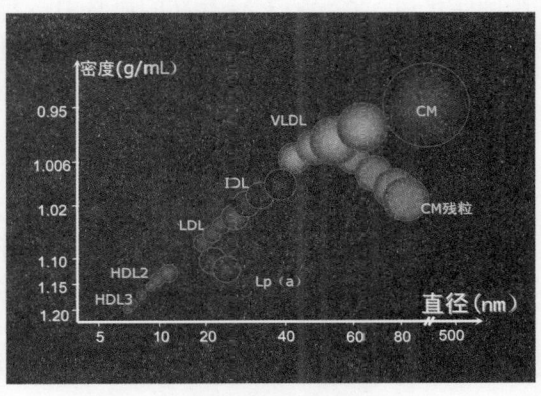

图1-3　脂蛋白的密度和颗粒大小

CM：乳糜微粒；**VLDL**：极低密度脂蛋白；
IDL：中间密度脂蛋白；**LDL**：低密度脂蛋白；
HDL：高密度脂蛋白；**Lp（a）**：脂蛋白（a）

表1-1　　　　　　　　　　　　　　　　　脂蛋白的特性及功能

分　类	密度（g/mL）	颗粒大小（nm）	主要脂质	主要载脂蛋白	来　源	功　能
乳糜微粒（CM）	<0.95	80～500	甘油三酯90%、胆固醇8%	B_{48}、A1、A2	小肠合成	将食物中的甘泊三酯和胆固醇从小肠转运至其他组织
CM残粒	<0.95	80～200	甘油三酯70%、胆固醇15%	B_{48}、E	CM中TG经脂酶水解后形成	将胆固醇释放亘肝脏；代表致动脉粥样硬化脂蛋白
极低密度脂蛋白（VLDL）	<1.006	30～80	甘油三酯60%、胆固醇20%	B_{100}、E、Cs	肝脏合成	转运甘油三酯到外周组织，经脂酶水解后释放出游离脂肪酸
中间密度脂蛋白（IDL）	1.006～1.019	27～30	甘油三酯35%、胆固醇30%	B_{100}、E	VLDL中TG经脂酶水解后形成	属LDL前体，部分经肝脏摄取
低密度脂蛋白（LDL）	1.019～1.063	20～27	甘油三酯6%、胆固醇50%	B_{100}	VLDL和IDL中TG经脂酶水解后形成	胆固醇的主要载体，经LDL受体介导摄取而被外周组织利用

（一）乳糜微粒

乳糜微粒（CM）颗粒最大，含外源性甘油三酯约 90%，因而其密度最低。正常人空腹 12 小时后，血浆中乳糜微粒已完全被清除。因为乳糜微粒颗粒很大，严重升高时易诱发急性胰腺炎。餐后高脂血症（主要是乳糜微粒浓度升高）可能是冠心病发生的危险因素。乳糜微粒的代谢残骸即乳糜微粒残粒可被巨噬细胞表面受体所识别而摄取，因而可能与动脉粥样硬化有关。乳糜微粒是在十二指肠和空肠的黏膜细胞内合成，分泌入肠淋巴液，经由胸导管进入血液循环。乳糜微粒在毛细血管床处，经脂蛋白脂酶水解其中的甘油三酯，释放出游离脂肪酸。其残余颗粒即乳糜微粒残粒则存留在血液中，其颗粒明显变小。乳糜微粒残粒是经由肝脏中的 LDL 受体相关蛋白或 ApoE 受体（又称残粒受体）和 LDL 受体分解代谢的。ApoE 介导乳糜微粒残粒与受体结合并被摄取，乳糜微粒在血液循环中很快被清除，半衰期小于 1 小时。由于 $ApoB_{48}$ 始终存在于 CM 中，所以 $ApoB_{48}$ 可视为乳糜微粒及其残粒的标志，以便与肝脏来源的 VLDL（含 $ApoB_{100}$）相区别。

（二）极低密度脂蛋白

极低密度脂蛋白（VLDL）中甘油三酯含量仍很丰富，约占 55%，胆固醇含量为 20%，磷脂为 15%，蛋白质约为 10%。由于 CM 和 VLDL 都以甘油三酯为主，所以这两类脂蛋白统称为富含甘油三酯的脂蛋白。在没有 CM 存在的血浆中，其甘油三酯的水平主要反映 VLDL 的多少。由于 VLDL 分子量比 CM 小，空腹 12 小时的血浆是清亮透明的，只有当空腹血浆中甘油三酯水平超过 3.3 mmol/L（300 mg/dL）时，血浆才呈乳状光泽直至混浊。

VLDL 是由肝脏合成，其主要脂类为肝脏合成的甘油三酯。VLDL 刚分泌进入血液循环时，含有极少量的胆固醇酯，而大量的胆固醇酯则来源于 HDL。这是由于血液中存在有胆固醇酯转移蛋白，后者的生理功能是将 HDL 中胆固醇酯转移到其他类脂蛋白（主要是 VLDL）。

VLDL 颗粒中的甘油三酯被存在于周围组织毛细血管床中的脂蛋白脂酶水解，释放出游离脂肪酸，VLDL 颗粒逐渐缩小。大约 50% 的 VLDL 在转化为 IDL 或 LDL 前直接被肝脏分解代谢。

（三）中间密度脂蛋白

中间密度脂蛋白（IDL）是 VLDL 向 LDL 转化过程中的中间产物，与 VLDL 相比，其胆固醇的含量已明显增加。正常情况下，血浆中 IDL 含量很低。目前有关 IDL 的认识仍不大一致，有人将其归类于 VLDL，称其为 VLDL 的残粒。因其甘油三酯的含量仍占据 22%，故也有人将其归为富含甘油三酯的脂蛋白。

IDL 在体内的分解代谢迅速，因此正常情况下血浆中 IDL 浓度很低。大约一半的 IDL 被 LDL 受体直接分解代谢。另一半的 IDL 则转变为 LDL，但其确切机制尚不十分清楚。

（四）低密度脂蛋白

低密度脂蛋白（LDL）是血浆中胆固醇含量最多的一种脂蛋白，其胆固醇的含量（包括胆固醇酯和游离胆固醇）在一半以上。所以，LDL 被称为富含胆固醇的脂蛋白。LDL 颗粒各成分的比例为：胆固醇酯 40%、游离胆固醇 10%、甘油三酯 6%、磷脂 20%、蛋白质 24%。血浆中胆固醇约 70% 是在 LDL 内，单纯性高胆固醇血症时，血浆胆固醇浓度的升高与血浆中 LDL 水平是一致的。由于 LDL 颗粒小，即使血浆中 LDL 的浓度很高，血浆也不会混浊。LDL 中载脂蛋白几乎全部为 $Apo B_{100}$（占 95% 以上），仅含有微量的 Apo C 和 Apo E。

LDL 是由 IDL 在肝脏内转化而来，但有研究显示，肝脏可直接合成分泌少量 LDL。有学者认为，人体内的 LDL 至少由两个亚组分组成。而且这两个亚组分 LDL 的分解速度和代谢途径均不相同。其中一亚组分 LDL 迅速地被分解代谢，这是由受体途径进行的；而另一亚组分则在体内清除缓慢，因为是经由非受体的途径。

一般认为，大多数 LDL 是由肝内和肝外的 LDL 受体进行代谢，占体内 LDL 代谢的 70%～75%，其余的 LDL 则经由非特异性、非受体依赖性的途径进行代谢。

LDL 与受体结合后，LDL 颗粒被吞饮，然后进入溶酶体。在溶酶体中，LDL 被水解释放出游离胆固醇。游离胆固醇可掺入细胞质膜中，被细胞膜所利用或转换成其他物质。而 LDL 受体则可再循环。在这个过程中，LDL 向细胞提供胆固醇，同时又受到多方面的调节，其中最主要的是 LDL 受体的调节。

在溶酶体中，由 LDL 产生的胆固醇具有多种调节作用：①胆固醇或细胞内其他的氧合衍生物能抑制 HMG-CoA 还原酶活性，包括抑制其基因转录和加速蛋白降解；②溶酶体中胆固醇能激活乙酰辅酶 A-胆固醇乙酰转移酶（ACAT），从而使过剩的胆固醇形成胆固醇酯，并以酯滴的形式贮存在胞质中；③胆固醇能抑制 LDL 受体合成。因此，细胞可通过控制 LDL 受体数量来保证提供足够的胆固醇以满足组织代谢的需要，同时又不致引起胆固醇的过度积聚。通过上述调节机制，可使细胞未酯化的胆固醇维持一恒定水平。

在体内 LDL 的代谢中，LDL 受体起双重的作用：①通过清除循环中的 IDL，限制 LDL 的生成；②通过介导细胞摄取 LDL，增加 LDL 的降解。LDL 受体活性是决定 LDL 分解代谢速率的重要因素。细胞内游离胆固醇的含量可调节 LDL 受体的合成和表达。细胞内游离胆固醇含量增加则抑制 LDL 受体的合成和表达，反之亦然。

（五）高密度脂蛋白

高密度脂蛋白（HDL）颗粒最小，其结构特点是脂质和蛋白质部分几乎各占一半。HDL 中的载脂蛋白以 A1 为主，占 65%，其他载脂蛋白有 A2、C、E、A4、A5 和 M 等。人 HDL 是一类异质性的脂蛋白，其密度介于 $1.063 \sim 1.210$ g/mL 之间，颗粒大小为 $5 \sim 17$ nm。大多数 HDL 含有 ApoA1，由于 HDL 颗粒中所含的脂质、载脂蛋白、酶和脂质转运蛋白的量和质均不相同，因而有许多 HDL 亚类。这些 HDL 亚类（或称亚组分）在形状、密度、颗粒大小、电荷和抗动脉粥样硬化特性等方面均不相同。

新生 HDL 主要是由肝脏和小肠合成。由小肠合成、分泌的 HDL 颗粒中主要含 ApoA1，而由肝脏合成、分泌的 HDL 颗粒则主要含有 ApoE。此外，HDL 也可由富含甘油三酯的脂蛋白即 VLDL 和乳糜微粒发生脂溶分解时衍生而来。

富含脂质的 α-HDL 是来源于贫脂颗粒或无脂的载脂蛋白颗粒。这些贫脂的 HDL 前体就是肝细胞或小肠黏膜合成的新生 HDL，它们也可因乳糜微粒和 VLDL 在脂蛋白脂酶催化下甘油三酯水解时离解而产生，或者因 HDL_2 与 HDL_3 相互转换时产生。

HDL_2 与 HDL_3 的转换是受胆固醇酯转移蛋白（CETP）、磷脂转移蛋白（PLTP）或肝脂酶（HL）的调节。无脂的载脂蛋白或贫脂颗粒从肝细胞或非肝细胞中获得磷脂和游离胆固醇。目前尚不知道，这种获脂过程是发生在细胞内或是在细胞外或是两者都有。在另一方面，无脂的载脂蛋白可诱导磷脂和游离胆固醇从各类细胞包括肝细胞和巨噬细胞流出，提示 HDL 是在细胞外组装的。然而，巨噬细胞、肝细胞和成纤维细胞可内在化无脂的载脂蛋白、HDL、乳糜微粒残粒，再分泌含脂的载脂蛋白。这种过程称为逆向内吞过程，见于先天性缺陷疾病如 Tangier 病，该病主要是 ATP 结合盒转运子 1（ABC1）基因突变，干扰了细胞内脂质的流出，导致血浆中缺乏富含脂质的 α-HDL。由于 ABC1 在许多细胞包括肝细胞和肠细胞中表达，提示该蛋白不仅在外周细胞的胆固醇流出中起作用，而且在肝脏和肠道的 HDL 生成中也起重要作用。

HDL 颗粒中的脂质或蛋白质从循环中移去，至少有 2 条直接途径：一条途径是由 B 类 I 型经清道夫受体（SR-BI）选择性摄取脂质；另一条途径是由 ApoE 受体或 ApoA1 受体将 HDL 整个颗粒摄取。此外，还有 2 条间接途径，这与 CETP、HL 和内皮脂酯有关。

经由 SR-BI、CETP 和 HL 作用使 HDL_2 中的脂质移去，随后 HDL_2 转变成 HDL_3。经 PLTP 的作用 HDL_3 也可转换成 HDL_2，并再生前 $β_1$-LpA1 或无脂的 ApoA1。这些小颗粒 HDL 离开血液循环而进入血管外腔，又可再成为细胞脂质的接受体，重新形成 HDL。

四、载脂蛋白

载脂蛋白（Apo）是一类能与血浆脂质（主要是指胆固醇、甘油三酯和磷脂）结合的蛋白质，为构成血浆脂蛋白的主要成分。也就是说，凡存在于脂蛋白中的蛋白质即为载脂蛋白。在体内载脂蛋白具有许多重要的生理功能，如作为配基与脂蛋白受体结合、激活多种脂蛋白代谢酶等。现已认识到载脂蛋白不仅对血浆脂蛋白的代谢起着决定性的作用，而且对动脉粥样硬化的发生和发展也有很大的影响。新近研究表明，载脂蛋白对于肝细胞内脂蛋白的合成、组装和分泌也起重要作用。目前报道较多或较有临床意义的载脂蛋白见表 1-2。

表 1-2　　　　　　　　　　　　　　　　　人类主要的载脂蛋白

名　称	主要脂蛋白	分子质量（ku）	血浆浓度（mg/dL）	氨基酸数	功　能	人类疾病
ApoA1	HDL	28.3	90～160	243	ACAT 激活	HDL 缺乏症
ApoA5	VLDL，HDL	39	0.1～0.2	343	降甘油三酯	高甘油三酯血症
ApoB$_{100}$	LDL，VLDL	512	50～150	4536	LDL 受体结合	低 β 脂蛋白血症
ApoC2	CM，VLDL	8.84	3～5	79	脂蛋白脂酶激活	乳糜微粒血症
ApoC3	CM，VLDL	8.76	10～14	79	脂蛋白脂酶抑制	高甘油三酯血症
ApoE	CM，IDL	34	2～8	299	LDL、ApoE 受体结合	Ⅲ型高脂蛋白血症
ApoM	HDL	26	1～3	188	胆固醇逆转运	未知
ApoO	HDL	55	0.2	198	参与炎症反应	未知

五、脂蛋白受体

脂蛋白受体能介导细胞对脂蛋白的摄取和代谢，是一类位于细胞膜上的糖蛋白，这些蛋白质能以高亲和性方式与其相应的脂蛋白配体相互作用，并因此而进一步调节细胞外脂蛋白的水平。

（一）LDL 受体

LDL 受体参与 LDL 的清除，是一种细胞膜表面的糖蛋白，它通过介导血浆胆固醇的主要载体即 LDL 进入细胞，以调节血浆胆固醇水平。两位美国学者 Goldstein 和 Brown 于 1973 年发现 LDL 受体，并因此而荣获 1985 年诺贝尔医学奖。

在体内 LDL 的代谢中，LDL 受体起双重的作用：①通过清除循环中的 IDL，限制 LDL 的生成；②通过介导细胞摄取 LDL，增加 LDL 的降解。LDL 受体基因突变引起的受体功能障碍，可以导致血浆胆固醇水平明显增高。

（二）LDL 受体相关蛋白

LDL 受体相关蛋白（LRP）主要参与残粒脂蛋白的清除。LRP 基因表达与 LDL 受体不同，它很少受细胞胆固醇负荷的影响，这是因为在 LRP 的启动子中没有固醇调节元件序列。然而胰岛素却能够促进 LRP 摄取 β-VLDL 和 α$_2$ 巨球蛋白，其生理意义可能是：餐后当循环中乳糜微粒含量增高时，胰岛素水平也增高，从而促进脂蛋白残粒的清除。LRP 能识别多种配体并在体内清除之，属于一种多功能性受体。LRP 的配体主要有残粒脂蛋白、蛋白酶和蛋白酶抑制剂复合物的受体及毒素的受体三类。

（三）VLDL 受体

VLDL 受体能结合和内移含 ApoE 的脂蛋白，其一级结构于 1992 年在家兔心脏首先得到阐明。人的 VLDL 受体与兔受体有 96％同源性，受体基因定位于第 9 号染色体上，小鼠 VLDL 受体基因则位于第 19 号染色体上。VLDL 受体结构与 LDL 受体极为相似，其主要区别在于 VLDL 受体的氨基末端还含有一个第 8 配体结合重复序列。VLDL 受体分布于骨骼肌、肾脏、脑组织和脂肪组织，在肝脏仅有极低水平的受体 mRNA。VLDL 受体活性不受饮食影响，在甲状腺功能低下的大鼠，骨骼肌细胞 VLDL 受体减少 80％。但 VLDL 受体的生理功能尚不清楚，可能与内源性甘油三酯从肝脏转移至脂肪酸的利用场所如肌肉与脂肪组织有关。

（四）清道夫受体

当 LDL 被化学修饰后（例如乙酰化修饰），与受体的结合特性发生明显改变，化学修饰的 LDL 丧失了与 LDL 受体的结合能力，转而通过"乙酰化 LDL 受体"进入细胞，并导致脂质在细胞中积蓄，形成泡沫细胞。由于这类受体的识别范围广，能与多种配体结合，因此又称清道夫受体。

清道夫受体的配体很多，在放射配体结合试验中已证明能直接与清道夫受体结合或者有竞争性抑制作用的物质包括：①化学修饰蛋白质，如乙酰化 LDL 和氧化修饰 LDL（x-LDL）、顺丁烯二酰化牛血清白蛋白，未修饰的上述蛋白则不能与之结合；②多聚核苷酸，如多聚次黄嘌呤和多聚鸟嘌呤；③多糖类，如硫酸葡聚糖；④阴离子磷脂，如磷脂酰丝氨酸；⑤其他分子，如硫酸聚乙烯等。在上述配体中有些并不存在于活体，如乙酰化 LDL 和硫酸聚乙烯，因而不可能具有生理意义，这些物质都属阴离子多聚体，其所以能与受体结合，可能在于其结构特征与体内的配体相似。

六、脂蛋白代谢酶

脂蛋白代谢酶主要调节血浆脂蛋白中的脂质代谢，包括脂蛋白脂酶（LPL）、肝脂酶（HL）或称肝甘油三酯脂酶（HTGL）和卵磷脂-胆固醇酰基转移酶（LCAT）。LPL 和 HL 专司甘油三酯和磷脂的水解，在血管内皮表面发生作用。从结构上分析，LPL 和 HL 有许多相似之处，在进化上的关系比较亲近，它们与胰脂酶一道同属于"脂酶基因家族"中的同源性酶类。卵黄蛋白的结构也与脂酶同源，但不具有酶活性。而 LCAT 的主要作用部位在血浆 HDL，催化 HDL 中胆固醇酯化。

（一）脂蛋白脂酶

脂蛋白脂酶（LPL）是一种清除血浆脂蛋白中所含甘油三酯的限速酶，属于丝氨酸活性酶类。在外组织的血管内皮细胞表面，LPL 主要水解血浆乳糜微粒和 VLDL 的甘油三酯，使甘油三酯 1 位和 3 位酯键断裂。在 LPL 作用下，乳糜微粒和 VLDL 颗粒核心处的甘油三酯不断水解，导致颗粒表面磷脂和未酯化胆固醇过剩并转移至 HDL，从而使乳糜微粒和 VLDL 分别衍变成乳糜微粒残体和 IDL。LPL 最大活性的表达依赖 ApoCⅡ 的激活。已知 ApoAⅠ、APAⅡ、APB、APCⅡ、APCⅢ、APD 和 APE 也可能起一定作用。在 ApoCⅢ 转基因小鼠中，可见高甘油三酯血症。

LPL 缺陷可引起家族性高乳糜微粒血症（Ⅰ型高脂蛋白血症），该症系常染色体隐性遗传，患者 LPL 基因突变存在多种类型，包括无义突变、各种误义突变和片段的插入，另外还有能影响 mRNA 拼接的内含子点突变。本症患者空腹血浆为奶油样，乳糜微粒大量堆积。但本症与动脉粥样硬化关系不明显，主要并发症为急性胰腺炎。

（二）肝脂酶

肝脂酶（HTGL）基因位于第 15 号染色体长臂，全长约 35000 bp，含 9 个外显子，仅比 LPL 缺少 1 个编码 3' 端不转译区的外显子。肝脂酶由肝细胞合成，分泌并定位于肝脏的血管内表面，催化残粒脂蛋白和 HDL 中的甘油三酯和磷脂水解。在清除乳糜微粒残粒中，肝脂酶可能发挥生理作用，这种作用似乎与脂解无关，而是作为一种固定于细胞表面硫酸乙酰肝素蛋白多糖上的结合蛋白，促进肝脏摄取乳糜微粒残体。

（三）卵磷脂-胆固醇酰基转移酶

卵磷脂-胆固醇酰基转移酶（LCAT）由肝脏分泌，催化游离胆固醇转变成胆固醇酯，参与 HDL 的成熟过程。这种转移酯化反应主要发生于 HDL 表面，Apo A1 可激活并调节该酶的活性。LCAT 催化胆固醇酯化后引起广泛的生理效应，包括新生 HDL 的成熟、较小的 HDL 亚组分（HDL$_3$）转化为较大的 HDL 亚组分（HDL$_2$），清除 LDL、VLDL 和乳糜微粒中过剩的胆固醇和磷脂以及细胞膜上的胆固醇流出至 HDL。

七、脂蛋白代谢相关蛋白

在各类脂蛋白之间，或脂蛋白与细胞间存在脂质的交换，或称脂质转运，需要有特殊蛋白来完成，这就是脂蛋白代谢相关蛋白。目前已知的脂蛋白代谢相关蛋白主要有脂质转运蛋白、ATP 结合盒转运子和分拣蛋白等。

（一）胆固醇酯转运蛋白

70 年代中期，有人发现血浆无脂蛋白部分含有一种特殊的转运蛋白，能促进血浆各脂蛋白间胆固醇、甘油三酯和磷脂的单向或双向转运和交换，这类特殊转运蛋白称脂质转运蛋白（LTP）。LTP 包括 3 种成分：胆固醇酯转运蛋白（CETP），磷脂转运蛋白（PTP）和甘油三酯转运蛋白（TTP）。也有人根据这类蛋白质对热稳定性的不同将其分为两种：LTP1（热稳定性）和 LTP2（热不稳定性）。曾认为 LTP 可能就是 ApoD，现有资料证实 LTP 并不是 ApoD。目前了解较多的是 CETP。

CETP 在肝脏、小肠及一些周围组织如脂肪中合成，是 74 ku 的糖蛋白。固相竞争放射免疫法测定，正常人群中男性血浆 CETP 水平为 (1.50 ± 0.26) $\mu g/mL$，女性为 (1.92 ± 0.52) $\mu g/mL$。

1987 年有人从克隆 CETP 的 cDNA 测定了 CETP 的完整一级结构，为 17 个氨基酸组成的信号肽和 476 个氨基酸组成的单条多肽链，含有丰富的非极性氨基酸。与其他的载脂蛋白相比，含有更多的疏水氨基酸（44%），另外还散在分布着四个潜在的天冬酰胺相连的糖基化部位。研究表明，CETP 分子中疏水基的相互作用对维持其结构起重要作用，而糖基化对 CETP 的活性形式的形成是必需的。

人类 CETP 基因定位于 16 号染色体长臂（16q12～21）上，与 LCAT 基因邻近。CETP 基因长度为 25 kb，含有 16 个外显子和 15 个内含子。cDNA 序列分析表明，CETP 基因组成与载脂蛋白或 LCAT 的编码序列不相同。已知人的肝脏、小肠、肾上腺、脾脏和脂肪组织均具有 CETP 的 mRNA。

CETP 与血浆胆固醇浓度的高低具有相关性。各种原因包括因进食高脂肪、高胆固醇饮食，或因 LDL 受体和 Apo E 缺陷而产生的内源性高胆固醇血症，均可诱导 CETP 的表达，肝脏中 CETP mRNA 升高。这可能由于 CETP 基因在肝脏和周围组织中的转录增加所致。

血液中 CETP 的主要生理功能是介导脂蛋白中各种中性脂质的转移和交换。主要是介导 HDL 中的胆固醇与 VLDL 中的甘油三酯交换，促进 HDL 中的胆固醇转运；同时在 HDL 颗粒之间的胆固醇酯转运中也起作用。同时该蛋白也促进胆固醇酯在细胞与血浆脂蛋白间的转运，参与胆固醇的逆转运过程。有关 CETP 与动脉粥样硬化的关系尚不明确。有研究提示，纯合子 CETP 缺乏症者罹患冠心病的危险性降低。CETP 抑制剂因其潜在的降脂作用曾备受关注，但到目前为止的多数研究结果令人失望。

（二）ATP 结合盒转运子 1

ATP 结合盒转运子（ABC）是细胞膜糖蛋白，这些蛋白包括调控性膜通道等，包含有一个 ATP 结合蛋白盒及一个转运膜区。哺乳类动物，活性 ABC 至少由四个这样的区域构成（两个转运膜区和两个 ATP 结合盒）。这些区域或呈现在一个多肽链里（完整转运子），或在两个分离的蛋白中（半转运子）；后者是功能性 ABC 特殊的转运子二聚体。将 ATP 水解释出的能量提供给各种分子进行穿膜转运。如 ATP 结合盒转运子 A1（ABCA1）可介导胆固醇与磷脂向其接纳体载脂蛋白 A1 活跃外流。

已有 49 种人类 ABC 基因被命名。ABC 的主要功能是小分子物质及多肽分子跨膜转运。转运膜区会通过改变形态允许某些分子通过。ATP 结合盒结合或水解胞浆中的 ATP，以此确保转运底物所需的足够能量。ATP 结合盒及转运膜区的这些特殊反应能够使转运子与底物像齿轮一样吻合并通过水解 ATP 来转运底物。

相同的转运子可存在于多种组织和细胞中。尽管底物的种类多种多样，但 ABC 家族显现出许多结构相似性。从原核生物系统到哺乳动物系统，ABC 趋向于通过增加分子功能单位的数量来增加结构的复杂性基因位于常染色体 9q31 上 D9S271 与 D9S1866 间的区域。ABCA1 属于 ABC 基因家的一员。ABC 所编码的蛋白参与生物膜间物质的转运。每一 ABC 转运子对被转运的物质具有相对特异性。

ABCA1 受多种机制的调节，细胞内胆固醇浓度增加、蛋白激酶均可使 ABC1 的表达增加，γ 干扰素（IFN-γ）则减少 ABCA1 的表达。ABCA1 编码的蛋白称为胆固醇外流调节蛋白（CERP），它参与胆固醇的外流，促使胆固醇转移至 ApoA1 或 HDL 颗粒。

（三）分拣蛋白

该蛋白不仅在控制蛋白质在神经元中的运输和控制神经元的存活方面起着重要作用，最近的数据还表明它们在调控脂蛋白代谢的方面也起着重要作用。

全基因组关联研究表明，高胆固醇血症和心肌梗死与人类染色体 1p13.3 单核苷酸多态性之间存在紧密关联，它是 3 个基因的位点：SORT1、CELSR2 和 PSRC1。随后的机制研究支持分拣蛋白的作用，它由 SORT1 编码，是一种重要的脂蛋白代谢调节物。研究已经证实，分拣蛋白可促进含 Apo B$_{100}$ 脂蛋白形成和从肝输出，所以可调节血浆 LDL-C 水平。

分拣蛋白可作为肝脂蛋白代谢的调节物。分拣蛋白以双重机制参与其中，同时影响肝脏 Apo B 分泌和 LDL 分解代谢。

〔中南大学湘雅二医院　赵水平〕

参考文献

[1] Patty W Siri-Tarino, Ronald M Krauss. Diet, lipids, and cardiovascular disease. Current Opinion in Lipidology, 2016, 27 (4)：323 - 328.

[2] Dominiczak MH, Caslake MJ. Apolipoproteins：metabolic role and clinical biochemistry applications. Ann Clin Biochem, 2011, 48：498 - 515.

[3] Francis GA, Heinecke JW. Advances in high density lipoprotein formation and metabolism：A tribute to John F. Oram (1945 - 2010). Biochim Biophys Acta, 2012, 1821 (3)：343 - 344.

[4] Sundaram M, Yao Z. Intrahepatic role of exchangeable apolipoproteins in lipoprotein assembly and secretion. Arterioscler Thromb Vasc Biol, 2012, 32 (5)：1073 - 1078.

[5] Munshi A, Babu MS, Kaul S, et al. Association of LPL gene variant and LDL, HDL, VLDL cholesterol and triglyceride levels with ischemic stroke and its subtypes. J Neurol Sci, 2012, 318 (1 - 2)：51 - 54.

第二章　载脂蛋白 A1 与高密度脂蛋白

载脂蛋白 A1（ApoA1）是高密度脂蛋白（HDL）最主要的蛋白成分，是组织液中浓度最高的载脂蛋白，在血浆中半寿期为 45 天。ApoA1 与 HDL 颗粒形成有关；它还是卵磷脂-胆固醇酰基转移酶（LCAT）的主要激活剂。已有研究表明，LCAT 在胆固醇逆转运（RCT）过程中起关键作用。众所周知，胆固醇逆转运是将散布、沉积在周围组织中的未酯化胆固醇经 LCAT 的催化转化成胆固醇酯进入 HDL，然后转运到肝脏，在肝脏进行代谢后排入胆囊。目前临床研究以高密度脂蛋白胆固醇（HDL-C）水平来代表 HDL 水平，并发现血浆中 HDL-C 的含量与冠心病的发生呈负相关性，即 HDL-C 水平越高，冠心病的发病率越低。流行病学调查表明，人群中 HDL-C<0.97 mmol/L（<35 mg/dL）者，冠心病发病的危险性为 HDL-C>1.68 mmol/L 者的 8 倍；HDL-C 每上升 0.026 mmol/L（1 mg/dL），患冠心病的危险性则下降 2%～3%，这与 HDL 的主要成分 ApoA1 的结构和功能有关。

一、ApoA1 的结构

人类 ApoA1 基因位于第 11 号染色体长臂末端区域内（Chromosome11q-13q ter）。人 ApoA1 基因组基因由 3 个内含子和 4 个外显子组成，基因长 1863 bp，含 3 个插入序列。ApoA1 基因外显子分别编码 ApoA1 不同功能域，如外显子 2 编码大部分 ApoA1 前导肽；外显子 3 编码 ApoA1 肽原和 N 端序列；外显子 4 编码包括 C 端 200 个氨基酸残基。研究 ApoA1 的 cDNA 序列提示，ApoA1 的 mRNA 初级翻译产物包括 24 个氨基酸的前导肽及由 243 个氨基酸组成的成熟的 ApoA1 序列。ApoA1 具有 2 个蛋白质结构域，即一个球形的 N-末端（1～43）结构域和一个与脂结合的 C-末端（44～243）结构域，有 8 个 22 氨基酸残基和 2 个 11 氨基酸残基的重复，重复序列之间被脯氨酸隔断。

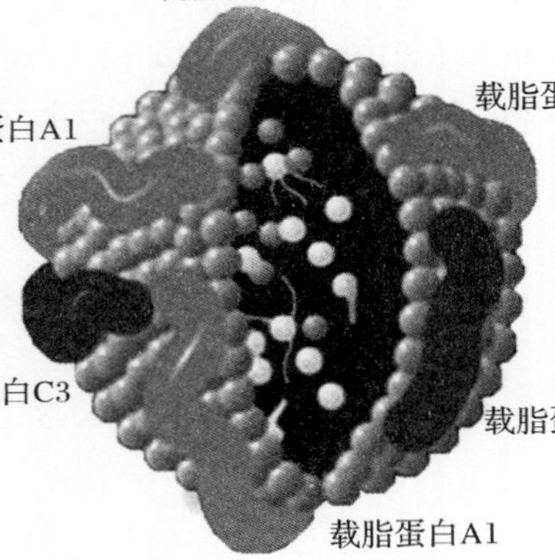

图 2-1　HDL 与 ApoA1 结构示意图

ApoA1 是血液循环中球形的 HDL 和新生成 HDL 的重要组成成分。HDL 的圆盘是由小的单边的脂双层组成，周围被 ApoA1 单体所包围（图 2-1）。关于 ApoA1 在圆饼状周围的形状，提出了两种分子模型，即带状模型（belt model）和栅栏模型（picket-fence）。带状模型认为，ApoA1 的连续的双亲的 α-螺旋平行于圆饼状的平面；栅栏模型认为，ApoA1 的 22 个氨基酸的双亲的 α-螺旋重复形成反平行的螺旋，垂直于圆饼状的平面。

二、ApoA1 与 HDL 的关系

ApoA1 是 HDL 的主要结构成分，约占 HDL 总蛋白含量的 70%。在血浆中 ApoA1 的浓度与 HDL-C 水平相关，Brinton 等已经阐明，血浆 HDL-C 水平主要由 ApoA1 和 ApoA2 的分解代谢率决定。因此，HDL 中载脂蛋白（主要是 ApoA1）代谢的特征已经成为整个 HDL 颗粒代谢的代表。完全缺陷 ApoA1 的人血浆中没有或只有很低的 HDL-C 水平，并且更容易患动脉粥样硬化；ApoA1 部分缺陷的人血浆中也只有很低的 HDL-C 水平，患冠心病的危险性也增加。唯一例外的是 ApoA1 米兰突变体（ApoA1-Milano），即一种 ApoA1 天然突变体。已有研究表明，这种突变体的携带者血浆 HDL-C

水平很低，但很少发生心血管疾病，推测这一 ApoA1-Milano 突变体具有独特的抗动脉粥样硬化作用。一项小规模人体研究已经证实，每周 1 次静脉注射 ApoA1-Milano 突变体与磷脂的复合物 ETC-216，5 周后冠状动脉内超声显示粥样斑块的体积显著缩小。在接受 ApoA1-Milano -磷脂复合物注射的受试者中，其血浆 ApoA1 水平升高与 ApoA1-Milano -磷脂复合物的剂量明显相关，但其 HDL-C 水平没有显著变化，提示它们主要是通过促进 ApoA1-Milano 突变体介导的胆固醇逆转运起作用。

三、ApoA1 测定的临床意义

ApoA 有 A1、A2、A4、A5 等。A1 和 A2 主要分布在 HDL 中，是 HDL 的主要载脂蛋白。正常人群空腹血清 ApoA1 水平为 1.20～1.60 g/L，男性为 0.92～2.36 g/L，女性为 0.8～2.10 g/L。某些药理原因可导致 ApoA1 水平改变，例如：ApoA1 在使用抗癫痫药患者中平均可升高约 20%、在女性口服避孕药者中升高约 10%、在使用雌激素的女性患者中约升高 3%；而用促黄体生成素约降低 3%。1996 年，美国 Framingham 采用符合国际参考材料标准的定标物进行调查提出以 1.20 g/L 为临界值，大致相当于男性的第 25 百分位点和女性的第 5 百分位点，低于这个值的人群比高于 1.60 g/L 的人群有易患冠心病的倾向。

一般情况下，血清 ApoA1 水平可以代表 HDL-C 水平，并且与 HDL-C 呈明显正相关。HDL 是一系列颗粒大小与组成不均一的脂蛋白，实际上 HDL-C 反映 HDL 运载脂质的代谢状态，而 ApoA1 则反映 HDL 颗粒的合成与分解代谢。病理状态下 HDL 亚类与组成往往发生变化，则 ApoA1 的含量不一定与 HDL-C 成比例，临床上同时测定 ApoA1 与 HDL-C 两者水平，对病理发生状态的分析更有帮助。冠心病患者、脑血管病患者 ApoA1 偏低。家族性高 TG 血症患者 HDL-C 往往偏低，但 ApoA1 不一定低，因此冠心病危险并不增加；但家族性混合型高脂血症患者 ApoA1 与 HDL-C 却会轻度下降，冠心病危险性高。ApoA1 缺乏症（如 Tangier 遗传病）、家族性低脂蛋白血症、鱼眼病等血清中 ApoA1 与 HDL-C 极低。此外，未控制的糖尿病、慢性肝病、肾病综合征、慢性肾衰竭等都可以引起 ApoA1 降低。

四、ApoA1 基因表达调控的机制

ApoA1 基因表达调控主要是在转录水平上进行的，是通过其顺式反应元件和其相应的反式作用因子的相互作用来完成的。

（一）顺式反应元件

人类 ApoA1 基因转录起始点上游－75 bp 处有 G/A 多态性位点，由于其位于 DNA 的 GC 富集区，这一富含 GC 区域为 ApoA1 基因转录的调控元件，具有激活转录的作用，当这一序列发生变化时可能影响其转录和表达，并影响 ApoA1 的合成。在 ApoA1 基因的 5′上游调控区存在 3 个肝细胞特异性增强子，分别为 A 位点（－214～－192 bp）、B 位点（－169～－142 bp）和 C 位点（－134～－119 bp）。其中 A 位点和 C 位点具有较大的同源性，当两者与提取物中的蛋白因子结合时具有一定的竞争性，都能与肝细胞核因子 4（HNF4）结合；B 位点能与肝细胞核因子 3（HNF3）结合。3 个位点都对 ApoA1 转录具有重要作用。突变分析证实，单独与一个位点结合时，不能被转录，与其中两个位点结合时，只能较弱的促进基因转录，而 3 个位点同时结合时，才能最大地促进转录。而 ApoA1 基因在小肠的表达是另外一条转录激活途径所控制的。Walsh 等通过转基因小鼠实验发现，ApcA1 基因在转基因小鼠小肠中表达，必须具有位于人 ApoC3 基因 5′上游的－0.2～1.4 bp 的 DNA 片段，将此片段以不同方向与人 ApoA1 基因 5′连接，都能使人 ApoA1 基因在转基因小鼠小肠中高水平表达。

（二）反式作用因子

目前已发现多种核蛋白因子能与 ApoA1 基因调控区域 DNA 序列位点结合，主要有 ApoA1 -调控蛋白 1（ARP1）、HNF4、维甲酸受体 α（RXRα）、人 T3 受体 α1（hT3Rα1）等。其中 ARP-1 是一种能特异性结合于 ApoA1 基因肝细胞特异性增强子中 A 位点上的负调控性蛋白因子，广泛存在于各种组织

细胞中，在控制 ApoA1 基因的特异性表达中起着关键作用。HNF4 也是一种参与 ApoA1 基因表达调控的重要蛋白因子，只存在于肝、小肠和肾组织中，是一种受转录调控的具有组织特异性的转录调控因子，其既能与 A 位点结合又能与 C 位点结合，但 A 位点优于 C 位点。ApoA1 基因的 A 位点还是一个高度选择性的维甲酸反应元件。目前已发现维甲酸的几种受体 RXRα、RXRβ 和 RXRα 都能与 A 位点相结合，其中以 RXRα 亲和力最强，A 位点对于维甲酸介导下的 ApoA1 基因表达是必不可少和足够的，而通过共转化表达出的 ARP-1 可消除 RXRα 介导的转录激活作用。ARP-1 和 RXRα 与 A 位点结合的亲和力相似，而二者构成的异源二聚体的亲和力是单独 ARP-1 和 RXRα 的 10 倍。无论有无维甲酸，RXRα 单独对 ApoA1 转录的影响很小。无维甲酸存在时，ARP-1 或 ARP-1 和 RXRα 的共同作用能大大地抑制 ApoA1 的转录；而有维甲酸时，ARP-1 和 RXRα 共同作用的抑制作用几乎完全被解除。这说明 ARP-1 对 ApoA1 基因转录的抑制作用，使得 ApoA1 基因对维甲酸和 RXRα 的反应性变得敏感，RXRα 既能与 ARP-1 相互作用而抑制 ApoA1 的转录，又能在维甲酸的参与下解除 ARP-1 对 ApoA1 转录的抑制。hT3Rα1 也参与 ApoA1 基因的转录调控，当其与 A 位点结合时表现为促进作用，而当其与其他位点结合时则表现为抑制作用。另外，其他转录因子如 Ear-3/COUP-TF 等也参与 ApoA1 基因表达调控。

（三）诱导和抑制 ApoA1 表达调控的相关因素

已有研究证实，诱导 ApoA1 表达调控的因子有烟酸、雌激素类药物、他汀类药物、葡萄籽原花青素、胰高血糖素样肽 1 和 exendin-4 等；而抑制 ApoA1 表达的因子有内源性大麻素、二十二碳六烯酸、肿瘤坏死因子 α、24，25 -二羟维生素等。

五、ApoA1 功能

ApoA1 在人体中主要发挥抗动脉粥样硬化的作用，许多研究结果均表明，ApoA1 发挥抗动脉粥样硬化的可能机制主要有 3 种：胆固醇逆转运、抑制低密度脂蛋白的氧化、调节炎症反应。其中以胆固醇逆转运阐述最清楚。

（一）胆固醇的逆向转运（reverse cholesterol transport，RCT）

脂质浸润学说认为，动脉粥样硬化的主要病理变化是动脉壁出现脂质粥样斑块，而胆固醇和胆固醇酯是构成脂质粥样斑块的成分。而 ApoA1 可以促进 RCT，将胆固醇从外周组织运送至肝，减少胆固醇在外周组织细胞的含量，避免胆固醇在外周组织的沉积，从而减少动脉粥样硬化发病的危险性。现在，RCT 的分子机制已经阐明（图 2-2、图 2-3），圆饼状的 HDL 上的 ApoA1 与外周组织细胞上的 ATP 结合盒转运子 1（ABCA1）结合，促进细胞内的胆固醇流出到 HDL 上，然后，ApoA1 激活 LCAT，将胆固醇变成胆固醇酯，进入 HDL 的内部，形成成熟 HDL，成熟的 HDL 通过 ApoA1 的介导，与肝细胞上的清道夫受体 B1（SR-B1）结合，肝细胞选择性地吸收胆固醇酯入肝，在肝细胞内进行胆固醇的代谢。成熟 HDL 上的胆固醇酯还可以被低密度脂蛋白（LDL）、极低密度脂蛋白（VLDL）、中间密度脂蛋白（IDL）吸收，通过它们转运至肝进行代谢。

Banka 等利用免疫组化方法发现，ApoA1 在 HDL 介导的胆固醇外溢的过程中发挥重要作用。Francis 等发现 ApoA1 能有效地介导胆固醇和磷脂从人主动脉平滑肌细胞的流出。Castro 等在实验中发现，ApoA1 能加速胆固醇从细胞外溢；同时，还提高了 LCAT 的活性，促进外溢胆固醇的酯化，从而在细胞周围形成游离胆固醇的梯度，加速外溢。Eriksson 等将重组的人 pro-ApoA1 脂质体复合物从静脉注入家族性高胆固醇血症患者体内，其粪便中胆固醇的量高于对照组患者，而胆固醇的合成并未改变，提示静脉注射 pro-ApoA1 可加速胆固醇从人体排泄，刺激 RCT。

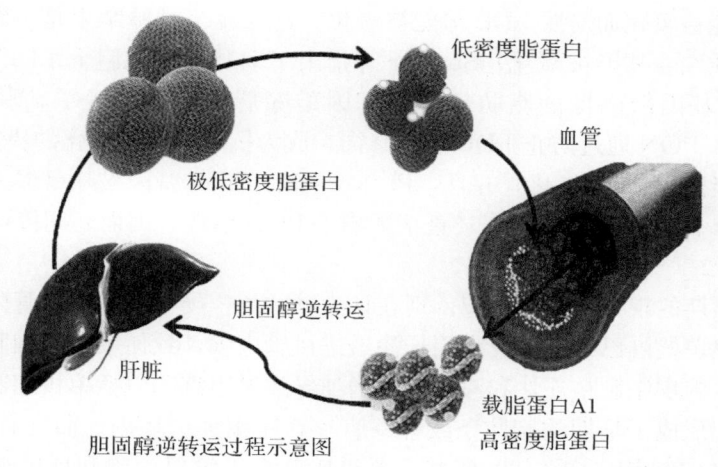

图 2-2 胆固醇逆转运过程示意图

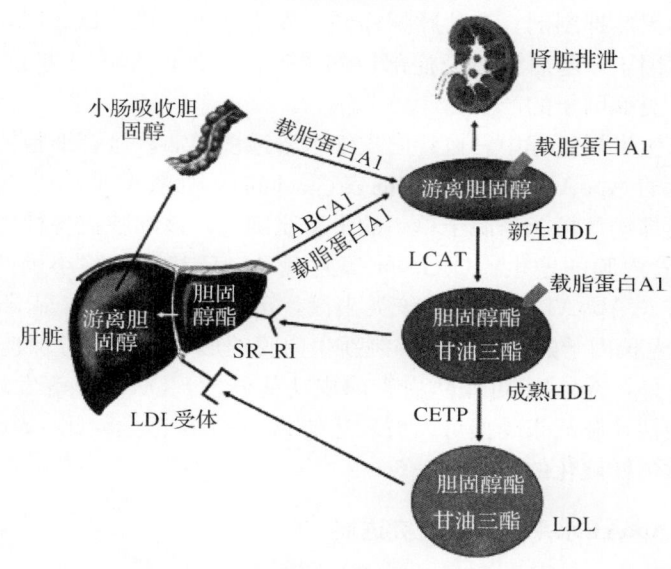

图 2-3 胆固醇逆转运及其相关载脂蛋白

（二）抑制 LDL 的氧化

脂蛋白氧化学说认为，天然 LDL 并不具有很强的致动脉粥样硬化作用。当 LDL 被氧化形成氧化型低密度脂蛋白（ox-LDL）后，极易被巨噬细胞吞噬而形成泡沫细胞，从而导致动脉粥样硬化症的发生。Navab 等提出了 LDL 被氧化的过程和 ApoA1 抑制 LDL 的机制。首先，血浆中的 LDL 结合一些氧化型的代谢产物如 HPODE（13s-hydroperoxy-9z，11e-octadecadienoic acid）等；结合有这些物质的 LDL 极易被动脉管壁细胞捕捉并沉积在它的上面，使动脉管壁细胞中的氧化型物质（如脂肪氧合酶）也结合到 LDL 上；当 LDL 上的氧化型物质达到一定域值时，就促使 LDL 上的磷酸脂氧化成氧化型的有生物学活性的磷酸脂，即 ox-LDL。ApoA1 可以抑制 LDL 氧化的全过程：ApoA1 可以吸收结合于 LDL 上的氧化型物质，阻止 LDL 沉积在动脉管壁上；ApoA1 也可以排出动脉管壁细胞中的氧化型物质，防止它们结合到 LDL；而且，ApoA1 可以直接抑制 LDL 中磷酸脂的生物活性。不仅 ApoA1 可抑制低密度脂蛋白的氧化，HDL 和结合于 HDL 上的 PON（paraxonase）也以同样的机制抑制 LDL 氧化，保护血管壁细胞不受 ox-LDL 损伤。

Navab 等将 ApoA1 注射到鼠和人体内 6 小时后，血浆中 HDL 浓度和 PON 活性增长了约 20%，此时提取 LDL 并将其纯化后与人动脉管壁细胞一起孵育，LDL 不能被氧化，而以 ApoA1 为对照提取的 LDL 却被动脉管壁细胞氧化了。他们还将 ApoA1、HDL、PON 直接与 LDL 孵育后再与动脉管壁细胞一起孵育，LDL 都不能被氧化而对照 LDL 却能被氧化。这与许多试验结果是一致的：Thomas 等认为 LDL 必须与氧化型物质结合才能被氧化；Spector 等指出了动脉管壁细胞上 LDL 氧化的脂肪氧合酶途径；Cyrus 等将 ApoE 基因缺陷鼠的脂肪氧合酶基因敲除后，明显减轻了动脉粥样硬化症的症状。Mackness 等研究指出，PON 通过防止 LDL 氧化修饰，成为抗动脉粥样硬化的决定因素。Shih 等发现，PON 缺陷的 HDL 不能防止 LDL 氧化，并且，PON 缺陷的 ApoE 基因敲除鼠促进了动脉粥样硬化。由于 ApoA1 决定了 HDL 的代谢和存在状态，直接影响了 PON 活性，因而还间接抑制了 LDL 氧化。

（三）调节炎症反应

动脉粥样硬化最早期的现象是炎症反应。现在认为动脉粥样硬化是由于血管内壁损伤而引起的一种慢性炎症性疾病，并以单核淋巴细胞等炎症因子渗透进血管内膜，致使平滑肌细胞增生并在细胞外基质的积累为其病理特征。内皮细胞粘连性和渗透性的增加导致淋巴细胞包括单核细胞来源的巨噬细胞和 T 淋巴细胞的积累，它们形成了早期的脂肪条纹并一直存在于粥样斑块内。而含有 ApoA1 的 HDL 可调节炎症反应。研究指出，炎症因子的产生是由于受到刺激的 T 淋巴细胞和单核细胞的接触产生的。与 HDL 结合的 ApoA1 阻碍了细胞间的接触，抑制了单核细胞的活化和炎症因子的产生。因此，ApoA1 是淋巴细胞和单核细胞的天然抑制剂。在动脉粥样硬化发生早期，由于缺乏 ApoA1 抑制作用，单核细胞通过接触活化产生炎症因子，随后由于炎症部位的渗透性增加，ApoA1 扩散到血管外的基质，干扰了细胞间的接触，抑制了炎症因子的产生。

在动脉粥样硬化的发生发展过程中，血管内皮细胞渗透性增加，血管细胞粘附分子 1 和细胞间粘附分子 1 大量表达，高浓度的 ApoA1 可抑制它们的表达；同时，血管壁平滑肌细胞的增生亦具有重要的意义。动脉粥样斑块的局部病灶可能来源于单一的平滑肌细胞，该细胞在各种生长因子的刺激下明显增生，而 ApoA1 可抑制血管内膜的增生。DeGeest 等发现 ApoE 基因缺陷小鼠的血管内皮细胞脱落后，血管内膜明显增生；而将人 ApoA1 基因转入该类小鼠，迅速升高的 HDL 显著降低内膜增生程度。升高的 HDL 可能通过抑制生长因子的合成直接抑制新生内膜的形成，或通过加速降解溶血卵磷脂而间接抑制新生内膜的形成。此外，ApoA1 可预防血管内皮功能异常，Deckert 等发现在 ApoE 缺陷小鼠中，高脂饮食导致的内皮依赖性动脉舒张受损可以被表达的 ApoA1 矫正。因此，ApoA1 抑制平滑肌细胞增生的作用可能是其抗动脉粥样硬化的机制之一。

六、升高 HDL-C 和 ApoA1 水平的临床研究进展

（一）一般治疗

运动有一定的升高 HDL-C 的作用。不饱和脂肪酸可使血浆 LDL-C 降低，而对血浆影响 HDL-C 不大，从而使 LDL-C 与 HDL-C 比值降低。鱼油中含有的多不饱和脂肪酸有一定的升高 HDL-C 的作用。肥胖者通过节食或运动减肥后可使 HDL-C 升高。吸烟可使 HDL-C 下降，而戒烟可使 HDL-C 升高 0.1 mmol/L。少量非烈性酒也有升高 HDL-C 的作用。

（二）他汀类药物

他汀类药物的主要作用是降低血浆胆固醇和 LDL-C。他汀类药物还有降低血浆甘油三酯和升高血浆 HDL-C 的作用。他汀类药物可使血浆 HDL-C 升高 5%～15%，平均为 9%。他汀类药物升高 HDL-C 的作用机制是：①减少 CETP；②减少 ApoB 颗粒。瑞舒伐他汀是目前调脂作用最强的他汀类药物，也是升高 HDL-C 最明显的他汀类药物，有报道瑞舒伐他汀可使 HDL-C 升高 15%。最近的一项荟萃分析表明采用他汀类药物进行强力降脂治疗，将血浆 LDL-C 降低到 87.5 mg/dL 以下，与此同时血浆 HDL-C 升高 7.5%，冠状动脉内动脉粥样硬化病变会发生逆转。

（三）烟酸（niacin）

烟酸的主要作用是降低血浆甘油三酯和升高血浆 HDL-C。烟酸也有降低血浆胆固醇和 LDL-C 的作用，是传统降脂药物中升高血浆 HDL-C 幅度最明显的药物。烟酸升高血浆 HDL-C 的作用机制是：①抑制肝脏清除 ApoA1；②抑制 CETP 的作用；③减少 CETP 的合成；④减少脂肪组织脂质溶解，减少游离脂肪酸进入血浆。这可使肝脏合成甘油三酯减少，使血浆 VLDL 减少，使胆固醇酯从 HDL 转移到 VLDL 减少；⑤促进 ABCA1 转录；⑥抑制肝脏脂酶，从而促进 HDL$_2$ 的合成。烟酸升高血浆 HDL-C 的幅度为 15%～35%。

在家族性动脉粥样硬化治疗研究（FATS）中，烟酸与考来替泊合用 2.5 年可使血浆 HDL-C 升高 43%，动脉粥样硬化病变逆转 39%，冠心病发生率减少 73%。降低胆固醇动脉粥样硬化研究（CLAS）收入 162 例经历冠状动脉旁路移植术患者，合用烟酸和考来替泊后血浆 HDL-C 升高 37%，2 年后动脉粥样硬化病变逆转 16%，4 年后逆转 18%。有研究将考来烯胺、吉非罗齐和烟酸三药合用，结果血浆 HDL-C 升高 36%，冠心病事件发生率下降 13.7%。在高密度脂蛋白动脉粥样硬化治疗研究（HATS）中，辛伐他汀和烟酸可使血浆 HDL-C 升高 26%，冠心病事件发生率下降 90%。在降低胆固醇治疗效应的动脉生物学研究 2（ARBITER-2）中，在已使用他汀类药物的基础上加用烟酸后 1 年可使血浆 HDL-C 升高 21% 并使颈动脉内膜中膜厚度有下降的趋势。而伴有低 HDL/甘油三酯的代谢综合征的动脉血栓形成干预和对全球健康结果影响研究（AIM-HIGH）收入 3300 例伴有低甘油三酯的冠心病和代谢综合征患者，在通过强化他汀类治疗将 LDL-C 水平维持在低于 70 mg/dL 的基础上，加用缓释型烟酸来升高 HDL 胆固醇水平并不能进一步降低心血管事件风险。

阿昔莫司是一种抗酯化的降血脂药，有降低血浆甘油三酯、胆固醇、升高血浆 HDL-C 的作用。阿昔莫司升高血浆的幅度为 5%～10%，其作用机制与烟酸相似，尚有抗氧化作用。

（四）普罗布考

普罗布考最初是作为一种降血脂药，目前发现其尚有抗氧化和延迟动脉粥样硬化作用。普罗布考降低血清 HDL-C 浓度，但使其颗粒变小、活性增加，使其转运胆固醇功能更强。

（五）胆固醇吸收抑制药

临床上可用的胆固醇吸收抑制药为依折麦布，该药升高血浆 HDL-C 的作用机制尚不清楚。依折麦布升高血浆 HDL-C 的幅度为 3%～4%。GAGNE 等对 769 例单用他汀类药物和低脂饮食未达到国家胆固醇教育计划成人治疗目标的患者随机分为依折麦布组（10 mg/d）和安慰剂组。8 周后，依折麦布组血浆 LDL-C 降低 25.1%，HDL-C 升高 2.7%，甘油三酯降低 14%，而安慰剂组血浆 LDL-C 降低 3.7%，HDL-C 升高 1.0%，甘油三酯降低 2.9%。依折麦布组 71.5% 患者达到成人治疗目标，而安慰剂组仅为 18.9%。

（六）过氧化物酶体增殖激活受体（PPAR）α 激动药

PPARα 又称为纤维酸类降血脂药。纤维酸类药物有降低血浆甘油三酯和升高血浆 HDL-C，也有降低血浆胆固醇和 LLD-C 的作用。纤维酸类药物升高血浆 HDL-C 的作用机制是：①通过 PPARα 激动作用，使 ABCA1 合成增加，使胆固醇逆向转运作用加强；②通过激动作用，使 ApoA1 基因表达增加，使肝脏合成 HDL 增加；③通过 PPARα 激动作用，使 CETP 的基因表达减少，使血浆 CETP 浓度降低。纤维酸类药物升高血浆的幅度为 10%～15%。

在赫尔辛基心脏研究（HHS）中，4081 例血脂异常者分为吉非罗齐组和安慰剂组。结果吉非罗齐使血浆 HDL-C 升高 11%，冠心病事件发生率降低 34%。在退伍军人事务高密度脂蛋白胆固醇干预试验（VA-HIT）中，治疗组经吉非罗齐治疗后血浆 HDL-C 升高 6%，主要冠心病事件（死亡、非致死性心肌梗死）发生率降低 22%。冠心病事件发生率的降低与血浆 HDL-C 升高呈正相关。苯扎贝特心肌梗死保护（BIP）观察到苯扎贝特可使血浆 HDL-C 升高 18%，经 16 年随访又观察到治疗组血浆 HDL-C 升高明显者死亡危险降低。

（七）胰岛素增敏药

胰岛素增敏药是一类 PPARγ 激动药，具有增加胰岛素敏感性的作用，代表药物为吡格列酮和罗格列酮。胰岛素增敏药升高血浆 HDL-C 的作用机制与促进脂肪组织细胞分化有关。胰岛素增敏药升高血浆的幅度为 5%～10%。

一个包括 23 个随机研究的荟萃分析表明吡格列酮使血浆 HDL-C 升高 4.6 mg/dL，罗格列酮使血浆 HDL-C 升高 2.7 mg/dL。前瞻性吡格列酮临床研究及大血管事件（PROACTIVE）观察到吡格列酮使血浆 HDL-C 升高 8.9％，并使联合终点（死亡、非致死性心肌梗死、脑卒中）发生率降低 16％。吡格列酮对血管内超声冠状动脉阻塞逆转作用的前瞻性评估（PERISCOPE）观察到吡格列酮使血浆 HDL-C 浓度升高 4.6 mg/dL，并使冠心病进展延迟。

（八）兼有 PPARα 和 PPARγ 激动作用的药物

兼有 PPARα 和 PPARγ 激动作用的药物既有 PPARα 激动药的降脂作用，又有 PPARγ 激动药的增加胰岛素敏感性的作用，这类药物常被称作"Glitazars"。Glitazars 升高血浆 HDL-C 的作用机制与 PPARα 和 PPARγ 激动作用有关，升高血浆的 HDL-C 幅度为 15％～30％。本类药物中代表药物为拉格列扎、莫格列扎、替格列扎。研究表明替格列扎可使血浆 HDL-C 水平升高 16％。

（九）CETP 抑制药

CETP 是一种疏水的糖蛋白，在肝脏生成。CETP 的主要作用是在脂蛋白之间转运胆固醇酯和甘油三酯。CETP 的作用是使甘油三酯从 VLDL 转移到 HDL 和 LDL，使胆固醇酯从 HDL 转移到 VLDL 和 LDL。CETP 的不利作用是：①CETP 造成血浆中 HDL-C 浓度降低；②CETP 造成血浆中 LDL-C 浓度增高；③CETP 使胆固醇酯从 HDL 转移到 VLDL 和 LDL，使本来应该通过 HDL 转运至肝脏进行代谢的胆固醇更多地进入外周循环，从而产生致动脉粥样硬化作用；④CETP 使甘油三酯从 VLDL 转移到 LDL 和 HDL，使 LDL 和 HDL 变成富含甘油三酯的脂蛋白。富含甘油三酯的脂蛋白在甘油三酯酯酶作用下变成小而致密的 LDL。小而致密的 LDL 更易被氧化修饰，更易进入血管壁，因此具有更强的致动脉粥样硬化作用。富含甘油三酯的 HDL 也在甘油三酯酯酶作用下变成小而致密的 HDL。在此过程中，ApoA1 与 HDL 相分离。分子质量相对较小的 ApoA1 易于通过肾脏被排泄。因此，CETP 使致动脉粥样硬化作用加强，而抗动脉粥样硬化作用减弱。CETP 抑制药升高血浆 HDL-C 的作用机制与抑制 CETP 有关。CETP 抑制药是目前升高血浆 HDL-C 幅度最高的药物。CETP 抑制药升高血浆 CETP 的幅度为 40％～130％。

Torcetrapib 是目前研究最多的 CETP 抑制药，早期小型研究表明托塞匹布可使血浆 HDL-C 浓度增高 50％～60％。血脂水平管理以理解其对动脉粥样硬化事件影响的研究（ILLUMINATE）共收入 15067 例冠心病患者。患者先经阿托伐他汀治疗使 LDL-C 降低到 100 mg/dL 以下，再随机分为单用阿托伐他汀组和合用阿托伐他汀及 Torcetrapib 组。中期分析表明，尽管合用组 HDL-C 升高，但合用组心血管死亡率（49％ vs. 35％）、非心血管死亡率（40％ vs. 20％）均高于单用阿托伐他汀组。肿瘤和感染是合用组非心血管死亡的主要原因，研究因此提前终止。ILLUMINATE 研究还观察到合用组收缩压高于单用阿托伐他汀组，血钠高于单用阿托伐他汀组，血钾低于单用阿托伐他汀组，血浆醛固酮水平高于单用阿托伐他汀组。应用冠状动脉内超声测定 CETP 抑制药对动脉粥样硬化下降和升高 HDL 血脂水平管理研究（ILLUSTRATE）分析 Torcetrapib 对冠状动脉动脉粥样硬化病变的作用。患者先用阿托伐他汀治疗使 LDL-C 降低到 100 mg/dL 以下，再分为单用阿托伐他汀组和合用阿托伐他汀及 Torcetrapib 组。经 2 年治疗后，两组冠状动脉内动脉粥样硬化病变无显著差别。但进一步研究表明合用组血浆 HDL-C 升高明显者冠状动脉内动脉粥样硬化病变发生逆转。通过显像评价新型 CETP 抑制药对动脉粥样硬化病变的变化研究（RADIANCE）将 850 例杂合子家族性高胆固醇血症和混合性血脂异常患者分为单用阿托伐他汀组和合用阿托伐他汀及 Torcetrapib 组。Torcetrapib 剂量为 60 mg/d，随访期为 2 年。结果合用组血浆 HDL-C 升高 55.5％，但两组颈动脉内膜中膜厚度无显著差别。

随后，有关于 Evacetrapib、Torcetrapib 和 Dalcetrapib 3 种 CETP 抑制药的研究，都在 2 年随访中出现未预测的危害或收效不佳而告终。在经历了多项研究失败之后，2017 年 ESC 公布的 HPS3/TI-MI55-REVEAL 研究（以下简称 REVEAL 研究）结果，证实了 CETP 抑制药 Anacetrapib 能进一步降低 LDL-C 达 26 mg/dL（41％），非 HDL-C 降低 18％，ApoB 和 Lp（a）分别降低 18％和 25％；主要终点事件（主要冠状动脉事件，即冠状动脉相关的死亡、心肌梗死或冠状动脉血运重建）在 Anacetrapib 组明显低于对照组，而癌症、其他严重不良事件和症状性不良反应（继续治疗脂肪组织水平升高）未增加。

（十）重组型 HDL

短期输入人工合成的重组型 HDL 有助于胆固醇的逆向转运，并增加一氧化氮（NO）的合成，改善血管内皮功能。重组型 HDL 对动脉粥样硬化的安全性和疗效（ERASE）观察重组型 HDL 对急性冠脉综合征的影响。结果重组型 HDL 有使冠状动脉内动脉粥样硬化斑块容量减少的趋势，但因较多患者肝功能异常而提前终止。最近有研究表明重组型 HDL 不仅抑制炎症介质的表达，促进胆固醇逆向转运，尚可增加胰岛素敏感性，改善血糖。

（十一）ApoA1 米兰突变体（ApoA1-Milano）

Milano 是意大利北部的一个小镇，镇内多个家族从未发生冠心病和动脉粥样硬化。基因研究表明这些人群中 ApoA1 的氨基酸排列中出现突变（173 号氨基酸由半胱氨酸代替了精氨酸）。目前将发生这种突变的 ApoA1 称为 ApoA1-Milano。重组型 ApoA1-Milano 已商品化。ApoA1-Milano 可促进胆固醇逆向转运，抑制 CETP 活性，抑制动脉粥样硬化病变。一项研究将 ApoA1-Milano（45 mg/kg）用于57 例患者，5 周后血管内超声测得动脉粥样硬化斑块厚度变薄。

（十二）选择性的大麻素 1 受体阻滞药

该类药物主要用于减肥、戒烟。该类药物尚有升高血浆 HDL-C 的作用。肥胖时利莫纳班欧洲研究（therimonabant on obesity-Europe trial）观察到利莫纳班 20 mg/dL 可使血浆 HDL-C 升高 27％。

七、结语

动脉粥样硬化性心血管疾病的发病率、死亡率越来越高，目前已成为危害人类健康的最主要疾病。目前研究已充分说明，ApoA1 代表 HDL 中蛋白质成分、反映 HDL 合成和分解之间的平衡，它可以直接作用于动脉壁，防止 LDL 氧化和聚集，促进胆固醇从动脉壁流出，防止动脉粥样硬化性心血管疾病。目前，ApoA1 治疗和预防冠心病的事实已受到学术界的高度重视，ApoA1 逐渐成为治疗动脉粥样硬化的新靶点。用基因工程方法，已经能生产出大量的重组人 ApoA1，其结构与功能和天然的 ApoA1 相同，完全能满足临床需要；另一方面，大量的动物和临床试验已证明，重组人 ApoA1 不仅能防止动脉粥样硬化的发生和发展，而且能逆转病变，临床研究也未见明显的毒副反应。因此，重组 ApoA1 有可能成为治疗和预防动脉粥样硬化的理想药物，具有广阔的临床应用前景。

〔中南大学湘雅二医院　苏　欣〕

参考文献

[1] 中国医师协会心血管内科医师分会，《中华内科杂志》编辑委员会. 心血管疾病一级预防中国专家共识. 中华内科杂志，2010，49（2）：174 - 185.

[2] 黄震华. 升高 HDL 胆固醇和载脂蛋白的治疗和进展. 中国新药与临床杂志，2013，32：869 - 872.

[3] 张新波，王绿娅，陈宝生. ApoA1 的抗动脉粥样硬化功能研究进展. 中国动脉硬化杂志 2007，15：233 - 235

[4] 黎明，刘志敏. ApoA1 抗动脉粥样硬化的研究进展. 生物工程学报，2003，4：387 - 391.

[5] 尹建国，张社兵，彭道泉. 载脂蛋白 AⅠ对单核细胞表型与 MCP-1/CCR2 的影响. 中国医科大学学报，2017. 06：77 - 80.

[6] 尹建国，张社兵，彭道泉. 载脂蛋白 AⅠ通过 JAK2/STAT3 信号通路抑制肿瘤坏死因子 α 的转录表达. 中国动脉硬化杂志，2017，06：313 - 316.

[7] Final report on the aspirin component of the ongoing Physicians' Health Study. Steering Committee of the Physicians' Health Study Research Group. N Engl J Mad，1989，321：129 - 135.

[8] Thrombosis prevention trial：randomized trial of low-intensity oral anticoagulation with warfarin and low-dose aspirin in the primary prevention of ischemic heart disease in men at increased risk. The Medical Research Council's General Practice Research Framework. Lancet，1998，351：233 - 241.

[9] Hansson L，Zanchetti A，Carruthers SG，et al. Effects of intensive blood-pressure lowering and low-dose aspirin in patients' with hypertension：principal results of the Hypertension Optimal Treatment（HOT）randomized trial. HOT Study Group. Lancet，1998，351：1755 - 1762.

第三章 载脂蛋白 A5

载脂蛋白 A5（Apolipoprotein A5，ApoA5）是 2001 年新发现的载脂蛋白基因超家族的新成员，是血浆甘油三酯（TG）代谢的重要调节因子。研究发现，过表达 ApoA5 的转基因小鼠血浆 TG 水平较野生型小鼠降低了 70% 左右，而 ApoA5 基因敲除小鼠的血浆 TG 水平则升高了 4 倍。同时大量的临床研究证实，ApoA5 的基因多态性与高 TG 血症显著相关。但是，有意思的是，ApoA5 在调节 TG 代谢方面具有双重性，它在降低血浆 TG 的同时，却引起脂肪肝的副作用，极大限制其临床应用。此外，新近的研究发现，ApoA5 基因变异不仅可影响血浆 TG 的水平，而且与肥胖及代谢综合征的发生密切相关。与之一致的是，已有研究报道，肥胖患者的血浆 ApoA5 水平降低，且与体重指数（BMI）呈负相关。由此可见，ApoA5 可能也参与了肥胖的病理生理过程。

一、发现过程

运用比较基因组学，通过比较人与鼠的基因序列，Pennacchio 等发现人类染色体 11q23 上的载脂蛋白基因簇（ApoA1/ApoC3/ApoA4）下游约 30 kb 处有一新的基因，为一段稳定的物种间保守序列，在人与鼠中呈现高度同源性，在人与鼠中分别编码 366 和 368 个氨基酸。由于该序列翻译产生的蛋白与相邻基因产物载脂蛋白 A4 高度一致，有 24% 的氨基酸相同，因而将其命名为 ApoA5。有意思的是，几乎在同一时间，van der Vliet 等采用 cDNA 减除杂交法也发现了这一新的载脂蛋白。通过切除大鼠部分肝脏，发现肝内除已知的肝脏再生相关基因上调外，还有一个新的基因也显著上调，而该基因的 mRNA 只在肝脏表达，编码 367 个氨基酸。分离出人和鼠的 cDNA 同型物显示两者高度同源。人基因类似物被定位于染色体 11q23 上，其转录产物与载脂蛋白 A4 高度同源，同样被命名为 ApoA5。

以往研究认为，ApoA5 仅由肝脏特异合成和分泌。然而，最近有学者发现，在人的肠道组织尤其在十二指肠和结肠中也可检测到 ApoA5 的少量表达，其 mRNA 含量仅约为肝脏表达量的三万分之一，蛋白含量约为肝脏表达的六分之一。进一步的体外研究显示，脂肪酸或过氧化物酶体增生物激活受体 α 可显著上调小肠细胞 ApoA5 的表达。然而，关于肠道组织中 ApoA5 的生理功能以及肠道细胞是否同样可分泌 ApoA5 至血液循环中尚待进一步的研究阐明。

二、结构与功能

新合成的人 ApoA5 由 366 个编码氨基酸组成，其 N 端起始的 23 个氨基酸构成信号肽结构，该肽段在 ApoA5 被分泌至肝细胞外之前即被切除。因此，血浆中成熟的 ApoA5 由 343 个氨基酸组成，平均分子量为 39 kDa。该蛋白富含 α-螺旋，且具有高度的疏水性。结构-功能研究表明，ApoA5 含有两个独立的功能结构域：位于第 186～227 位氨基酸（186～227）组成的一段富含正电荷的序列，称为受体结合域，可介导 ApoA5 与肝素及低密度脂蛋白受体（LDLR）家族成员的结合；ApoA5 的 C 端结构域（293～343）则介导 ApoA5 与脂质的结合。除此之外，信息学分析显示，ApoA5 还含有一个高度疏水的脂质结合域（161～181），是 ApoA5 结合至脂滴表面的关键结构。人 ApoA5 在血浆中主要分布于高密度脂蛋白，极低密度脂蛋白（VLDL）和乳糜微粒。ApoA5 的血浆浓度极低，平均仅 183 ng/mL（5.4～455.6 ng/mL），而血浆载脂蛋白 B、载脂蛋白 A1 水平分别是 ApoA5 浓度的 1000 倍和 10000 倍。尽管如此，ApoA5 仍对血浆中甘油三酯的代谢产生显著影响。

（一）影响血浆中甘油三酯的代谢

大量研究探讨了 ApoA5 影响甘油三酯代谢的作用机制，主要通过以下途径调节血浆甘油三酯代谢：①增强脂蛋白脂酶（LPL）对富含甘油三酯脂蛋白的水解作用。②促进肝脏摄取富含甘油三酯脂蛋白及其代谢产物残粒脂蛋白。③抑制肝脏 VLDL -甘油三酯的生成或分泌。

此外，最新研究发现，ApoA5 除可分泌至血浆中，还可在肝细胞内向胆汁分泌，抑制肠道内乳糜微粒的产生和 TG 的吸收，被认为是除激活 LPL 外，ApoA5 降血浆 TG 的新机制。

（二）调节肝脏 TG 代谢

我们近年一直进行 ApoA5 的相关研究，进一步证实分泌至血浆的 ApoA5 具有强大的降血浆 TG 作用；除此之外，深入研究滞留于细胞内的 ApoA5 功能，首次发现 ApoA5 在细胞内也可发挥重要的脂质代谢调节作用。随后，我们发现：不管是在普通 C57BL/6 小鼠还是 ApoA5 基因敲除鼠（ApoA5$^{-/-}$），ApoA5 肝脏过表达在降低血浆 TG 的同时，会导致肝内脂肪蓄积，脂滴形成明显增多，引起脂肪肝。这与国外学者在大鼠肝脏细胞上的研究结果一致。相反，在高脂喂养的肥胖鼠中采用反义核苷酸敲低 ApoA5 肝脏表达后，可显著抑制肝脏脂肪沉积。

ApoA5 引起脂肪肝的机制目前并不是十分清楚。肝脏 TG 合成增多和（或）分泌减少是非酒精性脂肪肝形成的主要病理生理机制之一。肝脏一方面通过摄取来自食物和脂肪组织动员而来的脂肪酸合成 TG，以脂滴的形式储存；另一方面则将大量 TG 转移给极低密度脂蛋白（very low density lipoprotein，VLDL）前体进行脂化并分泌至血液循环。当肝细胞内 TG 不能经 VLDL 脂化和分泌，则会使细胞内 TG 蓄积，大量脂滴形成，引起脂肪肝。因此，VLDL 脂化和分泌障碍是脂肪肝形成的重要环节。目前已证实，ApoA5 虽不影响载脂蛋白 B（ApoB，为 VLDL 主要骨架载脂蛋白）的分泌和 VLDL 颗粒的组装，但可影响 VLDL 的脂化，使分泌的 VLDL 颗粒中 TG 含量下降，且这种作用独立于微粒体甘油三酯转移蛋白（MTP）活性。我们的体外实验研究结果也证实，当采用腺病毒在大鼠肝脏细胞过表达 ApoA5 时，细胞 VLDL-TG 分泌率（为 VLDL 中的 TG 含量）显著下降，同时伴随有细胞内脂滴明显增加。这些结果提示 ApoA5 导致脂肪肝的机制在于使 VLDL 脂化障碍，VLDL-TG 分泌下降，并促进脂滴形成。由此可见，ApoA5 促进脂滴形成以减少 TG 分泌为代价。

内质网是细胞内脂滴形成和 VLDL 脂化的关键场所。其主要过程如下：首先，TG 聚集在内质网内外膜中间，形成类似棱镜的"脂质棱"。随着 TG 的不断聚集，"脂质棱"逐渐扩大，并同时向内质网胞质面和管腔面"出芽"，在胞质面形成胞质脂滴使 TG 聚集在细胞内，向管腔面"出芽"的脂滴则掺入 VLDL 颗粒促进其脂化成熟并分泌至细胞外。可见，生理状态下，TG 细胞内向脂滴聚集和向胞外分泌都发生于内质网中，并处于动态平衡。ApoA5 虽具有信号肽，为分泌型载脂蛋白，但通过免疫荧光染色发现大部分 ApoA5 滞留于细胞内，并定位于胞质内质网膜和脂滴膜，发挥调节细胞内 TG 代谢作用。重要的是，在合成初期，ApoA5 主要定位于内质网，在油酸刺激致细胞内 TG 含量增加时，ApoA5 才随脂滴的形成由内质网膜转移至脂滴膜。ApoA5 与内质网膜的结合极有可能同时影响脂滴形成和 VLDL-TG 分泌。具体机制可能在于：ApoA5 与内质网膜结合后，可抑制"脂质棱"向内质网管腔面"出芽"，并随之促使胞质面脂滴形成增多，一方面导致细胞内脂质聚集，另一方面抑制 VLDL 脂化分泌。但是，这一推测有待于进一步的研究证实。

ApoA5 在血浆和肝脏 TG 代谢的不一致性将大大阻碍其成为降血浆 TG 的临床靶点，因此，是否能探索构建一种突变体 ApoA5 蛋白，既保留其血浆中降 TG 的作用，又能极大程度地减轻脂肪肝的副作用，具有重要的临床意义。

三、影响脂肪细胞功能

脂肪细胞的分化和代谢异常均可引起机体的能量代谢障碍，从而导致肥胖的发生。因此，脂肪细胞在肥胖的发生、发展中起关键作用。作为机体的能量储库，脂肪细胞是体内最大的甘油三酯储存池。此外，人脂肪细胞表面表达 LDLR 家族成员中的低密度脂蛋白受体相关蛋白 1（LRP1）和 VLDL 受体，两者均可介导脂蛋白的胞吞作用。

（一）降低脂肪细胞内甘油三酯的蓄积

而已有研究证实 ApoA5 或含 ApoA5 的脂蛋白能够与 LDLR 家族中的 LRP1 以及嵌合型 I 受体 SorLA 特异性结合，并可被内吞至细胞内。基于以上研究，可以推测：ApoA5 可能通过与 LDLR 家族成员结合而被脂肪细胞摄取，并参与调节脂肪细胞内甘油三酯的含量，从而影响肥胖的发生与发展。我们的研究结果验证了以上假说。ApoA5 作为新的脂肪细胞甘油三酯代谢的调节因子，有望成为治疗肥胖及相关性疾病的干预靶点。

（二）抑制前体脂肪细胞的成脂分化

我们的研究还发现，ApoA5 可显著下调脂肪细胞脂滴相关蛋白 Cidec 的表达。Cidec 属于诱导细胞死亡的 DFF45 样效应因子（cell death-inducing DNA fragmentation factor 45-like effector，Cide）家族蛋白，对脂肪细胞的脂质及能量代谢起关键的调节作用。新近研究发现，Cidec 不表达在前体脂肪细胞中，而是随着前体脂肪细胞的成脂分化过程表达逐渐增加。敲除人前体脂肪细胞 Cidec 的表达可导致其成脂分化的能力丧失，提示 Cidec 在前体脂肪细胞的成脂分化过程中发挥重要的调控作用。肥胖是脂肪细胞肥大和脂肪细胞增生共同作用的结果。人体内前体脂肪细胞的过度成脂分化可导致肥胖的发生。结合我们的研究发现 ApoA5 可下调成熟脂肪细胞 Cidec 的表达，可以推测：ApoA5 也可能通过下调前体脂肪细胞成脂分化过程中 Cidec 的表达，从而抑制前体脂肪细胞的成脂分化、影响肥胖的发生与发展。我们相信随着 ApoA5 功能研究的不断深入，ApoA5 将成为治疗血脂紊乱、肥胖等相关疾病的重要干预靶点。

〔中南大学湘雅二医院　于碧莲〕

参考文献

[1] Pennacchio LA，Olivier M，Hubacek JA，et al. An apolipoprotein influencing triglycerides in humans and mice revealed by comparative sequencing. Science，2001，294（5540）：169 - 173.

[2] Schaap FG，Rensen PC，Voshol PJ，et al. ApoAV reduces plasma triglycerides by inhibiting very low density lipoprotein-triglyceride（VLDL-TG）production and stimulating lipoprotein lipase-mediated VLDL-TG hydrolysis. J Biol Chem，2004，279（27）：27941 - 27947.

[3] van der Vliet HN，Sammels MG，Leegwater AC，et al. Apolipoprotein A-V：a novel apolipoprotein associated with an early phase of liver regeneration [J]. J Biol Chem，2001，276：44512 - 44520.

[4] Guardiola M，Alvaro A，Vallve JC，et al. ApoA5 gene expression in the human intestinal tissue and its response to in vitro exposure to fatty acid and fibrate [J]. Nutr Metab Cardiovasc Dis，2012；22（9）：756 - 762.

[5] Beckstead JA，Oda MN，Martin DD，et al. Structure-function studies of human apolipoprotein A-V：a regulator of plasma lipid homeostasis [J]. Biochemistry，2003，42：9416 - 9423.

[6] Weinberg RB，Cook VR，Beckstead JA，et al. Structure and interfacial properties of human apolipoprotein A-V [J]. J Biol Chem，2003，278：34438 - 34444.

[7] Nilsson SK，Lookene A，Beckstead JA，et al. Apolipoprotein A-V interaction with members of the low density lipoprotein receptor gene family [J]. Biochemistry，2007，46：3896 - 3904.

[8] Beckstead JA，Wong K，Gupta V，et al. The C terminus of apolipoprotein A-V modulates lipid-binding activity [J]. J Biol Chem，2007，282：15484 - 15489.

[9] Shu X，Ryan RO，Forte TM. Intracellular lipid droplet targeting by apolipoprotein A-V requires the carboxyl-terminal segment [J]. J Lipid Res，2008，49：1670 - 1676.

[10] O'Brien PJ，Alborn WE，Sloan JH，et al. The novel apolipoprotein A5 is present in human serum，is associated with VLDL，HDL，and chylomicrons，and circulates at very low concentrations compared with other apolipoproteins [J]. Clin Chem，2005，51：351.

[11] Zhang LS，Sato H，Yang Q，et al. Apolipoprotein A-V is present in bile and its secretion increases with lipid absorption in Sprague-Dawley rats. Am J Physiol Gastrointest Liver Physiol，2015，309（11）：G918 - 925.

［12］Camporez JP，Kanda S，Petersen MC，et al. ApoA5 knockdown improves whole-body insulin sensitivity in high-fat-fed mice by reducing ectopic lipid content. J Lipid Res. 2015，56（3）：526-536.

［13］Blade AM，Fabritius MA，Hou L，et al. Biogenesis of apolipoprotein A-V and its impact on VLDL triglyceride secretion. J Lipid Res，2011，52（2）：237-244.

［14］Ploegh HL. A lipid-based model for the creation of an escape hatch from the endoplasmic reticulum. Nature，2007，448：435-438.

［15］Wilsie LC，Chanchani S，Navaratna D，et al. Cell surface heparan sulfate proteoglycans contribute to intracellular lipid accumulation in adipocytes［J］. Lipids Health Dis，2005，4：2.

［16］Nilsson SK，Christensen S，Raarup MK，et al. Endocytosis of apolipoprotein A-V by members of the low density lipoprotein receptor and the VPS10p domain receptor families［J］. J Biol Chem，2008，283：25920-25927.

［17］Zheng XY，Yu BL，Xie YF，et al. Apolipoprotein A5 regulates intracellular triglyceride metabolism in adipocytes. Mol Med Rep，2017，16（5）：6771-6779.

［18］Zheng XY，Zhao SP，Yu BL，Wu CL，Liu L. Apolipoprotein A5 internalized by human adipocytes modulates cellular triglyceride content. Biol Chem，2012，393（3）：161-167.

第四章　载脂蛋白 B

载脂蛋白 B（Apolipoprotein B，ApoB）是一类在分子质量、免疫性和代谢上具有多种形态的蛋白质，依其分子质量及所占百分比可分为 $ApoB_{100}$、$ApoB_{48}$、$ApoB_{74}$、$ApoB_{26}$ 及少量 $ApoB_{50}$。在正常情况下，以 $ApoB_{100}$、$ApoB_{48}$ 较为重要，$ApoB_{48}$ 是 $ApoB_{100}$ 基因不同转录模式的产物。$ApoB_{100}$ 主要分布于血浆低密度脂蛋白（VLDL）、中间密度脂蛋白（IDL）和低密度脂蛋白（LDL）中，分别占这三类脂蛋白中蛋白含量的 25%、60%、95%，而 $ApoB_{48}$ 则分布于乳糜微粒（CM）中，占其蛋白含量的 5%。ApoB 是 LDL 受体的配体，其负责 LDL 在体内的清理、参与 VLDL 的合成分泌、向组织运输脂类和胆固醇等。脂类被用于代谢或储存；胆固醇被用于细胞膜的合成更新及类固醇的合成等。LDL 及 LDL 中 ApoB 在血液中含量过高与冠心病、动脉硬化的发病率呈极强的相关性，其在心血管疾病、肥胖的研究中尤为重要。

一、ApoB 基因结构及表达

（一）ApoB 基因结构

1. **$ApoB_{100}$ 基因结构**　人类的 ApoB 基因（genbank NO. NM-000384）位于染色体 2p23，mRNA 长度为 14121 bp，基因全长约 43 kb，由 29 个外显子和 28 个内含子构成。人类 $ApoB_{100}$ 蛋白质的 N 端 1/3 由前 25 个外显子编码，C 末端的 2/3 蛋白质由 4 个外显子编码。不同物种间的 mRNA 同源性比较：人与小鼠为 65%、人与鸡为 59%、小鼠与鸡为 50%，其中序列的 5' 端同源性比较高，推测其在进化过程中发挥重要作用，中间段序列变异较大可能是该基因在不同物种间功能上差异的重要因素。内含子 4、14、15、20 和 21 含有重复的 Alu 序列，3' 末端的第 80 到 800 bp 之间有一个由 181 bp 组成的高变区，这个区域由 11～16 个重复的 A-T 序列组成。$ApoB_{100}$ 基因的 5 7 侧翼（flanking region）有一个含甲基的 CpG 的卫星状结构。$ApoB_{100}$ 基因起始密码子 -29 和 -60 位处有 TATA 盒和 CAAT 盒，-86 至 -52 区间内含两个蛋白结合位点。结合在 -86 至 -61 区段的是蛋白因子 AF. 1，结合在 -69 至 -52 区段的是 C/EBP 蛋白因子，两者均参与 $ApoB_{100}$ 基因的转录调控。上述两区段内的碱基突变，可导致转录活性的大幅度下降。

2. **$ApoB_{48}$ 的编辑**　$ApoB_{48}$ 与 $ApoB_{100}$ 由同一基因转录，只是由于基因在转录后受到编辑修饰，形成不同的转录产物，其专一性地在小肠表达。对肠源性和肝源性 ApoB mRNA 序列作对比分析发现，肝源性 ApoB mRNA 第 6 666 位上的碱基 C，在肠源性 ApoBmRNA 中转换为 T，导致第 2153 个密码子 CAA（Gin）转变为 TAA（终止密码子），这致使肠细胞内 ApoB mRNA 翻译提前终止，产物仅含 $ApoB_{100}$ N 端的 2 152 个氨基酸，随后 C 末端的 Ile 裂解，Met2 152 成为新的 C 末端，此即 $ApoB_{48}$ 分子。肠 ApoB mRNA 6 666 位置上的 U 在染色体 ApoB 基因中并不存在，显然肠细胞内存在特殊的转录后 mRNA 编辑机制（mRNA editing mechanism），它对 ApoB 基因转录产物 mRNA 中个别碱基作局部微调，而导致一种新蛋白（B48）的合成。通过多物种序列对比分析，发现哺乳动物的 6662～6690 处的 29 个碱基相当保守，可能是编辑酶发挥作用的识别信号。

（二）$ApoB_{100}$ 氨基酸结构特点与功能

$ApoB_{100}$ 是其基因的全序列转录产物。成熟的 $ApoB_{100}$ 含糖 4%～9%，相对分子质量约 513 ku，是迄今所知最大的哺乳类蛋白分子，其氨基酸顺序于 1986 年已阐明，$ApoB_{100}$ 是包括 27 个氨基酸信号肽和 4536 个氨基酸残基的成熟单体蛋白。$ApoB_{100}$ 分子内有 19 个潜在 N-连接糖基化位点，其中 16 个已证实被糖基化，含 25 个 Cys，其中 16 个以二硫键相连，这些很可能与形成 LDL 的特殊结构有一定的关系。整个 $ApoB_{100}$ 分子内有 9 段两性 α 螺旋，多处 β-片层，分子内亲水肽段和疏水肽多处交替存在，前者浮于 LDL 颗粒表面，后者则埋入脂质核心，$ApoB_{100}$ 分子呈网状包绕整个 LDL 分子，每 1 分子 LDL 颗粒只含有 1 分子 $ApoB_{100}$，蛋白质仅能覆盖颗粒表面的 $1/3\sim1/2$。由于 $ApoB_{100}$ 的两性 α 螺旋和富含脯氨酸的疏水短肽和可脂酰化的 Cys 残基形成的特殊结构，使得 $ApoB_{100}$ 能够与单层极性脂牢固结合，并赋予 $ApoB_{100}$ 在 VLDL 和 LDL 从分泌到清除的整个过程中不与其他脂蛋白颗粒发生交换的特点。$ApoB_{100}$ 具有能与 LDL 受体和血管内皮氨基聚糖（如肝素）结合的性质，$ApoB_{48}$ 则不具有与 LDL 结合的功能，但却可以与脂类进行组装，有研究表明 $ApoB_{100}$ 与 LDL 结合的区域位于 $3\ 359\sim3\ 367$。许多研究证明，$ApoB_{100}$ 的赖氨酸（Lys）和精氨酸（Arg）残基的电荷经化学修饰后，上述两种结合功能即完全消失，说明含碱性氨基酸的结构域对 LDL 受体或肝素的相互作用是至关重要的。$ApoB_{100}$ 有 7 个结合肝素的碱性氨基酸结构域，位于 $3\ 134\sim3\ 209$ 和 $3\ 356\sim3\ 489$ 残基之间。这些碱性氨基酸结构还可帮助富含甘油三酯的脂蛋白与毛细血管内皮细胞结合，便于脂蛋白脂酶发挥作用，$ApoB_{100}$ 的肝素结合区还可与主动脉壁的氨基聚糖相互作用。

（三）ApoB 基因表达特点

人类 $ApoB_{100}$ 基因仅在肝、肠细胞中特异性表达，可能与 DNA 甲基化作用相关，其中 B_{100} 在肝脏中特异性表达；B_{48} 则在小肠中表达，但在小鼠、大鼠、狗、马的肝脏中也有 B_{48} 的表达。有研究表明在小肠中 $ApoB_{48}$ 编辑的活性与荷尔蒙、甲状腺激素、皮质醇、进食食物等有关。在禽类小肠、肝脏、肾脏中都有 $ApoB_{100}$ 的表达，但在这些组织中没有 B_{48} 编辑产物。另有研究表明禽类 B_{100} 在肝脏中的表达受到雌激素的诱导，小肠、肾脏中的表达却不受雌激素的作用。ApoB 在不同物种之间表达模式的差异，反映了其在进化过程中扮演重要的角色。近年来有研究通过对微粒体甘油三酯转移蛋白（microsomal triglyceride transfer protein，MTP）缺失小鼠的研究表明，MTP 缺失小鼠中 ApoB 的表达受到抑制，ApoB 与 MTP 的表达之间相互作用，其结果与先前发现 ApoB 与 MTP 存在相互作用的区域一致。

二、ApoB 的临床意义

正常人群中血清 ApoB 多在 $0.8\sim1.1\ g/L$ 范围内。正常情况下，每一个 LDL、IDL、VLDL 和 Lp（a）颗粒中均含有 1 分子 ApoB，因 LDL 颗粒占绝大多数，大约 90％ 的 ApoB 分布在 LDL 中。ApoB 有 $ApoB_{48}$ 和 $ApoB_{100}$ 两种，前者主要存在于 CM 中，后者主要存在于 LDL 中。除特殊说明外，临床常规测定的 ApoB 通常指的是 $ApoB_{100}$。血清 ApoB 主要反映 LDL 水平，与血清 LDL-C 水平呈明显正相关，两者的临床意义相似。在少数情况下，可出现高 ApoB 血症而 LDL-C 浓度正常的情况，提示血液中存在较多小而密的 LDL（small dense low-density lipoprotein，sLDL）。当高 TG 血症时（VLDL 高），sLDL（B 型 LDL）增高。与大而轻的 LDL（A 型 LDL）相比，sLDL 颗粒中 ApoB 含量较多而胆固醇较少，故可出现 LDL-C 虽然不高，但血清 ApoB 增高的所谓"高 ApoB 血症"，它反映 B 型 LDL 增多。所以，ApoB 与 LDL-C 同时测定有利于临床判断。

（一）ApoB 升高

临床上 ApoB 升高主要见于：①冠心病，ApoB 的升高与冠心病的发生率成正比，测定血清 ApoA1 和 ApoB 浓度能更好地预测致动脉粥样硬化或冠心病的发生；②肾病综合征；③某些药物治疗如长期接受皮质类固醇治疗、抗高血压药物治疗等；④急性时相反应时，主要是 VLDL-ApoB 升高，但当恢复相时则出现 LDL-ApoB 增高；⑤2 型糖尿病。以上血浆升高的 ApoB 主要是 $ApcB_{100}$，在某些情况下也见血浆中 ApoB48 水平增高：①异常 β 脂蛋白血症；②个别 ApoE 缺陷；③Ⅰ 型高脂蛋白血症即高乳糜微粒血症。

（二）ApoB 降低

临床上 ApoB 降低主要见于以下疾病。①β-脂蛋白缺乏血症（ABL）：为常染色体隐性疾病，症状由脂肪和脂溶性维生素吸收不良引起；②纯合子低 β-脂蛋白血症（HBL）：为常染色体等显性疾病其临床表现和生化特点与纯合子 ABL 差不多，但较轻；③1 型糖尿病：LDL 水平减低，而 LDL 的主要蛋白质为 ApoB；④乳糜微粒停滞病（CRD）：也称 Anderson 病，是 $ApoB_{48}$ 缺乏，为常染色体遗传性疾病；⑤降血脂药的应用。

三、ApoB 与疾病

（一）ApoB 基因的多态性与血脂及冠心病的关系

目前多数学者认为 ApoB 基因的一个或几个位点的微小变异（或缺陷）会引起个体血脂升高，最后导致动脉粥样硬化或心血管疾病。对 ApoB 基因与脂质代谢、心血管疾病关系的研究，主要围绕 ApoB 基因上 5 个位点的遗传多态性：3' VNTR 端可变数目串联重复序列（3' variable number tendem repeats，3'VNTR）；信号肽插入/缺失（insertion/deletion，Ins/Del）多态性；EcoR1、Xbal、Mspl 酶切位点多态性。

1. ApoB 基因 3' 调控区多态性　在 ApoB 基因 3' 端最后一个外显子（第 29 外显子）下游 185 bp 处，存在 1 个 15 bp（ATAATTAAATATTTT）的 VNTR，其重复次数在亚洲人中为 22～60 次，高加索人中为 25～53 次，非洲人中为 31～51 次。一般将重复次数在 36 次以上命名为大等位基因，小于 36 次命名为小等位基因。ApoB 基因 3'VNTR 对研究遗传和预测心血管疾病的危险性有一定的价值。YE 等在我国汉族人群中研究发现大等位基因（重复次数大于 39）频率在 CHD 组中较对照组显著升高，这一研究结果得到后来的研究验证。在高加索人群中，发现重复次数大于或等于 38 的大等位基因与冠心病显著相关。叶平等对北京地区 203 名汉人进行 3'VNTR 多态性的研究，发现各等位基因分布频率有所差异，与国外报道的研究结果相似，与其他地区、种族比较，等位基因分布形式近似，中国人等位基因相对频率较高，而白种人等位基因频率较低，这可能与白种人更易患血脂紊乱性疾病有关。国内外较一致的发现是带有 3' 大等位基因较带有小等位基因的个体更易患血脂代谢异常性疾病，关于 3'VNTR 多态性与血脂变量也存在显著相关性。

2. ApoB 基因信号态 Ins/Del 多态性　rs17240441 位点位于 ApoB 基因第 1 外显子的信号肽编码序列内，由 9 个核苷酸小片段（GCAGCGCCA）的插入/缺失（Ins/Del）变异产生，结果导致 ApoB 蛋白信号肽中 3 个氨基酸残基（Arg-Glu-Val）的插入或缺失，Ins 等位基因信号肽含有完整的 27 个氨基酸残基，Del 等位基因信号肽只有 24 个氨基酸残基。Del 等位基因是冠心病风险等位基因，其出现频率在亚洲人中为 0.12～0.39，高加索人中为 0.21～0.64，非洲人中为 0.23～0.68。来自我国的一项病例-对照研究没有发现 Del 等位基因与冠心病显著相关。而同时 LI 通过 Meta 分析综合以往的研究数据，降低或消除样本量、实验处理和种族对结果的影响，分析结果显示 Del 等位基因和冠心病显著相关。ZHANG 等进一步按种族进行亚组分析，发现在中国人中 Del 等位基因与冠心病的相关性无统计学意义，在其他人种中二者显著相关。在中国人中 Del 等位基因与冠心病的关系有待进一步探讨。

3. ApoB 基因 EcoR1 酶切位点多态性　EcoRI 是存在于 ApoB 基因第 29 外显子的一个错义突变位点，由 G 变异成 A 生成，相应地 ApoB 多肽链第 4181 位氨基酸残基由谷氨酸（Glu）变成赖氨酸（Lys）。Glu 和 Lys 虽然都是极性氨基酸，但酸碱性质不一样（Glu 是酸性氨基酸，Lys 是碱性氨基酸），ApoB 蛋白的结构和功能可能因此而改变。研究表明 A 等位基因是冠心病的风险等位基因，其出现频率在亚洲人中为 0.02～0.09，高加索人中为 0.12～0.21，非洲人中为 0.15～0.18。在我国汉族人群中，YE 等研究发现冠心病组的 A 等位基因频率显著高于对照组，但另外一项病例-对照研究（均为汉族人群）却没有发现 A 等位基因与冠心病相关。陈业达等针对我国人群作了 EcoRI 与冠心病易感性的 Meta 分析，对 1992—2013 年来自我国的 10 项类似研究进行数据合并，结果显示 EcoRI 与冠心病显著相关，A 等位基因是风险等位基因。同时叶平等研究发现，EcoRI 酶切位点其多态性是由于 4154 位密码子突变，使原有的 EcoR1 酶切位点消失，使所编码的谷氨酸被赖氨酸取代，对脂质及载脂蛋白水平无明显影响。

（二）ApoB 基因的多态性与脂蛋白代谢紊乱

家族性载脂蛋白 $ApoB_{100}$ 缺乏症是由于 $ApoB_{100}$ 基因中第 26 外显子的 10 708 号核苷酸由 G→A 的突变而导致相应的 $ApoB_{100}$ 第 3 500 位精氨酸残基被谷氨酰胺残基所取代（即 $ApoB_{100}$ 3 500 位 CGG→CAG 的突变），这一替代影响了 $ApoB_{100}$ 受体结合区的构象及其附近赖氨酸残基的微环境，大大降低了与受体的结合力（只有正常的 30%），其结果是 LDL 清除减少，其在血液中逐渐堆积，导致血浆胆固醇增加，增加动脉粥样硬化的易感性。

家族性低 β 脂蛋白血症是由单碱基替换引起的无意义突变和缺失导致的移码突变所致，仅携带一个突变基因的 FHL 通常无临床症状，患者血浆 LDL-C 和 ApoB 含量下降，仅为正常人的 1/3～1/4。症状主要与肠道 CM 合成障碍，肠内脂肪和脂溶性维生素吸收不良有关。常见症状有脂肪泻和神经发育障碍等。

〔中南大学湘雅二医院 罗 俊〕

参考文献

［1］中国成人血脂异常防治指南（2016 年修订版）. 中华心血管病学杂志，2016，44（10）：833 - 853.

［2］Ye P，Chen B，Wang S. Association of polymorphisms of the apolipoprotein B gene with coronary heart disease in Han Chinese ［J］. Atherosclerosis，1995，117（1）：43 - 50.

［3］Yan SK，Song YH，Zhu WL，et al. Apolipoprotein B gene 3'VNTR polymorphism：association with plasma lipids and coronary heart disease in Han Chinese. Clin Chem Lab Med，2006，44（10）：1199 - 1205.

［4］叶平，阿保生，王士雯，等. 载脂蛋白 B 基因可变数目串联重复序列多态性及其与冠心病关联的研究. 中国病理生理杂志，1996，12（1）：4 - 9.

［5］Li YY. ApoB gene SpIns/Del，XbaI polymorphisms and myocardial infarction：a meta-analysis of 7169 participants. J Cardiovasc Med（Hagerstown），2014，15（9）：717 - 726.

［6］Zhang JZ，Zheng YY，Yang YN，et al. Association between apolipoprotein B gene polymorphisms and the risk of coronary heart disease（CHD）：an update meta-analysis. J Renin Angiotensin Aldosterone Syst，2015，16（4）：827 - 837.

［7］Pan JP，Chang AN，Tai JJ，et al. Restriction fragment length polymorphisms of apolipoprotein B gene in Chinese population with coronary heart disease. Clin Chem，1995，41（3）：424 - 429.

［8］陈业达，赵翔，谭艺青，等. 中国人群 ApoB EcoRI 基因位点多态性与冠心病关联性的 Meta 分析. 中国动脉硬化杂志，2015，23（10）：1056 - 1060.

第五章　载脂蛋白 C

载脂蛋白 C（Apolipoprotein，ApoC）是血浆中一组水溶性的低分子质量蛋白质，包括载脂蛋白 C1、C2、C3 和新近发现的 C4 四个亚类，主要分布在乳糜微粒（chylomicron，CM）、极低密度脂蛋白（very low density lipoprotein，VLDL）和高密度脂蛋白（high density lipoprotein，HDL）。正常人血浆中 ApoC3 含量约为 12 mg/dL，分别是 ApoC1 及 ApoC2 含量的 2 倍和 3 倍。近年发现的 ApoC4 在人血浆中含量极低。

一、ApoC1

（一）ApoC1 的分子结构

人 ApoC1 基因位于第 19 号染色体的载脂蛋白 E/C1/C2 基因簇内，处于 ApoE 基因下游 4.3 kb 或 5.3 kb 处，长约 4.7 kb，主要在肝脏中表达，也有少量在肺、皮肤、睾丸和脾脏中表达。ApoC1 主要存在于血浆 CM、VLDL 和 HDL 中，由 57 个氨基酸残基组成的单一多肽链，其序列已经测出，不含半胱氨酸、组氨酸和酪氨酸。ApoC 二级结构中有 55% 的 α 螺旋结构，极易与磷脂结合，它是卵磷脂胆固醇酯酰转移酶（LCAT）的激活药。ApoC1 在粗面内质网内合成，血浆浓度大约为 6 mg/dL。Bouchard 等研究发现，ApoC1 的分泌依赖于胆固醇水平，而与 ApoC1 mRNA 水平无关，这种调控作用发生在转录后水平。

人 ApoC1 和 ApoE 基因处于同一个转录区。ApoE 基因下游 18 kb 和 ApoC1 基因下游约 9 kb 处有一长约 764 bp 的顺式作用元件，其中功能区长 319 bp，可调控肝脏 ApoC1 和 ApoE 基因的表达，称为肝脏调控域 1。另外，在 ApoE/C1/C2 基因簇 ApoE 基因下游 27 kb 和肝脏调控域 1 下游约 10 kb 处确定了第二个肝脏调控域，即肝脏调控域 2。核酸序列分析表明，肝脏调控域 2 与肝脏调控域 1 功能区的同源性高达 85%。另有研究发现，所有肝脏调控域均可单独调节 ApoE/C1/C2 基因簇所含四个基因的表达，而且只要有一个肝脏调控域存在，就可调控上述任一基因在肝脏的表达。

（二）ApoC1 的功能

1. 调节脂蛋白脂酶活性　ApoC1 可抑制脂蛋白脂酶（lipoprotein lipase，LPL）的活性。

2. 抑制肝脏脂蛋白受体对富含 TG 脂蛋白的摄取　ApoC1 能抑制 ApoE 介导的 VLDL 与低密度脂蛋白受体（low density lipoprotein receptor，LDLR）及低密度脂蛋白受体相关蛋白（low-density lipoprotein-receptor-related protein，LRP）的结合。研究认为 ApoC1 可能通过置换 VLDL 中的 ApoE 或掩盖、改变 ApoE 结构而抑制 VLDL 与受体的结合。此外 ApoC1 可完全抑制脂蛋白与 VLDLR 的结合。体外研究亦证实 ApoC1 可明显抑制 VLDL 与 LRP 的结合，且在 C 类脂蛋白中，它的抑制作用最强。

3. 参与调节卵磷脂胆固醇酰基转移酶和胆固醇酯转移蛋白的活性　卵磷脂胆固醇酰基转移酶是参与血浆脂蛋白代谢的关键酶之一，在血浆胆固醇及其酯水平的调节中具重要的作用，其活性亦受到 ApoC1 的影响。ApoC1 可激活卵磷脂胆固醇酰基转移酶，激活能力约为 ApoA1 的 78%。ApoC1 可抑制胆固醇酯转移蛋白的活性。对一血浆 HDL 胆固醇浓度高的狒狒家族进行研究发现，其胆固醇酯由 HDL 向 LDL 的转移可被一 4 ku 的多肽抑制，其氨基酸序列与 ApoC1 N-末端的序列相同。体外实验表明，按 ApoC1 N-末端的 38 个氨基酸序列合成的多肽亦能抑制胆固醇酯转移蛋白的活性。此 4 ku 多肽还能分别与 HDL 载脂蛋白 ApoA1 和 VLDL 的 ApoE 结合，尽管结合程度较低，但仍可能影响这两种载脂蛋白的功能。可以设想 ApoC1 N-末端与 HDL 表面的 Apo4 以及 VLDL、ApoE 之间的结合可能阻止胆固醇酯转移蛋白与这两种底物脂蛋白的结合，从而抑制胆固醇酯在二者之间的转移。迄今仅有一例研究报道表明家族性乳糜血症患者存在 ApoC1 基因缺陷。值得注意的是，存在 ApoC1 缺陷的患者，其胆固醇酯水平显著下降，HDL 胆固醇酯下降尤为明显。提示 HDL ApoC1 的缺陷可能影响卵磷脂胆固醇酰基转移酶的活性，从而使胆固醇酯化减少。

（三）ApoC1 基因多态性

ApoC1 基因存在多个单核苷酸多态性位点，其中研究比较多的是 ApoC1 基因启动子 Hapl 位点的多态性。HpaI RFLP 位于 ApoC1 基因转录起始位点 5'-端的 317 bp 处。研究表明，携带有 HpaI 位点的启动子与肝脏调控域元件结合，可使 ApoC1 基因表达水平升高。提示在特定的条件下，HpaI 启动子变异可导致血浆 ApoC1 水平升高，富含甘油三酯（TG）脂蛋白清除受阻，促进高脂血症的形成。在非洲裔美国人群中发现，ApoC1 等位基因和与其相连的 ApoE 基因之间存在种族特异性的连锁不平衡，ApoC1HpaI+（H2）序列可使 ApoC1 基因与一反式作用转录因子的结合降低，亦导致 ApoC1 的过度表达。

Bob Olssonti 等研究表明 ApoC1 的 Hapl 位点多态性与 TG 水平有关。在中国人群的研究中，发现其启动子 Hapl 多态性与老年痴呆症有关。在朝鲜人群中，发现 ApoC1 基因多态性是迟发型阿尔茨海默病的易感因素，但是有学者的研究表明，在科威特人群中发现 Hapl 多态性位点与冠状动脉性脏病无关，与 Aimurad 持相反意见。遗传研究发现，ApoC1 基因 Hapl 多态性的尾效等位基因（H2），对ApoE e3/3 基因型非裔美国人的高 TG 血症有明显的保护作用，ApoE 及 ApoC1 基因变异体连锁失衡减弱，导致了严重情况的发生。对于 rs4420638 基因多态性的研究发现，其基因多态性与连锁不平衡的功能性位点可能与糖尿病肾病有关。颜怀军等研究发现，ApoC1 基因 rs4420638 的基因型可影响 Lp-PLA2 酶活性和 LDL-C 的水平。在一项研究中，发现 rs4420638 位点的基因多态性与血脂水平及冠心病有一定的关联。ApoC1 和 ApoE 是冠心病的易感基因，在冠心病人群中两基因位点存在显著连锁不平衡，e4 及 H2 等位基因型携带者经常吸烟，能显著增加患冠心病的危险性。仅有研究表明，rs4420638 通过与的连锁不平衡而与长寿有关。

（四）转人 ApoC1 基因小鼠模型及敲除 ApoC1 基因小鼠模型

转人 ApoC1 基因鼠是利用含人 ApoC1 基因的 DNA 片段建立的。这些 DNA 片段长度各异，但均包含长 154 bp 的肝脏调控域，肝脏调控域可直接调控人 ApoC1 基因在肝脏的表达。用标记 VLDL 进行体内清除实验发现，与野生型小鼠相比，患高脂血症的转人 ApoC1 基因小鼠的血浆 VLDL-TG 和 VLDL-ApoB 的清除率显著降低，但两者的 VLDL-TG 合成率相同，体内脂解过程也相似；在体外，两者的 VLDL 与肝素-葡聚糖的结合能力相同，LPL 对它们的水解亦无明显差别，提示转 ApoC1 基因小鼠中血浆 TG 水平升高主要是由于肝脏对 VLDL 的清除降低，而非 VLDL 的合成率增加或脂解作用被抑制所致。过度表达 ApoC1 的 $LDLR^{-/-}$ 小鼠的血浆总胆固醇（total cholesterol，TC）和 TG 水平明显高于 $LDLR^{-/-}$ 小鼠，提示 ApoC1 可能抑制了某一脂蛋白清除途径。过度表达受体结合蛋白（receptor associated protein，RAP）的 $LDLR^{-/-}$ 小鼠血清 TC 和 TG 水平大幅度升高，但 ApoC1/$LDLR^{-/-}$ 9 双敲除小鼠的血清脂质水平并无变化，提示过度表达的 RAP 和 ApoC1 可能作用于相同的途径来抑制肝脏清除 VLDL 残粒。研究发现 RAP 的过度表达可使低密度脂蛋白受体相关蛋白（low-density lipoprotein-receptor-related protein，LRP）的作用受阻，因而推测 ApoC1 亦通过作用于 LRP 来抑制肝脏对脂蛋白的摄取。

ApoC1 是卵磷脂胆固醇酰基转移酶的一个有效激活剂。有学者认为，转人 ApoC1 基因小鼠中，卵磷脂胆固醇酰基转移酶活性增强可导致血浆胆固醇酯水平升高，但目前在这一问题上还有争议。在过度表达人卵磷脂胆固醇酰基转移酶的转基因小鼠中确实发现，卵磷脂胆固醇酰基转移酶活性增强导致血浆 HDL-C 水平升高。但在转人 ApoC1 基因小鼠中，其游离胆固醇/总胆固醇之比并无改变，HDL-C 的水平也未见明显升高。除高脂血症外，转人 ApoC1 基因小鼠中还存在血浆游离脂肪酸水平升高，表皮增生和角化，皮脂腺萎缩，皮下脂肪缺乏等异常。提示 ApoC1 在表皮脂质合成及脂肪组织形成过程中亦有作用。

由于过度表达 ApoC1 的转基因小鼠可引起高脂血症，因而推测敲除 ApoC1 基因小鼠可引起低脂血症。但令人惊奇的是，正常饮食的敲除 ApoC1 基因小鼠，其血浆脂质水平正常，只有食用高脂肪和高胆固醇饮食的敲除 ApoC1 小鼠才会形成高胆固醇血症。VLDL 和 LDL 可竞争结合 LDLR，但体外结合实验表明，缺乏 ApoC1 的 VLDL 竞争能力很弱，这可能是导致敲除 ApoC1 小鼠肝脏对 VLDL 的摄取能力下降的重要原因。

总的说来，转人 ApoC1 基因小鼠中，ApoC1 的过度表达可显著抑制肝脏对 VLDL 的摄取，而内源性 ApoC1 的缺失亦有同样的作用，但后者的抑制程度较轻。ApoC1 可能通过直接作用于肝脏脂蛋白受体，降低其对 VLDL 的摄取能力；亦可能通过取代 VLDL 中的 ApoE，而间接抑制肝脏对 VLDL 的摄取。但另据报道，体内含 ApoA1 和 Apo4-VLDL 含量增加，可抑制肝脏受体摄取缺乏 ApoC1 的 VLDL。

因此，ApoC1 分子生物学研究使其分子结构及生物学作用初见端倪，但仍有很多未知的细节有待研究，特别是其在脂蛋白代谢及相关疾病的病理生理过程中的作用了解不多。相信随着功能研究的深入，ApoC1 的作用及机制，以及临床应用终将会被人们所认识。

二、ApoC2

（一）ApoC2 的分子结构

载脂蛋白 C2 基因长 3.4 kb，由 79 个氨基酸组成的单一多肽链，不含半胱氨酸和丝氨酸，其二级结构中 α 螺旋约占 23%。ApoC2 是 CM，VLDL 和 HDL 的结构蛋白之一，分别占其蛋白成分的 14%，7%～10% 及 1%～3%，主要在肝脏和小肠中表达。ApoC2 基因定位于 19q13.2，与 ApoE、ApoC1、ApoC4 形成一载脂蛋白基因丛（ApoE/C1/C4/C2）。ApoC2 与 ApoE、ApoC1 基因的结构非常相似，均由 3 个内含子、4 个外显子组成。

（二）ApoC2 的功能

ApoC2 在粗面内质网合成，血浆浓度大约 4 mg/dL。血浆中 ApoC2 的浓度受到多种因素的影响，如性别、年龄、生活方式等在男性人群中随着年龄的增高而升高，到 40 岁以后缓慢下降，但是在女性人群中在 60 岁之前 ApoC2 蛋白水平随着年龄而上升的。日本的一项研究发现，男性的 ApoC2 水平均高于女性的 ApoC2 水平。ApoC2 的缺乏或异常能导致脂蛋白代谢紊乱。

1. 激活 LPL　ApoC2 为 LPL 的辅助因子，可激活多种来源的 LPL。其激活机制可能是：LPL 在外周循环与肝素样分子结合，并附着于血管内皮上。当 LPL 与 CM 或 VLDL 接触时，LPL 与脂蛋白颗粒表面的磷脂相结合。ApoC2 羧基端第 44～79 位氨基酸与 LPL 羧基端 389～448 处特异性相互结合，从而改变 LPL 的空间结构，使 LPL 充分发挥脂解活性，进而催化水解 TG；进一步的研究发现 ApoC2 第 55～78 位氨基酸残基是维持其对 LPL 激活作用的最短必需肽段，第 44～50 位氨基酸残基为 α 螺旋结构与脂质结合区。ApoC2 缺失时，LPL 可在无 ApoC2 的条件下与 CM 结合，但活性很低，加入 ApoC2 可使其活性增加 100 倍以上；另外，注入正常人血浆或纯化的 ApoC2 可治疗 ApoC2 缺失患者的高 TG 血症。动物试验发现 ApoC2 基因敲除小鼠表现出高 TG 血症。但过表达 ApoC2 基因后，小鼠同样表现出高 TG 血症。这种转基因小鼠出现 VLDL 堆积，VLDL 颗粒内 ApoC2 比例增大，ApoE 比例下降，VLDL 清除障碍而其合成无异常。这一看似矛盾的现象，提示只有 ApoC2 基因适度表达才能激活 LPL 过度表达或缺失均可导致高甘油三酯血症。

ApoC2 是 LPL 的必需激活剂，但高浓度的 ApoC2 反而抑制 LPL 的活性。ApoC2 激活 LPL 的机制目前尚不完全清楚。研究表明，当 LPL 与富含 TG 脂蛋白表面的磷脂结合后，ApoC2 才能激活 LPL。LPL 的激活位点位于一个螺旋-转角-螺旋结构组成的环状区域，而 ApoC2 的第 39～62 位氨基酸残基亦可形成一小段双性螺旋结构。当 ApoC2 与脂质结合后，ApoC2 与 LPL 的亲和力增强，形成 ApoC2-LPL 复合物，其中 ApoC2 的第 39～62 位氨基酸残基与 LPL 环状区域相互作用，形成螺旋-螺旋结构，从而激活 LPL。

2. 维持脂蛋白的稳定性 应用荧光光谱法研究发现 ApoC2 羧基端 19～39 位氨基酸残基其 α-螺旋不仅介导蛋白质与脂质表面结合，而且通过与 ApoC2 内其他双极性螺旋结构结合从而维持脂蛋白的稳定性。

3. 保护血管内皮细胞 黎健等培养人脐带静脉内皮细胞时加入 LDL 可致乳酸脱氢酶（LDH）释放量增加，诱导内皮细胞收缩而损伤细胞；若加入 ApoC2 孵育细胞，则可减少 LDH 释放，阻止细胞的形态学变化。可见，ApoC2 可保护 LDH 诱导的内皮细胞损伤，在阻止动脉粥样硬化的形成方面发挥重要的作用。

4. 对 HDL 亚类分布的影响 ApoC2 是影响 HDL 亚类分布的重要因素。四川大学华西基础医学院傅强教授研究发现，随 ApoC2 含量的逐渐增加，大颗粒的 HDL_{2a}、HDL_{2b} 显著减少，而小颗粒的前 β1-HDL 和 HDL_3（HDL_{3b}、HDL_{3a}）显著升高。低浓度的 ApoC2 可活化 LPL，而高浓度的 ApoC2 则对 LPL 起抑制作用。LPL 活性下降，使富含 TG 的 VLDL 和 CM 代谢缓慢，其分解产物如 ApoA1、ApoA4、ApoA 2、ApoC 及磷脂等减少，致使 HDL_2 合成减少；Jong 等报道，ApoC2 可以从脂蛋白表面取代活化卵磷脂胆固醇酯酰转移酶（LCAT）的载脂蛋白直接抑制 LCAT 的活性。而 LCAT 可以催化游离胆固醇转化为胆固醇酯，促使 preβ1-HDL 向成熟的 HDL_2 转化，LCAT 活性受损，导致 HDL 成熟受阻。因此，ApoC2 对 HDL 亚类分布的一个重要影响即为：随血浆 ApoC2 含量的增高，HDL 亚类的颗粒呈减小趋势，提示 HDL 成熟代谢受阻。

（三）ApoC2 基因缺陷、基因多态性与临床

ApoC2 基因及启动子特定位点的突变可能会影响其转录活性，从而导致 ApoC2 表达减少和临床反应特征。ApoC2 基因缺陷患者的血浆 LPL 活性明显降低，TG 水平极度升高。迄今进行基因测序的 ApoC2 缺乏症共有 11 个家系，其基因突变多发生在第 3 和第 2 外显子，可分为下列 5 种类型。①移码突变：在 7 个家系中均发现，ApoC2 基因中单一碱基的缺失导致终止密码提前出现，使得 ApoC2 蛋白在未成熟前合成停止，因而形成截短的 ApoC2，不能被分泌入血或被迅速清除。ApoC2 基因由于编码框移位的杂合子与纯合子相比减少了其对 LPL 的激活作用。除此之外，ApoC2 基因该位点的杂合子与 ApoE4 只携带一个等位基因同时存在时，可使 TC、TG、VLDL-C、非- HDL-C 升高。另有研究发现，ApoC230 位点在杂合子在不增加 TC、ApoB 水平的基础上与高甘油三酯血症有关。②剪接供体位点突变：在一 Hamburg 家族和一日本新生儿患者中（分别为 ApoC2Hamburg 和 ApoC2Tokyo）发现，ApoC2 基因内含子 2 的首位碱基突变，导致 ApoC2mRNA 的非正常剪切，最终导致体内缺乏 ApoC2。③启动信号突变：该类突变发生在启动信号 AUG（A→G），使 ApoC2 基因不能正常转录为 ApoC2 mRNA。另 ApoC2 基因启动子区－190 bp 处的碱基由 T 突变为 A 的过程降低了 ApoC2 基因启动子的转录活性。④无义突变和⑤误义突变：在 ApoC2 基因突变体中还发现了一系列的单个氨基酸发生替换，它们往往是由上述 2 种突变所引起，导致 ApoC2 的合成不能正常启动，或产生无功能的 ApoC2。虽然 ApoC2 基因的多态性的研究是有限的，ApoC2 基因杂合子的存在可能不直接与高 TG 血症有关，但其基因的突变影响了血脂水平的代谢过程。

（四）转人 ApoC2 基因小鼠

转人 ApoC2 基因小鼠是用含与细胞色素 P450 CYP-IA1 启动子相连的人 ApoC2 基因的质粒产生。在胚胎期该启动子一般是静止的，服用 β-naphthoflavone 可诱导该转基因的表达。转人 ApoC2 基因小鼠血浆富含 VLDL，且 VLDL-TG 清除受阻，形成高 TG 血症，但其血浆 TC 水平并未见明显升高，因而推测高浓度的 ApoC2 可能抑制脂蛋白脂酶对 VLDL 的水解。体外研究发现，转 ApoC2 基因小鼠的 VLDL 与肝素-葡聚糖的结合能力下降，表明它们可能与 LPL 的亲和力降低。ApoC2 是 LPL 的生理激活剂，但如果 VLDL 含过多 ApoC2 反而可抑制 LPL 活性，从而抑制 VLDL 的降解。我们发现Ⅳ型高脂血症患者，在血清 VLDL 及 TG 升高的同时，不仅 ApoC2 水平成倍增加，而且 ApoC2 亦显著增加，后者亦是导致患者 VLDL 及 TG 升高的重要原因。

因此，ApoC2 在 TG 代谢中起非常重要的作用，但在代谢性相关疾病中的作用及具体机制研究有待进一步深入。

三、ApoC3

（一）ApoC3 的结构

人 ApoC3 基因长约 3.1 kb，与 ApoA1、ApoA4 和 ApoA5 基因相邻成簇定位于人第 11 号染色体长臂 q23 区。Apo4、A2、A4、C1、C2、C3 以及 E 的基因结构非常相似，除 ApoA4 缺少第 1 个内含子外，其余的载脂蛋白基因均由 3 个内含子与 4 个外显子组成，且内含子的分布位置几乎相同。ApoC3 的分子质量为 8.8 ku，mRNA 全长 533 bp，在内质网切除 20 个信号肽后成为含 79 个氨基酸残基的成熟肽并分泌入血。主要含有 ApoC3-0（非糖基化亚型、不含唾液酸）、ApoC3-1（糖基化亚型、含 1 个分子唾液酸）、ApoC3-2（糖基化亚型、含 2 个分子唾液酸）3 个亚型，是一种水溶性低分子量的糖蛋白，大部分在肝脏，小部分在小肠合成。ApoC3 主要分布在 TG、HDL 和 TRL 中（主要包括 CM、VLDL、LDL）表面，可通过抑制脂类代谢酶的活性、掩盖肝脏受体的作用位点而干扰脂质代谢。

ApoC3 蛋白中有 α 螺旋和 β 转角结构，其中第 41～79 位氨基酸残基片段为两性 α 螺旋结构，是结合脂质的主要区域。研究表明凝血酶可以水解 ApoC3 第 40 位 Arg 和 41 位 Gly 间的肽键，将 ApoC3 分为 N 端和 C 端两个片段，后者具有 ApoC3 的免疫原性。ApoC3 分为 N 端、中间片段和 C 端 3 个结构域，其中 C 端结构域具有螺旋结构，富含芳香残基和两性 α 螺旋结构。Mikael Larsson 等研究表明 ApoC3 的 C 末端结构域中的芳香族残基参与脂质囊泡结合，降低 LPL 活性。说明 ApoC3 的 C 端结构域是其发挥生理功能的主要结构。

（二）ApoC3 的含量及分布

体内外的放射示踪实验发现，正常人 ApoC3 的含量为 0.13～0.18 g/L。通过不同的检测方法，在全血浆以及不同的脂蛋白亚组分布中均能检测出 ApoC3。在正常人血浆中，ApoC3 的 3 种异构体分布比例各不同相同：ApoC3－1－0 占 7.5%～14.3%；ApoC3－1 最多，占 50%～57%；ApoC3－2 占 34%～35.3%。在 Ⅳ 型及 Ⅴ 型高脂血症患者中，ApoC3－2 及 ApoC3－1 水平较不含唾液酸的 ApoC3－0 明显升高。Gibson 报道正常人空腹血浆 69.5% 的 ApoC3 与 HDL 结合，19.8% 与 LDL 结合，9.3% 与 VLDL 结合。血脂正常的个体在饥饿状态下，约 30% 的 ApoC3 分布于 TRL、CM 和 VLDL，约 60% 分布于 HDL 中。在各型高脂血症中，如 ApoC3 在脂蛋白中的分布各不相同：Ⅱa 型患者中 35.5% 与 HDL 结合，62.2% 与 LDL 结合，仅 1% 和 VLDL 结合；而在 Ⅴ 型患者中，仅 5.6% 与 HDL 结合。绝大多数 ApoC3 约 86.8% 与 VLDL 结合。进食后也能引起血浆 ApoC3 在脂蛋白中的分布发生变化。进餐后 2 小时，ApoC3 从 HDL 向 VLDL 转移，在餐后 6～8 小时后 ApoC3 又再回到 HDL 中。

（三）ApoC3 的功能

1. ApoC3 抑制 LPL 的活性　LPL 能催化 CM 及 VLDL 中 TG 的代谢，在血管内皮表面发挥作用，是 TRL 分解代谢的关键酶。体内和体外研究均证实 ApoC3 是 LPL 不可缺少的激活剂。ApoC2 存在时 LPL 活性增加 10～50 倍。有体外实验观察到，当 ApoC2 的脂质结合区域与脂质结合后，ApoC2 与 LPL 的亲和力增强，形成 ApoC2-LPL 复合物，并激活 LPL 发挥脂解作用。ApoC1 和 ApoC3 均可抑制 LPL 的活性，而 ApoC3 是 LPL 最强的抑制药之一。四川大学华西医学中心的刘皓等利用血清 LPL 和纯化 ApoC3 进行体内动力学实验发现，ApoC3 能非竞争性抑制 ApoC3 对 ApoC2 和油酸甘油酯的作用，提示 ApoC3 可能直接对 LPL 起抑制作用。国外学者在体外及活体外研究也证实，加 ApoC3 蛋白到 ApoC3 缺乏症的患者血清中可以降低 LPL 活性 20%～50%。对合成 ApoC3 多肽片段的研究表明，ApoC3 基因的 N 端区域是抑制 LPL 活性所必需的。此外，体内高浓度 ApoC3 可作为脂酶（hepatic lipase，HL）的抑制药，其可能是通过抑制 ApoE 介导的 TG 与 HL 的结合从而起到抑制 HL 的作用。

2. ApoC3 抑制肝脏摄取 TRL 及其残粒　ApoC3 能抑制肝脏摄取 CM、VLDL 以及其残粒，使血液中 TG 含量增加，引起高 TG 血症。动物及人体研究均表明，ApoC3 通过影响肝细胞膜上脂蛋白受体的识别而影响肝脏对 TRL 的代谢。方定志等证实人及小鼠肝细胞膜上存在 ApoC3 受体，且 ApoC3 受体不同于已发现的脂蛋白受体，不依赖于 Ca^{2+}，不受 EDTA 抑制，对胰蛋白酶敏感。当 ApoC3 受体活性增加时，肝脏结合 VLDL 的活性降低。因而推测，当 VLDL 中的 ApoC3 与肝细胞膜上的相应受体结合后，可使肝细胞膜上清除 VLDL 受体功能发生改变，识别并结合 VLDL 的作用下降，导致 VLDL 清除减少，从而引发高 TG 血症。

ApoC3 对肝细胞膜上脂蛋白受体的影响还与血浆中 ApoE 的浓度有关。血浆 ApoC3 水平升高，可置换脂蛋白颗粒表面的 ApoE。在转人 ApoC3 基因小鼠中，当血浆 ApoC3 水平增加 40%，血浆 TG 即增加 2 倍。但在转人 ApoE 基因小鼠和转人 ApoC3 基因杂交后产生的子代小鼠，其血浆 ApoE 及 ApoC3 均显著增加，然而 TG 含量并不增加。这是由于 ApoE 是肝脏多种脂蛋白受体包括 LDLR、VLDLR 及 LRP 等的配体，当它被 ApoC3 置换后，脂蛋白包括 CM 及 VLDL 即丧失了与肝细胞受体结合的能力，因而在血中含量增高，引起高 TG 血症。如果在 ApoC3 升高的同时，ApoE 亦增加，则 ApoC3 不能置换 ApoE，含 ApoE 的脂蛋白如 CM、VLDL 可被肝脏摄取代谢，使血 TG 含量正常。在敲除 ApoC3 基因的纯合子小鼠中，ApoC3 完全缺乏，其血浆 TG 水平降低 70%。同样在人体实验研究中也发现，将 ApoC3 加入 ApoC3 缺乏症患者血清中可阻断依赖于 ApoE 的 TRL 及其残粒被肝脏摄取。ApoE 和 ApoC3 的比值决定了 VLDL 在肝细胞的代谢，这是因为 ApoE 和 ApoC3 可以在脂蛋白表面相互作用、相互置换。ApoC3 除了与 ApoE 在脂质代谢过程中竞争乳剂颗粒，亦对人体循环中 ApoB 脂蛋白的清除有延滞作用。这一作用可能通过掩盖 ApoB 与受体结合的区域从而完全阻断 ApoB 介导的脂蛋白与 LDLR 结合。

3. 参与调节 LCAT 和 CETP 的活性　　LCAT 是参与血浆脂蛋白代谢的关键酶之一。ApoC3 能抑制 LCAT 的活性。此外，ApoC3 可刺激胆固醇酯转移蛋白（cholesteryl ester transfer protein，CETP）活性，后者促进 TRL、LDL 和 HDL 之间 TG、胆固醇酯的交换，形成大量含 TG 的 LDL 和 HDL，从而引起 HTG。

（四）过度表达或缺乏 ApoC3 的转基因小鼠模型

北京大学心血管研究所刘国庆研究团队分别利用含人和小鼠 ApoC3 片段建立了转人及小鼠 ApoC3 基因小鼠。这两种小鼠的肝脏和小肠均可高水平表达人及小鼠 ApoC3 mRNA，同时血浆 VLDL-TG 水平显著升高，ApoE/ApoC3 的比值降低，导致 VLDL-TG 的清除受阻，引起高 TG 血症。若转人 ApoC3 基因小鼠与转人 ApoE 基因小鼠交叉繁殖，则其子代血浆 TG 水平趋于正常，因而推测 ApoC3 转基因小鼠中 VLDL-TG 的清除受阻，可能是过量 ApoC3 取代了 VLDL 中 ApoE 所致。转人 ApoC3 基因小鼠中，过量 ApoC3 可直接引发高 TG 血症，而非通过取代 ApoE 所致。敲除 ApoE 小鼠血浆中存在含胆固醇酯较多而 TG 较少的 VLDL，当这种小鼠与转 ApoC3 基因小鼠交叉繁殖后，其后代血浆中 VLDL-TG 显著升高，表明过量 ApoC3 可引起高 TG 血症。此外，刘国庆制备了具有中度高 TG 血症的 ApoC3 转基因家兔和小型猪。

（五）ApoC3 基因多态性与脂质代谢的关系

ApoC3 基因存在多个多态性位点，其基因的变异频率和突变对脂质代谢有影响。大量研究数据表明，ApoC3 基因缺失，或 ApoC3 基因 RNA 沉默，或 ApoC3 基因对 LPL 的抑制作用降低，都可导致血浆 TG 降低，因为 LPL 是 TRLs 分解代谢的关键酶，所以减少对 LPL 的抑制，会加强脂解作用，加速 TRLs 分解，对抗高甘油三酯血症，从而减轻动脉粥样硬化进程。反之，ApoC3 过表达小鼠明显促使动脉粥样硬化（atherosclerosis，AS）的形成和发展。

1. 延缓脂质代谢相关变异

（1）−455C 以及−482T：这两个基因位于 ApoC3 基因的启动子区的胰岛素反应元件中，与人体血浆中高浓度的 TG 及 TG 清除延迟明显相关。有学者认为突变的等位基因引起 ApoC3 水平升高，并抑制 LPL 活性以及体内 TG 的清除，从而导致高 TG 血症。

（2）SstI TG/HDL-C 比例可以有效预测心血管疾病的发生：SstI 位于 ApoC3 基因的 3' 非翻译区，

其多态性以 C 颠换至 G 为特征。SstI 的 S2 型等位基因与血浆中的高 TG、高 TC，高 LDL-C 水平以及低 HDL-C 水平相关 S2 基因的携带者血浆中 TG/HDL-C 比例较高。因此有较高的心血管疾病风险，且高碳水化合物饮食会增强 S2 等位基因的作用。

（3）C3238C＞G（rs5128）ApoC3 的 C3238G 基因变异：目前已证实其变异与血浆中的高 ApoC3 和高 TG 水平相关。针对中国人的研究表明在冠心病患者中有更多的 C3238G 基因变异携带者，而在这些患者中，高脂血症的患者携带此基因变异的比例更大。在印度进行的一项病例对照研究也显示这一基因型是心血管疾病的一个危险因子。在影响血脂水平方面，C3238C＞G 基因型与酒精摄入之间存在相互作用，C3238CG＞GG 的频率在女性以及不饮酒人群中较高，在饮酒人群中，C3238CG＞GG 携带者血浆 HDL-C 以及 ApoA1 水平较高，而 TG 水平较低。

2. 促进脂质代谢相关变异　ApoC3 抑制 VLDL-TG 的水解因而升高 TG 浓度。人体血浆较高水平的 ApoC3 与冠心病患病风险增加相关，而体内 ApoC3 表达缺失则是心脏的一个保护因素。因此人体 ApoC3 的无效突变可减少心血管疾病的患病风险。目前研究明确的无效突变包括：

（1）SNP rs10892151：SNP rs10892151 位于唐氏综合征细胞粘附分子 1 基因的内含子中，其与 ApoA1/C3/A4/A5 基因簇相距 823 kb，亦在脂质代谢中发挥着重要作用。rs10892151 携带者与非携带者相比表现出明显较低的空腹 TG 及餐后 TG 水平。SNP rs10892151 意味着 ApoC3 功能的缺失。

（2）A-641C（rs2542052）：这一等位基因位于 ApoC3 的启动子区，其与血浆中 ApoC3 含量的降低有关。在犹太人的百岁老人中，－641C 等位基因的频率达到 25％，即使是在其后代中这一等位基因的频率也高达 20％，而在对照组中这一等位基因的频率则明显较低，只有 10％左右。因此研究认为这一基因与脂质水平的改善有关，携带者因此有较低的高血压患病率，对胰岛素更敏感，从而更加长寿。

（3）rs10892151 及 rs681524：rs10892151 的频率相对较低，仅有 2.8％，却与较低的空腹及餐后 TG 水平密切相关，其基因与 ApoC3 基因簇相距 800 kb，而 rs681524 的基因频率也很低，仅有 6.4％，与 ApoC3 基因簇相聚 40 kb，与 rs10892151 有一定的关系，但 rs681524 却与脂质水平的关系不那么密切。值得注意的是，与脂质水平联系最密切的单核苷酸多态性距 ApoC3 基因簇 800 kb 左右，而距 ApoC3 基因簇较近的与脂质水平联系并没这么紧密。

（4）其他：C.－13－2A＞G 突变位于内含子 1 中，在外显子 2ATG 启动位点的前面，这一突变破坏了外显子 2 上游的剪切位点，携带者血浆 HDL-C 不升高，而 ApoC3 水平却比未携带者明显降低，且携带者血浆 TG 水平相对也较低。

C.55＋1G＞A（rs138326449）突变可以破坏典型的剪切位点，从而引起外显子 2 的遗漏，携带者有更高的血浆 HDL-C 水平以及更低的 TG 和 ApoC3 水平。

C.127G＞A（rs147210663）突变位于外显子 3，其改变了一个高度保守的核酸序列，引起了氨基酸的改变，其携带者有更高的血浆 HDL 水平以及更低的 TG 水平。

（六）ApoC3 与疾病

1. ApoC3 与冠心病（CHD）　目前认为，TG 升高与 CHD 风险成正相关，餐后 TG 水平是 CHD 的独立危险因素，但存在争议。争论的焦点是 TG 升高是否是一个独立的风险因子。近年来研究表明，TG 是 CHD 的风险因子，而餐后的 TG 水平更是其独立危险因子。血浆中的 ApoC3 浓度与 TG 浓度成正相关。胆固醇和复发事件（CARE）临床试验结果显示，与 TG 相比，ApoC3-LpB（含 ApoB 脂蛋白即 TRL 中的 ApoC3）是 CHD 更强有力的预测者，是独立风险因子。2008 年美国马里兰大学 Pollin 等在 Science 上报道的 GWAS 研究发现一种杂合的 ApoC3 突变体（R19X）导致血浆 TG 下降，其 CHD 的发生率要明显低于对照人群。Sacks 等认为随着 VLDL 或 LDL 中 ApoC3 含量增加，致命或非致命的心肌梗死风险显著增加。Jensen 等在护士健康研究与健康专业人士随访研究中观察到，HDL-C 亚组（富含 ApoC3 的 HDL-C 和缺乏 ApoC3 的 HDL-C）在 CVD 相关上存在差异，且富含 ApoC3 的 HDL-C 人群中有较高的 CVD 的风险。在另一项研究中，HDL 是从健康人群和那些正在接受治疗的冠心病患者血浆中提取。观察到从冠心病患者中提取的 HDL 富含更多的 ApoC3，并且改变激活内皮细胞程序性细胞死亡比健康人群多。含 ApoC3 的 LDL 与 CVD 的发展高度相关，究其原因可能确实是由于亚群中含 ApoC3，并且肥胖患者富含 ApoC3 的 HDL 比健康人群高，这些数据表明，富含 ApoC3 可能是使原本是保护性脂蛋白的 HDL 转变为致动脉粥样硬化作用的 HDL。此外，LDL 或 HDL 上 ApoC3 的含量决定致动脉粥样硬化的程度，ApoC3 状态可解释为什么针对 HDL-C 水平的药物不能成功降低 CVD 的风险，因为含有 ApoC3 的脂蛋白是负责调节 CVD 危险的异构体，ApoC3 的存在与否（或剂量）决定其风险。

此外，Blankenhorn 等研究显示，当 ApoC3 与 HDL-C 结合，每增加 19 mg/L 的 HDL-ApoC3 则可使冠脉新斑块形成的危险性降低；反之当 ApoC3 与 TRL 结合率增加时，新斑块形成的危险性相应增加。另有研究显示，空腹和餐后非 HDL-ApoC3 浓度均与 CHD 发病存在显著正相关，也提示 CHD 患者存在 TRL 近期清除延缓。血清总 ApoC3 增高，其中与 HDL-C 结合 ApoC3 比例降低，与 TRL 中 ApoC3 结合大大增加，这将导致血清中 TRL 水平升高，使新斑块形成的危险明显增加。

ApoC3 通过激活血管内皮细胞和单核细胞，促使各种炎症发生形成 AS，这个作用主要通过增加内皮细胞上或内皮细胞间的黏附分子表达来激活的，也可以激活核转录因子- κB（NF-κB），是 AS 炎症反应过程中的关键调节因子。ApoC3 通过影响 HDL-C、TRLs 代谢而产生 AS；可通过蛋白激酶 C 激活核因子 B，上调血管细胞黏附因子-1；可通过抑制血管内皮细胞胰岛素受体底物的酪氨酸磷酸化，使胰岛素转导系统障碍，减少一氧化碳释放，内皮细胞功能障碍，导致 AS 的发生发展。有学者率先在动物模型上验证了高 TG 导致 AS，阐述了高 TG 导致 AS 的病理步骤，包括细胞外脂质沉着、细胞内脂质聚集、白细胞募集、粥样斑块形成，以及内皮细胞、平滑肌细胞、单核细胞和巨噬细胞等多种细胞参与过程，其中巨噬细胞凋亡使病变中的上述细胞增加，导致 AS 发生过程加速和不稳定斑块发展。

2. ApoC3 与脂肪肝　研究表明非酒精性脂肪肝组血清 ApoC3 含量明显高于健康对照组及慢性肝炎组，可能是因为 ApoC3 抑制 LPL 的催化作用，同时抑制对 CM、VLDL 的摄取，从而导致 CM、VLDL 降解减少，TG 堆积。Shulman 等的临床研究证实 ApoC3 增高促进非酒精性脂肪肝的发生。肝脏内 ApoC3 水平与 VLDL-TG 的产生直接相关。因此推测 ApoC3 水平可能影响肝脏内 TG 含量。临床研究表明 NAFLD 病理评分与血浆中 ApoC3 水平呈正相关。过表达人 ApoC3 的动物模型在普通饮食时没有明显的脂质异位沉积，但是高脂饮食后肝脏内 TG 分泌减少，摄取增加而导致肝脏出现明显的脂质蓄积。ApoC3 基因缺陷动物模型表现出饮食诱导的肥胖以及加重的 IR。IR 是 NAFLD 的病理生理特点及最常见的病因，同时 ApoC3 表达受血糖和胰岛素水平调控。此外 ApoC3 能破坏胰岛细胞加快糖尿病进展。我们目前研究还发现 ApoC3 过表达会增加糖尿病小鼠肝脏内 TG 含量。过表达人 ApoC3 基因的动物模型喂饲高脂饮食后，肝脏内甘油二酯含量和蛋白激酶 C 活性增加，胰岛素刺激的 AKT2 活性降低，表现出更严重的 IR 和 NAFLD。二期临床实验研究显示给予 ApoC3 的反义寡核苷酸抑制剂（ApoC3 antisense oligonucleotides，ApoC3-ASO）治疗明显降低患者糖化血红蛋白，改善胰岛素敏感性，降低空腹果糖胺及未酯化的游离脂肪酸水平。鉴于 ApoC3-ASO 的降脂和改善 IR 的作用，我们有理由推测 ApoC3-ASO 能够用于治疗 NAFLD 及伴随的脂代谢紊乱甚至减轻肝脏内脂质沉积，这有待于进一步研究证实。

3. ApoC3 与糖尿病　研究表明糖尿病患者血浆 ApoC3 水平明显高于健康对照组。多发性硬化（multiple sclerosis，MS）患者血浆 ApoC3 浓度升高，与血浆 TRLs、ApoB-48 浓度升高相关，MS 的特征是胰岛素抵抗，胰岛素抵抗可下调胰岛素对 ApoC3 表达敏感性的抑制，可致过氧化物酶体增殖物激活型受体（PPARs）转录下降，ApoC3 产生增加；ApoC3 增多，VLDL-ApoB 分解代谢受限，致 VLDL 合成增加；ApoC3 过多，不仅使脂蛋白与 LDLR 结合受阻，而且与 TRLs 结合障碍，抑制脂解刺激受体与 VLDL、CM 有效结合。

血浆中 ApoC3 浓度升高，加重胰岛素抵抗以及糖尿病的发展。生理水平的胰岛素抑制 ApoC3 基因表达，高血糖状态则可诱导 ApoC3 基因的转录及表达，进而引起 TRLs 代谢紊乱。高表达 ApoC3 基因的 C57BL/6J 小鼠，易患饮食诱导的脂肪肝，并且发生胰岛素抵抗。ApoC3 与清道夫受体（SR-B1）结合，上调 1 整合素，Ca^{2+} 通路超活化，Ca^{2+} 内流增加。已证明细胞内 Ca^{2+} 聚集是引起胰岛细胞凋亡的主要原因。降低内源性 ApoC3 水平，减慢胰岛细胞凋亡的速度。以上说明 ApoC3 是引起糖尿病的重要因子。

2 型糖尿病主要是有两大特点：胰岛素抵抗和胰岛细胞失活。2 型糖尿病存在胰岛素抵抗，高浓度 ApoC3 可以加快细胞的凋亡速度。ApoC3 水平增加，炎症增加，同时激活胰岛细胞的电压门控 Ca^{2+} 通道，胰岛细胞凋亡速度明显加快。ob/ob 小鼠发生胰岛素抵抗时，胰岛细胞中 ApoC3 水平显著升高。ApoC3 基因敲除小鼠，体重血糖明显降低，胰岛细胞中 ApoC3 蛋白水平下降。MIN6 小鼠高脂饮食诱导胰岛素抵抗，胰岛细胞内的 ApoC3 蛋白升高。过表达 ApoC3 基因的小鼠，胰岛细胞内 Ca^{2+} 内流增加，而 ApoC3 基因敲除，Ca^{2+} 内流减少，胰岛细胞凋亡减少。内源性 ApoC3 水平降低，2 型糖尿病患者胰岛素抵抗作用降低。法国 Caron 等证明肝细胞 ApoC3 启动子对葡萄糖刺激产生响应，ApoC3 水平与空腹和餐后高血糖具有中度相关性，佐证了 Shulman 等的临床试验结果，证实 ApoC3 与胰岛素抵抗具有直接关系。综上所述，ApoC3 在胰岛素抵抗和胰岛细胞凋亡中，充当一个桥梁的作用。

（七）ApoC3 抑制药

正如前述，ApoC3 能够通过调节促炎途径诱导 AS，是 CVD 的独立危险因素，前述两项大型的孟德尔随机流行病学调查已证实 ApoC3 功能缺失型突变患者在 CVD 风险上降低，此为研发出以 ApoC3 基因或蛋白为靶标的新型药物提供理论支持。美国 ISIS 公司开发研制的 ApoC3 - ASO 药物可显著减少 ApoC3 的生成。其主要通过激活肝脏的核糖核酸酶（RNase H），抑制 ApoC3 mRNA 的翻译或促进 mRNA 的降解，继而沉默其基因表达。ApoC3-ASO ISIS 308401 是一个第二代 2 - 对甲氧基修饰的反义抑制药。Graham 等建立了啮齿类动物和人类所专有的第二代反义寡核苷酸抑制剂动物模型，在 TG 水平正常的猕猴中，每周分别给予 ISIS308401 4 mg/kg、8 mg/kg、12 mg/kg 和 40 mg/kg 腹腔注射，13 周后 ApoC3mRNA 分别降低了 47%、51%、80% 和 89%；在另一组 TG 水平升高的猕猴中，每周分别给予 ISIS 308401 10 mg/kg、20 mg/kg 和 40 mg/kg 腹腔注射，12 周后观察到 ApoC3 和血浆 TG 水平降低。接着针对健康志愿者人群进行的 1 期试验中，主要观察 ISIS 308401 在健康人群中的安全性，其药动学特性以及随着其剂量增加而产生的不同药理作用变化，结果表明：随着 ISIS308401 剂量增加，血浆 TG 和 ApoC3 呈剂量依耐性降低，而且脂肪肝及肝毒性并未增加。在 2014 年 12 月公布的 2 期实验结果，有糖尿病的高 TG 血症患者、单纯血浆 TG 水平重度升高患者、单纯家族高胆固醇血症患者中单独使用 ISIS308401 300 mg/周，或在单纯血浆 TG 水平重度升高患者中与贝特类药物联合应用进行为期 13 周的观察，ApoC3 与基线相比分别降低 88%、80%、81%、71%；TG 水平降低 69%、71%、69%、64%；HDL-C 水平升高 42%、46%、78%、52%。这些结果表明无论是单独使用还是联合贝特类药物，ISIS 308401 均能够有效地降低 ApoC3 水平及血浆 TG 水平。ISIS 308401 主要不良反应为注射部位反应，为常见腹腔内注射不良反应，没有类似流感症状不良反应，不会使肝酶学指标升高，安全性及耐受性良好。

综上所述，ApoC3 作为载脂蛋白家族中的主要成员，已成为介导糖、脂代谢交互调节的新途径。靶向性抑制 ApoC3 水平有可能成为预防、治疗 MS、AS 和心血管疾病等的新靶点。

四、ApoC4

（一）ApoC4 蛋白结构

1994 年国外学者利用分子生物学技术从 ApoC 家族中发现了一个新成员 ApoC4。研究发现它仅在肝脏表达，分泌入血后主要存在于 d<1.21 g/mL 的血浆脂蛋白中，多见于 VLDL。是一个单链结构的糖蛋白，并存在着几种异构体形式。ApoC4 由 127 个氨基酸残基组成，分子量约为 14 ku，含一长为 25 个氨基酸残基的信号肽和 2 个 α-螺旋结构。成熟的 ApoC4 含 97 个氨基酸，主要与 VLDL 和 HDL 结合。人血浆中不含 ApoC4，而兔分泌水平较高，ApoC4 基因在肝脏中的表达也较低，提示 ApoC4 在脂蛋白代谢中可能不起主要的作用。

ApoC4 基因位于 19 号染色体长臂上，与 ApoE、ApoC1 和 ApoC2 共同组成一个约 45000 kb 的基因簇，它的 3′末端位于 ApoC2 基因上游约 555 bp 处，与 ApoC2 的转录方向一致。人 ApoC4 mRNA 主要在肝脏以低水平表达，但可由转染的哺乳动物细胞所分泌。人 ApoC4 的 cDNA 编码一个 127AA 的前体蛋白，含 25 个 AA 的信号肽和 102 个 AA 的成熟肽部分。亲疏水性分析提示 ApoC4 的 N 端有一疏水性信号肽，且 ApoC2 和 ApoC4 信号肽有 50％的残基是相同的。计算机预测各种属 ApoC4 均具有典型的双性 α-螺旋结构，它与卵磷脂形成一盘状结构的大分子。人 ApoC4 在 47～74 个 AA 残基中有 A1 型 α-双陀螺旋结构，Y 型 α-螺旋结构则位于 95～116 残基中。这种典型的二级结构提示它将在脂质代谢中发挥重要的作用。

（二）转人 ApoC4 基因小鼠

转人 ApoC4 基因小鼠是利用含人 ApoC4 cDNA/肝脏调控域元件/人 ApoE 基因启动子的质粒建立的，其中肝脏调控域元件受人 ApoE 基因启动子的调控。转人 ApoC4 基因小鼠血浆 ApoC4 含量显著升高，同时 VLDL-TG 水平显著升高，引起高 TG 血症，但胆固醇水平无改变。ApoC4 可能也是通过抑制 VLDL 的水解而影响 VLDL-TG 的清除，这与 ApoC2 和 ApoC3 对 VLDL 的作用相似。在人 ApoC4 转基因鼠血浆中 VLDL、ApoE 均增高，而引起高 TG 血症。

目前尚无法在成人血浆中用抗体检测出 ApoC4，这提示它可能在正常成人体内表达量很低或功能不活跃。不同种属（小鼠、大鼠、猴）动物 ApoC4 基因编码区的高度保守性提示 ApoC4 可能具有特殊的生理功能，推测它仅在早期发育阶段或是炎症及疾病等状况下才高水平表达，其详细的生理活性及在人生命各阶段的功能仍需进一步研究。

五、小结

ApoC 各亚类均参与脂蛋白代谢的调节，尤其在调节血浆富含 TG 脂蛋白的分解代谢中起重要作用。它们的含量或结构异常将抑制富含 TG 脂蛋白的水解，或影响肝脏受体对富含 TG 脂蛋白的摄取，引起血浆 TG 水平升高，导致高 TG 血症的形成。该类载脂蛋白还可能通过影响 LACT 和 CETP 的活性，参与胆固醇逆向转运的调节。总之，载脂蛋白 C 各亚类对脂蛋白的主要代谢途径均有各自独特的影响，它们在脂蛋白代谢以及脂代谢相关疾病的病理生理过程中具有重要作用，值得进一步研究。

〔中南大学湘雅二医院　沈　莉〕

参考文献

[1] Curry MD, McConathy WJ, Fesmire JD, et al. Quantitative determination of apolipoproteins C-Ⅰ and C-Ⅱ in human plasma by separate electroimmunoassays. Clin Chem，1981，27：543-548.

[2] Bouchard C, Dubuc G, Davignon J, et al. Post-transcriptional regulation of Apo C-Ⅰ synthesis and secretion in human HepG2 cells. Atherosclerosis，2005，178：257-264.

[3] Allan CM, Walker D and Taylor JM, Evolutionary duplication of a hepatic control region in the human apolipoprotein E gene locus. Identification of a second region that confers high level and liver-specific expression of the human apolipoprotein E gene in transgenic mice. J Biol Chem，1995，270：26278-26281.

[4] Conde-Knape K, Bensadoun A, Sobel JH, et al. Overexpression of Apo C-Ⅰ in ApoE-null mice：severe hypertriglyceridemia due to inhibition of hepatic lipase. J Lipid Res，2002，43：2136-2145.

[5] Westerterp M, de Haan W, Berbee JF, et al. Endogenous Apo C-Ⅰ increases hyperlipidemia in ApoE-knockout mice by stimulating VLDL production and inhibiting LPL. J Lipid Res，2006，47：1203-1211.

[6] Weisgraber KH, Mahley RW, Kowal RC, et al. Apolipoprotein C-Ⅰ modulates the interaction of apolipoprotein E with beta-migrating very low density lipoproteins（beta-VLDL）and inhibits binding of beta-VLDL to low density lipoprotein receptor-related protein. J Biol Chem，1990，265：22453-22459.

[7] 范蕾，宋洪涛，徐榕青，等，载脂蛋白 CⅠ基因多态性与阿托伐他汀调脂疗效的相关性. 中国临床药理学与治疗学，2010：1161-1165.

[8] 汪春红，周新，周光娣，等，载脂蛋白 E/CI 基因簇与冠心病关系的研究. 中华流行病学杂志，2004，25：982-985.

[9] Zhou Q，Zhao F，Lv ZP，et al. Association between ApoC1 polymorphism and Alzheimer's disease：a case-control study and meta-analysis. PLoS One，2014，9：e87017.

[10] Chen YC，Hsiao CJ，Jung CC，et al. Performance Metrics for Selecting Single Nucleotide Polymorphisms in Late-onset Alzheimer's Disease. Sci Rep，2016，6：36155.

[11] Al-Bustan SA，Alkhalaf M，Al-Rashdan I，et al. Apolipoprotein E，C I and B gene polymorphisms in a sample of patients with coronary heart disease in the Kuwaiti population. Med Princ Pract，2009，18：294-299.

[12] Anuurad E，Yamasaki M，Shachter N，et al. ApoE and ApoC-I polymorphisms：association of genotype with cardiovascular disease phenotype in African Americans. J Lipid Res，2009，50：1472-1478.

[13] 颜怀军，周越球，徐超. 中国浙江汉族成年男性 Apo C-1 基因型与脂蛋白相关磷脂酶 A2 活性的关系. 检验医学，2010，25：879-882.

[14] 汪春红，周新，郑芳，等. 载脂蛋白 E-C I -C II 基因多态性与冠状动脉粥样硬化性心脏病易感性的关系，中华医学遗传学杂志，2005，22：164-168.

[15] Li Y，Huang Y，Liang X，et al. Apolipoprotein C-I Polymorphism and Its Association with Serum Lipid Levels and Longevity in the Bama Population. Int J Environ Res Public Health，2017：14.

[16] Jong MC，Dahlmans VE，van Gorp PJ，et al. In the absence of the low density lipoprotein receptor，human apolipoprotein C I overexpression in transgenic mice inhibits the hepatic uptake of very low density lipoproteins via a receptor-associated protein-sensitive pathway. J Clin Invest，1996，98：2259-2267.

[17] Swaney JB and Weisgraber KH. Effect of apolipoprotein C-I peptides on the apolipoprotein E content and receptor-binding properties of beta-migrating very low density lipoproteins. J Lipid Res，1994，35：134-142.

[18] Wolska A，Dunbar RL，Freeman LA，et al. Apolipoprotein C-II：New findings related to genetics，biochemistry，and role in triglyceride metabolism. Atherosclerosis，2017，267：49-60.

[19] 高纯，周新. 载脂蛋白 C II 研究进展，国际检验医学杂志，2000：285-286.

[20] Kei AA，Filippatos TD，Tsimihodimos V，et al. A review of the role of apolipoprotein C-II in lipoprotein metabolism and cardiovascular disease. Metabolism，2012，61：906-921.

[21] 邢瑞青，杨鲁川，李俊荚，等. 血清载脂蛋白 C II 含量对 HDL 亚类分布的影响. 中国病理生理杂志，2010，26：543-548.

[22] Jong MC，Hofker MH and Havekes LM. Role of ApoCs in lipoprotein metabolism：functional differences between ApoC1，ApoC2，and ApoC3. Arterioscler Thromb Vasc Biol，1999，19：472-484.

[23] Tian L，Xu Y，Fu M，et al. Influence of apolipoproteinC II concentrations on HDL subclass distribution. J Atheroscler Thromb，2009，16：611-620.

[24] 田翠环，胡维成，陈融，等. 恶性高脂血症患儿父母载脂蛋白 C II 的基因分析. 中华医学遗传学杂志，2003，20：272-272.

[25] Parrott CL，Alsayed N，Rebourcet R，et al. ApoC-II Paris 2：a premature termination mutation in the signal peptide of ApoC-II resulting in the familial chylomicronemia syndrome. J Lipid Res，1992，33：361-367.

[26] Hegele RA，Breckenridge WC，Cox DW，et al. Interaction between variant apolipoproteins C-II and E that affects plasma lipoprotein concentrations. Arterioscler Thromb，1991，11：1303-1309.

[27] Pogoda TV，Nikonova AL，Kolosova TV，et al. Allelic variants of apolipoproteins B and C II genes in patients with ischemic heart disease and in healthy persons from the Moscow population. Genetika，1995，31：1001-1009.

[28] Fojo SS，Beisiegel U，Beil U，et al. Donor splice site mutation in the apolipoprotein（Apo）C-II gene（Apo C-II Hamburg）of a patient with Apo C-II deficiency. J Clin Invest，1988；82，1489-1494.

[29] Fojo SS，Baggio G，Gabelli C，et al. Apolipoprotein C-II deficiency：identification of a structural variant ApoC-II Padova. Biochem Biophys Res Commun，1988，154：73-79.

[30] Shachter NS，Hayek T，Leff T，et al. Overexpression of apolipoprotein C II causes hypertriglyceridemia in transgenic mice. J Clin Invest，1994，93：1683-1690.

[31] 刘瑞，白怀，刘秉文. ApoC III 在富含甘油三酯脂蛋白代谢中的作用. 国外医学：临床生物化学与检验学分册，2001，22：63-64.

［32］ Meyers，NL，Larsson，M，Vorrsjo，E，et al. Aromatic residues in the C terminus of apolipoprotein C-Ⅲ mediate lipid binding and LPL inhibition. J Lipid Res，2017，58：840 - 852.

［33］ Norata GD，Tsimikas S，Pirillo A，et al. Apolipoprotein C-Ⅲ：From Pathophysiology to Pharmacology，Trends Pharmacol Sci，2015，36：675 - 687.

［34］ 王瑾瑜. 载脂蛋白 CⅢ 与高甘油三酯血症. 生理科学进展，2010，41：37 - 39.

［35］ Nicholls SJ，Uno K and Kataoka Y，Clinical experience with rosuvastatin in the management of hyperlipidemia and the reduction of cardiovascular risk. Expert Rev Cardiovasc Ther，2011，9：1383 - 1390.

［36］ 付春华，刘秉文，张敏. 小鼠肝细胞膜载脂蛋白 CⅢ 受体特性的进一步研究. 四川大学学报（医学版），2002，33：343 - 346.

［37］ Bernelot Moens SJ，van Capelleveen JC and Stroes ES. Inhibition of ApoCⅢ：the next PCSK9?. Curr Opin Lipidol，2014，25：418 - 422.

［38］ 张林华，刘秉文. 大鼠肝非实质细胞载脂蛋白 CⅢ 结合位点（受体）的研究. 华西医科大学学报，1992，23：233 - 236.

［39］ 全雄志，高翔，张旭，等. 人载脂蛋白 C3 基因转基因小鼠的建立及血脂变化分析. 中国比较医学杂志，2012，22：1 - 5.

［40］ Ebara T，Ramakrishnan R，Steiner G，et al. Chylomicronemia due to apolipoprotein CⅢ overexpression in apolipoprotein E-null mice. Apolipoprotein CⅢ-induced hypertriglyceridemia is not mediated by effects on apolipoprotein E. J Clin Invest，1997，99：2672 - 2681.

［41］ Clavey V，Lestavel-Delattre S，Copin C，et al. Modulation of lipoprotein B binding to the LDL receptor by exogenous lipids and apolipoproteins CⅠ，CⅡ，CⅢ，and E. Arterioscler Thromb Vasc Biol，1995，15：963 - 971.

［42］ Salerno AG，Silva TR，Amaral ME，et al. Overexpression of apolipoprotein CⅢ increases and CETP reverses diet-induced obesity in transgenic mice. Int J Obes (Lond)，2007，31：1586 - 1595.

［43］ 白璐，王宇辉，丁银元，等. 载脂蛋白 CⅢ 转基因小鼠表现明显的高甘油三酯血症. 中国病理生理杂志，2010，26：2235 - 2239.

［44］ Ding Y，Wang Y，Zhu H，et al. Hypertriglyceridemia and delayed clearance of fat load in transgenic rabbits expressing human apolipoprotein CⅢ. Transgenic Res，2011，20：867 - 875.

［45］ Wei J，Ouyang H，Wang Y，et al. Characterization of a hypertriglyceridemic transgenic miniature pig model expressing human apolipoprotein CⅢ. FEBS J，2012，279：91 - 99.

［46］ Khetarpal SA，Zeng X，Millar JS，et al. A human ApoC3 missense variant and monoclonal antibody accelerate ApoC-Ⅲ clearance and lower triglyceride-rich lipoprotein levels. Nat Med，2017，23：1086 - 1094.

［47］ Song YY，Gong RR，Zhang Z，et al. A high-carbohydrate diet enhances the adverse effect of the S2 allele of ApoC3 SstI polymorphism on the TG/HDL-C ratio only in young Chinese females. Braz J Med Biol Res，2011，44：524 - 530.

［48］ Cui F，Li K，Li Y，et al. Apolipoprotein C3 genetic polymorphisms are associated with lipids and coronary artery disease in a Chinese population. Lipids Health Dis，2014，13：170.

［49］ Pollin TI，Damcott CM，Shen H，et al. A null mutation in human ApoC3 confers a favorable plasma lipid profile and apparent cardioprotection. Science，2008，322：1702 - 1705.

［50］ Atzmon G，Rincon M，Schechter CB，et al. Lipoprotein genotype and conserved pathway for exceptional longevity in humans. PLoS Biol，2006，4：e113.

［51］ Bochem AE，van Capelleveen JC，Dallinga-Thie GM，et al. Two novel mutations in apolipoprotein C3 underlie atheroprotective lipid profiles in families. Clin Genet，2014，85：433 - 440.

［52］ Miller M，Cannon CP，Murphy SA，et al. Impact of triglyceride levels beyond low-density lipoprotein cholesterol after acute coronary syndrome in the PROVE IT-TIMI 22 trial. J Am Coll Cardiol，2008，51：724 - 730.

［53］ Sacks FM，Alaupovic P，Moye LA，et al. VLDL，apolipoproteins B，CⅢ，and E，and risk of recurrent coronary events in the Cholesterol and Recurrent Events (CARE) trial. Circulation，2000，102：1886 - 1892.

［54］ Jensen MK，Rimm EB，Furtado JD，et al. Apolipoprotein C-Ⅲ as a Potential Modulator of the Association Between HDL-Cholesterol and Incident Coronary Heart Disease. J Am Heart Assoc，2012：1.

［55］Riwanto M, Rohrer L, Roschitzki B, et al. Altered activation of endothelial anti-proapoptotic pathways by high-density lipoprotein from patients with coronary artery disease: role of high-density lipoprotein-proteome remodeling. Circulation, 2013, 127: 891 - 904.

［56］Kawakami A, Osaka M, Tani M, et al. Apolipoprotein CⅢ links hyperlipidemia with vascular endothelial cell dysfunction. Circulation, 2008, 118: 731 - 742.

［57］王瑾瑜. 载脂蛋白CⅢ与高甘油三酯血症. 生理科学进展, 2010, 41: 37 - 39.

［58］Zhang X, Qi R, Xian X, et al. Spontaneous atherosclerosis in aged lipoprotein lipase-deficient mice with severe hypertriglyceridemia on a normal chow diet. Circ Res, 2008, 102: 250 - 256.

［59］Petersen KF, Dufour S, Hariri A, et al. Apolipoprotein C3 gene variants in nonalcoholic fatty liver disease. N Engl J Med, 2010, 362: 1082 - 1089.

［60］Gaudet D, Alexander VJ, Baker BF, et al. Antisense Inhibition of Apolipoprotein C-Ⅲ in Patients with Hypertriglyceridemia. N Engl J Med, 2015, 373: 438 - 447.

［61］Juntti-Berggren L and Berggren PO, Apolipoprotein CⅢ is a new player in diabetes. Curr Opin Lipidol, 2017, 28: 27 - 31.

［62］Holmberg R, Refai E, Hoog A, et al. Lowering apolipoprotein CⅢ delays onset of type 1 diabetes. Proc Natl Acad Sci USA, 2011, 108: 10685 - 10689.

［63］Avall K, Ali Y, Leibiger IB, et al. Apolipoprotein CⅢ links islet insulin resistance to beta-cell failure in diabetes. Proc Natl Acad Sci USA, 2015, 112: E2611 - 2619.

［64］Caron S, Verrijken A, Mertens I, et al. Transcriptional activation of apolipoprotein CⅢ expression by glucose may contribute to diabetic dyslipidemia. Arterioscler Thromb Vasc Biol, 2011, 31: 513 - 519.

［65］Graham MJ, Lee RG, Bell TA, et al. Antisense oligonucleotide inhibition of apolipoprotein C-Ⅲ reduces plasma triglycerides in rodents, nonhuman primates, and humans. Circ Res, 2013, 112: 1479 - 1490.

［66］Ginsberg HN and Brown WV. Apolipoprotein CⅢ: 42 years old and even more interesting. Arterioscler Thromb Vasc Biol, 2011, 31: 471 - 473.

［67］Zhang L-H, Kotite L and Havel RJ. Identification, characterization, cloning, and expression of apolipoprotein C-Ⅳ, a novel sialoglycoprotein of rabbit plasma lipoproteins. Journal of Biological Chemistry, 1996, 271: 1776 - 1783.

［68］de Graaf J, Hoffer MJ, Stuyt PM, et al. Familial chylomicronemia caused by a novel type of mutation in the ApoE-CⅠ-CⅣ-CⅡ gene cluster encompassing both the ApoCⅡ gene and the first ApoCIV gene mutation: ApoCⅡ-CⅣ (Nijmegen). Biochem Biophys Res Commun, 2000, 273: 1084 - 1087.

［69］Allan C and Taylor J. Expression of a novel human apolipoprotein (ApoC-Ⅳ) causes hypertriglyceridemia in transgenic mice. Journal of lipid research, 1996, 37: 1510 - 1518.

第六章　　载脂蛋白 E

载脂蛋白 E（apolipoprotein E，ApoE）是体内最重要的脂质转运蛋白，也是对脂质代谢（主要是甘油三酯和胆固醇）影响最大的载脂蛋白，在人体的大多数组织中均有分布。ApoE 通过与细胞膜表面的 LDL 受体（LDLR）家族成员相结合，在血液和中枢神经系统的脂质转运中，发挥关键作用。

1973 年，Shore 等在健康人群的极低密度脂蛋白（VLDL）中最早发现了 ApoE。1975 年，Utermann 等利用等电聚焦的方法，首次发现 ApoE 基因位点具有多态性。1982 年，Rall 等测出了人类 ApoE 的氨基酸序列。1983 年，Mclean 等建立了鼠 ApoE mRNA 的 cDNA 序列。

一、基因多态性

ApoE 的基因位于 19 号染色体长臂 1 区 3 带 3 亚带（19q13.32），由 3597 个核苷酸组成（3.7 kb），包含 4 个外显子和 3 个内含子，mRNA 长度为 1169 bp。为常染色体共显性遗传。已知 ApoE 基因至少有 30 种以上的基因突变。其编码区和启动子区均存在多个位点的突变，临床意义也不尽相同。

（一）编码区的基因多态性

ApoE 基因在第 4 外显子区域的点突变（rs7412、rs429358）是最常见的变异类型。在该位点为复等位（2 个以上的等位基因）、共显性基因，按照碱基的不同可分为 3 种等位基因：ε2、ε3、ε4。

ε3 在 rs7412 位点为胞嘧啶（C），在 rs429358 为胸腺嘧啶（T），ε2 在两位点都是 T，而 ε4 在两个位点都是 C。这 3 种等位基因可以形成 6 种基因型（3 种纯合子 ε2/2、ε3/3、ε4/4，3 种杂合子 ε2/3、ε2/4、ε3/4）。这 6 种基因型可分别编码 3 种异构体（或表型）：E2、E3 和 E4。ε2/2、3/2 基因编码 ApoE2，ε3/3、ε2/4 基因编码 ApoE3，ε3/4 和 ε4/4 基因型编码 ApoE4。因为在人群中 ε3 亚型的分布最广泛，故 E3 又被称为野生型，而 E2、E4 均被视为突变型。

ApoE 的等位基因频率和表型分布可能存在种族、地区和民族的差异，而与年龄和性别无关。亚洲人群 ApoE 的基因分布大体一致，ε3 基因型频率最高，约占 ApoE 基因的 80％，其次是 ε4 占 10％～15％，而 ε2 占 5％～10％。与白种人相比，中国人等位基因频率 ε3 高（85.2％比 76.9％）而 ε4 低（6.4％比 14.3％），ε2 相近（5.3％比 6％）。各基因型分布频率一般为 ε3/3 最高，ε2/3、ε3/4 居中，而 ε2/2、ε4/4、ε2/4 最低。以北京自然人群为例，其 ApoE 各基因型的频率分布由高到低依次为 ε3/3（65.6％）、ε3/4（16.3％）、ε2/3（14.9％）、ε2/4（1.8％）、ε2/2（0.8％）和 ε4/4（0.7％）。各地研究显示，各民族的 ApoE 等位基因频率分布略有不同，主要表现为 ε4 基因型频率不同，如维吾尔族、蒙古族、藏族 ε4 基因频率高（可达 15.5％），汉族居中（8.7％），而壮族、回族的 ε4 基因频率低（4.4％）。

（二）启动子区的基因多态性

启动子位于编码基因上游，决定着 RNA 聚合酶的转录起始位点，是调控基因表达的枢纽。近些年的研究发现，在启动子区发生的单核苷酸多态性（single nucleotide polymorphisms，SNPs），也对疾病产生影响。−219G→T、−427C→T、−491A→T 是近期研究 ApoE 与冠心病相关性的热点。

（三）其他少见的异构体

如 E1、E-1 Harrisburg、E2-chrisrchurch、E5、E7 等，多为等位基因突变。

二、蛋白质结构

ApoE 属于可溶性的碱性糖基化分泌蛋白。其最初的蛋白产物含有 317 个氨基酸，在内质网经过蛋白水解作用除去 18 个氨基酸的信号肽，再经过糖基化作用和细胞外液的脱唾液酸作用，最后形成成熟的含有 299 个氨基酸的 ApoE。因为 ApoE 在氨基酸组成上包含 32 个精氨酸和 12 个赖氨酸，若按氨基酸克分子计算，其精氨酸含量占比高达 10%～12%，所以又被称为富含精氨酸的载脂蛋白。

ApoE 的相对分子质量为 34.145kD。Rall 在 1982 年测出 ApoE 的一级结构是条单链。其二级结构包括 62% 的 α 螺旋、9% 的 β 片层、11% 的 β 转角和 18% 的不规则结构。

不含脂质的 ApoE 可以被凝血酶水解为 N 端和 C 端两个片段，这两个片段都各自含有一个独立的折叠的结构域。两个结构域之间，由一段单链氨基酸构成的铰链区（165—215 位）相连接。

氨基末端即 N 末端（第 1～191 位）为 22kD 的可溶性球蛋白，其结构由 X 线结晶学明确，是由 4 个 α 螺旋以相反方向折叠而成的细长的束状结构（四螺旋束）。此区域是 ApoE 与受体结合的结构域，在少数情况下也有结合脂质的活性。受体结合区主要位于第 4 螺旋的 136～150 位肽段。此区域富含碱性氨基酸（精氨酸和赖氨酸），可与 LDL 受体的配体结合域的酸性氨基酸相互作用。此区域一旦被修饰，会导致 ApoE 与受体的结合能力显著下降。而铰链区 172 位的精氨酸对于 ApoE 与 LDL 受体的完整的结合活性也十分重要。

羧基末端即 C 末端（209～299 位）经圆二色谱法明确为高度 α 螺旋化，但具体结构还不十分清楚，其分子质量为 10 ku，是 ApoE 与脂质结合的区域，对于 ApoE 与脂蛋白的相互作用十分重要。最主要的脂质结合区位于 244～272 位肽段。

没有脂质结合的 ApoE，与 LDL 受体的亲和力低，只有在结合了磷脂或形成脂蛋白之后，ApoE 才能与 LDL 受体结合。

ApoE 的构象复杂多变，"非脂质结合状态"与"脂质结合状态"下的结构不同，而结合脂质的 ApoE 又因为所结合的脂质成分不同而结构不同。这种构象的 ApoE 多变性，与其能力相适应，使其能和血液中密度、大小各不相同的脂蛋白颗粒互相结合。

基因的多态性造成了 ApoE 蛋白（氨基酸）组成的多样性。特殊位点上的氨基酸种类不同，对于 ApoE 的三级结构的构象特点有着极为重要的作用。这种构象上的变化，会对 ApoE 的功能产生重大影响。

ApoE 的异构体突变，通常发生在蛋白序列的中段（112～158AA），这些突变常常会导致高脂血症和其他疾病。最主要的 ApoE 异构体 E2、E3 和 E4 各亚型之间的区别，主要在于氨基酸序列第 112 位和第 158 位的氨基酸不同。E3 在第 112 位为半胱氨酸（Cys），在第 158 位为精氨酸（Arg）；ApoE2 在两个位点均为半胱氨酸，而 ApoE4 在两个位点均为精氨酸。这种氨基酸组成的差异，导致了 ApoE2、E3 和 E4 在多个特性上的不同。

各个亚型与 LDL 受体结合的亲和力不同。E3 和 E4 的亲和力相似，而 E2 则较 E3、E4 的亲和力下降了 50～100 倍，仅约保留 ApoE3 亲和力的 2%。在正常情况下，ApoE 的 158 位精氨酸与 154 位精氨酸之间可形成盐桥，而 ApoE2 中 158 位精氨酸被半胱氨酸所替代，导致 158 位不但无法与 154 位精氨酸连接，反而使得 154 位精氨酸与 150 位精氨酸相互靠拢，后两者形成了新的盐桥，影响了受体结合区（136～150 位）的构象，从而降低了 ApoE2 与受体结合的亲和力。当把 ApoE2 的 154 位精氨酸替换为丙氨酸后，因为消除了 154 位与 150 位之间的盐桥，恢复了 150 位的构象，可使 ApoE2 与 LDL 受体结合的活性恢复到接近 ApoE3 的水平。

各个亚型与脂蛋白结合的倾向性不同。E4 容易与 VLDL 结合，而 E3、E2 容易与 HDL 结合。这种区别可能是源于 ApoE4 存在着结构域之间的相互作用。这种在一级序列上相距甚远，但在三级结构的空间位置相互毗邻的氨基酸残基相互作用，极大影响了 ApoE 的三维构型，决定了其与脂质的结合特点。ApoE4 的第 112 位的精氨酸驱使 N 端的第 61 位的精氨酸（Arg61）的侧链远离 N 端的四螺旋束，Arg61 与 C 端第 255 位的谷氨酸（Glu255）相互作用，引起 N 端和 C 端的密切接触，使 ApoE4 呈现紧凑的三级结构。ApoE2、E3 在第 112 位是半胱氨酸，使 Arg61 在其影响下，把侧链埋藏在第 2 和第 3 螺旋之间，与 Glu255 距离变远，导致 Arg61 与 Glu255 无法相互作用，N 端与 C 端脱离接触，构象松散开放，故 ApoE 与脂蛋白结合的特性发生改变。

在 ApoE 基因翻译后的糖基化水平不同，也是造成 ApoE 构象不同的又一个重要原因。

三、生理功能

ApoE 在血浆中的半衰期短，仅为 0.35 天。血浆中含量为 4～7 mg/dL，脑脊液中含量为 0.3～0.5 mg/dL。

（一）分布与作用

ApoE 是血浆和脑脊液中的主要的载脂蛋白，主要分布于乳糜微粒（CM）及其残余颗粒、极低密度脂蛋白受体（VLDL）、中间密度脂蛋白（IDL）及部分高密度脂蛋白（HDL）中。血浆中大约 60～75% 的 ApoE 由肝实质细胞合成和分泌，其次是由脑组织中的星形胶质细胞、少突细胞及神经胶质细胞合成，其余由脾脏、肺、肾脏、肾上腺、性腺及巨噬细胞等产生。

作为配体，ApoE 与细胞表面的 LDL 受体（low density lipoprotein receptor，LDLR）家族成员结合。LDL 受体家族包括 LDLR、VLDLR、脂蛋白受体相关蛋白（low density lipoprotein receptor related protein，LPR）及硫酸乙酰肝素糖蛋白（heparin sulfate proteoglycan，HSPG）。通过 LDLR 途径或非 LDLR 途径，ApoE 参与清除血脂，其浓度与血浆甘油三酯（TG）含量呈正相关。

（二）生理功能

1. ApoE 是脂质代谢的重要成分，参与脂蛋白的合成、分泌、转运、代谢和再分布，参与胆固醇逆转运，维持胆固醇平衡。其中一个重要功能是调节 ApoB 的代谢。

2. 参与神经系统的正常生长发育和损伤后修复过程。ApoE 是脑内最主要的载脂蛋白，具有神经保护作用。具有对抗兴奋性氨基酸的毒性、抑制炎症反应等。

3. 调节免疫及抑制肿瘤细胞增殖。调节巨噬细胞极性和炎症表型。ApoE 降低巨噬细胞对干扰素 IFNγ 的敏感性，抑制巨噬细胞分泌炎性细胞因子，增强巨噬细胞的迁移特性。

四、疾病的相关性

有关 ApoE 与临床疾病的相关性研究，大多集中在其基因多态性方面，很少有 ApoE 血浆浓度与临床疾病相关联的数据。这反映出，对于机体的疾病状态，ApoE 的基因型可能比 ApoE 的血浆浓度更重要。有限的小规模（30～100 例）的病例对照研究中，观察到脑梗死、蛛网膜下腔出血、胰岛素抵抗和泌尿系感染都伴随有 ApoE 血浆水平的不同程度的升高。

（一）脂质代谢异常与动脉粥样硬化

1. 血脂水平　ε3 对血脂的影响较小，而 ε2 和 ε4 对血脂有重大影响。目前研究认为，ε4 基因携带者胆固醇及 LDL-C 血浆水平升高，而 ε2 携带者胆固醇及 LDL-C 血浆水平下降，而 HDL-C 水平较高。

造成这种血脂水平的差异的可能机制是，不同异构体与 ApoE 受体和 LDL 受体的亲和力、与脂蛋白颗粒的亲和力不同。三种异构体中，ApoE2 与 LDLR 的亲和力最低，导致含有 ApcE2 的 CM 和 VLDL 的清除减慢，这一方面使得脂蛋白中的甘油三酯（TG）代谢受阻，引起血浆 TG 水平增高（容易造成Ⅲ型高脂蛋白血症），另一方面代偿性地诱导肝脏 LDLR 上调，使得肝脏摄取血浆中的 LDL 增多，最终使血浆中 LDL 下降，从而降低了血中胆固醇的水平。与此对应的是，含有 ApoE4 的 VLDL 因为清除较快，故诱导肝脏的 LDLR 下调，减少了肝脏摄取血浆中的 LDL，最终导致血清中胆固醇水平升高。

虽然 ApoE3 和 ApoE4 与 LDLR 的亲和力相似，但二者与不同的脂蛋白颗粒结合的优先程度不同。ApoE3 优先与 HDL 结合，而 ApoE4 会优先与 VLDL 结合。由于 VLDL 易于从血浆中清除，所以表型为 ApoE4 的个体的血清 ApoE 浓度较低。

2. 他汀类药物作用的差异性　几个小样本的研究均提示，ε2 携带者对于他汀类药物（如阿托伐他汀、辛伐他汀）治疗的反应好，TC、LDL-C 降低幅度大。有研究指出，因为 ε2 携带者对他汀敏感，此类患者应首选他汀类药物治疗。而 ε4 对他汀类治疗效果欠佳，此类患者用药时应增大他汀剂量，或联合应用普罗布考。ε3 携带者对于黄酮类药物的疗效更好。

3. 动脉粥样硬化　ApoE 显著影响脂质代谢，对动脉粥样硬化产生多方位的影响，是亚洲人群冠心病发病的最可能的遗传易感基因。ε4 等位基因伴有胆固醇及 LDL 的升高，是动脉粥样硬化的危险因素。ε4 与颈动脉斑块进展和损伤、冠状动脉粥样硬化具有相关性，是心肌梗死的危险因素，还可能对急性冠脉综合征患者的预后有重要影响。

（二）脑卒中及阿尔茨海默病（AD）

ApoE 是 AD 最主要的遗传决定因素，是 AD 的独立危险因子，也是外伤后神经修复/脑卒中等神经系统疾病的决定因素。

ε4 增加了 AD 和认知功能障碍的患病风险。ε4 携带者发生 AD 的风险最大，ε3 携带者次之，ε2 携带者风险最小。其可能机制有：ApoE 的碎片形成毒性产物，抑制神经元的生长；ApoE 影响 β 淀粉样蛋白（Aβ）的产生和清除，造成 Aβ 的异常沉积，形成斑块；ApoE 诱导细胞膜的破坏；ApoE 加重神经退化；ApoE 促进神经元微管系统的 Tau 蛋白异常磷酸化，形成神经纤维缠结（nerve fiber tangles，NFTs）。提高 ApoE 水平和脂质化程度，可能有助于 Aβ 的清除，改善神经认知功能。

ApoE 基因多态性与出血性脑血管病的关系尚无定论，与缺血性脑血管病关系密切。ε4 是缺血性脑卒中的遗传危险因素，这可能与其促进大动脉粥样硬化、升高血小板水平、影响脂质代谢等机制有关。ε2 可能是脑卒中的保护因素。但 ApoE 的血浆浓度可能与脑梗死无关。

（三）其他疾病

1. 高尿酸血症　检测了 670 例健康人（488 例汉族，182 例维吾尔族）的 ApoE 基因多态性与尿酸水平，发现高尿酸组 ε2 等位基因频率较低，而 ε4 等位基因频率较高，这提示 ε4 等位基因可能是原发性高尿酸血症的遗传易感因素，而 ε2 有可能是保护因素。

2. 免疫　ApoE 抑制淋巴细胞增殖和合成，抑制巨噬细胞合成和分泌细胞因子，具有抗氧化和抗炎活性。

3. 脂蛋白肾病（lipoprotein glomerulopathy，LPG）　LPG 是一种罕见的因脂质代谢紊乱所致的肾脏疾病，由于脂蛋白在肾小球的异常聚集和沉积，导致肾病综合征和终末期肾病，往往是由于 ApoE 的基因突变及血清水平异常升高所致。可能是由于突变的 ApoE 与肾小球基底膜的 HSPG 结合力增强，而与外周 LDL 受体结合力减弱，导致 ApoE 在体内清除延缓，而更易在肾小球积聚形成栓塞。

4. 糖尿病肾病　ε2 等位基因是发生糖尿病肾病的危险因素，而 ε4 则是保护因素。ε4 还可能是糖尿病周围神经病变的危险因素。

5. 原发性高血压　一项纳入 28 个研究近 13000 例的荟萃分析显示，与 ε3/ε3 基因型相比，ε4 等位基因和携带者（ε3/ε4、ε4/ε4）高血压的患病风险增加，这种趋势在亚洲人群更为明显。ε4 是收缩期高血压、妊娠期高血压的易感基因，是原发性高血压患者子代罹患高血压的易感因子。高血压的 ε4 携带者，靶器官损害程度更严重。ε2 等位基因对于高血压的效应尚不明确，需要更进一步的研究。

6. 心房颤动（简称房颤）　张秀玲等观察 185 例山东汉族人群，发现 ε4 是房颤的敏感表型，ε4 携带者罹患房颤的可能性更大。

7. 华法林剂量　赵燕等观察 100 例房颤患者的 ApoE 基因型与有效华法林剂量的关系，认为有效华法林剂量 ε2/3＞ε3/3＞ε3/4。

8. 骨代谢　在 1997 年，Shiraki 等首次报道了 ε4 等位基因与腰椎骨矿物质密度（bone mineral density，BMD）降低有关。有学者观察 3000 例中国骨折患者发现，与健康人群相比，椎骨骨折患者中 ε2/2 基因型频率更高，而在其他部位骨折患者中未发现 ApoE 等位基因分布的异常，提示 ε2 等位基因是发生椎骨骨折的危险因素。ApoE 调节成骨细胞的增殖、分化，抑制破骨细胞形成，可能对骨代谢有重要影响。

〔天津医科大学总医院　董劭壮〕

参考文献

[1] Utermann G. Isolation and partial characterization of an arginine-rich apolipoprotein from human plasma very-low-density lipoproteins: apolipoprotein E. Hoppe Seylers Z Physiol Chem, 1975, 356 (7): 1113 - 1121.

[2] 姚华, 孙玉萍, 玛丽亚·沙吾那斯, 等. 载脂蛋白 E 基因多态性与原发性高尿酸血症相关性研究. 新疆医科大学学报, 2007 (6): 543 - 547.

[3] 黎旭, 赵冬, 刘静, 等. 北京自然人群载脂蛋白 E 基因多态性频率分布研究. 首都医科大学学报, 2003. (03): 268 - 271.

[4] Mahley RW, Weisgraber KH, Huang Y. Apolipoprotein E: structure determines function, from atherosclerosis to Alzheimer's disease to AIDS. J Lipid Res, 2009: 50 Suppl: S183 - 188.

[5] 肖志杰, 赵水平, 聂赛, 等. 载脂蛋白 E 基因多态性对血脂的影响. 中华流行病学杂志, 2005 (07): 533 - 536.

[6] Garatachea N, Marín PJ, Santos-Lozano A, et al. The ApoE gene is related with exceptional longevity: a systematic review and meta-analysis. Rejuvenation Res, 2015, 18 (1): 3 - 13.

[7] 胡艳清, 马建群. 载脂蛋白 E 基因多态性与心血管疾病关系的研究进展. 山东医药, 2018, 58 (01): 106 - 108.

[8] Anoop S, Misra A, Meena K, et al. Apolipoprotein E polymorphism in cerebrovascular & coronary heart diseases. Indian J Med Res, 2010, 132: 363 - 378.

[9] 张晋霞, 张志勇, 刘斌, 等. 汉族人群载脂蛋白 E 基因多态性与缺血性脑卒中相关性的 Meta 分析. 中西医结合心脑血管病杂志, 2017, 15 (14): 1700 - 1703.

[10] Shi J, Liu Y, Liu Y, et al. Association between ApoE polymorphism and hypertension: A meta-analysis of 28 studies including 5898 cases and 7518 controls. Gene, 2018, 675: 197 - 207.

[11] 张秀玲, 张磊, 刘丹, 等. 山东汉族人群 ApoE 基因多态性与房颤的相关性. 山东大学学报 (医学版), 2018, 56 (03): 79 - 84.

[12] 赵燕, 木胡牙提·乌拉斯汉, 杨玉春, 等. 新疆维吾尔族心房颤动患者载脂蛋白 E 基因 rs429358 位点多态性及华法林剂量的差异性研究. 中国心脏起搏与心电生理杂志, 2018, 32 (03): 232 - 236.

[13] Zhang SQ, Zhang WY, Ye WQ, et al. Apolipoprotein E gene E2/E2 genotype is a genetic risk factor for vertebral fractures in humans: a large-scale study. Int Orthop, 2014, 38 (8): 1665 - 1669.

第七章　载脂蛋白 M

载脂蛋白 M（apolipoprotein，ApoM）是 Xu 等人于 1999 年发现并提取的一种脂蛋白超家族成员，其氨基酸序列符合血浆载脂蛋白的分类标准，按发现顺序被命名为 ApoM。该载脂蛋白的相对分子质量为 26 ku，是由 188 个氨基酸组成糖蛋白，在人体内分布具有组织特异性，主要在肝脏内合成，部分也可在肾脏内合成。在血液中 ApoM 主要存在于高密度脂蛋白（high-density lipoprotein，HDL）、少量在富含甘油三酯脂蛋白（triglyceride riched lipoprotein，TRL）、低密度脂蛋白（low density lipoprotein，LDL）中。血浆中 ApoM 浓度是 10 mg/L 到 30 mg/L，主要采用 ELISA 法进行测定。体内外多种因素如转录因子、激素、细胞因子和炎症因子可从转录或转录后水平对 ApoM 表达进行调控。在血浆中 ApoM 的主要功能是参与脂质的组成和运输，促进前 β-HDL 颗粒的形成和外周组织中胆固醇的逆转运，以及结合体内 1-磷酸鞘氨醇（sphingosine 1-phosphate，S1P）从而发挥生理作用。在多种疾病的发生、发展中 ApoM 可能起作用，尤其是在动脉粥样硬化、糖尿病和脓毒血症等脂代谢相关疾病和炎症相关疾病中。

一、基因信息

几乎所有动物基因组中都有 ApoM 基因，人和鼠的 ApoM 基因相似性达 80% 以上。ApoM 基因主要定位于主要组织相容性复合体Ⅲ（major histocompatibility complex class Ⅲ，MHCⅢ）附近的 6 号染色体 p21.33 处，该区域还富含免疫炎症相关基因，如淋巴毒素基因、肿瘤坏死因子 α（tumor necrosis factor alpha，TNF-α）基因。ApoM 基因的一边被 BAT4 和 NG34 包围，另一边被 BAT3 包围，该基因系单拷贝基因，含有 6 个外显子和 5 个内含子，cDNA 全长 730bp。

二、分子结构

人类 ApoM 是一种含 188 个氨基酸残基的蛋白质，分子质量约 26 ku。该载脂蛋白具有典型的 Lipocain 蛋白家族的结构：空间结构为 8 股反向 β 折叠片层和 α 螺旋，形成一个疏水性的口袋，此结构域能结合疏水性的脂质小分子，如 S1P 等。ApoM 的 135 位的天冬氨酸是一个潜在的糖基化位点，该位点发生糖基化后可在其 N 末端和紧邻 β 折叠的开放处形成两个较强的酸性基团，此基团可能对维持 ApoM 的功能有一定作用。成熟 ApoM 多肽链 N 末端存在一个由 20 个氨基酸序列组成的疏水信号肽，该信号肽序列类似于跨膜蛋白中的跨膜区，并可通过其形成的疏水区域，介导 ApoM "锚着"于脂蛋白颗粒的单层磷脂上，参与机体脂质代谢（图 7-1）。

三、分布与代谢

ApoM 的表达有很高的组织特异性，在人类和小鼠，其 mRNA 主要在肝脏中表达，其次是肾脏，其他的组织 ApoM 基因 mRNA 表达很低，比如：胎肝、胎肾、胎胃和胎小肠中也有微量的表达。在血液中 ApoM 主要存在 HDL 中，其次存在 TRL、LDL、乳糜微粒（chylomicron，CM）中。在肝脏中，肝细胞产生的 ApoM 分泌至血浆后与 HDL 结合，并可能参与脂质和脂蛋白的代谢。在肾脏中，ApoM 通过与内吞受体 megalin 结合从而被重吸收。

四、单核苷酸多态性（single nucleotide polymorphism，SNP）

在 ApoM 基因中已经发现了许多单核苷酸多态性位点。其中，绝大部分多态位点位于内含子、启

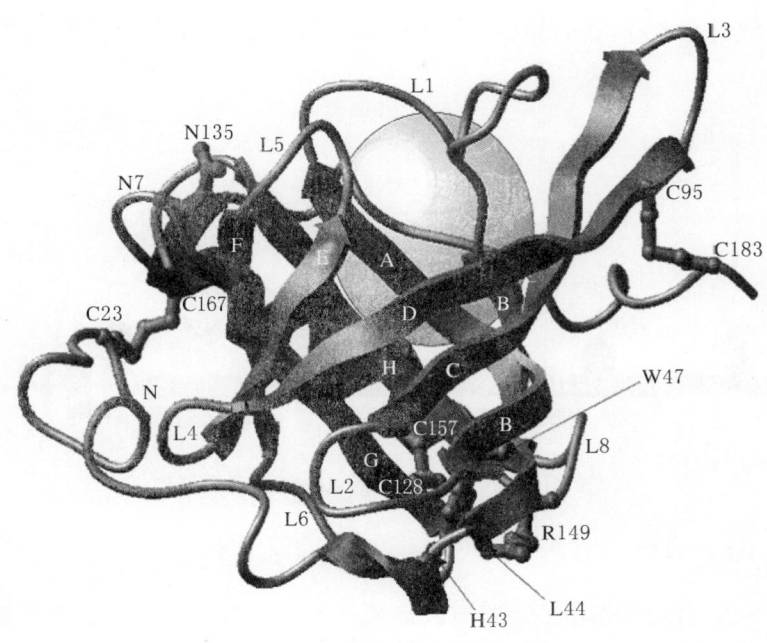

图 7-1 ApoM 的蛋白结构

动子区。目前，对于 ApoM 的 SNP 方面的研究主要集中在汉族人群中 ApoM 邻近启动子区域的 rs805296（T-778C），rs805297（C-1065A），rs9404941（T-855C），rs707921（A-1871C）位点和新发现的 C-724del 位点，以及它们与冠心病（coronary atherosclerotic heart disease，CHD），1、2 型糖尿病（diabetes mellitus，DM），类风湿关节炎（rheumatic arthritis，RA），系统性红斑狼疮（systemic lupus erythematosus，SLE）等疾病发病之间的联系。T-778C，是 CHD，T1DM、T2DM 和自身免疫性疾病遗传易感性的危险因子。C-1065A 与 RA 的发生有显著关联，且与 DM 发病也显著相关。A-1871C 可能降低了 CHD 的发病风险，但与 CHD 的严重程度无关。新发现的 C-724del 缺失突变可降低 ApoM 启动子活性，下调 ApoM 蛋白表达水平，增加 CHD 的发病风险。ApoM 的主要 SNP 位点和所在区域见表 7-1。

表 7-1　　　　　　　　　　　　　　　　ApoM 的主要 SNP 位点和所在区域

序　号	SNP 号	SNP 位点	所在区域	序　号	SNP 号	SNP 位点	所在区域
1	rs79177639	G-1904A	启动子	8	rs41267062	G-23A	5' 未转录区
2	rs12525471	C-1687A	启动子	9	rs116715239	G-500C	内含子
3	rs805297	C-1065A	启动子	10	rs707921	A-1871C	内含子
4	rs77322555	A-1041C	启动子	11	rs114631049	A-795T	内含子
5	rs9404941	T-885C	启动子	12	rs34518823	A-1090-	内含子
6	rs805296	T-778C	启动子	13	rs28432254	G-2214C	3' 未转录区
7	rs114269338	G-255A	启动子	14	rs115659346	T-2585C	下游序列

五、ApoM 表达的调控

体内外多种因素如转录因子、激素、细胞因子和炎症因子可从转录或转录后水平对 ApoM 表达进行调控。

（一）转录因子对 ApoM 的调节

肝细胞核因子-1α，4α（HNF-1α，4α）、肝受体同系物-1（LRH-1）、叉头框转录因子 a2（Foxa2）等可上调 ApoM 的表达；肝 X 受体（LXR）、维甲酸 X 受体（RXR）、法尼酯 X 受体（FXR）、小异源二聚体-1（SHP-1）以及绝大多数细胞因子可下调 ApoM 的表达。人体内各种转录因子对 ApoM 的调节机制见图 7-2。

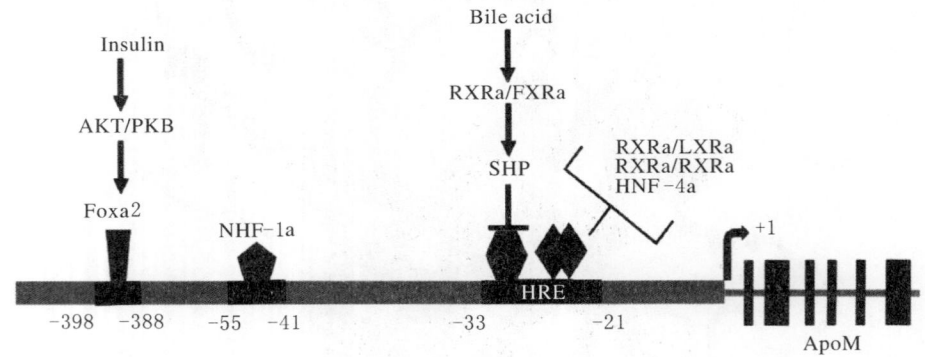

图 7-2　转录因子对 ApoM 的调节

（二）激素对 ApoM 的调节

目前发现的对 ApoM 有调节作用的激素有胰岛素和瘦素。胰岛素是胰腺 β 细胞分泌的一种主要参与糖代谢的激素。糖尿病通常伴随有血浆 ApoM 降低。研究认为，胰岛素对 ApoM 的调节作用主要是通过使 Foxa2 失活来实现的，可下调 ApoM 表达。在正常人和肥胖人体内，ApoM 和瘦素的含量呈正相关，说明体内瘦素能正向调节 ApoM 含量。在体外，生理浓度的瘦素能增加胰岛素的释放，而高浓度的瘦素却抑制其释放，推测瘦素对 ApoM 的表达产生的这两种不同的效应可能是通过胰岛素介导引起的，该效应可通过 Foxa2 介导，调节 ApoM 的表达。

（三）细胞因子和炎症因子对 ApoM 的调节

许多细胞因子和炎症因子都参与 ApoM 的表达调控。炎症因子对 ApoM 的调节作用主要是通过细胞因子完成的。血小板活化因子（platelet-activating factor，PAF）能剂量依赖性地增强 ApoM 基因的表达与 ApoM 蛋白的分泌。大部分的细胞因子对 ApoM 的表达有抑制作用，如转化生长因子 α、β（transforming growth factor-α、β，TGF-α、β）、表皮生长因子（epidermal growth factor，EGF）、肝细胞生长因子（hepatic growth factor，HGF）、胰岛素样生长因子（insulin-like growth factor，IGF-1）等生长因子均可抑制 ApoM 表达。其中 TGF-β 对 ApoM 的抑制作用最强，呈剂量依赖性和时间依赖性，其次是 HGF、TGF-α 和 EGF。另外 ApoM 也是感染和炎症等急性时相反应的负性调控蛋白，因此能引起系统性免疫反应的物质如脂多糖、酵母聚糖、松节油，肿瘤坏死因子、IL-1 等均能导致体内 ApoM 的表达减少，但 IL-6 无影响。

六、ApoM 的生物学功能

（一）ApoM 参与脂类代谢

载脂蛋白作为脂蛋白的主要组成部分参与了血脂的代谢和调节。ApoM 参与体内的脂类代谢，主要与高密度脂蛋白一起转运。与 ApoA1 一样，ApoM 主要存在 HDL 颗粒中，HDL_2 和 HDL_3 均含有，在前 β-HDL 的形成中该载脂蛋白起到关键作用，可通过在细胞内或细胞膜表面作用，向前 β-HDL 转移脂质，促进大颗粒的前 β-HDL 的形成。前 β-HDL 的主要功能是促进细胞内胆固醇的外流来促进胆固醇逆转运。当过表达 ApoM 时，血浆甘油三脂的浓度亦明显增加，表明 ApoM 在调节甘油三酯代谢中也发挥作用。

（二）影响 S1P 的浓度

作为 S1P 的天然载体 ApoM 可能通过运载并结合不同的 S1P 受体，激活不同的下游信号从而间接参与体内各种生理病理过程。S1P 有 5 种受体，S1P 与其不同受体结合可发挥不同的重要生理功能。S1P 可能有双向调节血管屏障功能的作用：S1P1 保护血管内皮的完整性，而 $S1P_2$ 和 $S1P_3$ 增加内皮的穿透性。S1P 在调节炎症因子表达时也有两方面的作用：S1P 促进炎症相关基因表达作用与 S1P1 和 S1P₃ 信号通路有关；另一方面，S1P 又呈剂量依赖的方式抑制 IL-1β 诱导人软骨细胞表达炎症因子。S1P 对炎症因子表达的具体调节机制有待进一步研究。S1P 相关信号通路见图 7-3。

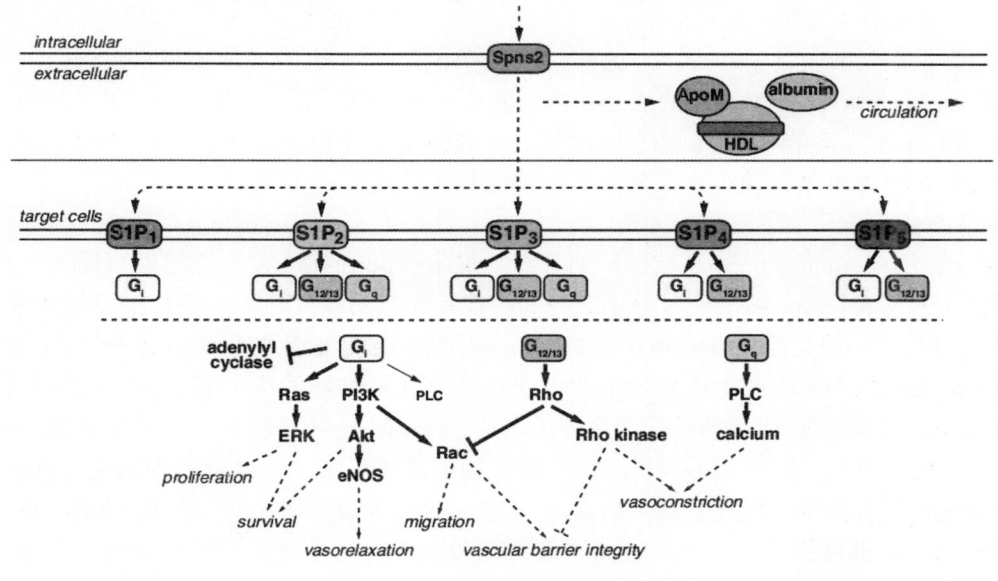

图 7-3　S1P 相关的信号通路

（三）参与调节免疫炎症反应

人类 ApoM 基因位置决定其可能参与免疫炎症反应。人类 ApoM 的基因位于 6 号染色体主要组织相容性复活体Ⅲ区，该区很多基因都与免疫反应有关，编码该区的蛋白质主要参与炎症反应，并且 ApoM 基因非常靠近 TNF-α 和淋巴毒素基因。研究证明 TGF-β，EGF，HGF，TGF-α 这 4 种细胞因子与 ApoM mRNA 的表达有密切联系，表明 ApoM 可能与免疫反应相关，而免疫反应过程一直被认为也是炎症反应的过程。研究还发现，在全身炎症反应综合征的患者血清中可以观察到 ApoM 表达水平的下降，其下降程度与炎症的严重程度呈正相关。

七、临床疾病相关性

（一）冠心病

冠心病患者血清 ApoM 水平与 HDL-C、ApoA1 呈显著的正相关，与 LDL-C、FFA、Lp（a）呈显著的负相关。冠心病患者血清 ApoM 的水平较健康人群显著地降低，且与其冠脉病变程度具有一定的关系。动脉粥样硬化是冠心病的重要病理生理过程。该载脂蛋白受多种转录因子和炎症因子调节，与脂代谢密切相关；还是构成 HDL 的一种重要成分，其基因结构的变化可能会影响 HDL 亚类组成的改变。一方面 ApoM 通过调节 ATP 结合盒转运子 A1（ATP-binding cassette transporter A1，ABCA1），促使细胞内脂质向前 β-HDL 富集，促进胆固醇逆转运；另一方面，ApoM 结合氧化的磷脂后能够增加 HDL 的抗氧化功能，从而保护机体防止动脉粥样硬化的发生。此外，ApoM 过表达可促进鞘脂类合成和 S1P 的分泌，ApoM 在 S1P 的分泌调节中起限速作用。ApoM⁺ HDL 可增强 S1P1 下游信号途径中 p44/42 和 Akt 的磷酸化，进一步增强内皮细胞的趋化性以及细胞间钙黏蛋白等物质的产生，从而抑制血管通透性改变，保护血管功能，从而起到抗动脉粥样硬化作用。

（二）糖尿病

糖尿病（diabetes mellitus，DM）患者血浆 ApoM 水平低于正常人，ApoM 与糖尿病存在一定的关联。HNF-1α 青年人中的成年发病型糖尿病（maturity onset diabetes of the young，MODY）患者血浆 ApoM 浓度低于 T1DM 患者和正常人，与 T2DM 患者无显著差异，ApoM 或许可以作为 MODY 的生物学标志物，与 T1DM 鉴别。通过 HDL-ApoM-S1P 途径，ApoM 能增加胰岛素分泌和减弱胰岛素抵抗，发挥降血糖的效果。ApoM-S1P 能激活下游 PI3K/Akt 通路以及腺苷酸活化的蛋白质激酶（adenosine monophosphate-activatedprotein kinase，AMPK）和胞外信号调节激酶（extracellular regulating kinase，ERK）等酶的磷酸化，并且能较长时间地维持这种磷酸化状态，而这些酶同样存在于胰岛素信号传导通路中，从而调节胰岛素的分泌。此外，HDL-ApoM-S1P 也能增加胰岛素促进因子-1（pancreatic duodenal homeobox-1，PDX-1）的表达和减弱胰岛 β 细胞的内质网应激，从而提升胰岛-β 细胞的功能，所以 ApoM 自身并不能使胰岛素分泌增加，而是通过 HDL-ApoM-S1P 介导的 S1P 发挥作用，ApoM 通过维持 S1P 浓度增加胰岛素分泌，从而对抗 DM 的发生。

（三）脓毒血症

脓毒血症患者中，血浆 ApoM 在疾病早期升高，提示 ApoM 在炎症反应早期可能对机体具有保护作用。但随着病情发展，ApoM 浓度显著逐渐降低，且其降低的幅度与疾病炎症的严重程度显著相关，提示 ApoM 还可能是一种负性急性时相反应蛋白，有望成为脓毒血症的生物标志物。ApoM 可能参与调节炎症因子的表达从而影响脓毒血症的病程。研究结果显示，异丙酚可通过 HNF-1α 途径上调大鼠血浆 ApoM 水平，从而抑制 LPS 诱导的炎症因子表达。ApoM 还可通过运载并调节血浆 S1P 水平来影响脓毒血症的进程和发展。S1P 是神经酰胺的降解产物，其参与了维持血管内皮的完整性、血管生成、炎症反应及细胞骨架重构等。研究发现，血浆 S1P 浓度的减少会加速脓毒血症的恶化，并且脓毒血症患者血清 S1P 水平降低可能是由于 ApoM 水平降低所致。ApoM 对维持 S1P 的功能十分重要，S1P 通过与 ApoM 结合而转运至上皮细胞发挥保护作用；炎症反应时，ApoM 含量降低致使 S1P 含量也随之减少，进而使上皮保护作用减弱，血管渗漏增加，加重炎症反应。这种内皮屏障的保护作用伴随 S1P1 下游信号蛋白 p44/42 和 Akt 的磷酸化。阻断 S1P1 信号通路后，信号蛋白的磷酸化和黏附分子的表达显著降低。ApoM-S1P 复合物在炎症发生和发展过程中发挥着重要的角色，其具体的调控机制仍需要进一步探究。

（四）自身免疫性疾病

系统性红斑狼疮（systemic lupus erythematosus，SLE）患者中 ApoM 表达水平显著降低，较 ApoA1 和 ApoB 更为突出，同时与甘油三酯、总胆固醇、HDL、LDL 呈明显正相关，显示 ApoM 的表达水平与疾病活动度关联较大，能有效反映疾病的进程。ApoM 基因邻近 MHCⅢ区域，许多与类风湿关节炎（rheumatoid arthritis，RA）相关的促炎基因也位于这一区域。研究结果也表明类风湿关节炎患者 ApoM 的血浆水平显著高于健康人。因此推测 ApoM 可能是通过参与机体炎症反应来影响自身免疫疾病的发生与发展。

（五）血栓性疾病

在动静脉血栓性疾病患者的血清或血浆中 ApoM 的浓度均有不同程度的改变，在复发性静脉血栓疾病中表现出有性别差异，低水平 ApoM 也许可作为预测男性患者静脉血栓栓塞复发的指标。在血栓性疾病发生时，ApoM 表达下降。ApoM 可能通过下调血浆 S1P 水平，削弱 S1PR1 和 S1PR3 的抗血栓形成作用。同时，S1PR2 受体选择性表达上调，促进炎症因子和血浆纤溶酶原激活物抑制物-1（plasminogen activator inhibitor，PAI-1）的产生与释放，进一步促进血栓的生成。

综上所述，ApoM 参与脂类代谢和抗动脉粥样硬化等功能在体外试验和动物模型中已经得到证实；但大样本临床研究表明，冠心病和对照组血浆 ApoM 水平无显著差异。这种临床研究和基础研究结果的差异原因不清楚，因此，ApoM 与动脉粥样硬化相关疾病的关系以及其机制还有待探讨。

〔中南大学湘雅二医院　胡　敏〕

参考文献

[1] 李美勇，郭心灵，李倩男，等. 载脂蛋白 M 基因多态性与兰州地区汉族人群风湿性疾病易感的相关性分析 [J]. 细胞与分子免疫学杂志，2016，32（8）：1105-1108. doi：10. 13423/j. cnki. cjcmi. 007827.

［2］ Wu X，Niu N，Brismar K，et al. Apolipoprotein M promoter polymorphisms alter promoter activity and confer the susceptibility to the development of type 1 diabetes ［J］. Clin Biochem，2009，42（1-2）：17-21. doi：10. 1016/j. clinbiochem. 2008，10. 008.

［3］ Niu N，Zhu X，Liu Y，et al. Single nucleotide polymorphisms in the proximal promoter region of apolipoprotein M gene（apoM）confer the susceptibility to development of type 2 diabetes in Han Chinese ［J］. Diabetes/metabolism research and reviews，2007，23（1）：21-25. doi：10. 1002/dmrr. 641.

［4］ Zhao D，He Z，Qin X，et al. Association of apolipoprotein M gene polymorphisms with ischemic stroke in a Han Chinese population ［J］. J Mol Neurosci，2011，43（3）：370-375. doi：10. 1007/s12031-010-9453-7.

［5］ 俞天虹，于洋，郑璐，等. 载脂蛋白 M 基因 rs707921 位点多态性与冠心病易感性的关系 ［J］. 中国动脉硬化杂志，2017，25（7）：701-704.

［6］ Zhang P H，Gao J L，Pu C，et al. A single-nucleotide polymorphism C-724 /del in the proter region of the apolipoprotein M gene is associated with type 2 diabetes mellitus ［J］. Lipids in Health and Disease，2016，15（1）：142. doi：10. 1186/s12944-016-0307-3.

［7］ 叶武成，高彩丽. 冠心病患血清 ApoM 水平变化及与冠脉病变程度的关系研究 ［J］. 湖南师范大学学报（医学版），2016，13（6）：92-95.

［8］ Hughes T A，Calderon R M，Diaz S，et al. Lipoprotein composition inpatients with type 1 diabetes mellitus：Impact of lipases and adipokines ［J］. J Diabetes Complications，2016，30（4）：657-668. doi：10. 1016/j. jdiacomp. 2016. 01. 018.

［9］ Nojiri T，Kurano M，Tokuhara Y，et al. Modulation of sphingosine-1-phosphate and apolipoprotein M levels in the plasma，liver and kidneys in streptozotocin-induced diabetic mice ［J］. J Diabetes Investig，2014，5（6）：639-648. doi：10. 1111/jdi. 12232.

［10］ Frej C，Linder A，Happonen K E，et al. Sphingosine 1-phosphate and its carrier apolipoprotein M in human sepsis and in Escherichia coli sepsis in baboons ［J］. Journal of Cellular and Molecular Medicine，2016，20（6）：12. doi：10. 1111/jcmm. 12831.

［11］ Ma X，Hu Y W，Zhao Z L，et al. Anti-inflammatory effects of propofol are mediated by apolipoprotein M in a hepatocyte nuclear factor-1α-dependent manner ［J］. Archives of Biochemistry and Biophysics，2013，533（12）：1-10. doi：10. 1016/j. abb. 2013. 03. 002.

［12］ Frej C，Linder A，Happonen K E，et al. Sphingosine 1-phosphate and its carrier apolipoprotein M in human sepsis and in Escherichia coli sepsis in baboons ［J］. Journal of Cellular and Molecular Medicine，2016，20（6）：12. doi：10. 1111/jcmm. 12831.

［13］ Tsai H C，Han M H. Sphingosine-1-phosphate（S1P）and S1P signaling pathway：therapeutic targets in autoimmunity and inflammation ［J］. Drugs，2016，76（11）：1076-1079.

［14］ Christensen P M，Liu C H，Swendeman S L，et al. Impaired endothelial barrier function in apolipoprotein M-deficient mice is dependent on sphingosine-1-phosphate receptor 1 ［J］. FASEB J，2016，30（6）：2351-2359.

［15］ Galvani S，Sanson M，Blaho V A，et al. HDL-bound sphingosine 1-phosphate acts as a biased agonist for the endothelial cell receptor S1P1 to limit vascular inflammation ［J］. Science Signaling，2015，8（389）：ra79. doi：10. 1126/scisignal. aaa2581.

［16］ Du W，Shen T，Li H，et al. Low apolipoprotein M serum levels correlate with systemic lupus erythematosus disease activity and apolipoprotein M gene polymorphisms with Lupus ［J］. Lipids in Health & Disease，2017，16（1）：88. doi：10. 1186/s12944-017-0476-8.

［17］ Huang Y，Liu Y，Jiang L，et al. Apolipoprotein m（ApoM）levels and ApoM rs805297 G/T polymorphism are associated with increased risk of rheumatoid arthritis ［J］. Joint Bone Spine，2014，81（1）：32-36. doi：10. 1016/j. jbspin. 2013. 03. 017.

［18］ 盛海军，罗光华，毛慧慧 等. 载脂蛋白 M 对深静脉血栓发生和发展的影响 ［J］. 中华实验外科杂志，2018，35（1）：1-60. doi：10. 3760/cma. j. issn. 1001-9030. 2018. 01. 021.

第八章 载脂蛋白 O

载脂蛋白 O（apolipoprotein，ApoO）是 2006 年新发现的一种载脂蛋白。它是通过比较糖尿病心肌病时心肌细胞表达上调的 mRNA 而被发现的。ApoO 基因位于 X 染色体上，含 74593 个碱基，9 个外显子，其转录的 mRNA 长 1134 bp，其中，239～835 为编码区，编码一个 198 个氨基酸（AA）组成的蛋白质。目前尚无 ApoO 蛋白质结构的 X 线晶体衍生分析，根据其氨基酸序列，推测其 1～23AA 号形成信号肽，因此 ApoO 成为一个分泌型蛋白；108～128 号 AA 形成 α 螺旋，故 ApoO 可以跨膜；其氨基酸序列还与 ApoE/ApoA1/ApoA4 结构域同源。自其被发现以来，少有深入研究报道 ApoO 的功能。

ApoO 在人体内多种组织中均有表达。与其他载脂蛋白不同的是，它有 55 ku 和 22 ku 两种异构体，可分泌出胞，也可在细胞内发挥重要作用。55 ku 蛋白带有硫酸软骨素糖链，为 22 ku 蛋白的糖基化形式，但具体的糖基化位点目前尚不清楚。ApoO 以分泌型糖蛋白存在于外周血中，生理状态时，平均血浆浓度为 2.21 mg/L 左右，目前作用未明。ApoO 主要存在于 HDL、LDL、VLDL 颗粒，尤其是 HDL 颗粒中。体外重组 ApoO 可以介导巨噬细胞胆固醇流出，且和 ApoA1 的介导能力相当，提示其可能逆转动脉粥样硬化。但是，后来发现通过腺病毒过表达增加小鼠 HDL 颗粒中 ApoO 的含量并不改变 HDL 颗粒的功能。这相反的结论可能是体外系统翻译的蛋白为 ApoO 22 ku 异构体；而体内模型则是小鼠肝细胞合成的蛋白，即 55 ku 异构体。因此，以糖蛋白形式分泌的 ApoO 在血浆中的功能尚不清楚。我们前期研究曾通过对人分泌型 ApoO 在生理和急性冠脉综合征病理状态下的分布及功能分析发现 ApoO 与 HDL 胆固醇水平无相关性，并提出"ApoO 经细胞分泌后不参与机体血脂代谢，极有可能主要在细胞内发挥功能"的观点。

尽管目前的研究证据未发现 ApoO 与 HDL 功能和水平之间的相关性，但通过全基因组关联分析发现 ApoO 假基因 ApoOP1 与人群 LDL-C 水平相关，而假基因 ApoOP1 仅能被转录成信使 RNA 而不能被翻译成蛋白，因此，其功能极有可能是通过调控 ApoO 功能来实现的，间接提示 ApoO 能调节机体 LDL-C 代谢。但是，目前关于 ApoO 如何调控 LDL-C 代谢机制尚不清楚，有待于进一步的研究。

目前的更多研究针对细胞内 ApoO 的功能开展。初期对 ApoO 细胞内定位的研究发现，ApoO 以 22 ku 异构体形式存在于线粒体，以 55 ku 糖基化形式存在于细胞内内质网/高尔基体系统，或分泌出胞。此外，通过激光共聚焦结果显示，在心肌细胞中 ApoO 还可与脂滴包被蛋白共定位脂滴膜上，脂滴是一种特殊的亚细胞结构，是细胞内 TG 和游离胆固醇的储存和动员部位，是最重要的能量储存点，提示 ApoO 可能在细胞内脂质代谢中起到一定的作用。

ApoO 作为线粒体蛋白，在线粒体内膜基质面上，与 MIC27（即 ApoO 类似物 ApoOL）、MIC60、MIC10 共同组成 MICOS 复合体（mitochondrial contact site and cristae organization system，过去又称 FCJ1/MINOS/MitOS/MiCoS）。MICOS 对保持线粒体形态和功能非常重要。因此，目前国内外对于 ApoO 的功能研究主要聚集在其参与细胞线粒体内膜嵴的构成及调节线粒体功能上面。基础生理水平的 ApoO 表达可以使线粒体功能优化，调节 ApoO 的表达量对维持正常心脏健康和稳态起到至关重要的作用。

无论 ApoO 基因在酵母中缺失还是在动物细胞中过表达，对线粒体都是有害的。Turkieh 等人发现 ApoO 在转基因小鼠的心肌中通过直接影响和损伤线粒体功能，增强细胞的解偶联作用，可能导致线粒体脂肪酸 β 氧化受损引起细胞内脂毒性，并引起糖尿病心肌病。我们的研究也发现 ApoO 过表达通过影响线粒体功能导致肝细胞内脂质聚集，引起脂肪肝。基于 ApoO 为线粒体内膜的结构蛋白，因此可以推测 ApoO 调节线粒体功能是通过改变线粒体内膜结构而起作用的，那么对于线粒体在能量代谢的作用也将受到影响，也可通过影响糖代谢、脂质代谢以及蛋白质代谢，从而影响机体能量生成和消耗的稳态，引起或加重代谢相关性疾病以及心血管疾病发生。

从目前的研究看，ApoO 是体内一种重要的功能蛋白，随着研究的深入，其功能正逐渐被揭开，期待 ApoO 能成为心血管或代谢相关疾病新的治疗靶点。

〔中南大学湘雅二医院　于碧莲　唐晓禹〕

参考文献

[1] Lamant，M．．ApoO，a novel apolipoprotein，is an original glycoprotein up-regulated by diabetes in human heart. Journal of Biological Chemistry，2006，281（47）：36289 - 36302.

[2] Schmidinger，B．，et al．，Hepatosteatosis and estrogen increase apolipoprotein O production in the chicken．Biochimie，2016，127：37 - 43.

[3] Yu，B．—l．，C．—l．Wu，and S．—p．Zhao，Plasma apolipoprotein O level increased in the patients with acute coronary syndrome．Journal of Lipid Research，2012，53（9）：1952 - 1957.

[4] Montasser，M．E．，et al．，An ApoO Pseudogene on Chromosome 5q Is Associated With Low-Density Lipoprotein Cholesterol Levels．Circulation，2018，138（13）：1343 - 1355.

[5] Koob，S．and A．S．Reichert，novel intracellular functions of apolipoproteins：the ApoO protein family as constituents of the Mitofilin/MINOS complex determines cristae morphology in mitochondria．Biol Chem，2014，395（3）：285 - 96.

[6] Turkieh，A．，et al．，Apolipoprotein O is mitochondrial and promotes lipotoxicity in heart．Journal of Clinical Investigation，2014，124（5）：2277 - 2286.

第九章　脂蛋白（a）

脂蛋白（a）[lipoprotein（a），Lp（a）]是一种蛋白-脂质复合体颗粒，其结构与低密度脂蛋白（low density lipoprotein，LDL）类似，内核富含胆固醇酯，外壳表层除有游离胆固醇、磷脂和载脂蛋白（apolipoprotein，Apo）B₁₀₀，还多含有一种特殊的蛋白质，即 Apo（a）。大量流行病学调查结果表明，血液中 Lp（a）浓度升高者，患心血管疾病的风险明显增加，支持 Lp（a）是心脑血管疾病独立的遗传性危险因素。

一、脂蛋白（a）结构特征

1963 年挪威遗传学家 Berg 用人低密度脂蛋白（LOL）免疫家兔，产生一种针对 LDL 组分内的某种抗原成分的抗血清，Berg 将这种新发现的抗原成分命名为 Lp（a）。1972 年，有学者发现许多冠心病患者的血浆脂蛋白谱中有一前 β-脂蛋白，并证实该区带即为 Lp（a）。1975 年观察到 Lp（a）增高可能是动脉粥样硬化的危险因素。1987 年证实 Apo（a）与纤溶酶原有高度同源性，从而认为 Lp（a）不仅是动脉粥样硬化性疾病发生的危险因素，而且可能与血栓性疾病相关。

电镜下 Lp（a）呈圆球形，直径约 21 nm，密度为 1.05～1.10 g/mL，少量富含甘油三酯（TG）的 Lp（a）的密度小于 1.006 g/mL，电泳时 Lp（a）在前 β 与 β 区带之间的位置，分子量为 4600～5600 ku。Lp（a）的脂质组成和 LDL 相似，但多含有一个载脂蛋白即 Apo（a），后者与 ApoB 以二硫键相结合（图 9-1）。

通常 Lp（a）分子中含 1 个 Apo（a）和 1 个 ApoB，亦可能含 2 个 Apo（a）和 2 个 ApoB。Apo（a）是一种高度糖化的亲水性蛋白质（含糖 25％～40％），分子量为 250～800 ku。Apo（a）占 Lp（a）蛋白总量的 27％～50％。Apo（a）肽链长度很不一致，具有高度多态性。Apo（a）多态性按检测方法灵敏度可分为 11～34 种，基本的多态型为 F、B、S1、S2、S3 和 S4，每个人血清含 1～2 种多态型，这种多态分型是根据相对于 LDL（β 区带）的电泳速度来决定的。

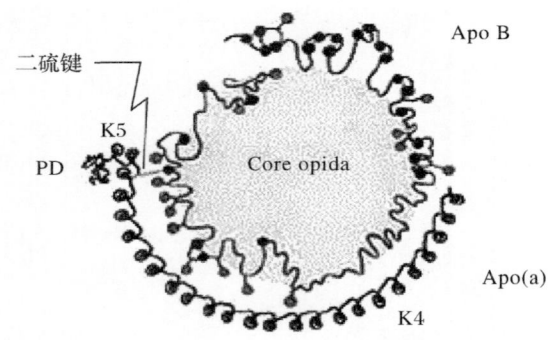

图 9-1　脂蛋白（a）结构示意图

Apo（a）的氨基酸和 cDNA 序列与纤维蛋白溶解酶原具有明显的同源性，都含有多层蛋糕样结构，即多态的三环结构，每个环状结构平均包含 80 个氨基酸。Apo（a）中的 K4 可分为 T₁～T₁₀ 10 种不同型，除 T₂ 外，其他型均只有 1 个拷贝。T₂ 所含拷贝数不等，为 3～40 个以上重复拷贝。Apo（a）多态性的来源可能与糖化的程度及其分子中所含的 K4 数目有关。Apo（a）基因多态性决定分子大小多态性与血浆 Lp（a）水平，如 K4 的等位基因数决定 Lp（a）水平变化的 70％。Apo（a）分子大小与血浆中 Lp（a）的浓度通常成反比，高分子量表型的血清 Lp（a）水平低，反之则高。

二、脂蛋白（a）代谢

肝脏是 Lp（a）合成的主要场所。Lp（a）与 LDL 不同，并不是由 VLDL 转化而来，也不能转化成其他脂蛋白，是一类独立的由肝脏合成的脂蛋白。Apo（a）在肝细胞内合成，能在肝细胞表面和

$ApoB_{100}$ 结合后分泌至血液中。Lp（a）颗粒的装配在肝脏或血液循环中完成。

Lp（a）在体内的分解代谢主要发生在肝脏内，但其具体过程并不清楚。由于 Apo（a）的存在，影响了 ApoB 与 LDL 受体的结合，因而该脂蛋白不能被 LDL 受体内吞。临床研究也显示，LDL 受体并未在 Lp（a）的分解代谢中起到重要作用，因为上调 LDL 受体（如采用他汀类药物治疗）并没有对 Lp（a）的血清浓度产生明显影响。目前推测 Lp（a）的分解代谢可能主要经非特异途径（非 LDL 受体途径）。新近也有人在尿液中发现 Apo（a），推测肾脏也可能是 Lp（a）分解代谢场所。

三、脂蛋白（a）的功能

目前尚不清楚 Lp（a）的生理功能。许多个体的血浆 Lp（a）水平为零或很低，但并没有引起任何缺乏症或疾病。Lp（a）最可能的生理作用是参与伤口早期的修复过程。在组织损伤时，细胞外基质暴露于血液中，将 Lp（a）"捕获"至伤口处，另外中性粒细胞可增强 Lp（a）对内皮和平滑肌细胞的黏附，Lp（a）既可为伤口提供修复所需脂质，又可促进炎症细胞如单核细胞内流。

Lp（a）有黏附性，能黏附于血管内皮细胞，并有吸引更多的 Lp（a）颗粒趋势，Lp（a）的聚集可能导致血管阻塞。由于 Lp（a）易沉积于血管壁，其介导的致动脉粥样硬化机制包括多方面的因素：抑制内皮细胞—氧化氮的合成，促进细胞黏附分子的表达和白细胞黏附、迁移，促进白细胞介素-8 和纤溶酶介导的炎症和细胞外基质的分解破裂并可促进平滑肌细胞生长和泡沫细胞的生成。Lp（a）导致血栓形成的机制包括：竞争性抑制纤溶酶，促进纤维蛋白溶解酶原激活物抑制物 1 的表达减少纤溶酶的生成，灭活内皮相关的组织因子途径抑制物和促进组织因子介导的血栓形成。修饰后的 Lp（a）所致动脉粥样硬化的作用和致血栓性均明显增强。

在内皮细胞培养基中分别加入天然脂蛋白（a）[n-Lp（a）] 与 ox-Lp（a）及天然与氧化的低密度脂蛋白（n-LDL、ox-LDL）。用细胞酶联免疫检测 P 选择素蛋白的表达，用单核细胞黏附率试验检测单核细胞黏附，并用 Northern 杂交检测 P 选择素 mRNA 的表达。结果观察到 ox-Lp（a）呈剂量依赖性增加内皮细胞 P 选择素蛋白表达，并促使单核细胞黏附率增加，黏附率与加入的 ox-Lp（a）浓度呈正相关。此外，氧化修饰型 Lp（a）可诱导血管内皮细胞分泌血小板源性生长因子明显增加。

四、脂蛋白（a）检测方法

世界各个实验室间的 Lp（a）检测结果缺少可比性。使用不同的试剂或检测方法，可以出现相差数倍的差异，因此限制了它在临床中的广泛应用。为此国际临床化学与检验医学学会于 1995 年成立 Lp（a）工作组，与国际研究机构、多个诊断公司一起，为建立 Lp（a）国际参考物质进行探索。国际上第一个 Lp（a）免疫测定的参考物质的每个安瓿内的 Lp（a）为 0.1071 nmol。

（一）Lp（a）测定方法

目前多采用酶联免疫吸附法、免疫浊度法（包括免疫散射比浊法和免疫透射比浊法），各种方法测定 Lp（a）所得参考值相近。目前国内外所采用的判断标准基本相同。一般认为 300 mg/L 为临界水平，大于 300 mg/L 以上为异常增高。

1. 酶联免疫吸附法　国内外商品试剂盒多采用直接法或非竞争双抗夹心法。此法的主要优点是基质效应不明显，灵敏度高且特异性强，抗体用量少，血清标本用量少，操作简便，不需要特殊仪器，一般实验室均可开展。缺点是精密度较差，难以自动化，易出现交叉反应。

2. 免疫浊度法　这类方法的优点是快速简便、精密度高、易于自动化、适于大批量标本的同时检测。缺点是抗体用量大，对抗体要求高（应具有高特异性、高滴度和高亲和力），颗粒大小不同的 Lp（a）会产生不一致的光散射与光吸收，而且受标本中基质的影响较明显。国内建议免疫浊度法作为临床实验室测定血清 Lp（a）的常规方法。

（二）Lp（a）-C 测定方法

Lp（a）颗粒中大约含有 30% 的胆固醇，它是血浆总胆固醇的重要组成部分。近年来，国内外相继报道了几种直接测定（脂蛋白（a）-胆固醇［Lp（a）-C］的方法，如超速离心法、麦胚血凝素法、琼脂糖凝胶电泳法等。这些方法的优点在于可避免免疫测定法中因 Apo（a）多态性给 Lp（a）测定带来的难题。Lp（a）-C 的测定的临床应用价值已引起越来越多研究者的重视。

1. 超速离心法　采用 50 mL 血清，一次短时间垂直超速离心法分离各种脂蛋白，测定胆固醇浓度。其中 Lp（a）-C 结果与免疫分析法具有较好的相关性。先用超速离心法去除血浆 VLDL（d＝1.006 kg/L）后，剩余部分进行琼脂糖凝胶电泳分离 LDL 与 Lp（a），然后用胆固醇酶试剂染色，以光密度计扫描定量，即可确定 Lp（a）-C 值。这类方法操作复杂，且需特殊仪器，一般应用较少。

2. 麦胚血凝素法　由于 Apo（a）是一种含糖多的蛋白质，富含 N-乙酰-D-神经氨酸及 N-乙酰-D-葡萄糖胺残基，这类物质是麦胚血凝素（WGA，为植物血凝素的一种）最好的配体。基于这一原理，分离 Lp（a）后，用酶法测定胆固醇，即为 Lp（a）-C。此法精密度高，与酶联免疫吸附法测定 Lp（a）具有良好相关性。

3. 琼脂糖凝胶电泳法　将传统的琼脂糖凝胶脂蛋白电泳技术进行改良，结合胆固醇酶试剂染色，即可很好分离 LDL、VLDL、Lp（a）和 HDL 四条区带，通过扫描即可确定各自所占百分含量，结合血清总胆固醇值，则可同时对这 4 种脂蛋白胆固醇［HDL-C、LDL-C、VLDL-C 与 Lp（a）-C］进行定量。目前 Helena 公司已有供全自动快速电泳仪用的脂蛋白胆固醇检测试剂盒，所用标本少（1 mL 血清），操作简便，整个测定能在 1 小时内完成，自动化程度高，非常适合临床常规采用。

（三）测定方法的标准化

对各国 Lp（a）检测数据进行多次反复分析，观察到不同实验室之间 Lp（a）结果差异很大，说明检测质量问题严重，急需进行标准化工作。Lp（a）组成、大小、密度不均一性即 Lp（a）的多态性是 Lp（a）测定标准化的最大困难之一。试剂盒的分析性能差异、缺乏国际公认的二级参考材料、Lp（a）的报告方式等也是影响 Lp（a）标准化的重要因素。1995 年国际临床化学联合会组织了 Lp（a）标准化工作组，提出的优先考虑的问题包括：制定参考方法、单克隆与多克隆抗体的实用性比较、分析种类、方法间与实验室间测定值的转移、参考物质（一级与二级）与质控物、Apo（a）异构体的重要性、结果表示方式［质量、颗粒数或 Lp（a）-C］及不同人群的参考值等。为选择一个合适的二级参考材料，使不同分析系统之间 Lp（a）测定结果具有良好可比性。

五、人群中血清 Lp（a）浓度

人群中血清 Lp（a）水平的个体差异大，低者为不能检测（定性为阴性，定量测定为零），高者为显著高值（可＞1000 mg/L）。目前一般认为 300 mg/L 为临界水平，称＞300 mg/L 以上为异常升高。新生儿血清 Lp（a）水平约为成人的 1/10，出生后六个月已达成人水平。美国研究 1284 名男性和 1394 名女性，表明 56％受试者血浆 Lp（a）浓度为 0～100 mg/L；平均值男性为 140 mg/L，女性为 150 mg/L。血清 Lp（a）浓度基本不受年龄、性别、营养、其他环境因素或药物的影响，也不受饮食、胆固醇和大部分降胆固醇药物的影响，而受遗传因素控制，但也有报道女性稍高于男性，特别是绝经期后妇女 Lp（a）水平轻度升高，黑种人 Lp（a）水平明显高于白种人和黄种人，中国人 Lp（a）水平与美国人、欧洲人、日本人相似。对同一个体而言，Lp（a）值相对其恒定。但也有报道应激和餐后状态血清 Lp（a）浓度可明显升高。

六、治疗

目前降低血浆 Lp（a）水平的药物或疗法不多，主要有烟酸、天然抗氧化剂如维生素 E、雌激素（少部分人群中应用）、血液透析和前蛋白转化酶枯草溶菌素 9（PCSK9）抑制药等。一般认为，他汀对 Lp（a）几乎无影响，且可能升高部分患者的 Lp（a）水平。对于这部分患者，可能不能得到他汀治疗的全部获益。那些对他汀药物反应不佳的患者，可能大部分胆固醇都在 Lp（a）上，而不是 LDL 颗粒。

除有报道认为饮少量红酒可能会降低一些血浆 Lp（a）浓度外，几乎其他所有企图通过改变饮食结构的尝试都未能成功。缓释烟酸制剂耐受性好，能降低 Lp（a）水平，治疗 6～9 月以后药物效果达到平台期。缓释烟酸治疗可使糖尿病患者的血脂谱发生有利的改变，其中的 Lp（a）水平降低明显。烟酸降低 Lp（a）水平的作用机理可能是能抑制其在肝脏合成。维生素 E 可能有降低 Lp（a）的作用。大多数人的 Lp（a）水平在治疗数周至数月以后可得到改善，初始的水平越高，Lp（a）的水平下降得越多，但是并不是所有的患者都能有明显下降，个别患者仅有轻微变化。雌激素单独或联合孕激素使用具有降低 Lp（a）的作用。绝经后妇女使用小剂量雌激素（已烯雌酚 0.625 mg/d，每月用 25 天，连用 2 个月），无论是否加用孕激素，均可使血浆 Lp（a）浓度下降 20％左右，治疗前血浆 Lp（a）水平较高者降低更为明显。此外，采用血液透析方法去除 LDL 的同时，能有效降低 Lp（a）浓度。

PCSK9 抑制药可通过增加细胞表面 LDL 受体的数量，提升 LDL-C 的清除效率，从而降低 LDL-C 水平。ODYSSEY Outcomes 研究发现，在家族性高胆固醇血脂患者中使用 PCSK9 单克隆抗体 Alirocumab 不仅降低 LDL-C，在第 24 周时还可显著降低 Lp（a）约 23～27％，其疗效持久恒定，且与 Lp（a）和 LDL-C 的基线水平无关。2018 年欧洲动脉粥样硬化年会上发布的 FOURIER 研究的后续分析结果发现，在 ASCVD 患者中使用 PCSK9 单克隆抗体 Evolocumab48 周后，Lp（a）水平与基线相比，平均下降绝对值为 11nmol/L，下降百分比为 26.9％；

PCSK9 抑制药降低 Lp（a）的幅度仅有 20～30％，相当部分的患者 Lp（a）水平难以降到理想水平。反寡义核苷酸（ASOs）是一种新兴的治疗手段，可经皮下注射，与血浆蛋白结合后进入肝脏并在肝细胞内积聚，然后主要在细胞核中与目标 mRNA 结合。一旦形成复合双链，核糖核酸酶 H1 既将正义链裂解以阻碍蛋白质合成，而反义链则以下一个 mRNA 为结合目标，从而抑制目标基因的表达。Mipomeren 是靶向 ApoB 的第二代 ASOs，皮下给药，半衰期为 30 天，有剂量依赖性，通过肾脏排泄。它能通过抑制 ApoB 的分泌以降低 LDL-C 和 Lp（a）水平。4 项随机双盲研究显示，米泊美生可将血浆 Lp（a）水平降低 21～39％。副作用为注射部位轻到中度反应，流感症状，一过性肝酶升高等。目前 Mipomeren 已被批准在美国临床用以降低纯合家族性高胆固醇血症患者。而另一靶向 Apo（a）的 ASOs 能抑制 Apo（a）等位基因的表达，导致 Lp（a）的组装受阻，血浆 Lp（a）水平降低。在随机双盲临床研究中，ISIS-Apo（a）能将基线水平的 Lp（a）降低 39.6～77.8％，与 Apo（a）相关的 ApoB-100 和 OxPLs 也显著降低，但其他脂蛋白没有显著变化；IONIS-Apo（a）Rx 能将 Lp（a）水平降低 66.8％～71.6％，IONIS-Apo（a）Lx 能降低 66％～92％，均有明显的剂量依赖性。ASOs-Apo（a）是目前唯一针对 Lp（a）设计的药物，作用直接，特异性强，降幅明显，但尚在研究早期。还需要更多的安全性和有效性方面的研究数据。

〔中南大学湘雅二医院　赵　旺　赵水平〕

参考文献

［1］ Kwon SW, Kwon HM, Ma DW, et al. Lipoprotein (a) as an independent risk factor for coronary artery disease. J Am Coll Cardiol, 2011, 57 (14)：60505－506.

［2］ 熊小忠，王钟林，黄全跃，赵水平. 健康人脂蛋白（a）与纤溶活性的相关性. 湖南医科大学学报，1998；18（04）：40－42.

［3］ 赵水平，许丹焰. 氧化型脂蛋白（a）对人脐静脉血管内皮细胞 P 选择素表达的影响. 中华心血管病杂志，2001，29（08）：44－48.

［4］ Zhao SP（赵水平），Xu DY. Oxidized lipoprotein (a) increase the expression of platelet-derived growth factor-B in human umbilical vein endothelial cells. Clin Chim Acta，2000，296：121－133.

［5］ Kinpara K, Okada H, Yoneyama A, Okubo M, Murase T. Lipoprotein (a) -cholesterol：a significant component of serum cholesterol. Clin Chim Acta. 2011，412（19－20）：1783－7.

［6］ Ibrahim M, Ussen B, Pottle A, Barbir M. Low-density lipoprotein apheresis is effective in reducing lipoprotein (a) levels and in improving symptoms in a patient with refractory angina secondary to accelerated coronary artery disease. Eur Heart J. 2012，33（3）：325－34.

［7］ 程艳春，赵水平，刘玲，等. 血脂康对冠心病患者餐后血清脂蛋白（a）浓度的影响研究［J］. 中国全科医学，2010，13（12）：1282－1284.

第十章　脂蛋白（a）的临床研究回顾和展望

脂蛋白（a）［Lp（a）］是一个高度多态性的特殊脂蛋白。它由一个脂质（胆固醇酯和甘油三酯）的核心和两个载脂蛋白 Apo（a）和 ApoB$_{100}$ 组成。Lp（a）的胆固醇酯核心的作用类似于 LDL-胆固醇（LDL-C），能够致动脉粥样硬化，而 Apo（a）和 ApoB$_{100}$ 分子则与炎症和凝血相关。Lp（a）血液水平主要由遗传基因决定，Lp（a）≥50 mg/dL 是心血管风险的预测因子。孟德尔随机分析提示，Lp（a）是冠心病的致病因素。Lp（a）作为心血管风险预测因子的临床和遗传学的依据，和对未来研究方向的展望。

一、脂蛋白（a）的结构，测量和种族差异

早在 1963 年，挪威医生 Kare Berg 就检测到人体血清 Lp（a）的存在。当时他认为 Lp（a）完全是从父母遗传而来，是 LDL 的一个结构变异体。其后大量的研究表明 Lp（a）结构远比 LDL 复杂，其功能也远不止于单纯的胆固醇的病理生理作用。Lp（a）有一个 LDL 样的胆固醇酯核心，一个 ApoB$_{100}$ 蛋白分子附着于其上，再有一个 Apo（a）蛋白分子和 ApoB$_{100}$ 共价结合组成。Apo（a）的特征是它的多个重复的环状结构，称为 Kringle。每个 Kringle 结构域都是一个通过二硫键连接的三环结构。这种 Kringle 结构域也存在于纤溶酶原中。因此 Lp（a）具有纤溶酶原样作用。Lp（a）和 LDL-C 一样，能导致脂质斑块的形成和动脉壁的炎症。

大多数研究使用针对 Apo（a）的特异性的抗体来测定 Lp（a）的质量。Apo（a）是大小不均匀的颗粒，具有很多重复的 Kringle 4 型（KIV）结构域。Apo（a）的颗粒大小主要取决于 KIV-2 亚型结构域的拷贝数量。在人群中，KIV-2 的拷贝数量变异很大，从 3～40 不等，因此存在大量 Apo（a）的异构体，增加了检测的难度。有＞80％的个体携带 2 个不同大小的 Apo（a）异构体，分别来自于父亲和母亲。个体的 Lp（a）水平由每种异构体的 Apo（a）的净量决定。与小分子的 Apo（a）比较，多数抗体与大分子结合更好。因此，当样品中的 Apo（a）分子大于校准器中的分子大小时，检测出的信号会高于实际的 Lp（a）质量的水平，而当样品中的 Apo（a）分子小于校准器中的分子大小时，检测出的信号会低于实际的 Lp（a）质量的水平，导致与真实水平的偏差。因此，应用该方法得到的 Lp（a）质量不等同于 Lp（a）颗粒的数量。目前有多种不同的方法来检测 Lp（a）的质量，包括 ELISA，浊度测定法，免疫比浊法和荧光免疫测定法。新的测定方法可以直接测定 Lp（a）颗粒的数量而避免 Apo（a）大小的干扰。通常以 nmol/L 为单位报告检测结果。

Lp（a）水平在人群中呈偏态分布，范围从＜0.1 mg/dL 到＞200 mg/dL 不等，大部分人都集中在低水平端。大约 20％的欧裔的 Lp（a）水平＞50 mg/dL。大量临床研究表明超过这个阈值的人心血管风险显著增加。早期研究表明中国人的 Lp（a）水平与欧裔相似。在亚裔中，日本人的 Lp（a）水平最高，印度与中国人的水平接近。非裔的 Lp（a）水平是欧裔和亚裔的 2～3 倍。MESA 和 INTERHEART 研究均显示，预测冠心病风险的 Lp（a）的阈值也存在种族差异。在 MESA 研究中（1323 黑人，1677 白人，548 美籍华裔，1044 西班牙裔），Lp（a）≥30 mg/dL 能使黑人的冠心病风险增加87％，而对其他族群无预测价值。Lp（a）≥50 mg/dL 使除华裔以外的不同种族人群的心血管风险均呈不同水平的增加，西裔的风险成倍递增。在 INTERHEART 研究中（6086 例心梗患者和 6875 例无病对照），Lp（a）水平≥50 mg/dL 的患者心梗风险在不同种族人群中均增加了约 48％，南亚人群和西裔心梗风险最高。

二、Lp（a）的代谢和影响因素

Lp（a）代谢途径尚不明确。肝脏是生产 Lp（a）的重要场所。通常来说，Lp（a）的各组分包括胆固醇酯、Apo（a）和 $ApoB_{100}$ 都在肝脏合成，然后组装成完整的 Lp（a）颗粒。LDL 受体可能在 Lp（a）清除中起作用。任何损害肝细胞功能的病理生理条件都会降低 Lp（a）水平，而 Lp（a）降低的程度反映了肝脏疾病的严重程度。肾脏是 Lp（a）清除的途径之一。因此，肾小球滤过率受损或终末期肾病患者的 Lp（a）水平高于没有肾功能不全的患者，但与患者所携带的 Apo（a）分子的大小有一定关系。

Lp（a）水平主要由其基因决定，尤其是编码 Apo（a）的 LPA 基因。常见的心血管危险因素很少影响 Lp（a）水平。虽然有研究表明，高碳水化合物或蛋白质饮食比富含不饱和脂肪的饮食更容易增加 Lp（a）水平，长跑运动员或经常进行肌肉训练的人 Lp（a）水平较高，饮食或运动的干预对 Lp（a）的水平影响很小。体重指数，吸烟，抗高血压或降血糖药物对 Lp（a）水平均无影响。总胆固醇、LDL-C，或甘油三酯水平均与 Lp（a）没有很强的相关性。Lp（a）水平不随年龄或性别而改变。Framingham Offspring 研究显示绝经后女性的 Lp（a）水平高于绝经前。在女性健康研究（Women's Health Study）中，雌激素替代治疗可以降低女性 Lp（a）水平约 25%。基于雌激素替代治疗可能会增加绝经后妇女的心血管风险，其降低 Lp（a）的临床价值有限。

三、Lp（a）水平的遗传决定因素

在单基因遗传疾病中，脂蛋白脂酶缺乏或脂蛋白缺乏症患者的 Lp（a）水平明显降低，而家族性高胆固醇血症（FH）或家族性缺陷 $ApoB_{100}$ 的患者的 Lp（a）水平则明显升高。Lp（a）基因多态性变异决定了约 30% 的 Lp（a）水平。GWAS 或全基因组连锁研究发现了多个基因的单核苷酸变体（SNV）均与 Lp（a）水平相关。Lp（a）水平的遗传决定因素呈现高度的种族特异性，但是目前尚缺乏大规模的非欧裔人群的数据。研究最多的 SNV 是 rs10455872，rs3798220 和 KIV-2 拷贝数变异（CNV）。

KIV-2 CNV 在人群中有高度的异质性。基因的 CNV 可见于多种单基因疾病或有遗传因素参与的复杂常见病，目前尚缺乏 KIV-2 CNV 的功能学报道。有可能 Kringle 结构域的功能依赖于与其他蛋白质的相互作用。KIV-2 CNV 的数量与 Lp（a）水平成反比关系。携带较短的 KIV-2 CNV 的个体的冠心病风险较高。然而，对于 KIV-2 CNV 数量相同的携带者，其 Lp（a）水平差异可达 20%～70%。说明 Lp（a）水平不完全取决于 KIV-2 CNV。

在众多 SNV 中，rs10455872 和 Lp（a）水平相关的报道最多，可能与其位点接近调节子有关。它和其他五个距离相近的 SNV 一起，可以解释 20% 左右的 Lp（a）水平的个体差异。在 CARDS，AS-COT 和 PROSPER 临床试验中，该 SNV 与阿托伐他汀的治疗反应相关。KIV-2 等位基因和 6 个 LPA SNV（包括 rs10455872）的组合可以解释约 60% 的 Lp（a）水平的个体差异。但 rs10455872 与中国汉族人群的 Lp（a）水平无关。rs3798220 位于可能影响蛋白酶功能的基因结构，其 c 等位基因携带者的 Lp（a）水平比非携带者高出 5 倍，并且和阿司匹林有相互作用，能降低一半的冠心病风险。LPA KIV-2，rs3798220 and rs10455872 三个因素一起可以解释 46% Lp（a）水平的个体差异。

其他与 Lp（a）水平相关的 SNV 有：rs9457951 和非裔的 Lp（a）水平相关，其单个等位基因位点决定了约 27% 的 Lp（a）水平。rs6415084 和 KIV-2 CNV 呈正相关联系。在欧裔，中国人和南亚人群中，rs6415084 和 KIV-2 一起可以解释 36%，27% 和 21% 的 Lp（a）水平的个体差异。但 rs6415084 和非裔以及汉族人群的冠心病风险无关。rs6919346，rs10455872，rs6919346 和 rs312329 形成的单倍体可增加颈动脉疾病风险。rs7767084 位于 LPA-LPAL2-SCL2A3 基因簇，与夏威夷日裔男性的冠心病风险相关。汉族女性 rs7767084-CC 携带者的冠心病风险显著降低。

四、Lp（a）与心血管疾病的关联

从人群调查资料来看，血 Lp（a）水平明显增高者，患缺血性心脑血管疾病的风险相对较大。现有

研究提示 L（a）作为心血管疾病的风险标志，并不受人群种族的影响。

（一）冠心病

多项研究提示 Lp（a）可能是冠心病的致病因素。小分子 Apo（a）比大分子携带者的冠心病风险增加一倍。一项来自丹麦的联合队列研究表明（Copenhagen City Heart Study，（n＝10855 和 Copenhagen General Population Study，$n＝87242$）和 Lp（a）＜8 mg/dL 的个体相比，Lp（a）≥20～67 mg/dL，≥68～153 mg/dL 和＞153 mg/dL 的人群心衰风险分别增加了 24％，57％ and 79％。Lp（a）水平每增高 10 倍，心衰的遗传相对风险增加 18％，相当于风险比 1.22。而 63％的心衰的风险与心肌梗死或主动脉瓣狭窄相关。

在 20793 名冠心病患者和 27540 对照者中，通过对 43 个 LPA SNVs 的遗传风险评分，研究者发现每降低 10 mg/dL 与遗传相关的 Lp（a）水平，可以降低冠心病风险 5.8％。也就是说，为了达到目前他汀类药物心血管获益的水平，治疗后的 Lp（a）需要降低 101.5 mg/dL。由此可见，Lp（a）基线水平极高的患者治疗得益最大。而常见的 20％～30％的 Lp（a）水平的降低，可能不足以在 3～5 年的随访中观察到独立于 LDL-C 降低所带来的心血管获益。

（二）主动脉瓣钙化狭窄

多项人群研究表明，Lp（a）可能导致主动脉瓣钙化狭窄和疾病进展，可能与其 ApoB 氧化磷脂的含量有关。LPA rs10455870-G 增加主动脉瓣钙化狭窄的风险达 68％。联合应用 KIV-2 CNV，rs1045587 和 rs379822 进行遗传相对风险评估，发现与遗传相关的 Lp（a）水平每增加 10 倍，主动脉瓣狭窄的遗传相对风险增加 60％，相当于风险比 1.4。尽管高胆固醇血症增加主动脉瓣狭窄的风险，三项临床试验（SALTIRE，SEAS，ASTRONOMER）没有发现强化降脂治疗可以延缓轻中度主动脉瓣狭窄的疾病进展。这些结果提示单纯的脂质沉积不是导致主动脉瓣狭窄的决定因素。针对 Lp（a）的特异性治疗可能是一个新的治疗方向。

（三）静脉血栓及出凝血疾病

成人和儿童的 Lp（a）水平升高与首发的静脉血栓形成及栓塞风险相关，但是和再发的血栓事件无关。两者是否有因果关系尚不明确。一项随访长达 10 年的研究发现，Lp（a）水平≥20 mg/dL 的日本男性和女性，其颅内出血风险比那些＜9 mg/dL 的个体低 50％～60％。与遗传相关的 Lp（a）水平每降低 310 mg/L，颅内出血和气道出血的风险增加 5％，如果是 KIV-2 CNV 的携带者，出血风险增至 10％。而风险增加最明显的是那些高血压患者或长期饮酒的人，提示在这些易出血的高危人群中，极低的 Lp（a）水平可能增加严重出血的风险性。

（四）女性

JUPITER 试验显示 Lp（a）≥50nM（约 23 mg/dL）的患者冠心病风险比＜5 mg/dL 的患者高 60％。但是，Lp（a）水平升高并不预测女性研究对象的冠心病风险，提示整个研究结果的显著性主要来自于男性。值得一提的是，JUPITER 试验的所有参与者在基线时的 LDL-C≤130 mg/dL。库克等分析了女性健康研究和女性健康倡议（Women's health study，WHS，Women's health initiative，WHI）的数据，发现 Lp（a）≥50 mg/dL 仅增加那些基线总胆固醇水平≥220 mg/dL 的女性的心血管风险。HERS 研究报道，无论胆固醇水平高低，Lp（a）水平升高增加 54％的冠心病风险。但是这项研究中的女性基线水平平均 LDL-c 值为 145 mg/dL，明显高于 JUPITER 研究。但是，Lp（a）优化冠心病风险预测的价值有限。基于上述结果，2018 年 AHA 胆固醇指南建议，仅对明确诊断有高胆固醇血症的女性检测 Lp（a），Lp（a）≥50 mg/dL 也仅是高胆固醇血症的女性的一个风险增强因子（而非所有女性）。

（五）家族性高胆固醇血症（FH）

FH 患者的 Lp（a）水平明显升高，并且 Lp（a）浓度与 LDL 受体（LDLR）的突变状态有关。在 SAFEHEART 登记研究中，具有 LDL 受体无效突变的个体的 Lp（a）水平比 LDLR 有缺陷个体的高 30％。Lp（a）≥50 mg 时，临床诊断的 FH 病例发生心梗的风险比没有临床 FH 的患者高 5 倍，FH

患者存活率也明显降低。目前尚无研究表明 Lp（a）是否可以优化 FH 患者的冠心病风险评估。SAFE-HEART 登记研究建立了以其数据为基准的 FH 患者风险预测模型，包括了 Lp（a）的水平。但是其临床适用性有待进一步验证。

（六）2 型糖尿病（T2D）

大规模人群研究显示，糖尿病患者的 Lp（a）水平低于非糖尿病患者，Lp（a）水平与糖尿病发病呈负相关。Lp（a）<3 mg/dL 比>69 mg/dL 的 T2D 患病风险增加 27%。LPA KIV-2 CNV 与 Lp（a）水平以及 T2D 患病率呈负相关。应用 LPA KIV-2 CNV 进行危险评分，发现与具有最低基因评分的个体相比，具有最高基因评分的个体其 T2D 的校正风险比为 1.42。一项来自中国患者的研究也报道了类似的发现。然而，来自 ERIC-Norfolk 队列的研究未发现 LPA 基因与糖尿病的关系。Reinwater 等发现 Lp（a）水平和胰岛素水平成负相关。Rhee 等发现，具有较低 Lp（a）水平的个体其胰岛素抵抗的程度增强。体外细胞培养的结果也显示胰岛素对 Apo（a）合成有抑制作用。可见，在没有检测研究人群的胰岛素代谢的情况下，很难对 LPA-糖尿病之间的关系下结论。Lp（a）≥50 mg/dL 的糖尿病患者，其心血管事件风险比非糖尿病患者高 30%，表明糖尿病状态并未减弱 Lp（a）水平升高导致的心血管风险。

五、Lp（a）水平预测心血管风险的价值

大量研究证明 Lp（a）水平升高与初发心血管风险有关，尤其是冠心病事件的风险明显增加。基线水平 Lp（a）每增加一个标化差水平（约为基线水平的 3.5 倍）风险增加 13%。Lp（a）≥50 mg/dL 的个体，冠心病风险比 Lp（a）≤5 mg/dL 的个体高 30%～50%。与 B 型利尿钠肽或肌钙蛋白-T 等生物标志物不同，Lp（a）是预测心血管风险，特别是冠脉事件的特异性标志物，而与全因死亡或其他系统性疾病导致的整体健康状况无关。

但是，是否 Lp（a）可以优化已有的心血管风险预测模型尚无定论。应用常规危险因素评估的冠心病风险为 5%～10% 的个体，加入 Lp（a）可将其中 5.6% 重新分类为风险≥10% 的冠心病风险组。对于 10 年冠心病风险为 10%～20% 的患者，加入 Lp（a）可将其中 4.1% 重新分类为风险≥20% 的冠心病风险组，而后者按照 ATPⅢ 的推荐，需要他汀类治疗。由此推断，每筛查 800 名个体，随访 10 年，根据基线 Lp（a）水平，可以预防 1 例没有被基本风险预测模型预测到的心血管事件。如果增加 LPA KIV-2 CNV 的信息到基本的风险预测模型，可以略微改善中危组（10%～20%）的 10 年冠心病风险的预测，特别是 Lp（a）≥60 mg/dL 的个体。

Lp（a）是否能预测冠心病患者再发冠脉事件尚不确定。虽然大多数观察性研究报告 Lp（a）水平的升高与首次和复发的心血管事件都相关，随机对照双盲临床试验的分析则显示了不同的结果。4 个随机对照研究均发现冠心病患者 Lp（a）水平与再发冠脉事件无关；7 项研究则报告两者显著相关。一项对 14536 名已经在他汀类药物治疗的患者的研究发现（其中 14% Lp（a）≥50 mg/dL），Lp（a）≥50 mg/dL 较<15 mg/dL 的患者的心血管风险增加 42%。随访年数，入排选标准，治疗情况或基线 Lp（a）水平等，均无法解释产生不同结果的原因。有人提出无关联的一个原因是单个研究中 Lp（a）≥50 mg/dL 的人太少，没有达到能检测出统计学差异的人数要求。其他可能的因素包括：随机对照研究过于严格的入排选标准导致结果和现实世界数据的差异；在研究复杂性心血管疾病（基因和环境以及相互左右导致疾病发生）时常发生的指数事件偏倚；混杂因素影响 Lp（a）测量，包括测定试剂的差异，血液采样时间和采样后的储存时间等。

基于上述大量的临床依据，欧洲心脏病学会指南建议，在一级预防人群的高危患者中检测 Lp（a）水平，如果 Lp（a）≥50 mg/dL，无论是否已经服用他汀类药物均需要强化治疗。2018 年美国 AHA 胆固醇指南也指出，Lp（a）≥50 mg/dL 是一个心血管风险的增强因素。对这样的患者，在临床决策中应考虑启动或加强他汀类药物治疗。Lp（a）测量的相对适应证包括早发动脉粥样硬化疾病史或家族史，或是其他主要危险因素无法解释的心血管事件。

六、治疗

（一）血液净化

应用血液净化单独去除脂蛋白是降低 Lp（a）水平的最有效的方法。两项多中心研究评估了该方法降低 Lp（a）水平和心血管事件的作用。单次血液净化治疗可使 Lp（a）水平平均降低 68.1%。定期血液净化治疗可使患者在 2 年或 5 年后年事件发生率从 0.4~0.7 降至 0.1。但是为了维持低的 Lp（a）水平，需要进行常规血液净化治疗，因为目前尚无药物能抑制 Lp（a）合成。

（二）降血脂药治疗

在多项临床研究中，他汀类药物对 Lp（a）水平的影响不一致。IT-TIMI 22，TNT，JUPITER，4S 和 MIRACL 均显示他汀类药物增加 Lp（a）水平从 2%~20% 不等。而 AFCAPS、CARDS、4D 和 LIPID 显示他汀类药物降低 Lp（a）水平 1%~13%。普伐他汀和阿托伐他汀对 Lp（a）浓度的影响有报道增加的也有降低的。一项荟萃研究报道，他汀类药物使 Lp（a）水平下降约 0.4%。这些结果提示当他汀类药物降低了与 LDL-C 相关的冠心病风险，Lp（a）的水平反映了残余的冠心病风险。因此，针对 Lp（a）的药物靶向治疗，有可能进一步降低总体的心血管风险。

烟酸可减缓 $ApoB_{100}$ 的产生，从而降低 LDL 和 Lp（a）的产量。研究显示，烟酸能降低约 23% 的 Lp（a）水平。一项纳入了 35723 名参与者的荟萃研究表明，烟酸治疗可降低 20% 的冠心病风险。但是 HPS2-THRIVE 和 AIM-HIGH 临床试验均报道，在 LDL-C 已经很低的患者中，加用烟酸与单独使用他汀类药物比较，无法进一步降低 Lp（a）水平。相反，严重副作用发生频率显著增加。

胆固醇酯转移蛋白（CETP）抑制药阻断 CETP 与 HDL-C 和 LDL-C 的相互作用，从而影响脂质颗粒代谢。新型降血脂药 evacetrapib 和 anacetrapib 可使 Lp（a）降低 25%~30%。然而 ACCELERATE 试验未能证明 evacetrapib 对高风险患者的心血管获益。REVEAL 和 ACCELERATE 试验均显示 CETP 抑制药可以轻度升高血压使肾功能恶化，并增高 hs-CRP 水平。由于上述副作用和缺乏心血管获益的临床依据，anacetrapib 和 evacetrapib 的临床试验提前终止。其他尚在开发的 CETP 抑制药是否能降低 Lp（a）及其相关的冠心病风险仍在研究中。

目前，PCSK9 抑制药是唯一能同时降低 LDL-C 和 Lp（a）水平且无明显副作用的药物。其临床疗效的依据主要来源于 evolocumab 和 alirocumab。一项来自 10 个临床试验的 3278 名患者的汇总分析显示，evolocumab 可平均降低约 25% 的 Lp（a）水平。Lp（a）和 LDL-C 浓度的降低呈中度相关性。与 LDL-C>70 mg/dL 的患者相比，evolocumab 降低 Lp（a）的程度在 LDL-C≤40 mg/dL 的患者更显著。这可能和在低水平 LDL-C 时，evolocumab 上调 LDLR 的作用更明显，以增强 Lp（a）和 LDL 受体的结合增加 Lp（a）清除有关。一项汇总了 10 个Ⅲ期临床试验，共纳入 4974 名患者的研究表明，alirocumab 治疗可降低 25%~30% 的 Lp（a）水平，效果持续大于 78 周。通过 24 周治疗，alirocumab 可使 >50% 的患者 Lp（a）水平降到 <50 mg/dL。

GLAGOV 和 ANITSCHKOW 临床试验评估了 evolocumab 对动脉粥样硬化消退的治疗效果。虽然他们都报告了 evolocumab 给药可降低 Lp（a）水平，但 ANITSCHKOW 未能显示在基线 Lp（a）≥50 mg/dL 时，治疗 16 周可使颈动脉或胸主动脉壁炎症改善，而 GLAGOV 试验也仅发现在基线 Lp（a）水平较高的患者，evolocumab 可使冠状动脉斑块有更大的消退趋势。

ODYSSEY 终点事件试验包括了 18924 例已在接受最大耐受剂量的他汀类药物治疗的近期急性冠脉综合征的患者。其初步结果显示，中位随访 2.8 年，alirocumab 显著降低 Lp（a）水平。Lp（a）每降低 15 mg/dL 可降低 14% 的心血管事件的风险，且主要是非致死性心梗事件的减少。Alirocumab 的治疗效果与基线 Lp（a）水平无关。

FOURIER 临床试验包括了 27564 名有心梗或脑卒中既往史，或有外周动脉粥样硬化性疾病的患者。研究显示，给药 evolocumab 48 周后 Lp（a）平均降低约 27%，每 25 nM（约 10.4mg/dL）Lp（a）的降低可以降低 15% 的冠脉事件的风险。随访 3 年，对于基线 Lp（a）>50 mg 的患者，需要治疗 41 位患者来防止一个心血管事件；对于基线 Lp（a）＜50 mg/dL 的患者需要治 71 位患者来防止一个心血管事件。再次表明高水平 Lp（a）患者使用 PSCK 抑制药的获益更大。

（三）反义寡核苷酸

该类药物是单链寡核苷酸，可以和靶点 mRNA 高亲和力结合。IONIS-Apo（a）-Rx 与 Apo（a）颗粒的 KIV-2 结构域特异性结合，直接抑制 Apo（a）蛋白质的产生，从而降低 Lp（a）水平。Mipomersen 是该类药物中唯一被批准用于治疗纯合 FH 的药物。IONIS-Apo（a）-Rx 的 I 期和 II 期临床试验均显示可显著降低 Lp（a）水平达 40%～70%。新一代的 IONIS-Apo（a）-LRx，也称为 AKCEA-Apo（A）-LRx，可以与 N-乙酰半乳糖胺特异性结合，并通过肝脏中的脱唾液酸糖蛋白受体增加 AKCEA-Apo（A）-LRx 的摄取，效果比 IONIS-强 30 倍。一项安慰剂对照的 II 期临床试验显示，给 286 例有动脉粥样硬化性血管疾病的患者皮下注射 IONIS-Apo（a）-Rx 使 Lp（a）平均降低 80%，有 80%～90% 的患者 Lp（a）水平降低至 50 mg/dL 以下，无严重不良事件或安全性问题（NCT03070782）。即将进行的 III 期临床试验需要检验这种效应与 LDL-C 水平改变的关联，以及是否会降低心血管事件风险。

七、未来的研究方向

首先，Lp（a）的人群分布和心血管风险的预测阈值都存在种族差异，而当前使用的 50 mg/dL 的阈值，其临床依据来自白人的研究数据。欧洲的人群研究显示 Lp（a）水平存在地理差异，南欧比北欧地区高 6 mg/dL。根据 INTERHEART 和 MESA 报道，中国人的 Lp（a）中位数水平分别为 7.8 mg/dL（n=4443）和 13 mg/dL（n=548），两者相差甚多，哪个更接近真正的中国人群的 Lp（a）分布尚未知。中国有 55 个少数民族，其地理分布与汉族大相径庭。目前尚无任何关于中国少数民族 Lp（a）的研究报道。不仅是 Lp（a）浓度，LPA 单核苷酸变异体的分布和功能变异也存在种群差异。因此，我们需要建立一个由多民族组成的 Lp（a）研究联盟，建立中国人自己的 Lp（a）参考值范围，心血管风险预测阈值，这样才能够适用于不同地区的中国人群。

其次，LPA 是否与主动脉瓣狭窄，糖尿病和血栓形成之间存在因果关系。需要建立 LPA 转基因动物模型来解答，人群的遗传学研究只能起到提示作用。

第三，FOURIER 试验是第一个正式报道 PCSK9 抑制药可以通过降低 Lp（a）水平获得心血管获益的研究。其结果需要在其他降脂临床试验中得到验证。更多的临床研究可以探讨，对于可能与残存动脉粥样硬化风险相关的"疾病表型"，PCSK9 抑制药是否对其疾病进展和治疗起到辅助作用，例如主动脉瓣狭窄，颈动脉或下肢动脉狭窄，腹主动脉瘤，主动脉/二尖瓣置换术，外周血管血运重建或动脉瘤内膜支架修复的长期术后并发症等。在临床实践中，这些患者多由于合并冠心病而加用他汀类药物。在这些患者中检测 Lp（a），或联合使用 PCSK9 抑制药，能否优化风险预测，延缓疾病发展，防止医疗干预后的远期并发症，有待进一步研究，而这些研究可能会发现针对 Lp（a）治疗的新靶点。

〔复旦大学附属华山医院　叶　子　李　勇〕

参考文献

［1］Schmidt K. et al. Structure, function, and genetics of lipoprotein（a）. J Lipid Res，2016，57（8）：1339-1359.

［2］Marcovina，SM and Albers JJ. Lipoprotein（a）measurements for clinical application. J Lipid Res，2016，57（4）：526-537.

［3］Zewinger S. Relations between lipoprotein（a）concentrations，LPA genetic variants，and the risk of mortality in patients with established coronary heart disease：a molecular and genetic association study. Lancet Diabetes Endocrinol，2017，5（7）：534-543.

［4］Qi Q. Genetic variants，plasma lipoprotein（a）levels，and risk of cardiovascular morbidity and mortality among two prospective cohorts of type 2 diabetes. Eur Heart J，2012，33（3）：325-534.

［5］Kamstrup PR and Nordestgaard BG. Elevated Lipoprotein（a）Levels，LPA Risk Genotypes，and Increased Risk of

Heart Failure in the General Population. JACC Heart Fail, 2016, 4 (1): 78 – 87.

[6] Burgess S. Association of LPA Variants With Risk of Coronary Disease and the Implications for Lipoprotein (a) -Lowering Therapies: A Mendelian Randomization Analysis. JAMA Cardiol, 2018, 3 (7): 619 – 627.

[7] Kamstrup PR, Tybjaerg-Hansen A, Nordestgaard BG. Elevated lipoprotein (a) and risk of aortic valve stenosis in the general population. J Am Coll Cardiol, 2014, 63 (5): 470 – 477.

[8] Langsted A, Kamstrup PR, Nordestgaard BG. High Lipoprotein (a) and Low Risk of Major Bleeding in Brain and Airways in the General Population: a Mendelian Randomization Study. Clin Chem, 2017, 63 (11): 1714 – 1723.

[9] Cook NR, Mora S, Ridker PM. Lipoprotein (a) and Cardiovascular Risk Prediction Among Women. J Am Coll Cardiol, 2018, 72 (3): 287 – 296.

[10] Waldeyer C. Lipoprotein (a) and the risk of cardiovascular disease in the European population: results from the BiomarCaRE consortium. Eur Heart J, 2017, 38 (32): 2490 – 2498.

[11] Lange, KS. Lipoprotein (a) Levels and Recurrent Vascular Events After First Ischemic Stroke. Stroke, 2017, 48 (1): 36 – 42.

[12] Willeit, P. Baseline and on-statin treatment lipoprotein (a) levels for prediction of cardiovascular events: individual patient-data meta-analysis of statin outcome trials. Lancet, 2018, 392: 1311 – 1320.

[13] Raal, FJ. PCSK9 inhibition-mediated reduction in Lp (a) with evolocumab: an analysis of 10 clinical trials and the LDL receptor's role. J Lipid Res, 2016, 57 (6): 1086 – 1096.

第十一章　血脂异常的分类和病因

血脂异常是一类常见的疾病，是动脉粥样硬化性心血管疾病（atherosclerotic cardiovascular disease，ASCVD）重要的危险因素。血脂异常（dyslipidemia）通常指血清中胆固醇（total cholesterol，TC）和/或甘油三酯（triglyceride，TG）水平升高，俗称高脂血症（hyperlipidemia）。由于血清中的TC 和 TG 是疏水分子，不能直接在血液中被转运，必须与血液中的蛋白质和其他类脂如磷脂一起组合成亲水性的球状巨分子复合物即脂蛋白（图 11-1），所以血脂异常主要表现为血清中某一类或某几类脂蛋白水平的升高。实际上血脂异常也泛指包括低高密度脂蛋白-胆固醇（high density lipoprotein-cholesterol，HDL-C）血症在内的各种血脂异常。但由于高脂血症使用时间长且简明通俗，所以目前仍然广泛沿用。近年国内流行病学资料调查结果表明，我国成人血脂异常的总体患病率高达 40.4%，较 2002 年呈大幅度上升，其中城市（35.1%）高于农村（26.3%），男性（41.9%）高于女性（32.5%），且我国儿童青少年高胆固醇血症患病率也有明显升高，预示未来中国成人血脂异常患病及相关疾病负担将继续加重。

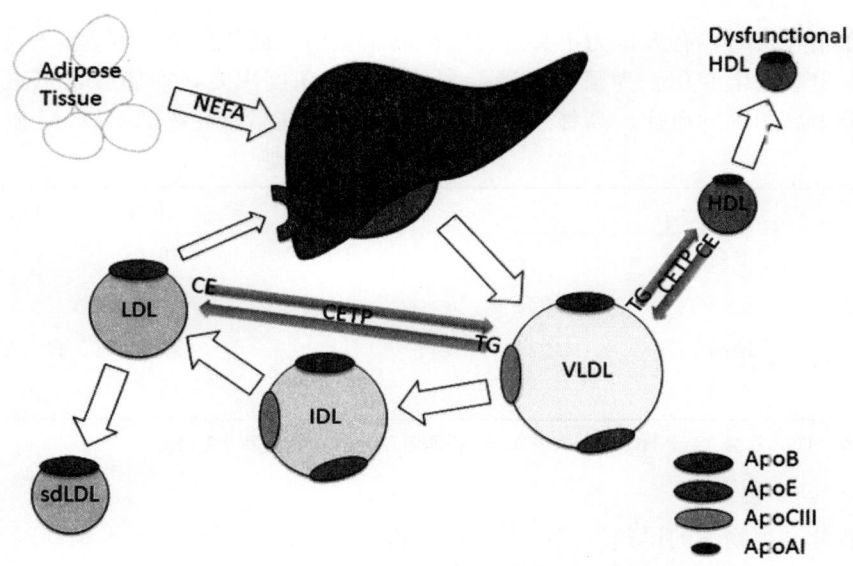

图 11-1　血脂及各类脂蛋白代谢

TG：甘油三酯；LDL：低密度脂蛋白；HDL：高密度脂蛋白；CE：胆固醇；
VLDL：极低密度脂蛋白；IDL：中间密度脂蛋白；Apo：载脂蛋白；LDL-R：低密度
脂蛋白胆固醇受体

一、血脂异常的分类

目前有关血脂异常的分类较繁杂，归纳起来有三种分类方法，如世界卫生组织（WHO）的高脂蛋白血症分类法，以及简易的病因分类和临床分类，其中以临床分类最实用。

（一）血脂异常的 WHO 分类

1967 年 Fredrickson 等首先提出高脂蛋白血症的分型法。他们基于各种血清脂蛋白升高的程度不同而进行分型，将高脂蛋白血症分为五型（Ⅰ、Ⅱ、Ⅲ、Ⅳ和Ⅴ型）。这种高脂蛋白血症分型法不但促进了人们对高脂血症的了解，并且有利于临床上对高脂血症的诊断和治疗，所以逐渐被广泛采用。1970年世界卫生组织（WHO）对 Fredrickson 等提出的高脂蛋白血症分型法进行了部分修改，将其中的Ⅱ型分为两型即Ⅱa型，和Ⅱb型（表11-1）。

表 11 - 1 高脂蛋白血症 WHO 分型法

表　型	血清4℃过夜外观	TC	TG	CM	VLDL	LDL	备　注
Ⅰ	奶油上层，下层清	↑→	↑↑	↑↑	↑↑	↓→	易发胰腺炎
Ⅱa	透明	↑↑	→	→	→	↑↑	易发冠心病
Ⅱb	透明	↑↑	↑↑	→	↑	↑	易发冠心病
Ⅲ	奶油上层，下层混浊	↑↑	↑↑	↑↑	↑	↓	易发冠心病
Ⅳ	混浊	↑→	↑↑	→	↑↑	→	易发冠心病
Ⅴ	奶油上层，下层混浊	↑	↑↑	↑↑	↑↑	↓→	易发胰腺炎

注：TC，总胆固醇；TG，甘油三酯；CM，乳糜微粒；VLDL，极低密度脂蛋白；LDL，低密度脂蛋白；CM 中 TG 含量达 90%～95%，VLDL 中 TG 含量达 60%～65%，因此 CM 和 VLDL 又称富含甘油三酯的脂蛋白；↑示浓度升高；→示浓度正常；↓示浓度降低。

WHO 分型方法对指导临床上诊断和治疗高脂血症有很大的帮助，但也存在不足之处，其最明显的缺点是过于繁杂而不被广泛采用。

（二）血脂异常的临床分类

在临床诊治血脂异常时，有人认为不必过分强调高脂蛋白血症的分型，因为这种分型并不是病因诊断，而且分型有时也会发生变化。为了指导治疗，从实用的角度出发，血脂异常可进行简易的临床分类，将高脂血症分为高胆固醇血症、高甘油三酯血症、混合型高脂血症和低 HDL-C 血症（表11-2）。

表 11 - 2 血脂异常的临床分型

	TC	TG	HDL-C	相当于 WHO 的表型
高胆固醇血症	增高			Ⅱa
高 TG 血症		增高		Ⅳ、Ⅰ
混合型高脂血症	增高	增高		Ⅱb、Ⅲ、Ⅳ、Ⅴ
低 HDL-C 血症			降低	

注：TC，总胆固醇；TG，甘油三酯；HDL-C，高密度脂蛋白胆固醇；WHO，世界卫生组织。

（三）血脂异常的病因分类

近年来，随着分子生物学的迅速发展，人们对血脂异常的认识已逐步深入到基因水平。从病因上，将血脂异常分为原发性血脂异常与继发性血脂异常。

1. 原发性血脂异常　由于遗传基因缺陷或与环境因素相互作用所致的血脂异常即原发性高脂血症。除了不良的生活方式与血脂异常有关，如高能量、高脂和高糖饮食、过度饮酒等，绝大多数原发性高脂血症是由于单一基因或多个基因突变所致，多具有家族聚集性及明显的遗传倾向，特别是单一基因突变者，故临床上通常称为家族性高脂血症。

2. 继发性血脂异常　继发性高脂血症是指由于全身性疾病或某些药物所致的血脂异常。包括肥胖、糖尿病、肾病综合征、甲状腺功能减退症、肾衰竭、肝脏疾病、系统性红斑狼疮、糖原累积症、骨髓瘤、脂肪萎缩症、急性卟啉病、多囊卵巢综合征等在内的多种全身性疾病可引起血脂异常。此外，某些药物如利尿药、非心脏选择性β受体阻滞药、糖皮质激素等也可以引起继发性血脂异常。去除这些疾病或药物因素后可使异常的血脂得以纠正。

二、血脂异常的病因及影响因素

明确血脂异常的分类有助于对血脂异常的理解，而明确血脂异常的病因、了解血脂异常的影响因素则有助于对其进行适当的干预，才能加强对血脂异常的防治。血脂代谢受内因和外因影响，基因突变/多态性、性别差异、内分泌激素状况等是影响血脂水平的内在因素，而生活习惯、饮食成分、饮酒、吸烟、药物等是影响血脂水平的外在因素。

（一）遗传因素

遗传因素为血脂异常最主要的内在病因。原发性血脂异常 40%～60% 与遗传改变有关，其病因常为单个或多个基因突变导致 TG 和胆固醇产生过多或清除缺陷，或是 HDL 产生不足或清除过多。低密度脂蛋白受体（LDL-R）、载脂蛋白 B_{100}（$ApoB_{100}$）、枯草溶菌素 9（PCSK9）、衔接子蛋白（ARH）、三磷酸腺苷结合盒转运子 G5 和 G8（ABCG5/G8）、胆固醇 7α-羟化酶 1（CYP7A1）、固醇调节原件结合蛋白-2（SREBP-2）等基因突变主要影响胆固醇代谢，脂蛋白酯酶（LPL）、载脂蛋白 A1（ApoA1）、载脂蛋白 C2（ApoC2）、载脂蛋白 E（ApoE）、载脂蛋白 A5（Apo A5）、脂酶成熟因子（LMF1）、糖基化磷脂酰肌醇锚定高密度脂蛋白结合蛋白（GPIHBP1）等基因突变则影响 TG 及 HDL 的代谢。目前已经认知的原发性血脂异常疾病（表 11-3）。

表 11-3　　　　　　　　　　　　　　　　　原发性（遗传性）血脂异常疾病

分类	病　名	遗传缺陷	遗传方式	患病率	临床特征
高胆固醇血症	家族性高胆固醇血症（FH）	LDL 受体；LDL 清除减少	常染色体共显性	全球均见，但法裔加拿大人、黎巴嫩基督徒、南非人群多见	—
				杂合子：1/200～1/500	黄瘤、角膜弓和早期发生的冠心病（年龄 30～50 岁），5% 患者 <60 岁发生心肌梗死。TC：250～500 mg/dL（7～13 mmol/L）LDL-C 明显升高
				纯合子：1/100 万，（更多见于法裔加拿大人、黎巴嫩基督徒、南非人群）	手掌及跟腱黄瘤及结节性黄瘤，早发性冠心病（18 岁前）TC：>500 mg/dL（>13 mmol/L）
	家族性载脂蛋白 $ApoB_{100}$ 缺陷	Apo B（LDL 受体结合区域）LDL 清除减少	常染色体显性	1/700	黄瘤、角膜老年环及早期发生的冠心病 TC：250～500 mg/dL（7～13 mmol/L）
	常染色体隐性高胆固醇血症（ARH）	ARH 基因突变，导致 ARH 蛋白缺陷，LDL-C 清除异常	常染色体隐性	未知	类似家族性高胆固醇血症，但不同的是其杂合子父母的血清 LDL-C 水平正常
	前蛋白转换酶枯草杆菌蛋白酶 9（PCSK9）功能性突变	LDL 受体的降解增加	常染色体显性	未知	类似家族性高胆固醇血症

续表 1

分类	病名	遗传缺陷	遗传方式	患病率	临床特征
高胆固醇血症	家族性植物固醇血症（谷固醇血症，FP)	ABCG5 和 ABCG8 基因突变导致肠道吸收植物固醇和经胆道固醇排出异常	常染色体隐性	罕见	肌腱黄色瘤，早期发生的冠心病、关节疼痛、脾大、血小板减少和溶血 血清中植物固醇及 LDL-C 显著升高，TC 正常或重度升高
	脑腱黄色瘤病	胆固醇 7α-羟化酶 1（CYP7A1)	常染色体隐性	罕见	胆酸合成障碍、肝内胆固醇积聚至 TC 明显升高 导致白内障，早期发生的冠心病，神经病变，共济失调
	多基因性高胆固醇血症	不详，有多种缺陷和发病机制	不定	常见	早期发生的冠心病，常无黄色瘤 TC：250～350 mg/dL 　　(6.5～9.0 mmol/L)
高甘油三酯血症	家族性高乳糜微粒综合征（LPL 缺乏症）	内皮 LPL 缺乏，乳糜微粒清除减少	常染色体隐性	罕见；全世界均有病例发现	婴儿发育不良；爆发性黄瘤，肝脾肿大，反复胰腺炎 TG：>750 mg/dL（>8.5 mmol/L)
	Apo C2 缺乏症	导致功能性 LPL 缺乏	常染色体隐性	<百万分之一	成人可发生胰腺炎；常有代谢综合征 TG：>750 mg/dL（>8.5 mmol/L)
	家族性高甘油三酯血症	遗传因素包括 LPL 和 ApoE、C2、C3 等基因异常	常染色体显性	1/100	通常无症状或体征；偶尔有高尿酸血症 TG：200～500 mg/dL 　　(2.3～5.7 mmol/L) VLDL 明显增加
混合型高脂血症	家族性混合型高脂血症（FCH)	多基因遗传性疾病。ApoB 产生过多。LPL 活性异常。载脂蛋白 AI-C Ⅲ-A Ⅳ 基因异常。脂肪细胞中脂溶障碍	常染色体显性	1/50～1/100	早期发生的冠心病（15%的心肌梗死发病<60 岁），无黄色瘤 Apo B：比例异常升高 TC：250～500 mg/dL 　　(6.5～13.0 mmol/L) TG：250～750 mg/dL 　　(2.8～8.5 mmol/L) VLDL、LDL 均升高
	家族性异常 β 脂蛋白血症（FD)	ApoE（通常为 e2/e2 纯合子）乳糜微粒和 VLDL 清除减少	常染色体隐性（较常见）或显性（较少见）	1/5000 全世界均有病例发现	黄瘤（特别手掌处结节性），手掌黄色皱痕，早期发生的冠心病 TC：250～500 mg/dL 　　(6.5～13.0 mmol/L) TG：250～500 mg/dL 　　(2.8～5.6 mmol/L) CM、VLDL 残粒及 IDL 明显增加
	肝脏脂酶缺乏	肝脏脂酶	常染色体隐性	极为罕见	角膜弓病变，疹性黄色瘤，掌纹改变，早期发生的冠心病 TC：250～1500 mg/dL TG：395～8200 mg/dL HDL：不定

续表 2

分　类	病　　名	遗传缺陷	遗传方式	患病率	临床特征
混合型高脂血症	胆固醇酯储存和 Wolman 病	溶酶体酯酶缺乏	常染色体隐性	罕见	早期发生的冠心病 胆固醇酯和甘油三酯在肝脏、脾脏和淋巴结的溶酶体中堆积 肝硬化
低HDL-C血症	原发性低 α 脂蛋白血症（家族性或非家族性）	不详，可能为 Apo　A1，C3，或 A4	常染色体显性	5%左右	早期发生的冠心病 角膜浑浊 HDL：15～35 mg/dL
	家族性 ApoA1/Apo C3 缺乏/突变	ApoA1 或 Apo C3 HDL 分解加快	不详	罕见	角膜混浊，黄色瘤，部分患者有早期发生的冠心病 HDL：15～30 mg/dL
	家族性 LCAT 缺乏	LCAT 基因	常染色体隐性	极为罕见	角膜混浊，贫血，肾衰竭 HDL：<10 mg/dL
	Fisheye 病（部分性 LCAT 缺乏）	LCAT 基因	常染色体隐性	极为罕见	角膜混浊 HDL：<10 mg/dL
	无 α-脂蛋白血症（Tangier 病，TD）	ABCA1 基因	常染色体共显性	罕见	部分患者有早期发生的冠心病，周围神经病变，溶血性贫血，角膜混浊，肝脾肿大，橙色扁桃体 HDL：<5 mg/dL
	家族性 HDL 缺乏	ABCA1 基因	常染色体显性	罕见	早期发生的冠心病

注：ABCA1，ATP 结合盒转运子 A1；ABCG5，8＝结合盒亚家族 G 成员 5 和 8；Apo，载脂蛋白；CAD，冠状动脉疾病；HDL，高密度脂蛋白；LCAT，卵磷脂胆固醇酰基转移酶；LDL，低密度脂蛋白；LPL，脂蛋白脂酶；MI，心肌梗死；PCSK9，前趋蛋白转化酶枯草蛋白酶样/骨架 9；TC，总胆固醇；TG，甘油三酯；VLDL，极低密度脂蛋白。

目前众多遗传关联的群体研究已确定了超过 100 个可能对脂质水平有直接影响的基因，这些基因影响 TC、TG、LDL-C、HDL-C 的血清水平，能够建立复杂的表型。然而，在关联研究鉴定的这些基因中，存在一种单个或者多个基因可以导致血脂异常的发展。在这种情况下，基因突变中的突变清楚地解释了血脂异常的原因。值得注意的是，这些突变在人群中比较罕见，并且这些基因的突变产生的影响往往很高，导致脂质水平的极端值。同时，也发现无论是来自同一家族的携带者还是来自同一突变的携带者也存在某些基因突变患者临床表现巨大差异的情况，究其原因，可能是由于影响突变基因表达的修饰因子，这些修饰因子与突变基因的相关作用会减弱或增加脂质水平，以及携带者的相关风险。

（二）个人及环境因素

1. 种族　与各种属的动物相比，人类的基础低密度脂蛋白胆固醇（low density lipoprotein-cholesterol，LDL-C）水平相对较高（表 11 - 4），可能是由于人体内胆固醇转化为胆汁酸延缓，肝内胆固醇含量升高，继而是肝细胞表面的 LDL 受体表达受到抑制，造成体内 LDL 分解代谢减慢。

在人类种族/族裔亚群中血脂异常亚型的患病率亦存在显著差异。中国男性患 LDL-C 的几率较低，日本男性患 HDL-C 的概率较低，黑人/非洲裔美国人患 HDL-C 或 TG 较低的可能性较低。与非西班牙裔白人相比，亚洲印度人，菲律宾人和越南女性以及亚裔印度男性拥有较高的所有 3 种血脂异常亚型的风险。就算生活在同一地区不同民族也会影响血脂异常的风险。探讨新疆地区两个民族维吾尔族、哈萨克族人群胆固醇酯转运蛋白（CETP）基因多态性及其单体型与血脂异常的关系发现 CETP 基因在不同的民族中位点多态性与个体患血脂异常的风险关系不同。

表 11 - 4　　　　　　　　　　　　　　　　人类和动物的基础 LDL-C 值

种 类		人类	大鼠	小白鼠	豚鼠	兔	狗	羊	猪	猴	猩猩
LDL-C	(mmol/L)	2.33	0.52	0.62	0.73	0.65	0.34	0.62	1.35	1.08	1.19
	(mg/dL)	90	20	24	28	25	13	24	52	42	46

2. 年龄　近年来的资料显示，60 岁以上的老年人发生血脂异常的比例最高。年龄是影响血脂水平的一个重要因素。由初生到成年，TC 和 TG 含量增加 3～4 倍，1 岁以内增加最快，20～60 岁仍呈规律性增加。有趣的是，男性在 50～60 岁之间、女性在 60～70 岁之间血脂水平相对稳定，之后又有下降的趋势，整体呈倒"U"型。

血胆固醇水平随年龄的增加而升高，其原因可能与脂代谢有关的酶与受体的功能随着年龄的变化逐渐降低有关。随着年龄增加，LPL 和肝细胞表面的 LDL 受体（low density lipoprotein-cholesterol receptor，LDL-R）数量逐渐减少活性减退，体内 LDL 清除率下降，体内胆固醇转化为胆酸并排出体外的能力减退，胆酸合成限速酶（胆固醇 7α 羟化酶）活性降低及胆汁酸合成减少使肝内胆固醇含量增加，进一步抑制 LDL-R 的活性导致胆固醇升高。也有证据表明，增龄时 $ApoB_{100}$ 合成增加，可能与生长激素随年龄增加而进行性降低有关，而生长激素对维持血清胆固醇的平衡具有重要作用，可调节肝脏 LDL-R 的表达。现有资料表明，年龄本身可使血清胆固醇增加 0.78 mmol/L（30 mg/dL）左右。

此外，葡萄糖/能量代谢的进行性降低是衰老的基本特征之一。与之相关的胰岛素、胰岛素受体及相关通路与血脂代谢密切相关。随着年龄增长，胰腺 β 细胞功能减退使胰岛素分泌和细胞表面的胰岛素受体数量减少，引起与胰岛素结合能力的下降，受体后传导通路受损，葡萄糖利用障碍，导致葡萄糖耐量异常和胰岛素抵抗的发生。且相比于年轻人，老年人存在较高的氧化应激水平，如有较高的血清活性氧和 MDA 水平，年老组织中的线粒体功能失调已被确定为导致氧化应激的重要原因，并与应激跨膜信号传导上的 SAPK/JNK 和 p38MAPK 活性有关，炎症和氧化应激本身也可引起胰岛素抵抗。而胰岛素抵抗通常伴随着血脂的改变，并以 TG 的升高最具特征性。此外，衰老导致睾酮水平降低，而内源性睾酮水平下降可导致胰岛素抵抗，从而出现脂质代谢紊乱。

不同年龄的能量消耗也不同。在中老年人群，人体静息能量消耗减少，说明随着年龄增长，基础能量的消耗是减低的。因此，中老年人群适当增加活动和减少热量的摄入，对保持正常血脂水平是有益处的。

3. 性别　血脂水平在性别间的差异一方面与生活方式等两性间的差异有关，另一方面也与性激素对脂代谢影响有关。

（1）男女两性之间血脂水平的差异：主要体现在不同年龄段血脂水平和增长程度的不同。Framingham 研究表明，在 20～60 岁的男性和女性血清 LDL-C 水平随着年龄的增长逐渐增加，但在男性中增加更快。然而，女性围绝经期导致血清 LDL-C 升高，50 岁以后女性的 TC 水平往往高于同龄男性。其大致的变化方式见表 11 - 5。

表 11 - 5　　　　　　　　　　　　不同性别间血脂水平及血脂异常发病情况比较

性 别	TG	TC、LDL-C	HDL-C	血脂异常患病率
男	成年期持续上升，40～50 岁达到峰值，50～60 岁后略有下降	20～60 岁之间上升，随后略有下降	在青春期水平下降，20～60 岁间基本恒定，随后渐增	男性＜30 岁年龄组患病率最低，40 岁以上年龄组患病率逐渐增高
女	成年期持续上升，70 岁后略有下降	20～70 岁之间上升，随后略有下降	20～60 岁间基本恒定，随后渐增，60～70 岁后逐渐下降	绝经后的女性发病率增高

续表

性　别	TG	TC、LDL-C	HDL-C	血脂异常患病率
两性比较	<50 岁前差异不大，>50 岁女性高于男性，在使用雌激素的人中更高	20～25 岁女性高于男性，随后低于男性，在 55～60 岁两性基本相等，然后男性高于女性 男性上升幅度高于女性		家族性高胆固醇血症者杂合子型男性患者 30～40 岁时便可发生冠心病，23％男性患者 50 岁前死于冠心病，杂合子型女性患者发生冠心病的年龄较男性患者晚 10 年左右

注：TC，总胆固醇；TG，甘油三酯；LDL-C，低密度脂蛋白胆固醇；HDL-C，高密度脂蛋白胆固醇

此外，在生活方式上两性也存在差异，如吸烟和饮酒人数男性远大于女性。国外研究表明，女性睡眠时间相对较少，而因睡眠不足导致 TG 水平升高的幅度，男性高于女性，而睡眠时间较长导致的 LDL-C 升高的幅度男性小于女性。血脂水平可随季节波动，女性表现更为敏感，如冬季与夏季相比，47.7％女性出现 TC 升高而在男性中仅有 7％。能量代谢水平在性别上也存在差异，女性静息能量消耗低于男性。

（2）激素水平对血脂的影响：雄激素是导致血脂异常的一个危险因素。通过对多囊卵巢综合征（polycystic ovary syndrome，PCOS）患者代谢和炎症水平的研究发现：PCOS 高雄激素组的 TG 和 C 反应蛋白（C reactive protein，CRP）明显高于雄激素正常组和正常对照组，而 HDL-C 明显低于雄激素正常组和对照组。

雌激素对血脂的影响是双重性的。在绝经后女性，血清中的胆固醇会增加。美国妇女绝经后 TC 可增高大约 0.52 mmol/L（20 mg/dL），可能是由于体内雌激素减少所致。然而，雌激素本身则能降低血清酯酶的活性（特别是肝脏甘油三酯酯酶），因而可妨碍循环血液中 CM 和 VLDL 清除。通过对去势高脂血症动物模型（雌性动物去势并给予高脂饮食）的研究发现，与对照组相比，TG、TC 和 LDL-C 水平均明显上升，而 HDL-C 明显下降。在给予雌激素后血脂紊乱情况好转。雌激素降低 TG 水平是通过上调 LPL 和 LP 表达实现的。而且去势高脂血症动物模型的氧化型 LDL（oxidized low-density lipoprotein，oxLDL）水平明显升高，经雌激素治疗后可明显下降。雌激素能够抑制肝脏的脂醇，使 HDL-C 水平升高。雌激素降低 LDL-C 的作用是通过雌激素受体-α（ER-α）与转录因子 SP1 的相互作用而上调 LDL-R 来实现的。

4. 不良的饮食结构　在影响血脂水平的诸多因素中，饮食是最重要的外界因素。饮食结构对血脂水平的影响已经被大量流行病学调查所证实。饮食疗法也是治疗高脂血症的重要手段之一。

（1）饮食对 TC 和 TG 的影响：人体胆固醇来源于自身合成和膳食。Dr Keys 提出了血清胆固醇与膳食之间关系的公式：

$$预期血胆固醇 = 1.26 \times (2 \times S - P) + 1.5 \times C/E + 164$$

其中 S 为饱和脂肪酸占总热量百分比；P 为不饱和脂肪酸占总热量百分比；C 为胆固醇（mg）；E 为总热量（kcal）约 1000 kcal。从中可看出，任何导致膳食结构和摄入热量改变的因素，都可导致血清胆固醇的改变，其中主要因素是饱和脂肪酸。饮食中的脂肪可以促进胆汁分泌，过剩的脂肪可以通过刺激肝脏合成更多的胆固醇，通过增加胆固醇合成的限速酶——HMG-CoA 还原酶的数量，促进胆固醇合成。此外，摄入过多的胆固醇也是导致血清胆固醇升高的重要原因，胆固醇摄入量从 200 mg/d 增加至 400 mg/d 可升高 TC 0.13 mmol/L（5 mg/dL）。研究表明高胆固醇食物能降低肝细胞的 SREBP-1c 和 SREBP2 的表达，从而使肝细胞表面的 LDL-R 表达下调而导致 TC 升高。

血清 TG 水平也与饮食结构相关。进食糖的比例过高，可引起血糖升高，刺激胰岛素分泌增加，出现高胰岛素血症，而胰岛素可促进肝脏合成 TG 和 VLDL 增加，因此引起血清 TG 浓度升高。此外，高糖膳食还可诱导 Apo C3 基因的表达，使血清 Apo C3 浓度增高，而 Apo C3 是 LPL 的抑制因子，可使

LPL 的活性降低，从而影响 CM 和 VLDL 中 TG 的水解，引起高甘油三酯血症。

（2）我国居民饮食结构对血脂水平的影响：近 30 年来，我国居民血脂水平出现显著改变：TC、TG、LDL-C 呈现升高趋势，而 HDL-C 呈现下降趋势，这些变化与我国居民饮食结构的改变有关。我国居民自 20 世纪 60 年代以来，膳食结构发生了很大的变化，特别是近 30 年来家庭经济收入的提高和副食供应条件的好转，谷类、豆类食物摄入量下降，动物性食物的消耗量逐年上升，脂肪供给的能量所占比例增加。而且近几年人们饮食摄入的平均热量也逐年递增，经济收入在一定范围内提高，而相比之下，我国居民对血脂异常的知晓程度还不高，这些都是导致血脂紊乱人群增多的原因。

我国人群的膳食是以高糖低脂为特点有调查表明，我国人群的膳食中糖量占总热量的 76%～79%，脂肪仅占 8.4%～10.6%，而高脂血症的发生率达 11%，其中以内源性高甘油三酯血症为最多见。过多的动物脂肪摄入也是导致血脂异常的重要原因。如甘肃以游牧为主的东部裕固族，喜食肉食，其 TG、VLDL-C 明显高于以农业为主、生活汉化的西部裕固族人群。对新疆乌鲁木齐市的调查显示，摄入较多动物脂肪的哈萨克族的血脂异常率高于城市和农村水平。

不良的饮食习惯对儿童的影响也是非常重要的。目前儿童单纯性肥胖症发病逐渐增加，成为社会关注的问题。流行病学研究表明，单纯性肥胖症患儿的 TG 和 TC 水平较同龄正常儿童高，且有显著性差异。对其生活方式的调查发现，喜食肉食，较少食用水果蔬菜现象较正常儿童明显，说明不良的饮食结构是导致单纯性肥胖症和血脂异常的重要发病因素。

5. 生活方式

（1）低运动量或缺乏运动：调查显示高脂血症患者，除饮食控制不合理外，有 87.5% 存在缺乏运动或运动方法不恰当。习惯于静坐的人血清 TG、TC 浓度比坚持体育锻炼者要高。临床研究表明，业余静态时间与肥胖/超重及高脂血症患病率之间有着密切关系。与每天静态生活时间不足 1 小时的人相比，静态生活时间 1 小时以上者超重/肥胖、高 TG 和高胆固醇患病的相对风险（OR）均显著增加，且超过 4 小时以上者发生超重/肥胖、高甘油三酯和高胆固醇的相对风险分别是不足 1 小时者的 1.19、1.38 和 6.92 倍。而无论是长期或短期体育锻炼均可降低血清 TG 水平，同时还使 HDL-C 增加和脂质过氧化程度减轻。锻炼可增加 LPL 活性，升高 HDL 水平特别是 HDL_2 的水平，并降低肝脂酶的活性，并使外源性 TG 从血清中的清除增加。

（2）睡眠障碍及精神压力：过短或过长的睡眠时间对血脂改变亦有影响。日本学者通过 395 例 20 岁以上成年人进行调查，发现与平均睡眠时间 6～7 小时的女性相比，每天睡眠少于 5 小时或者多于 8 小时，发生高甘油三酯血症的相对风险（OR）分别是 1.51 和 1.45，而低 HDL-C 血症的 OR 分别为 5.85 和 4.27。其中睡眠较少往往伴随着明显的精神压力和进食不规律等情况。长期的精神紧张可以导致血脂紊乱，如出现 LDL-C/HDL-C 比值和 TC/HDL-C 比值升高现象。这往往可以用来解释公务员、白领等知识阶层表现出的脂质异常高发与知识教育水平不相符的现象。

（3）过量的酒精消费：饮酒对人体健康有着双向的作用，虽然适度饮酒通常对血脂代谢有良好的影响，如使 LCAT 增高而提高 HDL-C 水平、具有抗炎及减少过氧化脂质生成的作用等，但过量饮酒是导致血脂紊乱的重要危险因素［OR＝1.27（1.11～1.44）］。随着人们生活水平的提高和社会交往的增多，越来越多的人选择饮酒作为人际沟通的手段，酒滥用和酒依赖的现象也变得日趋严重。饮酒越来越作为一个重要的社会和健康问题而受到关注。在我国约超过 50% 的人饮酒，其中成年男性高于 70%。而美国国立酒精滥用及酒精中毒研究所（NIAAA）资料显示，全美有将近 1400 万酒精滥用者，每 13 个成人中有 1 个为酒精依赖患者。

过量饮酒可提高 TG 水平，饮酒的量与 TG 水平呈正相关，且为最大影响因素。这在基线时患有严重高甘油三酯血症的患者中尤其令人担忧。在敏感的个体，即使中等量饮酒亦可引起高甘油三酯血症。此外，在长期过量饮酒或者酒精依赖人群还会导致胆固醇代谢紊乱，表现为 LDL-C 和 ApoB 显著增高而 HDL-C 和 ApoA1 显著降低。过量饮酒会导致机体脂质代谢紊乱的原因在于：①酒精抑制线粒体三羧酸循环，长期大量饮酒可使机体对脂肪酸的氧化能力降低，并增加酯化脂肪酸的比例，引起 TG 的大

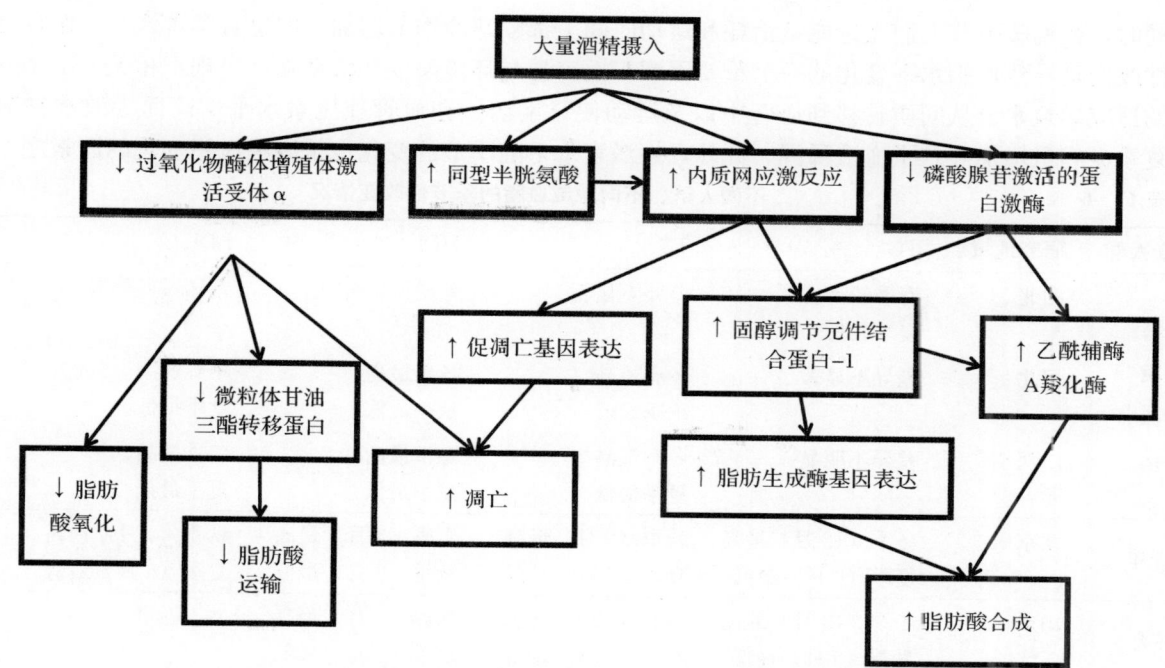

图 11-2　酒精对脂蛋白代谢和内质网应激反应在转录水平的控制

量合成；②一次性摄入过量的酒精，可以通过儿茶酚胺的作用动员储存脂肪，使血中 TG 水平增高；③酒精可以降低 LPL 的活性，而使 TG 分解代谢减慢；④导致脂蛋白过氧化情况的发生，循环中过氧化脂质和 oxLDL 水平明显增加；⑤酒精还可直接刺激脂肪组织释放脂肪酸促进肝脏合成 TG 和 TC，并减慢血液中的血脂清除速度。另外，长期持续摄入大量酒精引起肝细胞损伤，影响肝微粒体、高尔基复合体的脂糖蛋白的合成成熟和释放，使肝分泌 VLDL 减少，脂类代谢能力明显下降，脂肪在肝中堆积（图 11-2）。这些原因最终导致高脂血症、酒精性脂肪肝等的发生。

（4）吸烟：大样本流行病学调查表明，吸烟者发生血脂异常的相对危险度 OR 为 1.290（95% CI：1.060~1.570）。吸烟与 TG、VLDL-C 呈正相关，而与 HDL-C 呈负相关。

吸烟降低血清 HDL-C 水平。在 Bezafibrate 梗塞预防研究组的筛选阶段，非吸烟者的平均血清 HDL-C 浓度为 40 mg/dL（1.03 mmol/L），既往吸烟者为 37 mg/dL（0.96 mmol/L），目前吸烟者每天摄入 2 包或更多剂量 35 mg/dL（0.91 mmol/L）。这些影响在戒烟后的 1~2 个月内是可逆的。

吸烟可增加血清 TG 水平。流行病学研究证实，与正常人平均值比较，吸烟可使血清 TG 水平升高 9.1%。然而戒烟后多数人有暂时性体重增加，则可能与脂肪组织中 LPL 活性短暂上升有关，此时应注意控制体重，以防体重增加而造成 TG 浓度升高。

吸烟导致血脂异常的机制可能与吸烟导致氧化应激及影响脂质代谢相关酶活性有关，如肝外组织 LPL 活性降低，使 TG 分解减少，肝脂酶活性增强可使脂肪组织分解而释放 TG 及游离脂肪酸。这些均导致肝脏大量合成 TG 和 VLDL-C。当 VLDL-C 合成增加时，必然导致 HDL-C 水平的下降。此外，吸烟会通过降低抗氧化和抗炎能力以及阻止细胞胆固醇外流来削弱 HDL 功能。

6. 季节与气候　人体的生物节律随季节变换而发生改变，血脂也表现出类似正弦曲线的变化：冬春季血脂水平较夏秋季要高。在不同季节中高脂血症发生的比例不同，高胆固醇血症和高甘油三酯血症患者以冬季最多，夏季最少。另外，因我国南北方、东西部在环境、气候和经济发展的巨大差异，调查结果存在一定差异（表 11-6）。即使是服用降血脂药的患者，其 LDL-C 水平冬季亦高于夏季。以上都说明冬季是防止动脉粥样硬化发生发展的关键季节。

其原因可能与人类的活动因季节的变化不同。从能量的摄取和消耗角度分析，认为在炎热季节人们饮食比较清淡，进食量相对较少，而在冬季们进食量普遍较多，且饮食中胆固醇和脂肪量明显高于夏季；同时，在温暖季节人们无论能量消耗和运动时间上都较寒冷季节增加。但也有学者认为，血容量的季节性改变是导致血脂水平变化的一个重要因素。血容量与环境温度和活动强度呈现正相关，由于人体对热的适应导致水分从间质转移到血管中以及运动使肾素活性和血管加压素水平增高而导致水钠潴留等，夏季血容量增加导致了血液稀释。此外，性激素水平随季节的变化也是影响血脂变化的因素之一。

表 11-6　　　　　　　　　　　　　　　不同人群、不同地域血脂的季节性改变情况

调查人群	研究地域	TG	TC	HDL-C	LDL-C
健康体检	湖北	春季较高 夏季较低	差异不显著	差异不显著	差异不显著
	河北	差异不显著	冬春最高 秋季最低	冬春最高 秋季最低	冬春最高 秋季最低
	广西	差异不明显	冬季最高 夏季最低	冬季最高 夏季最低	冬季最高 夏季最低
青年	北京	冬季（12月）最高 夏季（6月）最低	秋季（9月）最高 夏季（6月）最低	春季（3月）最高 秋季（9月）最低	秋季（9月）最高 夏季（6月）最低
中年	山东	冬季（12月）最高 夏季（6月）最低	冬季（12月）最高 春季（4月）最低	初春（2月）最高 夏季（6月）最低	—
老年	山东	冬季最高 夏季最低	冬季最高 夏季最低	初春最高 秋季最低	—
	浙江	冬季最高 夏季最低	冬季最高 夏季最低	—	—
	山东	春季（3月）最高 初夏（5月）最低	初春（3月）最高 夏季（7月）最低	春季（3月）最高 秋季（9月）最低	—

（三）其他继发性因素

除了遗传因素、个体及环境因素等原因，由于全身性疾病或某些药物等继发性原因所致的血脂异常很常见。

1. 全身性疾病对血脂代谢的影响　包括糖尿病、肥胖、肾病综合征、肾衰竭、甲状腺功能减退症、肝脏疾病、系统性红斑狼疮、糖原贮积症、骨髓瘤、脂肪萎缩症、急性卟啉病、多囊卵巢综合征等在内的多种全身性疾病均可引起血脂异常。治疗和控制这些疾病后可以使异常的血脂得以纠正。

（1）糖尿病：未控制的糖尿病被认为导致血脂异常的最常见病症之一（8%），表现为 TG、VLDL、游离脂肪酸（FFA）水平升高、HDL-C 水平下降、持续性餐后高脂血症、LDL-C 轻度升高、小而密的 LDL（small dense low-density lipoprotein，sLDL）及小而密的 HDL 均增加。其中富含甘油三酯脂蛋白（triglyceride-rich lipoprotein，TRL）的代谢紊乱，包括 VLDL、中间密度脂蛋白（IDL）和乳糜微粒（CM），主要表现为 TG 水平升高，为糖尿病患者最常见的血脂异常。其机制主要为胰岛素抵抗或胰岛素分泌缺陷所导致的胰岛素作用不足，影响脂蛋白脂酶活性，使体内胰岛素对 TG 合成和分解代谢作用不平衡，使 VLDL 产生过多和清除障碍。

（2）肥胖：肥胖与脂质代谢的许多有害变化相关，包括 TC、LDL-C、VLDL-C 和 TG 的升高，以及降低 HDL-C 水平约 5%。

肥胖是血清胆固醇升高的一个重要因素，且这种影响不仅见于男性，也见于女性（包括青年和围绝经期的女性）。一般认为体重增加大约可使人体血胆固醇升高 0.65 mmol/L（25 mg/dL）。至少有两种代谢机制可解释这种胆固醇升高：①肥胖促进肝脏过量地合成 ApoB，继而使 VLDL 及 LDL 生成增加；②肥胖使全身的胆固醇合成增加，引起肝内胆固醇池扩大，因而抑制 LDL-R 的合成。此外，肥胖常与其他代谢性疾病共存。腹部肥胖者比臀部肥胖者 TG 升高更为明显。

体脂减少可以逆转高胆固醇血症和高甘油三酯血症。然而，血清总胆固醇和 HDL-C、HDL$_2$-C 和 ApoA1 的改善主要限于 LDL 亚类 A 患者；只有 1/3 的 LDL 亚类 B 患者出现改善。

（3）肾脏疾病：肾脏虽不是重要的脂代谢器官，然而肾近曲小管上皮细胞具有大量的受体系统可与广泛的配体谱结合，包括各种脂蛋白、白蛋白和其他蛋白结合的亲脂性物质，对脂质代谢可产生一定的影响。临床上可见肾脏疾病患者常出现继发性脂质代谢异常，且血脂变化的幅度与疾病的严重程度有一定的关系。

肾病综合征时血脂异常的发生率在 70％以上，而血脂异常是肾病综合征患者的四大临床特征之一。表现为 TC、TG 均可升高，且主要是含有 ApoB 的脂蛋白升高，如 VLDL、IDL、LDL、sLDL 和 Lp（a）等，而 HDL-C 可正常或稍下降。其机制主要与脂蛋白清除障碍、合成过多及尿中丢失过多有关。

在慢性肾脏疾病（chronic kidney disease，CKD）患者中，则以高 TG 血脂较常见（30％～50％），主要是由于血中富含 TG 的脂蛋白残体颗粒（CM、VLDL、IDL）增加，并可见 HDL-C 下降和 Lp（a）升高。其机制主要与 LPL 活性下降、感知酶缺乏、VLDL-C 受体表达下降、ACAT 表达增加等所致这类脂蛋白的代谢降低和清除障碍。此外，慢性肾脏病终末期患者进行替代治疗（血液透析或腹膜透析）时由于透析液的成分、肝素的使用、高胰岛素血症、肉毒碱的作用等，并不能纠正已存在的脂质代谢紊乱，甚至加重血脂异常。

（4）甲状腺功能减退症：甲状腺功能减退症常有血脂代谢异常，且是高脂血症的常见原因，主要表现为高胆固醇血症、高甘油三酯血症或混合型高脂血症，这些血脂异常均与甲状腺素分泌不足有关。甲状腺素对胆固醇的代谢具有双重作用，一方面促使肝脏内胆固醇的合成，另一方面促进胆固醇及其代谢产物从胆汁中排泄，即甲状腺素影响胆固醇的产生和降解。当体内甲状腺素不足时，脂质的合成、动用和分解均可降低，但以后者为主，即虽合成减少，但排出的速率更低，最终使胆固醇水平升高。而 TG 的升高见于病情较重的患者。可能与甲状腺功能减退时，体内 TG 的合成增加，VLDL 合成和分泌也增加，同时内源性和外源性脂肪清除受到抑制，TG 部分分解代谢率下降为正常人的一半，体内脂蛋白脂酶的活性也明显下降有关。

一般来说，甲状腺功能减退症患者的血脂异常是可逆的，经过甲状腺激素替代治疗后，可使 TC、TG 降至正常，并使 HDL-C 水平升高，因此，应在所有血脂异常患者中测量血清促甲状腺激素水平。

（5）高尿酸血症：高尿酸血症合并血脂代谢异常比较常见，尤其是高甘油三酯血症；痛风合并血脂异常可达 25％，国外报道为 75％～84％，高甘油三酯血症合并高尿酸血症大约为 54％，低 HDL-C 合并高尿酸血症为 48％。高尿酸血症导致血 TG 升高和 HDL-C 降低以及 LDL-C 与 TC 水平可能升高的血脂谱特点，其机制尚未完全明了，推测可能与以下几方面有关：①遗传代谢缺陷的共同发病基础；②胰岛素抵抗引起的血尿酸、TG、TC 水平的同时升高；③血尿酸水平升高使肝脏嘌呤合成增加，促使葡萄糖-6-磷酸酶活性增强，导致脂肪酸合成增加，使血脂尤其是血 TG 增高，而血脂增加后体内酮体也相应增多，促使肾脏排泄尿酸功能下降，促使尿酸增加，等等。

（6）胆汁性肝病：原发性胆汁性胆管炎和类似疾病可能伴有明显的高胆固醇血症，这是由脂蛋白-X 的积累引起的。临床症状包括当血清胆固醇浓度为 1400 mg/dL（36 mmol/L）或更高时可能出现的黄色瘤。这种黄色瘤也可以出现在四肢上。脂蛋白 X 的显著升高与高黏滞综合征有关，但尚未与冠心病明确相关。

（7）其他全身性疾病与血脂异常：糖原贮积症（Ⅰ型）是以葡萄糖-6-磷酸酶缺乏为特征，该患者对低血糖很敏感，当低血糖症发生时，为补充能量的需要而动员脂肪组织，则自由脂肪酸的浓度和 VLDL 中的 TG 成分增加。系统性红斑狼疮或多发性高骨髓瘤患者出现异型蛋白血症时，可由于异性蛋白抑制血清中 CM 和 VLDL 的清除而引起高甘油三酯血症。此外，恶性肿瘤患者的血脂水平与肿瘤的负荷即疾病的活动性密切相关，如急慢性白血病的血脂及载脂蛋白异常随病情的转归发生变化，血 TC 及 LDL-C 与急慢性白血病诱导化疗的疗效和复发密切相关，缓解时升高而复发时下降。

2. 药物治疗对血脂的影响：一些药物，如噻嗪类利尿药、非心脏选择性β受体阻滞药、糖皮质激素等也可以引起继发性血脂异常。糖皮质激素对 TG 水平有明显影响，其中最常用的是雌激素。不管是用于激素替代治疗还是制成口服避孕药，均使血清 TG 水平明显升高，特别是对已有高甘油三酯血症的患者，其作用更为明显。

此外，一些非典型抗精神病药，特别是氯氮平和奥氮平，与体重增加、肥胖、高甘油三酯血症和糖尿病的发展有关，目前尚未确定它们引起代谢综合征的机制。而用于人类免疫缺陷病毒（HIV）感染的抗逆转录病毒方案，特别是蛋白酶抑制药，通常作为脂肪营养不良综合征的一部分也与脂质和葡萄糖代谢异常相关。

〔中山大学附属第八医院　颜　雯〕

参考文献

[1] 国家卫生和计划生育委员会疾病预防控制局. 中国居民营养与慢性病状况报告（2015 年）. 北京：人民卫生出版社，2015.

[2] Pan L. The prevalence, awareness, treatment and control of dyslipidemia among adults in China. Atherosclerosis, 2016, 248：2 - 9.

[3] 戴璟，闵杰青，杨云娟. 中国九省市成年人血脂异常流行特点研究. 中华心血管病杂志，2018，46（2）：114 - 118.

[4] 丁文清，董虹孛，米杰. 中国儿童青少年血脂异常流行现状 Meta 分析. 中华流行病学杂志，2015，36（1）：71 - 77.

[5] 赵水平. 高脂血症的临床表现及分型. 中国临床医生杂志，2003，31（12）：23 - 24.

[6] 中国成人血脂异常防治指南修订联合委员会. 中国成人血脂异常防治指南（2016 年修订版）. 中国循环杂志，2016，31（10）：937 - 953.

[7] Zhao W. Risk factors associated with atherogenic dyslipidemia in the presence of optimal statin therapy. Int J Cardiol, 2017, 248：355 - 360.

[8] 赵水平. 临床血脂学. 北京：人民卫生出版社，2006.

[9] 赵水平. 血脂学研修全集. 长沙：中南大学出版社，2014.

[10] Catapano AL. 2016 ESC/EAS Guidelines for the Management of Dyslipidaemias. Rev Esp Cardiol（Engl Ed），2017，70（2）：115.

[11] 中华医学会心血管病学分会动脉粥样硬化及冠心病学组，中华心血管病杂志编辑委员会. 家族性高胆固醇血症筛查与诊治中国专家共识. 中华心血管病杂志，2018，46（2）：99 - 103.

[12] Walter M. Interrelationships among HDL metabolism, aging, and atherosclerosis. Arterioscler Thromb Vasc Biol, 2009, 29（9）：1244 - 1250.

[13] Amanda B, Robert A. H. Hypertriglyceridemia. Nutrients, 2013, 5：981 - 1001.

[14] Rosenson RS. Dysfunctional HDL and atherosclerotic cardiovascular disease. Nat Rev Cardiol, 2016, 13（1）：48 - 60.

[15] Frank AT. Racial/ethnic differences in dyslipidemia patterns. Circulation, 2014, 129（5）：570 - 579.

[16] 迟家敏. 实用血脂学. 北京：人民卫生出版社，2010.

[17] 杨明，包玉倩，陆俊茜，等. 性别、年龄及体质参数与静息能量消耗的关系. 中华内分泌代谢杂志，2004，20：20 - 22.

[18] Yang W. Serum lipids and lipoproteins in Chinese men and women. Circulation, 2012, 125（18）：2212 - 2221.

[19] Ceres M. Diet Quality and Change in Blood Lipids during 16 Years of Follow-up and Their Interaction with Genetic Risk for Dyslipidemia. Nutrients，2016，8（5）：296.

[20] Liang Z. Alcohol Drinking, Dyslipidemia, and Diabetes：A Population-based Prospective Cohort Study among Inner Mongolians in China. Biomed Environ Sci, 2016, 29（8）：555 - 562.

[21] Shi J. Classified status of smoking and quitting has different associations with dyslipidemia in residents in northeast China. Clin Chim Acta. 2018，486：209 - 213.

[22] Vodnala DM Rubenfire, R. D. Brook. Secondary causes of dyslipidemia. Am J Cardiol, 2012, 110（6）：

823 - 825.

[23] Zheng W. LDL-cholesterol goal attainment under persistent lipid-lowering therapy in northeast China: Subgroup a-nalysis of the dyslipidemia international study of China (DYSIS-China). Medicine (Baltimore), 2017, 96 (46): e8555.

[24] Yan L. Prevalence of dyslipidemia and its control in type 2 diabetes: A multicenter study in endocrinology clinics of China. J Clin Lipidol, 2016, 10 (1): 150 - 160.

[25] 中华医学会糖尿病学分会. 中国 2 型糖尿病防治指南（2013 版）. 中华糖尿病杂志, 2014, 6: 447 - 498.

[26] Mo D. Osteosarcopenic obesity and its relationship with dyslipidemia in women from different ethnic groups of China. Arch Osteoporos, 2018, 13 (1): 65.

[27] Zhang N. Self-Reported Snoring Is Associated with Dyslipidemia, High Total Cholesterol, and High Low-Density Lipoprotein Cholesterol in Obesity: A Cross-Sectional Study from a Rural Area of China. Int J Environ Res Public Health, 2017, 14 (1): 86.

第十二章 血脂异常的检测

血脂测定是血脂异常防治的重要组成部分,早期检出血脂异常个体、监测器血脂水平变化是有效实施动脉粥样硬化性心血管疾病(ASCVD)防治措施的重要基础,而测定结果的准确性是有效开展血脂异常防治工作的基本要求。我国临床实验室常规血脂检测的基本项目包括血清总胆固醇(TC)、甘油三酯(TG)、高密度脂蛋白胆固醇(HDL-C)和低密度脂蛋白胆固醇(LDL-C),载脂蛋白(Apo)A1、ApoB 和脂蛋白(a)[Lp(a)]等其他项目也日益受到关注。多种因素影响血脂测量结果的准确性,包括受试者和标本情况、测定方法、仪器试剂、测定操作等。结合 2016 中国成人血脂异常防治指南的意见和建议,本节就检测前的准备、各项指标的检测方法原理及有关问题和注意事项进行简单的介绍。

一、检测前的准备及可能的影响因素

在血脂检测过程中各种因素的干扰都可能影响其结果的准确性,其中分析前即临床实验室进行测定之前的因素对实验结果的影响往往被忽视,应特别引起关注,主要包括:①生物学因素,如个体间、性别、年龄和种族;②行为因素,如饮食、肥胖、吸烟、紧张、饮酒、饮咖啡和锻炼等;③临床因素,如疾病继发(内分泌或代谢性疾病、肾脏疾病、肝胆疾病及其他),或者药物诱导(抗高血压药,免疫抑制剂及雌激素等);④标本收集与处理,如禁食状态、血液浓缩、抗凝剂与防腐剂、毛细血管与静脉血、标本贮存等状态、血液浓缩、抗凝剂与防腐剂、毛细血管与静脉血、标本贮存等。建议采取以下措施减少可控分析前因素对血脂检测结果的影响:

1. 采集标本前受试者处于稳定代谢状态,至少 2 周内保持一般饮食习惯和稳定体重。
2. 采集标本前受试者 24 小时内不进行剧烈身体活动。
3. 采集标本前受试者禁食约 12 小时。
4. 用静脉血作血脂测定标本,抽血前受试者坐位休息至少 5 分钟,除特殊情况外,受试者取坐位接受抽血。
5. 静脉穿刺时止血带使用不超过 1 分钟。
6. 血液标本保持密封,避免震荡。
7. 用血清作血脂分析样品,血液标本在 1~2 小时内离心,分离血清(含促凝剂采血管可在更短时间内离心)。
8. 及时分析血清样品,尽量避免样品存放,若必须储存,需保持样品密封,短期(3 天内)可存于 4 ℃,长期需存于 −70 ℃以下。

二、血脂检测项目的临床评价及方法选择

(一)总胆固醇(TC)

TC 是指血液中各种脂蛋白所含胆固醇之总和。TC 是 ASCVD 主要危险因素之一,但其对 ASCVD 的危险评估和预测价值不及 LDL-C 精准。虽然各国的血脂防治指南都推荐,LDL-C 均为首要干预靶点,但若 LDL-C 不明确(如未能检测)时,也可将 TC 作为靶点,这是因为 TC 中主要部分(约 65%)是 LDL-C。利用公式计算非-HDL-C 和 VLDL-C 时,亦必需检测 TC。

影响 TC 水平的主要因素如下。①年龄与性别:TC 水平常随年龄而上升,但 70 岁后不再上升甚或有所下降,中青年女性低于男性,女性绝经后 TC 水平较同年龄男性高;②饮食习惯:长期高胆固醇、

高饱和脂肪酸摄入可使 TC 升高；③遗传因素：与脂蛋白代谢相关酶或受体基因发生突变，是引起 TC 显著升高的主要原因。

TC 测定方法包括有化学法、色谱法和酶法等，其中酶法因最为简便、易自动化、分析性能良好而最为普遍使用，而胆固醇氧化酶法目前应用最多的酶法测定 TC 的方法。而其他方法目前仅用于某些特殊情况，如特定化学法和色谱法用作参考方法等。建议采用酶法进行血清 TC 常规测定。

（二）甘油三酯（TG）

临床上常把血清 TG 测定作为高脂血症常规性筛查指标，测定的 TG 是血中各脂蛋白所含 TG 的总和。TG 水平受遗传和环境因素的双重影响，与种族、年龄、性别以及生活习惯（如饮食、运动等）有关。与 TC 不同，TG 水平个体内及个体间变异大，同一个体 TG 水平受饮食和不同时间等因素的影响，所以同一个体在多次测定时，TG 值可能有较大差异。人群中血清 TG 水平呈明显正偏态分布。高甘油三酯血症也有原发性与继发性两类，前者多有遗传性因素，其中包括家族性高甘油三酯血症、家族性混合型高脂血症和家族性乳糜微粒血症等；后者多见于糖尿病、肾病或药物源性。TG 轻至中度升高常反映 VLDL 及其残粒（颗粒更小的 VLDL）增多，这些残粒脂蛋白由于颗粒变小，可能具有直接致动脉粥样硬化作用。但多数研究提示，TG 升高很可能是通过影响 LDL 或 HDL 的结构而具有致动脉粥样硬化作用。调查资料表明，血清 TG 水平轻至中度升高者患尤其合并高胆固醇血症或低 HDL-C 血症等情况时冠心病危险性增加。当 TG 重度升高时，常可伴发急性胰腺炎。

血清 TG 测定方法也有化学法、色谱法和酶法等多种，酶法同样是目前普遍采用的 TG 常规测定方法，主要优点是操作简便，适合自动分析，线性范围较宽，并且灵敏、精密、相对特异性亦较好。一般使用甘油激酶法和甘油氧化酶法，多数情况下测定的是甘油三酯的甘油部分即总甘油，必要时可考虑使用外游离甘油空白法或内游离甘油空白法等部分酶法扣除游离甘油。其中试剂中酶的纯度和活性、操作过程中空白方式的选择、异常样品（某些病理状况和用药情况下的样品、采集和处理不当的样品等）是测定结果的重要因素。

（三）脂蛋白

通常将脂蛋白分离后测定其中的胆固醇含量代表这部分脂蛋白的含量。在常规分析中，通常都是测定 LDL 或 HDL 中胆固醇的含量，以此来间接表示 LDL 或 HDL 的含量。

1. LDL-C　胆固醇占 LDL 比重的 50％左右，故 LDL-C 浓度基本能反映血液 LDL 总量。影响 TC 的因素均可同样影响 LDL-C 水平。LDL-C 增高是动脉粥样硬化发生、发展的主要危险因素。LDL 通过血管内皮进入血管壁内，在内皮下层滞留的 LDL 被修饰成 oxLDL，巨噬细胞吞噬 oxLDL 后形成泡沫细胞，后者不断增多、融合，构成动脉粥样硬化斑块的脂质核心。动脉粥样硬化病理虽表现为慢性炎症性反应特征，但 LDL 很可能是这种慢性炎症始动和维持的基本要素。一般情况下，LDL-C 与 TC 相平行，但 TC 水平也受 HDL-C 水平影响，故最好采用 LDL-C 作为 ASCVD 危险性的评估指标。

血清 LDL-C 测定方法包括超速离心法、电泳法、色谱法、公式计算法、沉淀法、匀相法等，常规采用的主要方法为公式计算法、沉淀法和匀相法。

1972 年 Friedewald 等发表了一篇里程碑式的报道，提出了 LDL-C 的计算公式以代替繁琐的超速离心分析，并很快被临床实验室采用，并由于其经济、实惠、简便，公式计算法曾一度成为国际上使用最普遍的 LDL-C 测定方法，目前在部分国家仍被广泛使用。其原理是假设胆固醇分布在三种主要脂蛋白中，而 VLDL 携带循环中绝大部分的 TG，故 VLDL-C 可根据 TG 进行估算，Friedewald 公式计算如下：

$$LDL\text{-}C = TC - HDL\text{-}C - TG/5 \ (mg/dL)$$
$$LDL\text{-}C = TC - HDL\text{-}C - TG/2.2 \ (mmol/L)$$

其最大的优点是无需检测、计算简便、低成本，在 TG 低于 2.8 mmol/L（250 mg/dL）的情况下有一定的可靠性；局限性是不能用于 TG＞4.5 mmol/L（TG＞400 mg/dL）或某些异常脂蛋白血症的标本，且 LDL-C 结果的可靠性受 TC、TG 和 HDL-C 这 3 项指标测定质量的影响。这是因为计算 LDL-

C 值是基于 VLDL-C 与 TG 的比例是 1：2.2（以 mmol/L 为单位）或是 1：5（以 mg/dL 为单位）的关系，然而，当 TG>4.5 mmol/L（TG>400 mg/dL）时，VLDL-C 与 TG 的比例已发生改变，若继续采用 Friedewald 公式，所计算的 LDL-C 会明显低于实际浓度。这时，只能直接测定 LDL-C 浓度。

临床实验室直接测定 LDL-C 的方法有化学沉淀法和匀相法。部分国家曾用沉淀法测定 LDL-C，但因其特异性和精密度与 Friedewald 公式法相比无明显优越性且操作繁琐，未能得到广泛应用。匀相法是我国目前测定 LDL-C 的主要方法，包括清除法、环芳烃法、可溶性反应法、表面活性试剂法和保护性试剂法等，这类方法使用方便，可分析高 TG 样品，但部分方法可能存在特异性问题，建议常规采用匀相法测定，且 LDL-C 试剂厂家应定期或在分析系统发生变化时参加 CRMLN 血脂标准化计划（溯源认证计划），以保证持续的准确性。

2. HDL-C　HDL 的主要功能是从机体外周组织或血管清除并转运胆固醇到肝脏，也就是逆向转运胆固醇，HDL 在体内浓度越高，这种能力越强，胆固醇蓄积在外周组织或血管壁的可能性越小。因为 HDL 中胆固醇含量比较稳定，故目前多通过检测其所含胆固醇的量即 HDL-C，间接了解血中 HDL 水平。大量的流行病学资料表明，血清 HDL-C 水平与 ASCVD 发病危险呈负相关，HDL-C 低下亦是 ASCVD 的重要危险因素。所以，人们认为 HDL 是抗动脉粥样硬化因子，故通俗地称其为好胆固醇。

HDL 亚类的参考值文献中不很一致。HDL-C 中 HDL$_2$-C 大致占 40%，HDL$_3$-C 占 60% 左右。女性 HDL$_2$-C 高于男性；HDL$_3$-C 的男女差异很小。有多种方法可评价 HDL 的亚组分，但其局限性在于他们仅测定了一静态浓度而已，不能反映 HDL 亚组分浓度的动态变化和其潜在的与动脉粥样硬化发展的关系。

HDL-C 高低受遗传因素影响；严重营养不良者，伴随血清 TC 明显降低，HDL-C 也低下；肥胖者 HDL-C 也多偏低；吸烟可使 HDL-C 下降；糖尿病、肝炎和肝硬化等疾病状态可伴有低 HDL-C；高 TG 血症患者往往伴有低 HDL-C；而运动和少量饮酒会升高 HDL-C。

血清 HDL-C 测定曾出现过许多方法，大致可分为超速离心法、电泳法、色谱法、沉淀法、匀相法等。早期 HDL-C 常规测定主要采用的是沉淀法，经严格论证的沉淀法可实现较高的分析特异性，但其主要缺点是需预先对标本进行沉淀、离心等处理，结果易受高 TG 的影响。现已发展到第三代匀相法也称直接法，为目前 HDL-C 常规测定的主要方法，包括清除法、PEG 修饰酶法、选择性抑制法、抗体免疫分离法等。匀相法的最大优点是使用方便，不需样品处理，分析性能良好，基本不受内源性五子的干扰，但部分方法可能存在特异性问题。建议采用匀相法进行血清 HDL-C 常规测定。

（四）其他项目

临床中血脂检测的常规实验室项目还包括载脂蛋白，主要为 ApoA1、ApoB，脂蛋白主要为 Lp（a）等。基本上都基于免疫化学原理。

1. ApoA1　正常人群血清 ApoA1 水平多在 1.2～1.6 g/L 范围内，女性略高于男性。HDL 颗粒组成中的蛋白质成分即载脂蛋白约占 50%，蛋白质中 ApoA1 约占 65%～75%，而其他脂蛋白中 ApoA1 极少，所以血清 ApoA1 可以反映 HDL 水平，与 HDL-C 水平呈明显正相关，其临床意义也大体相似。但因 HDL 是一系列颗粒大小与组成不均一的脂蛋白，病理状态下 HDL 亚类与组成往往会发生变化，故 ApoA1 的升降不一定与 HDL-C 变化完全成比例。有研究报道认为，ApoA1 测定较 HDL-C 对预测 ASCVD 的危险性可能更有价值。

2. ApoB　正常人群中血清 Apo B 多在 0.8～1.1 g/L 范围内。正常情况下，每一个 LDL、IDL、VLDL 和 Lp（a）颗粒中均含有 1 分子 ApoB，因 LDL 颗粒占绝大多数，大约 90% 的 ApoB 分布在 LDL 中。ApoB 有 ApoB$_{48}$ 和 ApoB$_{100}$ 两种，前者主要存在于 CM 中，后者主要存在于 LDL 中。除特殊说明外，临床常规测定的 ApoB 通常指的是 ApoB$_{100}$。

血清 ApoB 主要反映 LDL 水平，与血清 LDL-C 水平呈明显正相关，ApoB 水平高低的临床意义也与 LDL-C 相似。在少数情况下，可出现高 ApoB 血症而 LDL-C 浓度正常的情况，提示血液中存在较多小而密的 sLDL。当高甘油三酯血症时（VLDL 高），sLDL（B 型 LDL）增高。与大而轻的 LDL（A 型

LDL）相比，sLDL 颗粒中 ApoB 含量较多而胆固醇较少，故可出现 LDL-C 虽然不高，但血清 ApoB 增高的所谓"高 ApoB 血症"，它反映 B 型 LDL 增多。所以，ApoB 与 LDL-C 同时测定有利于临床判断。

3. Lp（a）　Lp（a）水平主要与遗传有关，基本不受性别、年龄、体重和大多数降胆固醇药物的影响。正常人群中 Lp（a）水平呈明显偏态分布，虽然个别人可高达 1000 mg/L 以上，但 80％的正常人在 200 mg/L 以下。通常以 300 mg/L 为切点，高于此水平者患冠心病的危险性明显增高，提示 Lp（a）可能具有致动脉粥样硬化作用，但尚缺乏临床研究证据。此外，Lp（a）增高还可见于各种急性时相反应（如心肌梗死、外科手术、急性炎症等）、肾病综合征、糖尿病肾病、妊娠和服用生长激素等。在排除各种应激性升高的情况下，Lp（a）被认为是 ASCVD 的独立危险因素。

4. 测定方法　血清 ApoA1、ApoB 和 Lp（a）测定基本上基于免疫化学原理。早期测定多采用免疫电泳法、免疫扩散法、放射免疫法和酶联免疫吸附法等，这些方法操作复杂，分析性能有限，现已很少使用。目前主要采用免疫比浊法，包括透射比浊法和散射比浊法，这些方法使用方便，分析性能良好，部分 Lp（a）测定方法可能存在较明显的特异性问题。建议采用免疫比浊法常规测定血清 Apo A1、Apo B 和 Lp（a）。

三、检测中应注意的问题

（一）选择合适的分析系统进行检测

检测血脂所需运行的特定仪器、试剂和校准物及其工作参数等称为分析系统。目前血脂常规测定普遍采用商品仪器、试剂和校准物，品牌众多，因此同一方法下可有众多分析系统。不同分析系统的分析性能常不同，因此选择可靠的分析系统是保证血脂分析质量的关键。

按分析仪器的自动化程度，可分为全自动（全自动生化分析仪）、半自动（半自动分析仪）和手工（分光光度计）分析系统。自动化程度越高，影响因素越少。目前我国绝大多数临床实验室采用全自动分析系统进行血脂常规测定，少数小型实验室可能使用半自动分析系统。

按仪器、试剂和校准物来源，分析系统可分为 3 种。①封闭系统：仪器、试剂和校准物来自同一厂商，配套使用，工作参数内置。②开放系统：试剂和校准物来自同一厂商，配套使用，仪器另选，参数一般由试剂厂商提供。③组合系统：仪器、试剂和校准物来自不同厂商或机构，由实验室自己组合并建立工作参数。目前 3 种分析系统在我国均广泛应用，可根据实验室具体情况进行选择。

（二）检测质量控制和保证

任何新选用的分析系统，在用于临床样品检验前，均应进行性能验证，以保证分析系统性能符合检测质量技术指标，保证检测的精密度、正确度、准确度和特异性。临床实验室应规定血脂测定各主要环节的工作条件和程序，血脂测定按规定的流程开展，并进行内部质量控制。选择足够均匀、稳定、浓度在主要医学决定水平附近的质控品以适宜血脂分析，而且尽量长期保持使用同种质控品，不宜频繁更换；每批检验分析至少分析一次质控品。临床实验室应定期参加国家或地区认可的室间质量评价计划。检测人员要每天进行仪器、试剂、标准品、质控品的全方位的维护和检测，减少人为因素的影响，确保检测结果的准确性。

（三）关注试剂的选择和质量问题

血清或血浆标本均应不溶血。血浆只能用肝素钠或 EDTA 抗凝，草酸盐与氟化物可对测定产生干扰，应避免使用。每种试剂盒都有自身的稳定性和储存的方法。一定严格按照试剂盒的说明书进行试剂盒保存和操作，减少所有的人为因素，以使结果更精确。

（四）血脂项目的计量单位

各个血脂项目测定数值的表达单位，按国家标准为 mmol/L。国际上有些国家用 mg/dL，其单位转换系数为：

胆固醇（TC、LDL-C、HDL-C）：1 mg/dL＝0.0259 mmol/L。

甘油三酯（TG）：1 mg/dL＝0.0113 mmol/L。

（五）血脂水平的个体内生物学变异和血脂测定的多次取样

即便采取措施尽量减小各分析前因素对血脂水平的影响，个体的血脂水平在不同时间仍有一定波动，称为个体内生物学变异。当血脂水平在医学决定水平附近时，应考虑到个体内生物学变异的存在，结合检测过程的不精密度，进行多次取样，否则将有可能作出错误的医学判断和决定。

国外对血脂水平短期（数周至数月）生物学变异的调查资料显示：TC 是最稳定的血脂指标，TG 相对具有最大的生物学变异；TC、TG、HDL-C、LDL-C、ApoA1、ApoB、Lp（a）的平均生物学变异分别为 6.1%～11%，23%～40%，7%～12%，9.5%，7%～8%，6.5%～10% 和 8.6%。据统计，我国血脂水平的生物学变异情况大致为：一年内血脂水平的个体内变异 TC、TG 分别为 9.7% 和 32%；TC、TG、LDL-C 和 HDL-C 在 10～15 年期间的个体内变异分别约为 10%、28%、18% 和 16%。值得指出的是血脂水平的个体内变异还有较大的个体差异，有些个体较小，有些则远大于平均水平。对于 TC、HDL-C、LDL-C、ApoA1 和 ApoB，最大可达 10%～15%，Lp（a）可达 50%，而 TG 可达 75%。对于这些个体，多次取样以减小生物学变异就显得更为重要。

当血脂水平远离医学决定水平时无需多次取样，多次取样以核实血脂适用于血脂水平接近正常与异常的划分界限时或在治疗目标值附近时。

四、血脂异常的筛查

血脂异常筛查属于一级预防范畴，该筛查最常见的适应证是帮助确定心血管疾病事件的风险。另外还包括其他意义：识别因存在原发性血脂异常家族史并有较高高血脂异常风险的患者；确定另一种临床问题（例如当 TG 重度升高时，常可伴发急性胰腺）；管理已经确诊动脉粥样硬化性心血管疾病的患者；评估减脂治疗及生活方式改变的效果和/或依从性。早期检出血脂异常个体并进行干预是有效实施动脉粥样硬化性心血管疾病（ASCVD）防治措施的重要基础。

首先应询问有否血脂异常和早发 CHD 的家族史。血脂异常进展缓慢，早期不一定出现临床症状和异常体征，但随着时间的发展可出现以下临床表现。①各种皮肤黄色瘤：血清 TC 升高者可有皮肤扁平或肌腱处黄瘤，多见于 FH；由于血清 CM 和 VLDL 残粒增加所致掌纹黄色瘤、结节发疹性黄色瘤，在 Ⅲ型高脂蛋白血症多见；结节性黄色瘤可见于血清 VLDL 长期升高的患者；②动脉粥样硬化：脂质在血管内皮沉积所致，产生冠心病和周围血管病等 ASCVD；③跟腱增粗：常见于 FH 患者，由于长期血清 TC 升高沉积于跟腱上，足部侧位 X 线片可见跟腱影增粗至 9 mm 以上（正常范围 6.3 mm±1.2 mm）；④老年环（又称角膜环）：40 岁以前出现者提示有长期血清 LDL-C 升高，以 FH 多见，但特异性并不很强；⑤血清 CM 或 TG 升高可有腹痛及胰腺炎的反复发作，肝脾大；⑥长期血清 TG 升高患者往往伴有肥胖尤其是中心性肥胖；⑦严重 CM 血症患者的血清 TG 可高达 11.3～22.5 mmol/L（1000～2000 mg/dL）以上，可出现脂性视网膜病变，眼底检查可见视网膜动脉与静脉呈鲜鱼网样粉红色或称"番茄酱"样改变。

由于血脂异常早期的临床表现较少，故血脂异常的诊断主要依靠实验室检查，而绝大多数血脂异常往往是在进行血液生化检验时被诊断。根据 2016 中国成人血脂异常防治指南的意见和建议，血脂检查的重点筛查对象为：①有 ASCVD 病史者；②存在多项 ASCVD 危险因素（如高血压、糖尿病、肥胖、吸烟）的人群；③有早发性心血管病家族史者（指男性一级直系亲属在 55 岁前或女性一级直系亲属在 65 岁前患缺血性心血管病），或有家族性高脂血症患者；④皮肤或肌腱黄色瘤及跟腱增厚者。为了及时发现血脂异常，建议 20～40 岁成年人至少每 5 年测量 1 次血脂；40 岁以上男性和绝经期后女性每年检测血脂；AVSCD 患者及其高危人群则应每 3～6 个月测定 1 次血脂；因 AVSCD 住院患者应在入院时或入院 24 小时内检测血脂。

附　儿童青少年血脂异常筛查和诊断

儿童青少年血脂异常并非少见，由于不良的生活方式、肥胖、代谢综合征增多，以及家族性血脂异常等遗传性因素，我国儿童青少年血脂异常发生率呈上升趋势，且直接损害儿童健康，如引起黄色瘤、酮体症、脂质肾毒性、脂肪肝、胆石症、胰腺炎等。

儿童青少年血脂异常与成人 ASCVD 疾病发生密切相关。病理学研究已经证实，此过程开始于生命的第二个 10 年（10～20 岁）的主动脉脂肪条纹；且纵向流行病学研究表明，儿童时期的血脂异常、肥胖和其他危险因素可预测成人心血管疾病；重要的是，儿童危险因素的正常化可以降低甚至消除成人风险。因此，中国儿童青少年血脂异常防治专家共识（2009）提出，对高危人群需进行血脂筛查：

（1）遗传因素 有 CVD 或血脂异常的家族史者。

（2）饮食因素 高脂肪、高胆固醇饮食。

（3）疾病因素 高血压、肥胖/超重、糖尿病、代谢综合征、川崎病、终末期肾病、癌症化疗等。

（4）应用影响血脂的药物。

（5）吸烟与被动吸烟。

值得一提的是，注意筛查过程中带来的社会心理影响，需避免轻易下结论给儿童带来不良的心理影响。

〔中山大学附属第八医院 颜 雯〕

参考文献

［1］中国成人血脂异常防治指南修订联合委员会. 中国成人血脂异常防治指南（2016 年修订版）. 中国循环杂志，2016，31（10）：937-953.

［2］Sirdah M. M，A. S. Abu Ghali，N. A. Al Laham. The reliability of the National Cholesterol Education Program's Adult Treatment Panel Ⅲ（NCEP/ATP Ⅲ）and the International Diabetes Federation（IDF）definitions in diagnosing metabolic syndrome（MetS）among Gaza Strip Palestinians. Diabetes Metab Syndr，2012，6（1）：4-8.

［3］Catapano A. L，et al. 2016 ESC/EAS Guidelines for the Management of Dyslipidaemias. Rev Esp Cardiol（Engl Ed），2017，70（2）：115.

［4］胡大一. 中国血脂异常与动脉粥样硬化性心血管疾病防控的新证据和新指南. 中华心血管病杂志. 2016，44（10）：826-827.

［5］赵水平. 血脂学研修全集. 长沙：中南大学出版社，2014.

［6］赵水平. 血脂的实验室检测及临床评价. 中国实用内科杂志，2002，22（1）：9-11.

［7］张栋武，胡记妹，方毅，等. 血脂、脂蛋白、载脂蛋白测定结果的临床分析方法. 中国临床医生杂志，2009，37（1）：69-70.

［8］赵水平. 血脂临床检测及其意义. 中国临床医生杂志，2003，31（10）：27-29.

［9］赵水平. 临床血脂学. 北京：人民卫生出版社，2006.

［10］胡军杰，周志敏. 血脂检测应注意的事项. 中国医药指南，2008，6（21）：156-157.

［11］迟家敏. 实用血脂学. 北京：人民卫生出版社，2010.

［12］《中华儿科杂志》编辑委员会，中华医学会儿科学分会儿童保健学组，中华医学会儿科学分会心血管学组，等. 儿童青少年血脂异常防治专家共识. 中华儿科杂志，2009，47（6）：426-428.

第十三章　家族性高胆固醇血症

家族性高胆固醇血症（familial hypercholesterolemia，FH）是以血浆低密度脂蛋白-胆固醇（LDL-C）异常升高、外周组织黄色瘤、动脉粥样硬化及早发冠心病为特征的一种常见且严重的常染色体显性遗传性疾病，因其极高的心血管疾病风险而成为威胁全世界公众健康的重要脂代谢紊乱疾病。目前，FH 已被美国公共健康遗传学的疾病控制中心定义为一级 I 型遗传疾病。

在进行流行病学研究时，我国多采用荷兰 DLCN（Dutch Lipid Clinic Network Criteria，DLCN）标准进行判定，普通人群中 FH 患病率相对较低。江苏营养研究数据显示为 0.28%，但在冠脉疾病患者中则相对常见（FH 检出率约为 3.5%），其中早发心肌梗死患者 FH 检出率为 7.1%、胸痛患者 FH 检出率为 2.7%。目前已报道的我国 FH 患者 LDLR 突变类型有 143 种，最常见的五种致病性突变为 ApoB 10579C>T，LDLR 986G>A，1747C>T，1879G>A，和 268G>A，其中 ApoB 突变的发病率有升高趋势。台湾地区关于 FH 的流行病学资料显示小于 1% 的 FH 患者被确诊，具体发病率未知。

一、遗传学基础

家族性高胆固醇血症（FH）是常染色体显性遗传病，主要的病理机制是低密度脂蛋白受体（LDLR）基因突变引起细胞膜表面的 LDLR 缺如或结构功能异常导致肝脏对血浆胆固醇清除障碍而造成血浆总胆固醇（TC）水平和 LDL-C 水平显著升高。另有一小部分 FH 则是由于载脂蛋白 B_{100}（Apo B_{100}）或前蛋白转化酶枯草溶菌素 9（PCSK9）基因突变所致。此外，部分患者为常染色体隐性遗传，机制为 LDL 受体衔接蛋白 1（LDLRAP1）失功能型突变，影响 LDL 内化活性降解。

（一）LDL 受体

1. LDL 受体结构　低密度脂蛋白受体（LDLR）是一种膜镶嵌式蛋白质，全长有 839 个氨基酸。该受体调控低密度脂蛋白（LDL）的胞吞作用。此种受体专门识别 LDL 颗粒上的载脂蛋白 B_{100}，也可辨认乳糜微粒残体及中间密度脂蛋白（IDL）上的载脂蛋白 E（ApoE）。LDL 受体结构和分区见图 13-1，分为配体结合结构域、表皮生长因子 EGF 前体结构域、含糖基结构域、跨膜结构域和胞液结构域。人体 LDL 受体的基因编码为 LDLR 基因。

2. LDLR 基因　LDLR 基因位于 19 号染色体的短臂上（19p13.1~13.3）。LDLR 基因包括 18 个外显子，跨越 45 个碱基对长度单位，并且其蛋白基因产物包含 839 个氨基酸。单异常副本（杂合子）FH 中 40% 的患者会在 50 岁时患上心血管疾病。双异常副本（纯合子）FH 患者在童年时便有加速动脉粥样硬化，并且会导致许多并发症。血浆中的 LDL 水平与 LDLR 的活性成负相关。纯合子的 LDLR 的活性小于 2%，而杂合子的 LDLR 活性在 2%~25%

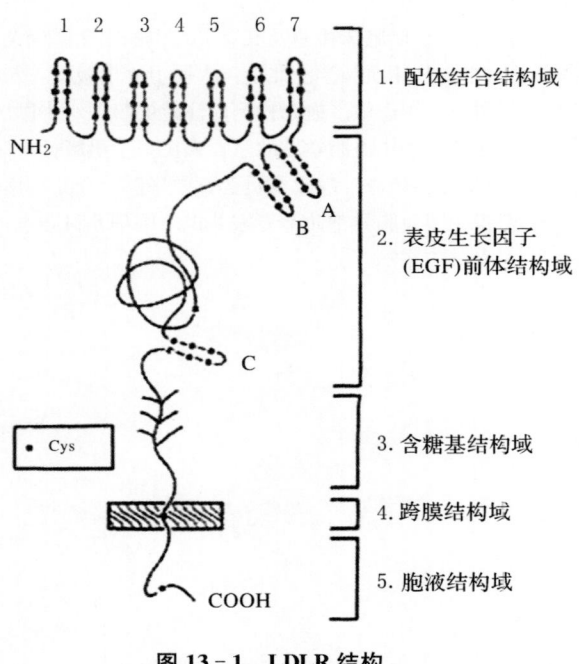

图 13-1　LDLR 结构

之间（取决于突变的性质）并伴随 LDL 代谢缺陷。目前已知有超过 1700 种不同类型的突变。

根据影响低密度脂蛋白受体功能的不同方面，低密度脂蛋白受体相关的基因突变可以划分为 6 种类型（表 13-1）。

表 13-1　　　　　　　　　　　　　低密度脂蛋白受体相关的基因突变类型

基因突变类型	
1 型受体蛋白合成缺陷	此类型突变导致编码 LDL 受体的基因不能正常转录和翻译，细胞不表达 LDL 受体。主要包括点突变、启动子区突变导致转录障碍、突变导致 mRNA 错误剪接、大片段缺失等
2 型受体蛋白结构缺陷	由于终止密码子提前出现导致多肽链截短，或半胱氨酸富集区的突变导致蛋白质错误折叠，LDL 受体在内质网合成后不能被正常转运至高尔基体，滞留在内质网内。LDL 受体蛋白完全滞留在内质网内（2A 型）。部分折叠错误的 LDL 受体蛋白可以离开内质网，但过程非常缓慢（2B 型）
3 型 LDL 配体结合缺陷	能够正常合成并在细胞膜上表达 LDL 受体，但配体结合结构域的突变使得 LDL 受体不能正常结合 LDL 配体
4 型受体配体复合物内化缺陷	发生于 LDL 受体羧基端的突变导致受体与细胞膜相互作用缺陷，受体结合配体后不能被有效聚集于包被陷窝内并内化（4A 型）。部分情况下合成的受体到达细胞表面后甚至表现为分泌至胞外（4B 型）
5 型受体再循环缺陷	突变发生在受体蛋白的 EGF 前体结构域，该区域突变导致核内体中受体与配体分离障碍，受体滞留在核内体中被降解
6 型受体在基底膜定位缺陷	突变发生在受体胞液结构域，导致受体蛋白不能到达细胞膜并迅速被降解

根据 LDLR 基因突变的性质，FH 的类型主要分为以下 5 种（图 13-2）。

1 类：LDLR 没有完全合成。

2 类：LDLR 没有正常地从内质网转运至高尔基体并在细胞表面表达。

3 类：LDLR 没有正常地在细胞表面与 LDL 结合，因为载脂蛋白 B_{100}（R3500Q）或 LDL-R 内部有缺陷。

4 类：LDLR 与 LDL 结合时没有正常地聚集在网格蛋白包被进行受体介导的内吞作用（途径中的步骤 2）。

5 类：LDLR 没有被正常地回收至细胞表面（途径中的步骤 5）。

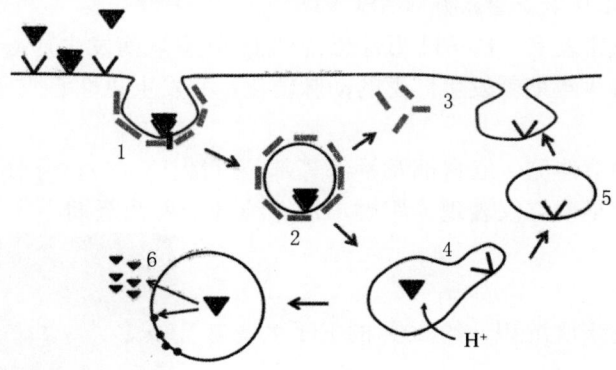

图 13-2　LDLR 途径

（二）$ApoB_{100}$

载脂蛋白 B_{100}（$ApoB_{100}$）是主要的载脂蛋白，或是脂蛋白颗粒的蛋白质部分。其对应的 $ApoB_{100}$ 基因位于 2 号染色体（2p24～p23）上，长度在 21.08～21.12 兆碱基对长度单位之间。FH 通常与 R3500Q 的突变有关，其导致 3500 号位置上的精氨酸被替换为谷氨酰胺。突变的部位位于与 LDL 受体结合的蛋白质的一部分，这导致了 LDL 与受体的结合率降低。与 LDLR 类似，双异常副本（纯合子）的高胆固醇血症较单异常副本（杂合子）更为严重。

（三）PCSK9

前蛋白转化酶枯草溶菌素 9（PCSK9）是一种多肽，介导 LDL 受体在肝细胞溶酶体的降解。PC-SK9 基因的功能获得性突变，导致 PCSK9 对 LDL 受体亲和力增强，LDL 与 LDL 受体在核内体的分离受到影响，LDLR 循环利用障碍，增加 LDLR 的降解，减少肝细胞膜表面 LDLR 的数量。PCSK9 的这种基因的功能获得性突变参与常染色体显性高胆固醇血症的发病。

二、病理机制和分型

FH 主要的病理机制是 LDLR 基因突变引起细胞膜表面的 LDLR 缺如或结构功能异常导致肝脏对血浆胆固醇清除障碍而造成总 TC 水平和 LDL-C 水平显著升高。FH 的杂合子型（heterozygous FH，HeFH）发病率为 1/（200～250），纯合子型（homozygous FH，HoFH）为 1/（26 万～30 万）。杂合子患者从父母中一方遗传获得一个异常的 LDLR 基因，在体内约有 50% 的功能性 LDLR，同时由于体内其他代偿机制，所以病情较轻。而纯合子患者，从父母双方各获得一个异常的 LDLR 基因，体内没有或很少有功能性的 LDLR，故病情重。FH 患者早发冠心病的风险很高（50 岁男性风险＞50%，60 岁女性＞30%）。未经治疗的 FH 患者其冠心病症状男性在 40 岁左右出现，女性在 50 岁左右出现。

另有一小部分 FH 则是由于 $ApoB_{100}$ 或 PCSK9 基因突变所致。其中，由于 $ApoB_{100}$ 基因突变所致的高胆固醇血症亦被称为家族性载脂蛋白 B_{100} 缺陷症（familial defective apolipoprotein B_{100}，FDB），发病率为 1/700～1/500。然而，新近的研究证实 FH 是一种异质性很高的疾病，临床诊断为 FH 的患者并非全部由上述已知基因缺陷所致，其他基因突变也可导致严重的 FH 样表型：如常染色体隐性遗传性高胆固醇血症（autosomal recessive hypercholesterolemia，ARH）纯合患者。ARH 主要为 LDL 受体衔接蛋白 1（LDLRAP1）失功能型突变，导致 LDL 内化活性降解低下，可表现为血浆胆固醇水平异常升高、皮肤或肌腱黄色瘤和早发的冠心病，临床表现与 FH 极为相似，较罕见。

三、临床表现

（一）高胆固醇血症

国外研究显示，未治疗的 HeFH 患者血清 LDL-C 大多在 5.0 mmol/L（191 mg/dL）以上，HoFH 患者血清 LDL-C 水平更高，常＞13.0 mmol/L（500 mg/dL）。

（二）早发动脉粥样硬化性心血管疾病（ASCVD）

早发冠心病是常见的临床表型。HeFH 男性患者多于 50 岁之前发生冠心病，女性发病年龄略晚于男性。HoFH 患者大多在青少年期就发生广泛的动脉硬化，并发生急性心肌梗死、猝死等心血管事件。

（三）黄色瘤

多出现在肘关节、膝关节伸侧，或臀部及手部等部位（图 13-4）；可分为疹样黄素瘤、块状黄素瘤、睑黄素瘤和腱黄素瘤。早期可仅表现为跟腱增厚。纯合子者儿童期出现，杂合子则多在 30～60 岁出现。

（四）脂性角膜弓

角膜周边部基质内的类脂质沉积，约 30% 的 FH 患者有脂性角膜弓（图 13-3）。

（五）主动脉瓣的钙化

除此之外，孙荻等研究证实 FH 患者不仅早发心肌梗死风险高（为非 FH 患者的 5.32 倍），且发病早。Auckle 等发起的一项纳入 498 例早发心肌梗死患者的随访调查发现，相较于非 FH 患者，合并 FH 的心肌梗死患者心脏功能受损

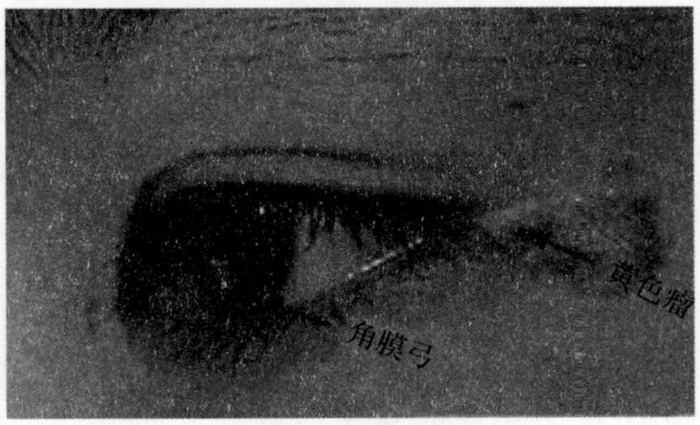

图 13-3　眼部黄色瘤及角膜弓

为严重,表现为左室射血分数(LVEF)低、NT-proBNP 水平高,且多支血管病变发生率及心功能差,提示 FH 患者冠状动脉疾病负担重,若能在动脉粥样硬化事件发生前对患者实施适当的筛查及治疗,或将改善患者预后。

四、筛查和诊断

FH 的明确诊断依赖于临床诊断联合基因检测。具体来说,该疾病的诊断过程中需考虑的因素包括早发冠心病病史、早发冠心病家族史、皮肤黄色瘤、眼睛角膜弓及血浆高 LDL-C 水平。如今,国际上尚缺乏被广泛公认且统一的 FH 的诊断标准。目前应用较为广泛的 FH 的诊断标准主要有荷兰血脂管理标准(Dutch Lipid Clinic Network Criteria,DLCN)、英国的西门标

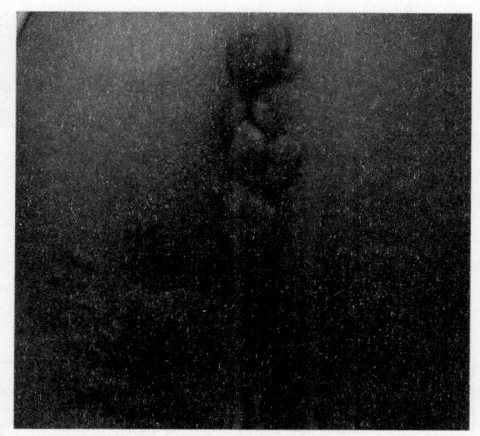

图 13-4 臀部黄色瘤

准(Simon Broome System)、美国的 MEDPED 诊断标准(Make Early Diagnosis to Prevent Early Deaths System)。我国亦有 FH 的诊断标准。

(一)荷兰血脂管理标准

DLCN 应用评分系统综合患者血浆 LDL-C 水平、临床特征、CAD 家族史及基因标志等,对 FH 进行诊断(表 13-2)。若 DLCN 评分>8 分,可确诊 FH;DLCN 评分 6～8 分,极可能是 FH,DLCN 评分 3～5 分,可能为 FH,DLCN 评分<3 分,不太可能是 FH。以下情况则需做遗传学检测:患者评分>5 分;或患者诊断为明显的高胆固醇血症、肌腱黄色瘤,并且伴有 CHD 家族史。

表 13-2　　　　　　　　　　　　　　　　荷兰 DLCN 诊断标准

诊断项目	分　值
家族史	
(1)一级亲属有早发 CHD 病史	1 分
(2)一级亲属血浆 LDL-C 水平超过同地区年龄和性别校正后的第 95 百分位数	1 分
(3)一级亲属有肌腱黄色瘤和(或)角膜弓	2 分
(4)18 岁以下儿童血浆 LDL-C 水平超过同地区年龄和性别校正后的第 95 百分位数	2 分
临床病史	
(1)早发 CHD	2 分
(2)早发脑血管或外周血管病变	1 分
体格检查	
(1)肌腱黄色瘤	6 分
(2)早于 45 岁出现角膜弓病变	4 分
血浆 LDL-C 水平	
(1)LDL-C>8.5 mmol/L(330 mg/dL)	8 分
(2)LDL-C 6.5～8.4 mmol/L(250～329 mg/dL)	5 分
(3)LDL-C 5～6.4 mmol/L(190～249 mg/dL)	3 分
(4)LDL-C 4.0～4.9 mmol/L(155～189 mg/dL)	1 分
遗传学检测	
主要突变位点位于 LDLR、ApoB、PCSK9 基因	8 分

（1）CHD：冠心病；LDL-C：低密度脂蛋白胆固醇；FH：家族性高胆固醇血症；LDLR：低密度脂蛋白受体；ApoB：载脂蛋白 B；PCSK9：前蛋白转化酶枯草溶菌素 9。

（2）早发 CHD：冠心病发病年龄，男性早于 55 岁，女性早于 60 岁

（3）对于检测出主要突变位点的患者，应对一级亲属进行遗传学检测。

（4）评分时，各组内分数不累计，只取最高分。

（二）英国西门标准

相比较西门 DLCN 诊断标准，英国西门标准（Simon Broome system）的一些诊断指标更加简化（表 13-3），由于其诊断指标主要针对英国人群，因此其对 FH 的诊断可能不适用于其他种族人群。

表 13-3　　　　　　　　　　　　　　　英国西门诊断标准

符合以下 1、2 或者 3 中任意一种即可诊断为 FH		
1	（1）成人 TC＞7.5 mmol/L 或 LDL-C＞4.9 mmol/L	
	（2）患者本人或者一级亲属或者二级亲属患有肌腱黄色瘤	
2	（1）16 岁以下儿童 TC＞6.7 mmol/L 或 LDL-C＞4.0 mmol/L	
	（2）患者本人或者一级亲属或者二级亲属患有肌腱黄色瘤	
3	遗传学证据显示突变位点位于 LDLR、ApoB 或 PCSK9 基因	
符合以下 1、2 或者 3 中任意一种即需考虑 FH 的可能		
1	（1）成人 TC＞7.5 mmol/L 或 LDL-C＞4.9 mmol/L	
	（2）家族史：一级亲属有 60 岁之前发病的 MI 病史，或二级亲属有 50 岁之前发病的 MI 病史	
2	（1）16 岁以下儿童 TC＞6.7 mmol/L 或 LDL-C＞4.0 mmol/L	
	（2）家族史：一级亲属有 60 岁之前发病的 MI 病史，或二级亲属有 50 岁之前发病的 MI 病史	
3	家族史：成人一级或二级亲属 TC＞7.5 mmol/L 或者 16 岁以下子女或兄弟姐妹 TC＞6.7 mmol/L	

注：（1）TC：总胆固醇；LDL-C：低密度脂蛋白胆固醇；FH：家族性高胆固醇血症；LDLR：低密度脂蛋白受体；ApoB：载脂蛋白 B；PCSK9：前蛋白转化酶枯草溶菌素 9；MI：心肌梗死。

（2）一级亲属：父母，子女，同父母的兄弟姐妹；二级亲属：祖父母，外祖父母，叔叔，伯伯，舅舅，姨妈，姑姑。

上述 DLCN 和 Simon Broome 诊断标准主要根据患者血脂水平、家族史、病理改变和基因检测等方面对 FH 进行综合诊断，在欧洲各个国家被广泛应用，如德国、荷兰、瑞典、意大利、丹麦等。因 DLCN 诊断标准不适用于儿童，因此对于儿童常用 Simon Broome 诊断标准，例如在阿曼、波兰等国家。

（三）美国 MEDPED-FH 诊断标准

如表 13-4 所示，该诊断标准仅依据患者血浆 TC 和 LDL-C 水平，简单易行，但因其诊断时未考虑患者临床特征、家族史以及具有诊断价值的基因突变等因素，目前较少使用。

表 13-4　　　　　　　　　　　　　　美国的 MEDPED 诊断标准　　　　　　　　　　　　　　mmol/L

年龄（岁）	一级亲属		二级亲属		三级亲属		普通人群	
	TC	LDL-C	TC	LDL-C	TC	LDL-C	TC	LDL-C
＜20	5.7	4.0	5.9	4.3	6.2	4.4	7.0	5.2
20~29	6.2	4.4	6.5	4.7	6.7	4.8	7.5	5.7
30~39	7.0	4.9	7.2	5.2	7.5	5.4	8.8	6.2
＞40	7.5	5.3	7.8	5.6	8.0	5.8	9.3	6.7

注：（1）一级亲属：父母，子女，同父母的兄弟姐妹。

（2）二级亲属：祖父母，外祖父母，叔叔，伯伯，舅舅，姨妈，姑姑。

（3）三级亲属：表兄弟姐妹，堂兄弟姐妹。

以上 3 种针对 FH 的诊断标准，依赖于 FH 表现出来的体征进行诊断，特异性高，但敏感性差，具有较高的假阴性率。

（四）美国心脏病学会（AHA）-FH 临床分型和诊断标准

FH 的遗传学特点远较孟德尔单基因遗传复杂，且异质性很高。鉴于该疾病的该特性，美国心脏病学会（American Heart Association，AHA）在 2015 年 12 月修订并发布了专门针对 FH 的科学声明，明确了 HeFH 和 HoFH 的临床分型和诊断标准（表 13 - 5）。在遗传学检测缺如的情况下，根据临床标准即可对 FH 进行诊断分型。根据临床标准诊断为纯 HoFH 的患者，可以不管其基因诊断结果如何，开始接受被批准只能用于 HoFH 患者治疗的特定药物进行降脂治疗。在此基础上，遗传学基因检测可以提供更精确的诊断信息，并促进 FH 患者筛查，有助于提高 FH 的诊断率，降低漏诊率及误诊率。

关于 FH 筛查，AHA 声明中指出，家族成员中如有确诊为 FH 者则所有家庭成员均应进行筛查。而人群中的大规模普查也是发现潜在性 FH 患者的策略，尤其是应该对那些有家族性高脂蛋白血症史且儿童时期即有 LDL-C 水平异常的人群进行筛查。FH 的筛查人群包括：发病年龄＜60 岁的早发冠心病、黄色瘤、早发角膜弓及临床检查血浆 LDL-C 水平异常增高达 FH 诊断阈值的患者等。AHA 制定的 FH 分型和诊断策略临床实用价值高，但不足之处在于根据此诊断策略，一些因多个微小遗传变异导致 LDL-C 水平升高的患者可能被误诊为 FH。而且此诊断策略中，血浆 LDL-C 诊断阈值是由西方欧美人群的流行病学调查数据分析所得，很可能并不适用于全球范围各种族人群尤其是亚洲人群的 FH 的实际诊断。根据不同地域不同种族人群血浆 LDL-C 水平分布特点及基因型/表型相互作用等，LDL-C 的诊断阈值需根据实际情况进行调整，不能片面地一概而论。

表 13 - 5　　　　　　　　　　　　美国 AHA 的 FH 诊断策略（2015 年 12 月修订版）

ICD-10 分类	临床标准	基于基因检测诊断
杂合子型 FH（HeFH）	儿童血浆 LDL-C≥4 mmol/L（160 mg/dL），成人血浆 LDL-C ≥ 5 mmol/L（190 mg/dL），并且有 1 位一级亲属有类似表现或患有早发 CHD 或具有导致 LDL-C 升高的相关基因缺陷的阳性检测结果（突变位点位于 LDLR、ApoB 或 PCSK9 基因）	表现为单个与血浆 LDL-C 升高相关的基因突变（突变位点位于 LDLR、ApoB 或 PCSK9 基因）。 与血浆 LDL-C 升高相关的基因突变检测阳性，但血浆 LDL-C＜4 mmol/L（160 mg/dL），诊断为 HeFH 部分杂合子患者血浆 LDL-C 水平可＞10 mmol/L（400 mg/dL），此时应采取与纯合子型 FH 相似的治疗策略 同时表现为与血浆 LDL-C 升高相关的基因突变（突变位点位于 LDLR、ApoB 或 PCSK9 基因）和与血浆 LDL-C 降低相关的基因突变，并且血浆 LDL-C＜4 mmol/L（160 mg/dL）
纯合子型 FH（HoFH）	血浆 LDL-C≥10 mmol/L（400 mg/dL）并且父母一方或双方临床诊断为 FH，具有导致 LDL-C 升高的相关基因缺陷的阳性检测结果（突变位点位于 LDLR、ApoB 或 PCSK9 基因），或者常染色体隐性遗传性高胆固醇血症 对于年龄小于 20 岁、血浆 LDL-C＞14 mmol/L（560 mg/dL）或者血浆 LDL-C＞10 mmol/L（400 mg/dL）同时合并主动脉瓣病变或黄色瘤的患者，高度考虑 HoFH 可能	表现为两个相同的（真纯合子 FH）或不同的（混合杂合子型 FH）与血浆 LDL-C 升高相关的基因缺陷（突变位点位于 LDLR、ApoB 或 PCSK9 基因），包括罕见的常染色体隐性遗传变异类型
FH 家族史	有一级亲属被明确诊断为 FH 者，血浆 LDL-C 不是诊断标准	未进行基因突变检测

注：LDL-C，低密度脂蛋白胆固醇；FH，家族性高胆固醇血症；LDLR，低密度脂蛋白受体；ApoB，载脂蛋白 B；PCSK9，前蛋白转化酶枯草溶菌素 9。

（五）我国 FH 诊断标准

近日发布的《家族性高胆固醇血症筛查与诊治中国专家共识》（以下简称"共识"）建议符合下列

任意 1 项者要进入 FH 的筛查流程：①早发 ASCVD（男性＜55 岁或女性＜65 岁即发生 ASCVD）；②成人血清 LDL-C≥3.8 mmol/L（146.7 mg/dL），儿童血清 LDL-C≥2.9 mmol/L（112.7 mg/dL），且能除外继发性高脂血症者；③有皮肤/腱黄素瘤或脂性角膜弓（＜45 岁）；④一级亲属中有上述 3 种情况。筛查内容包括家族史、临床病史、体格检查以及检测血清 LDL-C 水平。

共识建议成人符合下列标准中的 2 项即可诊断为 FH：①未接受降脂药物治疗的患者血清 LDL-C 水平≥4.7 mmol/L（180 mg/dL）；②有皮肤/腱黄色瘤或＜45 岁的人存在脂性角膜弓；③一级亲属中有 FH 或早发 ASCVD，特别是冠心病患者。儿童 FH 的诊断标准：未治疗的血 LDL-C 水平≥3.6 mmol/L（140 mg/dL）且一级亲属中有 FH 患者或早发冠心病患者。需要注意的是，在诊断 FH 时需排除继发性原因所引起的胆固醇升高，如肾病综合征、甲状腺疾病、肝脏疾病、糖尿病等疾病。

五、治疗

《家族性高胆固醇血症筛查与诊治中国专家共识》指出，合并与不合并 ASCVD 的成人 FH 患者血 LDL-C 的目标值分别为＜1.8 mmol/L（70 mg/dL）和＜2.6 mmol/L（100 mg/dL）；儿童 FH 患者血 LDL-C 的目标值＜3.4 mmol/L（130 mg/dL）。若难以达到上述目标值，建议至少将血清 LDL-C 水平降低 50%。

目前，FH 的治疗策略主要包括以下内容：①饮食及生活方式改善；②降血脂药，包括他汀类、依折麦布、胆酸螯合剂、普罗布考等；③其他治疗，包括 ApoB 反义寡核苷酸、PCSK9 抑制药、胆固醇酯转移蛋白（CETP）抑制药、LDL 净化疗法等。

（一）饮食及生活方式改善

推荐所有 FH 患者尽早开始治疗性生活方式改变，建议限制饱和脂肪酸（占能量摄入＜7%）和胆固醇（＜200 mg/d）的摄入。还需适当摄入植物甾醇/甾烷醇酯（2 g/d）以及可溶性纤维（10～20 g/d）。应鼓励患者通过合理饮食及体育锻炼以达到健康体重。此外，戒烟及限制饮酒可减少 FH 患者的心血管疾病风险。仅通过饮食及生活方式改善对于 LDL-C 达标是远远不够的，因此对于所有 FH 患者都需尽早开始药物治疗。

（二）降血脂药

1. 他汀类　该药为细胞内胆固醇合成限速酶——HMG-CoA 还原酶的抑制药，可减少肝细胞内游离胆固醇，反馈性上调肝细胞表面 LDLR 表达，能够显著降低血浆 TC 和 LDL-C。应用高强度他汀（如阿托伐他汀、瑞舒伐他汀、匹伐他汀、辛伐他汀）到最大允许剂量时可使 LDL-C 降低 50%～60%。故无论成人或儿童，FH 确诊初始即需要接受高强度他汀治疗，而低强度的他汀（如氟伐他汀、洛伐他汀以及普伐他汀）不适宜用于 FH 的初始治疗。杂合子 FH 患者的 LDL 受体具有 50% 功能，所以对他汀的反应良好，而纯合子 FH 患者对他汀反应较差。因其可以有效降低血浆 LDL-C 水平、并减少心血管疾病的发病率和死亡率，故被认为是治疗 FH 的一线药物。主要副作用为转氨酶升高及肌损害，孕妇禁用。高强度治疗 LDL-C 不达标或不能耐受他汀类药物者，可考虑其他降血脂药，如依折麦布、胆酸螯合剂等。

2. 胆固醇吸收抑制药（依折麦布）　该药作用于小肠细胞的刷状缘，通过减少胆固醇的吸收、降低肝细胞内胆固醇水平、上调肝脏 LDLR 表达从而加速 LDL 的代谢。高胆固醇血症的患者单用依折麦布（10 mg/d）可降低血浆 LDL-C 水平 16%～19%，还可减少其他冠心病相关的血浆标志物，如高敏 C 反应蛋白（hs-CRP）。药物间相互作用少，安全性和耐受性良好。

3. 胆酸螯合剂（盐酸考来维仑、考来烯胺、考来替泊）　该药是碱性阴离子交换树脂，能与胆汁酸螯合，阻止胆汁酸的肠肝循环，促进胆固醇排泄，反馈性上调肝脏 LDLR 表达，从而加速 LDL 分解代谢。胃肠道不良反应及药物间相互作用常见。新型制剂盐酸考来维仑（每天剂量 2.5～3.75 g）因胃肠道反应及药物间相互作用少，与他汀联用可进一步降低 LDL-C 达 20%，故被推荐用于 FH 患者的治疗，亦是美国批准用于儿童 FH 患者的唯一胆酸螯合剂。

4. 普罗布考　是一种具有多效性的抗氧化剂，可渗入到 LDL 颗粒核心使 LDL 易通过非受体途径被清除，可有效降低 TC 和 LDL-C，但由于同时降低了 HDL-C 而影响了其在临床上的应用。近来研究发现，普罗布考虽降低了 HDL-C，但可以促进胆固醇流出及胆固醇逆转运，加速胆固醇的分解代谢，即增强了 HDL 抗 AS 作用。此外，普罗布考还具有抗氧化、抗炎、稳定斑块、改善血管内皮功能及延长预期寿命等作用。日本的 POSITIVE 研究对 410 名杂合子型 FH 患者进行了长期随访后发现，普罗布考可以减少冠心病风险，且未观察到严重不良反应。较之其他降血脂药，普罗布考的突出优势在于可以显著消除黄色瘤，其机制可能与减小 HDL 颗粒、减少巨噬细胞中的脂质沉积有关。常见副作用为胃肠道反应，严重不良反应有室性心律失常、QT 间期延长、晕厥。孕妇及儿童不宜使用。

5. 联合用药　他汀剂量翻倍，其进一步降低 LDL-C 仅 6%～7%，因此，若 FH 患者经最大允许剂量的他汀治疗后 LDL-C 仍未达标则需酌情加用另一种降脂药。辛伐他汀与烟酸缓释剂的复方制剂 Simcor 以及辛伐他汀与依折麦布的复方制剂 Vytorin 是 FH 患者很好的选择。在他汀的基础上加用依折麦布则可以使血浆 LDL-C 进一步降低 15%～20%，同时可降低血浆 hs-CRP。一项在 621 名高胆固醇血症患者中开展的研究发现，单用阿托伐他汀 20 mg/d 的治疗组 4 周后 LDL-C 仅降低 9%，而阿托伐他汀 10 mg/d＋依折麦布 10 mg/d 联合治疗组的 LDL-C 下降了 24%；且杂合子型 FH 患者的亚组分析也显示出类似结果。在针对纯合子型 FH 患者的研究中发现，经过 12 周的治疗后，阿托伐他汀（或辛伐他汀）80 mg/d 治疗组患者的 LDL-C 下降了 7%，而他汀 40 mg/d＋依折麦布 10 mg/d 联合治疗组的 LDL-C 下降了 21%，他汀 80 mg/d＋依折麦布 10 mg/d 联合治疗组的 LDL-C 下降了 27%，表明他汀类＋依折麦布联合的降脂效果显著优于他汀类剂量加倍。

一项针对四名中国 HoFH 儿童患者的长达 6～13 年的临床观察发现，在低胆固醇饮食的基础上，阿托伐他汀 40 mg/d＋依折麦布 10 mg/d＋普罗布考 1000 mg/d 三药联合应用可使 LDL-C 相较于治疗前的基线水平降低 42.76%～56.30%、皮肤黄色瘤明显消退，并且未观察到心血管事件和药物相关不良反应。另一项纳入 1220 名 Ⅱa 型或 Ⅱb 型高脂蛋白血症患者的临床研究发现，经过 24 周的治疗后辛伐他汀 20 mg/d＋依折麦布 10 mg/d＋烟酸 2 g/d 三药联用组的血浆 LDL-C 较基线水平下降了 58.5%，而辛伐他汀 20 mg/d＋依折麦布 10 mg/d 两药联用组及单用烟酸 2 g/d 治疗组的 LDL-C 分别下降 53.5% 和 20.1%。这提示加用烟酸可达到更强的降脂效果。此外，他汀和考来替泊联合可以有效控制儿童 FH 患者的 LDL-C。

（三）其他治疗

1. ApoB 反义寡核苷酸　ApoB 主要在肝脏表达，是致 AS 病变的主要脂蛋白。FH 患者的血浆 ApoB 均有升高，且与冠心病风险呈正相关，故 ApoB 被作为 FH 治疗的新靶点。美帕米沙（mipomersen）为一种 ApoB 反义寡核苷酸，经皮下给药的方式进入人体后可以降解 ApoB 的 mRNA 而抑制 ApoB 生成，从而降低血浆 VLDL 及 LDL。美帕米沙 300 mg/周的治疗组 6 周后可以使杂合子型 FH 患者的血浆 LDL-C 及 Apo B 较基线水平分别下降 34% 和 33%。对正在接受最大耐受剂量降脂药的纯合子型 FH 患者加用美帕米沙（200 mg/周）治疗 26 周后 LDL-C、Apo B 及总胆固醇较基线水平分别下降 24.7%、26.8%、21.2%。此外，美帕米沙还可降低血浆 TG 及脂蛋白（a）[Lp（a）] 等其他致 AS 脂质。该药耐受性较好，主要不良反应为注射部位反应、流感样症状及转氨酶升高，尚未发现与其他降脂药的相互作用。

2. PCSK9 抑制药　PCSK9 是近年来热门的降脂治疗新靶点。PCSK9 在胆固醇代谢中起关键作用：PCSK9 由肝脏分泌释放入血，通过与肝脏的 LDLR 结合而降解 LDLR，使 LDL 清除减少而升高血浆 LDL-C 水平。PCSK9 抑制药则可减少 LDLR 降解，可能增强他汀类诱导的 LDLR 表达，加快 LDL 清除。目前已有多种方法被用于抑制 PCSK9 活性。其中研究最广泛的为 PCSK9 的单克隆抗体，依诺尤单抗（Evolocumab）、Alirocumab、已经被欧洲药物管理局（EMA）和美国食品药物管理局（FDA）批准用于 HeFH 患者。这些抗体与 PCSK9 结合，抑制 PCSK9 与 LDLR 的结合，从而中和 PCSK9 的活性。在正常人群中，可降低 LDL-C 水平达 65%；而在高脂血症的患者中降低 LDL-C 高达 60%～80%。

在第 67 届美国心脏病学年会（ACC2018）上发布的 ODYSSEY OUTCOMES 研究结果显示，经 Aliro-cumab 干预的急性冠脉综合征伴高脂血症患者不仅心血管主要终点事件显著降低 15%，且提示和有 15% 的全因死亡率降低有关，除注射部位局部反应之外，未见新发糖尿病、认知障碍、出血性卒中、白内障等在内的任何安全性问题。PCSK9 单克隆抗体的出现对于 FH 防治意义重大，尤其对于最大耐受剂量他汀治疗仍无法有效控制 LDL-C 水平的患者，提示 PCSK9 单克隆抗体或可作为 FH 患者治疗新选择。其余降低 PCSK9 活性的策略包括小干扰 RNA 等，其直接作用于 PCSK9 mRNA，导致后者的降解，目前此类药物处于临床试验中。

3. 微粒体甘油三酯转移蛋白（MTP）抑制药　MTP 可以促进内质网囊泡间脂质分子的转运，是肝细胞中 VLDL 和小肠细胞中乳糜微粒（CM）合成和分泌所必需的脂质转移蛋白。而抑制 MTP 则能够抑制新生 ApoB 转化成 CM 和 VLDL。连续 4 周应用 MTP 抑制药 BMS-201038 1.0 mg/（kg·d）可以使纯合子型 FH 患者的 LDL-C 水平降低 50.9%、ApoB 水平降低 55.6%。口服制剂 lomitapide 在 3 期临床试验中被证实连续使用 26 周后可以使纯合子 FH 患者的 LDL-C 水平较基线降低 50%。高胆固醇血症患者单用 MTP 抑制药后可呈剂量依赖性地降低 LDL-C 浓度；联用依折麦布和 MTP 抑制药，其降脂效果则比任一单用时更显著。主要不良反应为胃肠道反应、转氨酶升高及肝脏脂肪沉积。

4. 甲状腺激素（TH）类似物　甲状腺激素 β 受体（TRβ）主要分布于肝脏，TH 类似物——Eprotirome 及 Sobetirome，可以选择性结合肝脏 TRβ，上调 LDLR 和刺激胆固醇逆转运从而降低血浆 LDL-C，同时避免了激动甲状腺激素 α 受体所致的心脏及骨骼相关的副作用。在高胆固醇血症患者中开展的研究发现，他汀＋安慰剂治疗组的 LDL-C 下降了 7%，而他汀加用 Eprotirome 25 mg/d、50 mg/d、100 mg/d 则可以使血浆 LDL-C 分别下降 22%、28%、32%，提示他汀类和 TH 类似物联用可能达到更好的降脂效果。

5. 脂蛋白血浆置换　又称为洗脱 LDL，即通过体外沉淀的方式选择性地从循环中去除 ApoB 颗粒从而显著降低 LDL-C 和 Lp（a）。基线血脂水平越高，对洗脱 LDL 治疗的反应越好。鉴于 ApoB 合成和循环的周期性特性，需要每 1～2 周重复一次，若同时应用他汀可以增强洗脱 LDL 的效果，长期治疗可以使 LDL-C 下降 20%～40%，延缓心血管疾病进展。还可以促使黄色瘤消退，是唯一可以使 Lp（a）持续下降超过 50% 的治疗方案。但该方案费时（每 1～2 周需要花 3 小时以上）而且价格昂贵。《家族性高胆固醇血症筛查与诊治中国专家共识》指出：若药物联合治疗效果欠佳，可考虑血浆置换。血浆置换主要用于 HoFH 患者，对伴有冠心病的高危 HeFH 患者或对他汀类药物不耐受或药物治疗下血 LDL-C 水平仍较高的 HeFH 患者也可以采用。

2016 年 10 月国际动脉粥样硬化学会（International Atherosclerosis Society，IAS）发布的共识对重症 FH 患者提出了诊断和治疗规范。该共识所定义的"严重 FH"符合以下三点：①未经治疗的患者 LDL-C＞10 mmol/L（400 mg/dL）或有一个心血管高危因素＋LDL-C＞8 mmol/L（310 mg/dL）或有 2 个心血管高危因素＋LDL-C＞5 mmol/L（190 mg/dL）；②存在进展性的亚临床动脉粥样硬化；③已经存在 ASCVD。对于前者的血脂管理的现实要求 LDL-C 降幅≥50%，理想值 LDL-C＜100 mg/dL（2.5 mmol/L）；对于后二者的血脂管理的现实要求 LDL-C 降幅≥50%，理想值 LDL-C＜70 mg/dL（1.8 mmol/L）。共识提出，患者一经诊断为重症 FH 应立即启用最大可耐受剂量的强他汀，如阿托伐他汀或瑞舒伐他汀，并联合胆固醇吸收抑制药如依折麦布，如 LDL-C 未达到理想目标值或降幅＜50%，考虑增加 PCSK9 抑制药，如果三药联合治疗情况下，LDL-C 仍未达理想目标值，则此时考虑四药联合治疗（加用 lomitapide 或 mipomersen 或脂蛋白血浆置换及肝移植）。无论哪种联合治疗方案，当 LDL-C 最低降幅≥50% 或达到理想 LDL-C 目标值时，继续维持此方案。PCSK9 抑制药由于有效性、耐受性好及费用较低已成为治疗 FH，尤其是重症的最优选择。FH 患者最有前途的新药，PCSK9 抑制药 evolocumab 每 4 周 420 mg，或每 2 周 140 mg 皮下注射，能使纯合重症 FH 患者的 LDL-C 降低 31%；但反应取决于 LDLR 基因突变类型，对于 LDLR 缺失突变的纯合患者无效。

综上所述，对于 FH 患者强化血脂管理是非常重要的，目的在于预防或延缓动脉粥样硬化进展。在选择 FH 患者降胆固醇方案时，需考虑的其他主要因素还包括血脂其他成分异常情况以及合并症，尤其是高血压、糖尿病、肥胖等可增加冠心病风险的疾病。FH 患者的预后主要依赖于 LDL-C 降幅，但积极纠正高血压、糖尿病以及吸烟等危险因素则可以进一步降低心血管疾病风险。

〔中南大学湘雅二医院　林旻洁〕

参考文献

[1] 中华医学会心血管病学分会动脉粥样硬化及冠心病学组，中华心血管病杂志编辑委员会. 家族性高胆固醇血症筛查与诊治中国专家共识. 中华心血管病杂志，2018，46（2）：99-103.

[2] Auckle R, Su B, Li H, et al. Familial hypercholesterolemia in Chinese patients with premature ST-segment-elevation myocardial infarction：Prevalence, lipid management and 1-year follow-up ［J］. PLoS One, 2017, 12 (10)：e0186815

[3] 张惠雯，李莎，郭远林，等. 中国因胸痛行冠状动脉造影患者中家族性高胆固醇血症的检出及临床特点 ［J］. 中华心血管病杂志，2018，46（2）：104-108.

[4] Chiou K R, Charng M J. Genetic diagnosis of familial hypercholesterolemia in Han Chinese ［J］. J Clin Lipidol, 2016, 10（3）：490-496.

[5] Hagger M S, Hardcastle S J, Hu M, et al. Health literacy in familial hypercholesterolemia：A cross-national study ［J］. Eur J Prev Cardiol, 2018, 25（9）：936-943.

[6] Goldberg A C, Hopkins P N, Toth P P, et al. Familial hypercholesterolemia：screening, diagnosis and management of pediatric and adult patients：clinical guidance from the National Lipid Association Expert Panel on Familial Hypercholesterolemia ［J］. Journal of clinical lipidology, 2011, 5（3）：S1-S8.

[7] Shafiq N, Singh M, Kaur S, et al. Dietary treatment for familial hypercholesterolaemia ［J］. Cochrane Database Syst Rev, 2010：1.

[8] Singh S, Bittner V. Familial hypercholesterolemia - epidemiology, diagnosis, and screening ［J］. Curr Atheroscler Rep, 2015, 17（2）：482.

[9] Gidding S S, Champagne M A, de Ferranti S D, et al. The Agenda for Familial Hypercholesterolemia：A Scientific Statement From the American Heart Association. Circulation, 2015, 132（22）：2167-2192.

[10] Santos R D, Gidding S S, Hegele R A, et al. Defining severe familial hypercholesterolaemia and the implications for clinical management：a consensus statement from the International Atherosclerosis Society Severe Familial Hypercholesterolemia Panel. Lancet Diabetes Endocrinol, 2016, 4（10）：850-861.

第十四章   家族性高甘油三酯血症

家族性高甘油三酯血症（familial hypertriglyceridemia，FHTG）是一种常染色体显性遗传性疾病，有部分基因缺陷已探明，仍有大部分的基因缺陷仍有待确定。在一般人群中，FHTG 的患病率为 1/400～1/300。血浆中甘油三酯（TG）水平通常为 3.4～9.0 mmol/L（300～800 mg/dL）。TG 水平极度增高的主要危险是并发急性胰腺炎，轻中度高 TG 血症参与了动脉粥样硬化的发病过程。

一、发病机制

凡参与体内 TG 合成与分解的酶和/或受体的遗传性变异均有可能引发家族性高甘油三酯血症。

（一）乳糜微粒（CM）和极低密度脂蛋白（VLDL）装配的基因异常

人类血浆载脂蛋白（Apo）B 包括两种，即 $ApoB_{48}$ 和 $ApoB_{100}$，这两种 Apo B 异构蛋白是通过 ApoB mRNA 的单一剪接机制合成。$ApoB_{100}$ 出现在低密度脂蛋白（LDL）中，通过肝脏以 VLDL 形式分泌。而 $ApoB_{48}$ 则在肠道中合成，并以 CM 的形式分泌。由于基因缺陷，由于 ApoB 在剪接过程中可出现异常有基因缺陷，造成 CM 和 VLDL 装配异常，由此而引起这两种脂蛋白的代谢紊乱。

（二）脂蛋白脂酶和 ApoC2 基因异常

血浆 CM 和 VLDL 中的 TC 有效地被水解需要脂蛋白脂酶和它的复合因子 ApoC2 参与。脂蛋白脂酶和 ApoC2 的基因缺陷将导致 TG 水解障碍，因而引起严重的高 TG 血症。部分 ApoC2 缺陷的患者可通过分析肝素化后脂蛋白脂酶活性来证实。

（三）ApoE 基因异常

ApoE 基因变异可使含有 ApoE 的脂蛋白代谢障碍，这主要是指 CM 和 VLDL。CM 的残粒是通过 ApoE 与 LDL 受体相关蛋白结合而进行分解代谢，而 VLDL 则是通过 ApoE 与 LDL 受体结合而进行代谢。ApoE 基因有三个常见的等位基因即 E2、E3 和 E4。ApoE2 是一种少见的变异，由于 E2 与上述两种受体的结合力都差，因而造成 CM 和 VLDL 残粒的分解代谢障碍。所以 ApoE2 等位基因携带者血浆中 CM 和 VLDL 残粒浓度增加，因而常有 TG 血症。

（四）ApoA5 基因异常

新近的研究表明在小鼠体内改变 ApoA5 基因表达程度可显著影响血浆 TG 的浓度。过度表达人类 ApoA5 基因的小鼠血浆 TG 水平明显下降，而缺乏 ApoA5 基因小鼠 5 的血浆 TG 水平则明显升高。由于 ApoA5 调控富含 TG 脂蛋白的分泌和/或代谢，其遗传缺陷很可能引起家族性 TG 血症。在排除了脂蛋白脂酶和 ApoC2 基因缺陷后，应当考虑到该基因的突变引起的高 TG 血症。

（五）ApoC3 基因异常

另有研究表明过度表达人类 ApoC3 基因的小鼠 ApoE 水平下降，而 VLDL 升高，且其被脂蛋白受体识别的能力下降，造成周围组织对富含 TG 的脂蛋白颗粒利用下降，从而使 TG 水平显著升高。提示 ApoC3 基因可能与家族性 TG 血症密切相关。

二、临床表现

患者的血清 TG 常常很高，但波动较大。若 TG 为轻至中度升高时，常无特殊的症状和体征；然而当 TG 浓度达 11.3 mmol/L（1000 mg/dL）或更高时，则可表现为脾脏肿大，躯体四肢疹状黄色瘤等，其主要危险是易引发急性出血性胰腺炎。其他系统也偶可出现功能异常，例如可伴有短暂性大脑功能紊乱，四肢感觉异常，呼吸困难，肠道功能紊乱等表现。该病患者常同时合并有肥胖、高尿酸血症和糖耐量异常。中等度高 TG 血症患者合并糖尿病时，常引起血浆中 VLDL 明显增加，并会出现空腹乳糜微粒血症。

　　当患者具备下述条件时即可诊断本症：①患者有单纯性血浆 TG 浓度升高（＞2.26mmol/或＞200 mg/dL），而血浆胆固醇浓度＜5.18 mmol/L（＜200 mg/dL）；②家族其他成员中也出现单纯性高 TG 血症；③明确存在上述一种或多种基因异常。

三、治疗

（一）一般治疗

　　对患者进行健康教育，使其改变生活习惯，包括戒酒、低脂饮食及适量热卡摄入等。并嘱其定期复查血脂，规律服用降血脂药等。

（二）药物治疗

　　1. 贝特类　贝特类药物是过氧化物酶增殖体激活型受体 α（PPAR-α，peroxisome proliferator-activated receptor alpha）的激动药，可通过激活 PPAR-α 而明显降低 TG 水平，可作为降低 TG 水平的首选药物。此外，贝特类药物还可升高高密度脂蛋白胆固醇（HDL-C）、ApoA1 和 ApoA2，也可轻度降低 LDL-C。有研究报道，用吉非贝齐（1200 mg/d）治疗 8 周后，血浆 TG 下降 54%，而血浆 HDL-C，ApoA1 和 ApoA2 与治疗前相比分别升高 36%、29% 和 38%。

　　2. 他汀类　他汀类虽然主要是降低血浆胆固醇水平，但亦可轻到中度降低 TG。目前临床研究显示，10～80 mg 阿托伐他汀可以降低 TG16%～25%，5～20 mg 瑞舒伐他汀可以降低 TG15%～22%，10～40 mg 辛伐他汀可以降低 TG9%～13%，80 mg 氟伐他汀可以降低 TG 约为 32%，2 mg 匹伐他汀可以降低 TG 约为 24%。

　　3. n-3 脂肪酸　每天 4 g 高纯度的 n-3 脂肪酸可使严重高 TG 血症患者的 TG 及极低密度脂蛋白胆固醇水平分别下降 45% 和 50%。对于家族性高 TG 血症伴有乳糜微粒血症患者，给予 n-3 脂肪酸可显著降低血浆 TG 水平，且无严重不良反应发生。

　　4. 烟酸（niacin）　服用烟酸（1.0 g/次，3 次/d）12 周可使 TG 下降 29%，升高 HDL-C25%。

四、现状与展望

　　虽然在临床上，常可见到高 TG 血症的患者，但很少能明确诊断家族性高 TG 血症。这是因为目前尚未开展有关基因异常的常规检测。在临床上若见到严重的 TG 升高，可初步考虑为家族性高 TG 血症。如果想明确患者属于何种基因异常所致，则需采用分子生物学技术进行基因突变的检测。由于目前并没有针对特殊基因异常的治疗措施，所以开展此类检测的临床意义并不十分明确。

　　今后针对家族性高 TG 血症，需要开展有关的载脂蛋白 C2、C3、A5 及 LPL 基因突变的检测，以明确这些基因突变在高 TG 血症患者中发生的频率，并分析这些基因突变所产生的 TG 增高的特征，寻找具体基因异常所致高 TG 血症的有效措施。

〔中南大学湘雅二医院　赵水平　赵　旺〕

参考文献

［1］Kolovou GD, Anagnostopoulou KK, Kostakou PM et al. Primary and secondary hypertriglyceridaemia. Curr Drug Targets，2009，10（4）：336－343.

［2］Johansen CT, Hegele RA. Genetic bases of hypertriglyceridemic phenotypes. Curr Opin Lipidol，2011，22（4）：247－253.

［3］Nilsson SK, Heeren J, Olivecrona G, et al. Apolipoprotein A～V: a potent triglyceride reducer. Atherosclerosis，2011，219（1）：15－21.

［4］Bilianou H, Mikhailidis DP. The interaction of familial and secondary causes of hypertriglyceridemia: role in pancreatitis. J Clin Lipidol，2012，6（5）：409－412.

第十五章 家族性混合型高脂血症

家族性混合型高脂血症（familial combined hyperlipidaemia，FCHL）是一种常见的遗传性血脂异常疾病，一般人群中患病率达 1%～3%，心肌梗死（MI，myocardial infarction）患者中可达 20%～38%。FCHL 患者血脂通常表现为血浆总胆固醇（total cholesterol，TC）和甘油三酯（triglyceride，TG）均升高的混合型高脂血症、单纯性高胆固醇血症、单纯性高 TG 血症或正常血脂水平合并载脂蛋白（apolipoprotein，Apo）B 水平异常升高。FCHL 临床表现复杂，血脂谱可波动变化。通过检测 TC、TG、低密度脂蛋白-胆固醇（low density lipoprotein-cholesterol，LDL-C）、高密度脂蛋白-胆固醇（high density lipid-cholestero l，HDL-C）和 ApoB 浓度，可以发现在同一 FCHL 家族中不同个体间以及同一个体不同时期的血脂异常表型会有明显差异。而且 FCHL 是一种寡基因病（oligogenic disease），其血脂异常表型由是一个疾病决定基因和几个修饰基因（modifier gene）共同作用、并受外界环境影响，所以 FCHL 又被称为多发型高脂血症。FCHL 患者还多伴有代谢疾病，如 2 型糖尿病、非酒精性脂肪肝、脂肪性肝炎和代谢综合征等，显著导致心血管风险增加，常早发冠状动脉疾病（coronary artery disease，CAD）。迄今尚无确切的检测方法来确诊 FCHL，其诊断主要依据临床、生化及阳性家族史。由于 FCHL 患者罹患心血管疾病和死亡风险较高，所以需要积极降血脂治疗。

一、发病机制

FCHL 虽有明显的家族聚集性，但确切的遗传缺陷机制尚不清楚，多种基因异常都有可能参与此病发生。最近的研究提示，FCHL 是一种外显率可变的寡基因病。因为 FCHL 临床表现复杂和血脂谱波动变化，诊断标准也没有统一，导致目前暂时没有建立一个统一的 FCHL 致病基因特征。其他因素如年龄、代谢、饮食和环境因素对其发病也起着重要作用。

（一）ApoB 合成过多和降解减少

FCHL 患者常伴有 ApoB 合成过多和降解减少，与胰岛素抵抗、ApoB 清除率下降和 LDL 受体分子表达下调有关，因而极低密度脂蛋白（very low density lipoprotein，VLDL）合成增加，这可能是 FCHL 的主要发病机制之一。但也有人认为，ApoB 基因突变可能不会导致 FCHL，也不会引起血浆 ApoB 水平改变。

（二）小而密低密度脂蛋白增加

除 ApoB 合成过多外，FCHL 另一特征是脂蛋白结构异常。主要表现 LDL 颗粒中含 ApoB 相对较多，从而生成小而密低密度脂蛋白（small dense low density lipoprotein，sdLDL）。sdLDL 具有很强的致动脉粥样硬化作用，易氧化，容易进入内皮下。

（三）脂酶活性异常和脂质交换障碍

绝大多数 FCHL 患者都有高 TG 血症。一般认为是由于血浆 VLDL 清除延迟所致。脂蛋白脂酶（lipoprotein lipase，LPL）是体内乳糜微粒和 VLDL 中 TG 被水解的关键酶。有研究表明，三分之一 FCHL 患者血浆 LPL 活性降低。然而，单纯 LPL 基因缺陷可能与 FCHL 发病并无直接联系。ApoC Ⅱ是 LPL 激活剂，它的异常可能是 FCHL 患者中血浆 LPL 活性降低的重要原因。血管生成素样蛋白 3（angiopoietin-like protein 3，ANGPTL3）是一种分泌蛋白，通过可逆性抑制 LPL 催化活性影响血浆 TG 水平。ANGPTL3 失活可导致 TG、HDL-C 和 LDL-C 水平下降，可能会降低心血管疾病风险。但 ANGPTL3 在 FCHL 患者中的作用及其潜在的治疗作用尚未确定。

（四）脂肪细胞中脂溶障碍

对 FCHL 患者进行有关儿茶酚胺促进脂溶的研究，发现其脂肪细胞中对于儿茶酚胺所引起的脂溶反应明显减弱。一般认为这种异常是发生在脂溶连锁反应的最后步骤。有研究直接测定 FCHL 患者体内脂肪组织中激素敏感脂酶（hormone sensitive lipase，HSL）活性，显示其降低 40%。

（五）ApoA1-C3-A4 基因异常

ApoA1-C3-A4 基因具有多态性，对存在 X2 等位基因的 7 个家系进行研究，发现 ApoA1 基因的 XmnI 标记和 ApoC3 基因的高可变区与 FCHL 的血脂异常表型之间具有高度的相关性。此外，也有报道认为 FCHL 患者中 XmnI 和 SstI 频率增加。

（六）ApoE 基因异常

对混合型高脂血症患者进行基因检测，可发现部分与 ApoE 基因突变相关，在 FCHL 患者中多达 3.5%。

（七）上游刺激因子 1 基因异常

已证实 FCHL 与染色体 1q21~23 区域关联，该区域包括多个可能参与 FCHL 表型的基因，包括上游刺激因子 1（upstream stimulatory factor 1，USF1）基因。USF1 是首个发现与 FCHL 相关的基因，其调控 L-丙酮酸激酶、脂肪酸合成酶、葡萄糖激酶、ApoA5、ApoC3、ApoA2、ApoE、激素敏感性脂肪酶等多种参与脂质和碳水化合物代谢的酶，从而影响 FCHL。USF1 在 FCHL 发病机制中的具体作用尚未完全阐明。小鼠 USF1 失活后可预防饮食诱导的血脂异常、肥胖、非酒精性脂肪肝和动脉粥样硬化，而肝脏和全身 USF1 过表达小鼠模型均显示了不良代谢表型，包括肥胖、脂质谱恶化和葡萄糖/胰岛素比值升高。这些研究均提示 USF1 在 FCHL 的病理生理学中发挥作用。

二、临床表现

FCHL 血脂异常的特点是血浆 TC 和 TG 均可升高，并有 ApoB 及 sdLDL 增多。其最突出特征是血脂谱波动变化，在同一 FCHL 家族中不同个体间以及同一个体不同时期内，血脂谱可明显不同。FCHL 患者可表现为高脂蛋白血症分型的 Ⅱa 型（以 LDL 升高为主）、Ⅱb 型（LDL 和 VLDL 同时升高）或 Ⅳ 型高脂蛋白血症（以 VLDL 升高为主或伴有 LDL 升高）。临床上 FCHL 患者多伴有症状明显的糖尿病或胰岛素抵抗、高血压、非酒精性脂肪肝、脂肪性肝炎和代谢综合征等疾病。FCHL 患者 ApoB 水平明显升高，始终大于第 90 百分位点，FCHL 合并胰岛素抵抗患者 ApoB 水平也高于同等严重胰岛素抵抗患者。此外，FCHL 患者很少有任何类型的黄色瘤，但心血管风险明显增加，常有早发 CAD。早发 CAD 患者中多达 10%~14% 伴有 FCHL。60 岁以下 FCHL 患者多发生心肌梗死。即使表现为单纯性高 TG 血症的 FCHL 患者心血管风险也增加，特别是在老年、吸烟、高血压和 HDL-C 水平下降的情况下。胰岛素抵抗的 FCHL 患者中，已知的两种促炎和促动脉粥样硬化血栓形成因子，纤溶酶原激活抑制物 1 型和髓过氧化物酶显著升高，这可能与 FCHL 患者高心血管风险相关。

三、诊断

FCHL 的诊断主要依靠血脂谱的测定与家族史的调查资料。多年来人们对 FCHL 提出多种不同的诊断标准（表 15-1）。传统上诊断 FCHL 包括单纯的高胆固醇血症或高甘油三酯血症或混合型高脂血症，以及早发 CAD 的一级家族史，排除其他血脂异常的原因。最近有研究提示，传统诊断标准中单纯以血浆 TG 和（或）TC＞人群血脂正态分布第 90 百分位点（校正年龄、性别后）为诊断指标可能导致漏诊，所以新的 FCHL 诊断标准中包括 ApoB 水平升高。这样可以更早发现 FCHL，因为 FCHL 患者青少年时期 ApoB 已经上升而血脂仍可正常。

表 15-1　　　　　　　　　　　　　　　　　　家族性混合型高脂血症各种诊断标准

年　份	研究/作者	TG（mmol/L）		TC（mmol/L）	ApoB（g/L）	患者血脂、临床表现、家族史
1973	Goldstein	＞第 95 百分位点	和	＞第 95 百分位点	—	患者＜60 岁发生 CAD
1983	Brunzell	6.42±1.19	和	2.53±1.17	1.44±0.36	患者＜60 岁发生 CAD
1999	EuroFam/Pajukanta	＞第 90 百分位点	或	＞第 90 百分位点	—	混合型高脂血症
1999	Dutch/Aouizerat	＞6.5	和	＞2.3	＞1.2	各种高脂血症；患者＜60 岁发生 CAD
2001	Consensus/Sniderman	—		＞1.5	＞第 75 百分位点	一级亲属患有高脂血症
2003	British mapping/Naoumova	＞第 95 百分位点	和	＞第 90 百分位点	—	一级和二级亲属患有高脂血症
2004	Dutch clinical/Veerkamp	＞6.0	和	＞1.5	＞1.2	一级亲属患有高脂血症
2004	Huertas-Vazquez	＞第 90 百分位点	或	＞第 90 百分位点	＞第 90 百分位点	患者或一级亲属＜60 岁发生 CAD 或 MI；一位一级亲属的 TG 或 TC＞第 90 百分位点
2004	Aguilar-Salinas	＞150 mg/dL	或	＞200 mg/dL	＞第 90 百分位点	患者＜60 岁发生 CAD 或 MI；至少三位亲属患有高胆固醇血症、高 TG 血症或混合型高脂血症且各不相同
2014	Mata	＞200 mg/dL	和（或）	＜240 mg/dL（LDL-C＞160 mg/dL）	—	两位或两位以上亲属患有高胆固醇血症、高 TG 血症或混合型高脂血症

注：TC，总胆固醇；TG，甘油三酯；ApoB，载脂蛋白 B；LDL-C，低密度脂蛋白-胆固醇；CAD，冠状动脉疾病；MI，心肌梗死。

　　由于 FCHL 是一种寡基因病，是由一个疾病决定基因和几个修饰基因共同作用，目前还不可能对 FCHL 进行基因检测，但可以根据血脂谱的波动变化、ApoB 水平的升高以及混合血脂紊乱和一级亲属心血管疾病早发家族史进行诊断（图 15-1）。

　　由于迄今尚无确切的实验室方法来确诊 FCHL，所以 FCHL 需与其他类型的 TC 和 TG 同时升高的血脂异常性疾病进行鉴别。首先应排除继发性高脂血症，如糖尿病、肝病、甲状腺功能减退症、肾脏疾病、吸收不良、肥胖、酒精中毒或某些药物如糖皮质激素、雄性激素等所致；需加以鉴别的疾病有：家族性高 TG 血症、家族性异常 β-脂蛋白血症和家族性高胆固醇血症。

四、治疗

　　目前还没有专门针对 FCHL 治疗进行针对性的具体的临床试验、指南或建议。2016 年 ESC/EAS 血脂异常管理指南将 FCHL 作为一种特殊的原发性脂质代谢障碍和致动脉粥样硬化性血脂异常进行管理，但没有就 FCHL 患者的心血管风险以及对易感个体的早期治疗提供具体建议。FCHL 的治疗应采取综合治疗措施，包括针对可改变的心血管危险因素（包括吸烟、酗酒、超重和肥胖）的饮食疗法、运动治疗以及药物治疗，以降低 TC 和 TG 水平，减少心血管风险和死亡率。单用饮食疗法及运动治疗常难以达到理想的降血脂效果，常需要应用药物治疗。药物包括他汀类药物、贝特类药物、依折麦布、PCSK9 抑制药、烟酸、鱼油或辅酶 A 等。根据诊断时的血脂谱情况，可以把他汀类药物、贝特类药物

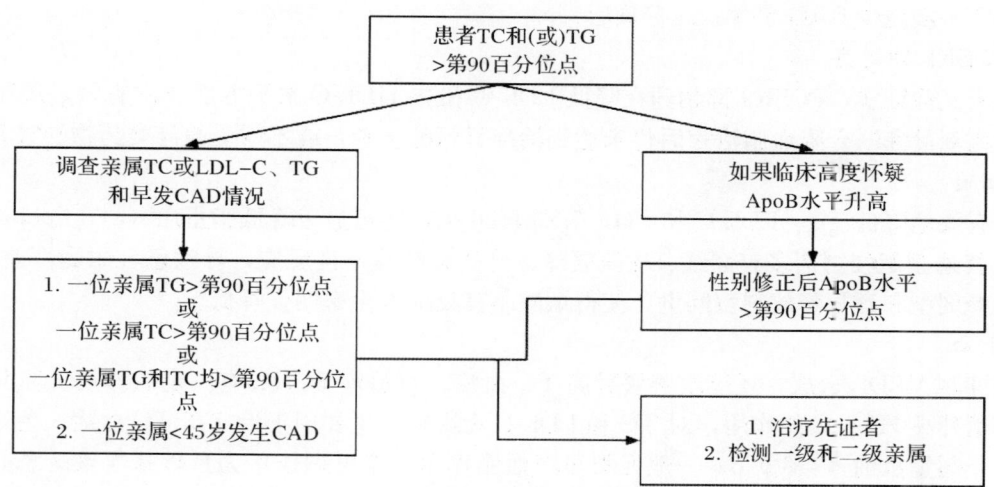

图 15 - 1　家族性混合型高脂血症诊断流程

TC：总胆固醇；TG：甘油三酯；ApoB：载脂蛋白 B；CAD：冠状动脉疾病

或两者联合作为 FCHL 的一线治疗。但对于合并有心血管疾病或高危患者，应首选他汀类药物。当应用他汀类药物将 LDL-C 降至目标值后，可视病情加用贝特类药物或烟酸。因为 FCHL 患者经常出现高 TG 血症和 ApoB 水平升高，而有研究显示，侧重于控制非-高密度脂蛋白-胆固醇（non-high density lipid-cholesterol，非-HDL-C）和 ApoB 水平比直接控制 LDL-C 水平可以带来更多的心血管获益。所以 FCHL 患者应考虑以非-HDL-C<130 mg/dL 和 ApoB<90 mg/dL 为治疗目标，并专门针对 TG 予以治疗管理（表 15 - 2）。

表 15 - 2　　　　　　　　　　　　　高甘油三酯血症 FCHL 患者的治疗目标及策略

TG 水平	治疗目标	治疗策略
临界高值 （150～199 mg/dL）	达到 LDL-C 和 ApoB 治疗目标	非药物治疗
高 （200～499 mg/dL）	达到 LDL-C、非-HDL-C 和 ApoB 治疗目标	非药物治疗 如他汀单药治疗 LDL-C 未达标，可加用依折麦布、PCSK9 抑制药、贝特类药物、烟酸和鱼油
极高 （>500 mg/dL）	降低 TG 以预防急性胰腺炎。达到 LDL-C、非-HDL-C 治疗目标。如 FCHL 不太可能导致 TG 升高，调查 TG 水平升高的次要原因	药物治疗 首选贝特类药物，也可选烟酸、鱼油和非药物治疗

注：TG，甘油三酯；LDL-C，低密度脂蛋白-胆固醇；ApoB，载脂蛋白 B；非-HDL-C，非高密度脂蛋白-胆固醇。

（一）他汀类药物

他汀类药物降低血浆 TC 和 LDL-C 的作用最强，同时也具有全面调节血脂的疗效，可有效地降低轻至中度高 TG 血症，还可升高 HDL-C，有效降低 ApoB 水平，对 FCHL 具有良好的降血脂作用。当血浆 TC 水平增高时使用他汀类药物，常能取得良好的临床效果。目前已在临床上应用的他汀类有：洛伐他汀、辛伐他汀、普伐他汀、氟伐他汀、阿托伐他汀、瑞舒伐他汀和匹伐他汀等。国产血脂康胶囊中的主要成分是洛伐他汀。

（二）贝特类药物

贝特类药物可显著地降低 TG 和 VLDL 浓度并升高 HDL-C，也有一定程度的降胆固醇作用，但降低 LDL-C 水平效果并不明显。其适应证为高 TG 血症或以 TG 升高为主的家族性混合型高脂血症。

（三）依折麦布

IMPROVE-IT 研究提示，当他汀单药治疗无法有效降低 LDL-C 时，加用依折麦布可使 LDL-C 显著下降，并进一步减少 CAD 事件，改善预后。

（四）PCSK9 抑制药

大型临床试验证实，PCSK9 抑制药在降低 LDL-C 和非-HDL-C 水平方面非常有效，适用于接受他汀类药物最大剂量和联合降血脂治疗后仍未达到治疗目标的患者，或不耐受他汀类药物的患者。

（五）烟酸

烟酸能有效地降低 TC、LDL-C 和 TG，升高 HDL-C，还可显著降低脂蛋白（a）[lipoprotein（a），Lp（a）]。普通型烟酸制剂多有面红、皮肤瘙痒、升高血糖等不良反应，导致患者耐受性差。近年来，随着烟酸缓释剂型和延长释放剂型问世，使得烟酸不良反应发生率明显降低。

（六）鱼油

鱼油能抑制 VLDL 合成，还能改善餐后高 TG 血症，对治疗 FCHL 有一定的作用。但其仅有轻度降低 TG 和稍升高 HDL-C 的作用，对 TC 和 LDL-C 无影响，主要用于治疗高 TG 血症。鱼油治疗剂量要求较大，小剂量鱼油（<3 g/d）一般无明显降血脂作用。常见副作用为鱼腥味所致的恶心，一般难以长期坚持服用。

（七）辅酶 A

辅酶 A 是广泛参与体内碳水化合物、脂肪及蛋白质代谢的重要生物活性物质。在脂肪代谢中，辅酶 A 参与脂肪酸 β-氧化，促进 TG 的分解代谢。辅酶 A 针剂静滴后，高 TG 血症患者餐后 6h 的 TG 水平显著降低，表明静脉应用大剂量辅酶 A 有助于抑制餐后 TG 水平的持续升高。口服辅酶 A200 U/d 和 400 U/d，经过 8 周治疗，TG 可分别降低 21.7% 和 36.1%。辅酶 A 的不良反应很少发生。

五、现状与展望

FCHL 是西方国家最常见的一种原发性血脂异常疾病。由于病情复杂多变，诊断标准不一，医生对其普遍缺乏认识，导致 FCHL 未被诊断，治疗被延迟。FCHL 与许多脂质代谢相关的基因异常相关联，其他因素如年龄、代谢和环境因素对其发病也起着重要作用。对于血脂异常变化波动患者，应注意诊断为 FCHL 的可能。FCHL 需与其他类型的 TC 和 TG 同时升高的血脂异常性疾病进行鉴别，尤其是区分常见的高 TG 血症和混合型血脂异常。FCHL 患者具有较高的罹患心血管疾病风险，应尽早识别，并进行积极干预，治疗性生活方式为基础，并针对于不同的临床血脂表型给予积极的药物治疗，大部分情况下需联合降血脂治疗，针对合并 TG 升高的 FCHL，强调非-HDL-C 达标对心血管风险的防控更为重要。

〔中南大学湘雅二医院　赵　旺〕

参考文献

[1] Brouwers MC, van Greevenbroek MM, Stehouwer CD, et al. The genetics of familial combined hyperlipidaemia. Nat Rev Endocrinol, 2012, 8: 352-362.

[2] Ellis KL, Hooper AJ, Burnett JR, et al. Progress in the care of common inherited atherogenic disorders of apolipoprotein B metabolism. Nat Rev Endocrinol, 2016, 12: 467-484.

[3] van Greevenbroek MM, Stalenhoef AF, de Graaf J, et al. Familial combined hyperlipidemia: from molecular insights to tailored therapy. Curr Opin Lipidol, 2014, 25: 176-182.

[4] Mata P, Alonso R, Ruíz-Garcia A, et al. Familial combined hyperlipidemia: consensus document. Semergen, 2014, 40: 374-380.

[5] Tikka A, Jauhiainen M. The role of ANGPTL3 in controlling lipoprotein metabolism. Endocrine, 2016, 52: 187-193.

[6] Sentinelli F, Minicocci I, Montali A, et al. Association of RXR-gamma gene variants with familial combined hyperlipidemia: genotype and haplotype analysis. J Lipids, 2013, 2013: 517943.

[7] Solanas-Barca M, de Castro-Orós I, Mateo-Gallego R, et al. Apolipoprotein E gene mutations in subjects with mixed

hyperlipidemia and a clinical diagnosis of familial combined hyperlipidemia. Atherosclerosis，2012，222 （2）：449 - 455.

［8］ Auer S，Hahne P，Soyal SM，et al. Potential role of upstream stimulatory factor 1 gene variant in familial combined hyperlipidemia and related disorders. Arterioscler Thromb Vasc Biol，2012，32：1535 - 1544.

［9］ Laurila PP，Soronen J，Kooijman S，et al. USF1 deficiency activates brown adipose tissue and improves cardiometabolic health. Sci Transl Med，2016，8：323ra13.

［10］ Roman TS，Marvelle AF，Fogarty MP，et al. Multiple hepatic regulatory variants at the GALNT2 GWAS locus associated with high-density lipoprotein cholesterol. Am J Hum Genet，2015，97：801 - 815.

［11］ Minicocci I，Prisco C，Montali A，et al. Contribution of mutations in low density lipoprotein receptor （LDLR） and lipoprotein lipase （LPL） genes to familial combined hyperlipidemia （FCHL）：a reappraisal by using a resequencing approach. Atherosclerosis，2015，242：618 - 624.

［12］ Carratala A，Martinez-Hervas S，Rodriguez-Borja E，et al. PAI-1 levels are related to insulin resistance and carotid atherosclerosis in subjects with familial combined hyperlipidemia. J Investig Med，2018，66 （1）：17 - 21.

［13］ Catapano AL，Graham I，De Backer G，et al. 2016 ESC/EAS guidelines for the management of dyslipidaemias. Eur Heart J，2016，37：2999 - 3058.

［14］ Arai H，Ishibashi S，Bujo H，et al. Management of type Ⅱb dyslipidemia. J Atheroscler Thromb，2012，19 （2）：105 - 114.

［15］ Sniderman AD，Williams K，Contois JH，et al. A meta-analysis of low-density lipoprotein cholesterol，non-high-density lipoprotein cholesterol，and apolipoprotein B as markers of cardiovascular risk. Circ Cardiovasc Qual Outcomes，2011，4：337 - 345.

［16］ Stone NJ，Robinson JG，Lichtenstein AH，et al. 2013 ACC/AHA guideline on the treatment of blood cholesterol to reduce atherosclerotic cardiovascular risk in adults：a report of the American college of cardiology/American heart association task force on practice guidelines. J Am Coll Cardiol，2014，63：2889 - 2934.

［17］ Le NA，Diffenderfer MR，Thongtang N，et al. Rosuvastatin enhances the catabolism of LDL ApoB$_{100}$ in subjects with combined hyperlipidemia in a dose dependent manner. Lipids，2015，50：447 - 458.

［18］ Cannon CP，Blazing MA，Giugliano RP，et al. Protocol-ezetimibe added to statin therapy after acute coronary syndromes. N Engl J Med，2015，372：2387 - 2397.

［19］ Adhyaru BB，Jacobson TA. Role of non-statins，LDL-C thresholds，and special population considerations：a look at the updated 2016 ACC consensus committee recommendations. Curr Atheroscler Rep，2017，19：29.

第十六章　家族性异常 β 脂蛋白血症

　　家族性异常 β 脂蛋白血症（familial dysbetalipoproteinemia，FD）早期曾称为Ⅲ型高脂蛋白血症，为常染色体隐性遗传病，发病率在 0.12%～0.40%之间，以富含胆固醇的 β-极低密度脂蛋白（very low-density lipoprotein，VLDL）和乳糜微粒在血浆中积聚为特征。本病是由于载脂蛋白（apolipoprotein，Apo）E 基因突变，导致 VLDL 和乳糜微粒及残粒与其受体结合障碍所致。临床表现特征为结节性皮疹、特征性黄色瘤和早发性动脉粥样硬化性心血管病等。

一、发病机制

　　VLDL 和乳糜微粒及残粒主要是通过受体介导的过程从循环血液中被清除，在这个过程中，ApoE 作为配体起着关键性作用。人类 ApoE 有三种常见等位基因即 ε2、ε3、ε4，产生 3 种不同的多态性 ApoE（E2、E3、E4），其中 ApoE2 与肝脏脂蛋白受体的结合能力很弱，导致脂蛋白残粒清除减慢，引起人体内含 ApoE 的脂蛋白残粒聚积。

　　由于 ApoE2 与低密度脂蛋白（low-density lipoprotein，LDL）受体结合缺陷，引起 VLDL 颗粒清除减少，这可能使 VLDL 转化为 LDL 的比例增加。然而，FD 患者血浆 LDL-C（low-density lipoprotein cholesterol）浓度不但没有升高，反而明显降低。对于这一现象有三种可能的解释：①由于肝脏 LDL 受体摄取 VLDL 和乳糜微粒及残粒障碍，使肝细胞内胆固醇含量减少，游离胆固醇含量亦下降，因而反馈性引起细胞膜表面的 LDL 受体上调（即 LDL 受体数目和活性增加），肝脏摄取 LDL 的能力增加，继而使血浆中 LDL-C 浓度降低。②含 ApoE2 的脂蛋白残粒与 LDL 受体结合能力降低，导致其与含 $ApoB_{100}$ 的 LDL 之间竞争性结合 LDL 受体减少，从而使得 LDL 的清除增强。③体内的 LDL 是由肝脏合成的 VLDL 经脂解后生成了中间密度脂蛋白（intermediate-density lipoprotein，IDL）再转化而来，ApoE 变异会使这种转化受到明显的影响。ApoE2 突变还使得肝脂酶介导的脂解作用障碍，使 IDL 转化为 LDL 受阻。这些均会导致体内 LDL 的生成减少。

　　绝大多数（90%以上）FD 患者为 ApoE2E2 纯合子。但是，并不是每例 ApoE2E2 纯合子都发展成为 FD。相反，仅有 15%左右的 ApoE2E2 纯合子患者会出现血脂水平升高，而绝大部分 ApoE2E2 纯合子患者血脂水平正常或表现为血脂水平降低。由此可见，ApoE2E2 是个体发生 FD 的必备条件，但不是唯一的条件，还必须有其他遗传或环境因素异常（如年龄、性别、肥胖、饮酒、饮食、甲状腺功能减退或糖尿病等）的共同作用。从遗传模式上看，ApoE2E2 所致的 FD 是一种隐性遗传性疾病。

　　除了 ApoE2E2 纯合子发生 FD 外，其他某些罕见的 ApoE 基因突变亦会发生 FD，其中包括 ApoE1 Nagoya、Apo E2-146、Apo E2-158 和 ApoE3-Leiden 等氨基酸残基的突变。然而，这些罕见的 ApoE 变异者合并的 FD 与 ApoE2E2 纯合子相比较，其遗传模式有些不同。大多数罕见的 ApoE 变异者发生 FD 是属于显性遗传。更有意思的是，这些罕见的 ApoE 变异者几乎均为杂合子，迄今为止仅发现一例纯合子型罕见 ApoE 变异（ApoE4-Philadelphia）。当合并有其他载脂蛋白如 ApoA5 基因异常时，则血脂异常表现更为严重。

　　FD 患者的血浆脂蛋白除有数量上的变化外，还有其结构的明显异常，这主要是指存在 β-VLDL。此类患者的血浆脂蛋白经超速离心方法分离后，并进行琼脂糖电泳，发现其 VLDL 电泳时并非迁移至正常的前 β 位置，而是迁移至 β 位置从而产生宽 β 脂蛋白带，因而称这种 VLDL 为 β-VLDL。β-VLDL 分为小肠源性和肝脏源性两大类，小肠性 β-VLDL 是由乳糜微粒衍生而来，而肝脏性 β-VLDL 则是代表了肝脏合成的 VLDL 残粒。与正常 VLDL 比较，β-VLDL 的结构明显不同，其富含胆固醇，而甘油三酯的含量贫乏（表 16-1）。此外，β-VLDL 中载脂蛋白的数量和种类亦有很大的不同。

表 16-1　　　　　　　　　　　　　β-VLDL 与正常 VLDL 结构比较

	颗粒大小（mm）	结构（%）					
		胆固醇酯	游离胆固醇	甘油三酯	磷脂	蛋白质	载脂蛋白
小肠源性 β-VLDL	82	32	7	43	14	4	B（35%）>E>C
肝源性 β-VLDL	38	26	7	39	19	9	B（55%）>E>C
正常 VLDL	44	12	5	59	16	8	B（45%）>C>E

FD 患者的血浆 IDL 浓度虽然明显升高，但其结构却基本正常。但 LDL 结构却有某种异常，主要表现为 LDL 中甘油三酯含量相对较多，其颗粒较小。由于此种 LDL 结构改变与发生在其他类型的高甘油三酯血症时的 LDL 结构变化类似，所以有人认为 FD 患者的 LDL 结构改变可能与其同时存在的高甘油三酯血症有关。

二、临床表现

FD 在儿童和青少年期罕见，至今仅有少数个案病例报道。由于雌激素的保护作用，男性患者较女性多见，而且男性患者的发病年龄较女性提前，女性通常在绝经期后才发病。同时存在糖尿病或甲状腺功能减低也可使本病发病年龄提前。

（一）黄色瘤

黄色瘤是因真皮内集聚了大量吞噬胆固醇的巨噬细胞（即泡沫细胞，又名黄色瘤细胞）所致，具有一定的临床诊断意义。对于 FD，其中最具有特征的是掌纹条状黄色瘤，即在手掌面皱褶处出现黄色的脂质沉着。未经治疗的 FD 患者约一半可见到这种黄色瘤。此外，还可见到其他类型的黄色瘤，例如结节状或结节疹状黄色瘤、肌腱黄色瘤、扁平性黄色瘤等。结节状黄色瘤常位于肘、膝和指关节处，但其并非 FD 患者所特有。

（二）脂性角膜弓

在角膜与眼睑交界沿可观察到的黄白色脂质弧状条纹，是胆固醇等脂质沉积的结果。在 FD 患者中的发生率约 11%，但并非其特有。

（三）血脂异常

FD 患者的血浆外观混浊，常可见一模糊的"奶油样"顶层。表现为血浆总胆固醇和甘油三酯浓度同时升高。血浆总胆固醇浓度通常高于 7.77 mmol/L（300 mg/dL），可高达 23.0 mmol/L（1004 mg/dL）。血浆甘油三酯浓度升高的程度（若以 mg/dL 为单位）与血浆总胆固醇水平大体相当或更高。同时伴有 LDL-C 水平明显降低，高密度脂蛋白-胆固醇（high-density lipoprotein cholesterol，HDL-C）水平轻微降低或无明显变化。该类患者的血浆脂蛋白谱改变是：①VLDL-C 水平显著升高；②IDL-C 水平也明显升高；③LDL-C 水平降低；④HDL-C 水平降低或无明显变化。其中 VLDL-C 水平升高包括大颗粒 $VLDL_1$ 和小颗粒 $VLDL_2$ 均升高。

（四）早发动脉粥样硬化

约 1/3～1/2 的 FD 患者出现早发性或加速性动脉粥样硬化。出现血管受累症状时的男性患者平均年龄为 40 岁，而女性患者平均年龄为 50 岁。一般认为，FD 患者若血浆胆固醇水平明显升高，则发生动脉粥样硬化的危险性更高。

动脉粥样硬化病变发生部位通常为冠状动脉或下肢周围血管。冠状动脉病变表现为冠心病，血管病变表现为跛行或肘及膝的结节黄色瘤。对 FD 患者较大样本的观察显示，43% 的患者合并有周围血管病变，约 1/3 的患者确诊冠心病。研究认为，FD 患者易合并周围血管病变可能与其血浆 β-VLDL 浓度明显升高有关。

（五）伴随疾病

某些系统疾病常与 FD 伴随存在，并可能加重 FD。如：①血尿酸水平升高：近 1/2 的患者有血浆尿酸水平升高，但多数患者并无症状，仅 4% 的患者临床上发生痛风。②糖耐量异常。FD 患者合并糖耐量异常亦多见，然而发生糖尿病者却为数不多。③甲状腺功能异常。甲状腺功能减低若与本症合并存在，会加重其血脂异常；相反，甲状腺功能亢进则可能减轻血脂异常甚至使高脂血症消失。

目前在临床上尚没有诊断 FD 的简便可靠办法，但有些特征可提示和支持该病的诊断：①典型临床表现。如高胆固醇血症与高甘油三酯血症并存，掌纹条状黄色瘤，早发性或加速性动脉粥样硬化。②TC、TG、VLDL-C 均升高，LDL-C 降低，HDL-C 轻微降低或无明显变化。③ApoB/总胆固醇比值 <0.15 提示该症可能，该方法对诊断 FD 的敏感性为 89%，特异性为 97%。④β-VLDL 检测是诊断 FD 的重要依据。一般可通过测定两种比值来反映 VLDL 中含胆固醇酯量的程度：VLDL-胆固醇/血浆甘油三酯比值。该比值≥0.3（mg/mg）几乎可确诊 FD；而比值≥0.28（mg/mg）提示可能为 FD；VLDL-胆固醇/VLDL-甘油三酯比值。该比值≥1.0（mmol/mmol）对诊断 FD 很有价值。新近有学者提出，非-HDL-C/ApoB 比值高，对该病的诊断更有意义。⑤基因检测：诊断 FD 最可靠的是 ApoE 表型或基因型的测定，有约 10% 的 FD 是由 ApoE 的常染色体显性突变引起的。ApoE2E2 与上述任何一个特征同时存在，即可确立 FD 的诊断。

三、治疗

FD 患者对治疗反应通常较好。治疗的目的在于有效控制血脂水平，主要血脂治疗目标是非-HDL-C（non-HDL Cholesterol），以降低心血管事件发生风险，改善预后。

（一）饮食治疗

首先考虑饮食疗法，其饮食治疗原则为限制碳水化合物，限制并调整脂肪、胆固醇的摄入。具体内容为：①限制总热量，控制体重至理想水平；②限制碳水化合物，特别是蔗糖、蜂蜜、甜食等的摄入，使其小于总热量的 60%。尤其是当采用低糖的食物时，对 FD 患者的血脂控制非常有利，可降低 LDL-C 和 ApoB 分别达 24% 和 17%。③控制脂肪和胆固醇摄入。脂肪摄入量应小于总热量的 20%，用植物油代替部分动物脂肪。胆固醇摄入量每天要低于 300 mg；④因这种饮食可能会造成缺铁，故应多吃含铁多的食物和蔬菜，如芝麻、大豆制品、芹菜、菠菜、海带、木耳、茶叶等，必要时以药物补充。

（二）纠正共存的代谢紊乱

所谓共存的代谢紊乱是指甲状腺功能减低、肥胖、没有控制的糖尿病和过量饮酒等。对大多数患者而言，通过饮食治疗或与纠正共存的代谢紊乱同时进行，则常可使血脂水平降至正常。

（三）药物治疗

若 6 个月的饮食治疗不能使血脂浓度降低至正常，则应开始采用药物治疗。①三羟基三甲基戊二酸辅酶 A（HMG-CoA）还原酶抑制药（他汀类）。如阿托伐他汀、瑞舒伐他汀等，可同时降低胆固醇和甘油三酯，且可明显抑制动脉粥样硬化病变进展。②贝特类。非诺贝特 0.2 g/d，苯扎贝特 0.4~0.6 g/d 或吉非贝齐 1.2 g/d。③烟酸。烟酸 2~3 g/d。④鱼油。抑制肝脏合成 VLDL，主要降低血浆甘油三酯。

不同的降血脂药治疗后，可产生不同降脂疗效。采用贝特类药物如苯扎贝特（400 mg/d）可显著降低甘油三酯水平达 49%，升高 HDL-C 达 28%，而应用他汀类药物如阿托伐他汀则可降低 LDL-C 和甘油三酯分别达 34% 和 27%，但对 HDL-C 无明显作用。此外，苯扎贝特还可使 LDL 颗粒增大，而他汀类则无此作用。另有人观察到，阿托伐他汀与非诺贝特联合使用，不仅可获得良好的降血脂效果，还可明显缓解心绞痛。

四、小结

FD 在临床上并不常见，血脂谱表现为高胆固醇血症和高甘油三酯血症，患者可出现结节丘疹性黄色瘤，常位于肘和膝，手和手腕的皮肤皱褶处出现掌纹条状黄色瘤。该病患者发生冠心病的风险极高，股动脉和胫动脉的加速性动脉粥样硬化也常见。该病简单易行的筛查方法为检测 ApoB/TC 比值。ApoB/TC 比值＜0.15 提示该病可能。ApoE2 表型基因检测是诊断 FD 的可靠方法。许多患者对他汀类和贝特类药物反应良好，联合治疗方案也逐渐被接受，可作为 FD 的标准降血脂治疗。

我国很少见关有 FD 的研究报道。其可能的原因是我们在临床上尚未常规开展 ApoE 表型基因检测。所以建议在有血脂专科门诊的医院开展有关 ApoE 表型基因检测项目，以提高对 FD 的关注和研究。

〔中南大学湘雅二医院　赵水平〕

参考文献

[1] Koopal C, Marais AD, Visseren FL. Familial dysbetalipoproteinemia: anunderdiagnosed lipid disorder. Curr Opin Endocrinol Diabetes Obes, 2017, 24 (2): 133-139.

[2] Sniderman AD, de Graaf J, Thanassoulis G, et al. The spectrum of type Ⅲ hyperlipoproteinemia. J Clin Lipidol, 2018, 12 (6): 1383-1389.

[3] Marais AD, Solomon GA, Blom DJ. Dysbetalipoproteinaemia: a mixed hyperlipidaemia of remnant lipoproteins due to mutations in apolipoprotein E. Crit Rev Clin Lab Sci, 2014, 51 (1): 46-62.

[4] Smelt AH, de Beer F. Apolipoprotein E and familial dysbetalipoproteinemia: clinical, biochemical, and genetic aspects. Semin Vasc Med, 2004, 4 (3): 249-257.

[5] Corsetti JP, Sparks CE, Bakker SJL, et al. Roles of high apolipoprotein E blood levels and HDL in development of familial dysbetalipoproteinemia in ε2ε2 subjects. Clin Biochem, 2018, 52: 67-72.

[6] Sakuma N, Hibino T, Saeki T, et al. Compound heterozygotes for a novel mutation, Apo E1 Nagoya (Arg142Ser) and Apo E2 (Arg158Cys), with severe type Ⅲ hyperlipoproteinemia and familial hypercholesterolemia. J Atheroscler Thromb, 2014, 21 (9): 983-988.

[7] Rothschild M, Duhon G, Riaz R, et al. Pathognomonic Palmar Crease Xanthomas of Apolipoprotein E2 Homozygosity-Familial Dysbetalipoproteinemia. JAMA Dermatol, 2016, 152 (11): 1275-1276.

[8] Corsetti JP, Love TM, Sparks CE, et al. Insulin resistance involvement in prevalence of familial dysbetalipoproteinemia in ε2ε2 subjects by Bayesian network modeling. Clin Biochem, 2018, 59: 31-36.

[9] Boot CS, Middling E, Allen J, et al. Evaluation of the Non-HDL Cholesterol to Apolipoprotein B Ratio as a Screening Test for Dysbetalipoproteinemia. Clin Chem, 2019, 65 (2): 313-320.

[10] Koopal C, Marais AD, Westerink J, et al. Autosomal dominant familial dysbetalipoproteinemia: A pathophysiological framework and practical approach to diagnosis and therapy. J Clin Lipidol, 2017, 11 (1): 12-23.

[11] Retterstøl K, Hennig CB, Iversen PO. Improved plasma lipids and body weight in overweight/obese patients with type Ⅲ hyperlipoproteinemia after 4 weeks on a low glycemic diet. Clin Nutr, 2009, 28 (2): 213-215.

[12] Kawashiri MA, Kobayashi J, Nohara A, et al. Impact of bezafibrate and atorvastatin on lipoprotein subclass in patients with type Ⅲ hyperlipoproteinemia: result from a crossover study. Clin Chim Acta, 2011, 412 (11-12): 1068-1075.

[13] Cho EJ, Min YJ, Oh MS, et al. Disappearance of angina pectoris by lipid-lowering in type Ⅲ hyperlipoproteinemia. Am J Cardiol, 2011, 107 (5): 793-796.

[14] Koopal C, Marais AD, Westerink J, et al. Effect of adding bezafibrate to standard lipid-lowering therapy on post-fat load lipid levels in patients with familial dysbetalipoproteinemia. A randomized placebo-controlled crossover trial. J Lipid Res, 2017, 58 (11): 2180-2187.

第十七章　遗传性高密度脂蛋白代谢异常

　　流行病学研究表明，高密度脂蛋白-胆固醇（HDL-C）水平与心血管疾病（CVD）风险增加有关。HDL-C 是 CVD 患者中最常见的脂蛋白异常，尤其在中国人群。HDL 将胆固醇从外周组织移出、输送到肝脏代谢、排泄到胆汁中的过程，被称为胆固醇逆转运，最常用于解释 HDL-C 水平与动脉粥样硬化性心血管疾病之间的负相关关系。当然，HDL 还具有多种抗动脉粥样硬化功能，包括抗氧化，抗血栓和抗炎等作用。HDL 代谢相关的遗传性疾病包括单基因突变所导致的 HDL-C 水平降低（低 α 脂蛋白血症）和 HDL-C 水平升高（高 α-脂蛋白血症）等，以及极端 HDL 水平的多基因异常。

一、原发性低 α 脂蛋白血症

　　原发性低 α 脂蛋白血症被定义为血浆 HDL-C 水平低于正常的第 10 百分位数，一般把 HDL-C 小于 1.0 mmol/L（40 mg/dL）定为低 HDL-C 血症，即低 α 脂蛋白血症。其诊断主要依据有家族性低 HDL-C 水平史，胆固醇及 TG 水平相对正常且无其他原因所致的低血浆 HDL-C 水平，这是低 HDL-C 水平最常见的遗传原因，是一种较常见常染色体显性遗传病。原发性低 α 脂蛋白血症的代谢病理学表现为早期的载脂蛋白 A1（ApoA1）分解代谢的加速。该病通常增加早发 CVD 事件，但不具有其他形式 HDL 缺乏的典型临床表现。

　　尽管已发现少数原发性低 α 脂蛋白血症个体存在 ApoA1 突变和三磷酸腺苷结合盒转运子 A1（ABCA1）突变，大部分家族性原发性低 α 脂蛋白血症成员未发现有 ApoA1、ABCA1 或卵磷脂：胆固醇酰基转移酶（LCAT）的基因突变。因此该病的分子机制尚不清楚，分子基础不同可能也是导致该病与 CVD 关系复杂的部分原因。

二、单基因起源的低 α 脂蛋白血症

（一）ApoA1 基因突变

　　ApoA1 是 HDL 的主要载脂蛋白，为肝脏和小肠中新生 HDL 组装所必需，也是循环中 HDL 成熟所必需的。ApoA1 中有害突变影响 ApoA1 生物合成和分泌，患者血浆 HDL-C 水平极低，并且经常出现早发 CVD。但是一些结构性 ApoA1 突变的病例，尽管血浆 HDL-C 水平显著降低，但 CVD 负担并未增加。

　　1. ApoA1 基因缺失和无义突变　人类由于 ApoA1 基因的纯合缺失或无义突变罕见，这类突变会导致肝脏和肠道很少或不合成 ApoA1。血浆中 ApoA1 几乎完全缺失导致 HDL-C 显著降低，形成这一表型的原因可能是 ApoA1 基因缺失或 ApoA1 无义突变导致表达截短了的 ApoA1 蛋白。ApoA1 基因缺失和无义突变的杂合子和纯合子患者一样，可以有早发动脉粥样硬化和早发 CVD，但纯合子还存在外周胆固醇沉积的其他临床表现，如白内障和扁平黄色瘤。

　　2. ApoA1 错义突变　ApoA1 变异体 ApoA1$_{Milano}$ 的 173 位精氨酸被半胱氨酸取代，含此变异的杂合子个体甘油三酯（TG）升高，低密度脂蛋白（LDL）和 HDL 均降低，但 CVD 的风险并未增加。研究发现，与天然 ApoA1 相比，ApoA1$_{Milano}$ 分解代谢更快，但合成速率正常。尽管携带 ApoA1$_{Milano}$ 的个体由于 ApoA1 变异体的分解代谢增加而具有低 HDL-C 水平，但没有明显的 CVD。早先采用 HDL 模拟物 ApoA1$_{Milano}$ 静脉输注后，血管内超声（IVUS）观察到动脉粥样硬化斑块的逆转。但最近的随机分组、安慰剂对照的 MILANO-PILOT 研究发现，主要终点即冠脉粥样硬化病灶体积的变化，两组间相似。

提示在强化降血脂治疗基础上，外源性 ApoA1 模拟物未能对冠脉血管病变产生有益影响。

ApoA1 的另一种变异体 ApoA1$_{Iowa}$ 中 26 位精氨酸取代了甘氨酸，可能导致 ApoA1 碎片化和临床淀粉样变性。具有 ApoA1$_{Iowa}$ 的个体具有遗传性淀粉样蛋白，对淀粉样蛋白的分析表明该蛋白质就是 ApoA1 的肽片段。动力学分析证实天然 ApoA1 和 ApoA1$_{Iowa}$ 的分解代谢都增加。此外，来自 ApoA1$_{Iowa}$ 患者放射性标记氨基酸的尿排泄量比对照受试者天然 ApoA1 的尿排泄量低约 50%，提示 ApoA1$_{Iowa}$ 蛋白清除率降低可能引起淀粉样变性的形成。

已有超过 40 种不同的 ApoA1 突变被认为与循环中的 HDL-C 水平降低有关，但 ApoA1 基因变异似乎不是造成人群中 HDL-C 水平变异的主要原因。另外，ApoA1 包含许多结构域，具有特异的互补的功能，包括 ABCA1 和 LCAT 激发的特定转运蛋白，脂质及细胞结合后产生的相互作用。这种结构域的特异性，加上 ApoA1 合成减少以及分解代谢增加的功能改变，可能是目前研究所报道的 ApoA1 突变对 HDL-C 水平和动脉粥样硬化病变不同影响的原因。

（二）卵磷脂：胆固醇酰基转移酶基因突变

LCAT 通过酯化新生 HDL 颗粒上游离胆固醇促进 HDL 成熟，经 LCAT 催化合成的胆固醇酯更为疏水，会进入到脂蛋白的疏水中心，使前 β-HDL 变为成熟的、球状的 α-HDL，后者是血浆中 HDL 的主要成分。α-HDL 会在胆固醇酯转移蛋白（CETP）和一些不同的酯酶的作用下转变回前 β-HDL。β-HDL 在血浆中的半衰期极短，很快在肾脏清除，成熟的 α-HDL 则相对稳定。LCAT 就这样在血管内的 HDL 代谢中起着重要作用并决定了血浆 HDL-C 的水平。LCAT 缺乏综合征是一种常见的常染色体隐性遗传病，其表型特征是角膜混浊，低 LDL-C 和极低的 HDL-C（HDL-C<10 mg/dL 和 ApoA1<40 mg/dL）。LCAT 突变可影响 LCAT 的催化活性、与底物的结合、分泌及其稳定性。缺少 LCAT 可导致 HDL 不能使游离的胆固醇酯化为无极性的胆固醇酯，从而不能形成成熟的 HDL，进而增加了 ApoA1 的分解代谢，导致 HDL-C 水平降低。具有 LCAT 两个等位基因的无功能突变（纯合子和复合杂合子）的个体从功能上可以被分为"部分"和"完全"LCAT 缺乏两种。部分 LCAT 缺乏导致进展性角膜混浊，后期视力丧失，称为"鱼眼病"（fish-eye disease，FED），特征是 LCAT 对 HDL 缺乏酯化作用，但对含 ApoB 脂蛋白上的胆固醇的酯化功能是正常的。完全 LCAT 缺乏就是家族性 LCAT 缺乏症（familiar LCAT deficiency，FLD），HDL-C 及 ApoB 的胆固醇酯化均相应减少。FED 和 FLD 的共同临床特征是 HDL-C 和 ApoA1 水平极低，血管外胆固醇显著增加，最严重时，游离胆固醇的比例占全血浆胆固醇的比例从 25% 增加至 70%。FLD 患者还通常表现有明显的红细胞脆性增加所致的溶血性贫血，异常脂蛋白的快速肾清除导致蛋白尿和进行性肾脏疾病，患者通常在四五十岁出现肾功能衰竭。

尽管 LCAT 突变显著影响 HDL-C 水平，LCAT 缺乏的个体是否有动脉粥样硬化倾向性仍需要研究。但是大量有关 LCAT 缺乏的研究未能发现其与 CVD 之间的关系。这些突变的携带者通常不会出现更多的动脉粥样硬化。

（三）三磷酸腺苷结合盒转运子 A1 基因突变

三磷酸腺苷结合盒转运子 A1（ATP-binding cassette transporter A1，ABCA1）基因的两个等位基因无功能突变引起丹吉尔病（OMIM：205400），是一种常染色体显性遗传病，表现为 HDL-C（<5 mg/dL）和 ApoA1（<5 mg/dL）显著降低。该病以第一个患者的家乡丹吉尔岛命名，其特征在于 HDL 缺乏和巨噬细胞中胆固醇的积累，导致大的黄橙色扁桃体、肝脏、脾脏和淋巴结肿大。从丹吉尔病患者体内分离出的成纤维细胞表现出胆固醇与磷脂流出到 ApoA1 减少。这种 ABCA1 介导的细胞胆固醇流出与无脂质 ApoA1 的结合的减少，造成 ApoA1 初始脂化的不足，使 HDL 的新生受到影响，显著增加 ApoA1 蛋白的分解代谢。ApoA1 和 ApoA2 的动力学研究证实，低血浆 HDL 水平是由小的、贫脂的 HDL 分解代谢增加引起的。尽管丹吉尔病有极低的 HDL-C 水平以及缺乏由 ABCA1 介导的巨噬细胞胆固醇的移出，但该病却没有预期出现的冠心病风险的显著增加，丹吉尔病的个体在儿童期或成年早期不会发生早发性 CVD，低 LDL-C 水平可能是降低此类患者冠心病危险的原因之一。但 ABCA1 的

突变与早发 CVD 之间的关系尚不清楚。由于患丹吉尔病的个体太少,尚不能得出结论。临床上看 AB-CA1 突变与 HDL-C 水平降低和动脉粥样硬化增加有关。

三、家族性高 α 脂蛋白血症

家族性高 α 脂蛋白血症被定义为 HDL-C 水平大于同性别、年龄人群的 HDL-C 水平的第 90 百分位数,有家族性 HDL-C 升高史,无其他继发造成 HDL-C 升高的原因。大致上女性 HDL-C 水平>80 mg/dL,男性 HDL-C 水平>70 mg/dL。此人群常常与低 CHD 风险有关,寿命延长。与此同时,另外一些与 HDL-C 水平升高可能相关的基因有 Ⅰ 型清道夫受体 B(SR-BⅠ)、内皮脂酶(EL)以及磷脂转移蛋白(PLTP)等,关于家族性高 α 脂蛋白血症的基因背景目前研究极少。

四、单基因起源的高 α 脂蛋白血症

(一) 胆固醇酯转移蛋白基因突变

胆固醇酯转移蛋白(cholesteryl ester transfer protein,CETP)促进胆固醇酯从 HDL 转移至含 ApoB 的脂蛋白(VLDL,LDL)以换取 TG,从而通过 LDL 受体和 LDL 受体相关蛋白间接介导胆固醇酯的肝摄取。CETP 缺乏导致富含胆固醇酯的 HDL 水平显著增加 2~3 倍,而 LDL-C 和 ApoB 水平正常或略有降低。杂合子的 HDL-C 增加不太明显(10%~35%)。

CETP 缺乏的纯合子中 ApoA1 的分解代谢与对照组相比较慢。因此,显著的血浆 HDL-C 升高归因于 ApoA1 和 ApoA2 的分解代谢减少。CETP 突变在日本人群中比较常见,在其他人群中通常很少见。CETP 缺乏与 CVD 风险之间关系的研究结果不一致,通过抑制 CETP 增加血浆 HDL-C 水平降低 CVD 风险已经成为使用合成 CETP 抑制药的几项临床试验的主题。到目前为止,这些试验尚未显示出对 CVD 的有益影响。因此对于升高 HDL-C 并未降低心血管事件及死亡风险这一问题以及未来对于 CETP 抑制药的研究方向成为了近期讨论和研究的焦点。CETP 抑制药虽然可以大幅度提高 HDL-C 水平,但其提高的可能并不是有正常功能状态的 HDL,因而升高的 HDL-C 水平对降低心血管事件和死亡风险没有益处。相较于单纯的升高 HDL-C 的水平,如何改善 HDL 功能,避免有功能障碍的 HDL 的合成可能更为重要。

(二) 肝脂酶基因突变

肝脂酶(hepatic lipase,HL)是一种甘油三酯(TG)水解脂酶,其作用是水解 HDL 中的 TG 和磷脂 PL,使 HDL 减小并促进无脂或贫脂的 ApoA1 自 HDL 的解离。肝脂酶在 HDL 重塑为贫脂的前 β-HDL 中起关键作用。人类肝脂酶基因(LIPC)缺乏为常染色体隐性遗传病,报道的病例为数不多。LIPC 的一些突变可造成 HL 的分泌减少和(或)HL 的脂解功能下降。纯合子或复合杂合子突变几乎没有 HL 活性,餐后 TG 的清除能力降低。这些患者存在残余脂蛋白的代谢异常,HDL-C 升高,富含 TG 的 HDL 升高,ApoA1 水平升高,HDL 颗粒增大。尽管 HL 缺乏是致动脉粥样硬化还是抗动脉粥样硬化仍存在争议,有几个报道表明 HL 缺乏的患者存在早发 CHD。

(三) 内皮脂酶基因突变

内皮脂酶(endothelial lipase,EL)在肝、肺、肾和胎盘中表达,并且主要表现出磷脂酶活性,主要作用于 HDL 而不是富含甘油三酯脂蛋白。到目前为止,尚未描述内皮脂酶缺乏的人类病例。Singaraja 等鉴定并在功能上验证了 8 种部分和完全丧失功能的内皮脂酶人类基因突变,发现与部分丧失功能突变携带者相比,完全丧失功能的内皮脂酶突变携带者血浆 HDL-C 水平显著升高,胆固醇流出接受能力也明显增强。虽然这项研究支持了拮抗内皮脂酶功能可以保护心脏的假设,但其他研究表明内皮脂酶变异与冠心病之间没有关系。

(四) Ⅰ 型 B 类清道夫受体基因突变

Ⅰ 型 B 类清道夫受体(scavenger receptor BⅠ,SR-BⅠ)主要在类固醇生成组织和肝脏中表达,是主要的 HDL 受体,调控从 HDL 中选择性摄取胆固醇酯。SR-BⅠ 介导细胞和 HDL 之间酯化胆固醇

的双向流通。在小鼠中 SR-BⅠ是 HDL 代谢的主要参与者。SR-BⅠ敲除小鼠血浆 HDL-C 增加 2 倍，动脉粥样硬化加速，胆固醇转运至肝脏受损。高 HDL-C 患者 SR-BⅠ的几个罕见点突变已在功能上验证。其中大量基于人群的研究表明，SR-BⅠ中 376 位脯氨酸被亮氨酸替代突变杂合携带者具有显著增加的血浆 HDL-C 水平，但 CHD 风险增加。

五、多基因起源所致的极端 HDL-C 水平

关于多基因遗传病发病机制最早是常见遗传变异常见病学说，此学说认为普遍存在于人群中的常见遗传变异是引起常见疾病的遗传学基础。但是这一学说显然不能解释以上 HDL 关键候选基因突变，仅能解释很小一部分研究个体的极端 HDL-C 水平这一事实，事实上这些常见变异只解释了 15% 的遗传性 HDL-C 水平。

基于对人类 HDL-C 水平的研究，美国学者提出了"罕见等位基因模型"的概念，认为有多种罕见变异对 HDL-C 水平起作用，即罕见遗传变异-常见病（rare variant-common disease）学说。这一理论认为人群中一些罕见的遗传变异也可导致多基因遗传病。多个罕见遗传变异相加及相互作用，并在环境因素的作用下，可导致这些罕见遗传变异的携带者产生相应的疾病，且罕见遗传变异一般认为比常见遗传变异具有更强的表型效应。

和这一假设一致的是，最近的小规模研究表明，在明显的符合孟德尔遗传的血脂异常的家系中，一些个体在不同的基因中携带多个突变，这些变异在 HDL-C 代谢中具有确定的作用。最近对极高 HDL-C 水平的个体大约 200 个脂质相关基因的靶向测序显示超过 87% 的个体携带 2 个或更多罕见的非同义变异，并且 28% 的个体携带 5 个或更多脂质相关基因的变异。这些数据表明大多数极端血浆 HDL-C 水平的患者脂质相关基因携带多种罕见变异，支持极端 HDL-C 水平的多基因起源。

六、展望

对 HDL 代谢遗传性疾病的研究结果显示具有遗传性 HDL 缺陷的个体并不一定是动脉粥样硬化性心血管疾病的高风险，尽管在某些情况下，临床所见的这类患者可能存在严重的早发性 CVD。相反，具有引起高 α 脂蛋白血症突变的个体通常其动脉粥样硬化病变亦不会减轻。此外，当对 HDL 相关基因常见变异的证据进行分析，发现目前遗传学证据并不支持对于通过药物干预提高 HDL-C 将降低 CVD 风险的观点。在这方面孟德尔随机化研究不支持提高 HDL-C 将带来心血管获益的假设。因此没有指征在患有遗传性 HDL 异常的患者中使用降血脂药。然而应该注意，在某些情况下，有必要采取一切可能的降低 CVD 风险的方法。例如，ApoA1 缺乏和 ABCA1 缺乏时可能会显著加速动脉粥样硬化。目前还没有任何 FDA 批准的药物能够成功地通过升高 ApoA1 或 HDL-C 水平、从而降低 CVD 风险。在这方面，建议采取适当的生活方式干预和使用针对 LDL 代谢的药物来减少 CVD 风险。由于 LCAT 完全缺乏会导致早发的严重肾脏并发症，酶替代疗法已用于治疗这种罕见的 HDL 代谢紊乱，并显示出一定的临床应用前景。

〔桂林医学院附属医院　李全忠〕

参考文献

[1] Cohen JC, Kiss RS, Pertsemlidis A, et al. Multiple rare alleles contribute to low plasma levels of HDL cholesterol. Science, 2004, 305 (5685): 869 - 872.

[2] Rader DJ. Molecular regulation of HDL metabolism and function: implications for novel therapies. J Clin Invest, 2006, 116 (12): 3090 - 3100.

[3] Nissen SE, Tsunoda T, Tuzcu EM, et al. Effect of recombinant ApoA-I Milano on coronary atherosclerosis in patients with acute coronary syndromes: a randomized controlled trial. JAMA, 2003, 290: 2292 - 2300.

[4] Nicholls SJ, Puri R, Ballantyne CM, et al. Effect of infusion of high-density lipoprotein mimetic containing recombinant apolipoprotein A-I Milano on coronary disease in patients with an acute coronary syndrome in the MILANO-

PILOT Trial: A randomized clinical trial. JAMA Cardiol, 2018, 3 (9): 806 - 814.

[5] Kuivenhoven JA, Pritchard H, Hill J, et al. The molecular pathology of lecithin: cholesterol acyltransferase (LCAT) deficiency syndromes. J Lipid Res, 1997, 38 (2): 191 - 205.

[6] Calabresi L, Baldassarre D, Castelnuovo S, et al. Functional lecithin: cholesterol acyltransferase is not required for efficient atheroprotection in humans. Circulation, 2009, 120: 628 - 635.

[7] Rader DJ. Lecithin: cholesterol acyltransferase and atherosclerosis: anotherhigh-density lipoprotein story that doesnt quite follow the script. Circulation, 2009, 120: 549 - 552.

[8] Hovingh GK, Hutten BA, Holleboom AG, et al. Compromised LCAT function is associated with increased athero-sclerosis. Circulation, 2005, 112: 879 - 884.

[9] Hobbs HH, Rader DJ. ABC1: connecting yellow tonsils, neuropathy, and very low HDL. J Clin Invest, 1999, 104 (8): 1015 - 1017.

[10] Bochem AE, van Wijk DF, Holleboom AG, et al. ABCA1 mutation carriers with low high-density lipoprotein cho-lesterol are characterized by a larger atherosclerotic burden. Eur Heart J, 2013, 34: 286 - 291.

[11] Frikke-Schmidt R. Genetic variation in the ABCA1 gene, HDL cholesterol, and risk of ischemic heart disease in the general population. Atherosclerosis, 2010, 208: 305 - 316.

[12] Inazu A, Brown ML, Hesler CB, et al. Increased high-density lipoprotein levels caused by a common cholesteryl-es-ter transfer protein gene mutation. N Engl J Med, 1990, 323: 1234 - 1238.

[13] Tall AR. The effects of cholesterol ester transfer protein inhibition on cholesterol efflux. Am J Cardiol, 2009, 104: 39E - 45E.

[14] Curb JD, Abbott RD, Rodriguez BL, et al. A prospective study of HDL-C and cholesteryl ester transfer protein gene mutations and the risk of coronary heart disease in the elderly. J Lipid Res, 2004, 45: 948 - 953.

[15] Barter PJ, Brewer Jr. HB, Chapman MJ, et al. Cholesteryl ester transfer protein: a novel target for raising HDL and inhibiting atherosclerosis. Arterioscler Thromb Vasc Biol, 2003, 23: 160 - 167.

[16] Moriyama Y, Okamura T, Inazu A, et al. A low prevalence of coronary heart disease among subjects with increased high-density lipoprotein cholesterol levels, including those with plasma cholesteryl ester transfer protein deficiency. Prev Med, 1998, 27: 659 - 667

[17] Schwartz GG, Olsson AG, Abt M, et al. Effects of dalcetrapib in patients with a recent acute coronary syndrome. N Engl J Med, 2012, 367: 2089 - 2099.

[18] Jansen H, Verhoeven AJ, Sijbrands EJ. Hepatic lipase: a pro-or anti-atherogenic protein? J Lipid Res, 2002, 43: 1352 - 1362.

[19] Kral BG, Becker DM. Familial occurrence of abnormalities of high-density lipoprotein cholesterol. J Clin Lipidol, 2007, 1: 31 - 40.

[20] Yamashita S, Maruyama T, Hirano K, et al. Molecular mechanisms, lipoprotein abnormalities and atherogenicity of hyperalphalipoproteinemia. Atherosclerosis, 2000, 152: 271 - 285.

[21] Singaraja RR, Sivapalaratnam S, Hovingh K, et al. The impact of partial and complete loss-of-function mutations in endothelial lipase on high-density lipoprotein levels and functionality in humans. Circ Cardiovasc Genet, 2013, 6: 54 -62.

[22] Vergeer M, Cohn DM, Boekholdt SM, et al. Lack of association between common genetic variation in endothelial li-pase (LIPG) and the risk for CAD and DVT. Atherosclerosis, 2010, 211: 558 - 564.

[23] Voight BF, Peloso GM, Orho-Melander M, et al. Plasma HDL cholesterol and risk of myocardial infarction: a Mendelian randomisation study. Lancet, 2012, 380: 572 - 580.

[24] Hildebrand RB, Lammers B, Meurs I, et al. Restoration of high-density lipoprotein levels by cho-lesteryl ester transfer protein expression in scavenger receptor class B type I (SR-BI) knockout mice does not normalize patholo-gies associated with SR-BI deficiency. Arterioscler Thromb Vasc Biol, 2010, 30: 1439 - 1445.

[25] Chadwick AC, Sahoo D. Functional characterization of newly-discovered mutations in human SR-BI. PLoS One, 2012, 7: e45660.

[26] Brunham LR, Tietjen I, Bochem AE, et al. Novel mutations in scavenger receptor BI associated 6 with high HDL

cholesterol in humans. Clin Genet，2011，79：575-581.

[27] Vergeer M，Korporaal SJ，Franssen R，et al. Genetic variant of the scavenger receptor BⅠ in humans. N Engl J Med，2011，364：136-145.

[28] Zanoni P，Khetarpal SA，Larach DB，et al. Rare variant in scavenger receptor BⅠ raises HDL cholesterol and increases risk of coronary heart disease. Science，2016，11；351（6278）：1166-1171.

[29] 陈竺. 医学遗传学（第3版），北京：人民卫生出版社，2015，155.

[30] Tietjen I，Hovingh GK，Singaraja RR，et al. Segregation of LIPG，CETP，and GALNT2 mutations in Caucasian families with extremely high HDL cholesterol. PLoS One，2012，7：e37437.

[31] Reddy MV，Iatan I，Weissglas-Volkov D，et al. Exome sequencing identifies 2 rare variants for low high-density lipoprotein cholesterol in an extended family. Circ Cardiovasc Genet，2012，5：538-546.

[32] Talmud PJ，Shah S，Whittall R，et al. Use of low-density lipoprotein cholesterol gene score to distinguish patients with polygenic and monogenic familial hypercholesterolaemia：a case-control study. Lancet，2013，381：1293-1301.

[33] Shamburek RD，Bakker-Arkema R，et al. Familial lecithin：cholesterol acyltransferase deficiency：First-in-human treatment with enzyme replacement. J Clin Lipidol，2016，10（2）：356-367.

第十八章　　遗传性低脂血症

　　低脂血症又称低 β 脂蛋白血症（hypobetalipoproteinaemia，HBL），是指血浆中的总胆固醇、低密度脂蛋白-胆固醇（LDL-C）或载脂蛋白 B（ApoB）的浓度水平低于正常人群水平的第 5 个百分位数。

　　低脂血症分为原发性和继发性两大类。引起继发性低脂血症的因素包括饮食和疾病两方面。前者常见于长期素食者，后者主要有慢性胰腺炎、严重肝脏疾病、营养不良和甲状腺功能亢进等，这些疾病常合并肠道脂肪吸收不良，可造成 ApoB 和胆固醇合成减少。

　　遗传性低脂血症包括无 β 脂蛋白血症（abetalipoproteinemia，ABL）、乳糜微粒滞留以及家族性低 β 脂蛋白血症（familial hypobetalipoproteinaemia，FHBL），前两者为常染色体隐性遗传，而 FHBL 为常染色体显性遗传。无 β 脂蛋白血症是由于微粒体甘油三酯转运蛋白（MTTP）的基因突变所致。乳糜微粒滞留症的病因尚不清楚。二者均存在肠上皮细胞的乳糜微粒合成障碍，可导致食源性脂肪和脂溶性维生素吸收不良，临床上表现为生长发育停滞、贫血、棘红细胞增多症和色素性视网膜炎等。绝大多数 FHBL 患者都是杂合子型，故临床症状常不明显，但其血浆 LDL-C 和载脂蛋白 B（ApoB）浓度水平可显著降低。FHBL 的这种异常血脂改变对患者健康和寿命的长期影响目前尚不完全确定。

　　FHBL 人群中的总发病率估计是 $0.03\% \sim 0.1\%$，大多数病例症状不典型，故一旦发现有 LDL-C 和 ApoB 水平血浆降低，就应及时对患者的家系成员进行筛查，以排除继发性 HBL，帮助明确 FHBL 诊断。

一、发病机制

　　目前已经证实 FHBL 可能是由于影响 LDL-C 代谢的基因发生多种突变诱发的常染色体显性遗传病，主要是 ApoB，也可能是前蛋白转化酶枯草溶菌素 K9（proprotein convertase subtilisin/kexin type 9，PCSK9）或人血管生成素样蛋白 3（encoding the angiopoietin-like 3 protein，ANGPTL3），但仍有约 50% 的 FHBL 病例的遗传病因有待确定。ApoB 基因突变类型包括无义突变、移码突变、错义突变和剪接位点突变等，这些突变可产生截短型 ApoB，其特征是该蛋白的生成率下降而清除率增加，此外还存在功能上的缺陷。截短型 ApoB 是根据原生 $ApoB_{100}$ 分子长度的百分比命名的，其产生是 ApoB mRNA 的特异性编辑的结果。比如 $ApoB_{48}$，即由于第 2，153 号密码子转变成为终止密码子，造成了编码氨基酸序列的提前终止而"截短"，故其分子量只相当于 $ApoB_{100}$ 的 48%，由此而得名。需要指出的是，并非所有的截短型 ApoB 都参与致病，$ApoB_{48}$ 便是一种生理性截短型蛋白。同理，其他病理性截短型 ApoB 的产生机制也是如此。已经有超过 60 个截短型 ApoB 基因突变被确认是 FHBL 的病因，最短的为 $ApoB_2$，最长的是 $ApoB_{89}$。一般而言，短于 $ApoB_{27.6}$ 的截短型 ApoB（短截短型 ApoB）难以在血浆中检测到，原因在于这些截短型 ApoB 的生成率降低而清除率加快。正是这些长短不一的截短型 ApoB 导致了 FHBL 的发病，因此 FHBL 在基因学上存在着较大的异质性。

　　在含有长截短型 ApoB（即长于 $ApoB_{27.6}$ 的截短型 ApoB）的 FHBL 杂合子患者中，常可检测到 3 种含 ApoB 的脂蛋白。例如，从 $ApoB_{54.8}$ FHBL 杂合子患者的血浆中可分离出分别含有 $ApoB_{100}$、$ApoB_{48}$ 和 $ApoB_{54.8}$ 的 3 种脂蛋白。含截短型 ApoB 的脂蛋白的颗粒大小与其所含 ApoB 被截短的长度直接相关。例如，含 $ApoB_{89}$ 的脂蛋白颗粒，其体积和密度可与正常 VLDL 和 LDL 相近。而含 $ApoB_{38.9}$ 的脂蛋白颗粒，其体积介于 LDL 和 HDL 之间，密度却接近于大颗粒 HDL。

　　截短型 ApoB 所载的甘油三酯分子一般较 $ApoB_{100}$ 少。但也有例外，如含 $ApoB_{48}$ 的乳糜微粒转载的

甘油三酯要比含 $ApoB_{100}$ 的 VLDL 多，这提示小肠和肝脏在合成富含甘油三酯的脂蛋白方面可能存在不同机制。总体而言，这种截短型 ApoB 的脂质转运能力较正常下降，由此导致 VLDL 的脂质输出障碍，最终造成 LDL 生成减少。

与 $ApoB_{100}$ 相比，截短型 ApoB 的体内生成率降低而清除率增加，由此可降低血浆 ApoB 的浓度水平。截短型 ApoB 生成率降低的机制目前还不完全清楚，但其清除率增加被证明是该蛋白与 LDL 受体亲和力增加的结果。然而，截短型 ApoB 的生成率和清除率并非呈完全一致性变化。例如，与含 $ApoB_{100}$ 脂蛋白颗粒相比，含 $ApoB_{89}$ 脂蛋白颗粒的生成率仅下降 15%，但其清除率却是前者的两倍，因为 $ApoB_{89}$ 与 LDL 受体的亲和力较 $ApoB_{100}$ 显著增加。同样含 $ApoB_{75}$ 脂蛋白颗粒的生成率较含 $ApoB_{89}$ 脂蛋白颗粒稍减低，但其清除率却明显高于后者，其原因也在于 $ApoB_{75}$ 结合 LDL 受体的能力明显增强。

此外，杂合子型 FHBL 患者的 $ApoB_{100}$ 也存在代谢上的异常，同样表现为其生成率和清除率较正常时降低。因此尽管从理论上讲，杂合子型 FHBL 的血浆 $ApoB_{100}$ 水平应接近正常时的 50%，但由上述 $ApoB_{100}$ 代谢方面的异常，该蛋白的实际血浆水平仅为正常时的 25%～30%。含 $ApoB_{100}$ 脂蛋白颗粒清除率升高的原因可能在于以下两方面：①脂蛋白颗粒中的 ApoE 成分相比正常时增加了，而 ApoE 与 LDL 受体的亲和力较 $ApoB_{100}$ 更大；②血浆胆固醇水平下降可导致 LDL 受体数目反馈性上调。

基因突变后产生的截短型 ApoB，发生了功能学和代谢方面的显著变化，表现为该蛋白的甘油三酯转运能力和肝脏生成率下降，而血浆清除率增加。同时杂合子型 FHBL 患者的 $ApoB_{100}$ 也可发生类似的代谢异常。这样便造成肝脏合成的 $ApoB_{100}$ 生成相对和绝对性减少，由此既导致肝脏合成的 VLDL 减少，又导致肝脏合成了含有截短型 ApoB 的 VLDL。当数量减少和结构异常的 VLDL 进入血液循环后，可迅速被 LDL 受体摄取并降解，造成 VLDL 的血浆水平进一步下降。这样经由 VLDL 转变为 IDL 再到 LDL 途径所产生的 LDL 较正常时大大减少了，由此导致了 FHBL 的典型血脂改变，即血浆 VLDL-C、IDL-C、LDL-C 以及 ApoB 水平显著降低。

同时，这类患者可能还可有 HDL-C 轻度升高。其原因可能在于，随着体内甘油三酯水平的降低，导致体内胆固醇酯转移蛋白所介导的发生在 HDL 和含 ApoB 脂蛋白之间的胆固醇酯和甘油三酯相互转移较正常时下降，从而减少了 HDL 胆固醇酯的流出，最终引起血浆 HDL-C 水平升高。

二、临床表现

FHB 可分为无效等位基因型杂合子、甘油三酯正常的纯合子和杂合子型 FHBL 三种亚型，各型 FHB 之间的临床表现并不相同。

（一）无效等位基因型杂合子

无效等位基因是基因突变的一种形式，突变后的基因常不能指令合成有功能的蛋白质。该型患者合并有血浆 LDL-C 和 ApoB 缺失，其临床表现与无 β 脂蛋白血症相似，表现为脂肪吸收不良、神经肌肉症状、色素性视网膜炎、血液系统异常和脂肪肝等。

1. 脂肪吸收不良　脂肪吸收不良是这类患者最常见的症状，肠道吸收脂肪比正常下降 30%～40%，由此导致乳糜微粒生成大量减少。因为脂肪吸收不良，轻者可出现脂肪泻，并导致脂溶性维生素（包括维生素 A、维生素 D、维生素 E、维生素 K）吸收不良。长期严重的脂肪吸收不良可影响患者的正常生长发育。

2. 神经肌肉症状　无效等位基因型杂合子的神经肌肉症状与无 β 脂蛋白血症相似，但症状相对较轻。常见症状包括感觉异常、共济失调、肌无力、构音障碍以及深部腱反射减弱甚至消失等，是由于脂溶性维生素（尤其是维生素 A 和维生素 E）缺乏所致。

3. 色素性视网膜炎　色素性视网膜炎是一种进行性的视网膜退行性疾病，严重者可导致失明。这种并发症出现相对较晚，一般出现在成人患者，且个体之间的病变程度存在较大差异。其原因也是因为脂溶性维生素（尤其是维生素 A 和维生素 E）缺乏所致。

4. 血液系统异常　最常见的是棘红细胞增多症，该症可见于绝大多数患者，表现为外周血棘红细胞增多（>3%），电镜下这类异常的红细胞形似多刺、体小致密，变形性能力减低，容易破裂。临床上表现为贫血、黄疸和脾脏增大。棘红细胞的形成与这类患者红细胞膜上的鞘磷脂/卵磷脂比值增加下降有关，因为后者可导致红细胞的膜流动性下降。

此外，由于维生素 K 缺乏，导致维生素 K 依赖性凝血因子（Ⅱ、Ⅶ、Ⅸ、Ⅹ）合成减少，患者可表现为出血体质。

5. 脂肪肝　脂肪肝主要见于成人患者，因为这类患者中截短型 ApoB 转运 VLDL 的能力较正常下降，导致甘油三酯在肝脏中大量蓄积而成。

（二）甘油三酯正常的纯合子 FHBL

甘油三酯正常的纯合子又被认为是复合型杂合子，这类 FHBL 患者体内含有低水平的 $ApoB_{100}$ 或截短型 ApoB，这类患者的血脂特点是：血浆甘油三酯浓度水平正常，而其余血脂改变与无效等位基因型杂合子相似，即总胆固醇（25～75 mg/dL）和 LDL-C（0～21 mg/dL）水平显著降低，HDL-C 可能正常（20～77 mg/dL）。患者的临床症状相对较轻，部分患者甚至可不出现相关临床症状。

（三）杂合子型 FHBL

典型的杂合子型 FHBL 可出现以下血脂异常：血浆总胆固醇（90～140 mg/dL）和 LDL-C（30～50 mg/dL）降低，甘油三酯降低，HDL-C 可正常或稍升高。极少数杂合子型 FHBL 患者的血浆胆固醇水平可能正常。相对前两型 FHBL 而言，这类患者属于"良性"FHBL，很少出现临床症状。

FHBL 患者体内含 ApoB 的脂蛋白较正常人显著减少，后者属于致动脉粥样硬化性脂蛋白。因此 FHBL 类似于一种天然"强化降血脂治疗状态"，被认为能够降低动脉粥样硬化风险，具有一定保护意义，甚至可能延长患者寿命。但迄今尚无此方面的流行病学调查，故无法完全证实这种推测。

三、临床诊断

大多数 FHBL 患者都是杂合子型，很少出现临床症状，而严重的纯合子患者又容易被误诊为无 β 脂蛋白血症，故给临床诊断带来了很大的困难。因此临床医生在诊断于 FHBL 时应具有整合观念，既不能惯常地拘泥于临床症状的查找，也不应狭隘地依赖实验室的检查。

（一）无效等位基因型杂合子的诊断

1. 家系调查　凡出现血脂、相关生化检查异常以及可疑临床症状者，首先应排除继发性 HBL，之后筛查其家系成员中有无类似病史，并进行系谱分析，以明确诊断。

2. 临床诊断　这类患者的临床症状很典型，可出现脂肪吸收不良、神经系统症状、色素性视网膜炎、血液系统异常和脂肪肝等临床表现，但因上述临床表现也可在无 β 脂蛋白血症患者中出现，因此难以据此鉴别，往往需要依赖遗传学诊断。

3. 血脂和生化检查　血浆总胆固醇、LDL-C 和 $ApoB_{100}$ 的显著降低甚至缺乏，而 HDL-C 和 ApoA1 可能正常或升高；脂溶性维生素（维生素 A、维生素 D、维生素 E、维生素 K）显著降低，而水溶性维生素（维生素 B 和 C）可正常或轻度降低；转氨酶可轻度升高，AST/ALT 比值>1，提示脂肪肝。

4. 遗传诊断　常染色体显性遗传特征是诊断 FHBL 的必备条件，通过家系调查往往能够明确，据此可与无 β 脂蛋白血症区别开来。此外通过 ApoB 全基因序列检测，可帮助明确基因突变的类型，甚至发现新的基因突变。

5. 肝脏超声检测　呈典型的脂肪肝改变：①肝脏形态稍大，实质显示微细致密散射光点，肝回声明显强于脾、肾回声（"光亮肝"）；②肝脏内管腔（肝内动静脉血管、肝胆管等）结构显示不清。

（二）甘油三酯正常的纯合子 FHBL 的诊断

这类患者的表现与无效等位基因型杂合子比较相似，二者最大的区别是血浆甘油三酯浓度水平。此型患者的临床症状相对较轻，确诊仍需依赖遗传诊断。

（三）杂合子型 FHBL 的诊断

最难诊断的是此型患者，因其往往缺乏临床症状。常规进行血脂检查往往有利于筛查此型患者。若通过血脂检查诊断为 FHBL，应进行家系调查、相关实验室检查和遗传学检查，以免漏诊或误诊。

四、治疗

（一）无效等位基因型杂合子的治疗

1. 饮食治疗　限制饮食中的长链脂肪酸和热量摄入，适当补充中链脂肪酸。

2. 维生素替代治疗　补充患者体内缺乏的脂溶性维生素，这点对纯合子 FHBL 患者尤其重要。为纠正体内维生素缺乏，常需要使用大剂量治疗。主要是补充维生素 A 和维生素 E，若患者合并出血倾向或维生素 K 缺乏，应同时补充维生素 K。有推荐用维生素 E ［100～300 mg/（kg·d）］和维生素 A ［200～400 IU/（kg·d）］可治疗二者缺乏所引起的神经肌肉症状和色素性视网膜炎。

3. 脂肪肝的治疗　一般而言，这类患者的转氨酶仅轻度升高，很少超过正常上限的 3 倍。尽管目前尚不清楚 FHBL 能否导致肝脏的长期损害，但常见的脂肪肝危险因素，包括高甘油三酯、肥胖、饮酒、糖尿病以及某些可引起肝损害的药物等，无疑会加重患者的肝脂肪变性。因此对于 FHBL 患者而言，同样应避免上述危险因素，包括限制饮食中的脂肪和热量、戒酒、控制体重并避免肝损害的药物等。

（二）甘油三酯正常的纯合子和杂合子型 FHBL 的治疗

这两类患者通常不表现临床症状，所以一般不予特殊治疗，仅在患者出现相关临床症状时，才给予一定治疗。例如当患者出现明显神经系统症状时，可给予适当维生素 E 治疗，但剂量相对较小（200 mg/d）。

（三）遗传咨询

当患者确诊为 FHBL 后，应筛查其家系成员有无患有此病。同时还建议患者接受专业遗传咨询，这点对杂合子而言同样重要，因为杂合子患者的配偶若同为杂合子，其后代将有 25% 的概率同时从双亲中获得突变的 ApoB 等位基因拷贝，导致更为严重的纯合子。

FHBL 是一种常染色体显性遗传病，绝大部分患者为杂合子，症状常不明显甚至缺乏，但其血脂明显异常，主要表现为血浆总胆固醇、LDL-C 和 ApoB 显著下降（低于正常水平的第 5 个百分位数）。

临床上诊断 FHBL 需要首先排除继发性 HBL，之后应与另外两种原发性 HBL（无 β 脂蛋白血症和乳糜微粒滞留症）相鉴别。因为 FHBL 是常染色体显性遗传病，而无 β 脂蛋白血症和乳糜微粒滞留症则属于常染色体隐性遗传病，所以一般通过家系调查便可将 FHBL 与后二者区别开来。最后再通过基因检测明确 FHBL 的突变类型。

该病患者通过上述诊断步骤最后确诊为 FHBL 杂合子。目前，该病在治疗上（包括纯合子在内）主要包括以下 3 个方面：①饮食治疗；②药物治疗；③遗传咨询。针对不同患者的具体情况可有所调整。需要强调的是，遗传咨询是一个必要的治疗手段，但往往容易被临床医生忽视。实际上，通过遗传咨询我们不仅可消除患者的认知盲区和心理障碍，还可通过婚前遗传检查避免杂合子患者后代出现更为严重的纯合子患者。

〔中南大学湘雅二医院　赵水平　赵　旺〕

参考文献

[1] Welty FK. Hypobetalipoproteinemia and abetalipoproteinemia. Curr Opin Lipidol，2014，25（3）：161-168.

[2] Cariou B，Challet-Bouju G，Bernard C，et al. Prevalence of hypobetalipoproteinemia and related psychiatric characteristics in a psychiatric population：results from the retrospective HYPOPSY Study. Lipids Health Dis，2018，17（1）：249.

[3] Cariou B，Ouguerram K，Zaïr Y，et al. PCSK9 dominant negative mutant results in increased LDL catabolic rate and

familial hypobetalipoproteinemia. Arterioscler Thromb Vasc Biol, 2009, 29 (12): 2191 - 2197.

[4] Musunuru K, Pirruccello JP, Do R, et al. Exome sequencing, ANGPTL3 mutations, and familial combined hypolip-idemia. N Engl J Med, 2010, 363 (23): 2220 - 2227.

[5] Hooper AJ, Robertson K, Champain D, et al. Lipoprotein metabolism in an ApoB-80 familial hypobetalipoproteine-mia heterozygote. Clin Biochem, 2016, 49 (9): 720 - 722.

[6] Chen Z, Fitzgerald RL, Saffitz JE, et al. Amino terminal 38. 9% of apolipoprotein B_{100} is sufficient to support choles-terol-rich lipoprotein production and atherosclerosis. Arterioscler Thromb Vasc Biol, 2003, 23 (4): 668 - 674.

[7] Burnett JR, Bell DA, Hooper AJ, et al. Clinical utility gene card for: Familial hypobetalipoproteinaemia (ApoB). Eur J Hum Genet, 2012: 20

[8] Tarugi P, Lonardo A, Gabelli C, et al. Phenotypic expression of familial hypobetalipoproteinemia in three kindreds with mutations of apolipoprotein B gene. J Lipid Res, 2001, 42 (10): 1552 - 1561.

[9] Schonfeld G, Lin X, Yue P. Familial hypobetalipoproteinemia: genetics and metabolism. Cell Mol Life Sci, 2005, 62 (12): 1372 - 1378.

[10] Schonfeld G. Familial hypobetalipoproteinemia: a review. J Lipid Res, 2003, 44 (5): 878 - 883.

[11] Lee J, Hegele RA. Abetalipoproteinemia and homozygous hypobetalipoproteinemia: a framework for diagnosis and management. J Inherit Metab Dis, 2014, 37 (3): 333 - 339.

[12] Tanoli T, Yue P, Yablonskiy D, et al. Fatty liver in familial hypobetalipoproteinemia: roles of the ApoB defects, intra-abdominal adipose tissue, and insulin sensitivity. J Lipid Res, 2004, 45 (5): 941 - 947.

[13] Sankatsing RR, Fouchier SW, de Haan S, et al. Hepatic and cardiovascular consequences of familial hypobetali-poproteinemia. Arterioscler Thromb Vasc Biol, 2005, 25 (9): 1979 - 1984.

[14] Tarugi P, Averna M, Di Leo E, et al. Molecular diagnosis of hypobetalipoproteinemia: an ENID review. Athero-sclerosis, 2007, 195 (2): e19 - 27.

[15] Whitfield AJ, Barrett PHR, van Bockxmeer FM, et al. Lipid disorders and mutations in the ApoB gene. Clin Chem, 2004, 50 (10): 1725 - 1732.

[16] Granot E, Kohen R. Oxidative stress in abetalipoproteinemia patients receiving long-term vitamin E and vitamin A supplementation. Am J Clin Nutr, 2004, 79 (2): 226 - 230.

[17] Clarke MW, Hooper AJ, Headlam HA, et al. Assessment of Tocopherol Metabolism and Oxidative Stress in Famil-ial Hypobetalipoproteinemia. Clin Chem, 2006, 52 (7): 1339 - 1345.

第十九章 继发性血脂异常

血脂异常指血浆中一种或几种脂蛋白含量异常。我国 2016 年修订的中国成人血脂异常防治指南推荐总胆固醇（TC）≥6.2 mmol/L，和/或甘油三酯（TG）≥2.3 mmol/L，和/或低密度脂蛋白-胆固醇（LDL-C）≥4.2 mmol/L，和/或高密度脂蛋白-胆固醇（HDL-C）<1.0 mmol/L 为血脂异常。《中国居民营养与慢性病调查报告（2015 年）》显示：与 2002 年相比，2012 年我国成人血脂异常患病率呈上升趋势，约为 40.4%。根据病因血脂异常可分为原发性血脂异常和继发性血脂异常。原发性血脂异常主要与不良生活方式和遗传有关。全身系统性疾病如内分泌代谢疾病、肝肾疾病、结缔组织疾病、人类免疫缺陷病毒感染、器官移植，以及药物及其他多种因素均可以导致继发性血脂异常。

一、内分泌代谢疾病

（一）超重和肥胖

超重与肥胖均为脂代谢异常的危险因素。肥胖与超重患者的血脂异常特点是 TG、TC 和 LDL-C 增高，HDL-C 降低。田玉明等测定了 500 名体检患者的血脂水平，发现体重正常（BMI<25kg/m²）、超重（25kg/m²≤BMI≤30kg/m²）和肥胖（BMI>30kg/m²）高脂血症的检出率分别为 5.61%、21.34% 和 42.05%。2013 年 AHA/ACC/TOS 成人超重与肥胖管理指南强调减重可以改善血脂异常，体重每降低 3kg，TG 至少降低 15 mg/dL；减重 5~8kg，LDL-C 平均下降 5 mg/dL，HDL-C 平均升高 2~3 mg/dL。

（二）糖尿病

血糖与脂代谢之间关系密切，在血糖控制不佳时血脂异常尤为明显，表现为 TG 水平升高、LDL-C 水平正常或轻度升高、HDL-C 水平降低。2 型糖尿病胰岛素抵抗引起的高胰岛素血症、脂肪脂解作用增强，血中游离脂肪酸（FFA）增多，刺激富含 TG 的脂蛋白（极低密度脂蛋白，VLDL）产生，导致血清 TG 水平升高。1 型糖尿病 TG 增高的原因主要是胰岛素绝对缺乏，使脂蛋白脂酶（LPL）活性降低，减弱了对 TG 的清除。与 1 型糖尿病相比，2 型糖尿病患者更易发生脂代谢紊乱。

（三）甲状腺功能异常

甲状腺激素（TH）主要影响脂肪的合成、动员及分解。TH 可以直接调控脂质代谢：增强肝细胞膜上 LDL 受体 mRNA 的表达以增加对循环 LDL-C 的摄取，从而减低血清胆固醇水平；但 TH 也可增强胆固醇合成限速酶 HMG-CoA 还原酶的活性，促进胆固醇合成；增加胆汁酸合成限速酶 CYP7A1 的转录，促进胆固醇向胆汁酸转化；上调胆固醇酯转移蛋白和 LPL 的活性，促进胆固醇酯在 HDL-C、LDL 和 VLDL 之间转换。TH 减少对 TC 及 LDL-C 影响最大，对 TG、HDL-C 及 VLDL 影响较小。甲减时，肝脏 LDL 受体数量和活性下降，造成血清 LDL-C 的清除延迟和体内 LDL 依赖受体的降解途径受损，使患者肝脏中胆固醇向胆汁酸转化减慢，最终导致血中 LDL-C 水平升高。因此甲减患者伴发的血脂异常多表现为单纯性高胆固醇血症。在谭倩的临床分析中，与健康组相比，甲减组患者血清 TC、LDL-C 及 HDL-C 的均值分别升高了 0.41 mmol/L、2.2 mmol/L 和 0.23 mmol/L，而甲亢组患者 TC、LDL-C 及 HDL-C 的均值则分别降低了 0.4 mmol/L、2.27 mmol/L 和 0.26 mmol/L。

（四）库欣综合征

库欣综合征引起的血脂异常多表现为混合型高脂血症。肾上腺皮质激素可以动员脂肪，促进 TG 分解，同时刺激胰岛 β 细胞分泌胰岛素，促进脂肪合成。脂肪动员及合成均增加但是促合成作用更强，导致机体脂肪总量增加。庞静等总结了解放军总医院内分泌科住院确诊的 301 例库欣综合征患者的数据，发现血脂异常的发生率为 72.43%，TG、TC、LDL-C 及 HDL-C 异常的发生率分别为 40.86%、60.33%、38.14%和 7.44%。相对于 ACTH 非依赖性患者，ACTH 依赖性患者的病程更长，向心性肥胖和血脂异常更为显著，但两组患者血脂水平无显著差异。

（五）高尿酸血症

痛风患者血脂水平明显高于健康人群，并且随痛风发作而升高，且以高 TG 血症为主（43.90%），发病年龄越轻、病程越长、已出现痛风石的患者更容易发生。体内高水平的尿酸通过抑制 LPL 活性进而影响 TG 分解，血尿酸水平升高还可以促进 LDL-C 氧化和脂质过氧化导致脂代谢异常。

二、肝脏疾病

（一）病毒性肝炎

血浆脂蛋白主要在肝脏合成与存储，因此肝脏疾病常伴发脂代谢紊乱。都永芳等观察到，与正常对照组比较，乙肝患者组血清 LDL-C、TG 和 TC 水平分别增加 0.73 mmol/L、0.52 mmol/L 和 1.53 mmol/L。有研究提示重型乙型肝炎患者血脂水平受病毒载量的影响。

（二）胆汁淤积性肝病

高脂血症是胆汁淤积性疾病的一种并发症，肝内胆汁淤积症患者血清中胆汁酸含量升高，胆汁酸是胆固醇在肝中的降解产物，它作为一种重要的信号分子，可以通过直接或间接激活核受体法尼醇 X 受体和膜受体 G 蛋白偶联胆汁酸受体 5 调节 TG 的代谢。胆汁酸生成及代谢紊乱会导致体内 TC 与 TG 水平明显升高。

（三）肝硬化

肝硬化代偿期血脂水平可能不会降低，进入失代偿期的肝脏脂质合成代谢功能下降，血清胆固醇降低最为明显。回顾性分析显示，随着肝功能 Child-Pugh 评分等级增加，TC、TG、LDL-C 及 HDL-C 显著下降，由 A 级到 B 级平均下降 0.57 mmol/L 、0.3 mmol/L、0.51 mmol/L 和 0.12 mmol/L，从 B 级到 C 级分别下降 0.47 mmol/L、0.3 mmol/L、0.41 mmol/L 和 0.18 mmol/L。

三、肾脏疾病

肾脏疾病尤其是慢性肾脏疾病（CKD）常伴有脂代谢异常，高胆固醇血症与高 TG 血症已被证实与肾脏疾病密切相关。慢性肾功能不全患者早期血 TG 水平升高，LDL-C 浓度正常，TC 浓度正常甚至降低。随着疾病进展，晚期 CKD 患者出现 TC、LDL-C、VLDL-C、中间密度脂蛋白（IDL）及乳糜微粒（CM）水平增加，HDL-C 降低，同时伴有载脂蛋白浓度改变。

（一）肾病综合征

肾病综合征（NS）患者蛋白质从尿液中大量丢失，刺激肝脏脂蛋白合成增加。LPL 活性促进因子，如 ApoC2 等随尿液排出导致 LPL 活性下降，进而引起富含 TG 的脂蛋白如 VLDL 的代谢受阻。有报道称成人 NS 患者中 52%合并高脂血症，其中血浆 TC 水平升高的比例为 20%，LDL-C 水平升高比例为 55%，VLDL-C 升高占 30%。同时 Lp（a）明显升高，可达正常人的 3～5 倍。

（二）慢性肾炎和慢性肾衰竭

慢性肾炎的炎症反应与脂质代谢紊乱密切相关。炎症因子刺激 HMG-CoA 还原酶基因表达并且抑制胆汁酸合成的关键酶 7-α 羟化酶活性，既增加了肝脏胆固醇合成、又减少了肝脏对胆固醇的分解。此外，炎性因子也会降低 HDL-C 的水平，因此慢性肾炎的患者常表现为血清 TC 水平的升高，同时 HDL-C 水平下降。慢性肾衰竭患者常伴有高 TG 血症，HDL-C 降低，LDL-C 变化不明显，但 ox-LDL 水平升高。慢性肾衰竭时肾脏的排泄功能异常，胰岛素排出障碍促进了脂肪动员。同时交感神经兴奋导致肾上腺素、去甲肾上腺素及胰高血糖素等激素分泌增多，脂肪细胞内激素敏感性甘油三酯脂肪酶的活性增强，脂肪动员增加。有研究表明透析会加重肾衰竭终末期患者的血脂异常。血液透析患者的血脂异常大多为 TG 升高，HDL-C 降低，TC 和 LDL-C 水平接近正常。另外，慢性低度炎症状态与肝素的长期应用都是导致脂代谢紊乱加重的因素。相对血液透析患者，葡萄糖为渗透剂的腹膜透析导致的血脂异常更明显，主要与腹膜透析自身透析模式有关。同时由于脂蛋白、载脂蛋白和脂质代谢相关酶等易从腹膜透析液中丢失，导致脂质降解障碍，又刺激肝脏合成过多的脂蛋白。其血脂异常表现为 TG、TC、LDL-C、ApoB 及脂蛋白（a）[Lp（a）] 升高，HDL-C 降低。腹膜透析还会加重糖负荷，造成高胰岛素血症，导致 VLDL 合成增加，加重高 TG 血症。

四、睡眠呼吸障碍（OSA）

睡眠呼吸障碍（OSA）是血脂异常的危险因素。OSA 常引起 TG、TC、LDL-C 水平升高，HDL-C 降低。慢性间歇性低氧血症和睡眠片段化是 OSA 的主要特点。低氧和高碳酸血症可以激活 TG 和胆固醇生物合成途径的关键酶转录因子胆固醇调节元件结合蛋白-1（SREBP-1）和硬脂酰辅酶 A 去饱和酶-1，使血清 TC 和 TG 水平增加，导致高脂血症。此外，间歇性低氧血症使氧合血红蛋白饱和度降低导致全身炎症，内皮功能障碍，氧化应激增加和交感神经活化，最终影响脂代谢、产生血脂异常。临床研究发现 OSA 患者血脂异常发生率 78.3%，显著高于对照组（51.4%），且 OSA 程度越重，血脂异常发生率越高。Dimitar Karkinski 等研究发现，相对于非 OSA 患者，OSA 患者的血清 TG、TC 水平分别升高 0.16 mmol/L 和 0.28 mmol/L，HDL-C 水平降低 0.11 mmol/L。从 2012 年美国全国住院患者病例（NIS）数据库中抽取 30 712 524 名住院患者信息，经统计分析后得出 1 490 150 名 OSA 患者的血脂异常整体患病率为 41.7%，对照组的血脂异常患病率仅为 23.1%。

五、结缔组织疾病相关的血脂异常

继发于结缔组织疾病的血脂异常主要是炎症性反应及自身免疫复合物共同影响 LPL 所致，表现为高 TG 和低 HDL-C 为主的血脂紊乱。

（一）系统性红斑狼疮（SLE）

系统性红斑狼疮（SLE）引起的血脂异常与炎症反应有关，自身抗体与肝素结合，抑制 LPL 活性，减慢 VLDL 清除。SLE 患者的血脂异常表现为：与疾病活动相关，以血浆 VLDL、TG 升高和 HDL-C、ApoA1 水平降低为特征；或与激素的使用相关，表现为 TC、TG、LDL-C 及 VLDL 升高。SLE 血脂异常发生率为 30%～60%。刘丽等分析了 540 例北京协和医院住院的 SLE 患者，血脂异常的患病率高达 90.2%，TG 升高 67.8%、TC 升高 55.0%、HDL-C 降低 42.2%、LDL-C 升高 46.1%。SLE 患者的血清 TC、TG 和 LDL-C 水平与系统性红斑狼疮疾病活动指数（SLEDAI）呈正相关（$r=0.42$），HDL-C 与 SLEDAI 呈负相关（$r=-0.54$）。国外针对青少年 SLE 女性患者研究显示，与同龄健康女性相比较，SLE 患者血脂异常的发生率升高 18.2%，血清 LDL-C 升高 12.1%，HDL-C 降低 24.2%。

（二）类风湿关节炎（RA）

RA 是一种全身免疫性炎性疾病，炎性细胞因子进入脂肪组织，使其释放 FFA 增加，导致肝脏合成 TG 增加，同时炎症因子可以降低 LPL 活性，进而影响 HDL-C 和 LDL-C 的水平。临床资料发现与健康人群比较，RA 患者的 TC、TG、LDL-C 水平分别升高 1.0 mmol/L、0.61 mmol/L 和 0.35 mmol/L，HDL-C 降低 0.25 mmol/L。另有研究进一步显示，RA 疾病活动度与 TG、TC 和 LDL-C 水平呈正相关，与 HDL-C 水平呈负相关。

（三）强直性脊柱炎（AS）

强直性脊柱炎（AS）发生血脂异常的机制同样与慢性炎症有关。炎性因子消耗 HDL 的同时，对肝细胞的损伤也会间接导致 HDL 合成减少。针对门诊 AS 患者的研究发现 AS 的疾病活动度与血脂水平相关，AS 患者 TG 均值较健康对照人群升高 0.12 mmol/L，TC 降低 0.43 mmol/L。

六、人类免疫缺陷病毒感染相关的血脂异常

活性抗逆转录病毒疗法（HAART）可有效提高人类免疫缺陷病毒（HIV）患者生存率、降低发病

率，并能改善患者一般营养状况。但是相当一部分患者在应用 HAART 后出现脂肪营养不良和血脂紊乱。脂肪营养不良表现为脂肪在躯干或颈背部堆积、而四肢和面部脂肪减少，即中心性脂肪堆积和外周脂肪萎缩。血脂紊乱则以中重度高 TG 血症为特征，伴随 LDL-C 升高，HDL-C 轻度下降。研究者将 HIV 合并脂肪营养不良和血脂异常定义为 HIV 相关脂肪营养不良（HADL）。HADL 导致 HIV 感染者 CVD 风险显著增加，因此 HADL 患者需要及时接受治疗。由于 HADL 发病机制尚不明确，可能与长期抗逆转录病毒药使用有关。降血脂药物与抗逆转录病毒药物之间存在不良相互作用、HADL 患者通常对常规剂量的降血脂药反应较差、此外 HADL 患者中肝功能异常高患病率限制了降血脂药的选择、剂量及长期使用等，因此临床上 HIV 相关血脂异常的治疗存在很大难度。

（一）HIV 感染患者脂代谢异常表现

HADL 特征性表现为脂肪丢失和脂肪积累，其程度和部位具有很大差异。脂肪再分布一般表现为以下 3 种形式：四肢、臀部和面部等脂肪萎缩；腹部、乳房、颈背区和锁骨上区脂肪增多；中心性肥胖合并外周脂肪萎缩的混合型。多项研究发现，HIV 患者应用 HAART 治疗后腹型肥胖比例显著增加，而皮下脂肪组织减少或无明显改变。核苷类逆转录酶抑制药（NRTIs）治疗与脂肪萎缩有关。体外实验证实蛋白酶抑制药（PIs）可以增强脂肪分解，减少脂肪细胞特异性转录因子 SREBP-1c、LPL 和脂肪酸合成酶的表达。部分 HIV 患者的血脂异常在 HAART 干预前已经出现，具体表现为高 TG 血症和循环 FFA 升高，TC、HDL-C、ApoA1、LDL-C 和 $ApoB_{100}$ 水平降低，以 HDL-C 下降为主。TG 水平升高是由于富含 TG 的 VLDL 颗粒增加以及 TG 清除率降低引起。一项队列研究随访 5 年发现，HIV 感染者的高胆固醇血症、高 TG 血症和脂肪营养不良的累积发病率分别为 24%、19% 和 13%，且多发生于 PI 治疗后。NRTIs 和非核苷类逆转录酶抑制药（NNRTIs）也参与了 HADL 的发生发展。司他夫定可导致患者 TC、LDL-C 和 TG 水平升高。对接受洛匹那韦、利托那韦治疗的 HIV 患者进行前瞻性研究，发现 HIV 患者基线血清 TC、TG 及 LDL 升高者比例分别为 14.29%、65.06%、25.30%，经洛匹那韦、利托那韦治疗后，血清 TC、TG 及 LDL 升高者比例较基线时显著增加，分别为 33.78%、90.79%、60.00%。一项国内研究观察了不同 HAART 方案司他夫定和齐多夫定对 HIV/AIDS 患者血脂谱的影响，结果显示两种方案均可导致 HIV/AIDS 患者血脂异常，以 TG 和 TC 升高为主，应用司他夫定方案的患者 TG 和 TC 升高较早，且 TC 持续在较高水平。

（二）HIV 感染相关血脂异常的可能机制

HIV 感染脂代谢异常的发病机制是多因素的，可能涉及 HAART 药物作用、病毒、宿主免疫反应和病程等，上述因素可引起 HADL 患者机体代谢紊乱、细胞因子和激素水平改变，以及心血管疾病风险增加。

HIV 感染者在禁食状态下脂肪分解显著增加，导致 FFA 向肝脏转运增多，用于再酯化和 VLDL-TG 合成。HADL 患者空腹血清 FFA 和 VLDL-TG 浓度均显著升高，HDL-C 浓度较低。脂肪细胞分泌的各种脂肪因子如脂联素、瘦素和抵抗素等也与 HADL 相关。HADL 患者缺乏脂联素，这种缺乏与高 TG 血症、中枢性肥胖、低 HDL-C 及外周脂肪量减少有关。HIV 感染本身也可以导致脂联素分泌异常。合并脂肪萎缩的 HADL 患者瘦素水平较低，瘦素是一种具有胰岛素增敏作用的蛋白类激素，可促进饱腹感。瘦素缺乏易导致非脂肪组织的异位脂质沉积。约 1/3 的 HADL 患者存在部分或完全性生长激素（GH）缺乏，GH 缺乏与内脏脂肪增加有关。另外，脂代谢障碍可发生在 HIV 感染而未经治疗的患者中，因此病毒也可能直接参与 HADL 的发病。HIV 感染后，患者机体炎症因子水平升高可以抑制脂联素表达，引起糖脂代谢紊乱。胆固醇逆向转运能帮助组织细胞内胆固醇清除。在未经治疗的 HIV 感染者血浆中胆固醇酯转运蛋白（CETP）表达上调且活性增加，CETP 能介导胆固醇酯由 HDL 向 LDL、VLDL 转运，减少胆固醇向肝脏转运，增加其向肝外转运，由此削弱了胆固醇逆向转运，促进动脉粥样硬化发生发展。此外，研究表明 HIV-1 辅助蛋白 Nef 可以下调三磷酸腺苷结合盒转运体 A1（ABCA1）表达，还能引起 ABCA1 在细胞膜上重新分配，从而影响 ApoA1 的功能，促进动脉粥样硬化形成。病毒蛋白 R（Vpr）是病毒和细胞启动子的转录激活因子，可作为脂肪细胞中过氧化物酶体增殖物激活受体-γ（PPAR-γ）的辅阻遏物和脂肪组织和肝脏中糖皮质激素受体的共激活因子，进而影响 HADL 表型和代谢功能障碍。

（三）治疗策略

1. 生活方式转变　美国传染病学会 HIV 医学分会指出改变生活方式是首要治疗措施，降血脂药物的选择应由血脂异常的类型决定。临床上虽然没有针对 HADL 的饮食指南，但对 HADL 患者使用 NCEP-ATPⅢ饮食建议是合理的。限制膳食脂肪摄入可能会降低 HADL 患者的 TG 水平，地中海饮食可使 HADL 患者受益。一项纳入针对 HIV 患者的横断面研究发现，采用地中海饮食的患者胰岛素抵抗得到改善、HDL-C 水平显著增加。运动对 HADL 患者有益，抗阻力运动相比有氧运动效果更佳，采用抗阻力运动的患者全身、躯干和肢体脂肪含量明显下降，同时抗阻力运动可降低 TG 水平。

2. 药物治疗策略　许多类型的降血脂药在肝功能障碍的情况下为禁忌，由于抗逆转录病毒药的不良反应、药物及酒精滥用、与丙型肝炎病毒共感染，肝功能异常在 HIV 患者中非常普遍。因此，药物治疗 HADL 患者的血脂异常非常具有挑战性。降血脂药物的应用时机、种类、剂量的选择、以及降血脂目标值由 HIV 感染者未来 ASCVD 风险、血脂异常的类型及基线水平决定，HAART 相关高脂血症治疗建议见表 19-1。

表 19-1　　　　　　　　　　　　　　　　　　HAART 相关高脂血症治疗建议

危险分类	目标 LDL-C	启动饮食控制	启动降脂药
冠心病或相等危险≥2RF 且 10 年危险≤20%	<100 mg/dL	≥100 mg/dL	≥130 mg/dL
10 年危险在 10%~20%	<130 mg/dL	≥130 mg/dL	≥130 mg/dL
10 年危险<10%	<130 mg/dL	≥130 mg/dL	≥160 mg/dL
0~1 个危险因素 0~1RF	<160 mg/dL	≥160 mg/dL	≥190 mg/dL

（1）他汀类药物：由于一些他汀类药物与许多抗逆转录病毒药物共用肝细胞色素 P450（CYP）3A4 同工酶途径代谢，导致这些他汀类药物的血药浓度显著升高，可能会增加 HADL 患者发生横纹肌溶解和肾衰竭的风险。在评估 HIV 阳性个体 PIs 和他汀类药物间的药动学相互作用的研究中，利托那韦和沙奎那韦联合应用可使辛伐他汀血浆浓度增加 30 倍以上，阿托伐他汀血浆浓度增加 1 倍。洛伐他汀也经 CYP3A4 酶代谢，该药存在相似效应。因此当患者使用 PIs 治疗时，应禁用辛伐他汀，避免使用洛伐他汀，需将阿托伐他汀限制为小剂量。

通过其他途径代谢的他汀类药物如普伐他汀、氟伐他汀（CYP2C9，少量经 3A4 途径）和瑞舒伐他汀（CYP2C9 和 CYP2C19）在 HAART 中应用更安全。然而研究表明大多数 PIs 治疗可以将普伐他汀浓度降低一半，常规剂量的药物降血脂效果下降。但需注意地瑞那韦可将普伐他汀血浆水平提高 5 倍。洛匹那韦-利托那韦、利托那韦-福沙那韦的 PIs 药物组合也可以将瑞舒伐他汀的血浆浓度分别提高 5 倍和 6 倍。需注意他汀类药物血药浓度升高可能会导致肌肉相关不良反应的风险增加。

普伐他汀是 HIV 患者血脂异常干预试验中最常用的他汀类药物，研究结果显示应用普伐他汀 40 mg 后 TC 下降 17%~19%，LDL-C 下降 19%，HDL-C 无明显改变，TG 下降 9%。氟伐他汀 40 mg 降低 TC 的效果与普伐他汀相似，而降低 LDL-C 的效果是普伐他汀的 2 倍。在应用 PIs 治疗的 83 名 HADL 患者中，瑞舒伐他汀 10 mg 和普伐他汀 40 mg 分别降低 LDL-C 37% 和 19%，分别降低 TG19% 和 7%。在为期一年的研究中比较了上述 3 种药物降脂疗效，结果表明：与普伐他汀 20 mg（17%）和阿托伐他汀 10 mg（19%）相比，瑞舒伐他汀 10 mg（25%）降低 TC 的效果更显著。可见瑞舒伐他汀较普伐他汀和阿托伐他汀略有优势，但是无论使用哪种他汀类药物，都应随访监测 HIV 患者的肝功能和肌酶。

（2）贝特类药物：贝特类药物是与 HADL 相关高 TG 血症的一线治疗用药，当 TG 大于 500 mg/dL 时，应首选贝特类药物。在一项回顾性研究中，Rao 等人发现非诺贝特达到最大剂量 162 mg/d 时，血浆 TG 浓度下降了 37%。非诺贝特可增大 LDL 颗粒的直径、增强 LDL 抗氧化能力。由于非诺贝特与

HAART 的药物相互作用小，因此非诺贝特是伴有 TG 升高的 HADL 患者最常选用的贝特类药物。

（3）其他类型降血脂药：有研究发现，胆固醇吸收抑制药依折麦布单药治疗可使合并血脂异常的 HIV 感染者 LDL-C 水平下降 20%，对那些应用他汀类药物未达到降血脂目标的患者以及对大剂量他汀类药物不耐受的患者来说，联合依折麦布是一个很好的选择。与某些他汀类药物不同，依折麦布并不会增加肝肾副反应，且在药动学方面与 HAART 无相互作用风险。研究表明在应用普伐他汀未能达到 LDL-C 目标的 HADL 患者治疗方案中，加入 10 mg/d 的依折麦布，24 周后 61.5% 的患者血浆 LDL-C 水平降至 130 mg/dL 以下。由于烟酸可引起胰岛素抵抗和肝毒性，因此关于 HADL 患者应用烟酸的研究资料有限。艾滋病临床试验组开展的烟酸单药治疗的研究，针对 33 例应用 HAART 治疗病情控制良好的非糖尿病 HIV 且 TG 水平高于 200 mg/dL 给予烟酸治疗，70% 的患者烟酸用量达 2000 mg/d，结果显示烟酸干预后患者的 TG 降低 32%，HDL-C 升高 14.6%，非- HDL-C 下降 8.7%，通过磁共振光谱学测量发现大颗粒 HDL 和大颗粒 VLDL 的浓度同样得到相应改善。实验最初还发现患者血糖相关参数恶化，这种改变是短暂可逆的。

鱼油与 HAART 间不存在药物相互作用，且其具有抗炎特性，可安全应用于 HADL 患者。美国心脏协会推荐高 TG 血症患者每天摄入 2~4 g 的二十碳五烯酸（EPA）和二十二碳六烯酸（DHA）。在一项随机对照研究中，对 122 例合并高 TG 血症的 HIV 患者使用 n-3 脂肪酸（18%EPA 和 12%DHA）治疗，8 周后 22.4% 的治疗组患者血清 TG 恢复正常，而对照组仅 6.5% 恢复正常。

瘦素替代能改善 HADL 患者的葡萄糖代谢，但其对脂代谢的作用仍有争议。美曲普汀（一种重组瘦素）在治疗先天性脂肪萎缩方面具有良好效果。目前研究发现，合并脂肪萎缩的 HIV 患者接受重组瘦素治疗后，患者内脏脂肪下降 32%，TG 下降 22%。一项对 HIV 患者应用超生理剂量重组生长激素的研究结果表明，与安慰剂组相比，重组生长激素可使内脏脂肪减少 17%~20%，血脂水平异常也得到改善。然而患者葡萄糖耐量异常和关节炎风险增加，且停药后内脏脂肪还会再次沉积。2010 年美国食品药品监督管理局批准了第一个治疗 HIV 脂肪营养不良的药物替莫瑞林，一种合成的生长激素释放因子，需每天注射使用。经 26 周的治疗，患者内脏脂肪减少 15.4%、腹部皮下脂肪组织无明显改变。与安慰剂组相比，使用替莫瑞林治疗的患者 TG 水平（-12.3%）与 TC/HDL-C 比值（-7.2%）显著下降。替莫瑞林的耐受性良好，在治疗过程中替莫瑞林对血脂参数和形体的改善效果维持时间可达 52 周。

此外，我国中医药相关研究表明，对 HAART 相关血脂异常的患者应用血脂康 4 粒/d，12 周后患者 TC 水平由 5.75 mmol/L 降至 4.57 mmol/L，TG 水平由 5.55 mmol/L 降至 3.74 mmol/L。消脂颗粒、二陈汤和桃红四物汤为组方的中药制剂也可以作为防治 HAART 相关血脂异常的治疗选择，但具体机制不详。

七、器官移植后血脂代谢异常

实体器官移植主要包括肾脏、心脏、肝脏、肺脏和胰腺等的移植，已成为终末期器官衰竭患者的重要治疗方法之一。随着外科技术以及抗排斥和其他相关药物的不断完善，实体器官移植受者的长期存活率有了显著提高，动脉粥样硬化性心血管病（ASCVD）已经成为移植器官衰竭和器官受者死亡的主要原因之一。实体器官移植患者因其治疗的特殊性常引起高脂血症，是发生 ASCVD 的主要原因。国内目前仍然缺乏器官移植受者人群脂代谢的大规模、多中心、前瞻性、随机临床研究。

接受器官移植手术的患者应在术前和术后常规监测血脂水平并详细记录备案。同时全面分析病史和联合用药记录，以利于排查潜在的继发性因素。对于移植受者，血脂代谢异常最早可发生在术后 3 个月内，术后 6~9 个月高脂血症达到发病最高峰，因此应从围手术期开始监测血脂水平。终末期 CKD 接受透析治疗者，应在透析前监测血脂水平。术后前 6 个月应每月复查；6~12 个月应根据代谢异常程度和治疗情况每 1~3 个月复查血脂，同时检查尿蛋白。以后每年至少检查 1 次。接受器官移植手术者血脂检测内容应包括 TC、LDL-C、HDL-C 和 TG，它们可作为评估 ASCVD 风险的参考指标。

（一）器官移植后血脂异常的发生机制

在器官移植患者中，血脂异常相关的风险因素有年龄、蛋白尿、肥胖、移植术前高脂血症、抗高血压治疗、激素用量、西罗莫司、环霉素（CsA）治疗、男性、肾功能不全、糖尿病等。皮质类固醇激素所致血脂异常与体重增加有关，体重增加可以引起胰岛素抵抗、肝脏合成 VLDL 增加、LDL 受体活性下调、3-羟基-3-甲基戊二酰辅酶 A 还原酶活性增加和 LPL 活性受抑制，最终导致 TC 和 TG 水平增高。同时，糖皮质激素导致的继发性高胰岛素血症，使 LPL 活性降低，TG 生成过多，VLDL 分泌增加。CsA 可通过减少 LDL 受体合成、降低胆固醇清除率，干扰胆汁酸生物合成等途径，导致高胆固醇血症，同时抑制 LPL 的活性导致 TG 水平增加。CsA 还可以氧化血浆 LDL，从而增加移植患者冠状动脉粥样硬化的风险。

（二）肾脏移植后血脂异常

尽管免疫抑制治疗取得了进展，移植肾存活率有所提高，但与非移植人群相比，肾移植受者的预期寿命仍显著缩短，这主要是由于并发心血管疾病造成的。ASCVD 已经取代急性排斥反应成为移植肾功能丧失和受者死亡的首要原因。临床研究显示肾移植术后血脂异常的发生率高达 80%，其血脂谱特征是 TC、LDL-C 和 TG 均升高。TC 一般升高 25%～30%，多发生在移植后 3～6 个月，并从移植后 12 个月起一直稳定在较高水平。移植后血清 HDL-C 浓度变化的文献报道，结论并不一致，主要与每个研究使用的免疫抑制药的种类和剂量不同有关。一项对北京地区多中心 1032 例临床资料分析发现，除 HDL-C 以外，TC、LDL-C 及 TG 在移植后第 1 年均逐渐升高，其中 LDL-C 和 TG 升高最为明显，且 TC 和 LDL-C 水平与受者年龄呈正相关。

用环孢素、泼尼松龙和硫唑嘌呤治疗的肾移植患者比单独使用泼尼松龙和硫唑嘌呤治疗患者的 TC 水平高。他克莫司所致的高脂血症发生率和严重程度可能会低于环孢素治疗患者。一项对 41 例肾移植术后患者用他克莫司替换环孢素治疗随访 1 年研究，结果显示患者 TC、TG、LDL-C 浓度降低 20%～25%，其中 12 例受者血脂恢复正常。硫唑嘌呤和霉酚酸对移植受者脂质谱无不良影响。

（三）心脏移植后血脂异常

心脏移植术后受者血脂水平普遍升高。国际心脏和肺移植协会的记录显示，74% 的心脏移植患者在移植后 1 年内患有高脂血症，有 91% 的患者在移植后 5 年内发生高脂血症。另外，大约一半的心脏移植手术是在缺血性心肌病患者中进行的，其中很大一部分患者有高脂血症病史。高脂血症可能在移植心脏血管病变（cardiac allograft vasculopathy，CAV）的发展中起重要作用，这是限制心脏移植后长期存活的主要因素之一。CAV 的主要特征是冠状动脉大血管和毛细血管平滑肌增生导致的血管弥漫性狭窄，这会使移植的血管闭塞，最终导致移植失败。免疫和非免疫危险因素都与 CAV 的发生有关，但在非免疫性因素中，胆固醇和 TG 起主要作用。在一项回顾性研究中，移植后 6 个月升高的胆固醇水平对术后 3 年 CAV 的发生有很强的预测价值。在另一项试验中，移植后 1 年 LDL-C 升高是血管内超声检测到 CAV 发生或进展的唯一预测因素。

心脏移植后血脂异常受免疫抑制方案影响。129 例心脏移植稳定患者接受环孢素治疗 12 个月后部分患者继续使用环孢素，部分患者改为他克莫司治疗，使用 6 个月时，转用他克莫司的患者 TC 比继续服用环孢素的患者下降 0.4 mmol/L，HDL-C 和 TG 水平无明显变化，但 ApoB 水平降低。

（四）肝脏移植后血脂异常

与年龄和性别相匹配的未接受肝移植人群相比，接受肝移植的患者心血管疾病发病率和死亡率增高，一项研究表明，肝移植后的长期心血管风险是年龄和性别匹配的对照组预期风险的 3 倍。血脂异常估计会影响 40%～60% 的肝移植患者。在肝移植人群中，高脂血症可表现为高 TG 血症，但以混合型高脂血症最为常见。

（五）移植术后血脂异常患者 ASCVD 总体危险评估

移植术后血脂代谢异常患者的 ASCVD 总体危险评估是指导制订治疗方案的前提，旨在积极寻找导致继发性脂质代谢异常的因素，根据这些因素的等级和数量，对患者进行危险程度分层，以决定治疗的目标和强度。移植术后血脂异常危险因素评估步骤如下：明确并存疾病的数量和程度：如冠心病、动脉粥样硬化、高血压、糖尿病等；明确导致继发性高血脂的医源性因素：如接受激素替代及免疫抑制药治疗、移植物功能不全、蛋白尿（24小时尿蛋白定量＞3 g）；明确是否存在明显代谢异常因素：如肥胖、代谢综合征；明确是否有家族性高脂血症和直系亲属中有早发冠心病或其他动脉粥样硬化性血管疾病史；明确是否存在移植后新发或复发的肾病综合征；明确是否存在其他药物因素。根据这些评估结果，对危险因素进行量化，将移植术后发生 ASCVD 的风险分为低危、中危、高危（表 19-2）。

表 19-2 移植术后血脂异常危险分层

分层	TC 5.18～6.19 mmol/L LDL-C 3.37～4.12 mmol/L	TC≥6.22 mmol/L LDL-C≥4.14 mmol/L
无高血压且其他危险因素＜3个	低危	低危
高血压或其他危险因素≥3个	低危	中危
高血压且其他危险因素≥1个	中危	高危
冠心病等危险因素	高危	高危

注：其他危险因素包括器官移植；尿蛋白≥3 g/24h；血压≥140/90 mmHg 或接受降压治疗；吸烟；肥胖（**BMI**≥28 kg/m²）；低 **HDL-C** 水平（＜1.04 mmol/L）；年龄（男性≥45岁，女性≥55岁）；早发性 **ASCVD** 家族史（男性一级亲属发病时＜55岁，女性一级亲属发病时＜65岁）。冠心病等危险因素包括有临床表现的冠状动脉以外的动脉粥样硬化，包括脑血管和周围动脉疾病；糖尿病；有多种发生冠状动脉疾病的危险因素，其风险相当于已确诊冠心病；代谢综合征。代谢综合征的诊断标准，符合以下的3项或更多，包括 **BMI**≥25kg/m²，**TG**≥1.70 mmol/L，血 **HDL-C** 男性＜0.91 mmol/L、女性＜1.01 mmol/L，血压≥140/90 mmHg，空腹血糖≥6.1 mmol/L、餐后2小时血糖 7.8 mmol/L 或有糖尿病史。

（六）移植术后血脂代谢异常的治疗

器官移植术前已存在高脂血症，或移植术后发生 ASCVD 的风险评级为高危，或术后发生高脂血症的受者，应考虑减少和撤除激素；谨慎使用哺乳动物雷帕霉素靶蛋白抑制药（mTORi）；如确认脂代谢异常与 mTORi 相关，在移植器官功能稳定的前提下，考虑使用其他药物，如霉酚酸类药物；钙神经蛋白抑制药 CNI 类药物的使用：考虑将环孢素更换为他克莫司，或采用联合霉酚酸酯 MPA 类药物的 CNI 减量方案；胰肾联合移植受者应撤除激素，使用他克莫司或环孢素联合 MPA 类药物的免疫抑制方案。

目前的证据显示，早期使用他汀类药物有助于降低移植术后高脂血症发生率，减少 ASCVD 的发病风险，他汀类药物是器官移植受者降血脂首选药物。移植前已经接受他汀类药物治疗者，应该继续使用。他汀类药物主要通过 CYP3A4 和 CYP2C9 途径代谢，现有的他汀类药物中，普伐他汀不经该途径代谢，氟伐他汀的代谢不经 CYP3A4 途径。他汀类药物与其他通过相同途径代谢的药物联合使用时，需密切关注药物不良反应。不推荐降血脂药物的常规联合使用，当患者存在无法耐受他汀类药物的因素，或者血脂水平显著升高、ASCVD 高危的患者，他汀类药物治疗效果不佳时，可考虑换用或者联合使用依折麦布、贝特或烟酸类药物。吉非贝齐与他汀类合用时可能出现横纹肌溶解或肌病的并发症。非诺贝特在使用环孢素的患者中可出现肾毒性。胆汁酸螯合剂（考来烯胺、考来替泊、考来维仑）可降低血浆霉酚酸酯的浓度达 35%，因此均不建议使用。

1. **肾移植人群血脂异常的治疗** 肾移植受者的降血脂治疗有一定的难度。饮食限制或其他生活方式干预如增加运动等不能有效控制肾移植后的高脂血症和降低心血管事件。对大多数肾移植受者，降血脂药物治疗是必要的。医生不愿处方他汀类药物以外的降脂药，主要是为避免使用免疫抑制患者体内复杂的药物相互作用和防止横纹肌溶解的发生。苯扎贝特、氯贝丁酯、非诺贝特和吉非贝特都能刺激 LPL 的活性，促进富含 TG 的脂质分解，并抑制了肝脏分泌 VLDL。但是必须降低贝特类的剂量以减少肌炎和（或）横纹肌溶解的风险。由于烟酸耐受性较差，使其无法在移植患者中广泛使用，而烟酸的缓释制剂可以纠正低 HDL-C，但因其有肝毒性倾向也应避免使用。目前有关普罗布考在实体器官移植中的应用经验有限。

依折麦布 10 mg/d 单用或联合他汀类治疗能使 LDL-C 水平降低约 20%。虽然依折麦布尚未在实体器官移植患者中广泛应用，但对肾脏受者的小样本研究表明，依折麦布作为单一治疗或补充他汀类药物进一步降低致动脉粥样硬化性血脂异常是安全有效的。鱼油提取物中的 n-3 脂肪酸 EPA 和 DHA 已被证明能降低 VLDL-C 和 TG 水平。然而荟萃分析显示，鱼油对肾移植患者除了 TG 水平略有下降外，尚无其他益处。

目前广泛应用的免疫抑制药，包括环孢素、他克莫司、西罗莫司和依维莫司，都是通过 CYP3A4 代谢的。环孢素和他克莫司会导致他汀类药物的血药浓度升高。阿托伐他汀、洛伐他汀和辛伐他汀的代谢主要由 CYP3A4 介导。普伐他汀也被 CYP3A4 部分代谢，但它主要受多种共轭反应的影响。因此与其他他汀类药物不同，约有 10% 普伐他汀是通过肾脏排出的。氟伐他汀也是 CYP3A4 的底物，但主要由 CYP2C9 代谢。同时联合使用环孢素和阿托伐他汀可使阿托伐他汀的血浆暴露量增加约 6 倍。相比之下，他克莫司不影响阿托伐他汀在肾移植患者中的药代动力学，他克莫司应成为需要他汀类药物治疗的移植患者的首选 CNI 类药物。用环孢素治疗时，洛伐他汀的血浆暴露量增加了 20 倍，血浆中普伐他汀的浓度增加 5～23 倍。在环孢素作用下，单剂量服用 20 mg 辛伐他汀后，血浆中辛伐他汀浓度增加近 3 倍，而血浆氟伐他汀浓度则增加近 2 倍。Wiesbauer 等证实，在 2041 例首次接受同种异体肾移植的患者中，使用他汀类药物与较低的死亡率独立相关。在 ALERT 试验中，氟伐他汀治疗显著降低了 TC 和 LDL-C 水平。在 159 mg/dL（4.1 mmol/L）LDL-C 的平均基线水平上，氟伐他汀治疗的患者在整个研究过程中表现出 LDL-C 持续下降，主要终点事件包括心脏死亡、非致命性心肌梗死和冠状动脉介入治疗下降 19%，但无统计学意义。在 ALERT 试验之后进行了一个为期两年的开放扩展性研究，在此期间，所有患者都接受氟伐他汀治疗，得到了 LDL-C 较基线降低 36% 的结果。此外最初随机服用氟伐他汀的患者的主要终点明显降低，心源性死亡和非致死性心肌梗死的风险显著降低了 35%，并且这种降低与 LDL-C 净减少 39 mg/dL（1 mmol/L）有关。这些来自 ALERT 核心研究和扩展研究的数据证实了氟伐他汀治疗对降低肾移植受者心血管事件发生率和死亡率的益处。

还有一个问题是肾移植后开始他汀类药物治疗的最佳时机。建议在移植后早期（即几天或几周内）开始他汀类治疗。这条建议是基于 SOLAR 研究的安全数据，在肾移植患者移植后 2 天内开始氟伐他汀治疗，治疗组与安慰剂组在肌肉骨骼症状、肝酶、肌酸激酶改变或其他副作用方面没有差异。此外，对 ALERT 试验数据的事后分析发现，移植后早期与移植后（>2 年）开始他汀类药物治疗相比，副作用无显著性差异。但在移植后 2 年内开始使用氟伐他汀治疗的患者，与移植后 6 年以上开始治疗的患者相比，心源性死亡和非致死性心肌梗死减少了 59%。

目前的主要问题是肾移植患者未充分使用心脏保护药物。尽管一项全球调查显示，1990—1994 年和 2000—2006 年，他汀类药物的使用量增加了 12 倍，但只有不到 75% 的曾患有心脏病的肾移植受者接受了他汀类药物治疗。来自北美的一项调查显示，在有心血管疾病的肾移植患者中，他汀类药物的使用率不到 50%。最近 KDIG 提出指南建议肾移植受者在不设定特定目标的情况下使用他汀类药物降低血脂水平。

2. 心脏移植人群血脂异常的治疗　Kobashigawa 等人评价了普伐他汀在心脏移植受者中对高脂血症的一级预防作用。97 例心脏移植患者在移植后 2 周内随机接受普伐他汀治疗 12 个月，与对照组相比，普伐他汀组的平均胆固醇水平明显降低（193 mg/dL：248 mg/dL），移植物排斥反应伴血流动力学损害降低（3 例：14 例），生存率提高（94%：78%），血管造影和活检中发现 CAV 的发生率较低（3 例：10 例）。在亚组分析中，术前和术后 1 年的血管内超声测量显示普伐他汀组冠状动脉内膜增厚程度明显低于对照组。该研究的 10 年随访数据显示，普伐他汀组持续生存受益（68% 比 48%），并且普伐他汀组血管造影 CAV 和（或）死亡的发生率明显降低（57% 比 80%）。其他研究也证明他汀类药物可显著抑制 CAV 的进展。通过 12 个心脏移植登记中心，共 1186 例患者，平均随访 580 天，其中 937 例（79%）接受他汀类药物（普伐他汀、辛伐他汀、洛伐他汀或氟伐他汀）治疗，分析表明，他汀类治疗组死亡率（4.0% 比 13.7%）和致命性排斥率（2.4% 比 7.2%）较低。2017 年荟萃分析表明他汀类药物降低了致命性排斥反应的发生、以及降低冠状动脉血管病变的发生率，改善了心脏移植患者的存活率。

国际心肺移植协会建议在心脏移植后 1～2 周开始使用他汀类药物，普伐他汀是首选，因为它与 CNIs 的相互作用少。在移植患者中，肌炎是使用他汀类药物治疗最常见的并发症，可能是因为与 CNIs 相互作用导致他汀类药物暴露量的增加。阿托伐他汀、洛伐他汀和辛伐他汀更具亲脂性，增加了肌肉的渗透力，导致移植患者肌炎风险增加。

其他非他汀类降血脂药物也被用于治疗心脏移植患者。贝特类药物可以降低 TG 水平 15％～20％，并减少炎症反应。由于贝特类药物有胃肠道不良反应，使血浆尿素和肌酐水平升高，还会使环孢素在肠道的吸收减少，导致其应用受限。烟酸能降低心脏移植患者 LDL-C 和 TG 水平，并升高 HDL-C 浓度，但潮红、瘙痒等副作用限制了其使用。考来烯胺与胆汁酸结合，抑制胆固醇重吸收，但在降低 LDL-C 水平方面不如他汀类药物有效，还可能影响环孢素的吸收。依折麦布可抑制肠道胆固醇的吸收，但与环孢素合用可使依折麦布浓度增加 12 倍。然而，在一份报告中显示对于不能耐受他汀类药物或无法通过他汀类药物达到血脂目标的心脏移植患者，依折麦布是有效和安全的。EPA 和 DHA 都属于 n-3 脂肪酸，对心脏移植人群降低 TG 有一定的安全性和有效性。

严重的家族性高胆固醇血症，在心脏移植受者中较少见，可以用他汀类药物治疗联合血浆脂蛋白置换，如肝素诱导体外低密度脂蛋白沉淀（HELP）。HELP 从血浆中沉淀低密度脂蛋白，并通过体外过滤系统清除它。HELP 使总胆固醇水平保持在任何所需的目标范围内，并已在心脏移植患者中成功使用。

3. 肝移植人群血脂异常的治疗　对在肝移植中血脂异常治疗及其结局的关注相对较少。迄今为止，还没有在肝移植受者中进行以心血管事件为终点的随机、安慰剂对照、降血脂试验，也只有少数研究探讨了他汀类药物对肝移植患者的作用。关于肝移植中他汀类药物治疗的研究证实了其降低致动脉粥样硬化血脂异常是安全的。Imagawa 等研究了基线接受环孢素或他克莫司免疫抑制的肝移植患者，发现普伐他汀在降低胆固醇水平方面是安全有效的。在药物相互作用方面，Taylor 等评价了阿托伐他汀对环孢素药代动力学的影响。在阿托伐他汀存在的情况下，环孢素曲线下面积增加了 9％，但这种增加的临床意义值得怀疑。对于对他汀类单一治疗反应不佳的肝移植受者，一种新的治疗选择可能是依折麦布，其肝毒性风险似乎可以忽略。高 TG 血症在肝移植受者中并不少见，鱼油已被提议作为适当降低 TG 水平的一线治疗，而贝特类药物则被推荐用于更难治的高 TG 血症病例。应该避免使用能纠正低 HDL-C 的烟酸缓释剂，因为其有增加肝毒性倾向。美国肝病研究协会和美国移植学会提出对于高水平的 LDL-C＞100 mg/dL 患者，应采取阶梯式治疗方法包括改变生活方式，他汀类药物和依折麦布。高 TG 血症首选鱼油制剂，然后选用贝特类药物。

（七）儿童和青少年移植受者

血脂异常在儿童和青少年移植受者中很常见，临床研究显示儿童肾移植受者高脂血症的发生率为 30％～75％，肝移植受者也易患高脂血症 40％～60％。但血脂异常在儿童实体器官移植受者中临床研究有限。Singh 等对比了北美儿童移植研究的患儿在心脏移植后 1 年与同龄美国非移植儿童的血脂水平，结果发现患儿的年龄、环孢素或泼尼松龙的使用是血 TC 和 LDL-C 水平升高的独立危险因素。用于儿童和青少年移植患者的免疫抑制方案大体与成人移植患者方案一致，因此免疫抑制对血脂异常的影响与前面讨论相似。

没有流行病学数据显示儿童或青少年移植受者血脂异常与心血管结局之间存在关联。对年轻移植受者使用降血脂治疗的研究相对较少，已开展的研究患者数量较少，随访时间较短，且大多数是心脏移植患者。总的来说，他汀类药物治疗在儿童和青少年移植患者中耐受性良好。另外，n-3 脂肪酸也被认为是降低儿童移植受者高脂血症的一种安全有效方法。其他治疗包括饮食控制，限制脂肪摄入安全有效，且对儿童生长发育无不良影响。儿童和青少年移植人群长期血脂管理仍需要更多的研究数据加以明确和完善。

总体上说，血脂代谢异常增加实体器官移植受者罹患心血管疾病的风险，建议大多数移植受者进行降脂干预治疗。由于与免疫抑制药的药代动力学及药物间相互作用复杂，应强调治疗性生活方式改变为基础，调整抗排斥药物，在此基础上以低起始剂量他汀类药物为宜，首选不经过 CYP450 3A4 代谢的他汀类。联合依折麦布或其他降血脂药物要谨慎使用。他汀类药物通常不用于治疗儿童器官受者，除非这些患儿有多种其他的危险因素，如早发冠心病、家族性高胆固醇血症、糖尿病或高血压的家族史。

八、妊娠期血脂异常

妊娠期女性的血脂生理性升高，可导致一些妊娠相关的并发症，是妊娠的一个危险因素。发生这一生理性变化的原因包括：孕期补充过多脂类食物；孕晚期行动不便活动量减少；孕妇体内雌激素和孕酮水平升高，增强了脂肪组织的分解和肝脏合成 TG 的能力；脂肪组织脂蛋白酶的降低使内源性脂质代谢减弱。回顾性分析 3040 例孕妇的血脂检查结果，发现妊娠早期 TG（＋0.52 mmol/L）升高明显，孕中晚期 TC（中＋2.07 mmol/L，晚＋2.61 mmol/L），TG（中＋1.34 mmol/L，晚＋1.97 mmol/L），LDL-C（中＋0.97 mmol/L，晚＋1.29 mmol/L），ApoB（中＋0.35 g/L，晚＋0.67 g/L）水平明显升高，另外，HDL-C（中＋0.81 mmol/L，晚＋0.38 mmol/L），ApoA1（中＋0.78 g/L，晚＋0.33 g/L）水平也升高明显。孕妇的血脂水平于产后 1～3 周有明显下降，说明妊娠期适度的血脂升高并非病理反应。

九、更年期及绝经期血脂异常

临床研究显示，绝经女性 TC（＋0.99nmol/L）、TG（＋0.85nmol/L）、LDL-C（＋0.75nmol/L）、TC/HDL-C（＋0.92nmol/L）水平均高于未绝经女性，绝经后激素替代治疗可改善患者血脂异常。影响绝经期女性血脂代谢的核心机制可能是雌激素的下降，雌激素可以通过受体调节脂蛋白代谢相关基因的表达，同时雌激素通过激活肝脂酶和 LPL，促进血脂降解及排泄，尤其是加速 VLDL 和 LDL 颗粒的降解速率，减少总胆固醇和 TG 合成，增加 HDL，从而调节血脂。同时绝经后卵泡刺激素水平升高，与受体结合后降低了肝细胞表面的 LDL 受体水平，使 LDL 降解减少。李淑亚等研究了宁夏回族人群雌激素受体基因多态性与血脂的关联性，与汉族、傣族人群及日本、美国人比较后发现，雌激素受体基因多态性分布有种族差异，其中 rs9340799 携带有 GG 基因型的个体发生血脂异常的风险明显增加。

综上所述，继发性血脂异常虽不多见，但可以由多种疾病和因素引起。需强调的是继发性血脂异常多存在原发病的临床表现和病理特征，在应用降血脂药物之前要先鉴别并积极治疗原发疾病和纠正潜在危险因素。在有效的健康生活方式包括饮食治疗，适量运动，控制体重，戒烟限酒，调节心理等基础上若血脂依旧升高或患者已存在 ASCVD 及其高风险人群，应给予积极的降血脂药物治疗，在治疗期间要定期复查血脂水平，并注意降脂药物的肝脏和肌肉相关不良事件。

〔中国医科大学附属盛京医院 何 冰〕

参考文献

[1] 田玉明. 肥胖与脂肪肝、高脂血症、高血压的关系初探. 医学检验，2013，30（6）：170-172.

[2] 谭倩. 甲亢和甲减患者血糖、血脂代谢异常的临床分析. 首都食品与医药，2018，25（9）：19-20.

[3] 庞静，杨国庆，谷伟军，等. 库欣综合征的脂代谢特征及相关性研究. 第三军医大学学报，2014，36（21）：2232-2235.

[4] 杨彦龙，王海霞，李小琴，等. 痛风患者伴发病回顾性研究. 重庆医学，2018，47（1）：26-28.

[5] 张丽英，陈珊莹，刘新宇. 高尿酸血症及其相关疾病的患病率调查. 内蒙古医科大学学报，2017，39（6）：516-519.

[6] 都永芳，杨文艳. 乙肝患者生化检验指标的变化特点. 中外女性健康研究，2018，（18）：96-97.

[7] 陶艳，姜锡平，常庆华，等. 肝硬化患者血脂检测的临床意义. 国际检验医学杂志，2016，37（6）：853-854.

[8] 王俊英. 血清 C 反应蛋白、血脂与肾病综合征的相关性研究. 中国现代医生，2014，52（18）：36-38.

[9] Karkinski D, Georgievski O, Dzekova-Vidimliski P, et al. Obstructive Sleep Apnea and Lipid Abnormalities. Open

Access Maced J Med Sci，2017，5（1）：19 - 22.

[10] 刘丽，田然，吴炜，等. 系统性红斑狼疮患者血脂异常危险因素分析. 中华临床医师杂志，2014，8（1）：36 - 40.

[11] Machado D，Sarni RO，Abad TT，et al. Lipid profile among girls with systemic lupus erythematosus. Rheumatol Int，2017，37（1）：43 - 48.

[12] 魏萌，谢庆云，王英，等. 类风湿关节炎患者血脂水平与疾病活动度的相关性研究. 现代生物医学进展，2016，16（1）：103 - 105.

[13] 武志强，杨滨，冯伟华，等. 强直性脊柱炎患者血脂水平及与疾病活动度的相关性. 检验医学，2017，32（5）：370 - 373.

[14] 何溪，李凌华，陈谐捷，等. 克力芝对成人 HIV/AIDS 病人血脂影响的临床分析. 中国艾滋病性病，2014，20（7）：479 - 481.

[15] 王印，王亚丽，叶江竹，等. 以 EFV 为基础的初始抗病毒治疗方案对成人 HIV/AIDS 病人血脂的影响. 中国艾滋病性病，2018，24（8）：768 - 771.

[16] Husain NE，Noor SK，Elmadhoun WM，et al. Diabetes，metabolic syndrome and dyslipidemia in people living with HIV in Africa：re-emerging challenges not to be forgotten. HIV AIDS，2017，9（1）：193 - 202.

[17] 王凌航，赵红心，毛羽. 艾滋病高效抗反转录病毒治疗并发高脂血症的研究进展. 中国艾滋病性病，2010，16（3）：319 - 322.

[18] Calza L，Manfredi R，Colangeli V，et al. Rosuvastatin，pravastatin，and atorvastatin for the treatment of hyper-cholesterolaemia in HIV-infected patients receiving protease inhibitors. Curr HIV Res，2008，6（6）：572 - 578.

[19] Brown TT，Glesby MJ. Management of the metabolic effects on HIV and HIV drugs. Nat Rev Endocrinol，2017，8（1）：11 - 21.

[20] 倪量. 中药治疗 HAART 相关血脂异常的临床研究. 中国中药杂志，2013，38（15）：2443 - 2447.

[21] 马麟麟，敖建华，马潞林，等. 肾移植受者术后早期血脂异常的趋势——北京地区多中心调查分析. 中华器官移植杂志，2010，31（5）：269 - 272.

[22] 郭凯，刘旭华，朱明慧. 他克莫司替代环孢霉素 A 后对肾移植术后患者血脂的影响. 中国当代医药，2011，18（6）：16 - 18.

[23] 中华医学会器官移植学分会. 中国器官移植受者血脂管理指南（2016 版）. 器官移植，2016，7（4）：243 - 254.

[24] Stone NJ，Robinson JG，Lichtenstein AH，et al. 2013ACC/AHA guideline on the treatment of blood cholesterol to reduce atherosclerotic cardiovascular risk in adults：a report of the American College of Cardiology/American Heart Association Task Force on Practice Guidelines. Circulation，2014，129（25 Suppl 2）：S1 - S45.

[25] Holdaas H，Fellstrom B，Jardine AG，et al. Beneficial effect of early initiation of lipid-lowering therapy following renal transplantation. Nephrol Dial Transplant，2005，20：974 - 980.

[26] Costanzo MR，Dipchand A，Starling R，et al. The International Society of Heart and Lung Transplantation Guidelines for the care of heart transplant recipients. J Heart Lung Transplant，2010，29（8）：914 - 956.

[27] Lucey MR，Terrault N，Ojo L，et al. Long-term management of the successful adult liver transplant：2012 practice guideline by the American Association for the Study of Liver Diseases and the American Society of Transplantation. Liver Transpl，2013，19（1）：3 - 26.

[28] 宋云端，吕涛，常东，等. 3040 例妊娠期孕妇血脂检验结果的回顾性分析. 国际检验医学杂志，2017，38（7）：997 - 999.

[29] 木尼拉·吾拉木，依沙来提·司马义. 绝经对女性血脂水平的影响. 检验医学与临床，2017，14（19）：2957 -2958.

[30] 李淑亚，杨德玉，田进海，等. 宁夏回族人群雌激素受体基因多态性及与血脂的关联性. 西安交通大学学报（医学版），2016，37（3）：418 - 422.

第二十章　血脂引致动脉粥样硬化性心血管疾病的机制和证据

动脉粥样硬化性心血管疾病（atherosclerotic cardiovascular disease，ASCVD）如心肌梗死和缺血性脑卒中等是人类致残和致死的主要原因。ASCVD 的病理基础是动脉粥样硬化（atherosclerosis，AS），其发生和发展是一个复杂过程，所知的影响因素诸多。目前认为，有两大最基本的因素参与了 AS 的发病：低密度脂蛋白（low-density lipoprotein，LDL）和单核吞噬细胞系统。由于 LDL 不仅富含胆固醇，且能将其带入血管壁内，所以 LDL 与 AS 的发生关系十分密切。按不同的标准，诸多项研究都一致性证明，富含胆固醇的 LDL 和其他含载脂蛋白（apolipoprotein，Apo）B 的脂蛋白，包括极低密度脂蛋白（very low-density lipoprotein，VLDL）及其残粒，中间密度脂蛋白（intermediate density lipoprotein，IDL）和脂蛋白（a）[（lipoprotein（a），Lp（a）]，直接参与 ASCVD 的发生与发展（表 20-1）。

表 20-1　　　　　　　　　　　　　低密度脂蛋白与动脉粥样硬化性心血管疾病因果关系

标　准	说明
1. 可信度	LDL 和 ApoB 脂蛋白如 VLDL 及其残粒、IDL 和 Lp（a）参与 ASCVD 始动和进展；在研究的所有哺乳动物中，实验诱导血浆 LDL 和其他 ApoB 脂蛋白升高均可引起 AS
2. 强度	单基因和多基因所致终生 LDL 升高导致生存期 ASCVD 风险明显增高
3. 生物学梯度	单基因脂代谢疾病研究、前瞻性队列研究、孟德尔随机化研究、随机干预试验一致表明，LDL 的绝对暴露量与 ASCVD 风险之间存在剂量相关性对数线性关系
4. 时间顺序	单基因脂代谢异常疾病研究和孟德尔随机化的研究表明，升高的 LDL 暴露于 ASCVD 发病之前
5. 特异性	孟德尔随机化研究和随机干预试验提供明确的证据，表明 LDL 与 ASCVD 相关性不受其他危险因素的影响
6. 一致性	超过 200 项研究（其中涉及超过 200 万参与者，年随访超过 2000 万人次及超过 15 万例心血管事件）一致表明，LDL 绝对暴露量和 ASCVD 风险之间存在剂量相关性对数线性关系
7. 相关性	单基因脂代谢疾病研究、前瞻性队列研究、孟德尔随机化研究和随机干预试验均表明，LDL 绝对暴露量与 ASCVD 风险之间存在剂量依赖性对数线性关系
8. 干预降低风险	超过 30 项共讲 20 万参与者和 3 万例 ASCVD 事件，用来评估降 LDL 药物（包括他汀类药物、依折麦布和 PCSK9 抑制药）的随机性试验一致表明，降低 LDL-C 可减少 ASCVD 事件风险，且降低幅度与 LDL-C 降低的绝对值成比例

一、胆固醇、LDL 和 LDL-C

胆固醇是细胞膜的重要组成部分，且是胆汁酸和类固醇激素的前体。外源性和内源性胆固醇大部分由血浆中含 ApoB 脂蛋白运送到外周细胞。在大多数人体内，LDL 颗粒构成空腹血液中约 90% 的含 ApoB 脂蛋白。

在临床实践中，血浆 LDL 水平一般不能直接测量，而是通过测定其所含胆固醇浓度即"LDL-C"进行间接估算。也就是说，LDL-C 就是 LDL 颗粒中的胆固醇总量。因此，计算血浆 LDL-C 已成为评估心血管疾病风险，并成为随机临床试验中评估治疗获益的重点。在大多数情况下，LDL-C 浓度和 LDL 颗粒数量高度相关，血 LDL-C 能很好代表 LDL 颗粒浓度。然而，在某些情况下（如代谢综合征、糖尿病和高甘油三酯血症），血浆 LDL-C 与 LDL 颗粒浓度可能不一致，因为小而密 LDL 颗粒（含胆固醇量相对少些）占优势，此时血浆检测 LDL-C 可能无法准确反映 LDL 颗粒浓度，也难反映其对心血管风险的影响。在这些情况下，直接测定 LDL 颗粒数量或 ApoB 浓度（一般认为，每个 LDL 颗粒含 1 个分子 ApoB）可能更为准确地反映 LDL 与 ASCVD 的因果关系。

二、脂蛋白致 ASCVD 机制

有关 AS 的发病机制，曾出现过许多理论，如氧化、感染、炎症、脂蛋白学说等。有些发病理论如感染假说已被否定；有些学说如氧化、炎症反应仍在深入探索中，而脂蛋白滞留-应答学说则逐步得到公认，且将该认识转化为临床实践已取得了极大的成功。脂蛋白滞留-应答学说强调含 ApoB 脂蛋白在动脉壁易损区的滞留启动病变，随后局部的生物学应答反应如炎症反应等促进了 AS 病变的进展。

（一）脂蛋白在血管内皮下层滞留

脂蛋白滞留与应答学说认为，AS 始动环节的关键点是，富含胆固醇及 ApoB 脂蛋白，尤其是 LDL，在动脉内膜下层滞留和聚积。AS 初始期，由于血浆胆固醇水平过高或内膜的血管内皮细胞损伤而导致的内膜通透性增加，LDL 和其他含 ApoB 的脂蛋白包括 VLDL 及其残粒、IDL 和 Lp（a）能高效地进、出动脉内膜下层，并滞留于血管壁内。动物实验发现，高胆固醇食物饲养的动物，其动脉内膜下很快出现以 LDL 为主的脂质颗粒的沉积，这些脂质颗粒与内膜下基质分子结合并发生聚集。易发生脂质颗粒沉积的部位与随后发生 AS 的部位完全一致。给新西兰兔静脉注射 LDL 后，血脂水平急剧升高，最早检测到的动脉壁变化（2 小时内）也是动脉壁内 LDL 滞留。一旦出现脂蛋白滞留，AS 过程即开始启动。这些脂蛋白经细胞外基质分子（尤其是蛋白聚糖）以及一些辅助分子如脂蛋白脂酶、分泌型鞘磷脂酶、分泌型磷脂酶 A2 等作用下被氧化修饰，刺激来源于循环血液中的单核细胞等迁移至内膜下转化为巨噬细胞。同时，中膜的平滑肌细胞增生并迁移进入内膜。巨噬细胞及平滑肌细胞大量吞噬修饰后的脂质颗粒并转化为泡沫细胞，从而在内膜下层形成脂质小点和脂质条纹。T 细胞等炎症细胞进入该区域，与巨噬细胞一同介导非适应性炎症反应，进一步促进了 LDL 的滞留和病变进展。随着滞留和被修饰的 LDL 逐渐增多，不断有新的泡沫细胞形成，而平滑肌细胞产生大量纤维，促进了胶原纤维帽的形成。如果超过细胞胆固醇流出的能力，则泡沫细胞最终死亡，释放出的胆固醇聚集成脂质池，随后平滑肌细胞产生的纤维包裹脂质池，使得脂质小点和脂质条纹逐渐发展成为典型的粥样硬化斑块。斑块不断进展导致纤维帽变薄、斑块破裂，最终导致心血管事件发生，如心肌梗死和缺血性脑卒中等。

（二）影响脂蛋白滞留的因素

脂蛋白在血管内皮下层滞留受许多因素的作用，其中关键因素包括脂蛋白自身的特性和血管的结构变化。

1. 脂蛋白特性　脂蛋白的特性包括脂蛋白颗粒的直径、电荷、胆固醇含量等。目前认为，含 ApoB 且颗粒直径小于 70 nm 的脂蛋白，主要是 LDL，易进入血管内膜下层，具有直接致 AS 作用。未经分解代谢的乳糜微粒直径约 500 nm，体积太大无法透过动脉壁，故不会直接导致 AS。但是乳糜微粒残粒直径约 100 nm，在滞留发生后可能具致病性。

2. 含 ApoB 脂蛋白水平及其持续作用　虽然脂蛋白特性和内膜通透性影响脂蛋白滞留，但血浆脂蛋白浓度升高对于脂蛋白滞留和 AS 发生发展的作用更为重要。血浆 LDL-C 浓度是影响 LDL 颗粒沉积速度的重要因素，浓度越高，沉积速度越快，越容易发生 AS。脂蛋白浓度升高的持续时间也是脂蛋白滞留于动脉壁致 AS 的重要影响因素。一旦出现内皮损伤及脂蛋白滞留，以及随后的炎症效应，病变即呈加速发展趋势，这已经被近年来的许多关于心血管疾病一级预防的临床研究结果所证实。

3. 血管内膜通透性　目前对于内膜通透性在脂蛋白滞留中的作用所知不多，有待进一步深入研究。另外，内皮细胞更新和凋亡可能决定了脂蛋白经内膜的通透性。

临床上可见到部分冠心病患者 LDL-C 浓度并不高［＜2.6 mmol/L（100 mg/dL）］，这往往被认为是支持炎症或内皮改变的证据，事实上是因为这些患者内膜下层对脂蛋白滞留或非适应性反应特别敏感，以至于较低脂蛋白水平即能启动 AS 过程。例如，同样 LDL-C 水平，与非糖尿病患者比较，糖尿病患者冠心病易感性明显增加。

4. 内皮下基质分子及辅助分子的作用　内皮下基质分子包括蛋白聚糖、胶原、弹性蛋白、纤维连接蛋白和各种骨骼相关基质分子，分布在细胞外间隙和内膜细胞表面，其中细胞外蛋白聚糖是最重要的致内皮下脂蛋白滞留分子。研究者认为，LDL 的蛋白成分（尤其是 ApoB）带正电荷区域与蛋白聚糖带负电荷的糖基基团相互作用，最有可能参与了脂蛋白的滞留反应。蛋白聚糖中包含硫酸软骨素的侧链在脂蛋白滞留，特别是早期 AS 中起着尤为关键的作用。缺乏蛋白聚糖中核心蛋白多糖成分的高脂血症鼠动脉损伤体积较大，而过度表达核心蛋白多糖的高脂血症鼠动脉损伤体积则较小，这就证实了核心蛋白多糖成分的抗 AS 作用。

同时，体内、外实验已经证实了某些辅助分子在脂蛋白滞留中也起到了重要作用，其中研究最多的是 LPL、分泌型鞘磷脂酶和分泌型磷脂酶 A2。LPL 存在于致 AS 脂蛋白的结合位点，在介导内皮下氧化 LDL 滞留方面尤为重要。动脉壁内 LPL 通过含 ApoB 脂蛋白与基质之间的桥梁作用，起到致 AS 作用。而血浆中 LPL 通过介导脂解和肝脏清除 LDL 含 ApoB 脂蛋白，具有抗 AS 作用。分泌型鞘磷脂酶由内皮细胞和巨噬细胞分泌，能够清除致分泌型鞘磷脂酶脂蛋白表面的鞘磷脂，导致脂蛋白颗粒的融合和聚集，脂蛋白体积增大，无法透过动脉壁移出，被巨噬细胞摄取并促进泡沫细胞的形成。动物和人体 AS 斑块都表达分泌型磷脂酶 A2，后者可水解脂蛋白，水解后的脂蛋白与动脉壁蛋白聚糖亲和力更高，促进巨噬泡沫细胞形成。

（四）针对脂蛋白滞留的干预靶点

LDL 滞留于血管内膜下一方面取决于血浆中 ApoB 脂蛋白浓度，另一方面也受内皮下基质对脂蛋白滞留或非适应性反应敏感程度的影响。滞留-应答学说为 AS 的防治提供了三大干预靶点。

1. 阻止含 Apo B 脂蛋白进入及滞留于内膜下　他汀类药物主要针对此靶点，且已取得了巨大的成就。故目前我们的重要目标仍然是开发研制新的降血脂药，作为他汀类药物降低 LDL-C 作用的补充。胆固醇吸收抑制药依折麦布和前蛋白转化酶枯草杆溶菌素 K9（proprotein convertase subtilisin/kexin type 9，PCSK9）抑制药已用于临床，角鲨烯合成酶抑制药、ApoB 转录和含 ApoB 脂蛋白分泌抑制药等正在临床前期研究中。采用转基因技术造成 LDL 降低，可显著阻止 AS 的发生，并使已形成的 AS 斑块消退。而利用类似的技术使高密度脂蛋白（high-density lipoprotein，HDL）升高，却未能使 AS 斑块消退。

以往从临床的角度验证 AS 斑块进展或消退，主要是采用定量冠状动脉造影技术，观察降脂治疗组与对照组间冠状动脉狭窄进展情况。已公开发表的这类临床试验有近 30 项，其中相当多的试验是观察他汀类药物降低 LDL-C 后的作用。将这类临床试验结果进行荟萃分析，观察到血浆 LDL-C 需降低 50%，才能阻止 AS 的进展。

血管内超声能较客观地测量斑块的总容积，且能准确地评估斑块的变化。一些血管内超声检查研究表明，当血浆 LDL-C<1.9 mmol/L（75 mg/dL）时，AS 的进展即可停止。降脂治疗逆转 AS 临床试验是一项在美国 34 个社区及医疗中心开展的随机双盲研究，入选 654 例年龄在 34～78 岁的症状性冠状动脉疾病患者。受试患者被随机分为普伐他汀 40 mg/d 治疗组或阿托伐他汀 80 mg/d 大幅度降低胆固醇治疗组，共治疗 18 个月，试验前后应用血管内超声测定粥样硬化斑块体积，以对 AS 病变的进展进行评价。结果显示：接受阿托伐他汀治疗的患者，LDL-C 水平显著低于那些接受普伐他汀治疗的患者；主要观察终点即总的斑块体积，在普伐他汀组有明显进展（增加 2.7%），而阿托伐他汀组无显著性变化（与基线水平相比为－0.4%），两组间有显著性差异。提示大幅度降低胆固醇治疗可阻断粥样斑块的进展。瑞舒伐他汀和阿托伐他汀均能实现斑块消退，将 LDL-C 降低至更低水平可获得更大消退和逆转斑块的效果。

血浆胆固醇尤其是 LDL-C 升高是 AS 发生、发展的必备条件。LDL-C 低于 2.1 mmol/L（80 mg/dL）的动物一般不发生 AS。在一项临床试验中，急性冠状动脉综合征亚组 LDL-C 水平在 0.5～

1 mmol/L（20～40 mg/dL）的患者，心血管事件发生率最低，同时，未见不良事件（肿瘤、肝功能损害、横纹肌溶解症）增加。另一项对平均 LDL-C 水平约为 <1.3 mmol/L（50 mg/dL）的冠心病或糖尿病患者使用他汀类药物治疗 2 年，也观察到预后的改善。强化降脂治疗，除了降低动脉壁脂蛋白滞留可能性外，还可以带来其他益处，如改善内皮功能，促进巨噬细胞从损伤部位的排出等。现有证据表明，单纯将 LDL 降至足够低的水平，即可防止 AS 或心血管事件的发生。此种情况下 LDL 颗粒在血管内皮下层滞留的可能性和 AS 形成的风险很低。随着 LDL-C 浓度增加并超过生理合适水平，LDL 在内膜下层滞留，继而引发 AS 斑块形成，这种效应呈剂量相关性。

2. 特异性抑制脂蛋白和内皮下基质分子（蛋白聚糖等）相互作用　这是一个充满希望的干预 AS 新措施。针对辅助分子，采用抑制分泌型鞘磷脂酶和分泌型磷脂酶 A2 分子（限定于病变区）的方式有望阻滞病变的进一步发展，阻断或逆转滞留的脂蛋白引起的非适应性生物学反应，但目前尚未找到有效方法。AS 的炎症过程中生物活性脂类和催化其合成的关键酶（如前列腺素 E2），以及涉及到白细胞募集和黏附的细胞因子可能成为潜在的干预靶点。

3. 促进动脉内皮下巨噬细胞内胆固醇清除　一般认为，HDL 具有清除动脉壁内过多胆固醇的能力。HDL 作为一个载体，能将粥样硬化斑块中的胆固醇转运至肝脏，合成胆酸后排入肠道，完成体内胆固醇的逆转运过程。近年来，如何针对升高 HDL-C 进行许多研究，并取得了很大的进展。然而，胆固醇酯转移蛋白（cholesteryl ester transfer protein，CETP）抑制药如托塞曲皮（torcetrapib）虽能显著升高 HDL-C，但并没有产生抗 AS 和减少心血管事件的益处。这促使人们开始特别关注 HDL 的功能，而非只注意血浆 HDL-C 浓度。目前推荐用治疗性的生活方式改变作为升高 HDL 一线治疗措施。当前应用的调血脂药对 HDL-C 水平都有作用，但是否与临床获益密切相关尚属未知。改善 HDL 功能、促进胆固醇逆转运等研究若能取得突破，将会使 CHD 的防治取得更大进展。

三、LDL 致 ASCVD 的客观证据

人类试图证明 LDL 致 ASCVD 经历了百余年研究。从不同角度进行的诸多研究都一致性证明，LDL 与 ASCVD 直接相关。

（一）LDL 引发 AS 的遗传性脂质代谢异常研究证据

家族性高胆固醇血症（familial hypercholesterolemia，FH）是一种常染色体显性疾病，通常由 LDL 受体（LDL receptor，LDLR）基因的功能丧失（loss-of-functionmutation，LOF）性突变引起，或偶尔由 ApoB 基因的 LOF 突变（造成含 ApoB 脂蛋白与 LDL 受体结合能力下降），或 PCSK9 基因功能获得（gain-of-function，GOF）性突变引起。FH 的特点是，LDL-C 浓度显著升高和早发 ASCVD。

杂合子 FH（heterozygote FH，HeFH）在全世界范围内患病率为 1/200 和 1/300 之间，如未干预治疗，LDL-C 水平多在为 4.5～12 mmol/L，具有很高的 ASCVD 风险。

纯合子 FH（homozygote FH，HoFH）更为罕见，具有极端的表型特征，若未治疗，血 LDL-C 水平往往超过 13 mmol/L，并几乎普遍在儿童或青少年早期发展为 ASCVD。虽然 FH 表型是可变的，但 AS 程度和心血管事件的风险两者均与暴露于高水平 LDL-C 绝对量和持续时间成正比。

在任何患病家庭，每个孩子都有同等的 50% 概率遗传性获得 FH 基因突变。同胞子女中遗传 FH 突变的人相比于其他子女血浆 LDL-C 水平明显升高，ASCVD 终生风险也相应的呈剂量相关性显著升高。这种遗传性疾病为 LDL 导致 ASCVD 提供了强有力证据。PCSK9 基因 GOF 突变导致 LDL-C 浓度显著升高，伴随 ASCVD 风险也相应的显著升高，而 PCSK9 基因 LOF 突变可导致 LDL-C 浓度降低，其终生 ASCVD 风险亦相应的显著降低。

（二）LDL 引发 AS 的前瞻性流行病学研究证据

前瞻性观察性流行病学研究结果综合分析表明，血浆 LDL-C 水平的绝对暴露量和 ASCVD 风险间存在连续的对数线性关系。

综合分析 68 项前瞻性研究结果，在累计超过 279 万年人的随访中，共发生 8857 例非致死性 MI 和

928 例 CHD 死亡，血浆 LDL-C 浓度与非致死性 MI 或 CHD 死亡风险增加呈对数线性相关。直接测定 LDL-C（mmol/L）对 CHD 风险的影响与非 HDL-C 的影响几乎相同。

在累积接近 1200 万人年次的随访中，发生了 33744 例缺血性心脏病死亡病例。综合分析表明，血浆总胆固醇与缺血性心脏病死亡风险之间存在明显和分级对数线性关系。非-HDL-C 对缺血性心脏病死亡风险的影响与总胆固醇对其的影响几乎相同（mmol/L）。

（三）LDL 引发 AS 的孟德尔随机化研究证据

在前瞻性队列研究中，LDL-C 和 ASCVD 风险相关性呈级量性和可重复性特征，但这类研究属非随机性，易出现干扰，或反向因果关系，以及存在其他形式的偏倚。孟德尔随机化研究将随机性方案引入观察性研究，专门评估危险因素暴露和结果之间的关联是否可能存在因果性。

多种基因变异可造成 LDL-C 水平降低。这些基因变异几乎均在受孕时随机遗传，这一过程有时也被称为孟德尔随机化。因此，遗传造成 LDL-C 水平降低的等位基因正好被随机分配到降 LDL-C 治疗组中，而另一个等位基因则好比被随机分配到常规治疗组。如果研究中的变异仅与 LDL-C 相关，而与其他脂质或非脂质的多种性效应无关，同时分配确实是随机的，那么在有或无这种变异的人群中比较 AS-CVD 风险，可能以一种类似于长期随机试验的方式，对 LDL-C 水平降低和 ASCVD 风险的因果性可进行明确的估计。

孟德尔随机化研究一致表明，与 LDL-C 水平降低相关的 50 多个基因变异，均与 CHD 风险相应降低相关，从而为 LDL 与 CHD 风险因果性相关提供了有力的证据。

（四）LDL 暴露对 ASCVD 累积效应证据

孟德尔随机化研究表明，与 AS 发生后方使用他汀类药物进行较短时间的治疗相比，长期暴露于低水平 LDL-C 可使心血管疾病风险出现 3 倍以上的成比例降低（以 LDL-C 水平每降低一个单位计）。LDL 与 ASCVD 风险的因果关系由 LDL-C 暴露的绝对量和累积的持续时间决定。这一发现与 WOSCOPS 试验的长期随访中观察到的随时间推移的增加效应一致。

由于 LDL-C 对 ASCVD 风险的影响有因果关系，且随时间推移而累积，比当前推荐时期更早地降低血浆 LDL-C，可导致 ASCVD 终生风险的大幅降低，降低幅度比短期随机试验所观察的效果会更大。综合已有的孟德尔随机化研究和随机试验的证据表明，治疗第 1 年内 LDL-C 水平每降低 1 mmol/L 可减少 ASCVD 事件的相对风险 10%，治疗 2 年后可达 16%，第 3 年以后则至～20%，这可能与已有的潜在斑块负担得以稳定相关。在第三年治疗后，随后每一年的治疗可能会使 ASCVD 事件进一步下降 1.5%（以 mmol/L/年计）。因此，5 年内采用降脂治疗可减轻 ASCVD 事件的相关风险～20%～25%（以 LDL-C 水平降低 1 mmol/L 计），而 40 年的治疗（或大约相当于暴露于较低的 LDL-C 水平 40 年）预计减轻 ASCVD 事件～50%～55%（以 LDL-C 水平降低 1 mmol/L 计）。

（五）其他因素暴露对 LD 与—ASCVD 因果关系的影响

除了 LDL 外，其他多种因素暴露包括收缩压升高、糖尿病和吸烟等与 ASCVD 的风险也存在相关。孟德尔随机化研究和随机试验的综合分析结果表明，LDL-C 的变化对多种风险因素导致的不同水平的 ASCVD 风险具有非常一致的呈比例的影响。因此，不管其他风险因素存在与否，既定的 LDL-C 水平绝对减少可导致相同比例的 ASCVD 风险降低。然而，与风险因素较少的人相比，具有更多风险因素的人的 ASCVD 绝对发生率较高；风险的持续成比例降低（以 LDL-C 水平降低 1mmol/L 计）将在风险因素数量增加或心血管疾病风险升高的人群中转化为更大的绝对风险降低。

最后，未来研究的一个重要领域是，明确最有可能从降低 LDL 治疗中获益的人群。LDL 在动脉内膜中滞留导致 AS 斑块的产生和生长，这种可能性随着血液循环 LDL 颗粒浓度的增加而增加。由于 LDL 颗粒的滞留是一个概率事件，因此，人们期望具有相似 LDL-C 水平的人将具有潜在的 AS 斑块负担的分布。遗传因素可能影响一个人是否存在动脉内膜中滞留 LDL-C，或影响 LDL 颗粒的滞留触发炎症过程的程度，或影响斑块生长速率和斑块破裂倾向的氧化改变。

四、展望

在众多的 AS 发病学说中，"脂蛋白滞留理论"的科学证据最为充分。富含胆固醇的脂蛋白如 LDL 通过血管内皮细胞层，进入内皮下层，在血管壁内滞留。随后，滞留于血管壁内的 LDL 会被单核吞噬细胞系统吞噬，形成泡沫细胞。后者不断堆积，逐渐发展成脂质条纹，随后发展为 AS 斑块。虽然在 AS 发生和发展的过程中有许多因素参与，但 LDL 是其中必备的条件。

脂蛋白滞留-反应学说的提出和发展是人们对 AS 发病机制的正确认识，不仅为 ASCVD 预防为主的原则提供了有力的证据，更是为强化降脂治疗、"越低越好"的理念提供了直接可靠的依据。而基因研究、前瞻性流行病学队列研究、孟德尔随机化研究、随机干预试验和大规模的临床研究反复证实，以及 LDL 因果关系的机理证据的共同表明，LDL 不仅仅是风险增加的一个生物标记物，而且也是 AS 和 ASCVD 的病理生理学诱因。单纯针对 LDL 进行积极干预，将 LDL 降至足够低的水平，即可防止 AS 或心血管病事件的发生，能使 CHD 患者获得巨大的临床效益。最新的观点认为，终生最适 LDL-C 或为 70～80 mg/dL（1.8～2.1mmol/L）。强化降脂治疗，除了降低动脉壁脂蛋白滞留可能性外，还可以带来其他益处，如改善内皮功能，促进巨噬细胞从损伤部位的排出等。另外，大量研究数据证实，降低 LDL-C 的获益与降低 LDL-C 的机制无关，这也促使我们从多个方面努力研发新型降血脂药，以进一步降低 LDL-C。

五、治疗

目前降低血浆 Lp（a）水平的药物或疗法不多，主要有烟酸、天然抗氧化剂如维生素 E、雌激素（少部分人群中应用）、血液透析和前蛋白转化酶枯草溶菌素 9（PCSK9）抑制药等。一般认为，他汀对 Lp（a）几乎无影响，且可能升高部分患者的 Lp（a）水平。对于这部分患者，可能不能得到他汀治疗的全部获益。那些对他汀药物反应不佳的患者，可能大部分胆固醇都在 Lp（a）上，而不是 LDL 颗粒。

除有报道认为饮少量红酒可能会降低一些血浆 Lp（a）浓度外，几乎其他所有企图通过改变饮食结构的尝试都未能成功。缓释烟酸制剂耐受性好，能降低 Lp（a）水平，治疗 6～9 个月以后药物效果达到平台期。缓释烟酸治疗可使糖尿病患者的血脂谱发生有利的改变，其中的 Lp（a）水平降低明显。烟酸降低 Lp（a）水平的作用机制可能是能抑制其在肝脏合成。维生素 E 可能有降低 Lp（a）的作用。大多数人的 Lp（a）水平在治疗数周至数月以后可得到改善，初始的水平越高，Lp（a）的水平下降得越多，但是并不是所有的患者都能有明显下降，个别患者仅有轻微变化。雌激素单独或联合孕激素使用具有降低 Lp（a）的作用。绝经后妇女使用小剂量雌激素（已烯雌酚 0.625mg/d，每月用 25 天，连用 2 个月），无论是否加用孕激素，均可使血浆 Lp（a）浓度下降 20% 左右，治疗前血浆 Lp（a）水平较高者降低更为明显。此外，采用血液透析方法去除 LDL 的同时，能有效降低 Lp（a）浓度。

PCSK9 抑制药可通过增加细胞表面 LDL 受体的数量，提升 LDL－C 的清除效率，从而降低 LDL－C 水平。ODYSSEY Outcomes 研究发现，在家族性高胆固醇血脂患者中使用 PCSK9 单克隆抗体 Alirocumab 不仅降低 LDL－C，在第 24 周时还可显著降低 Lp（a）约 23%～27%，其疗效持久恒定，且与 Lp（a）和 LDL－C 的基线水平无关。2018 年欧洲动脉粥样硬化年会上发布的 FOURIER 研究的后续分析结果发现，在 ASCVD 患者中使用 PCSK9 单克隆抗体 Evolocumab 48 周后，Lp（a）水平与基线相比，平均下降绝对值为 11nmol/L，下降百分比为 26.9%。

PCSK9 抑制药降低 Lp（a）的幅度仅有 20%～30%，相当部分的患者 Lp（a）水平难以降到理想水平。反寡义核苷酸（ASOs）是一种新兴的治疗手段，可经皮下注射，与血浆蛋白结合后进入肝脏并在肝细胞内积聚，然后主要在细胞核中与目标 mRNA 结合。一旦形成复合双链，核糖核酸酶 H1 既将正义链裂解以阻碍蛋白质合成，而反义链则以下一个 mRNA 为结合目标，从而抑制目标基因的表达。Mipomeren 是靶向 ApoB 的第二代 ASOs，皮下给药，半衰期为 30 天，有剂量依赖性，通过肾脏排泄。它能通过抑制 ApoB 的分泌以降低 LDL－C 和 Lp（a）水平。4 项随机双盲研究显示，米泊美生可将血浆 Lp（a）水平降低 21%～39%。副作用为注射部位轻到中度反应，流感症状，一过性肝酶升高等。目前 Mipomeren 已被批准在美国临床用以降低纯合家族性高胆固醇血症患者。而另一靶向 Apo（a）的 ASOs 能抑制 Apo（a）等位基因的表达，导致 Lp（a）的组装受阻，血浆 Lp（a）水平降低。在随机双盲临床研究中，ISIS—Apo（a）能将基线水平的 Lp（a）降低 39.6%～77.8%，与 Apo（a）相关的 ApoB—100 和 OxPLs 也显著降低，但其他脂蛋白没有显著变化；IONIS—Apo（a）Rx 能将 Lp（a）水平降低 66.8%～71.6%，IONIS—Apo（a）Lx 能降低 66%～92%，均有明显的剂量依赖性。ASOs—Apo（a）是目前唯一针对 Lp（a）设计的药物，作用直接，特异性强，降幅明显，但尚在研究早期，还需要更多的安全性和有效性方面的研究数据。

（中南大学湘雅二医院　赵水平）

参考文献

[1] Goldstein JL, Brown MS. A century of cholesterol and coronaries: from plaques to genes to statins. Cell, 2015, 161: 161 - 172.

[2] Tabas I, Williams KJ, Borén J. Subendothelial lipoprotein retention as the initiating process in atherosclerosis: update and therapeutic implications. Circulation, 2007, 116 (16): 1832 - 1844.

[3] Nakashima Y, Fujii H, Sumiyoshi S, et al. Early human atherosclerosis: accumulation of lipid and proteoglycans in intimal thickenings followed by macrophage infiltration. Arterioscler Thromb Vasc Biol, 2007, 27: 986 - 989.

[4] Rader DJ, Daugherty A. Translating molecular discoveries into new therapies for atherosclerosis. Nature, 2008, 451 (7181): 904 - 913.

[5] Li R, Chao H, Ko KWS, et al. Gene therapy targeting LDL cholesterol but not HDL cholesterol induces regression of advanced atherosclerosis in a mouse model of familial hypercholesterolemia. J Genet Syndr Gene Ther, 2012, 2: 106 - 120.

[6] Nissen SE, Nicholls SJ, Sipahi I, et al. Effect of very high - intensity statin therapy on regression of coronary atherosclerosis: the ASTEROID trial. JAMA, 2006, 295: 1556 - 1565.

[7] Williams KJ, Feig JE, Fisher EA. Rapid regression of atherosclerosis: insights from the clinical and experimental literature. Nat Clin Pract Cardiovasc Med, 2008, 5: 91 - 102.

[8] Barter PJ, Caulfield M, Eriksson M, et al. Effects of torcetrapib in patients at high risk for coronary events. N Engl J Med, 2007, 357: 2109 - 2122.

[9] Degoma EM, Rader DJ. Novel HDL - directed pharmacotherapeutic strategies. Nat Rev Cardiol, 2011, 8: 266 - 277.

[10] Cuchel M, Bruckert E, Ginsberg HN, et al. European Atherosclerosis Society Consensus Panel on Familial Hypercholesterolaemia. Homozygous familial hypercholesterolaemia: new insights and guidance for clinicians to improve detection and clinical management. A position paper from the Consensus Panel on Familial Hypercholesterolaemia of the European Atherosclerosis Society. Eur Heart J, 2014, 35: 2146 - 2157.

[11] Khera AV, Won HH, Peloso GM, et al. Diagnostic yield of sequencing familial hypercholesterolemia genes in patients with severe hypercholesterolemia. J Am Coll Cardiol, 2016, 67: 2578 - 2589.

[12] Wiegman A, Gidding SS, Watts GF, et al. European Atherosclerosis Society Consensus Panel. Familial hypercholesterolaemia in children and adolescents: gaining decades of life by optimizing detection and treatment. Eur Heart J, 2015, 36: 2425 - 2437.

[13] Emerging Risk Factors C, Di Angelantonio E, Gao P, et al. Lipid-related markers and cardiovascular disease prediction. JAMA, 2012, 307: 2499 - 2506.

[14] Global Lipids Genetics Consortium. Discovery and refinement of loci associated with lipid levels. Nat Genet, 2013, 45: 1274 - 1283.

[15] Ference BA. Mendelian randomization studies: using naturally randomized genetic data to fill evidence gaps. Curr Opin Lipidol 2015, 26: 566 - 571.

[16] Holmes MV, Asselbergs FW, Palmer TM, et al. Mendelian randomization of blood lipids for coronary heart disease. Eur Heart J, 2015, 36: 539 - 550.

[17] Ference BA, Majeed F, Penumetcha R, Flack JM, Brook RD. Effect of naturally random allocation to lower low-density lipoprotein cholesterol on the risk of coronary heart disease mediated by polymorphisms in NPC1L1, HMGCR, or both: a 2 x 2 factorial Mendelian randomization study. J Am Coll Cardiol, 2015, 65: 1552 – 1561.

[18] Cholesterol Treatment Trialists' (CTT) Collaboration, Baigent C, Blackwell L, et al. Efficacy and safety of more intensive lowering of LDL cholesterol: a meta-analysis of data from 170 000 participants in 26 randomised trials. Lancet, 2010, 376: 1670 – 1681.

[19] Collins R, Reith C, Emberson J, et al. Interpretation of the evidence for the efficacy and safety of statin therapy. Lancet, 2016, 388: 2532 – 2561.

[20] Boekholdt SM, Arsenault BJ, Mora S, et al. Association of LDL cholesterol, non-HDL cholesterol, and apolipoprotein B levels with risk of cardiovascular events among patients treated with statins: a meta-analysis. JAMA, 2012, 307: 1302 – 1309.

[21] Nicholls SJ, Ballantyne CM, Barter PJ, et al. Effect of two intensive statin regimens on progression of coronary disease. N Engl J Med, 2011, 365: 2078 – 2087.

[22] Cannon CP, Blazing MA, Giugliano RP, et al. Ezetimibe added to statin therapy after acute coronary syndromes. N Engl J Med, 2015, 372: 2387 – 2397.

[23] Baigent C, Landray MJ, Reith C, et al. SHARP Investigators. The effects of lowering LDL cholesterol with simvastatin plus ezetimibe in patients with chronic kidney disease (Study of Heart and Renal Protection): a randomised placebo-controlled trial. Lancet, 2011, 377: 2181 – 2192.

[24] Lauridsen BK, Stender S, Frikke-Schmidt R, et al. Genetic variation in the cholesterol transporter NPC1L1, ischemic vascular disease and gallstone disease. Eur Heart J, 2015, 36: 1601 – 1608.

[25] Sabatine MS, Giugliano RP, Keech A, et al. Rationale and design of the further cardiovascular outcomes research with PCSK9 inhibition in subjects with elevated risk (FOURIER) trial. Am Heart J, 2016, 173: 94 – 101.

[26] Ference BA, Robinson JG, Brook RD, et al. Variation in PCSK9 and HMGCR and risk of cardiovascular disease and diabetes. N Engl J Med, 2016, 375: 2144 – 2153.

[27] Nicholls SJ, Puri R, Anderson T, et al. Effect of evolocumab on progression of coronary disease in statin-treated patients. The GLAGOV randomized clinical trial. JAMA, 2016, 316: 2373 – 2384.

[28] Silverman MG, Ference BA, Im K, et al. Association between lowering LDL-C and cardiovascular risk reduction among different therapeutic interventions: a systematic review and meta-analysis. JAMA, 2016, 316: 1289 – 1297.

[29] Ford I, Murray H, McCowan C, Packard CJ. Long-term safety and efficacy of lowering low-density lipoprotein cholesterol with statin therapy: 20-year follow-up of West of Scotland Coronary Prevention Study. Circulation, 2016, 133: 1073 – 1080.

[30] Brian A. Ference, et al. Impact of Lipids on Cardiovascular Health JACC Health Promotion Series. J Am Coll Cardiol, 2018, 72: 1141 – 1156.

第二篇 中国血脂异常调查与防治

第二十一章　中国血脂异常流行现状

中国心血管疾病（CVD）的发生率和死亡率一直在逐年上升。血脂异常是导致动脉粥样硬化性心血管疾病的最主要原因之一，两者关系密不可分，高血脂是冠心病和脑卒中的独立危险因素。尽管中国血脂异常发生率较西方发达国家低，但是随着社会经济快速增长，生活水平提高和人民生活方式的改变，国人血脂异常率逐年增加。血脂异常成了一个严重的社会健康问题。严格控制血脂可以降低心血管疾病的病死率和发病率，因此高血脂的防治受到多学科的重视。我国流行病学调查表明，成功地控制血脂水平可以降低缺血性心血管疾病的发生。

中国慢性肾病工作组进行的血脂异常流行现状调查是我国血脂领域较新、较权威的数据，对了解中国血脂的流行病学具有很高的参考价值。本章将结合近几年来的中国血脂研究的相关数据，介绍中国血脂异常流行现状。

一、中国血脂异常呈现不断增加趋势

多项研究表明中国的血脂异常患病率在过去十年呈不断增加的趋势（表 21-1）。2002 年中国血脂异常患病率为 18.6%，男性为 22.2%，女性为 15.9%，其中高胆固醇血症、高甘油三酯（TG）血症和低高密度脂蛋白-胆固醇（HDL-C）分别为 2.9%、11.9% 和 7.4%。2008 年的调查显示，中国 20 岁以上成年人 TC、低 HDL-C 和高低密度脂蛋白胆固醇（LDL-C）的患病率分别为 9%、22.3% 和 6.5%。2007—2008 年中国居民血脂异常调查结果显示，与 2002 年数据相比，成年人总胆固醇（TC）平均水平升高了 23.9%。2012 年全国调查均报告了中国＞18 岁人群血清 TC、TG、HDL-C 平均水平较 2002 年明显增高，分别为 TC4.50 mmol/L：3.81 mmol/L，TG：1.38 mmol/L：1.10 mmol/L。而 2016 年发表于 *Atherosclerosis* 杂志上的由 2010 年中国慢性肾病工作组进行的血脂异常流行现状的数据显示中国血脂异常总体患病率为 33.97%，男性患病率为 41.92%、女性 32.47%，其中高 TC 达 7.5%，低 HDL-C 占 15.31%，高 LDL-C 占 7.96%，高 TG 占 12.17%。国内不同地区血脂异常的患病率也不相同：北京地区 2008 年的一项 18～79 岁人群血脂数据显示血脂异常患病率为 35.4%，重庆地区 2014 年 5375 名年龄≥18 岁的居民的血脂异常患病率为 35.5%，青岛地区 2012 年的一项研究显示 35～74 岁的 5086 名居民血脂异常率为 47.3%。

表 21-1　　　　　　　　　　　中国 31 个省市、自治区≥18 岁人群的血脂平均水平

调查时间	研究项目	研究人群	样本量	血脂均值（mmol/L）		
				TC	TG	HDL-C
2002 年	CHNS	31 省，城市/农村	49252	3.81	1.1	1.30
2010 年	中国慢性病监测	31 省，161 个监测点	90395	4.04	1.33	1.11
2010 年	中国慢性肾病调查	—	43368	5.28	1.99	1.23
2012 年	全国调查	—	—	4.50	1.38	1.19

注：CHNS，中国营养与健康调查。

二、中国人群血脂异常的特点

(一) 血脂异常类型的差异

中国慢性肾脏病调查显示低 HDL-C 和高 TG 血症仍然是中国成年人血脂异常的两大类型 (图 21-1), 这与 2002—2010 年以来的国内大型临床调查结果相符。而西方国家血脂异常的主要类型高 TC 和高 LDL-C 血症, 造成这种差异可能与中西方饮食结构的差异有关。中国居民膳食中脂肪和胆固醇摄入量相对低有关。

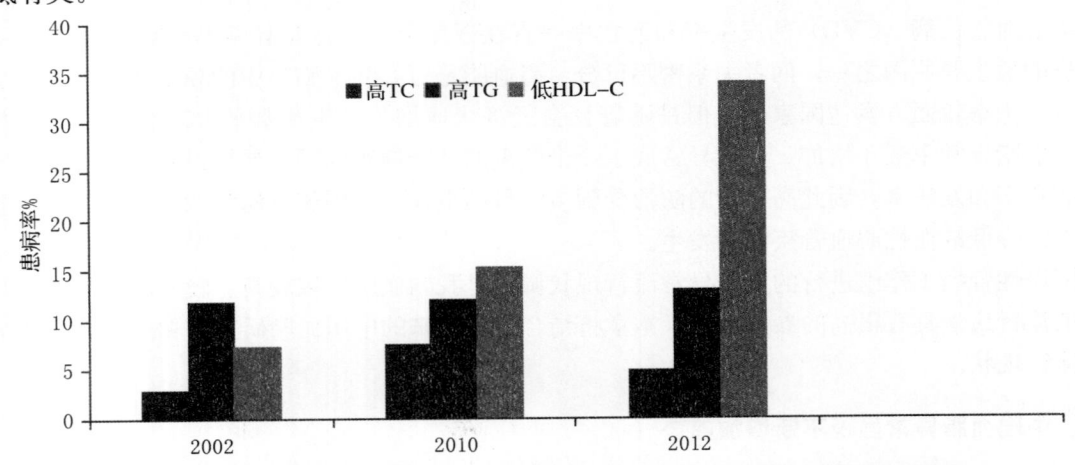

图 21-1 2002 年, 2010 年和 2012 年中国成人高 TC, 高 TG 和低 HDL-C 患病率

(二) 城乡, 地域差异

我国城市和农村血脂异常都呈上升趋势, 但城市发病率仍高于农村。2002 年, 城乡居民血脂异常患病率分别为 21% 和 17.7%。而 2016 年发表的结果显示, 城乡血脂异常的患病率分别为 35.08% 和 26.33%。导致这种流行病学的变化与中国城乡经济和生活方式变化有关。其中城市高收入者与农村中等收入者是两大高危患病人群, 应成为血脂监测与控制重点。农村和城市低收入者血脂异常的治疗、控制和成功控制率较低, 需要增加对低收入群体的保健、宣传和教育工作。血脂异常还存在地域差异, 一项覆盖内地 31 个省 (自治区) 的 90395 名成年人血脂调查研究结果显示: 我国成年人血清 LDL-C 水平呈现东、中、西部地区依次降低的趋势。2000 年—2001 年进行的 Inter ASIA 研究同样显示, 我国北方高 TC 血症和高 LDL-C 血症的患病率高于南方。

(三) 性别差异

中国慢性肾病工作组发现血脂异常的患病率男性仍然多于女性, 分别为 41.92% 和 32.47%, 与 2002 年的研究结果相似 (男 22.2%, 女 15.9%) (表 21-2), 但在过去的 10 年里, 这种差异进一步增加, 这可能与男性的饮食习惯和生活方式有关。男性血清 TC 水平和 TG 水平是在 45~59 岁最高, 而女性血清 TC 或 TG 均随年龄的增加而增加, 女性 TC 水平在 45 岁后反超男性, TG 在 60 岁后反超男性。男性随年龄增加 HDL-C 反而升高, 女性 18~44 岁 HDL-C 最低。男性血脂异常患病率高于女性, 但男性知晓率、治疗率和控制率均显著低于女性, 男性血脂异常的知晓率、治疗率和控制率分别为 30.12%、18.90% 和 7.27%, 而女性分别为 31.84%、20.01% 和 9.62%, 而 50 岁及以上女性 TC 和 LDL-C 水平均显著高于同龄男性, 这可能与绝经后女性雌激素水平下降有关。

表 21-2   2010 年中国慢性肾病工作组调查不同年龄和性别血脂异常患病率   %

年龄 (岁)	18~29	30~39	40~49	50~59	60~69	>70	合计
男	27.66	38.11	43.61	46.81	45.25	42.88	41.92
女	13.70	16.58	23.46	39.94	50	46.57	32.47

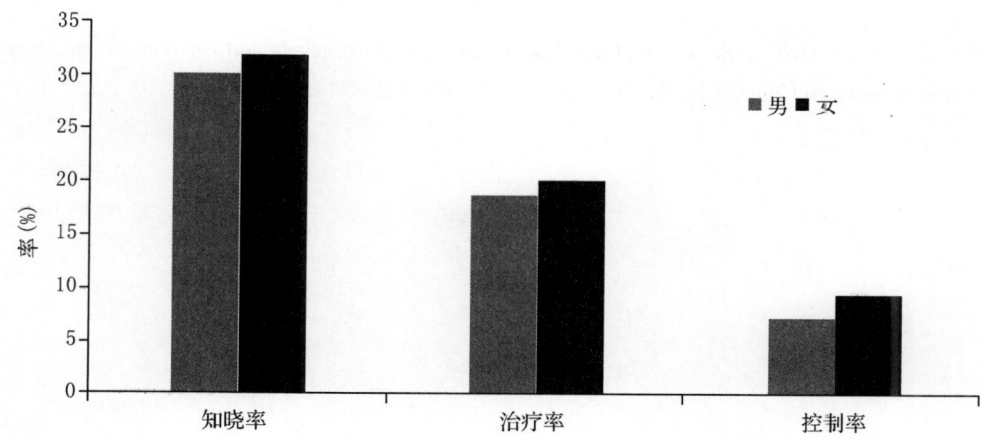

图 21 - 2　2010 年中国慢性肾病工作组调查不同性别血脂异常知晓率，治疗率和控制率

（四）血脂异常的防治情况

中国居民的血脂异常控制情况仍不乐观，社区人群血脂异常知晓率，治疗率总体水平仍较低，而医院患者血脂异常管理和控制情况有所改善。对中国 13 省市 43468 名城乡居民的横断面研究显示，≥18 岁人群血脂异常知晓率、治疗率和控制率分别为 31.0％、19.5％和 8.9％；男性均低于女性，知晓率 30.12％比 31.84％、治疗率 18.9％比 20.01％和控制率 7.27％比 9.67％。2000 年以来，多项多中心临床患者血脂异常控制情况调查得出类似的数据。总体而言，中国血脂异常防治工作与欧美发达国家仍有较大差距，防治任务艰巨。

综合最新人群研究，我们发现中国成人血脂异常患病率较高，中国血脂异常患病率呈上升趋势。而知晓率、治疗率和控制率却不容乐观，全面控制血脂异常仍然任重道远。

〔哈尔滨医科大学附属第二医院　李凤芹　刘友斌〕

参考文献

[1] Pisciotta L，Bertolini S，Pende A. Lipoproteins, stroke and statins. Current vascular pharmacology, 2015，13：202 - 208.

[2] Joint Committee for Developing Chinese guidelines on P，Treatment of Dyslipidemia in A. Chinese guidelines on prevention and treatment of dyslipidemia in adults. Zhonghua Xin Xue Guan Bing Za Zhi, 2007，35：390 - 419.

[3] Zhao WH，Zhang J，You Y，et al. Epidemiologic characteristics of dyslipidemia in people aged 18 years and over in China. Zhonghua Yu Fang Yi Xue Za Zhi, 2005，39：306 - 310.

[4] Pan L，Yang Z，Wu Y，et al. Gao B，Zhang L，China National Survey of Chronic Kidney Disease Working G：The prevalence, awareness, treatment and control of dyslipidemia among adults in China. Atherosclerosis, 2016，248：2 - 9.

[5] Toth PP，Potter D，Ming EE. Prevalence of lipid abnormalities in the United States：the National Health and Nutrition Examination Survey 2003—2006. Journal of clinical lipidology，2012，6：325 - 330.

[6] Wu Y，Huxley R，Li L，et al. Prevalence, awareness, treatment, and control of hypertension in China：data from the China National Nutrition and Health Survey 2002. Circulation, 2008，118：2679 - 2686.

[7] Qi L，Ding X，Tang W，et al. Prevalence and risk factors associated with dyslipidemia in Chongqing, China. International Journal of Environmental Research and Public Health, 2015，12 (10)：13455 - 13465.

[8] Cai L，Zhang L，Liu A，et al. Prevalence, awareness, treatment, andcontrol of dyslipidemia among adults in Beijing, China [J]. Journal of Atherosclerosis and Thrombosis，2012，19 (2)：159 - 168.

[9] 李剑虹，米生权，李镒冲，等. 2010 年我国成年人血脂水平及分布特征. 中华预防医学杂志，2012，46 (7)：

607 -612.

[10] InterASIA Collaborative Group. Serum total and lipoprotein cholesterol levels and awareness, treatment and control of hypercholesterolemia in China. Circulation, 2004, 110 (4): 405 - 411.

第二十二章　中国人群血脂异常防治

　　随着社会经济的发展、人民生活水平的提高和生活方式的改变，中国人群血脂异常的患病率呈现上升趋势。人群血脂异常防治需要从群体和个体层面进行考虑。从群体层面主要是健康的生活方式倡导和医学科普的教育。而个体层面的血脂异常防治则需进行综合危险因素评估。血脂异常是导致动脉粥样硬化性心血管疾病（ASCVD）的关键性因素，其他的心血管危险因素如吸烟、高血压、糖尿病或代谢综合征等则可加重血脂异常的致 ASCVD 效应。所以，总体危险评估特别有助于血脂异常患者制定个体化的降血脂治疗方案，最大限度降低患者未来 ASCVD 危险。

一、中国血脂异常危险的分层

　　近 30 年来，中国人群的血脂水平逐年升高，血脂异常患病率明显增加。2002 年，2010 年和 2012 年数项全国血脂调查显示，中国人群血脂异常患病率分别为 18.6％，34％和 40.4％（图 22‐1）。据估计人群血清胆固醇水平的升高将导致 2010—2030 年期间我国心血管病事件约增加 920 万。

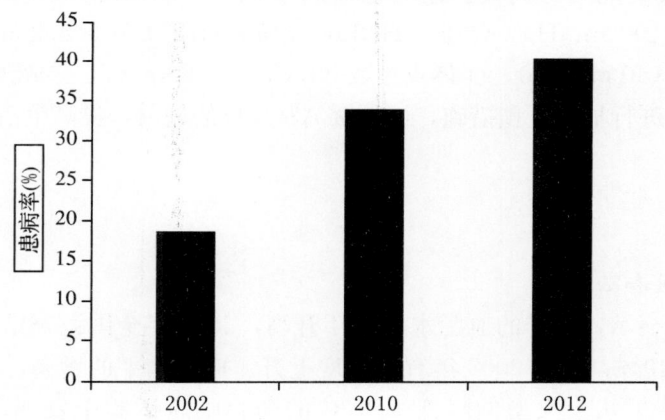

图 22‐1　三次全国调查≥18 岁人群血脂异常患病率

　　LDL-C 水平和 ASCVD 的发病及死亡危险呈正性相关。其他类型的血脂异常，如 TG 增高或 HDL-C 降低与 ASCVD 发病危险的升高也存在一定的关联。而胆固醇水平不是导致 ASCVD 的单一因素，血脂异常患者发生 ASCVD 是多种危险因素综合作用的结果，因此需要对高血脂患者进行危险分层，这样才能有针对性地早期预防和治疗 ASCVD。2016 年中国成人血脂异常防治指南基于中国人群证据完善了关于中国人的心血管危险分层标准，基本要点如下：

　　1. 在进行危险评估时，符合极高危和高危的人群不需要再进行危险分层。极高危人群是指确诊为 ASCVD 的患者；高危人群则需要满足以下任何一条即可：①LDL-C≥4.9 mmol/L（190 mg/dL），②1.8 mmol/L（70 mg/dL）≤LDL-C<4.9 mmol/L（190 mg/dL）且年龄在 40 岁及以上的糖尿病患者。

　　2. 不满足以上条件的，需要评估其 10 年 ASCVD 发病风险（表 22‐1）。

表 22 - 1 血脂异常危险的分层（2016 年修订中国成人血脂异常防治指南）

危险因素数		血清胆固醇水平分层（mmol/L）		
		3.1≤TC<4.1（或）1.8≤LDL-C<2.6	4.1≤TC<5.2（或）2.6≤LDL-C<3.4	5.2≤TC<7.2（或）3.4≤LDL-C<4.9
无高血压	0~1 个	低危（<5%）	低危（<5%）	低危（<5%）
	2 个	低危（<5%）	低危（<5%）	中危（5%~9%）
	3 个	低危（<5%）	中危（5%~9%）	中危（5%~9%）
有高血压	0 个	低危（<5%）	低危（<5%）	低危（<5%）
	1 个	低危（<5%）	中危（5%~9%）	中危（5%~9%）
	2 个	中危（5%~9%）	高危（≥10%）	高危（≥10%）
	3 个	高危（≥10%）	高危（≥10%）	高危（≥10%）

注：危险因素包括低 HDL-C、男性≥45 岁或女性≥55 岁及吸烟。慢性肾病患者的危险评估及治疗。ASCVD，动脉粥样硬化性心血管疾病。TC，总胆固醇。LDL-C；低密度脂蛋白-胆固醇。HDL-C，高密度脂蛋白-胆固醇。非-HDL-C，非高密度脂蛋白-胆固醇。BMI，体重指数。1 mmHg=0.133 kPa。ASCVD 10 年发病平均危险为低危<5%，中危5%~9%，高危≥10%。

3. 中国成人血脂异常防治指南中提出，我们需要对年龄小于 55 岁者、ASCVD 10 年发病危险为中危的人群进行余生危险评估：对于 ASCVD 10 年发病危险为中危的人群，具有以下任意 2 项及以上危险因素者，其 ASCVD 余生危险为高危。这些危险因素包括：①收缩压≥160 mmHg（1 mmHg=0.133 kPa）或舒张压≥100 mmHg。②非-HDL-C（Non-HDL-C）≥5.2 mmol/L（200 mg/dL）。③HDL-C<1.0 mmol/L（40 mg/dL）。④体重指数（BMI）≥28 kg/m²。⑤吸烟。对于中青年 ASCVD 余生危险为高危的个体，进行早期干预措施，可延缓 ASCVD 的进展，提高生活质量，减少未来心血管事件。

二、降血脂治疗

（一）降血脂的迫切性和必要性

我国的流行病学资料显示，人群的血脂水平逐年升高，2012 年全国调查结果显示，中国成人血脂异常总体患病率高达 40.40%，相比 2002 年有大幅度上升。血脂水平的增高，也将预示未来冠心病的发病率明显增加。在总结了几个大型的降低 LDL-C 的药物临床试验中发现，LDL-C 的减少可降低 20%~40% 的临床事件发生。在欧美国家控制了血脂水平，冠心病的死亡率下降 30%~40%。欧洲心脏病学会（ESC）报告显示，在控制冠心病的各项危险因素中，控制胆固醇水平，冠心病的死亡率明显下降。波兰心脑血管防治结果显示，冠心病患者死亡率下降 40% 主要归功于血脂方面的管理。一项在 2009 年包括了 15 个省市 3 万余人的中国健康和营养调查基础上进行的预测研究显示，2016—2030 年之间，实行降血脂治疗后，可以避免 970 万例急性心肌梗死、780 万例脑卒中、340 万例心血管病死亡的发生，降血脂治疗是延缓心血管病进展、改善冠心病患者预后的重要治疗手段。

（二）降血脂目标值

目前的普遍观点认为引起 ASCVD 发生、发展的关键因素是 LDL-C 的升高，所以临床防控 ASCVD 危险的首要靶标是降低 LDL-C 水平，次要靶标是降低非-HDL-C 水平。在临床上我们应该根据 ASCVD 危险分层，来制定个体化的降血脂治疗方案。中国成人血脂异常防治指南提出的降血脂目标值为：极高危者 LDL-C<1.8 mmol/L，非-HDL-C<2.6 mmol/L；高危者 LDL-C<2.6 mmol/L，非-HDL-C<3.4 mmol/L；中危和低危者 LDL-C<3.4 mmol/L，非-HDL-C<4.1 mmol/L。对于 LDL-C 基线值较高不能达目标值者，LDL-C 至少降低 50%。极高危患者 LDL-C 基线在目标值以内，LDL-C 仍应降低 30% 左右。

（三）降血脂的方式和方法

在治疗方面应结合病因、生活方式干预及药物治疗多种方式才能有效降低 ASCVD 的发生率。生活方式干预主要包括适量运动、控制体重、戒烟限酒、饮食调节（减少膳食高胆固醇、高饱和脂肪酸的摄入）、保持良好的心态等。治疗性生活方式可以降低 LDL-C 水平 10%～15%，是血脂异常防治 ASCVD 的基石，应该贯穿于 ASCVD 防治的始终。

临床上的药物治疗，主要包括他汀类、贝特类、胆酸螯合剂、烟酸类、胆固醇吸收抑制药及其他降血脂药物。对于降血脂药目前首选他汀类，同时他汀类也是降低 LDL-C 水平和动脉粥样硬化性疾病防控的最首选药物。建议起始应用中等强度他汀药物，再根据个体差异，适当调整剂量，必要时联合胆固醇吸收抑制药——依折麦布等。

烟酸和贝特类，主要用于降低高 TG 血症，或以 TG 升高为主的混合型高脂血症和低 HDL-C 血症。为了防治冠心病，对于临界或轻、中度高 TG 血症者，首要目标仍是降低 LDL-C，并使其达到目标值。TG 水平在 1.70～2.26 mmol/L（150～199 mg/dL）者，主要采取非药物治疗措施，减轻体重、增加体力活动，降低非-HDL-C 成为主要的治疗目标。如 TG 水平在 2.26～5.65 mmol/L（200～499 mg/dL）者，非-HDL-C 成为治疗的次要目标。为了达到非-HDL-C 的目标值（LDL-C 的目标值＋0.78 mmol/L），需要在应用他汀类药物的基础上加用烟酸类或贝特类药物控制 TC 的水平。对于 TG≥5.65 mmol/L（500 mg/dL）的重度高 TG 血症，首要目的是通过降低 TG 水平来预防急性胰腺炎的发生，若胆固醇水平仍不能达标，可考虑与其他降血脂药物联合使用。

终上所述，降血脂治疗是一个系统性的工程，需要对患者的 ASCVD 的发病风险进行分层，风险高的患者需进行强化降血脂治疗，使患者获得最大的受益。降血脂治疗药物目前种类繁多，但首要目标是以 LDL-C 降低为主，目前他汀类药物是首选，循证证据显示我国人群适合中等剂量他汀，如果血脂不达标可以考虑联合使用其他降血脂药物。

〔哈尔滨医科大学附属第二医院　徐　婷　刘友斌〕

参考文献

[1] 赵文华，张坚，由悦，等. 中国 18 岁及以上人群血脂异常流行特点研究. 中华预防医学杂志，2005，39（5）：306-310.

[2] Pan L, Yang Z, Wu Y, et al. China National Survey of Chronic Kidney Disease Working Group. The prevalence, awareness, treatment and control of dyslipidemia among adults in China. Atherosclerosis, 2016, 248: 2-9.

[3] 国家卫生计生委疾病预防控制局. 中国居民营养与慢性病状报告（2015）. 北京：人民卫生出版社，2015.

[4] Moran A, Gu D, Zhao D, et al. Future cardiovascular disease in China: markov model and risk factor scenario projections from the coronary heart disease policy model-china. Circ Cardiovasc Qual Outcomes, 2010, 3: 243-252.

[5] Baigent C, Keech A, Kearney PM, et al. Efficacy and safety of cholesterol-lowering treatment: prospective meta-analysis of data from 90056 participants in 14 randomised trials of statins. Lancet, 2005, 366: 1267-1278.

[6] Ren J, Grundy SM, Liu J, et al. Long-term coronary heart disease risk associated with very-low-density lipoprotein cholesterol in Chinese: the results of a 15-Year Chinese Multi-Provincial Cohort Study (CMCS). Atherosclerosis, 2010, 211: 327-332.

[7] 王淼，赵冬，王薇，等. 中国 35～64 岁人群血清甘油三酯与心血管病发病危险的关系. 中华心血管病杂志，2008，36：940-943.

[8] 李莹，陈志红，周北凡，等. 血脂和脂蛋白水平对我国中年人群缺血性心血管病事件的预测作用. 中华心血管病杂志，2004，32：643-646

[9] 中国成人血脂异常防治指南修订联合委员会，中国成人血脂异常防治指南（2016 年修订版）. 中国循环杂志，2016，31（10）：937-953.

[10] Catapano AL, Graham I, De Backer G, et al. 2016 ESC/EAS Guidelines for the Management of Dyslipidaemias [J]. Rev Esp Cardiol (Engl Ed), 2017, 70 (2): 115.

[11] Stevens W, Peneva D, Li JZ, et al. Estimating the future burden of cardiovascular disease and the value of lipid and

blood pressure control therapies in China. BMC Health Serv Res，2016，16：175.

［12］杨丽峰，王改玲，林媛媛. 联合调脂治疗对老年混合型高脂血症病人的疗效观察［J］. 中西医结合心脑血管病杂志，2017，15（18）：2315 - 2318.

［13］中华医学会心血管病学分会循证医学评论专家组，中国老年学学会心脑血管病专业委员会. 甘油三酯增高的血脂异常防治中国专家共识. 中华心血管病杂志，2011，39（9）：793 - 796.

［14］赵静，李玥，成睿珍. 血脂异常患者的血脂管理目标研究进展. 中国全科医学，2018：1 - 5.

第二十三章 中国稳定型冠心病患者血脂基线调查

血脂异常是冠心病的重要危险因素。然而我国冠心病人群基线血脂状况目前仍不确切。针对我国稳定型冠心病患者（stable coronary artery disease，SCAD）血脂基线状况，完成了首个全国多中心横断面研究。该研究在分布全国 6 大地理区域的 13 个研究中心纳入了 4090 例既往 12 周内未接受过降血脂药物治疗的 SCAD 患者。本研究观察到 SCAD 患者的血脂平均水平：总胆固醇（TC）4.64 mmol/L，低密度脂蛋白-胆固醇（LDL-C）2.78 mmol/L，高密度脂蛋白-胆固醇（HDL-C）1.14 mmol/L 及非-高密度脂蛋白-胆固醇（非-HDL-C）3.50 mmol/L；甘油三酯（TG）中位数水平为 1.51 mmol/L。分析表明 SCAD 患者血脂异常率高达 71.2%，其中，TC 升高率为 26.9%，LDL-C 升高率为 22.8%，HDL-C 降低率为 41.9%，TG 升高率为 40.3%。值得注意的是，在血脂异常的 SCAD 患者中，44.5% 为混合型血脂异常。

一、研究背景

冠心病（coronary artery disease，CAD）在我国发病率及死亡率逐年上升，已成为危害公众健康的主要疾病。血脂异常是 CAD 的重要危险因素。研究表明 LDL-C 在 CAD 的发生、发展过程中起到了核心、致病性作用。降低 LDL-C 水平可以显著减少 CAD 患者的心血管事件风险。同时，血浆甘油三酯（triglyceride，TG）升高及 HDL-C 降低也与 CAD 风险相关。

然而我国 CAD 人群的基线血脂状况并不清楚。既往大部分研究纳入的 CAD 患者都接受了以他汀为主的降脂药物治疗，因此不能真实反映出我国 CAD 患者的真实基线血脂谱情况。高莹等研究调查了北京地区 CAD 患者的基线血脂水平。然而该研究由于研究人群的地理区域限制，并不能反映全国 SCAD 患者基线血脂情况。基于此，我们开展了首个针对我国 SCAD 患者的基线血脂调查。该研究从全国共计 13 个研究中心纳入经冠脉造影确诊的 SCAD 患者。我们调查分析了研究人群的基线血脂水平，血脂异常类型及发生率，以及各血脂组分与冠脉狭窄程度的相关性。本研究的调查结果为我国 SCAD 患者的基线血脂状况提供了直观、真实的数据，并为我国 SCAD 的降血脂策略的制定提供了流行病学依据。

二、研究方法

（一）研究人群

本研究为一项全国多中心横断面研究，旨在调查我国 SCAD 患者的基线血脂状况。参与该研究的研究中心共有 13 家，分布于全国 6 个地理区域（图 23-1），因此本研究人群可较好反映我国 SCAD 患者情况。研究人群的选取流程如下：于 2011—2015 年期间在研究中心筛选由于稳定型心绞痛样疼痛症状而行冠脉造影检查的患者，其中有至少一支心外膜血管狭窄超过 50%（直径）的诊断为 SCAD，而不具有粥样硬化狭窄病变的为对照组。其他入选标准包括：①入院前 12 周内未服用过降血脂药；②年龄≥18 岁。排除标准为：①急性冠状动脉综合征；②肝功能不全（谷丙转氨酶或谷草转氨酶升高≥3 倍正常值上限）；③肾病综合征或慢性肾脏病 4 期及以上；④甲状腺功能亢进或减退；⑤恶性肿瘤、结核及长程发热可致全身消耗性状态；⑥库欣综合征；⑦正在采用糖皮质激素治疗患者。本研究经中南大学湘雅二医院伦理委员审批，并遵《循赫尔辛基宣言》执行。

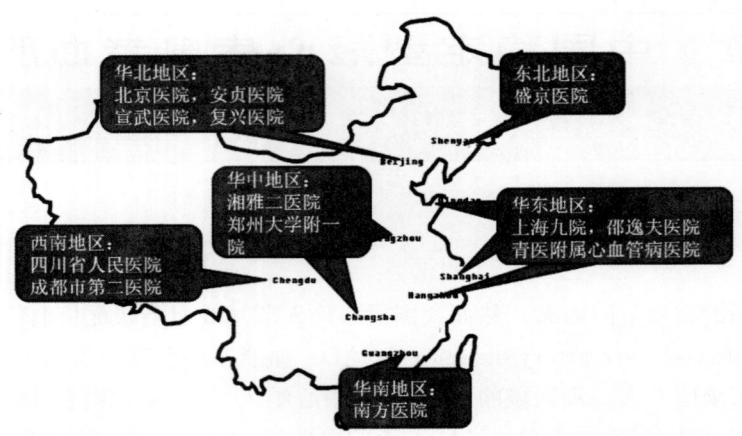

图 23-1　研究中心分布情况

（二）资料收集

我们收集所有研究对象的人口学信息，临床病史，空腹血脂水平及冠脉造影检查等资料。收集的患者血液标本为空腹静脉血液，于各研究中心经验证的中心实验室检测。采用自动生化分析仪及商品化的试剂盒检测血清总胆固醇（total cholesterol，TC）、LDL-C、HDL-C、TG、空腹血糖及糖化血红蛋白水平 A1c（Hemoglobin A1c，HbA1c）。其中 TC、LDL-C、HDL-C、TG 及空腹血糖采用酶解法而 HbA1c 采用免疫比浊法检测。冠脉狭窄程度通过 Gensini score（GS）系统评定，GS 数值根据粥样病变血管的数目，血管病变节段部位及狭窄程度计算而得。非-HDL-C 由 TC 减去 HDL-C 数值计算而得。

血脂异常根据《中国成人血脂异常防治指南》定义，至少满足以下任意一项：①TC 升高：TC≥5.18 mmol/L；②LDL-C 升高：LDL-C≥3.37 mmol/L；③HDL-C 降低：HDL-C＜1.04 mmol/L；④TG 升高：TG≥1.70 mmol/L。高血压为：多次检测出血压≥140/90 mmHg 或者服用降血压药物治疗。糖尿病为：超过两次检测出空腹血糖≥7.0 mmol/L 或随机血糖≥11.1 mmol/L 或口服糖耐量测试中 2 h 血糖≥11.1 mmol/L；或者服用降血糖药物治疗。现时吸烟者指近 12 个月内仍日常吸烟者。体重指数（body mass index，BMI）由体重除以身高计算而得。

（三）统计分析

所有的数据分析都通过 SPSS（20.0 版本）统计软件完成。对计量资料首先进行正态性检验，若符合正态分布，则以均数±标准差表示，组间比较采用 t 检验；若不符合正态分布，数据以中位数及百分位数进行描述，组间比较采用非参数检验。计数资料采用百分比表示，组间比较采用 Chi-square 检验进行比较。采用 Logistic 回归分析血脂异常的危险因素。采用多元线性回归分析冠脉狭窄程度 GS 与基线血脂的相关性。显著性水准设置在 $P<0.05$（双侧）水平。

二、研究结果

（一）研究对象

本研究共纳入 4090 例 SCAD 患者及 1392 例非 SCAD 患者。研究人群地区分布情况见表 23-1。

表 23-1　　　　　　　　　　　　　　　　研究对象分布情况

地区	SCAD组		非 SCAD组	
	例数（n）	百分比（%）	例数（n）	百分比（%）
东北	672	16.4	230	16.5
华北	689	16.8	228	16.4
华东	690	16.9	234	16.8

续表

地区	SCAD 组		非 SCAD 组	
	例数（n）	百分比（%）	例数（n）	百分比（%）
华中	700	17.1	231	16.6
华南	674	16.5	236	17.0
西南	665	16.3	233	16.7

注：SCAD，稳定型冠心病。

（二）临床特点及基线血脂水平

由表 23-2 可知，SCAD 组（$n=4090$）与非 SCAD 组（$n=1392$）的年龄、性别构成比及 BMI 无统计学差异。SCAD 组患者高血压、糖尿病以及现时吸烟史比例更高。SCAD 组患者的 TC、LDL-C、HDL-C 及非-HDL-C 平均水平分别为 4.64 mmol/L、2.78 mmol/L、1.14 mmol/L 及 3.50 mmol/L；TG 中位数水平为 1.51 mmol/L。并且 SCAD 组 TC、LDL-C、非-HDL-C 及 TG 均高于非 SCAD 组，而 HDL-C 低于非 SCAD 组。同时，SCAD 组空腹血糖及 HbA1C（%）也高于非 SCAD 组。

表 23-2　　　　　　　　　　　　研究人群临床特点及基线血脂水平

	SCAD 组（$n=4090$）	非 SCAD 组（$n=1392$）	P
年龄（岁）	61 ± 11	60 ± 10	0.21
男性（%）	62.0	61.0	0.25
体重指数（kg/m²）	25.0 ± 3.3	24.8 ± 3.4	0.06
收缩压（mmHg）	134 ± 20	130 ± 19	<0.05
舒张压（mmHg）	78 ± 12	78 ± 12	0.33
高血压病史（%）	57.8	46.7	<0.05
糖尿病病史（%）	23.9	12.4	<0.05
现时吸烟史（%）	34.8	21.2	<0.05
TC（mmol/L）	4.64 ± 1.08	4.51 ± 0.98	<0.05
LDL-C（mmol/L）	2.78 ± 0.91	2.64 ± 0.82	<0.05
HDL-C（mmol/L）	1.14 ± 0.31	1.23 ± 0.37	<0.05
TG（mmol/L）	1.51（$1.07\sim2.18$）	1.36（$0.95\sim2.00$）	<0.05
非-HDL-C（mmol/L）	3.50 ± 1.04	3.27 ± 0.94	<0.05
空腹血糖（mmol/L）	5.51（$4.83\sim6.69$）	5.15（$4.70\sim5.72$）	<0.05
HbA1C（%）	6.00（$5.60\sim6.70$）	5.80（$5.50\sim6.20$）	<0.05

注：计量资料以均数±标准差表示（符合正态分布）或中位数/百分位数（不符合正态分布），两组间比较分别采用 t 检验或非参数检验；计数资料以百分比表示，两组间比较采用 Chi-square 检验。显著性水准设置为 $P<0.05$（双侧）。SCAD，稳定型冠心病；TC，总胆固醇；LDL-C，低密度脂蛋白-胆固醇；HDL-C，高密度脂蛋白-胆固醇；TG，甘油三酯；非-HDL-C，非高密度脂蛋白-胆固醇；HbA1C，糖化血红蛋白 A1c。

（三）基线血脂水平对比

我们比较了本研究与高莹等对于北京地区 SCAD 患者基线血脂调查的研究结果（表 23-3）。两项研究在纳入人群的年龄、性别、BMI、临床病史及基线血脂水平都存在一定差异。

表 23-3 基线血脂水平对比

	本研究（$n=4090$）	高莹等研究（$n=1057$）
研究地区	全国 6 个地理区域	北京
研究时间	2011—2015 年	2011—2014 年
年龄（岁）	61 ± 11	58 ± 10
男性（%）	62.0	68.4
体重指数（kg/m²）	25.0 ± 3.3	25.6 ± 3.4
高血压病史（%）	57.8	63.5
糖尿病病史（%）	23.9	26.6
现时吸烟史（%）	34.8	48.6
TC（mmol/L）	4.64 ± 1.08	4.92 ± 0.99
LDL-C（mmol/L）	2.78 ± 0.91	3.22 ± 0.91
HDL-C（mmol/L）	1.14 ± 0.31	1.09 ± 0.29
TG（mmol/L）	1.51（1.07～2.18）	1.78（1.29～2.43）
非-HDL-C（mmol/L）	3.50 ± 1.04	3.83 ± 0.96

注：TC，总胆固醇；LDL-C，低密度脂蛋白-胆固醇；HDL-C，高密度脂蛋白-胆固醇；TG，甘油三酯；非-HDL-C：非高密度脂蛋白-胆固醇；HbA1C，糖化血红蛋白 A1c。

（四）血脂异常率

血脂异常是指血液 TC 升高（$\geqslant5.18$ mmol/L）或 LDL-C 升高（$\geqslant3.37$ mmol/L）或 HDL-C 降低（<1.04 mmol/L）或 TG 升高（$\geqslant1.70$ mmol/L）。我们根据血脂水平分层计算了不同分层 SCAD 患者分布比例（图 23-2）。我们发现 SCAD 患者总血脂异常率为 71.2%（2912/4090），其中 TC 升高率为 26.9%（1100/4090），LDL-C 升高率为 22.8%（934/4090），HDL-C 降低率为 41.9%（1712/4090），TG 升高率为 40.3%（1650/4090）。进一步我们发现，在具有血脂异常的 SCAD 患者中，有 44.5%（1821/2912）具有混合型血脂异常，即有至少两种血脂成分异常。

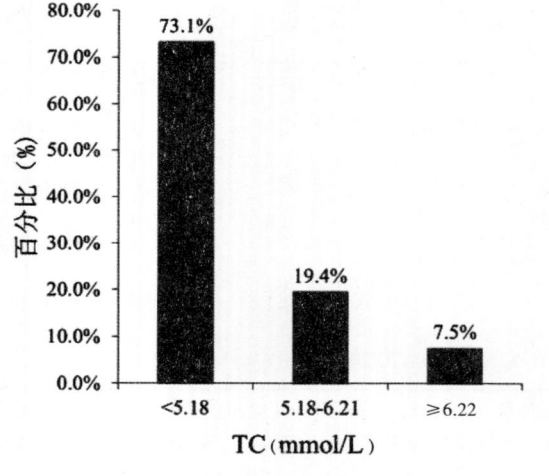

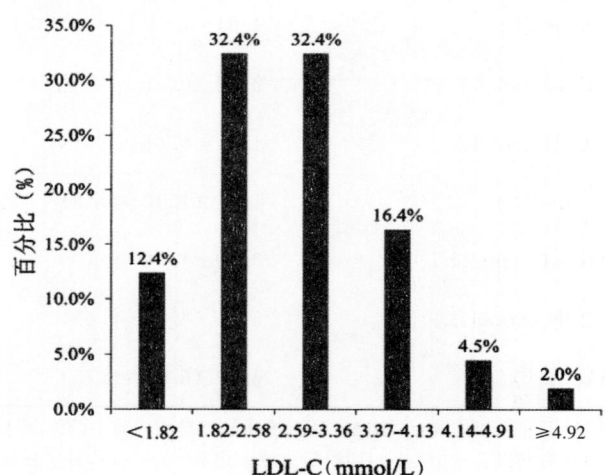

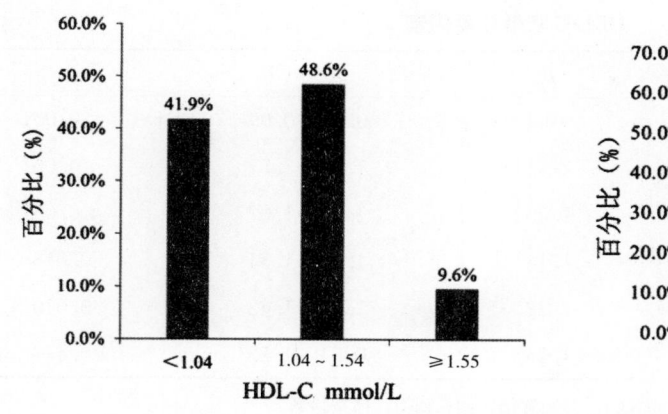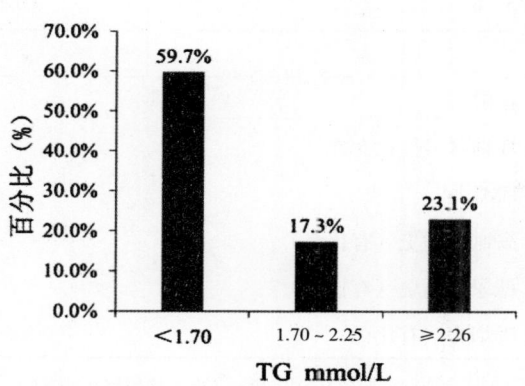

图 23 - 2 SCAD 患者血脂分布情况

血脂水平分层根据《中国成人血脂异常防治指南》划分

（五）血脂异常危险因素

血脂水平常受其他一些代谢因素影响。我们采用了多因素 Logistics 回归分析了血脂异常的危险因素。我们发现 TC 升高的危险因素包括年龄、女性、BMI 增加及吸烟（表 23 - 4）；LDL-C 升高的危险因素同样为年龄、女性、BMI 增加及吸烟（表 23 - 5）；HDL-C 降低的危险因素有：年龄、男性、BMI增加、高血压及糖尿病（表 23 - 6）；TG 升高的危险因素为年龄、女性、BMI、高血压及吸烟史（表23 - 7）。

表 23 - 4 TC 升高危险因素

因 素	OR	95% CI	p
年龄	0.99	0.98~0.99	<0.001
性别（男性比女性）	0.56	0.48~0.67	<0.001
BMI	1.08	1.05~1.10	<0.001
高血压病史（有比无）	1.04	0.90~1.20	0.594
糖尿病病史（有比无）	1.09	0.93~1.29	0.296
吸烟史（有比无）	1.22	1.03~1.45	0.022

注：TC，总胆固醇；OR，比值比；95%CI，95%置信区间；BMI，体重指数。

表 23 - 5 LDL-C 升高危险因素

因 素	OR	95% CI	p
年龄	0.98	0.98~0.99	<0.001
性别（男性比女性）	0.60	0.50~0.72	<0.001
BMI	1.13	1.10~1.15	<0.001
高血压病史（有比无）	0.96	0.82~1.12	0.587
糖尿病病史（有比无）	0.94	0.78~1.12	0.454
吸烟史（有比无）	1.22	1.02~1.47	0.030

注：**LDL-C**，低密度脂蛋白-胆固醇；**OR**，比值比；**95%CI**，95%置信区间；**BMI**，体重指数。

表 23 - 6　　　　　　　　　　　　　HDL-C 降低危险因素

因　素	OR	95% CI	p
年龄	0.98	0.98～0.99	<0.001
性别（男性比女性）	2.31	1.97～2.71	<0.001
BMI	1.05	1.03～1.07	<0.001
高血压病史（有比无）	1.18	1.03～1.34	0.018
糖尿病病史（有比无）	1.22	1.05～1.42	0.010
吸烟史（有比无）	1.06	0.91～1.23	0.445

注：HDL-C，高密度脂蛋白-胆固醇；OR，比值比；95%CI，95%置信区间；BMI，体重指数。

表 23 - 7　　　　　　　　　　　　　TG 升高危险因素

因　素	OR	95% CI	p
年龄	0.96	0.96～0.97	<0.001
性别（男性比女性）	0.80	0.68～0.94	0.005
BMI	1.08	1.05～1.10	<0.001
高血压病史（有比无）	1.36	1.19～1.55	<0.001
糖尿病病史（有比无）	1.13	0.97～1.32	0.110
吸烟史（有比无）	1.20	1.03～1.40	0.021

注：TG，甘油三酯；OR，比值比；95%CI，95%置信区间；BMI，体重指数。

（六）基线血脂与冠脉狭窄程度相关性

我们采用多元线性回归探究了基线血脂水平与冠脉狭窄程度 GS 的相关性。在考虑年龄、性别、BMI 等因素后，冠脉狭窄程度 GS 评分与 LDL-C 呈正相关，与 HDL-C 负相关，而与 TG 不相关（表 23 - 8）。我们还进一步评估了 LDL-C 与非- HDL-C 与 GS 相关程度的差异，我们发现在矫正年龄、性别、BMI 及吸烟、高血压和糖尿病病史后，LDL-C 与非- HDL-C 皆与 GS 正相关，两者相关系数都为 $r = 0.12$。

表 23 - 8　　　　　　　　　　　　GS 评分与基线血脂水平相关性

因　素	标准相关系数	p
年龄	0.19	<0.001
性别（男性比女性）	0.08	<0.001
BMI	0.01	0.586
高血压病史（有比无）	0.03	0.049
糖尿病病史（有比无）	0.05	0.001
吸烟史（有比无）	0.10	<0.001
TC	−0.03	0.485
LDL-C	0.16	<0.001
HDL-C	−0.09	<0.001
TG（对数转换）	0.02	0.454

注：GS，冠脉评分；BMI，体重指数；TC，总胆固醇；LDL-C，低密度脂蛋白-胆固醇；HDL-C，高密度脂蛋白-胆固醇；TG，甘油三酯。

三、讨论

本研究报道了我国 SCAD 患者的血脂基线状况。研究共纳入我国 6 个地理区域共 13 个研究中心的经冠脉造影确诊的 SCAD 患者。我们发现 SCAD 患者的 TC、LDL-C、HDL-C 及非- HDL-C 平均水平分别为 4.64 mmol/L、2.78 mmol/L、1.14 mmol/L 及 3.50 mmol/L；TG 中位数水平为 1.51 mmol/L。同时，SCAD 患者血脂异常率高达 71.2%（2912/4090），其中，TC 升高率为 26.9%（1100/4090），LDL-C 升高率为 22.8%（934/4090），HDL-C 降低率为 41.9%（1712/4090），TG 升高率为 40.3%（1650/4090）。值得注意的是，在血脂异常的 SCAD 患者中，有 44.5%（1821/2912）具有混合型血脂异常。最后研究结果显示，SCAD 患者冠脉狭窄程度与 LDL-C 呈正相关，与 HDL-C 负相关。本研究为我国 SCAD 患者的基线血脂状况提供了直观、真实的数据。

高莹等针对北京地区 1772 例临床怀疑冠心病并且未服用降脂药的患者进行冠脉造影检查。其中 1057 例被诊断为冠心病。结果冠心病患者的血脂谱显示：TG，1.78 mmol/L（1.29 mmol/L～2.43 mmol/L），TC，（4.92±0.99）mmol/L，HDL-C，（1.09±0.2）mmol/L，LDL-C，（3.22±0.91）mmol/L。本研究与该调查的基线血脂水平结果存在一定差异。这可能由于两个研究纳入人群在年龄、性别构成比及相关病史存在差异有关。另一方面，高莹等研究只纳入分析了北京地区 SCAD 患者，而本研究涵盖了全国多个地理区域的患者，而不同地区由于生活方式差异，也会影响到血脂水平。

众多研究已经证实 LDL-C 是 CAD 的致病性危险因素。本研究同样表明，LDL-C 与冠脉狭窄程度呈正相关。然而本研究结果显示 SCAD 患者的基线 LDL-C 平均水平仅为 2.78 mmol/L，似乎低于西方人群报道，这可能与遗传背景及生活方式差异有关。值得注意的是，LDL-C 基线水平是决定高强度他汀获益的重要因素。PROVE-IT 研究亚组分析显示，当 LDL-C 低于 3.23 mmol/L 时，阿托伐他汀 80 mg/d 与普伐他汀 40 mg/d 治疗组间终点事件发生率并无统计学差异。O Brien 等研究发现，在 LDL-C 基线水平较低的老年 CAD 人群中，高强度他汀也没有能带来更多获益。同样的在中国人群中开展的高强度与常规剂量他汀对比的 CHILLAS 研究亦为阴性结果。这些临床试验得到阴性结果原因在于，他汀带来获益的程度取决于 LDL-C 下降的绝对幅度，当 LDL-C 基线水平较低时，高强度他汀组 LDL-C 进一步降低的幅度有限，不足以带来终点事件的显著降低。同时高强度他汀带来的安全性及成本效益问题不容忽视。因此，对于 CAD 患者，不能无差别一致采取高强度他汀治疗，而应考虑到个体 LDL-C 基线水平。

非- HDL-C 是指血液中除 HDL 其他所有脂蛋白上含有的胆固醇总和，相较于 LDL-C，因其包含了所有致动脉粥样硬化性脂蛋白上的胆固醇，被认为是预测心血管事件风险及降胆固醇治疗更好的目标。本研究中 SCAD 患者非- HDL-C 平均水平为 3.50 mmol/L。并且，在矫正年龄、性别、BMI 及病史后，LDL-C 与非- HDL-C 同冠脉狭窄程度的相关性十分接近。然而目前关于中国人群非- HDL-C 与心血管事件风险相关性及治疗目标值的设定仍缺乏流行病学证据支持。

本研究中 SCAD 患者基线血脂异常率超过 70%，因此对于 SCAD 患者，降血脂治疗是十分必要及迫切的。同时本研究中 SCAD 患者的血脂异常类型以 HDL-C 降低及 TG 升高为主，与我国普通人群血脂异常研究报道一致，而与西方人群不同。虽然目前并无证据表明升高 HDL-C 及降低 TG 水平可以减少临床事件风险，但众多遗传学、流行病学及基础研究表明 HDL-C 与 TG 参与动脉粥样硬化的病理过程并与心血管事件风险相关。因此在临床工作中，我们仍要适当关注患者的 HDL-C 及 TG 异常情况。另一方面我们还发现，有血脂异常的 SCAD 患者中，有超过 40% 为混合血脂异常，这表明采用联合降血脂治疗可综合改善 SCAD 患者的血脂谱，可能是更佳的降血脂治疗策略，未来研究可比较联合降血脂治疗与他汀单药治疗在中国人群中的优劣性，尤其是对心血管事件风险的影响。

与前述研究一致，我们也发现血脂异常与吸烟、高血压及糖尿病等相关。这些危险因素可能在心血管事件发生中起到协同作用，因此在降脂的同时，积极综合控制其他危险因素是 SCAD 治疗不可忽视的部分。

本研究仍存在一定局限性。首先，研究仅针对有胸痛症状的 SCAD 患者，并未纳入无症状性心肌缺血等表型的 SCAD 患者；其次，血脂数据在各研究中心实验室测定，各实验室间测定可能存在一定差异。

本研究为首项针对我国 SCAD 患者的基线血脂状况的全国多中心横断面研究。该研究结果提供了我国 SCAD 患者基线血脂水平，血脂异常率及血脂各成分与冠脉狭窄程度相关性等数据，为制定符合我国人群血脂特点的降血脂治疗决策提供了依据。

〔中南大学湘雅二医院　戴　文〕

参考文献

［1］诸骏仁，高润霖，赵水平，等。中国成人血脂异常防治指南（2016 年修订版）. 中国循环杂志，2016，10：937 - 954.

［2］Stone N J，Robinson J G，Lichtenstein A H，et al. 2013 ACC/AHA Guideline on the Treatment of Blood Cholesterol to Reduce Atherosclerotic Cardiovascular Risk in Adults ［J］. J Am Coll Cardiol，2014，63 （25）：2889 - 2934.

［3］高莹，李莎，叶平，等. 稳定型冠心病患者未干预血脂谱的横断面研究. 中国动脉硬化杂志，2016，24 （5）：510 - 516.

［4］Giraldez R R，Giugliano R P，Mohanavelu S，et al. Baseline low-density lipoprotein cholesterol is an important predictor of the benefit of intensive lipid-lowering therapy：a PROVE IT-TIMI 22 （Pravastatin or Atorvastatin Evaluation and Infection Therapy-Thrombolysis In Myocardial Infarction 22） analysis ［J］. J Am Coll Cardiol，2008，52 （11）：914 - 920.

［5］O'brien E C，Wu J，Schulte P J，et al. Statin use, intensity, and 3-year clinical outcomes among older patients with coronary artery disease ［J］. Am Heart J，2016，173：27 - 34.

［6］Zhao S P，Yu B L，Peng D Q，et al. The effect of moderate-dose versus double-dose statins on patients with acute coronary syndrome in China：Results of the CHILLAS trial ［J］. Atherosclerosis，2014，233 （2）：707 - 712.

［7］Yang W，Xiao J，Yang Z，et al. Serum lipids and lipoproteins in Chinese men and women ［J］. Circulation，2012，125 （18）：2212 - 2221.

［8］Pan L，Yang Z，Wu Y，et al. The prevalence, awareness, treatment and control of dyslipidemia among adults in China ［J］. Atherosclerosis，2016，248：2 - 9.

［9］Tao S C，Huang Z D，Wu X G，et al. CAD and its risk factors in the People's Republic of China ［J］. Int J Epidemiol，1989，18 （3 Suppl 1）：S159 - 163.

第二十四章　非空腹血脂检测的临床意义

人体在一天中的绝大部分时间都是处于餐后状态（进食后 8 小时内），日常三餐之间的间隔通常少于 8 个小时，两餐之间还可能有加餐（如下午茶和宵夜）（图 24 - 1）。然而，当前临床上则常规进行空腹血脂检测，要求在禁食 8～12 小时后检测血脂水平。基本检测项目包括总胆固醇（TC）、甘油三酯（TG）、低密度脂蛋白-胆固醇（LDL-C）和高密度脂蛋白-胆固醇（HDL-C）水平。

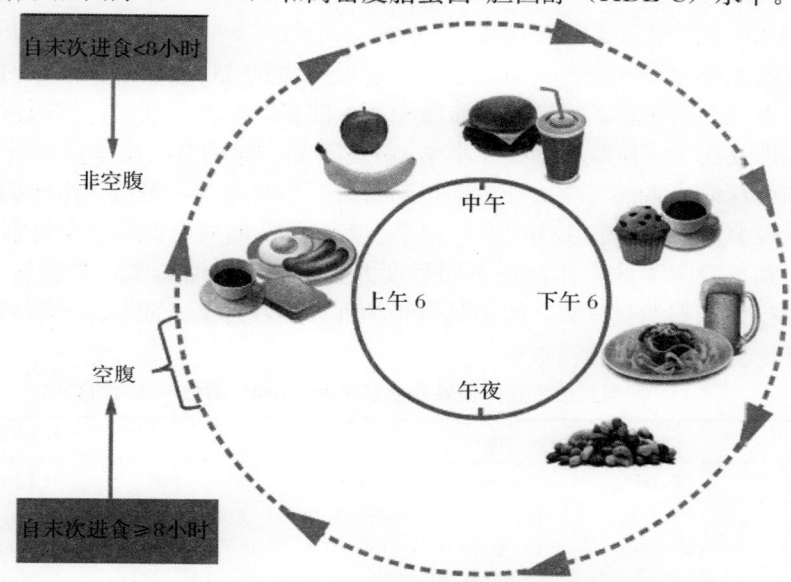

自末次进食<8小时

非空腹

空腹

自末次进食≥8小时

中午

上午 6　　　下午 6

午夜

图 24 - 1　人在一天中大多数时间处于非空腹状态

检测空腹血脂的历史由来已久，加之以往各项大型研究结果证实了空腹 LDL-C 水平与冠心病之间高度的相关性，无论患者和医生都普遍接受空腹血脂测定，就医时检测空腹血脂已是一种约定俗成的方式。但是在常规血脂检测项目中，只有 TG 水平在进食后变化显著，而 TC、LDL-C 或 HDL-C 水平的变化一般没有那么明显。所以，非空腹 TG 水平对于人体餐后阶段的血脂变化更具有代表性，其动态变化还可反映机体对富含甘油三酯脂蛋白（TRLs）及其残粒脂蛋白（RLPs）的代谢清除能力。

一、非空腹血脂检测

目前国际上对于非空腹血脂检测尚无统一的定义。现有两种方法用于非空腹状态的血脂检测。一种方法是受试者在进食一定成分的高脂餐后，于餐后某几个固定时间点检测血脂指标。在这种情况下检测血脂类似于糖尿病患者的糖耐量试验，因此被称为"高脂餐负荷试验"。另一种餐后血脂检测方法不需要配制统一的高脂负荷餐，而是按照受试者日常习惯的饮食方式，在其一次进餐后的 8 小时内的任一时间点进行血脂检测。在这种情况下检测血脂类似于糖尿病患者的随机血糖检测。

二、高脂餐负荷试验条件下的血脂变化

（一）高脂餐负荷试验

高脂餐负荷试验可以动态观察一次性高脂餐后各项血脂指标在餐后多个时间点的动态变化，也能反映机体对高脂负荷的最大清除能力。然而国际上尚无高脂餐的统一方案或配方，不能像糖耐量试验那样实现检测的标准化。因此有关高脂餐负荷试验的研究多为小样本临床观察，国际上还未见关于高脂餐负荷试验的大规模临床研究。

自 20 世纪末以来中国学者就不同类型的高脂餐负荷试验进行了较为深入的探索。中国学者根据各自研究的对象和目的，参照相关国外标准，结合中国人饮食习惯，制定了不同的脂肪餐负荷试验。张原力等采用改良的西方高脂餐方案，热量为 600 kcal/m² 体表面积，其中脂肪所提供的能量占 60%。这一方案具有较强的个体特异性，提供的热量较高，在个子高大的北方受试者中耐受性良好。笔者曾在湖南受试者中尝试给予这一高脂餐方案，发现女性或老年受试者往往难以吃完。国内其他学者制定了热量和脂肪含量较小的脂肪餐，总热量为 600 kcal，脂肪的热量占 35%。此方案的热量和含脂量远低于国外同类研究。笔者制定的高脂餐方案介于两者之间，总热量为 800 kcal，脂肪提供的热量占 56%。湖南受试者对这一方案的耐受性良好。

（二）高脂餐后 TG 的变化

冠心病患者、高血压病患者和健康对照者在一次性高脂餐（800 kcal）后的 7 个小时内的 TG 升高反应的程度和时间存在显著差异（表 24-1）。尽管三组受试者的 TG 都在餐后 4 小时达到峰值浓度，但餐后 4 小时 TG 水平为冠心病患者＞原发性高血压患者＞健康对照者。而且，健康对照者早于餐后 2 小时出现 TG 次峰值（即仅次于峰值浓度的 TG 水平），餐后 7 小时的 TG 水平已经非常接近空腹 TG 基础值；而冠心病和高血压病患者的 TG 次峰值推迟到餐后 5 小时出现，餐后 7 小时的 TG 水平仍显著高于各组的空腹 TG 基础值。此外餐后 4 小时 TG 水平与餐后 TG 曲线下面积呈现最强的相关性。这说明冠心病患者和有冠心病危险因素的个体存在不同程度的餐后 TG 代谢紊乱；含脂量 56% 的 800 kcal 的高脂餐能够区分不同疾病状态的受试者，因而具有科学性和实践意义；而且提示餐后 4 小时 TG 水平可以作为反映非空腹 TG 变化的简易替代指标。

表 24-1 不同受试者在一次性高脂餐（800 kcal）后血清 TG 的变化

组别 Goup	例数 n	TG（mmol/L）					峰值时间 Peak time（小时）	AUC$_{TG}$（mmol/L）
		0 小时	2 小时	4 小时	5 小时	7 小时		
NC	25	1.45±0.52	2.02±0.83	2.14±0.99	1.86±1.13	1.64±1.01	2.80±1.15	2.89±2.10
EHP	36	1.76±0.49*	2.42±0.49*	3.15±0.46*	3.07±0.88*	2.14±0.86*	3.77±0.96*	5.80±2.41*
CHD	54	1.81±0.87*	2.87±1.23*△	3.69±1.41*△	3.48±1.56*△	2.40±1.21*△	3.93±0.97*	6.96±2.17*△

注：AUC$_{TG}$，TG 曲线下面积；NC，健康对照者；EHP，高血压患者；CHD，冠心病患者。* $P<0.05$ 与健康对照者比较；△$P<0.05$ 与高血压患者比较。

一般来说，高脂餐负荷试验的类型影响餐后 TG 反应的程度和时间。高脂餐负荷试验的总热量和脂肪含量越高，餐后高 TG 血症就越显著，持续时间越长。张原力等发现健康对照者的脂餐后 TG 峰浓度出现于餐后 4 小时；但冠心病患者的高脂餐后 TG 峰浓度不仅高于健康人，而且推迟到餐后 6 小时出现。因此当研究的目的是通过高脂餐负荷试验以区分不同研究对象餐后 TG 代谢的情况时，任何一种具备这一作用的高脂餐负荷试验都有可行性。

（三）高脂餐后其他血脂指标的变化

在一次性摄入 800 kcal 的高脂餐后，血中的 HDL-C 水平几乎不变。TC 水平在餐后有轻度升高的趋势，LDL-C 水平在餐后有轻度下降的趋势，但这些变化均未达到统计学意义（表 24-2）。

表 24-2 高脂餐（800 kcal）后血清血脂浓度的变化

项目	空腹	餐后 2 小时	餐后 4 小时	餐后 5 小时	餐后 7 小时
TG（$n=75$）	1.62±0.08	2.38±0.12*	2.73±0.14*	2.51±0.15*	1.93±0.13*
TC（$n=75$）	4.43±0.78	4.57±0.78	4.51±0.85	4.43±0.79	4.43±0.87
HDL-C（$n=75$）	1.16±0.26	1.16±0.45	1.12±0.34	1.11±0.31	1.11±0.31
LDL-C（$n=65$）#	2.59±0.73	2.41±0.91	2.42±0.83	2.48±0.88	2.54±0.78

注：* $P<0.05$ 与空腹 TG 浓度比较；# 10 例受试者餐后血清 TG 浓度＞4.5 mmol/L，无法用 Friedewald 公式计算血清 LDL-C 浓度。

Lp（a）在高脂餐后的变化类似于 TG，但其变化的幅度小于 TG 的变化幅度。冠心病患者在一次性摄入 800 kcal 的高脂餐后，血中的 Lp（a）水平在餐后 2～6 小时显著升高，峰浓度出现于餐后 4 小时。

三、日常饮食条件下的非空腹血脂水平变化

日常饮食条件下的非空腹血脂检测多用于大规模的临床研究。这是根据每一位受试者的就医时间和方便性，仅随机测定餐后 8 小时内某一个时间点的血脂水平，目的是前瞻性观察大样本人群非空腹血脂与心血管疾病的关系。

美国学者曾将距离上次进餐时间超过 8 小时（空腹状态）与在 8 小时内（非空腹状态）的 TG 水平对女性心血管疾病的关系做过比较，在随访 11.4 年后发现：在排除了年龄、血压、吸烟、激素治疗的影响后，空腹与非空腹 TG 水平都与心血管事件明显相关；但在进一步排除 TC、HDL-C 水平、糖尿病、体重指数等指标的影响之后，空腹 TG 水平与心血管事件的相关性明显减弱，而非空腹 TG 水平仍保持与心血管事件的高度相关性，其中餐后 2～4 小时的 TG 水平与心血管事件的相关性最强。哥本哈根城市心脏研究纳入了 7581 名健康女性和 6391 名健康男性，证实了非空腹 TG 浓度升高是心肌梗死、缺血性心脏病、缺血性脑卒中、全因死亡的独立危险因素。这些结果有力地支持了"餐后阶段是致动脉粥样硬化的关键时期"这一假说。

（一）国外研究中日常饮食条件下非空腹血脂水平的变化

1. 非空腹残粒脂蛋白-胆固醇（RC）升高　值得注意的是，餐后升高的 TG 水平仅间接地反映了循环中 TRLs 及其代谢产物 RLPs 的数量，真正具有致动脉粥样硬化作用的成分是餐后时间内血浆中增多的 RLPs。国外学者利用检测的血脂四项结果来估算 RC 水平 [RCe＝TC-HDL-C-LDL-C。发现餐后的 TG 水平与餐后的 RCe 水平同步升高，二者呈高度的正相关性。LDL-C 可以是 Friedewald 公式计算的（当 TG<4.5 mmol/L）或直接法检测的（当 TG≥4.5 mmol/L）]。

2. 非空腹 TG 升高与 HDL-C 下降　空腹高 TG 血症常与低 HDL-C 水平并存，导致难以判定二者与冠心病的关系。而日常饮食条件下的非空腹 TG 水平升高同样也伴随着 HDL-C 水平的轻度下降。所幸近年来以孟德尔独立分配定律为基础，利用基因-疾病的因果链模拟暴露因素对疾病作用的研究得以排除混杂因素的影响，来观察不同基因终身暴露后冠心病的发病率，最终证实了基因异常所致终生 HDL-C 水平降低对冠心病的风险没有影响，而升高的非空腹 RCe 水平是独立于低 HDL-C 水平的一项冠心病的独立危险因素。

3. 非空腹 LDL-C 下降　与 TG 水平相比，LDL-C 水平在日常饮食的餐后阶段有轻度的下降，但这种变化幅度很小。美国全国健康和营养调查进行了 4299 对空腹和非空腹胆固醇水平参与者的匹配，结果显示：非空腹测定的 LDL-C 水平升高和空腹测定 LDL-C 水平升高均与全因死亡和心血管死亡风险增加相关，二者在预测死亡率方面结果相似。由于非空腹 LDL-C 水平更能反映人的日常血脂状态，因此具有更大的临床意义。在非空腹情况下测量血脂不但不会丢失任何预后预测价值，还将大大地方便医生和患者。所以是否禁食并不影响 LDL-C 水平升高对全因死亡风险的预测。

通过丹麦大规模普通人群的空腹及非空腹血脂数据的对比发现，在习惯膳食后 1～6 小时血脂的最大平均变化并不具有临床差异性：TG 为＋0.3 mmol/L；TC 为－0.2 mmol/L；LDL-C 为－0.2 mmol/L；而 HDL-C、ApoA1、ApoB 和 Lp（a）不受进食影响（图 24-2）。

（二）日常饮食条件下检测非空腹血脂的中国研究

中国学者有关非空腹血脂检测的文献极为罕见。阜外医院李建军等率先报道了非空腹 RCe 水平对 328 例糖尿病并新发稳定性冠心病患者在一年内的心血管事件预测价值，发现升高的非空腹 RCe 水平与升高的炎症因子水平、血运重建事件有关，但还不足以作为预测患者短期预后的独立危险因素。

鉴于笔者在以往的高脂餐负荷试验研究中发现：无论进食一次性高脂餐（800 kcal，脂肪提供 56% 的热量）或是低脂餐（800 kcal，脂肪提供 3% 的热量），中国冠心病患者的餐后 TG 峰浓度均出现于餐

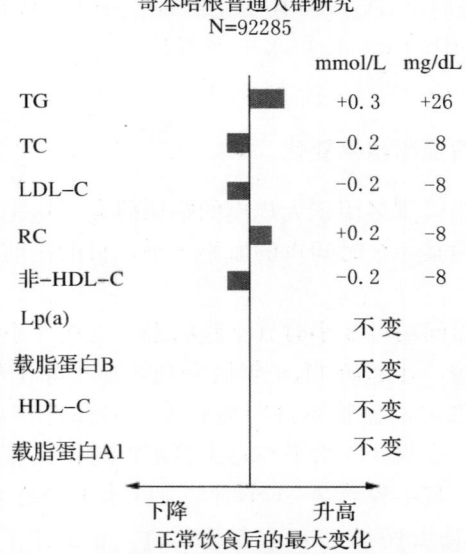

图 24-2　日常饮食习惯下非空腹血脂的餐后 1～6 h 的最大变化均值

后 4 小时，只是两组的 TG 峰浓度高低不同。而且在国外大规模研究中，随机时间点检测的非空腹 TG 水平的峰值时间为进餐后的 3～4 小时，因此我们选取了餐后 4 小时作为观察非空腹 TG 水平变化的时间点。初步结果如下：①在日常饮食习惯下，冠心病患者于早、中、晚三餐后 4 小时的血清 TG、RCe 水平均显著高于其空腹水平，并在晚餐后第 4 小时达到峰值。非冠心病对照者三餐后血清 TG 水平有一定升高，中餐后第 4 小时达到峰值，但与空腹状态相比无显著差异；其 RCe 浓度在餐后变化非常小，几乎不受进食影响。这说明对照者在日常饮食的非空腹状态存在着生理性的高 TG 血症，但冠心病患者在日常三餐后的非空腹状态面临着更高的致动脉粥样硬化的风险。②与对照者相比，空腹 TG 水平不高的超重者在日常饮食的餐后状态后更易出现高甘油三酯血症、具有更高水平的 RCe 和非-HDL-C 水平。③在日常饮食条件下，冠心病患者早餐后 4 小时的 TG、RCe 浓度显著升高，LDL-C、非-HDL-C 浓度有不同程度的下降。≥1 个月的他汀类药物治疗可显著降低冠心病患者的空腹与非空腹 TC、LDL-C、非-HDL-C 与 RCe 浓度。以 LDL-C<1.8 mmol/L 为靶目标，用非空腹检测的血脂来判定冠心病患者的血脂达标率明显高于空腹检测的血脂达标率，这提示可能需要进一步明确餐后降胆固醇治疗达标的截断值。④与丹麦随机检测非空腹血脂的大规模人群研究结果不同的是，小样本临床观察中的中国受试者在日常早餐后 4 小时的多项血脂指标的变化绝对值更大，包括 TC、、TG、LDL-C、非-HDL-C 等指标。其中，LDL-C 的降幅可达 0.5 mmol/L。这些差异可能与观测时间点、种族差异、中西方饮食习惯的不同以及他汀类的使用有关。

四、餐后或非空腹血脂 TG 升高的原因

（一）生理性的餐后 TG 升高

正常人可出现生理性的餐后高 TG，通常轻微而短暂，于餐后 4 小时基本消失，餐后 RCe 的升高也不明显。餐后或非空腹 TG 和 RCe 的升高意味着肠黏膜细胞分泌的 CM 与肝细胞分泌的 VLDL，及其代谢产物 RLPs 在循环中的增多。空腹状态下 RCe 通常代表着 VLDL 及其代谢产物中间密度脂蛋白（IDL）；非空腹状态下 RCe 除了包含这两种成分之外，还增加了 CM 及其水解残粒。

有趣的是肠黏膜细胞能够储存前一次进餐后合成的 CM。一旦人们看到食物而刚刚开始进食，肠黏膜细胞就会迅速把储存的 CM 释放到血液中。也就是说餐后极早期出现的 CM 并不是此次进食后新合成的 CM。此后随着新食物的消化、吸收，肠黏膜细胞才逐渐开始合成新的 CM 并释放入血。

虽然餐后早期循环中增加的 TRLs 是 CM 而不是 VLDL，但有高效液相色谱仪的证据显示高脂餐后 4 小时血中的 TRLs 的主要成分是 VLDL 及其更小的水解产物。有学者认为：在一次性高脂餐后的 4 小时，血中80％的TG的升高来自肠源性CM的增多，80％的脂蛋白数量的增加源于肝细胞新合成的VLDL分泌入血。

（二）餐后或非空腹高TG血症的常见病因

1. 轻至中度的高TG血症，通常为继发性病因。常见的继发性病因有代谢综合征、2型糖尿病、甲状腺功能减低、过量饮酒、肥胖、肾功能不全、药物、不良饮食习惯等。

2. 重度高TG血症（TG＞5.6 mmol/L），原发性高TG血症多为遗传基因的异常。家族性高TG血症是单一基因突变所致，通常是参与TG代谢的脂蛋白脂解酶、载脂蛋白（Apo）C2、ApoA5、ApoE、LMF1、GPD1与GPIHBP1等基因突变所致，表现为重度高TG血症（TG＞10 mmol/L），其发病率为1/100万。基因异常可与继发性环境因素共同发挥作用。

3. 极重度的高TG血症（TG＞11.2 mmol/L），可能存在对TG代谢影响较大的罕见常染色体隐性单基因病变，另也有个案报道与酗酒和不良生活方式有关。

五、非空腹血脂异常的危害

（一）餐后高TG血症损害血管内皮功能

1. 餐后高TG血症与颈动脉内-中膜厚度显著正相关。

2. 冠心病患者餐后TG水平显著高于非冠心病对照者。

3. 冠心病患者及其危险因素携带者餐后肱动脉内皮依赖性舒张功能严重损害，餐后血管内皮功能失调与餐后TG血症密切相关。

4. 冠心病患者餐后血管内皮功能失调较非冠心病对照者更为显著。

5. 降血脂治疗在降低餐后TG水平的同时，使冠心病患者内皮依赖性血管舒张功能得到明显改善。

6. 餐后高TG血症患者血浆中分离的RLPs通过增加氧化应激来促进人内皮祖细胞的衰老，并损害内皮祖细胞的黏附、迁移和增殖功能。

（二）餐后高TG血症导致餐后炎症反应

1. 心血管事件高危者的餐后高TG血症伴随餐后血浆高敏C反应蛋白（hsCRP）水平显著升高。

2. 高血压患者餐后血浆TG水平和P-选择素浓度明显升高，餐后血浆TG水平与餐后血浆P-选择素浓度显著正相关。

3. 高血压患者餐后血浆TG和hsCRP水平显著升高，餐后TG浓度增长值与餐后log（hsCRP）增长值显著相关。

4. 降脂治疗在降低餐后TG水平的同时，使冠心病患者空腹血浆hsCRP水平显著下降。

（三）餐后高TG血症导致餐后纤溶功能异常

1. 一次性高脂餐后TG和炎症反应诱导高血压病患者餐后纤溶功能异常。

2. 一次性高脂餐后高TG血症导致2型糖尿病患者餐后纤溶功能异常和血管炎症。

（四）载脂蛋白E基因多态性影响餐后TG代谢和急性胰腺炎复发

1. ApoE基因多态性影响冠心病患者餐后甘油三酯代谢。ε2和ε4等位基因与餐后富含甘油三酯脂蛋白代谢异常有关。

2. 载脂蛋白ε2和ε4等位基因与伴有中度以上高甘油三酯血症的复发性急性胰腺炎有关。

（五）参与肥胖发生

餐后血浆中分离出来的TRLs以ApoE依赖性的方式诱导脂肪间充质干细胞成脂分化。

六、非空腹血脂异常的判断

当非空腹非-HDL-C≥5.7 mmol/L时，也提示可能存在基因异常所致高脂血症，但是，仍然需要进一步检测空腹血脂以确诊疾病，包括分析继发性病因。

AHA发布的专家共识认为：通过非空腹TG≥2.3 mmol/L可以识别出高TG血症。对于空腹TG

正常（TG＜1.7 mmol/L）的个体而言，一份低脂早餐（＜5 g脂肪）导致的餐后TG升高不会超过20％，因此这类个体的餐后TG水平不会超过2.26 mmol/L。还有证据显示非空腹TG≤2.0 mmol/L是合理的，这种情况下没有必要随访空腹TG，但是并不影响通过干预患者的生活方式来预防ASCVD。相反，如果非空腹TG≥2.26 mmol/L的话，在2～4周内随访空腹血脂水平将有益于患者。值得注意的是，一旦非空腹TG＞11.2 mmol/L，说明存在极其严重的高甘油三酯血症与高度的高脂性胰腺炎的风险，需要及时采取措施治疗。

若患者存在：非空腹高TG血症（≥2.3 mmol/L）、HDL-C＜1.0 mmol/L（男）或1.25 mmol/L（女）、糖化血红蛋白＞5.6％，也可以诊断为代谢综合征，无需患者复诊再做空腹血脂化验。这样能够使诊断延误的时间最小化，加快患者改变生活方式干预的实施。

七、非空腹血脂检测的临床应用的推荐

丹麦临床生化学会与英国国家卫生与临床优化研究所分别于2009年和2014年推荐使用非空腹标本检测血脂，两个组织同时承认特定情况下测定血脂需要空腹样本。2016年欧洲动脉粥样硬化协会和欧洲临床化学和实验医学联合会也给出了相似的建议：推荐常规的血脂检测并不需要空腹。相反美国心脏病学会和美国心脏协会（ACC/AHA）更倾向于使用空腹血脂。目前中国的常规血脂检测是在空腹下进行的。

欧洲动脉粥样硬化协会和欧洲临床化学和实验医学联合会的联合共识有以下几个要点：①常规血脂检测无需空腹标本；②当非空腹TG浓度＞5 mmol/L时，需要重复检测空腹标本；③当出现危及生命或极端高浓度的TG需到专职血脂诊所或血脂专科医生处就诊。④并且提出了与空腹血脂异常浓度截断值相对应的非空腹血脂异常浓度截断值（表24-3）。当然，在判断某一个个体的血脂是否异常时，还是需要根据其所患的疾病、具有的危险因素和不良生活方式等情况来进行综合评估。

表24-3   欧洲专家共识推荐的非空腹与空腹血脂异常浓度截断值

项目	非空腹血脂	空腹血脂
TG	≥2 mmol/L	≥1.7 mmol/L
TC		≥5 mmol/L
LDL-C		≥3 mmol/L
RC	≥0.9 mmol/L	≥0.8 mmol/L
非-HDL-C	≥3.9 mmol/L	≥3.8 mmol/L
HDL-C		≤1 mmol/L
ApoA1		≤1.25 g/L
ApoB		≥1.0 g/L
Lp（a）		≥50 mg/dL

非空腹血脂检测适用于大部分患者，主要包括：任何患者的初次血脂检测、用于心血管疾病风险评估的检测、因急性冠脉综合征入院的患者、儿童、更愿意非空腹检测的患者、糖尿病患者（以避免低血糖风险）、老年患者、或接受稳定药物治疗的患者。

如果存在以下情况，需要检测空腹血脂：非空腹TG浓度＞5 mmol/L（440 mg/dL）时、已知在血脂诊所接受随访的高TG血症患者、高TG血症胰腺炎恢复期患者、正在使用可引起严重高TG血症的药物、有其他检测要求使用空腹或清晨标本如：空腹血糖、治疗药物检测等。

八、应用Friedewald公式估算非空腹LDL-C水平的新方法

Friedewald公式是建立在空腹血脂检测的基础上，以TG/VLDL-C比值为2.2（血脂单位为mmol/L）或5（血脂单位为mg/dL）的固定值来进行换算的。但是随着TG水平的提高，非空腹状态下TG/VLDL-C的比值将发生变化。如果继续使用Friedewald公式估算非空腹LDL-C水平，所获得的估算值与超速离心方法所获得的标准LDL-C水平存在很大的差异。因此美国学者提出：在非空腹状态

使用 Friedewald 估算 LDL-C 水平，应该采用可调整而非固定的 TG/VLDL-C 比值来进行计算，以确保公式估算出来的 LDL-C 水平的准确性。

目前，我国还未就非空腹血脂的临床检测建立专家共识，目前也缺乏中国人群的大规模研究的数据。希望在不远的将来，中国的一线医生、检验医生能够在临床上共同合作，常规开展非空腹血脂检测，这将为患者带来更多便利，也将有助于我国血脂异常的筛查和冠心病的早期防治。

〔中南大学湘雅二医院 刘 玲〕

参考文献

［1］Nordestgaard BG. A Test in Context：Lipid Profile，Fasting Versus Nonfasting. J Am Coll Cardiol，2017，70（13）：1637 - 1646.

［2］张原力，游凯，方圻，等. 脂餐后血清甘油三酯代谢异常作为冠心病独立危险因素的探讨. 中华心血管病杂志，1998，26：89 - 93.

［3］刘玲，赵水平，程艳春，等. 检测脂餐后高甘油三酯血症的最佳时间切点. 中华代谢内分泌杂志，2004，20（1）：23 - 25.

［4］赵水平，刘玲，高梅，等. 高脂餐后内皮依赖性血管舒张功能变化及其影响因素. 中华心血管病杂志，2000，28（4）：267 - 270.

［5］Liu L，Zhao SP，Cheng YC，et al. Xuezhikang decreases serum lipoprotein（a）and C-reactive protein concentrations in patients with coronary heart disease. Clinical Chemistry，2003，49：1347 - 1352.

［6］Nordestgaard BG，Langsted A，Mora S，et al. European Atherosclerosis Society（EAS）and the European Federation of Clinical Chemistry and Laboratory Medicine（EFLM）joint consensus initiative. Fasting is not routinely required for determination of a lipid profile：clinical and laboratory implications including flagging at desirable concentration cut-points—a joint consensus statement from the European Atherosclerosis Society and European Federation of Clinical Chemistry and Laboratory Medicine. Eur Heart J，2016，37（25）：1944 - 1958.

［7］Hong LF，Yan XN，Lu ZH，et al. Predictive value of non-fasting remnant cholesterol for short-term outcome of diabetics with new-onset stable coronary artery disease. Lipids Health Dis，2017，16（1）：7.

［8］Zhao SP，Liu L，Gao M，et al. Impairment of endothelial function after a high-fat meal in patients with coronary artery disease. Coronary Artery Disease，2001，12：561 - 565.

［9］Zhao SP，Liu L，Cheng YC，et al. Xuezhikang，an extract of cholestin，protects endothelial function through anti-inflammatory and lipid-lowering mechanisms in patients with coronary heart disease. Circulation，2004，110（8）：915 - 920.

［10］Liu L，Wen T，Zheng XY，et al. Remnant like particles accelerate endothelial progenitor cells senescence and induce cellular dysfunction via an oxidative mechanism. Atherosclerosis，2009，202（2）：405 - 414.

［11］Martin SS，Blaha MJ，Elshazly MB，et al. Comparison of a novel method vs the Friedewald equation for estimating low-density lipoprotein cholesterol levels from the standard lipid profile. JAMA，2013，310（19）：2061 - 2068.

［12］Sathiyakumar V，Park J，Golozar A，et al. Fasting Versus Nonfasting and Low-Density Lipoprotein Cholesterol Accuracy. Circulation，2018，137（1）：10 - 19.

第二十五章　膳食和功能性食物对血浆胆固醇水平的影响

　　血脂的来源包括内源和外源两部分。内源是体内合成的脂类，而外源是指食物中的脂类经消化吸收入血的。因此，在药物控制血浆胆固醇水平的同时还应该强调膳食的影响。除了脂肪酸（FAs）外，许多食物或食物成分，可以降低低密度脂蛋白-胆固醇（LDL-C）、具有保护心脏的特性，通常被称为"功能性食物"。美国国家胆固醇教育计划成人治疗小组第三次方案（NCEP ATP Ⅲ）建议膳食中添加黏性纤维和植物甾醇成分可以提高降脂饮食的效果。美国食品药品监督管理局（FDA）认可食品中添加大豆蛋白和坚果可以降低 LDL-C 水平，进而降低心血管事件的风险。Quorn（英国白金汉郡 Marlow 食品有限公司）发现大蒜中的菌蛋白特别是大蒜素及古巴甘蔗中的甘蔗脂肪醇和共轭亚油酸均具有心脏保护作用。红米醇母含有天然来源的洛伐他汀，具有明确的降低血清胆固醇作用。但需注意这些食物的降脂作用有限，没有单一的功能性食物能够达到他汀类药物的降血脂效果，但联合使用这些功能性食物通过累积效应，在某些情况下可能实现与第一代他汀类药物降低 LDL-C 的相同效果。

一、植物甾醇

　　植物甾醇相当于植物的胆固醇。它们大量存在于植物油、坚果、种子和多叶蔬菜中。在大多数情况下，其主要成分是 β-谷甾醇、菜油甾醇和豆甾醇。

　　Lees 等的早期研究认为植物甾醇降低胆固醇吸收。随着植物甾醇在脂肪中的溶解技术的普及，当该物质加入人造黄油时，则需要较低剂量的植物甾醇即可降低血清胆固醇。在早期的 Meta 分析中，植物甾醇的剂量为 2 g/d，可使血清胆固醇降低近 10%。此后，Meta 分析结果表明植物甾醇的剂量为 2～2.5 g/d 时，可降低 LDL-C 0.31～0.35 mmol/L 或 10% 至 15%。另一项 Meta 分析显示植物甾醇联合他汀药物可使 LDL-C 水平进一步降低 0.34 mmol/L（13 mg/dL），可达到他汀类药物剂量加倍的效果。但植物甾醇与具有相似作用机制的依折麦布联合作用，对 LDL-C 的进一步降低作用有限，仅 3%～7%。早期 NCEP ATP Ⅲ 建议使用植物甾醇来降低胆固醇；然而，人们对它们的安全性提出了担忧，有人认为植物甾醇可能限制脂溶性维生素的吸收，尤其是类胡萝卜素的吸收，包括番茄红素对前列腺癌的可能保护作用。但临床研究表明尽管血清脂溶性维生素水平有所下降，但这种减少幅度很小，进食水果和蔬菜可以弥补血清脂溶性维生素的减少。而另一个问题是植物甾醇水平较高是否与冠心病有关。具有三磷酸腺苷结合盒转运体 G5/8 基因多态性的个体一般都是甾醇（胆固醇和植物甾醇）的高吸收体，年轻时就可能患有严重的动脉粥样硬化疾病。虽然没有对谷甾醇血症发病率进行详细流行病学研究，目前全世界大约有 50 至 80 例确诊病例。但较常见的杂合子并未出现高吸收甾醇的现象，且其血清甾醇水平受环境因素的影响不大，其血清植物甾醇水平与冠状动脉钙化之间似乎没有任何关系。他汀类药物治疗似乎与血清植物甾醇水平升高有关，这可能是他汀抑制肝细胞内胆固醇合成反馈增加总甾醇吸收所致。但植物甾醇的升高程度尚不足以影响他汀类药物降低冠心病风险的作用。

　　由于植物甾醇具有降低血清胆固醇的功效，且易于食用，因此它们已成为控制血脂的功能性食品方法的一个重要组成部分。目前，欧洲动脉粥样硬化协会（EAS）植物甾醇共识小组建议，植物甾醇应作为药物治疗的辅助剂，用于治疗他汀类药物不耐受的个体，以及患有家族性高胆固醇血症的成人和儿童。欧洲等国家自 1995 年开始，陆续批准植物甾醇及其酯作为降胆固醇的功能配料。FDA 已确认植物甾醇能降低冠心病风险，欧洲联盟和加拿大卫生部以及许多其他管辖区现在也发表了植物甾醇类化合物降低冠心病风险的健康声明。但目前对于植物甾醇的食用剂量及方法还未在各指南中达成共识。

二、黏性纤维

早期研究表明黏性纤维（如果胶）能降低血清胆固醇，而不溶性颗粒纤维（如麦麸）基本没有作用。黏性纤维降胆固醇作用与胆甾胺类似，均与胆汁酸产量增加有关，作为阴离子交换树酯通过将胆固醇转移到肝脏胆汁酸合成中来降低胆固醇。黏性纤维引起胆汁酸流失增加的机制似乎是通过物理包封而非化学结合，因此瓜尔胶、燕麦和大麦 β-葡聚糖、木兰和魔芋在内的多种黏性纤维源引起了人们的兴趣。队列研究表明可溶性纤维（包括黏性纤维）相对不溶性纤维，更具有冠心病的保护作用。临床研究显示，补充黏性纤维通常可使血清 LDL-C 下降 7%～9%。最近的一项 Meta 分析显示了洋车前草（原产印度的纯天然草本植物，属于黏性纤维）具有剂量依赖性地降低 LDL-C 效应，5 g/d、10 g/d 和 15 g/d 的洋车前草使血清 LDL-C 水平分别降低 5.6%、9% 和 12.5%。另有研究显示，他汀治疗中添加黏性纤维可达到他汀剂量翻倍的临床疗效。

黏性纤维食品的问题在于口感和结肠中纤维发酵导致的胃肠胀气增加，但通常是可以耐受的，有效剂量在每天 5～10 g 之间。2012 年加拿大卫生部收到要求批准使用大麦 β-葡聚糖降低血液胆固醇有关的意见书，其中的研究显示，3～5 g 高分子量大麦 β-葡聚糖（BBG）（天然 BBG 相对分子质量平均 1000 ku，人工提取工艺得到了分子量在 50～400 ku 范围内的低分子量 BBG，这种相对分子质量的降低提高了 BBG 的口感）分别使总胆固醇（TC）降低 8%、12%，LDL-C 降低 9%、15%；而 3～5 g 的低分子量 BBG 可使 TC 降低 7%、11%，LDL-C 降低 9%、13%。对于那些胀气副反应明显的患者，发酵程度较低的纤维，如洋车前草是较好选择。常见的高纤维食物包括燕麦麸皮和全燕麦、大麦、洋车前草粉、亚麻籽皮、纯化纤维、瓜尔胶、果胶和葡甘露聚糖、茄子和秋葵、柿子等。

一些纤维在加工或储藏过程中也容易降解，包括冷冻烘焙食品时溶解度降低，燕麦 β-葡聚糖在这方面特别敏感，这可能与不同状态谷类食品中 β-葡聚糖酶的活性不同有关。加工过程还可能影响 β-葡聚糖的分子量和黏度，进而可能会影响纤维的降胆固醇能力。

三、豆类（非油籽豆类）和大豆蛋白

干豆类（豆子、豌豆、鹰嘴豆和扁豆）和非干豆类（如鲁皮尼豆）是非油籽豆类，是以 7S 球蛋白为特征的蛋白质。豆类对餐后血糖的影响相对平缓，是血糖指数较低的食物，食用豆类的糖尿病患者的血红蛋白 A1c 会降低，这些特性使它们成为 2 型糖尿病患者的主要饮食成分。有研究表明，在饮食中添加至少 100 g/d 的干豆会改变血脂水平，每天食用 120～130 g 豆类可显著降低 5%～8% 的 LDL-C（约 0.17 mmol/L）。

1995 年，共有 564 名患者参与了 Anderson 等的 38 项关于大豆对血脂影响的研究，结果显示平均每天摄入 47 g 大豆蛋白的人，LDL-C 下降了 12.9%。对美国心脏协会（AHA）大豆咨询研究数据的 Meta 分析表明，饮食中的大豆蛋白可使 LDL-C 降低 3%～6%，如果用其替代富含饱和脂肪和胆固醇的食物，则可能额外降低 LDL-C 3%～6%。因此如果考虑到肉类和全脂乳制品的替代，在日常饮食中食用大豆可使 LDL-C 降低达到 6%～12%。1999 年 FDA 发表了健康声明："每天 25 g 大豆蛋白，作为低饱和脂肪和胆固醇饮食的一部分，可以降低患心脏病的风险。"大豆降低胆固醇的机制还不完全清楚。动物源性蛋白质含有过量必需氨基酸，促进了肝脏胆固醇的合成，因此大豆缺乏多余的必需氨基酸是一个优势。体外研究显示，7S 大豆球蛋白在对 HepG2 细胞合成载脂蛋白 B（ApoB）具有抑制作用，另外大豆中的异黄酮类物质所产生的雌激素效应（即植物雌激素），这些可能是大豆蛋白降低胆固醇的可能潜在机制。

四、坚果

在 FDA 降低心脏疾病风险的健康声明中，包括豆类、花生在内的坚果是最新添加的一种食品。由于坚果高脂肪、容易造成肥胖，既往它们在心脏病患者中是违禁的。在过去十年中，大型的队列研究报

告表明增加坚果食用量（每周食用 2～5 份坚果）可能会降低患心脏病风险 35% 或更多。Luo 等最近的一项 Meta 分析表明每天食用一份坚果可降低心血管疾病风险 29%。此外，对单种坚果（包括杏仁、核桃、开心果、榛子、山核桃和澳洲坚果）的临床研究表明，不同的坚果均能降低 LDL-C 的水平，尽管大多数研究侧重于杏仁和核桃。杏仁对糖尿病患者的血脂有良好的调节作用，可以降低氧化型 LDL-C、TC/高密度脂蛋白-胆固醇（HDL-C）比值，并且增加 HDL-C 水平，并降低餐后葡萄糖和氧化产物的产生。而且上述研究并未发现坚果会引起体重的显著增加。近来研究表明，坚果可以作为成功减肥计划的一部分，可能是因为坚果中大部分的脂肪不能被完全吸收，同时合适的饮食搭配也很重要。

坚果可能通过多种机制降低血清胆固醇，与单不饱和脂肪酸、植物甾醇、植物蛋白和其他植物化学物质的含量有关。此外，核桃还含有 n-3 脂肪酸（α-亚麻酸），亦可能通过非脂质机制降低冠心病的风险。

地中海饮食预防研究（PREDIMED）的一项随机试验入选了西班牙的 7000 多名 CVD 高危人群（患有糖尿病或其他心血管疾病危险因素），结果显示添加了坚果和橄榄油的地中海饮食与单纯地中海饮食相比，可使脑卒中风险降低 39%，心肌梗死风险降低 33%，心血管死亡风险降低 17%，未观察到全因死亡率的降低，可能需要更多的参与者。坚果有降血脂效果，口感较好，以及一小把坚果（28 g）在饮食中的易用性，使其成为降低胆固醇膳食中有用的一部分，并有助于心血管疾病的防治。

五、具有降胆固醇作用的其他食物或食物成分

近年来研究发现了一些食物和食物成分有利于改变异常脂质谱，这些食物或食物成分包括红米酵母，菌蛋白，大蒜，甘蔗脂肪醇和共轭亚油酸。

（一）红米酵母

红米酵母是发酵水稻过程中产生的一种天然他汀类物质（洛伐他汀），已成为传统中药的一部分，并在中国、美国和欧洲人群进行了正式检测。数据表明，2.4g 红米酵母可使 LDL-C 降低 22%。最近的 Meta 分析表明膳食中添加红米酵母可使 LDL-C 降低 22%，TC 降低 16%，TG 降低 7%，且对肝脏或肌酶无显著影响。尽管在加拿大的保健食品商店有售，但是 FDA 并未批准红米酵母在美国公开销售。

（二）菌蛋白

菌蛋白就像大豆中的蛋白质一样，可以降低血清胆固醇，目前尚不清楚其降胆固醇机制是否与大豆相似。在一项代谢研究中，每天摄入 191g 菌蛋白，TC 降低了 13%。另一项研究中，每天摄入 108g 菌蛋白，TC 降低了 7.9%。菌蛋白的使用似乎主要局限于对转基因大豆存在担忧的欧洲国家，但它在北美还很少使用。随着更多的除大豆外的植物蛋白质的出现，这种情况可能会改变。

（三）大蒜

大蒜素被誉为天然广谱抗生素，蒜素是大蒜中的有效成分，Lee 等在 3 周龄 db/db 小鼠模型研究中发现大蒜具有降血糖和抗氧化作用等有益作用，而加工可提高大蒜的抗氧化活性。陈年黑蒜是一种经过高温、高湿全蒜老化工艺生产的改良大蒜，其抗氧化能力得到提高。Seo 等发现含 5% 黑蒜的饮食可改善 db/db 小鼠的胰岛素抵抗，降低血清 TC 和 TG 水平，并提高 HDL-C。目前人群研究显示 900 mg 大蒜和 9.6 mg 蒜素分别使 LDL-C 降低 14.2% 和 6.6%。Meta 分析显示大蒜素对老年 CHD 患者临床疗效结果显示，每天两次服用含有 150 mg 大蒜粉的 Allicor 片，12 个月 TC 下降 12.4%，LDL-C 降低 16.3%；每天服用剂量为 2 粒，每天 2 次（每粒含 1 g 去皮和粉碎的大蒜中的乙酸乙酯提取物），1.5 个月和 3 个月后 TC 分别降低 8.5% 和 12.8%，HDL-C 分别显著升高 11.4% 和 22.3%。然而 75 名健康、血脂正常的志愿者（40～60 岁的男性和女性）随机给予大蒜干粉片（10.8 mg/d）或安慰剂观察 12 周，结果发现大蒜干粉片并未对血脂指标和动脉硬化参数产生显著影响。有关大蒜对动脉硬化参数的影响，3 个月时间太短，需要至少 1 年以上的观察。Gardner 等将 192 名 LDL-C 水平为 130～190 mg/dL（3.36～4.91 mmol/L）的成年人，分别给予生蒜、大蒜粉补充剂、陈年大蒜提取物补充剂（每天剂量约为 4g 丁香，最常见的大蒜补充剂含有干燥的碎丁香）或安慰剂，随访 6 个月，发现 3 种类型的大蒜

对 LDL-C 浓度的影响均无统计学意义。

目前，蒜素降低人群 TC、LDL-C 的观点并不一致，大蒜可能会降低特定人群中的 LDL-C，如 LDL-C 浓度较高的人群，或可能具有其他有益的健康效应。此外，如果试验中给予更大剂量的大蒜、大蒜素补充剂或大蒜提取物，更长时间的观察，可能会降低 LDL-C 水平、延缓动脉粥样硬化的进程，但尚需进一步研究证明。

（四）甘蔗脂肪醇

甘蔗脂肪醇是一种天然来源（包括蜂蜡和甘蔗）的长链脂肪族醇。最初的发现是来自古巴甘蔗中的甘蔗脂肪醇。古巴调查人员发现甘蔗脂肪醇能有效降低血清胆固醇，Castano 等表明每天服用 10 mg 甘蔗脂肪醇 12 周后，老年高胆固醇血症和冠心病高风险患者的血清 LDL-C 水平降低 24.4%。但在加拿大进行的一项为期 28 天的交叉试验显示，在 21 名高胆固醇血症患者中，每天服用 10 mg 的甘蔗脂肪醇对血脂参数没有显著影响，此外，古巴以外的所有研究都未能探明甘蔗脂肪醇的降胆固醇作用机制。因此，目前不建议将甘蔗脂肪醇作为降低血脂饮食策略的一部分。

（五）共轭亚油酸

共轭亚油酸（CLA）的顺-9、反-11 和反-10、顺-12 异构体是以亚油酸为底物，由食草动物瘤胃（反刍动物的第一胃）中的细菌产生。因此，在乳制品和肉类中发现的 CLA 浓度相对较低。通过氢氧化钠对亚油酸的作用，也可以大量生产。许多健康益处都归因于 CLA，其中顺-9、反-11 异构体与降低 CHD 风险密切相关，而反-10、顺-12 异构体则与降低癌症风险密切相关。大多数研究都涉及啮齿类动物，田等在高脂小鼠的模型中观察到共轭亚油酸可使血清 TC、TG 水平显著降低。临床有人担心各种 CLA 异构体可能对血脂、葡萄糖代谢、脂质氧化、炎症和内皮功能产生不利影响。因此，在临床上推荐使用 CLA 之前，必须进行更多的人群研究，以明确特定异构体在人群证据应用的疗效和安全性问题。

六、联合膳食治疗方法

虽然有许多功能性膳食可以改善血脂参数，但它们的影响很小。此外，对饱和脂肪和膳食胆固醇的严格限制有大幅降低血脂的潜力，但在一般人群中往往很难实现，目前联合膳食方法在逐渐得到推广。

（一）联合膳食治疗方法的起源

目前大量的中年男性和绝经后女性需要药物治疗来控制 LDL-C。据估计，在苏格兰西部的冠心病预防研究中，有一半的男性受益于他汀类药物治疗。因此，为了验证古老的人类基因与当代西方饮食和生活方式之间是否存在严重的错配，西方进行了一系列研究，以确定更原始的饮食对当代人类血脂水平的影响。结果发现复制大约 500 万年前中新世末人类祖先的饮食，即食用水果、蔬菜和坚果等食物两周后，10 名胆固醇水平正常和中度高胆固醇血症的男性和女性的 LDL-C 降低 35%。但这种饮食量很大，要求参与者每天每 70 kg 体重消耗 5.5 kg 食物。从长远来看，这种饮食的数量将提供一个自然的消耗障碍，并与当代能源密集的饮食形成鲜明对比，当代饮食与低体力活动相结合，与当前肥胖症的发病率增加有关。FDA 对降胆固醇食品的认可得到了 NCEP ATP Ⅲ 建议的支持，该建议鼓励使用"联合"或"膳食组合"的方法来控制血清胆固醇的升高，日常膳食应包含植物蛋白（93 g/d）、膳食纤维（143 g/d）、植物甾醇（1 g/d）和坚果 [64 g/d（杏仁和榛子），以 2000 kcal/d 饮食为基础]。

（二）"联合"或"膳食组合"降低胆固醇的方法

尽管从定义上来说，所有的饮食都是食物的组合，但只是最近才有一些具有降低胆固醇特性的食物被联合用于饮食中，以达到治疗的目的。

大豆、黏性纤维、植物甾醇和坚果（杏仁）都能降低 5% 或更多的 LDL-C。结合良好的低饱和脂肪、低胆固醇饮食本身可以降低 10% 的胆固醇，最终这种膳食组合降低 LDL-C 的水平仅比洛伐他汀（20 mg/d）差 2%～3%。此外，膳食组合不仅在降低 LDL-C 方面有好处，而且也降低 C 反应蛋白这一冠心病的非脂质危险因素。另外，膳食组合还降低了血压，从基线的 122/74 mmHg 到 1 年随访时的

118/72 mmHg。在血压较高的人群中，获得了与终止高血压膳食疗法（DASH）类似的血压降低效果。在 1 年随访时，血液学改变表明冠心病的风险降低，特别是白细胞计数和中性粒细胞/淋巴细胞比率下降，且与 C-反应蛋白水平相平行。

在为期 6 个月的多中心的 RCT 研究中发现，无论膳食组合的应用强度如何，LDL-C 下降幅度都在 13％～14％之间，可见这种方法有较广泛的临床应用空间。有研究发现膳食组合对 LDL-C 的影响受地理位置影响，草原中心（加拿大马尼托巴省温尼伯）平均降低 LDL-C 9.8％，而西海岸中心（温哥华、不列颠哥伦比亚省、加拿大）平均减少 18.6％。这与西海岸地区居民更好的依从性以及保健食品店和素食餐厅的更为普遍有关。

（三）膳食组合：实际应用问题

膳食研究信息显示：①饮食越接近纯素饮食，效果越好。然而，只有少数参与者是完全素食饮食。不过该组别的肉类及饱和脂肪摄取量大幅减少，红肉减少至四分之一，饱和脂肪减少至少 6％。详细的膳食建议见表 25-1，每个人每周可填写一份核对表，以确保他们能达到膳食组合的摄入量指标，如表 25-2 所示。②外出就餐也是一个问题，因此我们给参与者提供了一些有用的建议，可以在外出就餐和在家吃饭时使用（表 25-3）。③我们面对的主要难题是这种膳食方式的长期依从性，这是影响膳食组合临床效果的重要因素。

自 6 个月膳食组合试验的结果公布以来，膳食组合方法的实际应用一直受到临床指导委员会的好评。事实上，加拿大心血管学会已经率先在其血脂指南中提倡使用功能性食物来降低胆固醇。这些指导方针建议使用地中海饮食、膳食组合和 DASH 饮食，特别是增加坚果、黏性纤维食品、大豆蛋白食品和富含植物甾醇的食品的摄入量。美国心脏病学会（ACC）/AHA 和欧洲心脏病学会（ESC）/EAS 脂质指南的生活方式建议还提到坚果、非热带植物油和豆类、植物甾醇等。

许多关于联合膳食研究的结果类似。Gardner 等观察到较为温和的饮食变化包括增加大豆蛋白、坚果和一些黏性纤维，减少肉类的总摄入量，可使 LDL-C 降低 0.36 mmol/L（13.8 mg/dL），而标准的、充足的低脂饮食只使 LDL-C 降低 0.18 mmol/L（7.0 mg/dL）。

Lukaczer 等对植物甾醇和大豆的研究也显示了其具有心血管保护作用，包括 LDL-C（14.8％）和 TG（44.8％）的显著降低，含植物甾醇和大豆的饮食（每天提供 30 g 大豆蛋白和 4 g 植物甾醇）与标准饮食计划相比，可以显著改善 TC/HDL-C 比率、TG/HDL-C 比率、血压和 Framingham 冠心病风险评分。可见，膳食联合治疗可以达到更为有效的降血脂效果，是 ASCVD 及其风险人群治疗性生活方式的重要部分。

总之，虽然膳食治疗对血脂的影响仍然不能取代药物治疗，但增加降低胆固醇饮食成分可改善患者的血脂水平。同时可以减少降脂药物的使用剂量，减少药物副反应，并可能减少血脂异常患者的心血管事件。

我国是一个发展中国家，国情及国人生活饮食习惯与欧美不同，少部分地区存在营养不良的状况，部分富裕地区居民的饮食结构日趋西方化，肥胖、糖尿病和心脑血管疾病也越来越普遍，因此，西方国家膳食指南及膳食推荐对我国居民膳食结构有较大参考意义。但我们仍需更多地结合我国国情及膳食经验，进一步研究功能性膳食对血脂水平的影响，从而制定适用于中国人的膳食方案。

表 25-1　　　　　　　　　　　　　　　　基于 2000 kcal/d 膳食推荐食物

食物种类和数量	份数	份数示例	食品的种类
黏性纤维（20 g/d）	每天 7 次（3 g/份）	半杯干燕麦麸 1 片燕麦麸特制面包（50 g） 杯干大麦 2 茶匙（3.5 g）木虱壳	燕麦麸、燕麦粉、燕麦卷、燕麦面包、大麦、含洋车前草的谷物
	每天 7 次（1 g/份）	半杯秋葵 2 杯茄子	秋葵，茄子

续表

食物种类和数量	份数	份数示例	食品的种类
大豆蛋白（45 g/d）	每天 7 次（6.25 g/份）	1 杯清淡或强化大豆饮料 1/4 杯特硬低脂豆腐 4 片大豆熟食片 1 份大豆汉堡 1 份大豆热狗	大豆饮料、豆腐、大豆肉类似物、大豆
其他植物蛋白 （12～16 g/d）	每天 1 次（8～16 g/份）	半杯煮熟的豆子、扁豆或鹰嘴豆 1 杯速溶扁豆汤或速溶素食辣椒	黑/芸/白豆；黄/红/绿扁豆；裂豌豆、黑眼豌豆
植物甾醇（2 g/d）	每天 5 次（0.4 g/份）	5 茶匙植物甾醇人造黄油	
坚果：杏仁 （42 g/天）	每天 1.5 g（28 g/份）	28 g 杏仁	扁桃仁
水果和蔬菜	每天 10 次	1 杯生的叶菜类蔬菜 3/4 半杯熟的蔬菜 3/4 杯蔬菜或果汁 1 个水果 1/4 杯干果 半杯新鲜、冷冻或罐装水果	番茄、胡萝卜、青豆、南瓜、花椰菜、羽衣甘蓝、甘蓝、菠菜、洋蓟、青豆、红薯、杏子、香蕉、枣、葡萄、橙子、橙汁、葡萄柚、芒果、甜瓜、桃子、菠萝、李子、葡萄干、草莓、柑橘
高单不饱和脂肪酸油和人造黄油（20 g/d）	每天 4 次（5 g/份）	1 茶匙人造黄油 1 茶匙油	橄榄油、菜籽油、植物甾醇人造黄油
甜食	每天 2 次（10 g/份）	1.5 茶匙草莓酱	糖，双份果酱
不推荐食物			
无脂或低脂乳制品	每周 0 或≤2 次	1 杯牛奶，1 杯酸奶，半杯奶酪	脱脂牛奶、低脂酸奶、无脂奶酪、无脂松软干酪
蛋清和蛋代用品	每周 0 或≤3 个整鸡蛋	50 g 蛋白或鸡蛋替代品	蛋清、蛋替代品
家禽和鱼类	每周 0 或≤3 次	85 g 煮熟的家禽或鱼	无皮白色禽肉、任何鱼类
红肉	0	85 g 熟肉	瘦肉或超瘦的红肉

表 25 - 2　　　　　　　　　基于 2000 kcal/d 饮食的必需膳食组合成分的每天核查表

所需成分	每天所需份数	每份示例	周一	周二	周三	周四	周五	周六	周日	每周摄入食物总量
黏性纤维	7	燕麦麸（干）：半杯 燕麦麸面包：1 片 大麦（干）：1/4 杯 洋车前草壳：2 茶匙 秋葵（冷冻）：半杯 茄子（生）：2 杯								
大豆蛋白	7	大豆饮料（低盐）：1 杯 大豆饮料（强化）：1 杯 豆腐（特硬、低脂）：1/4 杯 大豆熟食片：4 片 大豆汉堡：1 个 大豆热狗 1 个								

续表

所需成分	每天所需份数	每份示例	周一	周二	周三	周四	周五	周六	周日	每周摄入食物总量
植物甾醇	5	1 茶匙								
坚果	1.5	杏仁 1 把或 24 个坚果								
理想的每天食物摄入量（份）			20.5	20.5	20.5	20.5	20.5	20.5	20.5	
你每天的食物摄入量（份）										

表 25 - 3   外出或在家饮食推荐

素食餐馆是您尝试以下膳食组合时的最佳选择；中国和印度餐馆在这方面很有好处。不稳定或在家就餐时，以下提示可以帮助你做出更好的选择

    试着选择豆腐做的菜

    尝试以素食为主的菜肴（蔬菜卷/包装、炒菜、咖喱、三明治）

    以豆子为主料或辅料的菜肴是不错的选择

    尝试一道含有茄子、秋葵或两者的菜

    尝试用鹰嘴豆或扁豆制作的物品

    素食汉堡是个不错的选择（如果可能的话，选择大豆汉堡）

    有各种蔬菜和豆类（豆类、扁豆、鹰嘴豆）的沙拉是好的选择

    大麦、豆类和各种蔬菜汤是不错的选择

    水果、水果冰激凌和大豆冰沙、果汁或酸奶都是不错的甜点选择

    试试豆浆或豆奶奶昔

    试试大麦（煮熟）来代替土豆或米饭

为了达到最佳效果，建议素食饮食，并添加足量的燕麦、麸皮、大麦、秋葵、茄子、大豆和大豆制品、坚果、豆类和富含植物甾醇的人造黄油

〔中国医科大学附属盛京医院   樊雅青   张大庆〕

参考文献

[1] Gylling H，Plat J，Turley S，et al. for the European Atherosclerosis Society Consensus Panel on Phytosterols. Plant sterols and plant stanols in the management of dyslipidaemia and prevention of cardiovascular disease. Atherosclerosis, 2014，232：346 - 360.

[2] HealthCanada，Bureau of Nutritional Sciences，Food Directorate，Health Products and Food Branch. Summary of health Canada's assessment of a health claim about barley products and blood cholesterol lowering. Ottawa，Ontario：Health Canada，2012.

[3] Carroll KK. Review of clinical studies on cholesterol-lowering response to soy protein. J Am DietAssoc, 1991，91：820 - 827.

[4] Mozaffarian D. Does alpha-linolenic acid intake reduce the risk of coronary heart disease? A review of the evidence. Altern Ther Health Med, 2005，11：24 - 30，quiz 1，79.

[5] Estruch R，Ros E，Salas-Salvado J，et al. Primary prevention of cardiovascular disease with a mediterranean diet. N Engl J Med，2013，368：1279 - 1290.

[6] Third report of the National Cholesterol Education Program（NCEP）Expert Panel on Detection，Evaluation，and Treatment of High Blood Cholesterol in Adults（Adult Treatment Panel Ⅲ）final report. Circulation, 2002，106：3143 - 3421.

［7］ Mills EJ，Wu P，Chong G，et al. Efficacy and safety of statin treatment for cardiovascular disease：a net work meta-analysis of 170，255 patients from 76 randomized trials. QJM，2011，104：109 - 124.

［8］ Eckel RH，Jakicic JM，Ard JD，et al. 2013 AHA/ACC Guideline on lifestyle management to reduce cardiovascular risk：a report of the American College of Cardiology/American Heart Association Task Force on Practice Guidelines. J Am Coll Cardiol，2014，63：2960 - 2984.

［9］ European Association for Cardiovascular Prevention & Rehabilitation，Reiner Z，CatapanoAL，De Backer G，et al. ESC/EAS Guidelines for the management of dyslipidaemias：the Task Force for the management of dyslipidaemias of the European Society of Cardiology（ESC）and the European Atherosclerosis Society（EAS）. Eur Heart J，2011，32：1769 - 1818.

第二十六章　血脂异常基层防治

原国家卫生和计划生育委员会 2015 年初发布的《中国居民营养与慢性病调查报告》显示，2012 年我国成年人血脂异常患病率 40.4%，与 2002 年相比患病率明显增加，其中高胆固醇血症患病率 4.9%，高甘油三酯（TG）血症的患病率 13.1%，低高密度脂蛋白-胆固醇（LDL-C）血症的患病率 33.9%。总体男性高于女性，城市高于农村。2012 年全国调查血脂异常患病率农村超过城市，城市和农村分别为 39.9% 和 40.8%，男性和女性分别为 47.0% 和 33.5%。《中国心血管病报告》2017 显示，我国心血管病患病率及死亡率仍然处于上升阶段。心血管病死亡占居民疾病死亡构成 40% 以上，居首位，高于肿瘤及其他疾病。特别指出的是，近几年来农村心血管病死亡率持续高于城市水平。这些数据表明我国国民血脂异常的普遍存在，对我国血脂异常防治工作提出更为严峻的挑战。

近几十年来，国内外大量流行病学研究、基础医学研究、遗传学研究及临床试验证据都一致表明，血脂异常是动脉粥样硬化性心血管疾病（atherosclerotic cardiovascular disease，ASCVD）最重要的危险因素之一。ASCVD 基层管理是目前最有效的心血管疾病预防策略，而且在资源并不充足的基层医疗机构具有可行性。同时我国新时期卫生工作方针强调"以基层为重点"。血脂异常等慢性病防治关口前移。广大基层医务人员是我国高脂血症防治的主力军，让基层医生掌握更多血脂异常的相关知识，将使我国人群血脂干预和冠心病的防治迈上一个新的台阶。

一、基层血脂异常防治的策略

血脂异常的主要危害是增加 ASCVD 的发病危险。我国流行病学研究结果显示，ASCVD 发病风险中，80% 归因于血脂异常、高血压、吸烟和糖尿病。干预及纠正可以改变的主要危险因素是目前 ASCVD 防治的主要手段及目标。国内外许多临床试验和社区综合防治研究证明，针对可以改变的 ASCVD 主要危险因素采取防预措施，能降低社区人群 ASCVD 危险因素水平和 ASCVD 发病率，同时具有良好的成本及效益。ASCVD 一级预防是指对 ASCVD 危险因素进行干预及纠正，从而预防或延后 ASCVD 的发生。世界卫生组织（WHO）已经提出 ASCVD 一级预防策略，包括：面向人群，控制和降低人群整体心血管病发病危险因素的人群策略；针对高危患者的筛查和干预，即高危策略。

二、血脂异常筛查

（一）何时进行筛查

学术界对哪些成人在何时以及在伴有哪些除血脂异常外的危险因素时需要进行血脂筛查尚存争议。因为到目前为止，没有证据表明血脂筛查可使年轻成人获益。与此同时，国际上有部分学术组织推荐对青春期前（9～11 岁）的儿童和青春期后（17～21 岁）的青年人进行血脂筛查，这使得这一问题更加复杂。根据《中国成人血脂异常防治指南》（2016 年修订版）推荐（以下简称《指南》），20～40 岁成年人至少每 5 年测量 1 次血脂。对于年龄在 40 岁以上的男性和绝经期后女性每年检测血脂；ASCVD 患者及其高危人群，应每 3～6 个月测定 1 次血脂。因 ASCVD 住院患者，应在入院时或入院 24 小时内检测血脂。

（二）重点筛查人群

基层临床实践中，应对以下人群重点检测血脂：①有 ASCVD 病史者。②存在多项 ASCVD 危险因素（包括年龄、男性、高血压、糖尿病、吸烟、肥胖、久坐不动的生活方式以及早发冠心病家族史）的人群。③有早发性心血管病家族史者（男性一级直系亲属在 55 岁前或女性一级直系亲属在 65 岁前患缺血性心血管疾病），或有家族性高脂血症患者。④皮肤或肌腱黄色瘤及跟腱增厚者。

（三）血脂检测内容

《指南》推荐，临床上血脂检测项目至少包括总胆固醇（TC）、LDL-C、高密度脂蛋白胆固醇（HDL-C）和 TG。需要注意的是临床上检测的不是直接测定低密度脂蛋白（LDL）、高密度脂蛋白（HDL）等脂蛋白的浓度，而是检测脂蛋白中所含胆固醇的浓度来替代反应脂蛋白的浓度。在社区进行血脂筛查时，可以考虑给患者进行非空腹血脂检测，这样既能减轻患者负担同时又不再需要患者择日空腹再次就诊。

但对于以下情况，优先考虑空腹血脂测定：①TG 较高者；②HDL-C 低于 40 mg/dL 时，因为 HDL-C 较低常与高 TG 血症相关；③非空腹非- HDL-C≥220 mg/dL 时，提示可能存在基因异常所致高脂血症；④筛查有遗传性高脂血症家族史的患者时，或者评估可能有高 TG 血症的患者时，需要患者空腹接受筛查；⑤对于超重患者、糖尿病患者，或者正在使用已知会升高 TG 水平的药物（如类固醇）的患者。

非- HDL-C 是指除 HDL 以外其他脂蛋白中含有的胆固醇总和，计算公式为：TC 减去 HDL-C。其包含了 LDL，脂蛋白（a）[Lp（a）]，中密度脂蛋白（IDL）和极低密度脂蛋白（VLDL），这些脂蛋白被认为具有致动脉粥样硬化的作用。多项 Meta 分析结果显示：与单独使用 LDL-C 相比，非- HDL-C 或 TC/HDL-C 比值是更好的 ASCVD 风险预测指标，国际上一些血脂指南建议将非- HDL-C 列为 ASCVD 一级预防和二级预防的首要目标。

三、血脂合适水平和异常切点

《指南》推荐的血脂合适水平和异常切点见表 26 - 1。其合适水平和异常切点主要适用于 ASCVD 一级预防目标人群。对于已经确诊 ASCVD 的患者，若年龄≤75 岁，且无用药禁忌，无论性别，均应接受降脂治疗。对于 75 岁以上的老年患者，启动强效或中效他汀类药物治疗时需权衡心血管获益与药物不良反应风险、药物之间相互作用、患者依从性。

表 26 - 1　　　　　中国 ASCVD 一级预防人群血脂合适水平和异常分层标准[mmol/L（mg/dL）]

分层	TC	LDL-C	HDL-C	非- HDL-C	TG
理想水平		＜2.6（100）		＜3.4（130）	
合适水平	＜5.2（200）	＜3.4（130）		＜4.1（160）	＜1.7（150）
边缘升高	≥5.2（200）且	≥3.4（130）且		≥4.1（160）且	≥1.7（150）且
	＜6.2（240）	＜4.1（160）		＜4.9（190）	＜2.3（200）
升高	≥6.2（240）	≥4.1（160）		≥4.9（190）	≥2.3（200）
降低			＜1.0（40）		

注：ASCVD，动脉粥样硬化性心血管疾病；TC，总胆固醇；LDL-C：低密度脂蛋白-胆固醇；HDL-C，高密度脂蛋白-胆固醇；非- HDL-C，非高密度脂蛋白-胆固醇；TG，甘油三脂。

四、ASCVD 风险评估及危险分层

对于已确诊 ASCVD 的患者，不论其年龄，都不再需要进行 ASCVD 风险评估，直接列为极高危人群，应接受积极的二级预防措施；同时根据我国指南建议，对符合如下条件之一者直接列为高危人群：①LDL-C≥4.9 mmol/L（190 mg/dL）。②1.8 mmol/L（70 mg/dL）≤LDL-C＜4.9 mmol/L（190 mg/dL）且年龄在 40 岁及以上的糖尿病患者。符合上述条件的极高危和高危人群不需要按危险因素个数进行 ASCVD 危险分层。

根据我国指南的建议，对于未确诊 ASCVD 同时又不存在以上 3 种情况的人群，可按照流程来进行未来 10 年 ASCVD 总体风险评估。在这个流程中，按照 LDL-C 或 TC 水平、有无高血压及其他

ASCVD 危险因素个数分成 21 种组合，并按照不同组合的 ASCVD 10 年发病平均危险按＜5％，5％～9％和≥10％分别定义为低危、中危和高危。

近年来，我国推出了首个根据中国人群特点的 ASCVD 发病风险预测的"中国模型"，即 China-PAR 模型。该模型通过输入年龄、收缩压、总胆固醇、HDL-C、糖尿病等综合指标数据，计算出 10 年后个人 ASCVD 的发病风险。与美国相关模型对比，China-PAR 模型对中国人群 10 年 ASCVD 发病风险的预测更加准确，为我国心血管疾病的防控提供了实用性评估工具，方便基层医务人员识别心血管疾病高危个体，有助于心血管疾病高危人群以及临床医务工作者提早采取干预措施，指导高危人群自我管理。在 ASCVD 一级预防中，不推荐常规进行冠状动脉钙化评分。因为没有足够的证据表明其有助于进一步增加 ASCVD 一级预防获益。

五、饮食治疗干预血脂异常

无论哪一型的高脂血症，饮食治疗是首要的治疗基本措施，应长期坚持。我国指南强调，无论是否进行药物降血脂治疗，都必须坚持控制饮食和改善生活方式。然而改变个体的饮食习惯极具挑战。因此当我们进行饮食治疗时，必须考虑到患者本身的文化、习惯和品位差异以及食物的可获得性与成本。如果单一地向患者强调避免使用某些种类的食物来进行饮食治疗常常会导致治疗失败，例如，当指导患者低脂肪饮食时，他们可能会增加碳水化合物的摄入量，往往会抵消低脂饮食带来的任何潜在收益。任何饮食治疗方案都必须考虑到患者的依从性，尽可能的使患者能够终身遵循此方案，所以如果严格限制饮食的风味以及饮食的成分，那么此方案很难获得长期成功。长期的坚持在饮食治疗中至关重要：许多临床研究的结果表明，在较长时间的随访后，饮食治疗的短期获益会消失。在临床实践中往往也看到因短时间饮食发生剧烈变化而减肥的患者，后续由于缺乏可持续性而恢复到基线或更差。为了更好地理解饮食对血脂的影响，我们先要对食物中各种营养成分有所了解。

（一）脂肪酸

食物中的脂肪酸被认为有损健康并且从 20 世纪 50 年代开始就建议减少每天脂肪的摄入。高脂饮食会升高血 TC、LDL-C 以及 HDL-C。但随后的研究发现低脂饮食并未降低死亡率，同时低脂饮食很难坚持。近年来随着对脂肪酸研究的深入发现并非所有种类的脂肪酸是"平等"的，不同种类脂肪酸之间结构的差异改变了它们对人体健康的影响。所有脂肪酸都具有一个羧基尾巴以及由碳氢原子组成的头部。如果结构上没有碳-碳双键，这种脂肪酸被称为饱和脂肪酸。如果含有碳-碳双键，就称为不饱和脂肪酸，其中单不饱和脂肪仅有一个碳-碳双键，而多不饱和脂肪酸含有 2 个或以上碳-碳双键。这些双键的存在决定了脂肪酸的理化性质，因为双键的存在导致一个扭结（拐）的产生，这可防止脂肪酸链靠得太密（堆积）。饱和脂肪酸是直的，允许分子的紧密堆积，因此具有相对高的熔点。随着碳-碳双键数量的增加，脂肪酸的熔点也趋于下降，所以单不饱和脂肪和多不饱和脂肪在室温下大多是液体。饱和脂肪酸主要来源于动物。与不饱和脂肪酸相比，饱和脂肪酸增加 LDL-C。但是单纯地减少饱和脂肪酸的摄入可能是不理想的。有研究显示在低饱和脂肪酸饮食中，CVD 的发病率无显著差异。导致这种结果的原因可能在于受试者选择用什么来代替那些减少的饱和脂肪酸。例如，如果人们通过增加碳水化合物的消耗来代替饱和脂肪中消耗的卡路里，高碳水化合物饮食的有害影响可以抵消减少饱和脂肪摄入量的任何收益。单不饱和脂肪酸和多不饱和脂肪酸主要来自鱼类和植物。研究显示单不饱和脂肪酸可降低血 TG 水平并升高 HDL-C/LDL-C 比值。例如油酸是一种常见的单不饱和脂肪酸。多不饱和脂肪酸可同时降低血 LDL-C 以及 HDL-C，降 LDL-C 程度大于降 HDL-C。多不饱和脂肪可进一步分类，根据多不饱和脂肪酸的碳-碳双键与其尾部的最后一个碳原子（N 端）（"ω"碳）的距离。例如 n-3 脂肪酸（从脂肪酸碳链 N 端算起，第一个双键出现在第 3 位碳原子），包括二十二碳六烯酸（DHA）和二十碳五烯酸（EPA），以及 n-6 脂肪酸如 α-亚油酸（ALA）。值得一提的是，n-3 脂肪酸已被证明可以降低冠心病的死亡率，但不减少非致死性心肌梗死。临床研究显示 n-3 脂肪酸具有潜在的抗心律失常特性，可降低猝死的发病率。反式脂肪，又称为反式脂肪酸、逆态脂肪酸，属于不饱和脂肪酸。近年来，在媒体的宣传下，人们几乎谈反式脂肪酸色变。"避免反式脂肪"也成为食品行业重要的一个努力方向。在自然界中的不饱和脂肪酸几乎都是顺式构型的碳-碳双键，这使得分子具有扭结的能力，反式脂肪酸在食品中的主要来源是加工食品（不完全氢化植物油、植物油精炼过程、高温长时间烹饪），其中氢化植物油是主要的反式脂肪酸来源之一。植物油的氢化是通过在不饱和键上加氢，使得油的熔点升高以便它们在室温下是固体，更易处理从而改善食品加工操作。在不完全氢化的情况下，有一些双键从顺式结构转化为反式结构，理论上如果可以让所有的碳-碳双键都加上氢就不会生成反式脂肪酸。大量的研究表明反式脂肪酸危害心血管健康。反式脂肪酸升高 LDL-C，降低 HDL-C。同时肝脏无法代谢反式脂肪酸，可导致高血脂、脂肪肝的发生。根据 WHO 的建议每天食物中来自反式脂肪酸的热量不超过总热量的 1%（大致相当于 2 g）。我国采用了这一推荐。需要特别指出的是：这不是一个"安全标准"，只能算是一个"指导意见"，它并不是说超过这个量就"有害"，低于这个量就"安全"，而是说"低于这个量，带来的风险可以接受"。我们追求的目标，也还应该是"尽可能低"。《指南》推荐摄入脂肪不应超过总能量的 20%～30%。一般人群摄入饱和脂肪酸应小于总能量的 10%；而高胆固醇血症者饱和脂肪酸摄入量应小于总能量的 7%，反式脂肪酸摄入量应小于总能量的 1%。高 TG 血症者更应尽可能减少每天摄入脂肪总量，每天烹调油应少于 30g。脂肪摄入应优先选择富含 n-3 多不饱和脂肪酸的食物，如深海鱼、鱼油、植物油。

（二）胆固醇

对于大多数健康人而言，食物中摄入的胆固醇对其血胆固醇影响相对较小，因为人体本身具有维持血液胆固醇稳定的机制，也就是如果从食物中摄入的胆固醇多了，自身合成的胆固醇就会相应减少，以控制总量不变，可以"保持稳定"。但个体对胆固醇稳态调节能力差异很大，研究显示有 15%～25% 的人群对膳食胆固醇敏感，也就是"维持稳定"能力较差，如果饮食摄入、吸收胆固醇增多，会使体内血液总胆固醇显著升高。建议每天摄入胆固醇少于 300 mg，尤其是 ASCVD 等高危患者。

（三）碳水化合物

碳水化合物是另一种显著影响血脂水平的食物成分。简单碳水化合物就可以升高 TG 水平和降低 HDL-C。在胰岛素抵抗的患者中，除上述作用外，碳水化合物也增加了 LDL 颗粒浓度。这可能部分解释了在用碳水化合物来替代脂肪产生卡路里的低脂饮食方案并不能降低 ASCVD 风险。然而，复杂碳水化合物可以改善餐后 TG 水平，尤其是当与 n-3 脂肪酸结合使用时。膳食纤维是一种难以被人体消化的复杂碳水化合物，已被证明可使 LDL-C 降低 9%。《指南》建议每天摄入碳水化合物占总能量的 50%～65%。选择使用富含膳食纤维和低升糖指数的碳水化合物替代饱和脂肪酸，每天饮食应包含 25～40 g 膳食纤维（其中 7～13 g 为水溶性膳食纤维）。碳水化合物摄入以谷类、薯类和全谷物为主，其中添加糖摄入不应超过总能量的 10%（对于肥胖和高 TG 血症者要求比例更低）。

近年来的研究显示一种名为"地中海饮食"的饮食方案可以显著降低心血管疾病风险以及其他某些疾病的风险。BMC 的一篇荟萃分析结果显示：严格地遵守地中海饮食，可降低心血管疾病死亡，同时减少帕金森症与阿尔茨海默症的风险。其总体死亡率减少 9%，心血管疾病及癌症死亡率分别减少 9% 和 6%。另外，严格地遵循地中海饮食，可以观察到帕金森症与阿尔茨海默症的发生率减少 13%。地中海饮食的原则中，核心食物为全谷物、蔬菜水果豆类、草本香料（大蒜等）、坚果、健康油脂（如鱼，橄榄油和坚果），并建议每周至少吃两次鱼和海鲜，摄入适量的乳制品（推荐酸奶和传统奶酪等发酵乳）、鸡蛋和家禽肉，少吃红肉和甜食。轻度至中度饮红酒。

此外，地中海饮食提倡适量运动和活跃的社交，倡导增加与家人朋友共同进餐的机会，这部分内容是地中海饮食方案的基础，是健康生活方式的重要组成部分。应增加每餐蔬菜的数量，选择健康的脂肪，并限制过量的碳水化合物摄入。

地中海饮食方案因为没有限制特定食物，被认为是最易遵循的饮食方案。除此之外，它还是最佳植物性饮食和最佳糖尿病饮食。综上所述，基于大量研究证明，我们推荐"地中海"饮食方法方案。通过让我们的患者坚持地中海饮食，可以有效地改善患者的血脂谱，更为重要的是，可以显著改善他们的预后。

六、血脂异常的药物治疗

临床上，应根据患者的 ASCVD 风险评估以及危险分层的结果，决定是否需要启动药物降血脂治疗以及治疗的达标值。

(一) 降血脂治疗的靶点

现阶段指南推荐以 LDL-C 为首要干预靶点，主要基于以下事实：①LDL-C 在 ASCVD 的发生、发展中起关键作用。②大量临床试验多次反复证实 LDL-C 水平升高可增加 ASCVD 事件风险，而 LDL-C 水平降低可减少 ASCVD 事件。③孟德尔随机化的分析表明，如果 LDL-C 终生维持在极低水平，ASCVD 的风险显著降低。④多种降低 LDL-C 的药物（包括他汀类药物、胆固醇吸收抑制药、PCSK9 抑制药等）的临床试验结果一致表明只要能使血清 LDL-C 水平下降就可减少 ASCVD 事件。

(二) 降血脂治疗的目标值

临床上，诊断为 ASCVD 患者均属极高危人群。而在非 ASCVD 人群中，则需根据 ASCVD 风险评估以及危险分层的结果，将其分为高危、中危或低危，由个体 ASCVD 发病危险程度决定需要降低 LDL-C 的目标值。不同危险人群需要达到的 LDL-C、非- HDL-C 目标值有很大不同，详见表 26 - 2。《指南》同时指出：如果 LDL-C 基线值较高，若现有降血脂药物标准治疗 3 个月后，难以使 LDL-C 降至基本目标值，则可考虑将 LDL-C 至少降低 50% 作为替代目标（Ⅱa 类推荐，B 级证据）。临床上也有部分极高危患者 LDL-C 基线值已在基本目标值以内，这时可将其 LDL-C 从基线值降低 30% 左右（Ⅰ 类推荐，A 级证据）。

表 26 - 2 不同 ASCVD 危险人群降 LDL-C/非- HDL-C 治疗达标值

危险等级	LDL-C	非-LDL-C
低危、中危	<3.4 mmol/L(130 mg/dL)	<4.1 mmol/L(160 mg/dL)
高危	<2.6 mmol/L(100 mg/dL)	<3.4 mmol/L(130 mg/dL)
极高危	<1.8 mmol/L(70 mg/dL)	<2.6 mmol/L(100 mg/dL)

注：LASCVD，动脉粥样硬化性心血管疾病；LDL-C，低密度脂蛋白-胆固醇；非- HDL-C，非高密度脂蛋白-胆固醇。

(三) 降血脂药物方案

对于所有 ASCVD 患者，在进行治疗性生活方式的同时，予以他汀类药物治疗。他汀类药物全名 3-羟基3-甲基戊二酰辅酶 A（HMG-CoA）还原酶抑制药，临床上常用的他汀类药物包括阿托伐他汀、瑞舒伐他汀、氟伐他汀、辛伐他汀和血脂康等，血脂康胶囊由特制红曲加入稻米生物发酵精制而成，主要成分为 13 种天然复合他汀，系无晶型结构的洛伐他汀及其同类物。中国冠心病二级预防研究（CCSPS）及其他临床研究证实，血脂康胶囊能够有效降低胆固醇，并显著降低冠心病患者总死亡率、冠心病死亡率以及心血管事件发生率，不良反应少等。不同种类与剂量的他汀降低 LDL-C 幅度见表 26 - 3。

表 26 - 3 他汀类药物降胆固醇强度

高强度（每天剂量可降低 LDL-C ≥50%）	中等强度（每天剂量可降低 LDL-C 25%～50%）
阿托伐他汀 40～80 mg	阿托伐他汀 10～20 mg
瑞舒伐他汀 20 mg	瑞舒伐他汀 5～10 mg
	氟伐他汀 80 mg
	洛伐他汀 40 mg
	匹伐他汀 2～4 mg
	普伐他汀 40 mg
	辛伐他汀 20～40 mg
	血脂康 1.2g

注：阿托伐他汀 80 mg 国人经验不足，须谨慎使用；LDL-C，低密度脂蛋白-胆固醇。

HMG-CoA 还原酶是胆固醇生物合成的限速酶，他汀类药物占据了 HMG-CoA 还原酶部分结合位点，阻止底物 HMG-CoA 与 HMG-CoA 还原酶的活性位点结合，抑制胆固醇合成。同时肝脏内胆固醇减少，上调肝细胞表面 LDL 受体，加速肝细胞对循环中 LDL 分解代谢。他汀类药物还可减少 VLDL 的生成。大部分他汀类药物有轻微升高 HDL-C 的作用（约 5%），不过的这种作用较弱。他汀类药物可使 TG 浓度下降 20%～40%，这取决于所使用的他汀类药物和剂量。血浆 TG 的下降是由于 VLDL 的合成减少和通过 LDLR 识别 ApoB/E 对 VLDL 残粒的清除。

（四）他汀治疗的给药时间

人体胆固醇合成大部分在夜间进行，因此，理论上推荐在夜间或睡前使用他汀类药物。此结论被一些临床试验的结果所支持：结果显示辛伐他汀（半衰期相对较短）夜间给药与早晨给药相比，夜间给药组总胆固醇和 LDL-C 降低的幅度更大。但是一项关于阿托伐他汀（半衰期较长）的小型临床研究发现，早晨与夜间用药之间的差异没有统计学意义。

虽然尚不清楚他汀类药物的用药时机是否对临床结局有重要意义，但建议按照药品使用说明书推荐的他汀类用药时间给药。需要指出的是食物会增加洛伐他汀的吸收，故该药应该随早餐或晚餐给予。

（五）他汀治疗的给药剂量

不同种类与剂量的他汀降胆固醇幅度有较大差别，但任何一种他汀剂量加倍使用时，LDL-C 进一步降低幅度仅约 6%，即所谓"他汀疗效 6% 效应"。虽然国外指南推荐起始治疗采用高强度剂量他汀，但在中国人群中，最大允许使用剂量他汀的获益递增及安全性尚未能确定，中国患者肝脏不良反应发生率明显高于欧洲患者，肝酶升高率（＞正常值上限 3 倍）超过欧洲患者 10 倍，而肌病风险也高于欧洲人群 10 倍。同时目前缺乏中国人群高强度他汀治疗的安全性数据。有效性方面，HPS2-THRIVE 研究表明，采用完全相同的他汀药物和剂量，中国人群比欧洲人群可以达到更低的 LDL-C 水平。DYSIS-CHINA 研究显示，增大他汀剂量并未使 LDL-C 达标率增加。CHILLAS 研究结果未显示高强度他汀在中国 ACS 患者中能更多获益。基于以上原因以及他汀疗效 6% 效应，我国指南推荐临床降脂达标，首选他汀类降血脂药物。起始宜应用中等强度他汀，根据个体降血脂疗效和耐受情况，适当调整剂量，若胆固醇水平不能达标，与其他降脂药物联合使用。

（六）非他汀类降脂药物方案

对于接受最大可耐受剂量他汀治疗以及治疗性生活方式改变后仍不能达标的患者，以及部分不能耐受他汀类药物治疗的患者，此类患者可采用非他汀类药物治疗进一步降低 LDL-C。证据比较充分的是他汀类药物联用依折麦布或 PCSK9 抑制药可改善 ASCVD 终点事件。在中国，PCSK9 抑制药费用昂贵，故优选依折麦布作为二线药物。依折麦布能有效抑制肠道内胆固醇的吸收。依折麦布的安全性和耐受性良好，禁用于妊娠期和哺乳期。

对于 ASCVD 患者同时伴有轻中度 TG 升高（2.3～5.6 mmol/L），因他汀类药物也可使 TG 水平降低，为防控 ASCVD 风险，仍需以降低 LDL-C 水平为主要目标，首选他汀治疗；但同时也应强调非-HDL-C 需达到基本目标值。对经他汀治疗后，非-HDL-C 仍未达标者，则可在他汀类药物基础上加用贝特类药物，其中非诺贝特为首选，因其不会增加他汀的血药浓度。若其 TG 重度升高（≥5.7 mmol/L）降血脂治疗应首选主要降低 TG 和 VLDL-C 的药物（如贝特类、高纯度鱼油制剂或烟酸），以降低急性胰腺炎风险。

对于采用一线治疗方案跟二线治疗方案后仍未达标的患者，应转诊至大型医疗中心的血脂专科。可考虑的治疗方案有：微粒体 TG 转移蛋白抑制药洛美他派（lomitapide，商品名为 Juxtapid），ApoB100 合成抑制药米泊美生（mipomersen），脂蛋白血浆置换以及肝移植/部分回肠旁路手术/门腔静脉分流术等其他治疗。但这些方案费用昂贵、副作用相对较多，需谨慎选择。

（七）治疗监测

《指南》推荐单独采用治疗性生活方式改变的患者，在其开始 3～6 个月应复查血脂水平，如血脂控制达到建议目标，则继续非药物治疗，但仍须每 6 个月至 1 年复查，长期达标者可每年复查 1 次。服用降血脂药者，需要进行更严密的血脂监测。首次服用降血脂药者，应在用药 6 周内复查血脂及转氨酶和肌酸激酶。如血脂能达到目标值，且无药物不良反应，逐步改为每 6～12 个月复查 1 次；如血脂未达标

176

且无药物不良反应者，每 3 个月监测 1 次。如治疗 3～6 个月后，血脂仍未达到目标值，则需调整降血脂药剂量或种类，或联合应用不同作用机制的降血脂药进行治疗。每当调整降血脂药种类或剂量时，都应在治疗 6 周内复查。

〔中南大学湘雅二医院　龙俊科〕

参考文献

[1] 国家卫生和计划生育委员会疾病预防控制局. 中国居民营养与慢性病状况报告（2015 年）[J]. 北京：人民卫生出版社，2015.

[2] 诸骏仁，高润霖，赵水平，等. 中国成人血脂异常防治指南（2016 年修订版）[J]. 中国循环杂志，2016，31（10）：937 - 953.

[3] 田丰，王亚婷. 非空腹血脂指标的临床应用 [J]. 中华心血管病杂志，2017，45（2）：104 - 107.

[4] 中国心血管病预防指南（2017）写作组，中华心血管病杂志编辑委员会. 中国心血管病预防指南（2017）. 中华心血管病杂志，2018，46：10 - 25.

[5] 曾益新，祝墡珠，于晓松，等. 中国成人动脉粥样硬化性心血管疾病基层管理路径专家共识（建议稿）[J]. 中国全科医学，2017，（3）：251 - 261.

[6] 赵水平. 中国成人血脂指南修订中降脂原则的思考 [J]，中华心血管病杂志，2016，（010）：901 - 902.

[7] 赵水平.《中国成人血脂异常防治指南（2016 年修订版）》要点与解读 [J]. 中华心血管病杂志，2016，44（10）：827 - 829.

第二十七章　中国人群心血管危险分层和降血脂治疗

随着社会经济的发展、人民生活水平的提高和生活方式的改变，中国人群血脂异常的患病率呈现上升趋势。血脂异常是中国人群心血管病的重要危险因素之一，研究表明，血清低密度脂蛋白-胆固醇（LDL-C）或总胆固醇（TC）水平升高及高密度脂蛋白-胆固醇（HDL-C）水平降低，均可增加动脉硬化性心血管疾病（atherosclerotic cardiovascular disease，ASCVD）风险。但并不仅仅是胆固醇水平可以影响个体增加 ASCVD 风险，当合并有其他致 ASCVD 危险因素时，发病风险也会增加。如果 LDL-C 水平相差不大，但存在其他危险因素，ASCVD 总体发病危险存在明显差异。

ASCVD 总体风险是指综合多方面的危险因素水平和组合，来评估个体未来一段时间内发生心血管病的概率。按预计发病时间可分为短期风险和长期风险，其中短期风险一般指 10 年发病风险，长期风险一般指 15～30 年以上或终生发病风险。综合评价 ASCVD 总体危险，有助于为血脂异常的患者制定个体化的降脂治疗方案，最大程度降低患者 ASCVD 总体发病风险。

一、心血管危险分层评估

1976 年美国的 Framingham 心脏研究最早提出了危险因素的概念，开发了首个心血管病风险评估模型，之后对模型进行了多次更新及验证。1999 年 Framingham 心脏研究对 10 年风险模型进行补充，提出了冠心病终生风险评估模型的概念。此外，欧洲的 SCORE 模型，英国的 QRISK 模型，QRISK 终生风险评估模型，以及 2013 年美国心脏病学会/美国心脏协会（ACC/AHA）开发的针对 ASCVD 的汇总队列方程（pooled cohort equations，PCE）风险评估模型，均对心血管疾病的发病风险进行了系统的评估，指导临床实践和人群防治工作。

（一）中国人群心血管病总风险评估新模型

中国血脂异常人群呈逐年上升趋势，在中国与血脂异常伴随疾病种类繁多，血脂异常危险因素流行情况与西方存在较大差异，近 20 年我们生活结构、居住环境等发生了明显变化，西方人群建立的模型不适于我国心血管病总体风险评估的需求。因此，有学者建议采用我国最新的中国动脉粥样硬化性心血管疾病风险预测研究（Prediction for ASCVD Risk in China，China-PAR）大样本随访数据建立的 China-PAR 模型，包括心血管病 10 年风险和终生风险评估模型。适合对象为 35 岁及以上没有心血管疾病的人群，进行心血管病 10 年风险和终生风险评估，提出了适合中国人群的风险分层标准。评估终点为心血管疾病，包括冠心病（急性心肌梗死和其他冠心病死亡），以及致死性和非致死性脑卒中。China-PAR 终生风险模型，主要是利用 Fine & Gray 累积风险算法建立模型，进行个体化评估、计算不同年龄段的累积风险，提高具有危险因素的年轻人对疾病风险的认识和治疗的依从性。例如，居住在中国北方城市的 45 岁男性，危险因素水平处于 3 种情况下（图 27 - 1），心血管疾病的终生风险如图所示（图 27 - 2）。

（二）心血管危险分层的其他方法

2016 年《中国成人血脂异常防治指南》提出由于血脂异常主要是引致 ASCVD，在进行降血脂治疗危险评估时，可只针对 ASCVD，而无需考虑所有的心血管疾病。所以在《中国成人血脂异常防治指南》中的危险分层评估方法是与上述公式不同的。该指南推荐符合极高危和高危的人群不需要再进行危险因素个数进行分层。极高危和高危的患者必须经生活方式干预及临床指南进行系统化的治疗及管理。

对于不满足以上条件的人群，需要评估其 10 年 ASCVD 发病风险。最新的国外血脂异常防治和高血压指南，建议根据个体的心血管病总体风险的分层来决定治疗的起始和目标水平。

危险因素	对象 A	对象 B	对象 C
当前吸烟	否	是	是
患糖尿病	否	否	是
收缩压（mmHg）	120	140	160
LDL-C（mg/dL）	80	120	160
HDL-C（mg/dL）	60	40	30
腰围（cm）	75	85	95

图 27 - 1　中国危险因素人群分类

注：各危险因素基本处于理想状态下的对象 A，其发生心血管疾病的终生风险为 9.0％；当危险因素的水平变化到 B 或 C 情况时，发生心血管疾病的终生风险将会分别增加到 24.6％和 58.4％。

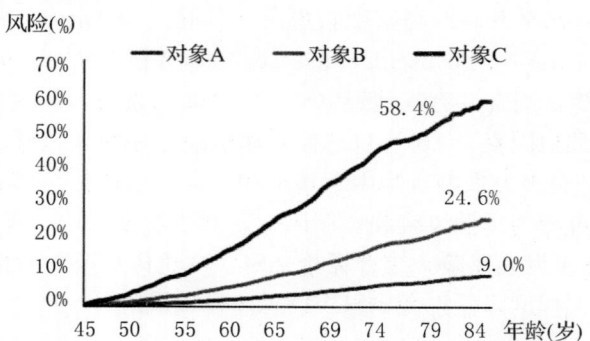

图 27 - 2　不同危险因素水平的居民心血管的余生风险曲线

注：对象 A、B、C 均为居住在中国北方城市的 45 岁男性，其他危险因素水平见图 27-1。横坐标表示年龄，纵坐标表示累积风险。

2013 年 ACC/AHA 的心血管风险评估指南采用美国 PCE 风险评估模型计算 10 年发病风险，认为心血管病风险在 7.5％及以上是起始他汀治疗的参考条件之一。

欧洲心血管病预防指南采用 SCORE 评分系统，将 SCORE 评分＜1％、1％～5％、5％～10％、≥10％分别定义为心血管低危、中危、高危和极高危。

二、我国人群的血脂合适水平及控制目标

中国流行病学资料显示，血脂异常是发生冠心病的危险因素之一。在中国，血脂异常患病人群的心血管疾病发病风险增高，同时缺血性脑卒中的风险增加。

血脂异常联合多项心血管危险因素共同决定了个体的心血管疾病发病的总体风险。在心血管病一级预防中，根据个体心血管病发病危险程度决定治疗措施及血脂的目标水平，制定出个体化的综合治疗决策，从而最大程度降低患者心血管病总体危险。《中国成人血脂异常防治指南》提出的降血脂目标值为：极高危者 LDL-C＜1.8 mmol/L，非-HDL-C＜2.6 mmol/L；高危者 LDL-C＜2.6 mmol/L，非-HDL-C＜3.4 mmol/L；中危和低危者 LDL-C＜3.4 mmol/L，非-HDL-C＜4.1 mmol/L。对于 LDL-C 基线值较高不能达目标值者 LDL-C 至少降低 50％。极高危患者 LDL-C 基线在目标值以内，LDL-C 仍应降低 30％左右。

三、降血脂治疗

血脂异常防治的主要目的是为了防治冠心病，有充分的循证医学证据证实降血脂治疗在冠心病、脑卒中一级预防中的重要作用，多个大规模临床研究从不同人群（包括血胆固醇水平明显升高或无明显升高的心血管高危人群）一致显示，应用他汀类药物降血脂治疗可显著降低各种心血管事件约 30％发生率。一项在 2009 年包括了 15 个省市 3 万余人的中国健康和营养调查基础上进行的预测研究显示，2016—2030 年，实行降血脂治疗后，避免了 970 万例急性心肌梗死、780 万例脑卒中、340 万例心血管病死亡的发生，所以降血脂治疗是延缓心血管病进展、改善冠心病患者预后的重要治疗手段之一。目前

的证据显示引起 ASCVD 发生、发展的关键因素是 LDL-C 的升高，所以临床防控 ASCVD 危险的主要干预措施是降低 LDL-C 水平，次要干预目标是降低非- HDL-C 水平。在临床上我们应该根据 ASCVD 危险分层，来制定个体化的降血脂治疗方案。

在治疗方面结合了病因、生活方式干预及药物治疗，生活方式干预主要包括适量运动、控制体重、戒烟限酒、饮食调节（减少高胆固醇、高饱和脂肪酸的膳食模式）、保持良好的心态等。临床上的药物治疗，主要包括他汀类、贝特类、胆酸螯合剂、烟酸类、胆固醇吸收抑制药及其他降血脂药物。对于降血脂药物目前首选他汀类，同时他汀类也是防治高胆固醇血症和动脉粥样硬化性疾病最主要的药物。建议起始应用中等强度他汀药物，再根据个体差异，适当调整剂量。烟酸和贝特类，主要用于降低高 TG 血症，或以 TG 升高为主的混合型高脂血症和低 HDL-C 血症。为了防治冠心病，对于临界或轻、中度高 TG 血症者，首要目标仍是降低 LDL-C，并使其达到目标值。TG 水平在 1.70～2.26 mmol/L（150～199 mg/dL）者，主要采取非药物治疗措施，减轻体重，增加体力活动。如 TG 水平在 2.26～5.65 mmol/L（200～499 mg/dL）者，非- HDL-C 成为治疗的次级目标。为了达到非- HDL-C 的目标值（LDL-C 的目标值 +0.78 mmol/L），需要药物治疗，加用烟酸类或贝特类药物。TG≥5.65 mmol/L（500 mg/dL）时，首要目的是通过降低 TG 来预防急性胰腺炎的发生。若胆固醇水平仍不能达标，可考虑与其他降血脂药物联合使用。

对于服用降血脂药者，需要进行更严密的血脂、转氨酶和肌酸激酶监测。开始降血脂药治疗前，应进行肝酶和肌酶基线值的检测，以识别少数有治疗禁忌征的个体。首次服用降血脂药者，应在用药 6 周内复查血脂及肝转氨酶和肌酶，如血脂未达标且无药物不良反应者，每 3 个月检测 1 次。如血脂达标且无药物不良反应，逐步改为每 6～12 个月复查 1 次。如治疗 3～6 个月后血脂未达标，则需调整降血脂药剂量或种类，或联用不同作用机制的降脂药治疗。每当调整降血脂药或剂量时，都应在治疗 6 周内复查。

由于他汀类药物治疗期间糖尿病的发生率增高，对于存在发生糖尿病高风险的个体，如肥胖、老年人、代谢综合征等，应当定期监测血糖或糖化血红蛋白。

终上所述，降血脂治疗是一个系统性的工程，需要对患者的 ASCVD 的发病风险进行综合性的分析及分层化地进行干预，风险值高的患者需强化降血脂治疗，患者将获得最大的受益，但是人群中心血管疾病的风险值是连续分布的，并没有精确的切点值，我们不能简单地认为超过切点值就符合用药指征或应该启动某种治疗措施，低于此切点值就不需要某些生活方式指导。我们应该正确理解心脑血管风险分层的含义，从健康管理及临床治疗的角度出发，及早地发现心血管疾病高风险个体，且对不同风险的个体推荐不同强度的生活方式干预或药物治疗，调整公共卫生资源、使早期干预的获益最大化。最终的目标是降低患者 ASCVD 的发病率、死亡率，最大程度地改善患者的生活质量，推动疾病的治疗向健康管理方面转变。

〔哈尔滨医科大学附属第二医院　刘友斌〕

参考文献

[1] 中国心血管病预防指南（2017）写作组，中华心血管病杂志编辑委员会. 中国心血管病预防指南（2017）. 中华心血管病杂志，2018，46：10 - 25.

[2] Goff DC Jr., Lloyd-Jones DM, Bennett G, et al. 2013 ACC/AHA guideline on the assessment of cardiovascular risk: A report of the American College of Cardiology/American Heart Association Task Force on practice guidelines. Circulation，2014，129：S49 - 73

[3] Piepoli MF, Hoes AW, Agewall S, et al. 2016 european guidelines on cardiovascular disease prevention in clinical practice. European heart journal，2016，37：2315 - 2381.

[4] Lloyd-Jones DM, Larson MG, Beiser A, et al. Lifetime risk of developing coronary heart disease. Lancet，1999，353：89 - 92.

[5] Conroy RM, Pyorala K, Fitzgerald AP, et al. Estimation of ten-year risk of fatal cardiovascular disease in Europe:

The score project. European heart journal，2003，24：987－1003.

［6］ Hippisley-Cox J，Coupland C，Vinogradova Y，et al. Derivation and validation of risk，a new cardiovascular disease risk score for the United Kingdom：Prospective open cohort study. BMJ，2007，335：136.

［7］ Hippisley-Cox J，Coupland C，Robson J，Brindle P. Derivation，validation，and evaluation of a new risk model to estimate lifetime risk of cardiovascular disease：Cohort study using research database. BMJ，2010，341：c6624.

［8］ Stevens W，Peneva D，Li JZ，et al. Estimating the future burden of cardiovascular disease and the value of lipid and blood pressure control therapies in China. BMC Health Serv Res，2016，16：175.

［9］ Lloyd-Jones DM，Leip EP，Larson MG，et al. Prediction of lifetime risk for cardiovascular disease by risk factor burden at 50 years of age. Circulation，2006，113：791－798.

［10］ Expert Dyslipidemia Panel of the International Atherosclerosis Society Panel. An international atherosclerosis society position paper：Global recommendations for the management of dyslipidemia—full report. J Clin Lipidol，2014，8：29－60.

［11］ 中国成人血脂异常防治指南修订联合委员会. 中国成人血脂异常防治指南（2016 年修订版）. 中国循环杂志，2016，31（10）：937－953.

［12］ 中华医学会心血管病学分会循证医学评论专家组，中国老年学学会心脑血管病专业委员会. 甘油三酯增高的血脂异常防治中国专家共识［J］. 中华心血管病杂志，2011，39（9）：793－796.

［13］ 赵静，李玥，成睿珍. 血脂异常患者的血脂管理目标研究进展. 中国全科医学，2018，21（32）：3915－3919.

第二十八章　急性冠状动脉综合征患者的血脂管理

急性冠状动脉综合征（acute coronary syndrome，ACS）包括急性心肌梗死（acute myocardial infarction，AMI）和不稳定型心绞痛等，其主要发病基础是冠状动脉粥样硬化斑块破裂导致血栓形成，低密度脂蛋白-胆固醇（low density lipoprotein-cholesterol，LDL-C）在其病理过程中起到了关键性作用。目前，国内外多数血脂指南都是将 ACS 与稳定型冠心病患者一同归类为动脉粥样硬化性心血管疾病（atherosclerotic cardiovascular disease，ASCVD），同样属于极高危人群，推荐无论血脂基线如何，都需要应用他汀类药物进行积极降血脂治疗。

然而，在他汀类药物临床应用的初期，人们并不推荐他汀治疗 ACS 患者。这是因为早期具有里程碑意义的冠心病患者他汀治疗的大规模临床试验中，ACS 患者被列为排除对象。当时的考虑是：①已知 ACS（特别是急性心肌梗死）时血脂谱自然波动大，显然会影响他汀药物的降血脂疗效评价。②在探索他汀类药物的初期研究阶段中，曾有学者观察到，当试验动物的血液中他汀浓度过高时，会引起心肌变性坏死。③ACS 时存在心肌缺血或坏死，有心肌毒性的药物很可能会更易损伤心肌，对于这类患者的他汀类药物安全性很难确定。所以，早期进行他汀临床试验时，研究者都有意排除 ACS 患者作为受试对象。

针对 ACS 人群进行的专项临床研究中，有不少学者观察到，他汀治疗似可获得较稳定型冠心病患者更大的临床的益处。尤其是在对 ACS 患者进行血运重建术时，高强度（大剂量）他汀治疗有可能产生神奇的疗效。因此，国际上有少数指南推荐，在临床上应将 ACS 患者作为一类特殊人群，在他汀应用方面有别于其他类型的 ASCVD。

一、急性期血脂变化

急性心肌梗死（AMI）急性期各种脂蛋白亚类也发生结构成分、理化性质和功能状态等方面的改变。其中，最具代表性的是低密度脂蛋白（LDL）和高密度脂蛋白（HDL）的变化。

LDL 变化：AMI 时，LDL 最显著的变化是其氧化修饰程度大大增加，即血浆中的氧化 LDL（ox-LDL）水平较 AMI 前的基础水平明显升高。氧化修饰后的 LDL 具有很强的致动脉粥样硬化作用，其不但能增加巨噬细胞内胆固醇聚积，还具有强大的促炎、抑制免疫、诱导凋亡和细胞毒性作用，可导致不稳定斑块形成并最终破裂。ox-LDL 还可诱导血小板聚集、激活凝血酶原并抑制纤溶活性，促进血栓栓塞发生，加重心肌缺血、缺氧。

此外，其他修饰形式的 LDL 如丙二醛修饰的 LDL（MDA-LDL）也会在 AMI 时显著升高。这些修饰后的 LDL 能够逃避 LDL 受体识别免受代谢清除，而被巨噬细胞上的清道夫受体大量摄取，导致巨噬细胞内的胆固醇超负荷，并最终衍变成为泡沫细胞。此外，ox-LDL 和 MDA-LDL 还可促进炎症氧化因子的表达上调。因此，AMI 发作时，LDL 致动脉粥样硬化的作用增强。

HDL 的变化：HDL 是一种高度异质性的脂蛋白，主要由各种脂质和蛋白质组成，根据结构成分和理化性质的不同可分为前 β-HDL、HDL_2 和 HDL_3 3 种亚型。HDL 的结构成分和亚型分布并非一成不变，当机体的代谢需求和机能状态发生变化，血浆中的 HDL 也会随之发生相应改变，以保持动态平衡。然而 AMI 发病时，这种动态平衡常常被打破，导致 HDL 的结构成分、亚型分布以及功能状态发生相应变化。

HDL 结构成分在 AMI 或其他急性期反应时可发生以下方面的改变：①脂质构成发生逆转，之前占主导地位的胆固醇酯大量减少甚至消失，而非酯化胆固醇、甘油三酯（TG）和游离脂肪酸含量却显著增加；②蛋白质构成改变，载脂蛋白（Apo）A1 和 ApoA2 急剧减少，而血清淀粉样蛋白 A（SAA）和可溶性磷脂酶 A2-Ⅱa 等急性期蛋白却大幅度增加；③磷脂构成改变，神经鞘磷脂减少，磷酸卵磷脂和溶血磷脂胆碱增加；④蛋白酶构成改变，过氧磷酶-1、血小板活化因子乙酰水解酶、卵磷脂胆固醇酰基转移酶和磷脂转运蛋白明显减少。

HDL 亚型的变化：HDL 主要分为 3 种亚型：前 β-HDL、HDL$_2$ 和 HDL$_3$。前 β-HDL 是新生的 HDL，外形呈圆盘状，主要由 ApoA1 构成，脂质成分相对较少甚至缺乏。HDL$_2$ 和 HDL$_3$ 均属成熟的 HDL，二者占血浆 HDL 中的绝大多数。其中，HDL$_2$ 体积较大（直径 8.8～13.0 nm）、密度较低（密度 1.063～1.125 g/mL），HDL$_3$ 反之（直径 7.3～8.8 nm，密度 1.125～1.210 g/mL）。

AMI 时，HDL 亚型除了发生结构成分和理化性质等"质"方面的改变外，还可以出现"量"方面的改变，表现在血浆中的 HDL$_2$ 和 HDL$_3$ 水平较正常生理状态甚至稳定型冠心病时显著下降，且二者下降的程度与急性冠状动脉事件发生的风险及预后呈显著正相关。然而，对于二者在 AMI 发病方面的具体贡献以及 AMI 急性期二者分布比例的改变目前尚不明确。

HDL 功能状态的变化：当机体遭受 AMI 或其他急性期反应打击时，HDL 结构成分可发生显著变化，势必导致其理化性质的相应改变。HDL 的这些应激性改变，在一定程度上是机体做出的代偿性反应，因而可能具有部分损伤修复作用。但总体而言，这种急性期 HDL 的抗动脉粥样硬化功能相比生理状态或疾病稳定时下降了，这集中体现在：①HDL 介导的胆固醇逆转运全过程均受抑制；②HDL 抗炎能力显著下降，甚至由抗炎性质的 HDL 转变成为致炎状态的 HDL；③HDL 保护 LDL 免受氧化修饰的能力大大减弱甚至丧失；④HDL 发挥多效应保护血管内皮细胞的能力明显下降。

二、血脂变化的机制

AMI 发作对机体来说是一种急剧的打击，这种所造成的机体损害，势必导致一系列的局部和全身反应。这种急性损伤后的局部反应包括血管扩张、白细胞趋化聚集、单核细胞和巨噬细胞激活以及各种细胞因子释放。而这些细胞因子又可以作用于包括肝脏在内的全身靶器官，促使肝脏的代谢变化，为适应机体的应激状况而产生不同浓度的急性期反应物，其中就包括各种脂蛋白和 C 反应蛋白（CRP）。在 AMI 后的 4～5 天时，血浆中的胆固醇［包括总胆固醇（TC）、HDL-C 和 LDL-C］降至最低水平，而期间血浆 TG 水平反而急剧升高。其原因在于，这一时期的 CRP 水平较正常时升高了数百倍，而大量增加的 CRP 能够特异性结合极低密度脂蛋白（VLDL）并干预其分解代谢，由此便相应增加了血浆 TG 的浓度水平，同时也相应减少了 LDL 和 HDL 的合成，进而降低了血浆 LDL-C 和 HDL-C 水平。此外，还有可能机体出于代偿需要，在修复组织损伤时消耗了一定量的血浆胆固醇。这样，AMI 急性期间胆固醇合成的减少以及消耗的增加最终导致了此时的血浆胆固醇水平下降。

三、临床观察资料

2004 年发表了急性冠脉事件全球注册（GRACE）研究结果，支持在急性冠脉综合征时应用他汀类药物进行降血脂治疗能获得良好的益处。这是一项在 14 个国家 94 家医院进行的队列研究，对从 1999 年 4 月至 2002 年 9 月期间的所有 ACS 患者进行注册登记随访。共计观察了 19 537 例 ACS 患者，结果显示，与以往未服用过他汀类药物的患者相比，入院前已服用了他汀类的患者发生 ST 段抬高型 AMI 可能性减少 21%。在急性住院期间继续服用他汀类的患者与从未服用他汀类者相比较，急性期并发症或死亡的危险性降低 34%。在 15481 例以往未服用他汀类的患者中，5959 例（38%）而在住院期间开始服用他汀药。与从未服用他汀类的患者相比，死亡的危险性降低 62%，一级复合终点减少 13%。

对 300823 例 AMI 患者应用他汀药物治疗情况进行分析，结果显示：AMI 事件发生后入院 24 小时内使用他汀药物治疗较早期未使用他汀者的死亡率低，而终止使用他汀治疗者的死亡风险值偏高。说明 AMI 住院后 24 小时内使用他汀可减少早期并发症，降低住院期间死亡率。

这些临床观察研究的结果均支持，ACS 患者尽早服用他汀类药物是有益的，可明显地降低其死亡的危险。

四、他汀干预的临床试验

有关 ACS 他汀治疗的第一项大规模的临床试验是于 2001 年发表，远晚于其他类型的 ASCVD 人群的类似临床研究。这项研究称为"积极降血脂治疗减少心肌缺血事件研究"（Myocardial Ischemia Reduction with Aggressive Cholesterol Lowering，MIRACL），旨在评价早期、快速、强效降低胆固醇是否能减少不稳定型心绞痛或非 Q 波心肌梗死患者的心肌缺血事件复发。3086 例受试者于住院 96 小时内随机分为阿托伐他汀（80 mg/d）治疗组和安慰剂组。研究的主要联合终点为死亡、非致死性心肌梗死、心肺复苏或再次发作心绞痛并有客观证据需住院治疗。平均观察 16 周。次要终点包括主要终点事件的发生率和非致死性脑卒中等。该研究结果表明，阿托伐他汀积极降血脂治疗可降低主要终点事件发生的危险性 16%。

普伐他汀或阿托伐他汀评估和感染-心肌梗死溶栓 22（Pravastatin or Atorvaststin Evaluation and Infection-Thrombolysis in Myocardial Infarction 22，PROVE-IT）研究旨在比较在 ACS 患者中，服用普伐他汀 40 mg/d，将 LDL-C 降至目标水平即大约 2.59 mmol/L（100 mg/dL），或使用阿托伐他汀 80 mg/d，强化降脂将 LDL-C 降至大约 1.81 mmol/L（70 mg/dL），观察对减少主要心血管事件或心脏性猝死的疗效。该试验设定的一级终点事件包括任何原因的死亡、心肌梗死、有明确证据的不稳定型心绞痛需要再次住院治疗，需要进行血管重建治疗（分组后至少 30 天）以及中风。研究结果表明，治疗后 LDL-C 中位值在标准剂量的普伐他汀治疗组是 2.46 mmol/L（95 mg/dL），而在大剂量的阿托伐他汀治疗组是 1.61 mmol/L（62 mg/dL）。阿托伐他汀组一级终点事件的发生危险较普伐他汀组降低 16%。该研究证实，对于近期发生的 ACS 患者，与标准的降脂方案相比较，他汀类药物强化降脂方案将有助于减少死亡和主要心血管事件发生的风险。但在进行亚组分析观察到，强化他汀治疗仅在 ACS 患者的基线 LDL-C>3.2 mmol/L（125 mg/dL）时，临床获益才大于标准剂量的普伐他汀治疗组。

急性冠脉综合征患者中早期强化和延迟保守辛伐他汀策略的比较（Early intensive vs a delayed conservative simvastatin strategy in patients with acute coronary syndromes）——A 至 Z 试验（Aggrastat to Zocor study，A to Z）是一项随机、双盲临床研究，纳入了 4497 例 TC<6.4 mmol/L（240 mg/dL）的 ACS 患者。A 组患者（2265 例）服辛伐他汀 40 mg/d 达 1 个月，之后将剂量调整为 80 mg/d；而 B 组患者（2232 例）先服安慰剂 4 个月，之后服辛伐他汀 20 mg/d。研究结果表明，两组间主要终点事件发生率没有明显的差异。

对 12 项有关 ACS 患者早期应用他汀治疗的临床研究进行荟萃分析表明，在 ACS 急性事件发生后的 4 个月内，早期（<14 天）他汀治疗患者与未经他汀治疗患者相比，两者联合终点事件（死亡、心肌梗死和脑卒中等）的发生率无显著差异，提示他汀治疗在 ACS 的获益也需要时间。

CHILLAS 研究是一项多中心、随机、开放、对照设计研究。在中国 20 个临床中心入选 1355 例 ACS 患者，LDL-C 平均水平为 2.7 mmol/L（105 mg/dL）。随机给予常规他汀治疗组和强化他汀治疗组，前者服用 10 mg/d 阿托伐他汀或其他等效他汀，后者服用 20 mg/d 或 40 mg/d 阿托伐他汀或其他等效他汀。研究结果显示主要研究终点事件发生率在两组间无显著差异。

在进一步降低终点事件：葆至能疗效国际试验（Improved Reduction of Outcomes：Vytorin Efficacy International Trial，IMPROVE-IT）研究中，共纳入 18144 例 10 天内因 ACS 住院的患者。研究采用辛伐他汀（40 mg/d）联合依折麦布（10 mg/d）（即辛伐他汀-依折麦布联合治疗）对比辛伐他汀（40 mg/d）加安慰剂（即辛伐他汀单药治疗）。结果证明，在使用他汀类药物基础上加用依折麦布，可以进一步降低 LDL-C 水平，有效地改善 ACS 患者预后。

五、ACS 他汀应用的获益机制

他汀类药物可以上调 LDL 受体表达，降低血中胆固醇和 LDL-C 浓度，降低动脉粥样硬化斑块中脂核容积，减少斑块内的张力和增加内皮细胞，从而加固斑块纤维帽。研究发现，ACS 患者早期使用他汀治疗 6 个月后，斑块体积经冠脉血管内超声显示较对照组明显减小，且认为该结果得益于体内 LDL-C 水平的降低，另外即便 LDL-C 基线水平正常或水平较低的 ACS 患者也能从中获益。

胆固醇治疗研究者协作组（Cholesterol Treatment Trialists，CTT）荟萃分析结果表明，LDL-C 的降低与主要血管事件的发生率减少密切相关联，LDL-C 降低幅度越大，心脏事件、血管重构和缺血性脑卒中的发生率越低，且每降低 1.0 mmol/L 使这些主要血管事件的年发生率降低超过 1/5，这提示 LDL-C 降低 2～3 mmol/L 会使心血管事件风险降低 40%～50%。

最近完成的一项大型系统性回顾与荟萃分析再次证实了上述观点。该研究旨在探讨应用他汀类药物或非他汀治疗手段降低胆固醇水平在预防心血管事件风险方面是否存在差异。共纳入 49 项随访期限超过 6 个月的随机化临床研究，包括 312175 例受试者，共发生 39645 次主要不良血管事件，基线 LDL-C 水平为 3.16 mmol/L。分析结果显示，应用他汀治疗时 LDL-C 每降低 1 mmol/L，发生主要不良血管事件的相对危险度降低 23%，应用非他汀治疗措施（即饮食干预、回肠旁路术、胆酸隔置剂、依折麦布）时 LDL-C 每降低 1 mmol/L，发生主要不良血管事件的相对风险降低 25%。两组间疗效无显著性差异。将上述 5 种治疗方法综合分析表明，LDL-C 每降低 1 mmol/L，主要不良血管事件相对风险降低 23%。LDL-C 的绝对降幅与主要冠状动脉事件发生率显著相关。在一级预防试验中，LDL-C 每降低 1 mmol/L，冠心病死亡与心肌梗死的绝对风险降低 1.5%；在二级预防试验中，LDL-C 每降低 1 mmol/L，冠心病死亡与心肌梗死的绝对风险降低 4.6%。所以，应用他汀与非他汀治疗措施降低胆固醇水平所带来的心血管获益幅度相同。

有不少研究观察到，他汀还具有独立于降脂作用外的多效性，即该效应不依赖于 LDL-C 的降低，而其抗炎，抗氧化应激，稳定斑块等心血管保护效应。但是，他汀类药物这些非降脂作用在临床上能发挥多大的益处尚难确定。更有学者设想，他汀类药物具有心肌的直接保护作用，这种效应是完全不可能发生的。2016 年 5 月 5 日《新英格兰医学杂志》发表了阜外医院郑哲教授等完成的一项临床试验（STICS）结果，证实心脏外科围术期应用瑞舒伐他汀不能预防房颤，也不能预防心肌损伤，甚至还有损害肾功能的危险。

他汀的药动学特点是，口服后从肠道吸收，主要作用部位在肝脏。很快被分解代谢或经肠道排出体外。他汀药物口服吸收后进入血液循环的量极低，这就是为什么该类药物具有极好的安全性。早期有研究提示，静脉注射他汀后，有可能产生许多毒性作用。若心肌组织中他汀含量较高，还会对心肌产生明显的毒性作用。

ACS 属心血管极高危人群，将这类患者的 LDL-C 降至 1.8 mmol/L（70 mg/dL）以下是一种合理的选择。所以，临床上对 ACS 患者，尽早开始给予他汀类药物。这不仅能降低 ACS 急性期病死率和改善心肌缺血症状，还具有另外两点益处：①能调动患者坚持降胆固醇治疗的积极性；②能缩小临床上的"治疗空隙"，使更多的患者得到必要的降胆固醇治疗。对于 ACS 患者，进行强化降脂治疗需坚持多长时间？是尚未解决的临床问题。从理论上说，治疗时间越长，临床获益会越大。

六、ACS 他汀临床应用专家共识

ACS 患者应在住院后 24 小时内进行血脂测定，并以此作为治疗的参考值。这类患者属极高危人群，应尽早服用他汀类药物，将 LDL-C 降至<1.81 mmol/L（70 mg/dL）。

推荐 ACS 患者应用中等强度他汀，若不能有效控制 LDL-C，可考虑联合应用依折麦布。若同时合并 TG 升高，可以考虑联合应用贝特类或高浓度鱼油制剂等降血脂药，并动态监测血脂水平和用药安全。

对于那些中等强度他汀治疗可导致副作用风险增加的患者（如老年人、肝功能不全者、肾功能不全者或他汀可能与正在服用的药物互相作用的患者）可考虑低强度他汀与依折麦布联合治疗。

我国人群更应注意他汀治疗安全性，包括肝脏、肾脏、肌肉及新发糖尿病风险，他汀的安全性与剂

量相关性更大。中国人群的他汀耐受性差，心脏保护研究 2——治疗高密度脂蛋白以降低血管事件发生率（Heart Protection Study 2—Treatment of HDL to Reduce the Incidence of Vascular Events，HPS2-THRIVE）研究发现，应用同等剂量他汀后，中国人较欧美人群 LDL-C 水平更容易达标，同时也更易出现肝脏及肌肉的不良反应。

中国 ACS 患者的他汀用药原则是中强度、早治疗、广覆盖、长期坚持，需要监测 LDL-C 的达标情况，关注他汀不良反应。

〔中南大学湘雅二医院　赵水平　赵　旺〕

参考文献

[1] Hedayati T，Yadav N，Khanagavi J. Non-ST-segment acute coronary syndromes. Cardiol Clin，2018，36（1）：37-52.

[2] Koncsos P，Fülöp P，Juhász I，et al. Changes in triglyceride，HDL-C，and non-HDL-C levels in patients with acute coronary syndrome. Wien Klin Wochenschr，2016，128（23-24）：858-863.

[3] Spencer FA，Allegrone J，Goldberg RJ，et al. Association of statin therapy with outcomes of acute coronary syndromes：the GRACE study. Ann Intern Med，2004，140（11）：857-866.

[4] Fonarow GC，Wright RS，Spencer FA，et al. Effect of statin use within the first 24 hours of admission for acute myocardial infarction on early morbidity and mortality. Am J Cardiol，2005，96（5）：611-616.

[5] Schwartz GG，Olsson AG，Ezekowitz MD，et al. Effects of atorvastatin on early recurrent ischemic events in acute coronary syndromes：the MIRACL study：a randomized controlled trial. JAMA，2001，285（13）：1711-1718.

[6] Cannon CP，Braunwald E，McCabe CH，et al. Intensive versus moderate lipid lowering with statins after acute coronary syndromes. N Engl J Med，2004，350（15）：1495-1504.

[7] de Lemos JA，Blazing MA，Wiviott SD，et al. Early intensive vs a delayed conservative simvastatin strategy in patients with acute coronary syndromes：phase Z of the A to Z trial. JAMA，2004，292（11）：1307-1316.

[8] Briel M，Schwartz GG，Thompson PL，et al. Effects of early treatment with statins on short-term clinical outcomes in acute coronary syndromes：a meta-analysis of randomized controlled trials. JAMA，2006，295（17）：2046-2056.

[9] Zhao SP，Yu BL，Peng DQ，et al. The effect of moderate-dose versus double-dose statins on patients with acute coronary syndrome in China：Results of the CHILLAS trial. Atherosclerosis，2014，233（2）：707-712.

[10] Bohula EA，Wiviott SD，Giugliano RP，et al. Prevention of Stroke with the Addition of Ezetimibe to Statin Therapy in Patients with Acute Coronary Syndrome in IMPROVE-IT（Improved Reduction of Outcomes：Vytorin Efficacy International Trial）. Circulation，2017，136（25）：2440-2450.

[11] Cholesterol Treatment Trialists'（CTT）Collaboration，Baigent C，Blackwell L，et al. Efficacy and safety of more intensive lowering of LDL cholesterol：a meta-analysis of data from 170 000 participants in 26 randomised trials. Lancet，2010，376（9753）：1670-1681.

[12] Silverman MG，Ference BA，Im K，et al. Association between Lowering LDL-C and Cardiovascular Risk Reduction Among Different Therapeutic Interventions：A Systematic Review and Meta-analysis. JAMA，2016，316（12）：1289-1297.

[13] Zheng Z，Jayaram R，Jiang L，et al. Perioperative Rosuvastatin in Cardiac Surgery. N Engl J Med，2016，374（18）：1744-1753.

[14] 中国成人血脂异常防治指南修订联合委员会. 中国成人血脂异常防治指南（2016 年修订版）[J]. 中华心血管病杂志，2016，44（10）：833-853.

[15] Ribas N，Recasens L，Pérez S，et al. A new rational approach to reach LDL-cholesterol concentration objectives after an acute coronary syndrome. Clin Investig Arterioscler，2019 Jan 30. pii：S0214-9168（18）30143-8.

[16] Chow CK，Brieger D，Ryan M，et al. Secondary prevention therapies in acute coronary syndrome and relation to outcomes：observational study. Heart Asia，2019，11（1）：e011122.

[17] HPS2-THRIVE Collaborative Group，Landray MJ，Haynes R，et al. Effects of extended-release niacin with laropiprant in high-risk patients. N Engl J Med，2014，371（3）：203-212.

第二十九章　脑卒中患者的血脂管理

　　脑血管疾病的一级和二级预防是降低人群患病率，致残、致死率和减少疾病负担的关键环节。2016年《中国成人血脂异常防治指南》强调胆固醇在致动脉粥样硬化性心血管疾病（ASCVD）中的关键作用以及低密度脂蛋白胆固醇（LDL-C）在 ASCVD 发病中的核心作用，提倡以降低血 LDL-C 水平来防控 ASCVD 危险。降低 LDL-C 来防控 ASCVD 风险已达成全球共识。新指南强调，血脂异常尤其是 LDL-C 升高是导致 ASCVD 发生、发展的关键因素，全面评价 ASCVD 总体危险是血脂异常管理的必要前提。

一、流行病学调查

　　2004—2005 年完成的全国第 3 次死因回顾性抽样调查报告显示，心脑血管病已跃升至我国居民死因的首位。2014 年中国脑卒中大会公布的数据显示，20 世纪 80 年代以来我国脑卒中患病率每年以8.7％速度增加，其中缺血性脑卒中患病率约占 78％。我国学者为此也进行了脑卒中高危人群筛查和干预的流行病学调查，结果提示 40 岁以上人群脑卒中前 6 位危险因素分别是：吸烟、血脂异常、高血压、明显超重或肥胖、糖尿病及房颤或瓣膜性心脏病。之后我国各地相继开展的地区流行病学调查的结果与此基本一致。血脂异常尤其是高胆固醇血症，是脑血管病的主要危险因素。2010 年李剑虹等人对全国多个省（市、自治区），采用多阶段分层整群随机抽样的方法调查成年人血脂异常患病情况进行调查，结果显示成年居民高胆固醇血症患病率为 3.3％，18～44 岁、45～59 岁和≥60 岁居民的患病率分别为2.2％、4.7％和 4.9％；高甘油三酯（TG）血症患病率为 11.3％，18～44 岁、45～59 岁和≥60 岁居民的患病率分别为 10.1％、14.2％和 10.8％；高 LDL-C 血症患病率为 2.1％，18～44 岁、45～59 岁和≥60 岁成年居民的患病率分别为 1.3％、3.0％和 3.6％；低高密度脂蛋白胆固醇（HDL-C）血症患病率为 44.8％，18～44 岁、45～59 岁和≥60 岁成年居民的患病率分别为 46.9％、42.6％和 41.2％。2018 年有人总结山东、河南、湖南、湖北等 9 个省的成年人血脂异常流行特点，发现成年人血脂异常患病率为 39.91％，其中高胆固醇血症患病率为 9.01％，胆固醇边缘性升高为 22.54％，高 TG 血症为27.02％，低 HDL-C 为 14.36％，高 LDL-C 血症为 10.23％，除低 HDL-C 血症外，其他血脂异常的发病率均高于 2010 年李剑虹等人的全国普查结果，提示中国成年人血脂异常患病率呈现上升趋势，以平均每年 1.96％的速度增长。

　　大量临床研究反复证实，无论采取何种药物或措施，只要能使血清 LDL-C 水平显著降低，就可稳定、延缓甚至逆转动脉粥样硬化病变，显著减少心肌梗死、缺血性脑卒中事件发生和死亡风险，可显著改善脑血管疾病患者的生活质量并有效降低疾病负担。

二、脑卒中一级预防的血脂管理

（一）生活方式管理

　　胆固醇与脑血管疾病的发生密切相关。LDL-C 升高可使脑血管事件的发生率上升，而 LDL-C 下降是降低脑血管疾病风险的关键。随着我国经济的飞速发展，自 20 世纪 90 年代起我国城镇居民的饮食结构也发生了变化。居民的食物供应和膳食结构正逐步从低脂肪、低蛋白、低能量、高碳水化合物向高脂肪、高能量、低膳食纤维的"西方模式"转变。对 1997～2011 年湖北省成年居民膳食结构与膳食模式的变迁进行研究，发现 2011 年与 1997 年比较，成年居民谷类、薯类和豆类等植物性食物消费量减少，分别下降 13.5％、78.5％和 45.1％。在植物性食物消费量减少的同时，以牲畜肉、禽肉等肉类和蛋类、水产品为主的动物性食物摄入量均呈增长趋势，14 年间肉类、蛋类和水产品的平均消费量分别增加了 58.2％、52.6％和 40.8％，而成年居民食用油消费量总体上升了 12.6％。由于居民各类食物摄入状况的改变，成年居民能量及营养素的摄入量和食物来源也发生了相应的变化。谷薯类食物消费减少的同时动物性食物和食用油消费增加，使得碳水化合物的摄入量减少而脂肪的摄入量增加，碳水化合物供能比相应下降而脂肪供能比上升。2011 年居民脂肪供能比达到 35.1％，突破世界卫生组织（WHO）推荐的 30％上限。动物性食物已成为现代人群的主要食物，而胆固醇普遍存在于此类食物当中。

　　血脂异常与饮食和生活方式也有密切关系，饮食治疗和改善生活方式是血脂异常治疗的基础措施。无论是否选择药物降血脂治疗，都必须坚持控制饮食和改善生活方式。日常饮食中胆固醇的含量与人体血脂水平的关系存在争议。主流观点认为饮食中胆固醇增加时，血 LDL-C 及 HDL-C 的水平会同步升高，从而不改变 LDL-C/HDL-C 比值。研究我国大城市 1838 名男性及 2012 名女性饮食中胆固醇的含量与血脂水平的关系。研究结果提示中国人群血总胆固醇 TC 及 LDL-C 与食物胆固醇含量呈线性关系。食物胆固醇每增加 100 mg/dL，血 TC 及 LDL-C 会增加 0.6～1.0 mg/dL，但不影响血 TG 水平。高胆固醇摄入亚组（≥538.0 mg/d）发生高胆固醇血症及高 LDL-C 血症的风险比低胆固醇摄入亚组（<193.1 mg/d）高出 1.5 倍，充分证明了胆固醇摄入量与人体血脂代谢异常相关。但也有观点认为随着饮食中胆固醇的吸收增加，人体内内源性胆固醇合成会减少，并不影响人体血脂水平。但这一观点尚缺乏大规模的临床研究证实。

　　基于 2013 年全国慢性病及其危险因素监测，按多阶段分层整群抽样方法抽取全国≥18 岁居民 176 534 人，覆盖了 31 个省份的 298 个监测县（区）。利用询问调查收集对象前 12 个月的吸烟行为（吸烟状态、现在吸烟者日均吸烟量、现在每天吸烟者吸烟年限等）、慢性病（高血压、糖尿病、高胆固醇血症和高 TG 血症）相关信息，测量血压，检测血糖和血脂。本研究结果显示，被调查者中吸烟者高胆固醇血症和高 TG 血症患病率均高于非吸烟者，且患病率随日均吸烟量和吸烟年限增长而增高。多因素分析还发现吸烟男性更易患高 TG 血症，而女性吸烟者高 TG 血症和高 TC 血症患病风险均高于非吸烟者，这一结果在校正年龄、肥胖、酒精摄入等多个混杂因素后差异仍具统计学意义。相关机制可能与烟草中的尼古丁会刺激肾上腺素的分泌并导致血清中游离脂肪酸浓度升高，从而增加肝脏分泌胆固醇和 TG 有关。因此戒烟有利于血脂异常的预防及控制。

　　利用 2015 年"中国居民营养状况变迁的队列研究"中的人口经济因素、血样检测数据和体格测量数据，选择≥18 岁农民共 3 367 人作为研究对象。采用国际糖尿病联盟（IDF）于 2005 年发布的定义判定心血管代谢性危险因素，具有 2 个以上危险因素定义为危险因素聚集。采用多因素 Logistic 回归模型分析社会经济因素与各代谢性危险因素之间的关联性。研究发现，我国 15 省（自治区、直辖市）农民中约有 85.5％存在≥1 种心血管代谢性危险因素，约 50％的农民存在中心性肥胖和血压升高的代谢性危险因素。这可能是由于社会经济的发展，农民生活水平不断提高，膳食结构产生了变化，浅色蔬菜和粗粮类摄入明显降低，而高脂肪和红肉类摄入明显增加有关。同时，农业现代化的逐步实现，使得农民的体力劳动减少，进一步加剧了代谢性疾病的发生。

　　陈轲扬等人采用随机抽样抽取 2017 年温州医科大学附属第二医院健康体检中心 18～45 岁体检人群，进行问卷调查、体格检查和实验室检测，纳入研究人数 8497 人。通过多因素 Logistic 回归分析显示年龄、吸烟、饮酒、超重、职业是血脂异常的危险因素。由于年龄和职业是不可控因素，对于可控因素如酗酒或超重的人群，可以通过戒酒或者增加日常运动量来对自身血脂水平进行自我调节和管理，加强脑血管疾病的一级预防，从而降低脑血管疾病的发生风险。

　　由此可见，健康生活方式是血脂异常管理的基本措施，包括减少饱和脂肪酸（<总热量的 7％）和胆固醇（300～500 mg/d）的摄入、选择能降低 LDL-C 水平的食物如植物甾醇（2 g/d）和可溶性黏性纤维（10～25 g/d），戒烟、减轻体重、增加有规律的体力活动等。

（二）降血脂药物的应用

2016 年《中国成人血脂异常防治指南》明确推荐对于 40 岁以上男性和绝经期后女性应每年进行血脂检查；脑卒中高危人群建议定期（6 个月）检测血脂。血脂异常患者依据其危险分层决定血脂的目标值。首先应进行生活方式改变，并定期复查血脂。改变生活方式无效者可采用药物治疗。药物选择应根据患者的血脂水平及血脂异常分型决定。合并高血压、糖尿病、心血管病患者为脑卒中高危和极高危人群，此类患者不论基线 LDL-C 水平如何，均提倡采用改变生活方式同时给予他汀类药物治疗，将 LDL-C 降至 1.8 mmol/L（70 mg/dL）以下或使 LDL-C 水平比基线时下降 30%～40%。对于他汀类药物无法耐受的患者，可以考虑采用非他汀的降脂疗法，例如贝特类、依折麦布、烟酸等，但这些药物降低脑卒中风险的作用尚未得到证实。可以考虑将烟酸用于 HDL-C 降低或 Lp（a）升高者，但其对预防缺血性脑卒中的作用尚未得到证实。因烟酸治疗有增加肌病的风险，应谨慎使用。可考虑贝特类药物用于高TG 血症患者，但其对缺血性脑卒中预防的有效性尚未得到证实。

三、脑卒中二级预防的血脂管理

近 20 年来，多项大规模临床试验结果一致显示，他汀类药物在 ASCVD 一级和二级预防中均能显著降低心血管事件（包括心肌梗死、冠心病死亡和缺血性脑卒中等）危险。他汀类已成为防治这类疾病最为重要的药物。适用于高胆固醇血症、混合型高脂血症和 ASCVD 患者。目前国内临床上有瑞舒伐他汀、洛伐他汀、辛伐他汀、普伐他汀、氟伐他汀、阿托伐他汀、匹伐他汀以及具有中国循证医学证据的天然他汀药物血脂康。

2008 年强化降低胆固醇预防脑卒中（Stroke Prevention by Aggressive Reduction in Cholesterol Levels，SPARCL）研究是首个针对非心源性缺血性脑卒中或 TIA 二级预防的 RCT 研究，其结果显示阿托伐他汀 80 mg/d 强化降低胆固醇治疗 5 年可使脑卒中的相对风险降低 16%。该研究的亚组分析也表明，不同病因亚型、年龄、性别、基线胆固醇水平以及是否存在颈动脉狭窄及糖尿病的患者，他汀类药物长期治疗均有获益。

目前的研究表明他汀类药物治疗可以稳定、延缓甚至逆转颈动脉和冠状动脉粥样硬化斑块的进展，但其对颅内动脉粥样硬化斑块的影响目前尚不明确。在此背景下 2018 年首都医科大学附属北京天坛医院牵头开展了 REALM 研究，旨在阐明他汀治疗对颅内动脉粥样硬化斑块进展的影响。入组条件为：缺血性脑卒中，发病后 1 个月内；高分辨率 MRI 证实大脑中动脉 M1 段 30%～70% 狭窄且存在动脉粥样硬化斑块；LDL-C≥70 mg/dL。入组患者在前 4 周均接受瑞舒伐他汀 10 mg 治疗，随后通过调整瑞舒伐他汀的剂量使 LDL-C 水平≤1.8 mmol/L 并分别在基线、6 个月、12 个月和 24 个月时应用 HR-MRI 测量患者颅内病变血管的管腔、管壁面积和体积，以及管壁厚度。研究主要终点是瑞舒伐他汀治疗（10～20 mg/d）24 个月内，大脑中动脉粥样硬化斑块 HR-MRI 的变化（管壁面积或体积缩小≥5%）；次要终点是探索大脑中动脉斑块的最大管壁厚度、体积及管腔狭窄程度的变化与 LDL-C、HDL-C 和 HS-CRP 水平变化之间的关系或 2 年后卒中或 TIA 的复发。计划入组 160 例，目前已有 121 例患者入选，并于 6 个月随访时接受了 HR-MRI 检查。其中患者平均年龄为（48.2±11.5）岁，男性 75例。6 个月随访时，瑞舒伐他汀治疗后 LDL-C 水平从基线的(2.7±1.1)mmol/L 降至(1.9±0.6)mmol/L。其中 53 例（43.8%）和 34 例（28.1%）患者分别出现斑块逆转或斑块稳定。6 个月随访结果显示，瑞舒伐他汀治疗可稳定和逆转颅内动脉粥样硬化斑块的进展，可为临床上根据大脑中动脉斑块负荷情况个体化选择他汀用药剂量提供证据，同时对选择适合给予强化他汀治疗的目标人群也有提示意义。

部分国外指南推荐临床降血脂治疗起始就使用高强度他汀类药物，但由于种族因素，中国人群高强度他汀类药物治疗所带来的肌肉及肝脏损伤风险明显增高。因此在中国人群中最大允许使用剂量他汀类药物的临床获益递增及安全性尚未能确定。我国也在不断进行降脂研究以探索和制定适合中国人群的降血脂策略。

2015 年，原国家卫生和计划生育委员会颁布了《中国缺血性脑卒中血脂管理指导规范》。此规范推荐：①发病时已服用他汀类药物的缺血性脑卒中患者，在急性期继续他汀类药物治疗是合理的。②缺血性脑卒中发病前未使用他汀类药物的患者，如果没有禁忌证，发病后可早期采用他汀类药物治疗。③对非心源性缺血性脑卒中/TIA 患者，长期使用他汀类药物可以预防缺血性脑卒中/TIA 的复发。④对有动脉粥样硬化证据、LDL-C＞100 mg/dL（2.6 mmol/L）、无已知冠心病的缺血性脑卒中/TIA 患者推荐降胆固醇治疗。降脂推荐使用他汀类药物治疗。对于有动脉粥样硬化证据的缺血性脑卒中/TIA 患者，胆固醇降低目标为 LDL-C＜100 mg/dL，而伴有多种危险因素的极高危患者目标值为 LDL-C＜70 mg/dL（1.8 mmol/L）或较基线值下降≥50％。⑤若缺血性脑卒中/TIA 患者考虑其病因可能是动脉粥样硬化所致，即使胆固醇水平正常、无冠心病或无动脉粥样硬化证据，也应考虑他汀类药物治疗以降低血管性事件发生风险。⑥服用他汀类药物达到最大治疗剂量但 LDL-C 仍无法达标的患者或有他汀类药物禁忌证或不耐受时，可以考虑联合或换用胆固醇吸收抑制药或其他类降血脂药。⑦缺血性脑卒中/TIA 患者，推荐同时采用其他非药物干预方式，推荐生活方式干预，包括控制体重和合理膳食等。

2016 年《中国成人血脂异常防治指南》指出中国成人血脂异常特点为平均总胆固醇 LDL-C 水平较西方人群低，中等剂量的他汀可使 70％的人群 LDL-C 达标，大剂量他汀治疗后可出现患者耐受性差及高 TG 血症现象较常见。2014 年发表在《新英格兰杂志》上的中国与欧洲合作的多中心随机双盲安慰剂对照研究 HPS2-THRIVE，是一项 ASCVD 二级预防研究，该试验共入组 25673 例（欧洲 14741 例和中国 10932 例）明确的心血管疾病患者，是迄今为止规模最大的关于他汀类药物在治疗高危心血管疾病中的净临床获益。该研究结果提示中国患者达到同样 LDL-C 目标所需他汀剂量偏低，中国人对同等剂量他汀的耐受性较差。这可能与基因多态性影响中国人群的他汀代谢有关。不同种类与剂量的他汀降胆固醇幅度有较大差别，所有他汀常用剂量能有效降低 LDL-C，可满足中国大部分极高危、高危患者的降血脂治疗需要。任何一种他汀类药物剂量倍增时，LDL-C 进一步降低幅度仅约 6％，即所谓"他汀疗效 6％原则"。《指南》主张 LDL-C 达标为中国人群药物干预血脂异常的基本要求，建议他汀类药物在中国血脂异常人群中早期、合理及长期应用，推荐中等剂量的他汀类药物为中国人群的常用剂量。我国将 LDL-C 降幅在 25％～50％的不同种类的他汀定义为中强度他汀。因为大量研究已表明，与安慰剂相比，LDL-C 降低＞15％即可见心血管事件的明显获益，25％～50％则在此基础上按"他汀疗效 6％原则"，而常规剂量他汀降 LDL-C 的基本效果达到中等强度，即可临床获益。

如他汀类药物不能达标或不能耐受，应选择降血脂药物的联合应用。依折麦布通过减少肠道胆固醇吸收、降低肝细胞内的胆固醇水平，引起肝脏 LDL 受体上调，从而降低血浆胆固醇水平。与他汀类药物联合应用可大大提高降血脂疗效，进一步降低 LDL-C 水平 15％～20％，并且不增加他汀类药物的肝脏毒性和相关肌病发现。但他汀与烟酸类药物联用的长期安全性目前尚不清楚。HPS2-THRIVE 研究的另一结果发现入组患者在接受辛伐他汀 40 mg/d 或必要时加用依折麦布 10mg 治疗，已将总胆固醇水平降至＜3.5 mmol/L。在此基础上，随机分别给予缓释烟酸制剂或安慰剂。平均随访 3.9 年，服用烟酸缓释剂者主要心血管事件发生率与服用安慰剂者相比无统计学差异，但糖尿病并发症、新发糖尿病风险、肌病及肌溶解、严重感染及出血等不良反应却显著增加。

四、他汀在脑卒中防治中的安全性评价

脑出血发生与血脂水平的关系目前仍不清楚。2018 年我国一项巢式病例对照研究——CKB 研究纳入了 512891 例 30～79 岁的患者，研究了血脂与心肌梗死、脑梗死以及脑出血的关系。研究结果表明，心肌梗死及脑梗死均与脂蛋白水平的高低及各种脂蛋白的比例构成有关，而脑出血的发生与任何一种脂蛋白水平均无统计学意义上的联系，ICH 与高血压及血管脆性增大有关，而与动脉粥样硬化的关系较小。搜索近 30 年相关的前瞻性研究，并对 TC、HDL-C、LDL-C 与出血性脑卒中（包括 ICH 及 SAH）进行了 Meta 分析，结果表明总胆固醇水平与出血性脑卒中风险呈反比，TC 水平每增加 1 mmol/L，出血性脑卒中的风险会下降 15％；LDL-C 水平越低，出血性脑卒中的风险越大；而 HDL-C 水平与出血性脑卒中风险呈正比。因此，脑出血与血脂异常的关系目前尚未明确，有待未来的进一步探究。

五、当今问题及展望

血脂异常与缺血性脑卒中和 TIA 发作的相关性已取得共识。心血管疾病高风险患者应用降胆固醇治疗可减少脑卒中的风险。他汀强化降胆固醇治疗与非强化治疗相比更能降低脑卒中风险。缺血性脑卒中患者，不仅具有脑血管事件再发风险，也存在心肌梗死发生的风险。二级预防降血脂治疗可减少脑卒中、心肌梗死和血管性死亡风险。

〔中南大学湘雅二医院　肖志杰〕

参考文献

[1] 中华医学会神经病学分会，中华医学会神经病学分会脑血管病学组. 中国脑血管病一级预防指南 2015. 中华神经科杂志，2015，48（8）：629 - 643.

[2] 郭丽花，胡如英，龚巍巍，等. 脑卒中危险因素研究进展. 中国老年学杂志，2017，37（17）：4413 - 4416.

[3] 李剑虹，王丽敏，李镒冲，等. 2010 年我国成年人血脂异常流行特点. 中华预防医学杂志，2012，46（5）：414 - 418.

[4] 戴璟，闵杰青，杨云娟. 中国九省市成年人血脂异常流行特点研究. 中华心血管病杂志，2018，46（2）：114 - 118.

[5] 中国成人血脂异常防治指南修订联合委员会. 中国成人血脂异常防治指南（2016 年修订版）. 中华心血管病杂志，2016，44（10）：833 - 853.

[6] 刘爽，李骏，龚晨睿，等. 湖北省成年居民膳食结构与膳食模式的变迁研究（1997—2011 年）. 华中科技大学学报（医学版），2018，47（3）：309 - 313.

[7] Barona J，Fernandez ML. Dietary cholesterol affects plasma lipid levels，the intravascular processing of lipoproteins and reverse cholesterol transport without increasing the risk for heart disease. Nutrients，2012，4：1015 - 1025.

[8] Zhu Z，FanWu，Lu Y，et al. The Association of Dietary Cholesterol and Fatty Acids with Dyslipidemia in Chinese Metropolitan Men andWomen. Nutrients，2018，10：1 - 16.

[9] Lecerf J.，de Lorgeril M. Dietary cholesterol：From physiology to cardiovascular risk. Br，J，Nutr，2011，106：6 - 14.

[10] 尚婕，张梅，赵振平，等. 2013 年中国成年人吸烟状况与多种慢性病的关联研究. 中华流行病学杂志，2018，39（4）：433 - 438.

[11] 王柳森，张兵，王惠君，等. 中国 15 个省份农民心血管代谢性危险因素分析. 中华流行病学杂志，2018，39（9）：1239 - 1243.

[12] 陈轲扬，胡蓓蕾，陈松芳，等. 青年体检人群血脂异常情况及危险因素. 温州医科大学学报，2018，48（4）：275 -279.

[13] The HPS2-THRIVE Collaborative Group. Effects of Extended-Release Niacin with Laropiprant in High-Risk Patients. N Engl J Med，2014，7：203 - 212.

[14] 丁香园. 中国缺血性脑卒中血脂管理指导规范. 实用心脑肺血管病杂志，2015（4）：117 - 117.

[15] 武阳丰，赵冬，周北凡，等. 中国成人血脂异常诊断和危险分层方案的研究. 中华心血管病杂志，2007，35（5）：428 - 433.

[16] Holmes MV，Millwood IY，Kartsonaki C，et al. On Behalf of the China Kadoorie Biobank Collaborative Group. Lipids，Lipoproteins，and Metabolites and Risk of Myocardial Infarction and Stroke. J Am Coll Cardiol，2018，6：621 - 632.

第三十章 中国人群他汀治疗后血脂达标情况调查

动脉粥样硬化性心血管疾病（atherosclerotic cardiovascular disease，ASCVD）已成为我国城乡居民首位死亡原因。血脂异常是一类表现为人体内脂蛋白代谢异常的疾病，包括以低密度脂蛋白-胆固醇（low-density lipoprotein cholesterol，LDL-C）升高为主的高胆固醇血症等。血脂异常是 ASCVD 的核心致病性危险因素，参与动脉粥样硬化的发生和发展全过程。近年来，随着社会经济发展和生活水平提高，中国居民的生活方式和膳食结构发生了极大改变，导致血脂平均水平明显上升，血脂异常患病率高达 41.9%。

一、基本资料

为了明确中国患者血脂异常流行病学和治疗情况，研究人员于 2012 年 3～10 月进行了中国血脂异常调查研究（DYSlipidemia International Study-China，DYSIS-China）。DYSIS-China 是一项多中心、横断面、非干预性血脂流行病学探索性研究，主要研究目的是在中国年龄≥45 岁并接受降脂药物且治疗的门诊患者中估算血脂异常的比率、血脂异常类型，次要研究目的是在不同血脂异常患者亚组中评估患者特征，如心血管风险水平等。DYSIS-China 在中国 6 个代表性地区（东北、华北、华东、中南、西南和西北）中 22 个省市 122 家不同级别医院（包括一级、二级和三级医院）的心血管内科、神经内科、内分泌科、老年科和普通内科等临床科室展开。共有超过 700 名来自上述科室的临床医生以及统计学、流行病学专家参与调查本研究。该研究共纳入 25317 例接受至少一种降脂药物治疗至少 3 个月的 45 岁以上门诊患者。研究人员通过临床资料收集及实验室检查记录入选患者的人口统计数据、心血管危险因素和相应的降脂治疗方案。临床资料主要包括性别、年龄、身高、体重、体重指数（Body Mass Index，BMI）、超重、肥胖、腰围、吸烟史、饮酒史、久坐生活方式、一级直系亲属早发冠心病史、伴随疾病史（冠心病、糖尿病、高血压、脑血管疾病、外周动脉疾病等）、降脂治疗方案和他汀单药治疗强度。其中，正常体重定义为 BMI<25 kg/m²，超重定义为 25≤BMI<30 kg/m²，肥胖定义为 BMI≥30 kg/m²。吸烟史定义为如果目前吸烟或戒烟小于 1 年，则归为"目前吸烟"；如果戒烟超过 1 年，则归为"已戒烟"。饮酒史定义为如果平均每天饮白酒 50 mL 及以上，或者红酒按照每天 150 mL 及以上，或者啤酒按照每天 500 mL 及以上，则归为"目前饮酒"；如戒酒超过 1 年，则归为"已戒酒"。久坐生活方式定义为患者不进行常规体力活动（即每周 3～4 天至少步行 20～30 分钟或等量运动）。实验室检查主要包括血压，总胆固醇（total cholesterol，TC），LDL-C，高密度脂蛋白-胆固醇（high-density lipoprotein cholesterol，HDL-C），甘油三酯（triglyceride，TG）和非-高密度脂蛋白-胆固醇（non-high-density lipoprotein cholesterol，非-HDL-C）等空腹血脂，空腹血糖以及糖化血红蛋白（glycosylated hemoglobin，HbA1c）。高血压控制达标以 2013 年欧洲高血压学会（European Society of Hypertension，ESH）及欧洲心脏病学会（European Society of Cardiology，ESC）动脉高血压管理指南为准。降脂治疗方案主要统计他汀治疗和他汀单药治疗情况，以辛伐他汀治疗剂量或等价他汀来划分他汀单药治疗强度。同时，研究医生根据《中国成人血脂异常防治指南》对入选患者进行总体心血管危险评估，按照 LDL-C 或 TC 水平、有无高血压及其他 ASCVD 危险因素个数分成 21 种组合，并按照不同组合的 ASCVD10 年发病平均危险按<5%，5%～9% 和≥10% 分别定义为低危、中危和高危患者，并将 ASCVD 患者直接定义为极高危患者。而针对这些血脂异常患者的首要治疗目标是：低危和中危患者 LDL-C<3.4 mmol/L，高危患者 LDL-C<2.6 mmol/L，极高危患者 LDL-C<1.8 mmol/L；次要治疗目标是：低危

和中危患者非-HDL-C＜4.1 mmol/L，高危患者非-HDL-C＜3.4 mmol/L，极高危患者非-HDL-C＜2.6 mmol/L。

　　数据显示 DYSIS-China 中全体患者以高危（48.2%）和极高危患者（48.4%）为主（表 30-1）。患者平均年龄为 65.8 岁，48.7% 患者为女性，平均身高为 164.3 cm，平均体重为 66.9 kg，平均 BMI 为 24.7 kg/m²。BMI＜25 kg/m² 的正常体重患者超过一半（56.3%），BMI≥30 kg/m² 的肥胖患者仅占 5.5%。大多数患者未吸烟（70.0%）和未饮酒（81.5%）。19.7% 患者有久坐生活方式，9.1% 患者有一级直系亲属早发冠心病史。近三分之二（65.8%）患者患有高血压，近一半（48.4%）患者患有冠心病，三分之一（34.7%）患者患有糖尿病。患者平均危险因素数量为 3.2。血压方面，患者平均收缩压为 130.9 mmHg，平均舒张压为 78.2 mmHg，40.5% 患者高血压控制达标。空腹血脂方面，患者平均 TC 为 4.5 mmol/L，平均 LDL-C 为 2.5 mmol/L，平均 HDL-C 为 1.2 mmol/L，平均 TG 为 1.5 mmol/L，平均非-HDL-C 为 3.2 mmol/L。血糖方面，患者平均空腹血糖为 5.7 mmol/L，超过一半（55.3%）糖尿病患者 HbA1c 控制在 7.0% 以下。东北地区患者最多（18.0%）。患者大多就诊三级医院（50.8%）和心血管内科（29.6%）。治疗方面，88.4% 患者使用他汀治疗，主要使用辛伐他汀（41.3%）和阿托伐他汀（41.6%）。而 87.7% 患者使用他汀单药治疗，这些患者主要使用 20 mg/d 辛伐他汀或等价他汀（47.0%）和 40 mg/d 辛伐他汀或等价他汀（38.6%）。

表 30-1　　　　　　　　　　　　　　　　　　　　患者基本特征

	全体患者（N=25317）
危险分层	
低危	1.5%
中危	1.9%
高危	48.2%
极高危	48.4%
个人资料	
年龄（岁）	65.8
女性	48.7%
体格检查	
身高（cm）	164.3
体重（kg）	66.9
BMI（kg/m²）	24.7
BMI＜25 kg/m²（正常体重）	56.3%
25≤BMI＜30 kg/m²（超重）	38.2%
BMI≥28 kg/m²	13.7%
BMI≥30 kg/m²（肥胖）	5.5%
腰围＞102 cm（男）/＞88 cm（女）	20.7%
吸烟史	
未吸烟	70.0%
已戒烟	17.6%
目前吸烟	12.4%
饮酒史	
未饮酒	81.5%
已戒酒	9.4%
目前饮酒	9.1%
久坐生活方式	19.7%

续表 1

	全体患者（N=25317）
一级直系亲属早发冠心病史	9.1%
伴随疾病	
冠心病	48.4%
糖尿病	34.7%
冠心病合并糖尿病	15.8%
高血压	65.8%
脑血管疾病	16.9%
外周动脉疾病	1.0%
危险因素数量	3.2
血压	
收缩压（mmHg）	130.9
舒张压（mmHg）	78.2
收缩压≥160 mmHg且舒张压≥100 mmHg	0.0%
血压<140/90 mmHg	66.5%
血压<130/80 mmHg	26.8%
高血压控制达标	40.5%
空腹血脂	
TC（mmol/L）	4.5
LDL-C（mmol/L）	2.5
HDL-C（mmol/L）	1.2
TG（mmol/L）	1.5
非-HDL-C（mmol/L）	3.2
血糖	
空腹血糖（mmol/L）	5.7
糖尿病患者HbA1c（%）	6.8
HbA1c<6.5%的糖尿病患者	39.0%
HbA1c<7.0%的糖尿病患者	55.3%
地理区域	
华北地区	17.6%
东北地区	18.0%
华东地区	16.8%
中南地区	16.1%
西南地区	16.0%
西北地区	15.5%
医院等级	
一级医院	24.1%
二级医院	25.1%
三级医院	50.8%
就诊科室	
心血管内科	29.6%
神经内科	12.5%
内分泌科	15.1%
老年科	9.1%
普通内科	26.1%

续表 2

	全体患者（N＝25317）
其他科室	7.6%
使用他汀治疗患者	88.4%
他汀治疗方式	
辛伐他汀	41.3%
阿托伐他汀	41.6%
瑞舒伐他汀	9.7%
普伐他汀	3.7%
氟伐他汀	2.9%
洛伐他汀	0.8%
使用他汀单药治疗患者	87.7%
他汀单药治疗强度	
5 mg/d 辛伐他汀或等价他汀	1.4%
10 mg/d 辛伐他汀或等价他汀	11.8%
20 mg/d 辛伐他汀或等价他汀	47.0%
40 mg/d 辛伐他汀或等价他汀	38.6%
≥80 mg/d 辛伐他汀或等价他汀	1.2%

二、血脂达标情况

DYSIS-China 中，血脂达标患者，即 LDL-C 和非-HDL-C 均达标，为 7923 名，血脂未达标患者为 17394 名（表 30-2）。相比血脂达标患者，血脂未达标患者年龄更小，女性比例更高，身高更低，BMI 更大，正常体重患者比例更低，超重患者、肥胖患者和腰围＞102 cm（男）/＞88 cm（女）患者比例更多。在血脂未达标患者中，未吸烟、目前吸烟、一级直系亲属早发冠心病史以及伴随冠心病、脑血管疾病或外周动脉疾病比例高于血脂达标患者，已戒烟比例低于血脂达标患者。但是，血脂达标患者和血脂未达标患者之间，体重、饮酒史、久坐生活方式以及伴随糖尿病或高血压比例没有明显差异。另外，血脂未达标患者危险因素（3.3）多于血脂达标患者（3.0）。血压方面，血脂未达标患者收缩压和舒张压比血脂达标患者更高，高血压控制达标率更低。空腹血脂方面，血脂未达标患者 TC、LDL-C、HDL-C、TG 和非-HDL-C 均高于血脂达标患者。血糖方面，相比血脂达标患者，血脂未达标患者的空腹血糖更高，血脂未达标合并糖尿病患者 HbA1c 更高，HbA1c 控制在 7.0% 或 6.5% 以下的患者比例也更低。血脂达标患者中华北地区比例最多（20.1%），血脂未达标患者中东北地区比例最多（20.9%）。超过一半（56.8%）血脂达标患者就诊三级医院。血脂达标患者多就诊心血管内科（34.5%），血脂未达标患者多就诊普通内科（29.0%）。治疗方面，血脂达标患者中使用阿托伐他汀（46.4%）最多，血脂未达标患者中使用辛伐他汀（44.0%）最多。绝大部分血脂达标和未达标患者均使用 20～40 mg/d 辛伐他汀或等价他汀。

表 30-2　　　　　　　　　　　　　血脂达标和未达标患者特征

	血脂达标患者（N＝7923）	血脂未达标患者（N＝17394）
危险分层		
低危	4.7%	0.0%
中危	4.6%	0.7%
高危	54.6%	45.3%
极高危	36.2%	53.9%

续表1

	血脂达标患者（N＝7923）	血脂未达标患者（N＝17394）
个人资料		
年龄（岁）	66.3	65.6
女性	43.4%	51.2%
体格检查		
身高（cm）	164.8	164.1
体重（kg）	66.7	67.0
BMI（kg/m²）	24.5	24.8
BMI＜25 kg/m²（正常体重）	59.3%	54.9%
25≤BMI＜30 kg/m²（超重）	35.8%	39.3%
BMI≥28 kg/m²	12.5%	14.2%
BMI≥30 kg/m²（肥胖）	4.8%	5.7%
腰围＞102 cm（男）/＞88 cm（女）	18.1%	21.9%
吸烟史		
未吸烟	68.9%	70.5%
已戒烟	19.3%	16.8%
目前吸烟	11.8%	12.7%
饮酒史		
未饮酒	81.4%	81.5%
已戒酒	9.9%	9.2%
目前饮酒	8.6%	9.3%
久坐生活方式	19.4%	19.9%
一级直系亲属早发冠心病史	8.2%	9.4%
伴随疾病		
冠心病	36.2%	53.9%
糖尿病	35.3%	34.4%
冠心病合并糖尿病	11.9%	17.5%
高血压	65.7%	65.8%
脑血管疾病	11.2%	19.5%
外周动脉疾病	0.8%	1.2%
危险因素数量	3.0	3.3
血压		
收缩压（mmHg）	129.0	131.7
舒张压（mmHg）	76.8	78.8
收缩压≥160 mmHg且舒张压≥100 mmHg	0.0%	0.0%
血压＜140/90 mmHg	71.9%	64.0%
血压＜130/80 mmHg	31.6%	24.7%
高血压控制达标	48.6%	36.8%
空腹血脂		
TC（mmol/L）	3.5	4.9
LDL-C（mmol/L）	1.7	2.9
HDL-C（mmol/L）	1.2	1.2
TG（mmol/L）	1.2	1.7
非-HDL-C（mmol/L）	2.3	3.7

续表 2

	血脂达标患者（N=7923）	血脂未达标患者（N=17394）
血糖		
空腹血糖（mmol/L）	5.6	5.7
糖尿病患者 HbA1c（%）	6.6	6.9
HbA1c<6.5%的糖尿病患者	45.2%	35.8%
HbA1c<7.0%的糖尿病患者	63.1%	51.5%
地理区域		
华北地区	20.1%	16.4%
东北地区	11.6%	20.9%
华东地区	18.5%	16.0%
中南地区	16.2%	16.1%
西南地区	19.0%	14.6%
西北地区	14.6%	15.9%
医院等级		
一级医院	19.0%	26.4%
二级医院	24.2%	25.5%
三级医院	56.8%	48.1%
就诊科室		
心血管内科	34.5%	27.4%
神经内科	11.6%	12.9%
内分泌科	16.8%	14.4%
老年科	10.1%	8.6%
普通内科	19.8%	29.0%
其他科室	7.2%	7.8%
使用他汀治疗患者	90.5%	87.4%
他汀治疗方式		
辛伐他汀	35.6%	44.0%
阿托伐他汀	46.4%	39.4%
瑞舒伐他汀	11.2%	9.0%
普伐他汀	4.2%	3.5%
氟伐他汀	1.9%	3.3%
洛伐他汀	0.8%	0.8%
使用他汀单药治疗患者	89.4%	86.9%
他汀单药治疗强度		
5 mg/d 辛伐他汀或等价他汀	1.4%	1.4%
10 mg/d 辛伐他汀或等价他汀	10.3%	12.5%
20 mg/d 辛伐他汀或等价他汀	46.9%	47.1%
40 mg/d 辛伐他汀或等价他汀	40.4%	37.8%
≥80 mg/d 辛伐他汀或等价他汀	1.0%	1.2%

DYSIS-China 中，低危患者为 373 名，中危患者为 489 名，高危患者为 12213 名，极高危患者为 12242 名（表 30-3）。相比低危和中危患者，高危和极高危患者年龄更大，女性比例更少，身高更高，体重更重，BMI 更大，正常体重患者比例更低，超重患者和肥胖患者比例更高。高危患者中腰围>102 cm（男）/>88 cm（女）患者比例最多（21.1%）。在高危和极高危患者中，未吸烟和未饮酒比例低于低危和中危患者，已戒烟、目前吸烟、已戒酒、目前饮酒、久坐生活方式、一级直系亲属早发冠心病史以及伴随糖尿病或高血压比例高于低危和中危患者。另外，高危（3.2）和极高危患者（3.3）的危险因素数量也多

于低危（2.2）和中危患者（2.9）。血压方面，高危和极高危患者的收缩压和舒张压比低危和中危患者更高，高血压控制达标率更低。空腹血脂方面，中危和高危患者的 TC、LDL-C 和非-HDL-C 高于其他患者，而高危和极高危患者 TG 高于其他患者，HDL-C 低于其他患者。血糖方面，相比低危和中危患者，高危和极高危患者的空腹血糖更高，高危和极高危合并糖尿病患者 HbA1c 更高，HbA1c 控制在 7.0% 或 6.5% 以下的患者比例也更低。低危（28.4%）和中危患者（24.1%）以华北地区比例最多，高危患者中西南地区比例最多（19.4%），极高危患者中华东地区比例最多（19.8%）。超过一半的低危（53.9%）和极高危患者（56.2%）集中就诊三级医院。低危（33.2%）和极高危患者（41.2%）多就诊心血管内科，但中危（25.4%）和高危患者（30.7%）多就诊普通内科。治疗方面，极高危患者使用他汀比例最高（94.4%），低危（42.7%）、中危（44.6%）和高危患者（48.3%）使用辛伐他汀比例最多，极高危患者使用阿托伐他汀比例最多（48.1%）。而极高危患者使用他汀单药治疗比例仍是最高（94.2%），低危（55.4%）、中危（47.3%）和高危患者（52.9%）主要使用 20 mg/d 辛伐他汀或等价他汀，极高危患者主要使用 40 mg/d 辛伐他汀或等价他汀（46.5%）。

表 30-3 各危险分层患者特征

	低危患者 (N=373)	中危患者 (N=489)	高危患者 (N=12213)	极高危患者 (N=12242)
个人资料				
年龄（岁）	61.0	62.6	63.7	68.1
女性	70.8%	75.3%	53.7%	42.1%
体格检查				
身高（cm）	162.0	161.6	163.9	164.9
体重（kg）	61.4	60.9	66.9	67.3
BMI（kg/m²）	23.3	23.3	24.8	24.7
BMI<25 kg/m²（正常体重）	74.5%	76.9%	54.9%	56.4%
25≤BMI<30 kg/m²（超重）	23.9%	20.4%	39.3%	38.3%
BMI≥28 kg/m²	4.3%	5.5%	14.4%	13.6%
BMI≥30 kg/m²（肥胖）	1.6%	2.7%	5.8%	5.4%
腰围>102cm（男）/>88cm（女）	14.1%	20.9%	21.1%	20.6%
吸烟史				
未吸烟	86.1%	88.3%	74.8%	64.0%
已戒烟	9.7%	7.0%	12.7%	23.1%
目前吸烟	4.3%	4.7%	12.6%	12.8%
饮酒史				
未饮酒	93.3%	91.4%	83.0%	79.2%
已戒酒	4.3%	3.5%	6.8%	12.5%
目前饮酒	2.4%	5.1%	10.2%	8.3%
久坐生活方式	13.1%	10.6%	17.7%	22.3%
一级直系亲属早发冠心病史	2.1%	2.9%	7.8%	10.8%
伴随疾病				
冠心病	0.0%	0.0%	0.0%	100.0%
糖尿病	0.5%	1.8%	39.1%	32.6%
冠心病合并糖尿病	0.0%	0.0%	0.0%	32.6%
高血压	5.4%	5.9%	61.9%	73.9%
脑血管疾病	0.0%	0.0%	0.0%	35.0%
外周动脉疾病	0.0%	0.0%	0.0%	2.1%

续表 1

	低危患者 （N=373）	中危患者 （N=489）	高危患者 （N=12213）	极高危患者 （N=12242）
危险因素数量	2.2	2.9	3.2	3.3
血压				
收缩压（mmHg）	119.1	119.5	130.9	131.7
舒张压（mmHg）	73.1	72.9	78.7	78.0
收缩压≥160 mmHg 且舒张压≥100 mmHg	0.0%	0.0%	0.0%	0.0%
血压<140/90 mmHg	100.0%	100.0%	66.7%	63.9%
血压<130/80 mmHg	54.0%	56.0%	26.1%	25.6%
高血压控制达标	99.7%	99.0%	51.2%	25.7%
空腹血脂				
TC（mmol/L）	3.9	4.9	4.8	4.2
LDL-C（mmol/L）	2.2	2.8	2.7	2.3
HDL-C（mmol/L）	1.4	1.5	1.3	1.2
TG（mmol/L）	1.1	1.1	1.7	1.4
非-HDL-C（mmol/L）	2.5	3.3	3.5	2.9
血糖				
空腹血糖（mmol/L）	5.1	5.2	5.9	5.6
糖尿病患者 HbA1c（%）	5.6	5.9	6.9	6.6
HbA1c<6.5%的糖尿病患者	85.7%	79.3%	34.6%	44.8%
HbA1c<7.0%的糖尿病患者	92.9%	93.1%	51.3%	60.7%
地理区域				
华北地区	28.4%	24.1%	18.2%	16.3%
东北地区	18.8%	20.4%	16.5%	19.4%
华东地区	12.1%	12.9%	14.1%	19.8%
中南地区	17.2%	19.0%	16.3%	15.8%
西南地区	7.5%	10.8%	19.4%	13.0%
西北地区	16.1%	12.7%	15.4%	15.7%
医院等级				
一级医院	22.0%	30.7%	30.8%	17.2%
二级医院	24.1%	22.3%	23.8%	26.6%
三级医院	53.9%	47.0%	45.5%	56.2%
就诊科室				
心血管内科	33.2%	24.3%	18.1%	41.2%
神经内科	12.6%	10.8%	8.8%	16.2%
内分泌科	11.3%	12.5%	22.4%	8.1%
老年科	9.4%	10.0%	8.6%	9.5%
普通内科	23.1%	25.4%	30.7%	21.6%
其他科室	10.5%	17.0%	11.3%	3.4%
使用他汀治疗患者	90.3%	85.7%	82.4%	94.4%
他汀治疗方式				
辛伐他汀	42.7%	44.6%	48.3%	35.0%
阿托伐他汀	36.8%	32.5%	34.7%	48.1%

续表 2

	低危患者 （N=373）	中危患者 （N=489）	高危患者 （N=12213）	极高危患者 （N=12242）
瑞舒伐他汀	9.2%	9.8%	8.1%	11.1%
普伐他汀	7.4%	9.1%	4.5%	2.8%
氟伐他汀	2.7%	2.9%	3.8%	2.1%
洛伐他汀	1.2%	1.2%	0.6%	0.9%
使用他汀单药治疗患者	86.6%	82.6%	81.5%	94.2%
他汀单药治疗强度				
5 mg/d 辛伐他汀或等价他汀	3.7%	3.2%	2.0%	0.8%
10 mg/d 辛伐他汀或等价他汀	14.6%	22.0%	13.7%	9.8%
20 mg/d 辛伐他汀或等价他汀	55.4%	47.3%	52.9%	41.7%
40 mg/d 辛伐他汀或等价他汀	26.0%	26.0%	30.5%	46.5%
≥80 mg/d 辛伐他汀或等价他汀	0.3%	1.5%	0.9%	1.4%

三、影响血脂达标的因素

DYSIS-China 中，全体患者血脂达标率仅为 31.3%。高危和极高危患者血脂达标率远低于低危和中危患者，极高危患者最低（23.4%）。东北地区患者血脂达标率最低（20.2%）。就诊三级医院患者血脂达标率（35.0%）高于一、二级医院。而就诊心血管内科患者血脂达标率最高（36.5%），就诊普通内科患者血脂达标率最低（23.7%）。使用瑞舒伐他汀患者的血脂达标率最高（37.1%）。使用 40 mg/d 辛伐他汀或等价他汀患者血脂达标率最高（33.4%），使用≥80 mg/d 辛伐他汀或等价他汀患者血脂达标率最低（26.5%）。进一步细分至 LDL-C 达标率和非- HDL-C 达标率。全体患者 LDL-C 达标率为 37.3%，非- HDL-C 达标率为 43.0%。高危和极高危患者 LDL-C 达标率和非- HDL-C 达标率均低于低危和中危患者，极高危患者最低（26.9%，36.9%）。东北地区患者 LDL-C 达标率（24.2%）和非- HDL-C 达标率最低（33.3%）。就诊三级医院患者的 LDL-C 达标率（39.9%）和非- HDL-C 达标率（46.8%）高于一、二级医院。就诊心血管内科患者的 LDL-C 达标率（41.4%）和非- HDL-C 达标率最高（49.7%），而就诊普通内科患者的 LDL-C 达标率（30.5%）和非- HDL-C 达标率最低（35.3%）。使用普伐他汀患者的 LDL-C 达标率（41.4%）和非- HDL-C 达标率最高（49.1%）。使用 40 mg/d 辛伐他汀或等价他汀患者的 LDL-C 达标率（38.2%）和非- HDL-C 达标率最高（45.2%），而使用≥80 mg/d 辛伐他汀或等价他汀患者的 LDL-C 达标率（30.0%）和使用 10 mg/d 辛伐他汀或等价他汀患者的非- HDL-C 达标率最低（39.0%）（表 30-4）。

表 30-4　　血脂达标率、LDL-C 达标率和非- HDL-C 达标率

	血脂达标率	LDL-C 达标率	非- HDL-C 达标率
全体患者	31.3%	37.3%	43.0%
危险分层			
低危	99.5%	99.7%	99.7%
中危	73.8%	78.5%	83.4%
高危	35.4%	44.1%	45.7%
极高危	23.4%	26.9%	36.9%
地理区域			
华北地区	35.7%	40.8%	47.8%
东北地区	20.2%	24.2%	33.3%
华东地区	34.5%	38.8%	44.7%

续表

	血脂达标率	LDL-C 达标率	非- HDL-C 达标率
中南地区	31.4%	38.7%	42.8%
西南地区	37.3%	45.7%	47.1%
西北地区	29.5%	36.5%	42.8%
医院等级			
一级医院	24.8%	32.7%	35.3%
二级医院	30.1%	36.3%	42.7%
三级医院	35.0%	39.9%	46.8%
就诊科室			
心血管内科	36.5%	41.4%	49.7%
神经内科	29.0%	33.1%	40.1%
内分泌科	34.8%	40.7%	44.7%
老年科	34.9%	40.1%	45.9%
普通内科	23.7%	30.5%	35.3%
其他科室	29.5%	40.9%	40.9%
使用他汀治疗患者	32.1%	37.3%	44.0%
他汀治疗方式			
辛伐他汀	27.6%	33.6%	40.4%
阿托伐他汀	35.7%	40.4%	47.3%
瑞舒伐他汀	37.1%	40.9%	47.5%
普伐他汀	35.9%	41.4%	49.1%
氟伐他汀	21.2%	26.5%	31.9%
洛伐他汀	31.1%	40.7%	38.4%
使用他汀单药治疗患者	31.9%	37.1%	43.9%
他汀单药治疗强度			
5 mg/d 辛伐他汀或等价他汀	31.1%	37.5%	42.6%
10 mg/d 辛伐他汀或等价他汀	27.9%	34.2%	39.0%
20 mg/d 辛伐他汀或等价他汀	31.8%	37.1%	44.1%
40 mg/d 辛伐他汀或等价他汀	33.4%	38.2%	45.2%
≥80 mg/d 辛伐他汀或等价他汀	26.5%	30.0%	40.5%

从危险分层和治疗目标上看，全体患者中 96.6% 患者是高危（48.2%）和极高危患者（48.4%），提示 DYSIS-China 研究入选患者总体风险偏高。全体患者的血脂达标率不到三分之一，LDL-C 达标率仅为 37.3%。相对应地，高危和极高危患者的血脂达标率、LDL-C 达标率和非- HDL-C 达标率也低于低危和中危患者，以极高危患者为最低。说明目前中国降脂治疗仍然有巨大的不足，尤其是高危和极高危患者，他们急需更加有效的降脂治疗。

从患者资料上看，大多数患者未吸烟（70.0%）和未饮酒（81.5%），超过一半患者（56.3%）体重正常（BMI<25 kg/m²）。包括年龄、女性比例、身高、体重、腰围>102 cm（男）/>88 cm（女）、未吸烟、已戒烟、饮酒史和久坐生活方式等因素，血脂未达标患者对比血脂达标患者的趋势与高危和极高危患者对比低危和中危患者的趋势不同。而包括 BMI、超重患者、肥胖患者、目前吸烟和一级直系亲属早发冠心病史等在内的因素，血脂未达标患者对比血脂达标患者的趋势与高危和极高危患者对比低危和中危患者的趋势相同。这提示后面这些因素既可以用来推断患者的心血管风险，也可以用来预测患者按目前降脂治疗方案治疗后血脂达标的可能性。

从伴随疾病和危险因素上看，患者中伴随疾病发病率最多的依次为高血压（65.8%）、冠心病（48.4%）和糖尿病（34.7%），显示了这些疾病防治工作的严峻性和重要性。在血脂未达标患者中，伴随冠心病、脑血管疾病或外周动脉疾病比例高于血脂达标患者，而伴随糖尿病或高血压比例没有明显差异。这提示冠心病、脑血管疾病或外周动脉疾病患者更容易血脂未达标，甚至血脂未达标可能会反过来促进和发展冠心病、脑血管疾病或外周动脉疾病。总体而言，血脂未达标患者的危险因素数量多于血脂达标患者，高危和极高危患者的危险因素数量多于低危和中危患者。

从实验室检查上看，包括收缩压、舒张压、高血压控制达标率、TG、空腹血糖和糖尿病患者HbA1c等在内的因素，血脂未达标患者对比血脂达标患者与高危和极高危患者对比低危和中危患者的趋势相同。这提示这些因素不但能够推断患者的心血管风险，还能够预测患者降脂治疗后血脂达标的可能性。需要指出的是虽然极高危患者的 TC、LDL-C 和非- HDL-C 并不高，但由于极高危患者的血脂目标值低于其他患者，所以大部分极高危患者血脂未达标。

从地理区域上看，DYSIS-China 入选患者分布比较合理，全国各地理区域的患者比例相差不大。血脂达标患者在东北地区比例最少，血脂未达标患者在东北地区比例最多。而且东北地区患者的血脂达标率、LDL-C 达标率和非- HDL-C 达标率均最低。这可能与东北气候寒冷期长以及饮食特点相关。因此，应当将降脂治疗工作的区域重点优先放在东北地区，特别是该区域中血脂未达示、高危和极高危患者，以有效改善该区域降脂治疗不佳的状况。

从医院等级上看，大多数患者，尤其是血脂达标和极高危患者，集中就诊三级医院。就诊三级医院患者的血脂达标率、LDL-C 达标率和非- HDL-C 达标率均高于就诊一、二级医院患者，就诊一级医院患者最低。这反映中国目前医疗资源仍是偏向于三级医院，患者更愿意去三级医院就诊，也能得到更好的降脂治疗。一、二级医院不但就诊患者人数少，降脂治疗效果也较差。血脂异常防治工作具有长期性的特点，因此理想的执行者应该是能够经常接触患者的基层社区医生和家庭医生。这提示应当增加一、二级医院等基层医疗机构的医疗资源，加强对基层社区医生和家庭医生的培训，以有效地预测和筛查血脂异常患者的心血管风险，长期而持续地专业指导治疗患者，让患者获得良好的降脂疗效。

从就诊科室上看，全体和极高危患者大多就诊心血管内科。这说明经过宣传和教育，中国部分血脂异常患者已经清楚如何寻找专业医疗人士以接受降脂治疗。但很大一部分高危患者仍就诊普通内科和内分泌科，其原因可能是由于《中国成人血脂异常防治指南》将符合如下条件之一者直接列为高危患者：①LDL-C≥4.9 mmol/L；②1.8 mmol/L≤LDL-C＜4.9 mmol/L 且年龄在 40 岁及以上的糖尿病患者。同时该指南将伴随高血压且 ASCVD10 年发病平均危险≥10％的患者也划分为高危。这导致很多高危患者没有明显的心血管症状，故不去就诊心血管内科，反而因为体检偶然发现血脂异常就诊普通内科或因为糖尿病就诊内分泌科。血脂达标患者就诊心血管内科比例最多，就诊心血管内科患者的血脂达标率、LDL-C 达标率和非- HDL-C 达标率均最高。相对应的是，不但血脂未达标患者就诊普通内科比例最多，就诊普通内科患者的血脂达标率、LDL-C 达标率和非- HDL-C 达标率均最低。这说明专业医疗人士能够提供最好的降脂治疗指导。非专业医疗人士，即使是非心血管内科医生，仍需要加强降脂治疗相关知识的培训，提高对血脂异常防治指南的认知和掌握程度，以促进中国血脂异常防治工作。另外，还需要进一步加强对血脂异常患者的宣传和教育，使更多的患者能够认知自身所处的心血管危险分层以及相应的降脂治疗目标，从而获取适合自身的降脂治疗指导和疗效。

从降脂治疗方案上看，绝大多数患者，尤其是血脂达标患者，使用他汀治疗，显示了他汀在降脂治疗领域的基石地位和重要作用。低危、中危和高危患者使用辛伐他汀比例最多，这说明根据中国目前的社会经济发展水平，能够长期使用的性价比好的他汀更容易受到医生和患者的选择。极高危患者使用阿托伐他汀比例最多，说明这类患者以及相关降脂治疗指导医生更看重降脂疗效。使用瑞舒伐他汀患者的血脂达标率最高，使用普伐他汀患者的 LDL-C 达标率和非- HDL-C 达标率最高。但由于具体治疗方案和剂量差异极大，而且普伐他汀入选患者样本量偏小，故仅供参考。

从他汀单药治疗强度上看，极高危患者使用他汀单药治疗比例最高，但极高危患者的血脂达标率、LDL-C 达标率和非- HDL-C 达标率均最低。提示目前以他汀单药治疗为主的降脂治疗方案疗效不够，尤其是极高危患者，需要很大的改进和完善。根据 2013 年美国心脏病学会（American College of Cardiology，

ACC）/美国心脏学会（American Heart Association，AHA）《降低成人动脉粥样硬化性心血管风险胆固醇治疗指南》，5～10 mg/d 辛伐他汀或等价他汀为低强度他汀，20～40 mg/d 辛伐他汀或等价他汀为中等强度他汀，≥80 mg/d 辛伐他汀或等价他汀为高强度他汀。多达85.6%他汀单药治疗患者使用中等强度的20 mg/d 辛伐他汀或等价他汀（47.0%）和40 mg/d 辛伐他汀或等价他汀（38.6%）。而且，使用中等强度他汀患者的血脂达标率、LDL-C 达标率和非-HDL-C 达标率均最高。值得注意的是，使用≥80 mg/d 辛伐他汀或等价他汀患者的血脂达标率和LDL-C 达标率最低。这与中国急性冠脉综合征患者强化降脂干预研究（CHILLAS）结果是相符合的，即中国患者适合中等强度他汀降脂治疗，高强度他汀并不能获取额外的临床效益。目前尚无证据证实中国患者中他汀最大允许使用剂量的获益递增及安全性。另外，相比欧洲患者，中国患者采用相同的他汀药物和剂量可达到更低的 LDL-C 水平。因此，中国患者无需使用高强度他汀治疗。而联合降脂治疗可能是血脂异常治疗领域的发展趋势，它不但提高降脂疗效，同时还能降低不良反应发生率。临床试验证实，依折麦布与不同种类他汀联用有良好的降脂疗效，能够降低心血管事件。因此，《中国成人血脂异常防治指南》推荐，对于中等强度他汀单药治疗血脂不达标或他汀不耐受患者，可考虑中/低强度他汀与依折麦布联合治疗。

总之，中国大部分血脂异常患者，尤其是高危和极高危患者，接受以他汀单药治疗为主的降脂治疗方案后血脂仍未达标。东北地区应成为中国降脂治疗的重点区域。应当加大基层医院的投入和建设，加强非心血管内科医生的降脂治疗相关知识教育，更加关注危险因素多的患者。目前，使用中等强度他汀治疗是针对中国血脂异常患者最有效的药物治疗方式之一，无需使用高强度他汀治疗。但他汀单药治疗疗效仍然有限，对于他汀单药治疗后血脂仍未达标患者，联合降脂治疗十分必要。因此，联合降脂治疗是中国治疗血脂异常领域的发展趋势。

〔中南大学湘雅二医院　赵　旺　刘雅琼〕

参考文献

[1] 陈伟伟，王文，隋辉，等.《中国心血管病报告2016》要点解读［J］. 中华高血压杂志，2017，25（07）：600，605-608.

[2] Huang Y，Gao L，Xie X，et al. Epidemiology of dyslipidemia in Chinese adults：meta-analysis of prevalence，awareness，treatment，and control. Popul Health Metr，2014，12（1）：28.

[3] Zhao S，Wang Y，Mu Y，et al. DYSIS-China Study Investigators. Prevalence of dyslipidaemia in patients treated with lipid-lowering agents in China：results of the DYSlipidemia International Study（DYSIS）. Atherosclerosis，2014，235（2）：463-469.

[4] Mancia G，Fagard R，Narkiewicz K，et al. 2013 ESH/ESC guidelines for the management of arterial hypertension：the Task Force for the Management of Arterial Hypertension of the European Society of Hypertension（ESH）and of the European Society of Cardiology（ESC）. Eur Heart J，2013，34（28）：2159-2219.

[5] Joint committee issued Chinese guideline for the management of dyslipidemia in adults. 2016 Chinese guideline for the management of dyslipidemia in adults. Zhonghua Xin Xue Guan Bing Za Zhi，2016，44（10）：833-853.

[6] Zhao W，Zheng XL，Jiang ZN，et al. Risk factors associated with atherogenic dyslipidemia in the presence of optimal statin therapy. Int J Cardiol，2017，248：355-360.

[7] Yu S，Guo X，Yang H，et al. An update on the prevalence of metabolic syndrome and its associated factors in rural northeast China. BMC Public Health，2014，14：877.

[8] Anderson L，Brown JP，Clark AM，et al. Patient education in the management of coronary heart disease. Cochrane Database Syst Rev，2017，6：CD008895.

[9] Stone NJ，Robinson JG，Lichtenstein AH，et al. American College of Cardiology/American Heart Association Task Force on Practice Guidelines. 2013 ACC/AHA guideline on the treatment of blood cholesterol to reduce atherosclerotic cardiovascular risk in adults：a report of the American College of Cardiology/American Heart Association Task Force on Practice Guidelines. J Am Coll Cardiol，2014，63（25-Pt B）：2889-2934.

[10] Zhao SP，Yu BL，Peng DQ，et al. The effect of moderate-dose versus double-dose statins on patients with acute cor-

onary syndrome in China: Results of the CHILLAS trial. Atherosclerosis, 2014, 233 (2): 707 - 712.

[11] HPS2-THRIVE Collaborative Group. HPS2-THRIVE randomized placebo-controlled trial in 25673 high-risk patients of ER niacin/laropiprant: trial design, pre-specified muscle and liver outcomes, and reasons for stopping study treatment. Eur Heart J, 2013, 34 (17): 1279 - 1291.

[12] Cannon CP, Blazing MA, Giugliano RP, et al. IMPROVE-IT Investigators. Ezetimibe Added to Statin Therapy after Acute Coronary Syndromes. N Engl J Med, 2015, 372 (25): 2387 - 2397.

第三十一章　血脂相关性心血管剩留风险

高血压、高脂血症、糖尿病、吸烟是目前公认的动脉粥样硬化性心血管病（ASCVD）的主要危险因素。积极有效控制上述危险因素，可显著降低 ASCVD 的发病率和死亡率。我国对心血管疾病传统危险因素的综合控制已取得了显著的成效，但是对于冠心病、2 型糖尿病、代谢综合征等 ASCVD 及其高危患者，即使给予目前循证为指导的规范治疗，包括治疗性生活方式的改善，使低密度脂蛋白-胆固醇（LDL-C）、血糖、血压控制达标后，这些患者仍残留有较高的大血管事件（如心肌梗死、脑卒中及心血管死亡）和微血管事件（如糖尿病肾病、视网膜病变及周围神经病变）的风险，统称为心血管剩留风险。而狭义的心血管剩留风险则是指患者给予目前循证为指导的治疗后仍然发生的与血脂异常有关的大血管、微血管事件风险，即血脂相关性心血管剩留风险。提高对血脂相关心血管剩留风险的认识，对 ASCVD 的防控具有重要意义。

一、血脂相关性心血管剩留风险存在的证据

已经明确高胆固醇血症尤其是 LDL-C 水平增高是 ASCVD 独立的致病性危险因素。多项大规模随机对照临床研究已证实，给予他汀类药物治疗在显著降低 LDL-C 水平的同时可明显减少患者心血管终点事件的发生，从而奠定了其在 ASCVD 一级和二级预防中的基石地位。欧美指南以及《中国成人血脂异常管理指南（2016 年修订版）》均推荐将 LDL-C 作为降脂治疗的首要靶标，以减少 ASCVD 事件的风险。

然而大量随机对照临床试验观察的结果发现，即使强化他汀治疗使 LDL-C 达标，患者的心血管剩留风险仍较高。胆固醇治疗试验（CTT）荟萃分析显示，LDL-C 每降低 40 mg/dL，冠状动脉事件的相对风险可减少 23％，但仍有 77％的冠状动脉事件剩留风险。在治疗新靶点研究（TNT）中，用阿托伐他汀 80 mg/d 强化治疗使 LDL-C 降至 77 mg/dL 组与 LDL-C 降至 101 mg/dL 组相比，冠状动脉事件的绝对发生率由 10.9％降至 8.7％，但仍残留有 8.7％的冠状动脉事件发生率。他汀类药物强化降脂治疗急性冠脉综合征（ACS）的多中心临床试验（CHILLAS）是在中国患者中进行的随机对照研究，随访 2 年结果发现 ACS 患者即使给予强效他汀治疗仍有 5.5％的心血管终点事件发生。Steno-2 研究对 2 型糖尿病合并微量蛋白尿的患者进行强化多因素干预，强化干预包括饮食和生活方式干预，严格降血糖、降血压、降血脂及阿司匹林抗血小板等治疗，平均随访 13.3 年，尽管与常规治疗组相比强化干预组心血管事件的相对风险降低 53％，但仍有 47％的剩留风险，且存在较高的微血管事件风险，25％发生肾脏病变、51％视网膜病变进展、55％有周围神经病变进展。影响心血管剩留风险的因素有很多，他汀治疗后仍然存在的血脂异常可能是其重要的因素。

二、与心血管剩留风险相关的血脂异常

有研究证据表明非-高密度脂蛋白-胆固醇（非- HDL-C）对心血管风险的评估作用优于 LDL-C。一项纳入 8 项临床试验共 62154 例使用他汀类药物患者的荟萃分析显示，LDL-C、非- HDL-C 和载脂蛋白 B（ApoB）每升高 1 个标准差，其发生严重心血管事件的风险分别增加 13％、16％和 14％（$P < 0.05$）；未达标的患者，与 2 个指标都达标的患者相比，其发生心血管事件的风险升高 32％。这提示非- HDL-C 升高与心血管剩留风险增加相关。非- HDL-C 是指高密度脂蛋白（HDL-C）以外其他脂蛋白中所含胆固醇的总和。除 LDL-C 之外非- HDL-C 还包含了其他的致动脉粥样硬化颗粒中所含有的胆固

醇，如富含 TG 的脂蛋白（TRLs）和 Lp（a）。非- HDL-C 等于总胆固醇（TC）减去 HDL-C。当 LDL-C 经治疗达标后，如果患者非- HDL-C 未达标，则提示其存在 TG 升高、HDL-C 降低和（或）Lp（a）升高，而此类患者则可能存在较高的心血管剩留风险。

（一）致动脉粥样硬化性血脂异常

TG 升高、HDL-C 水平降低是 2 型糖尿病及代谢综合征患者的血脂异常特点，此类患者 LDL-C 水平可正常或轻度增高，但常伴有小而密的 LDL（sdLDL）水平增高，而且 ASCVD 的风险很高，临床上将具有上述特征的血脂异常称之为致动脉粥样硬化性血脂异常，其与心血管剩留风险密切相关。

1. 致动脉粥样硬化性血脂异常的流行病学　致动脉粥样硬化性血脂异常在中国人群中有较高的发生率。2012 年在中国的调查结果显示，中国成人血脂异常总体患病率高达 40.4%，其中高胆固醇血症的患病率为 4.9%，而高 TG 血症的患病率达 13.1%，低 HDL-C 血症的患病率达 33.9%。而且中国冠心病患者合并糖代谢异常的患病率较高。一项中国心脏调查研究纳入了 52 家医院住院的 3513 例冠心病患者，结果发现冠心病患者糖尿病患病率为 52.9%，总的糖代谢异常患病率为 76.9%；并发现以糖尿病、高 TG 血症、低 HDL-C 血症为组合的代谢综合征明显增加了冠心病的发病风险。

而在强化降低 LDL-C 治疗后，高 TG、低 HDL-C 以及高 TG 合并低 HDL-C 的血脂异常越来越突出。在美国大约 2/3 接受他汀治疗已控制 LDL-C 水平的冠心病或冠心病等危症患者伴有低水平的 HDL-C。全球血脂异常调查研究（DYSIS）显示，在 LDL-C<97 mg/dL 的 2 型糖尿病和代谢综合征患者中，仍有 44% 的患者 TG 升高，40% 的患者 HDL-C 降低，两者同时异常的达 22%。在 CHILLAS 研究的人群中观察到，中国 ACS 患者给予他汀治疗 2 年后，常规剂量他汀组和强化他汀治疗组的 LDL-C（目标值<70 mg/dL）和非- HDL-C（目标值<100 mg/dL）的达标率均较低（分别为 36.44% 比 41.46%，52.17% 比 53.07%），两项指标均达标的比例更低（31.59% 比 35.28%）。DYSIS-China 研究的亚组分析，对代谢综合征患者的 LDL-C 和非- HDL-C 达标情况进行了分析，结果发现代谢综合征患者的 LDL-C 和非- HDL-C 的达标率均显著低于无代谢综合征者。在中国进行的另一项横断面研究，入选了 27 省 122 家医院服用了他汀治疗的 8965 例门诊的冠心病患者，其中 33.3% 的患者合并糖尿病，结果发现，糖尿病组和非糖尿病组 LDL-C 和非- HDL-C 的达标率均较低，而 HDL-C 和 TG 未达标的比例糖尿病组明显高于非糖尿病组，分别为 42.9% 比 34.4% 和 39.1% 比 34.3%。由此可见，尽管给予了他汀治疗，仍有许多患者持续存在血脂异常，致动脉粥样硬化性血脂异常在糖尿病和代谢综合征患者中更为突出。

2. 致动脉粥样硬化性血脂异常与心血管剩留风险　高 TG 血症是致动脉粥样硬化性血脂异常最主要的表现，其常伴有低 HDL-C。在中国多省市人群中进行的大样本前瞻性队列研究发现，血清 TG 水平与冠心病发病风险独立相关。近年来多项遗传学研究证据进一步支持高 TG 血症与 ASCVD 之间存在因果关系。一项荟萃分析对 188578 名受试者 185 个与血脂相关的单核苷酸多态性（SNP）进行了分析，发现与 TG 水平强相关的基因变异与冠心病风险独立相关。对来自哥本哈根市心脏研究中个体的数据进行孟德尔随机研究，观察了非空腹血浆 TG 与全因死亡率（$n=13957$）和脂蛋白脂肪酶基因变异所致的非空腹血浆 TG 和残粒胆固醇降低与全因死亡率（$n=10208$）之间的关系，分别平均随访 24 年和 17 年，结果发现遗传基因变异所致的非空腹 TG 水平降低与全因死亡率降低显著相关。另有研究发现，在携带血管生成素样蛋白（ANGPTL）4 突变的个体中，TG 水平比未携带突变的个体低 13%，而 HDL-C 水平高 7%，冠心病风险降低 19%。最近一项研究共纳入 21980 名冠心病患者和 158200 名对照者，结果发现与没有突变者相比，ANGPTL3 功能丧失纯合子突变携带者 TG 降低 17%，LDL-C 降低 12%，且冠心病风险降低 34%。

高 TG/低 HDL-C 还与微血管风险密切相关。在 2 型糖尿病患者中的研究发现，空腹 TG/HDL-C 比值增高与发生糖尿病视网膜病变或肾脏病变存在相关性。此外，TG 和富含 TG 的 VLDL 可促进白蛋白尿进展，高 TG 与 2 型糖尿病患者发生微量白蛋白尿（MAU）和大量白蛋白尿的风险独立相关，TG/HDL-C 比值升高与 MAU 进展独立相关。高 TG 也与自主神经病变显著相关。

控制糖尿病患者心血管危险行动（ACCORD）血脂研究的亚组分析发现，用他汀治疗后 LDL-C 控制良好（均值为 2 mmol/L）的高 TG（≥2.3 mmol/L）合并低 HDL-C（＜0.8 mmol/L）的 2 型糖尿病患者，发生心血管事件风险与其他患者相比增加 70%（绝对风险为 17.3% 比 10.1%）。在 ACS 患者中强化降脂治疗的 PROVEIT-TIMI22 研究中显示，已使用他汀治疗 LDL-C＜1.8 mmol/L、而 TG 增高（≥2.3 mmol/L）患者发生主要心血管事件的风险比 TG＜2.3 mmol/L 的患者增高了 56%。强化降脂进一步减少临床终点（IDEAL）研究和 TNT 研究的事后分析发现，在已经使用中等或大剂量他汀的稳定型冠心病患者中，TG 水平与其心肌梗死等心血管事件的再发风险相关。在 ACS 中阿托伐他汀对早期再发缺血性事件的作用（MIRACL）研究显示，空腹 TG 水平升高与 ACS 的短期及长期风险密切相关。强化降低胆固醇以预防卒中（SPARCL）研究的数据分析也显示，在接受包括他汀在内的最佳药物治疗的卒中或短暂性缺血发作患者中，高 TG、低 HDL-C 患者发生主要心血管事件的剩留风险增高。TNT 研究中，LDL-C 水平较低者（＜70 mg/dL），HDL-C 水平最高组（≥55 mg/dL）与 HDL-C 最低组（＜37 mg/dL）相比，心血管事件发生率减少 39%。这些研究均支持他汀治疗 LDL-C 达标后，高 TG 血症和（或）HDL-C 降低是重要的心血管剩留风险因素。

3. 致动脉粥样硬化性血脂异常的作用机制　TG 是与蛋白质结合形成脂蛋白颗粒的形式存在于血液中。TG 是富含 TG 脂蛋白（TRLs）的主要成分，TRLs 主要包括乳糜微粒（CM）、极低密度脂蛋白（VLDL）及其在 TG 代谢过程中产生的残粒。高 TG 血症致动脉粥样硬化的机制可能与 sdLDL 增多、VLDL 残粒和 CM 残粒增加以及 HDL-C 降低、凝血纤溶系统改变等因素有关。

TRLs 中的 CM 和 VLDL 颗粒较大，不能进入动脉壁，一般不会导致动脉粥样硬化。但 TRLs 在代谢过程中产生残粒颗粒较小，其可以渗透到动脉内皮下，不需要被氧化修饰就可直接被巨噬细胞摄取而导致动脉粥样硬化，而且每个残粒的胆固醇含量明显高于 LDL。有研究表明 TRLs 残粒可影响内皮依赖性的血管舒张功能，增加活性氧的产生，导致内皮细胞损伤和死亡。TRLs 残粒进入内皮下，被巨噬细胞上的清道夫受体以不受调节的方式摄取后，可诱导白细胞活化并促进氧化型 LDL（oxLDL）的形成，其还可诱导单核细胞活化并增强单核细胞和餐后中性粒细胞的迁移，从而加速泡沫细胞的形成。在动脉粥样硬化的发生发展的过程中，TRLs 或 TRLs 残粒同时参与动脉粥样硬化的炎症过程，激活许多促炎和促凋亡信号传导途径，并可以增加炎性白细胞介素和细胞因子的表达，导致内皮炎症。而 sdLDL 难以被 LDL 受体识别，经正常途径清除不充分，且 sdLDL 易被氧化成具有内皮毒性的 oxLDL，构成斑块的脂质核心。

流行病学研究表明，HDL-C 水平降低与冠心病发病率增加相关。HDL 可将动脉壁内过多的胆固醇转运至肝脏，合成胆酸后排入肠道，完成胆固醇逆转运过程，从而发挥抗动脉粥样硬化作用。

4. 致动脉粥样硬化性血脂异常的干预研究　贝特类药物和烟酸可显著降低 TG 并升高 HDL-C，在他汀上市之前，它们是临床上常用的降脂药物。早期与安慰剂对照的临床试验表明，贝特类药物可以延缓动脉粥样硬化进展，并能显著降低患者心血管事件的风险；烟酸也能降低主要冠脉事件，减少患者的总死亡率。在他汀上市之后，由于其循证证据充分，目前已成为 ASCVD 防治的首选。在他汀基础上联合贝特类或烟酸能否进一步降低患者的心血管剩留风险引起人们的关注。

ACCORD 血脂研究评价了在他汀基础上联合贝特类药物对糖尿病患者大血管事件和微血管并发症的影响，平均随访 4.7 年，主要复合终点两组没有显著性差异，但亚组分析结果显示，对于 TG≥2.3 mmol/L 同时 HDL-C≤0.91 mmol/L 的 2 型糖尿病患者，在他汀类治疗的基础上加用非诺贝特治疗可使主要心血管事件降低 31%。非诺贝特干预及减少糖尿病心脏事件的研究（FIELD）及 ACCORD 研究均发现，非诺贝特单用或联用他汀治疗均可以显著降低糖尿病视网膜病变，减缓糖尿病肾病进展。上述研究提示，在他汀治疗后 TG 仍高和（或）HDL-C 降低的患者中，加用贝特类药物可能有进一步的心血管获益。

AIM-HIGH 和 HPS2-THRIVE 两项大型临床研究观察了在他汀治疗的基础上联合烟酸治疗对患者心血管终点事件的影响，均未获得阳性的结果，而不良反应的发生率显著增加。荟萃分析也显示在以他汀治疗为基础的研究中，烟酸对非致死性心肌梗死发生率无明显影响。

含有 n-3 脂肪酸（ω-3 脂肪酸）的高纯度鱼油制剂能显著降低 TG。鱼油中提取的二十碳五烯酸（EPA）和二十二碳六烯酸（DHA）是其主要活性成分。早期的观察性研究发现摄入富含 n-3 脂肪酸的食物可降低冠心病的发病率。意大利心肌梗死生存研究小组（GISSI-P）是首个大规模用高纯度鱼油干预的临床研究，11324 名近期心肌梗死患者服用 90％ n-3 脂肪酸，随访 3.5 年，结果显示与对照组相比患者总死亡率下降 20％，心血管疾病死亡率下降 30％，心源性猝死率下降 35％，冠心病死亡率下降 32％，猝死率下降 45％。但后来进行的两项大型随机对照研究，分别在心肌梗死后患者和有多个心血管危险因素的患者中给予 n-3 脂肪酸干预，却未能显著降低患者心血管终点事件的发生。2017 年一项纳入了 18 项随机对照研究的荟萃分析发现，在 TG>1.7 mmol/L 或 LDL-C>3.36 mmol/L 的人群中，补充 EPA＋DHA 能使冠心病相对风险分别下降 16％和 14％。

JELIS 研究是在日本进行的一项大型随机开放标签的临床研究，共纳入 18645 名总胆固醇≥6.5 mmol/L、既往有或没有冠心病的患者，分为高纯度的 EPA 联合他汀治疗组（$n=9326$）和他汀单药治疗组（$n=9319$），平均随访 4.6 年，与对照组相比，联合治疗组患者的主要心血管终点事件发生率降低 19％，提示 EPA 联合他汀类药物治疗可带来临床获益。最近公布的 REDUCE-IT 研究观察了高纯度二十碳五烯酸乙酯（Icosapent Ethyl）对他汀治疗后的 ASCVD 及其高危患者心血管事件的影响。该研究共纳入 8179 例经过他汀（联合或不联合使用依折麦布）治疗 LDL-C 控制较好（41～100 mg/dL 之间）但 TG 水平仍高（135～500 mg/dL）的 ASCVD 及其高危患者，分别接受高纯度二十碳五烯酸乙酯和安慰剂治疗，主要终点包括首次发生心血管死亡、非致死性心肌梗死、非致死性卒中、冠脉血运重建、不稳定心绞痛住院，治疗 1 年后发现干预组的 TG 降低 19.7％、LDL-C 降低 6.6％、非-HDL-C 降低 13.1％，同时 hsCRP 降低 39.9％，平均随访 5 年，与安慰剂组相比主要终点事件降低 25％，总体不良反应发生率低。该项研究提示，对于他汀治疗后 TG 水平仍高的患者，加用高纯度 EPA 治疗有助于降低患者的心血管剩留风险。

超高强度他汀治疗逆转冠状动脉粥样硬化（ASTEROID）研究用血管内超声评价了瑞舒伐他汀对冠状动脉粥样斑块负荷的影响，观察 24 个月后发现，LDL-C 水平显著降低，且 HDL-C 增加了 14.7％，同时发现冠状动脉粥样斑块体积明显缩小，提示在降低 LDL-C 的同时升高 HDL-C 水平，可能有助于降低心血管剩余风险。但新开发的胆固醇酯转运蛋白（CETP）抑制药虽能显著升高 HDL-C，但并没有产生抗动脉粥样硬化和减少心血管病事件的益处。AIM-HIGH 和 HPS2-THRIVE 研究在他汀基础上加用烟酸治疗，HDL-C 水平有显著升高，也未能给患者带来临床获益。

（二）脂蛋白（a）水平升高

脂蛋白(a)[Lp(a)]是一种特殊类型的脂蛋白颗粒，其由载脂蛋白（Apo）B 与载脂蛋白(a)通过二硫键连接而成，是 LDL 的一种特殊形式。并且在结构上它与纤维蛋白溶解酶原高度同源。

1. Lp(a)与 ASCVD　大量研究提示，Lp(a)与冠心病、脑卒中、外周动脉疾病等心脑血管疾病密切相关，其在动脉粥样硬化进程中可能起着重要的作用，是心血管疾病的独立危险因素。在有早发冠心病家族史的健康非裔美国人中发现，升高的 Lp(a)不仅是冠状动脉斑块的独立危险因素，而且与冠脉受累数量、3 支病变/左主干病变、至少 1 支狭窄>50％的严重程度密切相关。在一项长达 25 年的长期随访中发现，在调整了其他混杂因素后，Lp(a)水平仍是心源性猝死的危险因素，分析其原因可能与 Lp(a)引发动脉粥样硬化、血栓、炎症等密切相关。在前瞻性孟德尔随机化研究中也发现，遗传性 Lp(a)升高不但增加心肌梗死的风险，而且是主动脉钙化狭窄的预测因素。

2. Lp(a)与心血管剩留风险　已有研究表明即使控制 LDL-C<70 mg/dL，升高的 Lp(a)仍然是心血管危险因素。在 AMI-HIGH 研究中意外地发现，在安慰剂组和烟酸治疗组，即使 LDL-C 达到控制水平（<65.2 mg/dL），但与较低水平的 Lp(a)相比，Lp(a)>50 mg/dL 仍有 89％心血管事件相对风险。这提示即使 LDL-C 被控制在目标水平，Lp(a)依然是心血管疾病剩留风险的危险因素。在 JUPITER 研究中同样发现 Lp(a)与剩余风险相关。Suwa 等将 1336 例首次进行 PCI 且给予他汀治疗的冠心病患者按 Lp（a）水平［中位数 Lp（a）21.5 mg/dL］分成 2 组，随访 1920 天发现，Lp（a）升高组累计的主要的心脏不良事件（MACE）发生率明显增加，多因素 Cox 回归分析显示 Lp（a）水平与 MACE 增加显著相关，提示升高的 Lp（a）对 PCI 术后并接受了他汀治疗的冠心病患者的长期临床预后有不利的影响。最近一项研究对中国 1602 例经规范药物治疗的稳定型冠心病患者的 Lp（a）与冠脉病变程度（Gensini 评分）和主要心血管终点事件（MACEs）之间的关系进行了分析，结果发现基线时的 Lp（a）水平与冠脉病变严重程度呈正相关，平均随访 39.6 个月，166（10.4%）例患者发生 MACEs，校正后的无事件生存率在 Lp（a）的四分位数亚组之间有显著差异，校正传统危险因素后 Lp（a）是 MACEs 的独立预测因素，提示 Lp（a）与规范药物治疗后的心血管剩余风险相关。目前越来越多的研究及数据支持 Lp（a）作为心血管事件独立危险因素在他汀类药物治疗后的剩留风险价值。

3. Lp（a）致动脉粥样硬化的作用机制　　目前认为，Lp（a）致动脉粥样硬化的作用机制主要包括以下几个方面：①趋化血管内膜巨噬细胞形成泡沫细胞。与 LDL 的促动脉粥样硬化机制相似，Lp（a）可趋化大量巨噬细胞进入血管内皮下，进而吞噬脂质形成泡沫细胞。同时 Lp（a）还可通过抑制血浆中转化生长因子 β，促使血管内膜下平滑肌细胞进入血管内皮下，吞噬脂质，成为泡沫细胞的另一个重要来源。②促血栓形成和抗纤维蛋白溶解作用。Lp（a）结构类似于纤溶酶原，但不显示纤维蛋白溶解活性，其能够与纤溶酶原竞争结合内皮细胞和单核细胞，从而抑制纤溶酶原的内源性激活，产生抗纤溶作用。Lp（a）可抑制内皮的天然抗凝血功能，减少组织因子活性的抑制，增加纤溶酶原激活物抑制药-1（PAI-1）的表达，进而引发促血栓形成作用。此外，Lp（a）还可增加内皮通透性和黏附，诱导单核细胞趋化性，诱导巨噬细胞中促炎白细胞介素-8 的表达，刺激巨噬细胞凋亡。

4. Lp（a）的干预研究　　在以往常用的降脂药中仅烟酸具有降 Lp（a）作用，但他汀加烟酸的临床研究未能使患者获益。近年来研发的用来升高 HDL-C 的 CEPT 抑制药已被证实可以降低 Lp（a）水平，但在已完成的 CETP 抑制药临床干预试验，因增加心血管事件风险或无效而终止。ApoB 反义寡核苷酸（ASO）和微粒体 TG 转运蛋白（MTP）抑制药，也能有效降低 Lp（a）水平，但因不良反应较多，目前仅被批准用于纯合子家族性高胆固醇血症（FH）患者的治疗。

前蛋白转化酶枯草溶菌素 9（PCSK9）抑制药在显著降低 LDL-C 水平的同时有降低 Lp（a）作用。最近在 AHA2018 年会上发布两项关于 PSCK9 抑制药的临床研究结果。其中 ODYSSEY OUTCOMES 研究结果显示，ACS 患者在高强度或最大耐受剂量他汀治疗基础上联合 alirocumab 治疗，中位数随访 2.8 年，与安慰剂组相比，Alirocumab 治疗组 LDL-C 降低 54.7%，主要不良心血管事件发生率降低 15%，全因死亡率降低 15%。FOURIER 研究合并高危因素的亚组分析结果发现，依洛尤单抗（evolocumab）显著降低既往 2 年内发生心肌梗死（MI）患者 MACE 风险 24%（$P<0.001$），降低合并多支血管病变患者的 MACE 风险 30%，并显著降低至少存在一个高危因素患者的 MACE 和合并/不合并周围动脉硬化疾病（PAD）患者的主要终点风险 19%～27%。PCSK9 抑制药降低 Lp（a）是否也起到了有利的作用，尚需进一步验证。

IONIS-Apo（a）Rx 是一种靶向 Apo（a）的反义寡核苷酸类药物，它主要通过减少 Apo（a）在肝细胞的合成以降低血浆 Apo（a）水平。在随机双盲安慰剂对照的 I 期临床试验中，IONIS-Apo（a）Rx 可呈剂量依赖性地降低 Lp（a）水平。II 期临床试验发现，经过 N-乙酰半乳糖胺衍生的反义寡核苷酸 IONIS-Apo（a）-LRx 显著降低 Lp（a）达 66%～92%。但通过对升高的 Lp（a）进行药物干预能否带来心血管获益仍有待临床试验来证实。

三、血脂相关性心血管剩留风险的干预

（一）干预原则

1. 应根据目前国内外指南的建议，将降低 LDL-C 水平作为防控 ASCVD 危险的首要干预靶点，非-HDL-C 可作为次要干预靶点。

2. 对于 ASCVD 极高危者，力争 LDL-C 和非-HDL-C 双达标，以降低血脂相关性心血管剩留

风险。

3. 临床降血脂达标，首选他汀类降血脂药。由于强化他汀治疗实现 LDL-C 和非- HDL-C 的双达标的作用有限，应考虑降血脂药的联合应用，同时强调生活方式的干预。

（二）干预措施

1. 生活方式干预　治疗性生活方式干预是血脂异常防治的基础措施。良好的生活方式包括坚持心脏健康饮食、有氧运动、远离烟草、限制饮酒和保持理想体重等。同时应注意寻找和纠正血脂异常的继发性因素，如肥胖、糖尿病、慢性肾功能不全、甲状腺功能减退和饮酒等。有些药物如雌激素、异维 A 酸、β 受体阻滞药、糖皮质激素、噻嗪类利尿药等可引起血脂升高，应避免长期使用。

2. 药物治疗　对于经他汀治疗 LDL-C 和/或非- HDL-C 未达标的 ASCVD 高危或极高危患者，可考虑联合应用以下降血脂药，以降低患者血脂相关性剩留风险。

（1）贝特类：贝特类药物主要通过激活过氧化物酶体增殖物激活受体 α，调节靶基因脂蛋白脂酶（LPL）和 ApoA1、ApoA2 和 ApoA5 的表达，同时下调 ApoC3 的合成，从而发挥降低血浆 TG 水平，提高 HDL-C 水平作用，并可使 sdLDL 颗粒转变为更易被消除而不易被氧化的大 LDL 颗粒，增加清道夫受体- B1（SR-BⅠ）的表达，促进胆固醇的逆转运。贝特类药物可使 LDL-C 降低 20%，HDL-C 升高 5%～20%，TG 降低 25%～50%。贝特类药物还具有抗炎、改善内皮功能，改善胰岛素抵抗等作用。

大量研究已证实贝特类能有效改善混合型血脂异常患者的血脂谱，贝特与他汀联合治疗与他汀单药治疗相比，能更全面地改善血脂谱。中国人群他汀-非诺贝特联用Ⅳ期临床研究发现，在已用他汀治疗稳定 2 个月后仍有高 TG 水平患者（TG≥1.70 mmol/L 且<5.65 mmol/L），在他汀基础上加用非诺贝特治疗 8 周能进一步使 TG 降低 38.1%，HDL-C 升高 17.4%，且没有出现严重的肌肉及肝脏的不良反应。多项荟萃分析表明，贝特类药物可使高 TG 血症或伴低 HDL-C 患者心血管获益。因此，贝特类药物可作为他汀治疗后血脂相关性心血管剩留风险干预的优先选择。

但需注意的是，他汀和贝特类合用时可能导致的肌病和肝脏损害的发生率增加，特别是与大剂量他汀联合治疗时。从目前药物安全数据看，吉非贝齐与他汀联用横纹肌溶解和肌病的发生率较高，因此不建议两者联用。非诺贝特与他汀联用的安全性证据较多，国内外指南均推荐贝特与他汀联用时，首选非诺贝特。联合使用贝特及他汀时，可午餐服用贝特，晚上服用他汀，以避免两者血药浓度同时达峰，且选择中低剂量他汀。同时注意定期监测肝酶（AST 或 ALT）和肌酸激酶（CK）水平。

（2）高纯度鱼油制剂：鱼油中所含的 n-3 脂肪酸可通过调节 VLDL 及 CM 的代谢，显著降低 TG 水平。研究发现 n-3 脂肪酸还具有抗炎、抗心律失常、抗血栓等心血管保护作用。目前已有 3 种 n-3 脂肪酸处方制剂可用于治疗高 TG 血症，包括二十碳五烯酸乙酯（icosapent ethyl，IPE，如 Vascepa），长链 ω-3 脂肪酸乙酯（OM3-EE，如 Omacor）和 ω-3 羧酸（OM3CA，如 Epanova），前者主要成分为 EPA，不含 DHA，后 2 种制剂含有不同比例 EPA 和 DHA。临床研究及荟萃分析表明高纯度 n-3 脂肪酸制剂可降低 TG 20%～32%。COMBOS 研究观察了 OM3-EE 与他汀联合治疗的降血脂作用，共入选 254 例高 TG 血症患者，随机接受 90%OM3-EE 4 g/d 联合辛伐他汀 40 mg/d 或安慰剂联合辛伐他汀 40 mg/d 治疗，治疗 8 周后 2 组患者非- HDL-C 分别降低 9.0%、2.2%，VLDL-C 分别降低 27.5%、7.2%。这提示他汀加 n-3 脂肪酸有助于降低非- HDL-C，提高其达标率。日本的 JELIS 研究和最近公布的 REDUCE-IT 研究结果均表明，在他汀基础上联合高纯度鱼油制剂能够带来进一步的心血管获益。这些研究结果提示他汀联合 n-3 脂肪酸对于降低血脂相关性心血管剩留风险是安全有效的选择。

（3）烟酸及其衍生物：烟酸属于 B 族维生素，大剂量服用时具有降低 TG 和升高 HDL-C 的作用，同时其还具有降 Lp（a）作用。但在两项大型临床试验中，在他汀治疗基础上联合烟酸治疗未能增加患者临床获益。并且使用烟酸可能不利于糖尿病患者的血糖控制，并可能增加非糖尿病患者初发糖尿病的风险。由于烟酸获益-风险比不佳，尤其对于 2 型糖尿病患者，不推荐烟酸与他汀联合治疗。

（4）胆固醇吸收抑制药：依折麦布通过选择性抑制小肠胆固醇转运蛋白，抑制肠道内胆固醇吸收，降低血浆胆固醇水平。研究表明依折麦布与他汀联合可产生良好的协同作用，可使血清 LDL-C 在他汀治疗的基础上再下降 18％左右，且不增加他汀类药物的不良反应。IMPROVE-IT 研究表明，ACS 患者在辛伐他汀基础上加用依折麦布能够进一步降低心血管事件。SHARP 研究显示依折麦布和辛伐他汀联合治疗对改善慢性肾脏疾病患者的心血管疾病预后具有良好作用。对于中等强度他汀治疗胆固醇水平不达标或不耐受者，可考虑中/低强度他汀与依折麦布联合治疗。

此外，对于他汀不能耐受者使用依折麦布与贝特类联合治疗也可达到全面的血脂谱改善。在日本进行的 J-COMPATIBLE 中，659 例高脂血症患者给予依折麦布与苯扎贝特联合治疗 12 个月，LDL-C 下降 17.4％，TG 水平下降 40.5％，HDL-C 升高 8.8％，非- HDL-C 降低 21.6％，且不良反应较少。日本另一项 EFECTL 研究随访了 52 周，结果发现依折麦布与非诺贝特联合治疗 LDL-C 下降 24.2％，TG 下降 40.0％，且安全性良好。国内也有小样本的依折麦布与贝特类联合治疗降血脂作用的报道，结果与日本的相似。因此对于他汀不耐受患者如存在混合型高脂血症，可考虑使用依折麦布与贝特类联合治疗。

（5）PCSK9 抑制药：PCSK9 是肝脏合成的分泌型丝氨酸蛋白酶，可与 LDL 受体结合并使其降解，从而减少 LDL 受体对血清 LDL-C 的清除。通过抑制 PCSK9，可阻止 LDL 受体降解，促进 LDL-C 的清除，从而显著降低血中 LDL-C 水平。欧盟医管局（EMA）和美国 FDA 已批准依洛尤单抗与 alirocumab 两种注射型 PCSK9 抑制药上市。2018 年 7 月依洛尤单抗注射液已在中国获批用于治疗成人或 12 岁以上青少年纯合子型家族性高胆固醇血症（HoFH）。2019 年 1 月 15 日依洛尤单抗注射液在中国获得新的适应证：心血管事件预防，即在 ASCVD 患者或处于 ASCVD 风险患者中，减低心肌梗死、脑卒中以及冠脉血运重建风险。

临床研究结果表明 PCSK9 抑制药可使 LDL-C 降低 40％～70％、Lp（a）降低 25％～30％，并可减少心血管事件。已完成的几项干预研究显示，在高强度他汀治疗基础上加用 PSCK9 抑制药，可带来进一步的心血管获益。AHA2018 年会公布了 OSLER-1 为期 5 年的疗效和安全性分析，结果显示依洛尤单抗可持续稳定地降低 LDL-C 水平达 59％，且长期治疗的安全性和耐受性良好。他汀与 PCSK9 抑制药联合治疗给极高危 ASCVD 患者带来了新的希望。

〔中南大学湘雅二医院 李向平 彭 佳〕

参考文献

[1] 中华医学会心血管病学分会，中国老年学学会心脑血管病专业委员会. 血脂相关性心血管剩留风险控制中国专家共识. 中华心血管杂志，2012，40（7）：547 - 553.

[2] 中国成人血脂异常防治指南修订联合委员会. 中国成人血脂异常管理指南（2016 年修订版）. 中国循环杂志，2016，31（10）：937 - 953.

[3] Zhao SP，Yu BL，Peng DQ，et al. The effect of moderate-dose versus double-dose statins on patients with acute coronary syndrome in China：Results of the CHILLAS trial. Atherosclerosis，2014，233：707 - 712.

[4] Boekholdt SM，Arsenaull BJ，Mora S，et al. Association of LDLcholesteml，non-HDL cholesterol，and apolipoprotein B levels with risk of cardiovascularevents among patients treated with statins：A meta-analysis. JAMA，2012，307（12）：1302 - 1309.

[5] Yu BL，Zhao SP，Peng DQ，et al. A comparison of non-HDL and LDL cholesterol goal attainment in the CHILLAS trial. International journal of cardiology，2013，168：4340 - 4342.

[6] Wang F，Ye P，Hu D，et al. Lipid-lowering therapy and lipid goal attainment in patients with metabolicsyndrome in China：subgroup analysis of the Dyslipidemia International Study-China（DYSIS-China）. Atherosclerosis，2014，237（1）：99 - 105.

[7] Wei Y，Guo H，The E，et al. Persistent lipid abnormalities in statin-treated coronary artery disease patients with and without diabetes in China. Int J Cardiol，2015，182：469 - 475.

[8] Stitziel NO，Khera AV，Wang X，et al. ANGPTL3 deficiency and protection against coronary artery disease. J Am

Coll Cardiol，2017，69：2054-2063.

[9] Alexander DD，Miller PE，Van Elswyk ME，et al. A meta-analysis of randomized controlled trials and prospectivecohort studies of eicosapentaenoic and docosahexaenoiclong-chain omega-3 fatty acids and coronary heart diseaserisk. Mayo Clin Proc，2017，92（1）：15-29.

[10] Bhatt DL，Steg PG，Miller M，et al. Cardiovascular risk reduction with icosapent ethyl for hypertriglyceridemia. N Engl J Med，2019，380（1）：11-22.

[11] Suwa S，Ogita M，Miyauchi K，et al. Impact of lipoprotein（a）on long-term Outcomes in patients with coronary artery disease treated with statin after a first percutaneous coronary intervention. J Atheroscler Thromb，2017，24：1125-1131.

[12] Dai W，Long J，Cheng Y，et al. Elevated plasma lipoprotein（a）levels were associated with increased risk of cardiovascularevents in Chinese patients with stable coronary artery disease. Sci Rep，2018，8（1）：7726-7735.

[13] 李桂玲，赵水平. 脂蛋白（a）的临床研究进展. 中南药学，2018，16（5）：664-666.

[14] Zhao SP，Wang F，Dai Y，et al. Efficacy and safety of fenofibrateas an add-on in patients with elevated triglyceride despite receiving statin treatment. Int J cardiol，2016，221：832-836.

[15] Oikawa S，Yamashita S，Nakava N，et al. Efficacy and safety of long-term coadministration of fenofibrate and ezetimibe in patients with combined hyperlipidemia：Results of the EFECTL study. J Atheroscler Thromb，2017，24（1）：77-94.

第三十二章　儿童、青少年血脂异常及其防治

　　儿童、青少年血脂异常是指血浆中总胆固醇（total cholesterol，TC）和/或甘油三酯（triglyceride，TG）水平高于正常参考值及低高密度脂蛋白-胆固醇（high density lipoprotein-cholesterol，HDL-C）血症。儿童、青少年并非成人的缩影，从生命开始直到长大成人，整个阶段都处在不断生长发育的过程中，因此在解剖、生理、生化、营养、代谢、病理以及疾病的发生发展、症状体征和防治等方面，均与成人有许多不同之处，而且不同年龄人群之间也不尽相同，所以儿童、青少年血脂异常防治也不同于成人。

一、流行病学资料

　　儿童、青少年血脂异常并非少见，原认为家族性高脂血症如家族性高胆固醇血症（familial hyper-cholesterolemia，FH）发生率约 1/500，家族性混合型高脂血症（familial combined hyperlipidemia，FCH）发生率(1～2)/100。但是最近非选择性人群研究显示，依据荷兰脂质诊所网络诊断标准儿童 FH发病率可能高达 1/200，或分子定义诊断发病率为 1/244。而且儿童因不良的生活方式，肥胖及代谢综合征（metabolic syndrome，MS）增多，常伴血脂异常。

　　研究表明我国儿童、青少年血脂异常发生率呈上升趋势，如 1987 年北京市儿童、青少年血脂异常的总检出率为 6.07%，其中 TC>5.20 mmol/L 为 2.4%，TG>1.70 mmol/L 为 3.7%，无 TC、TG 同时增高者。2004 年再次对北京市儿童、青少年调查发现高脂血症总检出率为 9.61%，其中 TC 增高者占1.21%，TG 增高者占 8.79%，TC、TG 同时增高者占 0.39%，提示北京市儿童高脂血症的现患率较前明显增高。新近对银川市 6～18 岁儿童、青少年血脂异常流行现状调查显示，1939 名学龄儿童、青少年血脂异常总检出率为 15.5%，高 TG、高 TC、高低密度脂蛋白-胆固醇（low density lipoprotein-cholesterol，LDL-C）、低 HDL-C、高非-HDL-C 以及高脂血症的检出率分别为 5.8%、0.8%、1.1%、10.6%、0.9%、6.4%。肥胖、超重及正常体重儿童的血脂异常检出率分别为 39.7%、20.8% 与11.6%，随着肥胖程度的增加，血脂异常检出率增高，腹型肥胖儿童血脂异常总检出率高于非腹型肥胖组。

二、儿童、青少年动脉粥样硬化性心血管疾病的起源

　　众所周知，脂质代谢紊乱在动脉粥样硬化性心血管疾病（atherosclerotic cardiovascular disease，ASCVD）的众多危险因素中居首要地位，脂质代谢紊乱防治被看成是防治 ASCVD 的重要措施。过去认为作为 CVD 危险因素的高脂血症等对健康的危害很少在儿童期发生，而目前认为那些在成人期危害健康的危险因素，在儿童期同样危害儿童的健康。大量研究表明 ASCVD 虽在中年以后出现临床表现，但其动脉粥样硬化（AS）病变在儿童早期即已存在，并且这个过程同升高的血浆胆固醇水平相关，ASCVD 的一些危险因素在儿童期即可存在并且能加剧儿童 AS 发生发展的病理过程。此提示在早期生命对于有心血管疾病较大危险性的个体，应积极处理危险因素。早期干预可延缓 AS 的病理进程，阻断或逆转疾病的过程。

　　1915 年，Saltykow 在开始研究主动脉退行性改变中注意到儿童、青少年的动脉有所谓的脂肪病变（特别是起始于主动脉的 AS），并提出 AS 可能起始于儿童时期，其他研究如朝鲜战争和越南战争死亡的年轻美国士兵也证实在儿童、青少年时期存在 AS 的内膜病变，而且病变的数量和严重性随年龄增

长。青年动脉粥样硬化的病理判定研究（PDAY）和 Bogalusa 心脏研究以意外死亡的儿童、青少年和年轻人为研究对象，发现 ASCVD 的高危因素如非- HDL-C、HDL-C 等与意外死亡尸检发现的 AS 病变密切相关，高危因素的存在和强度与 AS 病变的程度和严重性同样密切相关。

近年来亚临床型的动脉粥样硬化检测手段得到了发展，包括利用电子束 CT（electron beam computed tomography，EBCT）测量冠状动脉钙化，利用超声测量颈动脉中层厚度（intima-media thickness，CIMT），判断有无 AS 血管损害，也可通过上肢超声影像观察动脉扩张有无减少，以了解血管内皮功能失调情况，以及通过心脏超声测量的左心室质量增长情况。研究发现不仅儿童期 AS 危险因素与 CIMT 增加相关联，而且危险因素的累加作用比如 LDL-C 水平升高有助于在年轻的成年人预测 CIMT，多个危险因素也影响 CIMT，甚至在健康的青少年，伴随危险因素数目增加 CIMT 也增加。同时发现儿童心血管危险因素与心血管疾病临床事件相关联，儿童期心血管高危因素的聚集进一步增加 AS 进展。

心血管高危因素能否从儿童期持续到成年也是一个非常关键的问题，研究发现进行性肥胖的儿童成年以后更容易患高血压或者脂代谢异常。许多研究显示儿童胆固醇的年龄级别维持一段时间，但不如身高和体重的年龄级别可一贯维持。因此儿童期发现胆固醇水平增高总的趋向是成年期亦增高，而那些低水平胆固醇的儿童则趋向于成人有较低的水平。

所以 AS 并非单纯的老年性疾病，AS 的起源实质上是发生在儿童、青少年时期。因此有人提出 AS 是一个儿童问题。近年来更有人认为 ASCVD 可能起源于胎儿时期，胎儿在其自身发育过程中对母体提供的宫内环境的反应可能决定个体是否在成年后发展成为 ASCVD。Napoli 等人在对高胆固醇母亲的胎儿尸体解剖中发现存在 AS 病变，而且与正常胆固醇水平母亲比较，尽管高胆固醇母亲的婴幼儿的血脂水平正常，尸检发现腹主动脉 AS 病变的程度检出率相当高，而且随着年龄增加而快速增加。表明在宫内高脂血症的阳性暴露可能程序化这些儿童，促进 AS 进展。

三、临床表现

由于高脂血症时黄色瘤的发生率并不十分高，AS 的发生和发展则需要相当长的时间，所以多数高脂血症患者并无任何症状和体征发现。而患者的高脂血症则常常是在进行血液生化检验（测定血胆固醇和 TG）时被发现的。这在小儿尤其明显，小儿高脂血症与成人比较更缺乏明显症状和体征，但在患有严重的 FH 小儿除可出现早发 CHD 外，亦可出现黄色瘤等表现。

四、诊断

高脂血症的诊断主要是依靠实验室检查。其中最主要的是测定血浆（清）TC 和 TG 浓度，后又逐渐认识到测定血浆 HDL-C 的重要性，目前推荐增加非- HDL-C 作为儿童血脂异常识别的筛查工具。但必须注意的是儿童血脂水平受影响因素很多，与遗传密切相关，民族、生活方式、年龄、性别及测定时间影响结果，同时还存在地区及生活环境的差别。TC、LDL-C 出生后 7 天即迅速上升，7 岁前达到儿童期高峰，与青年人水平相似。出生后 TC、TG 迅速上升可能与哺乳有关。因 TG 测定值与进食有关，婴儿需哺乳后 3～4 小时取血，故测得 TG 值明显偏高。出生后 7 天 HDL-C 内较脐带血低，1 岁时 HDL-C/TC 约 29%；1 岁后继续上升，学龄前超过成人水平，HDL-C/TC 升高至 40%，高于成人。

为探讨家族史与儿童血脂水平的关系。2004 年 4～10 月我国"营养转型期儿童、成人慢性病综合性防治研究"课题组采用整群抽样方法对北京地区 6～18 岁儿童青少年进行横断面流行病学调查。结果发现有一级家族史者，各年龄段男童组 TC 及 TG 水平均显著高于无家族史者，学龄期女性儿童组 TC 显著高于无家族史者，青春期女性儿童组 TG 显著高于无家族史者；有二级家族史者，各年龄阶段男性儿童组 TC 及 TG 均显著高于无家族史者，各年龄组女性儿童 TC 均显著高于无家族史者。将肥胖作为混杂因素行协方差分析后，有不同家族史背景的按各年龄性别分组的儿童 TC 水平差异仍有统计学意义。学龄期男性儿童组、青春期男性儿童组及学龄期女性儿童组有一级家族史者血脂紊乱的发生率均显著高于无一级家族史者（11.6%比 7.1%，11.2%比 8.4%，10.8%比 8.0%），有二级家族史青春期男性儿童组及青春期女性儿童组血脂紊乱的发生率显著高于无家族史者（10.3%比 7.8%，14.7%比11.8%）。表明不同家族史背景的儿童血脂水平差异有统计学意义，一级及二级家族史在儿童血脂紊乱筛查中具有一定意义。

目前国际尚无统一的儿童高脂血症的诊断标准。2006 年，我们在海南省海口市召开了全国首届"血脂与儿童健康"专题研讨会，达成了中国儿童和青少年血脂防治专家共识，提出 2 岁以上小儿高脂血症诊断标准（表 32 - 1）。

表 32 - 1　　　　　　　　　　　2 岁以上小儿高脂血症诊断标准

mmol/L(mg/dL)	TC mmol/L(mg/dL)	LDL-C mmol/L(mg/dL)	TG mmol/L(mg/dL)	HDL-C mmol/L(mg/dL)
合适水平	<4.42(170)	<2.86(110)		
临界高值	4.42~5.17(170~199)	2.86~3.37(110~129)		
高脂血症	≥5.2(200)	≥3.38(130)	≥1.76(150)	
低 HDL-C 血症				≤1.04(40)

2011 年美国国立心肺及血管研究所发布了《儿童和青少年心血管健康与降低危险综合指南》提出最新的儿童青少年血脂诊断标准（表 32 - 2）。

表 32 - 2　　　　　　　　　　　儿童、青少年血脂水平（mg/dL）

分类	低值(mg/dL)	正常值(mg/dL)	临界值(mg/dL)	高值[a](mg/dL)
TC	—	<170	170~199	≥200
LDL-C	—	<110	110~129	≥130
非- HDL-C	—	<120	120~144	≥145
ApoB	—	<90	90~109	≥110
TG				
0~9 岁	—	<75	75~99	≥100
10~19 岁	—	<90	90~129	≥130
HDL-C	<40	>45	40~45	—
ApoA1	<115	>120	115~120	—

注：HDL-C 和 ApoA-1 低值为第 10 百分位，临界值和高值分别为第 75 和 95 百分位。

儿童高脂血症多由先天基因缺陷所致，FH 系由于 LDL 受体基因缺陷所致，家族性载脂蛋白 B_{100} 缺乏（familial defective apolipoprotein B_{100}，FDB）是由于载脂蛋白（apolipoprotein，Apo）B_{100} 基因缺陷所致，家族性异常 β 脂蛋白血症（familial dysbetalipoproteinemia，FD）与载脂蛋白 E（ApoE）基因异常密切相关。费城儿童医院的脂肪-心脏研究中心诊断儿童高脂血症中 75% 为显性遗传所致脂蛋白代谢紊乱，其中 21% 为 FH，67% 为家族性混合型高脂血症（FCH），11% 为 FD，1% 为家族性高甘油三酯血症（familial hypertriglyceridemia，FHTG）。见载脂蛋白 C2 缺陷可引起儿童严重的高乳糜微粒血症。儿童、青少年常见原发性高脂血症脂质紊乱特点见表 32 - 3。

表 32 - 3　　　　　　　　　儿童、青少年常见原发性高脂血症脂质紊乱特点

原发性脂代谢紊乱	脂质/脂蛋白异常
家族性高胆固醇血症	纯合子：↑↑LDL-C
家族性载脂蛋白 B 缺陷	杂合子：↑LDL-C*
	↑LDL-C
家族性混合型高脂血症*	Ⅱa 型：↑LDL-C
	ⅣV 型：↑VLDL-C，↑TG
	Ⅱb 型：↑LDL-C，↑VLDL-C，↑TG
	Ⅱb 型和Ⅳ型常伴有 ↓HDL-C

续表

原发性脂代谢紊乱	脂质/脂蛋白异常
多基因遗传性高胆固醇血症	↑LDL-C
家族性高甘油三酯血症（200～1000 mg/dL）	↑VLDL-C，↑TG
严重的高甘油三酯血症（＞1000 mg/dL）	↑乳糜微粒，↑VLDL-C，↑↑TG
家族性低 α 脂蛋白血症	↓HDL-C
异常 β 脂蛋白血症	↑IDL-C，↑乳糜微粒残粒
（TC：250～500 mg/dL；TG：250～600 mg/dL）	

注：＊系儿童、青少年常见的两个脂质和脂蛋白紊乱；后者常伴有肥胖。LDL-C，低密度脂蛋白-胆固醇；VLDL-C，极低密度脂蛋白-胆固醇；HDL-C，高密度脂蛋白-胆固醇；TG，甘油三酯；IDL-C，中间密度脂蛋白-胆固醇。

儿童、青少年继发性高脂血症较成人少见，原因也与成人不同。值得注意的是，随着生活方式和社会环境的改变，儿童、青少年继发性血脂异常的比例逐渐增加。1992 年国家胆固醇教育计划（NCEP）认为肥胖系继发性高脂血症，但 2011 年美国国立心肺及血管研究所发布的《儿童和青少年心血管健康与降低危险综合指南》儿童继发性高脂血症常见原因则没有提及肥胖，肥胖是遗传与环境相互作用的结果，肥胖的发生与多基因有关，但遗传在肥胖的发生中占有多大的份额目前是不确定的，环境因素如能量摄入过多、行为偏差、静坐生活方式等影响肥胖的发生发展，应属于继发性高脂血症。肥胖患病率的急剧增加导致儿童血脂异常人群大幅上升，表现为 TG 中度至重度升高，LDL-C 正常至轻度升高，HDL-C 降低。因此继发性高脂血症已经成为预防和治疗的重点（表 32 - 4）。

表 32 - 4　　　　　　　　　　　　儿童继发性高脂血症常见原因

常见原因	
外源性	酒精
	药物：糖皮质激素、β受体阻滞药、口服避孕药、化疗药物、抗逆转录病毒药、异维甲酸、噻嗪类利尿药、抗惊厥药、合成代谢激素
内分泌/代谢疾病	甲状腺功能减退症/垂体功能减退症
	1 型和 2 型糖尿病、妊娠、多囊卵巢综合征、脂肪代谢障碍、急性间歇性卟啉病
肾脏疾病	慢性肾脏疾病、溶血性尿毒症综合征、肾病综合征
感染性疾病	急性病毒/细菌感染＊、HIV、肝炎
肝脏疾病	阻塞性肝病/胆汁淤积、胆汁性肝硬化、Alagille 综合征、Zieve 综合征
免疫性疾病	系统性红斑狼疮、幼年型类风湿性关节炎
代谢性疾病	糖原贮积症、高雪病、胱氨酸贮积病、少年 Tay-Sachs 病、尼曼-匹克病
其他	川崎病、神经性厌食症、实体器官移植后、癌症幸存者、早老症、特发性高钙血症、Klinefelter 综合征、沃纳综合征、部分多发性骨髓瘤患者

注：＊感染 3 周后测量。

五、治疗

血脂异常的儿童和青少年（包括遗传性疾病所致的胆固醇水平升高特别是纯合子型 FH 者），很可能在青少年时期就发生 CVD，应加强规范化降血脂治疗，降低血浆胆固醇水平，防止心血管事件发生。强调部分中-重度及血脂异常需严格饮食控制与药物干预才能达到治疗目标值，如有需要转诊至专科医生治疗。

（一）饮食治疗

饮食治疗是治疗儿童、青少年血脂异常的基础，即使是纯合子 FH，饮食治疗也具有重要作用。特别是对于儿童患者，饮食治疗可能是最佳选择，可使轻中度血脂异常恢复正常。分为第一套膳食方案和第二套膳食方案。

第一套膳食方案要求饱和脂肪酸平均摄入少于总热量的 10%，总脂肪产热平均占总热量＜30%，胆固醇摄入<300 mg/d，定期检查血脂以判断疗效。

第一套膳食方案 3 个月以上疗效不佳，改用第二套膳食方案，即饱和脂肪酸摄入进一步减少至总热量的 7％以下，胆固醇摄入<200 mg/d，同时确保足够的能量、维生素和矿物质供给。

饮食治疗的最低目标是血胆固醇水平降低，理想目标是 LDL-C<2.85 mmol/L（110 mg/dL），TC <4.40 mmol/L（170 mg/dL）。

必须强调的是饮食干预的基本目的是降低血胆固醇水平并保证足够的营养摄入，不能影响生长发育，应加强监测。饮食干预是治疗高脂血症的基础，特别是对于儿童患者，饮食干预可能是最佳选择。目前不主张对 2 岁以下的婴幼儿进行饮食干预。

（二）药物治疗

总原则是饮食干预无效者，在专科医生指导下用药，定期复查及随诊。药物治疗的适应证：10 岁以上的儿童，饮食治疗 6 个月到 1 年无效，LDL-C≥4.92 mmol/L（190 mg/dL）或者 LDL-C≥4.14 mmol/L（160 mg/dL）并伴有：①确切的早发 CHD 家族史（一级男性亲属发病时<55 岁，一级女性亲属发病时<65 岁）；②同时存在两个或两个以上的 CVD 危险因素且控制失败。对纯合子型 FH，药物降血脂治疗的年龄可适当提前。

首选他汀类药物。强调只有少数儿童和青少年将采用药物治疗，不可滥用，建议推荐至专业的血脂中心进行治疗。药物治疗必须坚持饮食干预，加强监测，除血脂和药物副作用外，还需仔细地进行营养评价、生长发育判断，并且要注意治疗措施对儿童的心理有无影响。其他降低血脂药物包括中药，但疗效尚待评估。

（三）其他

其他治疗方法包括血浆净化治疗、基因治疗以及外科治疗。对于继发性高脂血症，强调积极预防和治疗原发病。对学龄儿童进行血脂指标筛查，对根据不同原因导致的血脂异常的儿童给予饮食干预和增加运动健身性治疗。经两年的追踪随访，以健康指标为标准考察干预后儿童血脂的改变情况。结果发现经干预的儿童血脂指标恢复正常水平，尤其是由于非遗传因素导致血脂异常的儿童，该方法干预的有效性非常显著。对于遗传因素引起的血脂异常儿童，该法的效果还是不错的，在持续的控制中，儿童的血脂指标控制在了正常范围内。表明对血脂异常的儿童，针对导致血脂异常的不同原因，采取正确有效地干预措施，能够控制儿童的血脂在正常范围内，同时不影响孩子的生长发育。

六、预防

（一）预防原则

1. 健康食物　鼓励低饱和脂肪酸、低胆固醇饮食。保证生长和发育，维持理想体重。

2. 良好生活习惯　远离烟酒，避免被动吸烟，适量运动。

（二）高危人群及筛查

美国 NCEP 建议对所有 18 岁以上的成年人均进行血脂检查以期尽早发现冠心病（CHD）高危人群，但对儿童是否应当如此意见尚不一致。1992 年美国 NCEP 专家委员会提出了用以发现高脂血症和 CHD 高危儿童的选择性筛查方案。中国儿童青少年血脂防治专家共识在美国 NCEP 专家委员会提出的选择性筛查方案基础上提出的新的筛查方案如下：

1. 主要筛查对象　有早发心血管疾病的家族史；双亲 TC≥6.2 mmol/L（240 mg/dL）。

2. 次要筛查对象　高脂肪、高胆固醇饮食；高血压（收缩压或舒张压≥第 90 百分位）；肥胖[体重(kg)/身高(cm)×1000≥第 85 百分位]；吸烟（≥10 支/d）；应用影响血脂的药物（如皮质激素等）；糖尿病。

3. 建议增加的筛查对象　患有高血压、川崎病、终末期肾病、癌症化疗后的儿童。国内有人采用新生儿脐血胆固醇测定早期筛查 FH，发现方法简单，结果可靠，适宜于人群大规模筛查。

值得一提的是，应注意筛查过程中带来的社会心理影响，如同临床上发现有良性心脏杂音或高血压时，在筛查儿童高胆固醇血症时也不要轻易下结论，以免给儿童带来不良的心理影响。

（三）健康教育

目的是维持长期正常体重与血脂。

1. 营养教育　向家长、儿童进行健康饮食教育，包括低脂食物、反式脂肪酸、饱和脂肪酸、低胆固醇食物教育。

2. 体育活动　有益控制病情，降低危险因素。降低一种危险因素有益于改善其他危险因素，如加强锻炼可以减轻体重，减轻体重可降低血压和降低 LDL-C 和 TC 水平，升高 HDL-C，改善胰岛素抵抗，降低糖尿病潜在危险。

〔海南医学院　向　伟〕

参考文献

[1] 向伟. 小儿血脂异常——基础与临床. 北京：人民卫生出版社，2001，319 - 388.

[2] 《中华儿科杂志》编辑委员会. 儿童青少年血脂异常防治专家共识. 中华儿科杂志，2009，47（6）：426 - 428.

[3] 向伟，杜军保.《儿童青少年血脂异常防治专家共识解读》. 中华儿科杂志，2009，47（8）：637 - 639.

[4] 刘颖，米杰，杜军保，等. 北京地区 6～18 岁儿童血脂紊乱现况调查. 中国实用儿科杂志，2007，22（2）：101 - 102.

[5] 丁文清，田永福，宋菲，等. 银川市 6～18 岁儿童青少年血脂异常流行现状调查. 中华实用儿科临床杂志，2018，33（17）：1336 - 1340.

[6] 闫辉，米杰，刘颖，等. 家族史与儿童青少年血脂紊乱关系的研究. 中国实用儿科杂志，2010，25（3）：195 - 198.

[7] Kose E, Armagan C, Teke Kisa P, et al. Severe hyperchylomicronemia in two infants with novel ApoC2 gene mutation. J Pediatr Endocrinol Metab, 2018, 31（11）：1289 - 1293.

第三十三章　老年人血脂异常防治

　　截至 2017 年底，我国 60 岁及以上老年人口占总人口的 17.3%，老年人口总数已达 2.41 亿，并仍以每年 1000 万的速度增长。预计到 2050 年前后，我国老年人口数将达到峰值 4.87 亿，占总人口的 34.9%。老年人是包括冠心病（coronary heart disease，CHD）在内的动脉粥样硬化性心血管疾病（atherosclerotic cardiovascular disease，ASCVD）的高发人群，ASCVD 也是老年人致死致残的主要病因。由健康指标与评估研究所（Institute for Health Metrics and Evaluation，IHME）主持开展的一项关于 2010 年全球疾病负担的多中心合作研究项目显示，心血管和循环系统疾病对中国 60 岁以上人群的寿命损失年影响最大，其中 ASCVD 影响比重居前。血脂异常是指血浆总胆固醇（total cholesterol，TC）升高、低密度脂蛋白-胆固醇（low-density lipoprotein cholesterol，LDL-C）升高、甘油三酯（triglyceride，TG）升高和/或高密度脂蛋白-胆固醇（high-density lipoprotein cholesterol，HDL-C）降低，是 ASCVD 的独立危险因素之一。而老年人血脂异常的患病率较高，血脂异常也是老年人患 ASCVD 的重要危险因素。积极防治老年人血脂异常对降低老年人 ASCVD 的发病率、病死率及改善其生活质量至关重要，是我国社会及医生面临的重要问题。在老年人群中，需要合理应用多种降脂手段，有效防治血脂异常。

一、老年人血脂异常特点及机制

　　我国老年人的 TC、LDL-C 和 TG 水平总体低于西方人群，以轻中度升高为主。男性在 65 岁以前，TC、LDL-C 和 TG 水平随年龄增加而逐渐升高，之后随年龄增加逐渐降低。女性在绝经前，血脂水平低于同年龄男性，LDL-C 水平在女性上升幅度小于男性。但在绝经期后，TC 水平较同年龄男性稍高，LDL-C 水平明显上升并超过男性。女性 TC 和 LDL-C 水平在 60 岁达高峰，而男性于 50 岁左右即达高峰。HDL-C 在儿童时期通常较高，进入青春期后，男性 HDL-C 水平开始下降，并持续低于女性，与两性间睾酮水平的差别有关。女性在 60～70 岁以后 HDL-C 稍见下降，但其平均 HDL-C 水平持续高于男性。血浆 TG 水平在成年期男女均随着年龄增加呈持续性上升趋势，但在男性 50～60 岁时开始下降，而在女性则 70 岁以后开始下降。

　　相比年轻人，老年人更易患血脂异常，这可能与老年人自身代谢特点有关。随着年龄的增长，人体各器官和组织都会出现不同程度的衰退，肝脏及周围组织胆固醇的储量不断增加，从而抑制细胞膜上的 LDL 受体表达，使得人体内 LDL 受体数量随年龄增长逐渐下降，致使肝脏清除血液中 LDL 的能力下降，LDL-C 分解代谢率降低，同时机体 LDL 受体活性也随年龄增长而下调，而 LDL 生成速度则随着年龄的增长而增加，因此血浆 LDL-C 水平升高。同时，老年人肠道吸收胆固醇增加，胆汁中胆固醇排泄减少，使肝脏的胆固醇增加，后者通过反馈调节抑制 LDL 受体表达，进一步使血液中 LDL-C 增加。老年人脂肪组织增加、胰岛素抵抗等促进体内脂解作用，使游离脂肪酸增加，促进肝脏合成更多极低密度脂蛋白（very low-density lipoprotein，VLDL）。此外老年人脂蛋白脂酶活性降低，使餐后乳糜微粒和 VLDL 的清除速率减慢，造成餐后血浆 TG 水平升高。老年人常表现为高胰岛素血症、糖耐量减低、高 TG 血症、HDL-C 以及非- HDL-C 升高等改变。

二、老年人血脂异常与 ASCVD

　　血脂异常是老年人群 ASCVD 进展和再发心血管事件的独立预测因素，在老年人中血脂异常所致的

ASCVD 的绝对危险度高于一般成年人。美国弗莱明汉研究资料表明，虽然 70 岁以上老年男性血浆 TC 水平不能预测冠心病（CHD）的危险，但在女性直至 90 岁血浆 TC 水平仍可预测 CHD 的危险。血浆高水平 HDL-C 在任何年龄段均与心血管病死亡率呈负相关性，TC/HDL-C 比值对 80 岁以上老年人仍可预测 CHD 事件的危险。有研究观察到，高胆固醇血症是老年男性发生 CHD 的重要危险因素，血脂异常是老年男性发生 CHD 的独立危险因素。但是关于 85 岁以上老年人血脂异常与 CHD 关系的研究资料仍十分有限。

三、降血脂在老年人群中 ASCVD 防治的地位和临床证据

涉及 ASCVD 一级预防和二级预防的大型临床试验均显示，通过降血脂治疗干预老年人血脂异常对 ASCVD 的防治有重要意义。降血脂治疗无论在降血脂疗效、药物的不良反应或实验室检查的异常发现等方面老年人与非老年人均相同。更重要的是，他汀类治疗使 LDL-C 水平的降低可减少 ASCVD 的危险和及其病死率约 30%，老年人与非老年人的疗效相同。

ASCVD 一级预防方面，他汀类药物防治 ASCVD 的一级预防试验的老年亚组分析均证实，他汀类药物明显减少老年人心血管事件和心血管死亡率，提示 65～75 岁的老年人可能同样从一级预防中终身获益。由于不是专为老年人设计的临床试验，老年人的比例较低，此结论尚待进一步验证。

ASCVD 二级预防方面，4S（Scandinavian Simvastatin Survival Study）研究老年亚组分析显示，辛伐他汀 20～40 mg/d 降低高胆固醇血症老年 CHD 患者的全因死亡率、CHD 病死率、主要冠状动脉事件及脑血管事件；获益及不良反应与 60 岁以下人群相似。CARE（Cholesterol and Recurrent Events Trial）研究 65～75 岁老年亚组结果显示，普伐他汀（40 mg/d）降低主要 CHD 事件、CHD 死亡及卒中发生率。LIPID（Long-Term Intervention with Pravastatin in Ischemic Disease）老年亚组分析显示，普伐他汀（40 mg/d）降低老年患者全因死亡率、CHD 死亡率、心肌梗死及卒中发生率。在 HPS（the Heart Prevention Study）研究入选的 20536 例患者中，包括了 5806 例年龄在 70～80 岁的老年患者，随机给予辛伐他汀或安慰剂并随访 5 年，结果表明无论入选研究时患者基线 TC 水平如何，辛伐他汀治疗均能显著减少主要不良心血管事件的发生，使 75～80 岁患者全因死亡率降低 14.7%、心血管事件减少 25%，获益与年轻亚组相似。中国 CHD 二级预防研究（China Coronary Secondary Prevention Study，CCSPS）入选 4870 例有心肌梗死病史的患者，随机给予血脂康胶囊 1.2g/d（含洛伐他汀 10 mg）或安慰剂，平均随访 4 年。对其中包含 2550 例 60～75 岁老年亚组的分析显示，血脂康组总死亡危险降低 35%，CHD 病死率降低 34%，不良反应的发生率与对照组差异无统计学意义。

2003 年发表的普伐他汀在高危老年人群的前瞻性研究（Prospective Study of Provastatin in the Elderly at Risk，PROSPER）的结果则进一步论证了他汀类药物对于老年人群的有益作用，该研究入选 5804 例 70 岁以上老年患者（70～82 岁，平均 76 岁），其中 50% 患有心血管疾病，50% 为心血管疾病高危者，服用普伐他汀 40 mg/d，平均随访 3.2 年。结果显示，CHD 死亡、非致死性心肌梗死、致死性和非致死性脑卒中的联合临床终点降低 15%，其中 CHD 死亡率和非致死性心肌梗死减少 19%，CHD 死亡率减少 24%。应用普伐他汀治疗 48 例老年患者，可防止 1 例心脏事件的发生。首次显示在 70 岁以上老年患者降低血浆胆固醇对心脑血管病防治的益处。证实降血脂治疗防治 CHD 的临床益处不受年龄的影响，对于老年人心血管危险人群同样应进行积极的降血脂治疗。对老年患者应用他汀类药物进行二级预防的荟萃分析，包括 9 项临床试验中 19569 例 65～82 岁的 CHD 患者进行汇总分析，结果显示他汀治疗组全因死亡率显著低于安慰剂组（15.6% 比 18.7%），相对危险降低 22%。同时他汀类治疗使 CHD 的死亡率降低 30%，非致命心肌梗死减少 26%，血运重建减少 30%，卒中减少 25%。每治疗 28 人可挽救 1 人生命，比过去的汇总分析显示出更大的获益（治疗 61 人挽救 1 人生命）。对 20132 例男性患者急性心血管事件的高危者进行分析，并按不同年龄和不同 LDL-C 降低幅度进行分组，结果表明包括 80 岁在内各年龄组，LDL-C 降低幅度与心血管风险降低的获益是相同的。该研究支持，老年人服用降血脂药物同样有良好的临床疗效。

希腊阿托伐他汀和冠心病评估（Greek atorvastatin and CHD evaluation，GREACE）后续研究结果亦显示，在 LDL-C 值降低至相似水平时，老年组 96 mg/dL（2.50 mmol/L），青年组 102 mg/dL（2.65 mmol/L），老年他汀类治疗组心血管事件的发生率降低 16.5%，而青年他汀类治疗组仅降低 8.5%；随着年龄增加，其心血管事件的发生率降低越多，提示老年人群应用他汀类药物降脂获益更大。瑞典注册研究对 14907 例≥80 岁急性心肌梗死住院患者随访显示，他汀类治疗降低全因死亡率及心血管疾病死亡率，不增加癌症死亡率。Foody 等观察了 8432 例急性心肌梗死出院的老年患者（年龄≥65 岁，≥80 岁约占 40%）应用他汀类药物情况，3 年随访发现带他汀类药物出院服药者比未服药者总死亡率下降。Cooke 等观察 4232 例 66～101 岁（平均 77.5）的老年人群，2.3 年随访发现出院用他汀类药物的 CHD 患者比未用者死亡率明显下降。Eaton 等观察了 2626 例住疗养院的心血管疾病患者，年龄＞65 岁，其中 935 例＞85 岁，男性、女性、75～84 岁与≥85 岁组患者应用他汀类药物均显著获益。

目前，老年患者使用大剂量他汀类药物治疗的临床证据尚不充分。大规模临床试验中，对受试者中 65 岁以上的老年患者进行亚组分析，显示大剂量他汀类药物治疗使急性冠脉综合征的老年患者的主要心血管事件有降低的趋势。对 70 岁以上急性冠脉综合征老年亚组分析显示 LDL-C 水平降至 70 mg/dL 以下时心血管事件显著减少。另一项研究中的老年亚组的分析表明，随着年龄增加，大剂量他汀治疗组主要心血管事件发生率降低，但相关的不良反应明显增加，患者的停药率增加。也有研究表明，对于稳定型 CHD 的老年患者，未发现大剂量他汀治疗的明显获益，而不良反应率和中断治疗的患者明显增加。迄今专为老年人设计的前瞻、随机、对照、大规模临床试验不多，需要更多支持大剂量他汀治疗使老年人能获益的证据。但需注意的是，他汀类药物临床试验中受试者的年龄多在 60～80 岁之间，尚无 80 岁以上高龄老年人使用他汀类药物的随机大规模临床试验结果。

四、老年人血脂异常的治疗

老年人血脂异常的治疗对于 ASCVD 的防治至关重要，生活方式改变和药物治疗是干预老年血脂异常患者的主要手段。

（一）非药物治疗

老年人血脂异常与饮食和生活方式有密切关系，所以调整饮食结构和改善生活方式是非药物治疗的基础措施，主要包括以下内容：①控制饮食中胆固醇的摄入量，增加蔬菜、水果、粗纤维食物、富含 n-3 多不饱和脂肪酸的鱼类摄入；戒烟；食盐摄入量控制为＜6g/d；限制饮酒（酒精摄入量：男性＜25g/d，女性＜15g/d）。②增加体力运动。每天坚持 30～60 分钟的中等强度有氧运动，每周至少 5 天。③适度控制体重。通过控制饮食及增加运动保持理想体重，维持体质指数＜25kg/m² 为理想水平，老年人不应过度减轻体重。④控制其他危险因素。戒烟有助于降低 ASCVD 发生风险。无论是否进行药物治疗，都必须坚持控制非药物治疗。近年的临床干预试验结果表明，恰当的非药物治疗对多数血脂异常者能起到与药物治疗相近似的治疗效果，在有效控制血脂的同时可以有效减少心血管事件的发生，巩固药物治疗疗效。

（二）药物治疗

由于老年人心血管疾病的整体风险增加，他汀类药物治疗血脂异常带来的绝对获益更大。近期新指南均强调他汀类药物是唯一大规模临床研究证据支持改善 ASCVD 预后终点的药物，是老年 ASCVD 患者一级预防和二级预防的首选药物。他汀类药物一级预防能够降低心脑血管疾病的患病率、病死率和心脑血管事件的发生率。其他降血脂药诸如依折麦布、前蛋白转化酶枯草溶菌素-9（proprotein convertase subtilisin/kexin type 9，PCSK9）抑制药、贝特类药物、烟酸、n-3 多不饱和脂肪酸、普罗布考和胆酸螯合剂等，都有各自的降血脂特点、临床疗效和应用注意事项。

针对不同类型的血脂异常，治疗原则也有一定程度的差异。对于高胆固醇血症老年患者，在进行生活方式调整的同时，如果需要应用药物治疗，应首选他汀类药物，以降低 LDL-C 为主要治疗目标。可根据患者的个体特点选择不同的他汀类药物并根据疗效调整剂量。如不能达标者，可联合其他调血脂药，但需监测药物不良反应发生情况。对于高 TG 血症老年患者，通过消除诱因和改变生活方式可有效降低 TG。临界或轻、中度高 TG 血症患者，首要目标仍为降低 LDL-C 水平。TG 水平为 1.70~2.25 mmol/L 者，主要采取非药物治疗。TG 水平为 2.26~5.65 mmol/L 者，降低非- HDL-C 水平为治疗的次要目标，可加用烟酸或贝特类药物。TG 水平>5.65 mmol/L 时，急性胰腺炎的发生风险增加，临床常用贝特类药物或烟酸类药物作为降低 TG 水平的治疗选择。首选非诺贝特，可加用 n-3 多不饱和脂肪酸。仍不能获得满意疗效者，可加用他汀类药物。对于混合型血脂异常老年患者，高 LDL-C 伴高 TG 者，降低 LDL-C 水平为主要治疗目标，首选他汀类药物，如不能达标可加用贝特类或烟酸类药物。高 LDL-C 伴显著低 HDL-C 者，以降低 LDL-C 水平为首要目标，首选他汀类药物，必要时合用可升高 HDL-C 的药物，如贝特类或烟酸类药物。对于低 HDL-C 血症老年患者，由于戒烟、减轻体重、增加 n-3 多不饱和脂肪酸摄入、进行规律的体力活动等有助于升高 HDL-C，首先应鼓励单纯低 HDL-C 血症老年患者进行生活方式的调整，培养健康的生活习惯。对于低 HDL-C 的心血管疾病高危老年患者，可使用烟酸类或贝特类药物，伴有高胆固醇血症者经他汀类药物治疗 HDL-C 仍低者，可与贝特类或烟酸类药物合用。

值得注意的是，老年人常患有多种慢性疾病，需服用多种药物治疗，加之老年人有不同程度的肝肾功能减退，药物的代谢动力学改变易受药物相互作用影响，而发生不良反应。一项调查结果表明，年龄、所患的慢性疾病和严重程度是发生药物相互作用的主要危险因素。另有统计结果显示 47% 的 75 岁以上老年人服用 5 种或以上药物。随服用药物数量的增多，发生药物相互作用的概率显著增加。服用 2 种药物发生药物的相互作用约为 18%，4 种药物增至 50%，8 种药物可高达 90%，可见老年患者易于发生药物的不良反应，并且是多种因素作用的结果。

因此，使用他汀类药物时需注意药物之间相互作用的影响，并密切监测药物不良反应。与<65 岁的患者相比，相同剂量的他汀类药物可使老年患者的 LDL-C 多降低 3%~4%。因此，老年 ASCVD 患者，尤其是>75 岁患者，应使用中等强度他汀类药物治疗，而非高强度他汀类药物，并根据他汀类药物疗效调整剂量，以减少不良反应，并尽量选用在肝内或体内不同代谢途径的药物。对于使用中等强度他汀类药物不能达标的老年患者，可与依折麦布联用。对具有多项心血管危险因素的老年人，可考虑使用低强度他汀类药物进行一级预防。使用他汀类药物时注意观察有无肌痛、肌肉压痛、肌无力、乏力和消化道症状等。在服药前、服药后 4 周复查血脂、肝酶、肌酶及肾功能；3~6 个月未达标者，应调整他汀类药物剂量或种类，达标后每 6~12 个月复查。对于不能耐受他汀类药物的老年患者可考虑：①更换另一种药代动力学特征不同的他汀类药物；②减少他汀类药物的剂量；③隔天用药。

大量临床研究证实，老年人应用常规剂量他汀类药物安全性良好。肝酶异常是他汀类药物最常见的不良反应，血浆丙氨酸氨基转移酶（alanine aminotransferase，ALT）升高>3 倍正常上限的发生率为 0.5%~2.0%，多发生在开始用药后的 3 个月内。他汀类药物治疗诱发横纹肌溶解的风险为 0.04%~0.20%，相关肌肉症状的发生率为 1.5%~3.0%，其中老年人为 0.8%~13.2%。老年、瘦弱女性、肝肾功能异常、多种疾病并存、多种药物合用、围术期患者容易发生他汀类药物相关的肌肉不良反应。大剂量他汀类药物增加肝酶、肌酶异常及其他不良事件发生的风险。目前尚无老年人使用他汀类药物引起肾损害的临床证据，他汀类药物对肾功能也无不良影响。有研究结果提示，辛伐他汀对肾功能有中度保护作用，可明显延缓肾小球滤过率的降低，使慢性肾脏病（chronic kidney diseases，CKD）患者获益，降低 CKD1~5 期非透析患者的心血管事件及死亡风险，但是相对获益随着肾功能下降而降低；对于透析（CKD5 期）患者尚缺乏获益证据。不同他汀类药物对 CKD 患者肾功能的影响差异无统计学意义。老年人使用他汀类药物应认真评估肾功能（如血肌酐、肾小球滤过率），并关注肾功能变化，及时调整药物剂量和种类。他汀类药物可增加新发糖尿病风险并可升高血糖，糖耐量异常者更容易发生他汀类药物相关的糖尿病。糖尿病风险与大剂量他汀类药物的使用与年龄相关，但他汀防治 ASCVD 的益处远远超过血糖升高的潜在风险。他汀类药物对认知功能的影响存在争议，目前缺乏证据表明其与稳定性或进展性痴呆或阿尔茨海默病（alzheimer disease，AD）之间存在因果关系或相关性。如患者在他汀类药物治疗过程中出现神经系统症状，应评估是否为他汀类药物的不良反应，必要时停药观察。

近十多年来降血脂药物已在全世界数以千万计的患者中应用，在我国也已广泛使用，虽然有个别病例出现不良反应，但在及时停药处理后症状消失。在老年人这一特殊人群中，只要掌握好用药指征，严密监测药物的不良反应，降脂药物的应用必然对老年 CHD 的防治发挥重要的作用。

五、老年人心血管危险评估和血脂异常治疗目标值

在开始降血脂治疗前，需要全面了解患者是否有 ASCVD、糖尿病以及对心血管危险程度进行评估（例如吸烟、高血压、年龄、HDL-C 低水平和肥胖等），并进行心血管危险分层，由分层结果确定治疗目标。

2013 年国际动脉粥样硬化学会（International Atherosclerosis Society，IAS）建议对年龄＜80 岁人群进行长期风险管理，终生风险评估，把 ASCVD 总体风险分为高危、中高危、中危和低危，推荐对不同风险水平人群制定不同干预对策，不再强调针对不同危险分层设立不同的降脂目标。LDL-C、非- HDL-C 为致动脉粥样硬化胆固醇，可作为治疗目标；根据风险水平制定血脂异常的干预目标，并非所有高危人群都需使用他汀类药物的最大剂量。建议一级预防 LDL-C 的理想目标为＜2.6 mmol/L（100 mg/dL），相应的非- HDL-C＜3.4 mmol/L（130 mg/dL）。二级预防 LDL-C 目标为＜1.8 mmol/L，非- HDL-C＜2.6 mmol/L。

2014 年英国国家优化卫生与保健研究所（National Institute for Health and Care Excellence，NICE）新版血脂管理指南推荐，对于年龄＜84 岁的人群，在生活方式干预不足以降低心血管风险并评估了患者使用他汀类药物的风险后，可使用他汀类药物进行一级预防，根据患者危险分层进行不同强度的他汀类药物治疗。该指南同时指出，大多数的临床试验排除了年龄＞75 岁的老年人群，该人群使用他汀类药物一级预防的证据不充分，但由于老年人心血管事件的绝对风险随年龄增加而增加，因此该人群服用他汀类药物的临床获益可能更大。在使用他汀类药物时，需考虑老年人联用多种药物、合并多种疾病、易跌倒、肾功能减退、生存预期更短等情况，权衡利弊后决定是否使用他汀类药物及使用剂量。

2015 年我国发布的《血脂异常老年人使用他汀类药物中国专家共识》推荐，鉴于老年人心血管疾病的整体风险增加，治疗血脂异常的绝对获益增加；在使用他汀类药物治疗前，应认真评估老年人 AS-CVD 危险因素，充分权衡他汀类药物治疗的获益/风险，根据个体特点确定老年人他汀类药物治疗的目标、种类和剂量。对老年人使用他汀类药物一级预防进行了降血脂治疗目标的推荐：①糖尿病合并高血压或其他危险因素的老年人，建议 LDL-C 目标值＜1.8 mmol/L（70 mg/dL），非- HDL-C 目标值＜2.6 mmol/L（100 mg/dL）；②糖尿病、CKD（3 或 4 期）或高血压合并 1 项其他危险因素的老年人，建议 LDL-C 目标值＜2.6 mmol/L（100 mg/dL），非- HDL-C 目标值＜3.4 mmol/L（130 mg/dL）；③高血压或存在 3 项其他危险因素的老年人，建议 LDL-C 目标值＜3.4 mmol/L（130 mg/dL），非- HDL-C 目标值＜4.1 mmol/L（160 mg/dL）。其他危险因素包括：年龄（男性≥45 岁，女性≥55 岁）、吸烟、HDL-C＜1.04 mmol/L（40 mg/dL）、体重指数（BMI）≥28kg/m²、早发缺血性心血管疾病家族史、CKD（3b 及 4 期）、家族性高胆固醇血症（表 32-1）。

表 32-1　　　　　　　　　　　　老年人血脂异常治疗目标值［mmol/L（mg/dL）］

临床疾病和(或)危险因素	LDL-C 目标值 ［mmol/L(mg/dL)］	非- HDL-C 目标值 ［mmol/L(mg/dL)］
ASCVD	＜1.8(70)	＜2.6(100)
糖尿病＋高血压或其他危险因素	＜1.8(70)	＜2.6(100)
糖尿病	＜2.6(100)	＜3.4(130)
慢性肾脏病(3 或 4 期)	＜2.6(100)	＜3.4(130)
高血压＋1 项其他危险因素	＜2.6(100)	＜3.4(130)
高血压或 3 项其他危险因素	＜3.4(130)	＜4.1(160)

注：LDL-C，低密度脂蛋白-胆固醇；非- HDL-C，非高密度脂蛋白-胆固醇。其他危险因素包括年龄（男≥45 岁，女≥55 岁）、吸烟、高密度脂蛋白-胆固醇＜1.04 mmol/L（40 mg/dL）、体重指数≥28 kg/m²、早发 ASCVD 家族史

《中国成人血脂异常防治指南 2016 版》中指出：≥80 岁高龄老年人常患多种慢性疾病需服用多种

药物，要注意药物间的相互作用和不良反应；高龄患者大多有不同程度的肝肾功能减退，降血脂药物剂量的选择需要个体化，起始剂量不宜太大，应根据治疗效果调整降血脂药物剂量并严密监测肝肾功能和肌酸激酶。因尚无高龄老年患者他汀类药物治疗靶目标的随机对照研究，对高龄老年人他汀类药物治疗的靶目标不做特别推荐。现有研究表明，高龄老年高胆固醇血症合并心血管疾病或糖尿病患者可从降血脂治疗中获益。

2018 年美国心脏病学会（American College of Cardiology，ACC）/美国心脏协会（American Heart Association，AHA）发布的血脂管理指南推荐在 ASCVD 患者中，要采用高强度他汀或者最大耐受剂量的他汀治疗来降低 LDL-C。LDL-C 水平降低越多，后续的心血管风险降低就越多。极高风险的 ASCVD 患者中，使用 LDL-C 在 1.8 mmol/L 作为联合用药的阈值，来考虑是否在他汀治疗的基础上加用非他汀类药物治疗，如应用最大耐受剂量的他汀治疗，而 LDL-C 水平仍≥1.8 mmol/L 时，加用依折麦布是合理的。加用依折麦布后 LDL-C 仍≥1.8 mmol/L，可考虑加用 PCSK9 抑制药。对于严重原发性高胆固醇血症（LDL-C 水平≥4.9 mmol/L）患者，可直接启动高强度他汀治疗而不必计算 10 年 ASCVD 风险。如高强度他汀治疗后 LDL-C 水平仍≥2.6 mmol/L 时，可加用依折麦布。在联合治疗后 LDL-C 水平仍≥2.6 mmol/L，且患者存在其他增加后续 ASCVD 风险的因素，可考虑加用 PCSK9 抑制药。对于大于 75 岁的非极高危 ASCVD 患者，在评估他汀类药物降低 ASCVD 风险、不良反应、药物之间可能的相互作用以及患者详细情况后，予以中等或高强度的他汀类药物治疗是合理的。如果大于 75 岁的 ASCVD 患者能够耐受高强度他汀类药物治疗，可以继续高强度他汀治疗。因为在包括中等强度他汀类药物治疗的随机对照试验（randomized controlled trial，RCT）中，即使在＞75 岁的患者中，主要心血管事件也显著减少。因此中等强度他汀类药物治疗在 ASCVD 患者中没有年龄上限。当对年龄为＞75 岁的 ASCVD 患者进行高强度他汀治疗与中等强度他汀治疗比较时，＞75 岁、65～75 岁和＜65 岁各年龄组组间疗效无明显差异。然而在＞75 岁 ASCVD 患者中，对比他汀类药物治疗（主要是中等强度）和安慰剂的 RCT 分析显示，主要心血管事件的发生率显著降低。由于老年人可能有较高的不良事件风险（如肝功能异常），较低的他汀类药物依从性，以及较高的高强度他汀治疗停药率。因此中等强度的他汀类药物可能更适合老年人群。

六、现状与展望

随着人口老龄化的出现，老年人（65 岁以上）的健康越来越受到关注。ASCVD 是引发老年人死亡和致残的主要因素，应用他汀类药物能够显著降低 ASCVD 的发生率和病死率，有利于提高老年人的生活质量，应在认真掌握适应证的情况下积极给予降血脂治疗，并注意可能发生的不良反应。目前提倡对心血管高危者进行强化降低 LDL-C 治疗。应用现有的降血脂治疗药物，使 LDL-C 降低越多，临床获益越大。这种治疗策略能更大幅度地减少心血管临床事件发生的危险，有助于提高 ASCVD 防治的临床疗效，虽然，目前老年人的他汀类治疗存在不足的问题，他汀类药物的应用将变得越来越广泛。

但是，当前他汀类药物在老年人群应用明显不足，原因可能有：①临床医生认为，老年人预期寿命可能过短，而不能充分从降血脂治疗中获益；②临床医生担心不良事件的发生和药物相互作用导致不良反应的增加；③老年患者依从性不好，特别见于老年痴呆症或抑郁症的患者及心血管疾病处于症状不明显阶段的老年患者；④老年人他汀类治疗的成本-效果问题还处于争议之中，而且有关老年人的治疗指南的实用性还需完善。

现有的临床证据表明，他汀类药物可安全、有效地用于老年人群，应鼓励有适应证的老年人积极使用他汀类药物。对于急性冠脉综合征或 ASCVD 合并糖尿病的心血管极高危患者，应积极使用他汀类药物使血脂尽快达标。鉴于老年群体的特殊性，应根据患者心血管危险分层及个体特点、患者的合并疾病和用药情况，充分考虑降血脂治疗利弊，积极稳妥地选择合理的治疗药物，并密切监测不良反应。应积极、规范地在老年人群中使用他汀类药物和非他汀类降血脂药物，从而有效地防治 ASCVD，达到改善老年人生活质量、降低死亡率和减少心血管事件的目的。但需注意的是，目前已经公布的关于降血脂治疗临床试验的入选人群均在 80 岁以下，缺乏 80 岁以上人群研究的结果。对于高龄老年人群进行血脂筛查的效价比以及最能从降血脂治疗中获益的老年亚组等仍需要进一步的研究。

〔中南大学湘雅二医院 赵 旺 赵水平〕

参考文献

［1］ 血脂异常老年人使用他汀类药物中国专家共识组，刘梅林，胡大一. 血脂异常老年人使用他汀类药物中国专家共识［J］. 中华内科杂志，2015，54（5）：467 - 477.

［2］ Yang W，Xiao J，Yang Z，et al. China National Diabetes and Metabolic Disorders Study Investigators. Serum lipids and lipoproteins in Chinese men and women. Circulation，2012，125（18）：2212 - 2221.

［3］ Mungall MM，Gaw A. Statin therapy in the elderly. Curr Opin Lipidol，2004，15（4）：453 - 457.

［4］ Lavie CJ. Treatment of hyperlipidemia in elderly persons with exercise training，nonpharmacologic therapy，and drug combinations. Am J Geriatr Cardiol，2004，13（3 Suppl 1）：29 - 33.

［5］ Lewis SJ. Statin therapy in the elderly：observational and randomized controlled trials support event reduction. Am J Geriatr Cardiol，2004，13（3 Suppl 1）：10 - 16.

［6］ He J，Gu D，Reynolds K，et al. Serum total and lipoprotein cholesterol levels and awareness，treatment，and control of hypercholesterolemia in China. Circulation，2004，110（4）：405 - 411.

［7］ Downs JR，Clearfield M，Weis S，et al. Primary prevention of acute coronary events with lovastatin in men and women with average cholesterol levels：results of AFCAPS/TexCAPS. Air Force/Texas Coronary Atherosclerosis Prevention Study. JAMA，1998，279（20）：1615 - 1622.

［8］ Sever PS，Dahlöf B，Poulter NR，et al. Prevention of coronary and stroke events with atorvastatin in hypertensive patients who have average or lower-than-average cholesterol concentrations，in the Anglo-Scandinavian Cardiac Outcomes Trial - Lipid Lowering Arm（ASCOT-LLA）：a multicentre randomised controlled trial. Lancet，2003，361（9364）：1149 - 1158.

［9］ Lemaitre RN，Psaty BM，Heckbert SR，et al. Therapy with hydroxymethylglutaryl coenzyme a reductase inhibitors（statins）and associated risk of incident cardiovascular events in older adults：evidence from the Cardiovascular Health Study. Arch Intern Med，2002，162（12）：1395 - 1400.

［10］ Mehta JL，Bursac Z，Hauer-Jensen M，et al. Comparison of mortality rates in statin users versus nonstatin users in a United States veteran population. Am J Cardiol，2006，98（7）：923 - 928.

［11］ Ridker PM，Danielson E，Fonseca FA，et al. Rosuvastatin to prevent vascular events in men and women with elevated C-reactive protein. N Engl J Med，2008，359（21）：2195 - 2207.

［12］ Glynn RJ，Koenig W，Nordestgaard BG，et al. Rosuvastatin for primary prevention in older persons with elevated C-reactive protein and low to average low-density lipoprotein cholesterol levels：exploratory analysis of a randomized trial. Ann Intern Med，2010，152（8）：488 - 496，W174.

［13］ Miettinen TA，Pyörälä K，Olsson AG，et al. Cholesterol-lowering therapy in women and elderly patients with myocardial infarction or angina pectoris：findings from the Scandinavian Simvastatin Survival Study（4S）. Circulation，1997，96（12）：4211 - 4218.

［14］ Lewis SJ，Moye LA，Sacks FM，et al. Effect of pravastatin on cardiovascular events in older patients with myocardial infarction and cholesterol levels in the average range. Results of the Cholesterol and Recurrent Events（CARE）Trial. Ann Intern Med，1998，129（9）：681 - 689.

［15］ Hunt D，Young P，Simes J，et al. Benefits of pravastatin on cardiovascular events and mortality in older patients with coronary heart disease are equal to or exceed those seen in younger patients：Results from the LIPID trial. Ann Intern Med，2001，134（10）：931 - 940.

［16］ Heart Protection Study Collaborative Group. The effects of cholesterol lowering with simvastatin on cause-specific mortality and on cancer incidence in 20536 high-risk people：a randomised placebo-controlled trial. BMC Med，2005，3：6.

［17］ Ye P，Lu ZL，Du BM，et al. Effect of Xuezhikang on cardiovascular events and mortality in elderly patients with a history of myocardial infarction：a subgroup analysis of elderly subjects from the China Coronary Secondary

Prevention Study. J Am Geriatr Soc, 2007, 55 (7): 1015 - 1022.

[18] Shepherd J, Blauw GJ, Murphy MB, et al. PROspective Study of Pravastatin in the Elderly at Risk. Pravastatin in elderly individuals at risk of vascular disease (PROSPER): a randomised controlled trial. Lancet, 2002, 360 (9346): 1623 - 1630.

[19] Rahilly-Tierney CR, Lawler EV, Scranton RE, et al. Cardiovascular benefit of magnitude of low-density lipoprotein cholesterol reduction: a comparison of subgroups by age. Circulation, 2009, 120 (15): 1491 - 1497.

[20] Athyros VG, Katsiki N, Tziomalos K, et al. Statins and cardiovascular outcomes in elderly and younger patients with coronary artery disease: a post hoc analysis of the GREACE study. Arch Med Sci, 2013, 9 (3): 418 - 426.

[21] Gränsbo K, Melander O, Wallentin L, et al. Cardiovascular and cancer mortality in very elderly post-myocardial infarction patients receiving statin treatment. J Am Coll Cardiol, 2010, 55 (13): 1362 - 1369.

[22] Foody JM, Rathore SS, Galusha D, et al. Hydroxymethylglutaryl-CoA reductase inhibitors in older persons with acute myocardial infarction: evidence for an age-statin interaction. J Am Geriatr Soc, 2006, 54 (3): 421 - 430.

[23] Cooke CA, Kirkland SA, Sketris IS, et al. The impact of statins on health services utilization and mortality in older adults discharged from hospital with ischemic heart disease: a cohort study. BMC Health Serv Res, 2009, 9: 198.

[24] Eaton CB, Lapane KL, Murphy JB, et al. Effect of statin (HMG-Co-A-Reductase Inhibitor) use on 1-year mortality and hospitalization rates in older patients with cardiovascular disease living in nursing homes. J Am Geriatr Soc, 2002, 50 (8): 1389 - 1395.

[25] Berthold HK, Gouni-Berthold I. Lipid-lowering drug therapy in elderly patients. Curr Pharm Des, 2011, 17 (9): 877 - 893.

[26] Viljoen A. A practical approach to lipid management in the elderly. J Nutr Health Aging, 2011, 15 (1): 65 - 70.

[27] Expert Dyslipidemia Panel, Grundy SM. An International Atherosclerosis Society Position Paper: global recommendations for the management of dyslipidemia. J Clin Lipidol, 2013, 7 (6): 561 - 565.

[28] Rabar S, Harker M, O'Flynn N, et al. Lipid modification and cardiovascular risk assessment for the primary and secondary prevention of cardiovascular disease: summary of updated NICE guidance. BMJ, 2014, 349: g4356.

[29] 中国成人血脂异常防治指南修订联合委员会. 中国成人血脂异常防治指南（2016 年修订版）[J]. 中国循环杂志, 2016, 31 (10): 937 - 950.

[30] Grundy SM, Stone NJ, Bailey AL, et al. 2018 AHA/ACC/AACVPR/AAPA/ABC/ACPM/ADA/AGS/APhA/ ASPC/NLA/PCNA Guideline on the management of blood cholesterol: A report of the American College of Cardiology/American Heart Association Task Force on clinical practice guidelines. J Am Coll Cardiol, 2018, S0735 - 1097 (18) 39034-X.

第三十四章　血液净化治疗高脂血症

血液净化治疗高脂血症是指利用体外循环技术和/或血浆脂蛋白分离技术去除患者血液中过高的胆固醇、甘油三酯（TG）以及多种载脂蛋白等血脂成分，进而调整脂质代谢紊乱，减轻动脉粥样硬化及血脂异常相关临床事件。严重高脂血症如家族性高胆固醇血症（FH）、高脂蛋白 a［Lp（a）］血症、严重高 TG 血症，尤其是在合并动脉粥样硬化性心血管疾病（ASCVD）等情况下，联合应用血液净化治疗是一种有效的干预措施。自 1965 年首次应用血浆置换技术治疗严重高脂血症以来，吸附法、肝素沉淀法以及膜滤过方法等各种选择性体外降血脂技术不断涌现，促进了血液净化治疗高脂血症（简称血脂净化）技术向更特异、更有效、更安全的方向发展。

一、适应人群

血脂净化技术由于治疗成本相对较高，因此在临床中主要用于通过生活方式的调整以及充分的药物治疗仍不能将脂蛋白下降至目标值的患者。目前国内外一系列指南或共识对血脂净化治疗技术在临床中的应用给出了指导性的意见，但各个国家有关血脂净化的临床适应证略有不同（表 34 - 1）。

表 34 - 1　　　　　　　　　　　　　　　各国血脂净化技术的适应证

国　家	适应证
美国	经过严格饮食管理以及可耐受最大药物治疗 6 个月无效的如下患者： （1）纯合子型 FH，伴有 LDL-C＞13 mmol/L（500 mg/dL） （2）杂合子型 FH 伴有 LDL-C＞7.8 mmol/L（300 mg/dL） （3）杂合子型 FH 伴有 LDL-C＞4.1 mmol/L（160 mg/dL），且合并冠心病
德国	所有患者在经过严格饮食管理以及可耐受最大药物治疗的基础上，存在如下情况： （1）一级预防针对 FH 伴 LDL-C＞4.1 mmol/L（160 mg/dL），且近亲发生心血管事件 （2）二级预防针对有进展性心血管事件，且 LDL-C＞3.1～3.4 mmol/L（120～130 mg/dL） （3）Lp（a）＞60 mg/dL，且合并进展性心血管疾病，无论是否伴有 LDL-C 升高
日本	经过严格饮食管理以及可耐受最大剂量药物治疗无效的如下患者 （1）纯合子型 FH 伴 LDL-C≥7.8 mmol/L（300 mg/dL） （2）杂合子型 FH 伴 LDL-C≥7.8 mmol/L（300 mg/dL），同时伴有 0～1 个危险因素 （3）杂合子型 FH 伴 LDL-C≥5.2 mmol/L（200 mg/dL），具有高危风险，比如包括 2 个以上危险因素或者 Lp（a）≥50 mg/dL （4）杂合子型 FH 伴 LDL-C≥4.1 mmol/L（160 mg/dL），具有极高危风险，指已确诊动脉粥样硬化性心血管疾病或糖尿病

注：FH，家族性高胆固醇血症。

由于近些年新的强效降血脂药在不断研发和上市，比如杂合子型 FH 患者在使用新的降脂药物 PC-SK9 抑制药后可有效降低血浆胆固醇水平，因此未来可能需要开展血脂净化治疗的患者人数将会有所减少。尽管目前尚无有效治疗 Lp（a）的药物，但是未来特异性有效降低 Lp（a）的药物的出现也将减少 Lp（a）明显增高患者对血脂净化技术的需求。因此未来需要血脂净化的人群将主要集中在纯合子型 FH 患者。

总体来说，血脂净化技术是一种安全有效的治疗方法，但是仍存在以下禁忌证：①无法建立血管通路而不能进行血液的体外循环；②有严重的心衰和恶性心律失常；③难以纠正的低血压；④依从性差；⑤预期寿命较短；⑥有严重的身体和智力障碍；⑦存在恶性肿瘤；⑧有严重的精神失常。

二、血脂净化技术原理

血浆置换（plasma exchange，PE）是最早用于治疗 FH 的体外循环降脂技术。血浆置换指将全血分离成血浆和细胞成分（红细胞、白细胞和血小板），然后弃掉患者血浆，用健康人血浆或血浆代用品予以补充，可以有效去除存在于血浆当中的 LDL-C、Lp（a）以及其他脂蛋白胆固醇等成分。但由于血浆置换是非选择性降脂技术，对血脂清除的选择性差，在清除上述成分的同时也清除了 HDL、白蛋白、免疫球蛋白等有益成分，因此效率低并且需要输注外源性血浆成分而增加传播血清性传染病的机会，因此现在已很少应用于降脂治疗中。目前在临床中更多的是首先通过不同方法进行脂蛋白分离，然后再进行清除的技术，这些技术手段明显增加了血脂清除的选择性，提高了清除的效率。目前进行血脂分离清除的主要方式包括三种，即滤过法、沉淀法和吸附法。

（一）双重滤过血浆置换法（double filtration plasma pheresis，DFPP）

DFPP 是通过选用不同膜孔径的血浆分离器，依据分子大小将脂蛋白分离清除的技术。该方法操作简单、血浆处理量大、价格相对较低。通常第一级分离用于分离血浆和血细胞，将血细胞回输体内，而将分离的血浆进入第二级血浆分离器，用于分离 LDL、极低密度脂蛋白 VLDL、极高密度脂蛋白 ILDL 以及纤维蛋白原等，但也会有少部分的白蛋白和免疫球蛋白等有益成分丢失。近几年又出现了几种改良的 DFPP 技术，其目的为最大限度减少白蛋白等小分子蛋白的丢失，使白蛋白的丢失少于 10%。一种为再循环第二级滤过器的 DFPP 法，即不丢弃含 LDL 等脂蛋白的滤过液，而且全量再次进入第二级血浆滤过器，反复循环直至治疗结束，尽可能回吸收白蛋白等有益蛋白。第二种是加热二重滤过，即将第一级滤器滤过的血浆加温至 42 ℃，再通过第二级血浆分离器，可以提高分离效率。另外还有一种反向滤过法，即通过改变第二级血浆滤过的连接方式，使分子跨膜方向与传统法相反而扩大了滤过膜面积 1.7 倍，进而增加了滤过效率。

（二）肝素诱导 LDL 沉淀法（heparin mediated extracorporeal LDL precipitation，HELP）

HELP 是根据在等电点产生沉淀的原理清除脂蛋白。分离的血浆与含肝素的醋酸盐缓冲液混合，当 pH 值调整为 5.12（等电点）时，肝素与纤维蛋白原、LDL、Lp（a）等结合形成复合物而沉淀，通过滤器的过滤去掉沉淀而达到清除的目的。HELP 除特异性清除 LDL 和 Lp（a）外，还可去除纤维蛋白原，因此可以明显降低血浆粘度，同时不影响 HDL，治疗前后也没有明显的补体激活和炎性因子的产生，不激活缓激肽系统，具有良好的生物相容性。缺点是操作复杂，费用昂贵，需要专门设备，而且对肝素过敏的患者不能使用。

（三）吸附法

其原理是利用特殊化学材料制备成吸附柱，通过静电作用或者抗原抗体作用从而清除脂蛋白。可采用血浆吸附或全血吸附，主要包括以下几种方法

1. 免疫吸附法（immunoadsorption，IA）　IA 是根据抗原抗体特异性结合的原理发挥清除 LDL 的作用。通过将特异性抗 LDL 抗体偶联于吸附柱上制成 LDL 特异性吸附柱，当分离的血浆流经该吸附柱时，血浆中的 LDL 特异性结合于抗体吸附柱上而被清除。此吸附柱可以经缓冲液冲洗使结合的抗原脱落而达到再利用的目的。为了增加清除 LDL 的效率，该设备有两个吸附柱，一个吸附柱与分离的血浆结合清除 LDL，达到饱和后换用另外一个吸附柱，同时将饱和的吸附柱通过缓冲液冲洗而再利用，两个吸附柱交替使用提高清除效率。该方法清除 LDL 特异性强，效率高，但是吸附柱的保存和运输条件要求比较高，也提高了治疗费用。

2. 硫酸右旋糖酐纤维素吸附法（dextran sulphate cellulose adsorption，DSA）　DSA 是一种血浆吸附法。硫酸右旋糖酐结构类似于 LDL，表面带负电荷，当被分离的血浆流经吸附柱时，吸附柱上的硫酸右旋糖酐可以通过静电作用相对特异地与血浆中表面带正电荷的载脂蛋白 B_{100}（ApoB$_{100}$）结合而

清除脂蛋白，因此主要选择性清除含 $ApoB_{100}$ 的脂蛋白，比如 LDL 和 VLDL，而对 HDL 影响不显著。DSA 吸附柱是一种物理化学亲和吸附柱，操作简单，疗效稳定，价格便宜，在国外应用广泛。DSA 在吸附过程中由于血液与带负电荷的吸附材料结合会产生缓激肽。正常情况下机体通过体内的血管紧张素转换酶（ACE）降解缓激肽，但是如果同时使用 ACE 抑制药（ACEI）会导致缓激肽水平升高而产生不良反应，因此当使用 DSA 时应禁用 ACEI 类药物。

3. 全血灌注脂蛋白吸附法（direct adsorption of lipoprotein from whole blood，DALI）　　DALI 是一种改良的全血直接吸附法，用聚丙烯酸配体包裹聚丙烯酰胺制成吸附柱，全血通过吸附柱时，带负电荷的聚丙烯酸配体与带正电荷 LDL 和 Lp（a）结合，选择性吸附清除脂蛋白。由于血清电解质带正电荷也可以结合在吸附柱上，导致电解质紊乱，为此每次治疗前要用含有电解质的清洗液冲洗。本方法是用全血直接灌注，不需要进行血浆和血细胞的分离，因此操作简便。但是在吸附过程中可能有少许补体和缓激肽释放，因此同样禁止使用 ACEI 药物。DALI 的抗凝技术比较特殊，采用肝素枸橼酸盐混合液，可以避免补体的激活和低血钙的发生。

三、血脂净化技术的疗效和不良反应

除了 PE 因缺乏选择性趋于淘汰以外，其余各种选择性血脂净化方法都具有明确的降低脂蛋白的作用，在降血脂治疗效果上无明显差异（表 34 - 2），但是针对长期预后目前尚无不同方法之间的比较。

表 34 - 2　　　　　　　　　　　　　　　不同血脂净化方法对脂蛋白的影响

	DFPP	IA	HELP	DSA	DALI
TC	43%～57%	49%～68%	42%～54%	48%～68%	49%～61%
LDL-C	42%～62%	54%～82%	55%～61%	49%～85%	53%～76%
HDL-C	6%～42%	7%～27%	0%～19%	4%～32%	5%～31%
Lp（a）	53%～60%	51%～72%	55%～68%	19%～70%	28%～74%
TG	37%～57%	34%～49%	20%～61%	26%～64%	29%～40%

注：TC，总胆固醇；LDL-C，低密度脂蛋白-胆固醇；HDL-C，高密度脂蛋白-胆固醇；脂蛋白（a），Lp（a）；甘油三酯，TG。

在单次血脂净化结束后通过立即检测血脂水平来评估治疗效果，目前所有血脂净化方法均能立即降低 LDL-C 和 Lp（a）水平达 50%～75%。但是经过 8～13 天 LDL-C 和 Lp（a）水平会逐渐上升至基线水平或仅仅有轻微下降，相对于 LDL-C，Lp（a）的上升速度会缓慢一些，因此血脂净化治疗根据血脂的上升情况常常需要每周或者每两周进行一次。经过长期的血脂净化治疗后，一些患者在治疗前 LDL-C 和 Lp（a）基线水平会有所下降，甚至达到 20%～40%。在降低基线 LDL-C 和 Lp（a）水平方面，每周一次血脂净化治疗优于每两周一次的治疗方案。在血脂净化治疗过程中同时服用降脂药物可以适当延缓 LDL-C 和 Lp（a）水平上升的速度，甚至在纯合子型 FH 患者中也能够达到一定疗效。目前尚无针对血脂净化治疗的 LDL-C 目标值提出统一推荐，但在德国指南中提出血脂净化治疗针对伴有冠心病的患者 LDL-C 水平应＜2.6 mmol/L（100 mg/dL），而有冠心病同时合并糖尿病或不稳定型心绞痛的患者 LDL-C 应＜1.8 mmol/L（70 mg/dL）。在美国则建议血脂净化治疗后 LDL-C 应较治疗前下降至少 60%，而在日本指南中推荐血脂净化治疗后 LDL-C 应低于 1.3 mmol/L（50 mg/dL）。

在有效清除 LDL-C 和 Lp（a）的同时，血脂净化治疗对其他血脂成分也有一定的影响。血脂净化治疗同样能够清除 TG 达 50%，但是 TG 会在 24 小时内恢复基线水平。HDL-C 在单次血脂净化治疗后也能下降 5%～20%，同样会在 24 小时内恢复到基线水平。而对于乳糜颗粒的清除，血脂净化技术并不是常规使用的，但是如果患者出现明显升高的 TG 合并重症胰腺炎，血浆置换更有利于快速的清除乳糜颗粒和降低 TG 水平。

除了降低脂蛋白以外，血脂净化治疗还有其他的效应。比如能够降低纤维蛋白原和其他的凝血因子、降低纤溶酶原和其他纤溶蛋白，进而降低血浆黏滞度、改善血液流变学，能够降低 C 反应蛋白（CRP）和其他的炎症因子，降低补体，也能够降低促动脉粥样硬化的 oxLDL 受体即 LOX-1 和黏附分

子 VCAM-1 的表达，增加人内皮细胞一氧化氮合成酶的水平，等等。近期有研究发现血脂净化技术在清除 LDL-C 的同时也改善了动脉粥样硬化性脂质代谢。比如在外周动脉疾病患者中，在采用 LDL 吸附过程中 ox-LDL 被清除，而清除率与步行距离的改善具有明确的相关性。另外 PCSK9 在脂代谢中具有重要的作用，并且参与机体炎症反应，有研究提示在 LDL 吸附过程中能够清除部分 PCSK9。但是这些附带的作用是否具有临床意义，是否参与了血管保护、及与患者长期预后的关系尚不明确。

目前通常认为血脂净化技术耐受性好，不良反应少见，相对安全，但是仍会有一些不良事件的发生。最常见的就是静脉穿刺建立血管通路过程中的问题，包括穿刺不成功、穿刺出血、疼痛等。作为血液体外循环的一种治疗方式，文献报道有 20% 患者出现不同程度低血压，大多数可以通过输注生理盐水进行纠正。尽管在治疗过程中并无血液的丢失，但是仍然有部分患者出现铁缺乏，针对这部分患者需要给予铁剂的补充。其他少见不良反应还包括心绞痛、高血压、恶心、眩晕、水肿等。除了上述不良反应以外，不同的治疗方法可能存在特有的不良反应。当采用 DSA 和 DALI 治疗方法时更易出现缓激肽综合征，因此对于使用 DSA 和 DALI 进行血脂净化治疗的患者需要避免使用 ACEI，对于已经使用者，至少要在治疗前 24 小时停用或换成血管紧张素受体拮抗药（ARB）。DALI 方法在治疗过程中需采用枸橼酸抗凝血药，可导致低钙血症，因此需要监测并补充钙剂。对于 IA 方法，可出现因异源抗体脱落入血而导致过敏反应，需要酌情给予抗过敏治疗。

不良反应主要发生在进行血脂净化治疗开始阶段，而且有研究发现 61.3% 不良反应并不需要治疗干预，可自行缓解，有 37.0% 的不良反应需要药物进行干预，严重不良反应需要急诊住院的仅有 1.7% 的患者，仅有个别患者因不良事件的发生需停止血脂净化治疗。

四、血脂净化技术的临床应用

（一）药物治疗无效的家族性高胆固醇血症

该病是一种常染色体显性遗传疾病，患者血 LDL 持续升高且对多种药物治疗抵抗，常常在早期即出现进展性心血管疾病，其发生风险较常人高达 100 倍，因此血脂净化治疗常常推荐在这些患者中应用。尽管由于伦理的问题无法在临床开展大规模的随机对照研究来评估血脂净化治疗对这类患者心血管事件发生的影响，但是有大量的其他类型的研究证实其在有效延缓动脉粥样硬化的进展和降低心血管事件发生中的作用。

在 1994 年 Schuff-Werner 和同事在 39 例 LDL-C 明显升高的患者中前瞻性评估了 2 年血脂净化治疗的有效性。患者基线 LDL-C 水平为 7.4 mmol/L（286 mg/dL），在单次血脂净化治疗后 LDL-C 水平可下降至 3.1 mmol/L（121 mg/dL），而且经过 1 年和 2 年的长期治疗，基线 LDL-C 水平分别下降至 5.3 mmol/L（203 mg/dL）和 5.31 mmol/L（205 mg/dL）。其中 33 例在 2 年治疗前后完善了血管造影检查，结果发现 2 年治疗使所有节段硬化程度由 32.5% 下降至 30.6%，硬化程度发生逆转＞8% 的节段占 26.7%，有 15.5% 节段缓慢进展，而有 57.8% 斑块趋于稳定，而且心绞痛的发生率明显下降。在另一项多中心的研究中纳入 19 例经药物治疗无效的患者，评估了血脂净化治疗对冠状动脉病变的影响。研究发现患者 LDL-C 和 Lp（a）在血脂净化治疗过程中较基线值明显下降，且在随访的 3.1 年时间中 94.5% 冠脉病变无进展。也有研究比较了血脂净化治疗前后心血管事件发生率的变化，提示在开展血脂净化治疗 2.5 年后伴随着 LDL-C 水平的明显下降，心血管事件发生率也明显下降，心肌梗死、脑卒中、主动脉瘤破裂等心血管事件下降 3.2 倍，而需要进行冠状动脉旁路移植术、冠状动脉血管成形术等干预的事件减少 20 倍。

（二）降低 Lp（a）相关性心血管疾病

Lp（a）基本结构与 LDL 相似，在 LDL 基础上通过 ApoB$_{100}$ 以双硫键形式连姜了另一 Apo（a）。目前研究认为 Lp（a）有促炎和氧化的作用，进而促进动脉粥样病变的发生发展，显著增加心肌梗死、缺血性脑脑卒中等发生风险，是心血管疾病的独立危险因素。由于 Lp（a）结构上多了一条链，使得其对现有以降低 LDL-C 为目标的降血脂药产生抵抗。有文献报道常规药物治疗对 Lp（a）的降幅仅为

10%～20%，苯扎贝特可使之降低 39%，而血脂净化治疗降幅可达 50%～80%，因此血脂净化技术被认为是治疗高 Lp（a）血症最有效和耐受程度最好的治疗方法。尽管有研究发现当 Lp（a）水平>30 mg/dL 时即促进了动脉粥样硬化的进展，但是目前仅有部分国家将明显升高的 Lp（a）作为血脂净化治疗的适应症，比如在德国指南中适应证包括两个条件，其一是 Lp（a）>60 mg/dL，其二是经临床或影像学检查证实的进展性心血管疾病。第一个条件即 Lp（a）>60 mg/dL 很容易判断，但是对于第二个条件在临床中常常很难界定，有时会对于特殊病例仅凭 Lp（a）>60 mg/dL 即开始血脂净化治疗。比如年龄低于 30 岁首次出现急性心梗的患者，如果再次出现心血管事件将是致命的，只要满足 Lp（a）>60 mg/dL 的条件即可考虑启动血脂净化治疗。

根据使用的方法分为：非选择性降低 Lp（a）血脂净化技术，包括之前提到的 DSA、DFPP、DAIL 等；选择性降低 Lp（a）的方法，比如 Lp（a）免疫吸附法。尽管目前尚无随机对照研究，但是有许多其它研究证实了血脂净化技术在降低 Lp（a）水平，降低冠心病风险和减少心血管事件的作用。一项研究纳入了 37 例伴有明显升高的 Lp（a）而 LDL-C 正常的患者评估给予血脂净化治疗前后患者心血管事件发生率的变化，研究结果提示伴随着 Lp（a）水平的明显下降，治疗期间无心血管事件发生率较治疗前明显提高（75% 比 38%）。在另一项为期 5 年的多中心前瞻性观察性研究同样评估了 170 例单纯 Lp（a）升高的患者采用血脂净化治疗前后心血管事件发生率的变化，研究结果提示平均每年心血管事件发生率由治疗前的 0.58±0.53 到治疗后的 0.11±0.15，下降 81%。这些结果均提示血脂净化技术能够显著降低 Lp（a），进而减少心血管事件的作用。

（三）高 TG 血症

血浆中的 TG 主要以两种形式存在：富含 TG 的 VLDL 和乳糜颗粒。前者以 $ApoB_{100}$ 为载脂蛋白，而后者为 $ApoB_{48}$ 结合的 TG。多种原因可导致高 TG，轻中度升高的 TG 是心血管疾病的重要危险因素，而 TG 严重升高，尤其>10 mmol/L（869 mg/dL）时则可诱发急性胰腺炎。

针对高 TG 血症，目前主要治疗方法包括饮食治疗、生活方式改变、控制或纠正引起 TG 继发性升高的因素以及降低 TG 的药物。由于血脂净化技术并非无不良反应，而且价格昂贵，在进行血脂净化治疗后 24 小时 TG 即恢复至基线水平等原因使血脂净化治疗不作为常规治疗高 TG 血症的手段。但是当血浆 TG 水平明显升高导致急性胰腺炎时血脂净化治疗则是一种合理选择，也建议应尽早开始治疗。在一项多中心研究中纳入 17 例对于药物治疗无效的严重高 TG 血症患者，证实血脂净化治疗安全有效，且预防了急性胰腺炎的复发。因为当患者合并严重高 TG，特别是乳糜血时容易发生血浆滤器凝血阻塞等问题而影响疗效，而且血浆置换在降低 TG 同时也有效降低炎症因子，在补充新鲜血浆时补充被消耗的脂蛋白脂酶或载脂蛋白，可能带来额外的获益，因此血浆置换是优选的治疗方法，也被美国血浆透析协会（the American Society for Apheresis，ASFA）推荐作为治疗高 TG 血症相关胰腺炎的方法。治疗的目标是尽量使 TG 低于 5.65 mmol/L（491 mg/dL），1～2 次的治疗过程常能有效改善患者生存。因为在治疗结束后 TG 会快速回升，需加强药物的治疗以维持理想的 TG 水平。除了血浆置换外也有报道其他方法，尤其是 DFPP 在降低 TG 方面的有效性。在一项回顾性病例对照研究中显示，采用 DFPP 治疗高 TG 相关急性胰腺炎明显缩短住院天数，有效降低急性胰腺炎的复发率。

（四）外周动脉疾病

目前已有国家将血脂净化技术作为严重难治性外周动脉疾病的治疗方法之一。在一项多中心的研究中，纳入 31 例合并外周动脉疾病的患者，在平均进行 9.6 次血脂净化治疗后，这些外周动脉疾病患者的踝臂指数和最大可耐受步行距离得到有效改善。其他的研究也显示血脂净化技术能够明显改善外周动脉疾病患者的静息腿痛，认为除了与血脂降低有关外，在血脂净化过程中改善血管内皮功能、降低血液黏滞度、清除炎症性物质等也是可能的机制。

（五）妊娠期女性高脂血症的处理

在妊娠过程中伴随着体内激素水平的变化，脂代谢也发生变化，表现在 LDL-C 在妊娠 36 周时较妊娠前上升 42%，在分娩时 HDL-C 升高 15%～24%，从妊娠 14 周开始 TG 水平即逐渐上升，到 36 周时可达妊娠前 3 倍，Lp（a）在整个妊娠过程中持续升高，在正常情况下这些变化有利于胚胎的发育，但是对于既往存在明显脂代谢紊乱的孕妇，比如 FH、高 TG 血症患者，明显增加了相关临床并发症的发生及孕妇死亡风险。妊娠期间常见的脂代谢异常及其相关主要临床不良事件，其一是严重高 TG 血症导致急性胰腺炎的风险，其二是 LDL-C 和 Lp（a）水平显著升高引发 ASCVD 不良事件的发生。

　　无论贝特类还是他汀类降血脂药由于具有致畸作用在妊娠期间均为禁忌，因此血脂净化技术目前被认为是妊娠期间最有效的纠正血脂紊乱，减少并发症和改善母婴预后的重要治疗手段。目前几乎没有相关研究评估在妊娠期间使用血脂净化治疗的获益，更多的是临床成功治疗的病例报道，因为针对血脂显著异常的患者并不鼓励受孕。针对降低 LDL 和 Lp（a）各种血脂净化治疗的手段都能够使用，在临床疗效上无明显区别，但是针对严重高 TG 血症伴有急性胰腺炎患者仍建议血浆置换，同样强调尽早启动治疗来最大限度降低死亡率。治疗的频次和维持的时间需要根据患者的具体情况进行个体化治疗，将脂蛋白控制在目标内。当然这些还需要更多的循证医学证据来证实其临床疗效和对终点事件的影响。

　　总之，血脂净化技术发展较快，治疗手段不断改进，在提高清除血脂效率的同时降低了不良事件的发生，提高了安全性，有助于临床的更广泛的应用。虽然目前血脂净化技术更多的是针对脂蛋白显著异常的患者，尤其是纯合性 FH，但越来越多的病例报道证实该项技术在其他领域中的有效性，如外周动脉疾变、糖尿病足、眼底微循环障碍、先兆子痫、突发特发性听力下降、胆固醇结晶栓塞、顽固性肾病综合征等。可见未来血脂净化技术将会为更多的患者提供治疗的选择，具有更广泛的应用前景。

〔中国医科大学附属盛京医院　张蓓茹〕

参考文献

［1］Moriarty PM，Hemphill L. Lipoprotein Apheresis. Endocrinol Metab Clin North Am，2016，45（1）：39 - 54.

［2］Schettler V，Neumann CL，Hulpke-Wette M，et al. Current view：indications for extracorporeal lipid apheresis treatment. Clin Res Cardiol suppl，2012，7：15 - 19.

［3］Jacobson TA，Ito MK，Maki KC，et al. National lipid association recommendations for patient-centered management of dyslipidemia：part 1-executive summary. J Clin Lipidol，2014，8（5）：473 - 488.

［4］Julius U. Lipoprotein apheresis in the management of severe hypercholesterolemia and of elevation of lipoprotein（a）：current perspectives and patient selection. Med Devices（Auckl），2016，9：349 - 360.

［5］Stefanutti C，Thompson GR. Lipoprotein apheresis in the management of familial hypercholesterolaemia：historical perspective and recent advances. Curr Atheroscler Rep，2015，17（1）：465.

［6］Wang A，Richhariya A，Gandra SR，et al. Systematic review of low-density lipoprotein cholesterol apheresis for the treatment of familial hypercholesterolemia. J Am Heart Assoc，2016，5（7）：e003294.

［7］Kroon AA，van't Hof MA，Demacker PN，et al. The rebound of lipoproteins after LDL-apheresis. Kinetics and estimation of mean lipoprotein levels. Atherosclerosis，2000，152（2）：519 - 526.

［8］Waldmann E，Parhofer KGl. Lipoprotein apheresis to treat elevated lipoprotein（a）. J Lipid Res，2016，57（10）：1751 - 1757.

［9］Moriarty PM. Lipoprotein apheresis：present and future uses. Curr Opin Lipidol，2015，26（6）：544 - 552.

［10］Makino H，Tamanaha T，Harada-Shiba M. LDL apheresis in Japan. Transfus Apher Sci，2017，56（5）：677 - 681.

［11］Schuff-Werner P，Gohlke H，Bartmann U，et al. The HELP-LDL-apheresis multicentre study，an angiographically assessed trial on the role of LDL-apheresis in the secondary prevention of coronary heart disease. Ⅱ. Final evaluation of the effect of regular treatment on LDL-cholesterol plasma concentrations and the course of coronary heart disease. The HELP-Study Group. Heparin-induced extra-corporeal LDL-precipitation. Eur J Clin Invest，1994，24（11）：724 - 732.

［12］Stefanutti C，D'AIessandri G，Russi G，et al. Treatment of symptomatic hyperLp（a）lipoproteinemia with LDL-apheresis：a multicentre study. Atheroscler Suppl，2009，10（5）：89 - 94.

［13］Sachais BS，Katz J，Ross J，et al. Long-term effects of LDL apheresis in patients with severe hypercholesterolemia. J Clin Apher，2005，20（4）：252 - 255.

［14］ Kurt B，Soufi M，Sattler A，et al. Lipoprotein (a) -clinical aspects and future challenges. Clin Res Cardiol Suppl，2015，10：26 - 32.

［15］ Rosada A，Kassner U，Vogt A，et al. Does regular lipid apheresis in patients with isolated elevated lipoprotein (a) levels reduce the incidence of cardiovascular events? Artif Organs，2014，38 (2)：135 - 141.

［16］ Roeseler E，Julius U，Heiql F，et al. Lipoprotein apheresis for lipoprotein (a) -associated cardiovascular disease：prospective 5 years of follow-up and apolipoprotein (a) characterization. Arterioscler Thromb Vasc Biol，2016，36 (9)：2019 - 2027.

［17］ Stefanutti C，Jullius U. Treatment of primary hypertriglyceridemia states-General approach and the role of extracorporeal methods. Atheroscle Suppl，2015，18：85 - 94.

［18］ Stefanutti C，Di Giacomo S，Vivenzio A，et al. Therapeutic plasma exchange in patients with severe hypertriglyceridemia：a multicenter study. Artif Organs，2009，33 (12)：1096 - 1102.

［19］ Chang CT，Tsai TY，Liao HY，et al. Double filtration plasma apheresis shortens hospital admission duration of patients with severe hypertriglyceridemia-associated acute pancreatitis. Pancreas，2016，45 (4)：606 - 612.

［20］ Morimoto S，Yano Y，Maki K，et al. Efficacy of low-density lipoprotein apheresis in patients with peripheral arterial occlusive disease undergoing hemodialysis treatment. Am J Nephrol，2007，27 (6)：643 - 648.

［21］ Russi G. Severe dyslipidemia in pregnancy：The role of therapeutic apheresis. Transfus Apher Sci，2015，53 (3)：283 - 287.

第三篇　降血脂药

第三十五章　降血脂药的分类和应用

血脂异常的治疗措施包括非药物性和药物性。非药物性降脂治疗措施有生活方式改善、外科手术、血液净化和基因治疗等。降脂药物治疗经过了漫长的探索。1908 年明确了高胆固醇血症的致病因素是胆固醇的沉积。1955 年七国研究发现，血清胆固醇水平与冠心病死亡率密切相关。早期的降脂治疗试验（安妥明、烟酸、吉非罗齐、回肠部分切除）发现，降低总胆固醇能够降低冠脉心血管事件。但是，由于当时降脂药物的不良反应明显，未能广泛应用于临床，直到 1976 年他汀类药物的问世。目前，临床上可供选择的降脂药物种类繁多，尤其是新型降脂药物（如依折麦布和前蛋白转化酶枯草溶菌素 9 单克隆抗体等）的不断出现，临床降脂药的选择更加丰富。

一、主要降胆固醇类药物

这类药物主要作用机制是抑制肝脏胆固醇合成、减少肠道胆固醇吸收和促进内胆固醇分解代谢等。

（一）他汀类药物

第一个他汀类药物是日本科学家远藤章发现的。这位微生物学家，在美国攻读博士期间，发现冠心病是一个巨大的未满足医疗需求。因此，他回到日本后，开始寻找降低胆固醇药物。当时已知胆固醇生物合成的限速酶是三羟基三甲基戊二酰-辅酶 A（HMG-CoA）还原酶，远藤章的最初设想是细菌依靠胆固醇生存，所以有些细菌可能会产生 HMG-CoA 还原酶抑制药排除异己。他从青霉菌中找到美伐他汀，发现其具有很高强度地抑制 HMG-CoA 还原酶活性。但这个化合物的抗菌效果几乎不存在，这只是偏离最初假说的第一步。而且，这个化合物在大鼠也没有降低胆固醇的疗效。远藤章郁闷一段时间后，听说有个朋友刚建立一个母鸡模型，便把美伐他汀使用在这个模型上，发现有明显的降脂疗效。原来大鼠 HMG-CoA 还原酶被抑制后表达会代偿性增高，低密度脂蛋白（LDL）合成并未受太大影响。因为青霉素也是青霉菌里发现的，所以他汀曾被称为冠心病的"盘尼西林"。

这个时期 Vagelos 和 Alberts 来到美国默沙东公司，他们是血脂代谢专家，所以自然进入降脂药物领域研究。1978 年 Alberts 在一个真菌中找到洛伐他汀，并很快完成临床前研究，进入 I 期临床实验。这时传来高剂量美伐他汀对犬有毒性而终止临床研究的消息，促使默沙东公司立即停止了洛伐他汀的临床研究。随后 Alberts 的团队用了 3 年多时间证明这个高剂量下的毒性是 HMG-CoA 还原酶被过度抑制后的正常药理反应，并非洛伐他汀本身有致癌性。另外当时有很多家族性高血脂血症患者没有有效降低低密度脂蛋白药物，所以默沙东在这个人群开始一个小型临床研究，发现洛伐他汀不仅耐受性很好，而且显著降低低密度脂蛋白-胆固醇（LDL-C）。1983 年洛伐他汀满血复活，重新开始临床试验，于 1987 年上市成为第一个他汀类药物。这期间也发现他汀降低 LDL-C 并非是抑制胆固醇合成，而是诱导细胞表面 LDL 受体的表达，从而增加 LDL-C 代谢，这也是最初假说没想到的。

洛伐他汀虽然上市了，但离后来的巨无霸地位还相差甚远。当时的临床经验发现使用洛伐他汀虽然能降低冠心病风险，但对死亡率似乎影响不大，所以医生使用不是很积极。默沙东这时做了一个划时代的临床试验，即著名的 4S 试验，动用了史无前例的 4444 名患者。该试验证明了他汀的心血管获益，也为后来慢性病药物开发定下新标准。大规模临床数据的迅速积累和高强度推广令他汀成为最广泛使用的药物，按照 ACC/AHA 最新指南全球有 10 亿以上人口需要使用他汀，这可能是他汀研发创始人始料未及的。

1. 药理作用　人体的胆固醇来源有两条途径：其一是由食物中摄取；其二是体内合成。体内胆固醇的合成受许多因素的影响，主要因素有饮食成分、消化道吸收情况、胆汁中胆固醇的排泄、体内胆固醇的转化以及各种胆固醇合成相关酶的活性等。他汀类药物的化学基团与 HMG-CoA 极为相似，对胆固醇合成过程中的早期限速酶 HMG-CoA 还原酶有特异性的竞争抑制作用，阻断 HMG-CoA 与底物的结合，使羟甲戊二酸 CoA 不能形成羟甲戊酸，因此可抑制细胞内胆固醇的合成。胆固醇在肝脏中的合成一旦受到抑制，就会造成细胞内游离胆固醇含量减少，通过细胞内胆固醇调节元件的作用，刺激细胞表面 LDL 受体数目增加。细胞（主要是肝细胞）表面受体上调加血浆中的 LDL 清除，最终导致 LDL 和其他富含载脂蛋白（Apo）B 的脂蛋白颗粒分解加速，同时有研究观察到他汀类药物还抑制肝脏内富含 Apo B 的脂蛋白的合成。

2. 他汀类药物种类　　目前已经在临床上使用的他汀类药物有：洛伐他汀、辛伐他汀、普伐他汀、氟伐他汀、阿托伐他汀、瑞舒伐他汀和匹伐他汀。

这些他汀类药物各自的降脂效果有所不同，但在某种剂量范围内，它们降低总胆固醇（TC）、LDL-C 和甘油三酯（TG）以及升高高密度脂蛋白-胆固醇（HDL-C）的疗效具有可比性（表 35 – 1）。他汀类药物降 TC 和 LDL-C 的作用虽然与剂量有相关性，但并非呈直线相关关系。不同种类与剂量的他汀降胆固醇幅度有较大的差别，但任何一种他汀剂量倍增时，LDL-C 进一步降低仅约 6%，即所谓"他汀疗效 6% 效应"。

表 35 – 1   他汀类降脂疗效比较

阿托	辛伐	洛伐	普伐	氟伐	瑞舒	匹伐	TC	LDL-C	TG
	10	20	20	40		1	22%	27%	10～15%
10	20	40	40	80		2	27%	34%	10～20%
20	40	80			5	4	32%	41%	15～25%
40	80				10		37%	48%	20～30%
80					20		42%	55%	25～35%

注：阿托，阿托伐他汀；洛伐，洛伐他汀；普伐，普伐他汀；氟伐，氟伐他汀；瑞舒，瑞舒伐他汀；匹伐，匹伐他汀。

3. 临床使用注意事项　　为了使 LDL-C 降至目标值，许多患者需要调整他汀类药物的用药剂量，因为积极的降低 LDL-C 有利于动脉粥样硬化性心血管疾病（ASCVD）的防治，这就要求我们关注他汀类药物的有效性、安全性和成本效益比。大多数人对他汀的耐受性良好，副作用通常较轻且短暂，包括头痛、失眠、抑郁以及消化不良、腹泻、腹痛、恶心等消化道症状。他汀主要的不良反应有：①通常有 0.5%～2.0% 的病例发生转氨酶升高，且呈剂量依赖性。目前尚未明确一过性的转氨酶升高是否意味着肝损害。②他汀类药物可引起肌病，表现为肌肉疼痛或无力，肌肉不适的发生率约 5%，致死性横纹肌溶解是极罕见的，小于百万分之一。③增加新发糖尿病风险和血糖升高。目前有研究发现，他汀类药物有增加糖尿病发生率的可能，主要原因是他汀类药物影响了胰岛 β 细胞的功能，导致胰岛素抵抗，影响了葡萄糖的转运蛋白。虽然如此，糖尿病患者使用他汀的获益风险比为 9∶1，他汀类药物对心血管疾病的保护作用远大于新增糖尿病风险。使用标准剂量他汀不仅有效降低心血管事件，同时安全性和耐受性良好。大剂量他汀轻度增加新发糖尿病风险，但无论是绝对风险还是与他汀减少主要心脑血管事件相比，该风险的实际危害都很低。在适合使用他汀人群中，需要继续使用此类药物，特别是对中度到高度心血管风险的人群以及有明确 ASCVD 的人群，他汀的应用方案地位无需更改。但由于在老年人群中，他汀增加新发糖尿病的风险比在年轻人群中高，特别是使用对血糖代谢可能有潜在影响的高剂量或者强效他汀类药物时，需要监测血糖变化。

他汀类药物在降低主要冠脉事件、冠脉手术风险、脑卒中和心血管死亡的发生率方面起了很大的作用，是预防心脑血管疾病的基础用药，临床医生应当针对 ASCVD 风险评估，给予他汀类药物治疗，原则上要适时、适量、长程使用。

（二）胆固醇吸收抑制药

小肠组织对于胆固醇的吸收能力显著影响血液中 LDL-C 的水平。肠黏膜吸收胆固醇的过程非常复杂，位于小肠黏膜刷状缘的一种转运蛋白尼曼-匹克 C1 型类似蛋白 1 （NPC1L1） 起至关重要的作用。选择性胆固醇吸收抑制药选择性抑制 NPC1L1 活性，有效减少肠道内胆固醇的吸收，降低肝脏胆固醇储量和血浆胆固醇水平。第一个肠道胆固醇吸收抑制药依折麦布于 2002 年底经美国 FDA 批准在美国首先上市，依折麦布与已经在临床使用的其他降脂药物有完全不同的作用机制，为临床治疗高胆固醇血症提供了新的选择。

1. 作用机制　依折麦布通过影响小肠刷状缘摄取和转运胆固醇微胶粒的载体活性，抑制食物和胆汁中胆固醇和植物固醇在小肠刷状缘的吸收 （约 50％） 而降低体内胆固醇的水平。由于减少胆固醇向肝脏的释放，促进肝脏 LDL 受体的合成，加速 LDL 的代谢。常用剂量可使 LDL-C 降低约 18％，与他汀类药物合用对 LDL-C 和 TC 的降低作用进一步增强。该药不影响胆酸的排泄，也不影响其他脂类和脂溶性维生素在小肠的吸收。它仅作用于小肠，通过抑制胆固醇的吸收而减少肠道胆固醇向肝脏转运，从而减少胆固醇在肝脏的储存，增加血液中胆固醇的清除，从而降低胆固醇的水平。

2. 药动学　依折麦布口服后，很快被吸收并与葡萄糖醛酸结合成具有药理活性的依折麦布-葡萄糖醛酸复合物，然后经过肠肝循环到达小肠，其主要作用部位在肠道。单次口服 10mg 依折麦布，1～2 小时内达到依折麦布-葡萄糖醛酸复合物的平均血浆峰浓度 （45～75 ng/mL）。4～12 小时内达到依折麦布单体的平均血浆峰浓度 （3.4～5.5 ng/mL），食物不会影响它的吸收。由于依折麦布基本不溶于可注射的溶剂，所以它的绝对生物利用度无法测定；依折麦布在体内的浓度-时间曲线下面积个体间的变异系数达 35％～60％。依折麦布及其与葡萄糖醛酸的复合物与血浆蛋白的结合率均大于 90％。依折麦布在人体内主要以原形经胆道 （78％） 和肾脏 （11％） 排泄。血浆中主要是依折麦布与葡萄糖醛酸的复合物 （80％～90％），依折麦布单体占 10％～20％，其血浆半衰期为 22～24h，48h 后血浆中检查不到该物质，依折麦布的药代动力学特性无性别差异。

3. 临床应用　依折麦布推荐用药剂量为每次口服 10mg，每天 1 次，可在任何时间服用，食物不影响其疗效。

大量临床研究表明他汀剂量加倍后其降胆固醇作用仅增加 6％ 左右，但相关不良反应发生率显著增加。依折麦布主要通过减少肠道内固醇类物质的吸收发挥降胆固醇作用，与他汀类合用，作用机制互补，能更好发挥降胆固醇作用。临床研究结果表明，在他汀类药物降脂作用的基础上，依折麦布可使 LDL-C 水平进一步降低 10％～23％，使患者血浆 LDL-C 水平降低 51％～59％。阿托伐他汀 10mg 合应用依折麦布 10mg 降低胆固醇的作用与 80mg 阿托伐他汀相当。因此，依折麦布与低强度他汀联合治疗使降脂疗效大大提高，达到高强度他汀的效果，但无大剂量他汀发生不良反应的风险。因此，对他汀类药物效果不佳，或不能耐受的患者考虑联合依折麦布进行治疗 （表 35 - 2）。

表 35 - 2　低中强度他汀联合依折麦布降脂幅度

他汀类	用　量	依折麦布	降幅增加
洛伐他汀	20mg	10mg	21％
普伐他汀	40mg	10mg	19％
辛伐他汀	20～40mg	10mg	23％
阿托伐他汀	10～20mg	10mg	23％

依折麦布可单用或与他汀类药物联合用于各型高脂血症，尤其适用于他汀类药物疗效不佳或不能耐受的患者，以及遗传性和药源性高脂血症患者。依折麦布起效快，服药一周后，其降低 LDL-C 的程度达到最大降幅的 65％～80％，2 周达到最大效应并在整个治疗期间保持同样疗效。无论早上还是晚上给药，其降低 LDL-C 的效果相同。

2014 年公布的进一步降低重点事件：依折麦布辛伐他汀片疗效国际试验 （IMPROVE-IT） 是降脂治疗里程碑式的研究。该研究入选性冠脉综合征患者，研究结果显示，辛伐他汀联合依折麦布组较辛伐他汀组平均 LDL-C 水平进一步降低 17％～23％，主要终点事件发生率降低 6.4％；两组间不良事件发生率无显著差异。2015 年公布的血管内超声评价胆固醇吸收抑制药或合成抑制药导致的斑块消退

（PRECISE-IVUS）研究以急性冠脉综合征或稳定型冠心病患者为对象，发现他汀联合依折麦布可以显著的降低 LDL-C 水平，提高 LDL-C 达标率，并且可以更有效地逆转动脉粥样硬化斑块。

依折麦布联合辛伐他汀治疗家族性高胆固醇血症加速动脉粥样硬化消退临床试验（ENHANCE）、辛伐他汀和依折麦布治疗主动脉瓣狭窄试验（SEAS）、心脏保护研究（SHARP）等经过长时间（2 年以上）的随访发现，依折麦布单独使用时降低胆固醇的幅度有限，但当与他汀类联合用药时具有良好的降脂疗效，且安全性良好。目前未发现两药合用有临床意义的药物间药代动力学的相互作用，安全性和耐受性良好。常见的不良反应为头痛和恶心，肌酸激酶（CK）和谷丙转氨酶（ALT）、谷草转氨酶（AST）升高超过正常上限值 3 倍以上仅见于少数患者。

基于现有研究，结合我国人群对于高强度他汀治疗的耐受性差以及药物经济学的考虑，中等强度他汀适合我国绝大多数血脂代谢异常患者 ASCVD 的一级和二级预防。经合理饮食控制和中等强度的他汀治疗后 LDL-C 仍不能达标者，联合他汀与依折麦布是当前更为合理的选择之一。依折麦布副反应小，联合使用他汀类和依折麦布治疗的患者耐受性好，联合使用不增加肝脏毒性肌病和横纹肌溶解的发生。

（三）前蛋白转化酶枯草溶菌素 9（PCSK9）抑制药

1. 作用机制　前蛋白转化酶枯草溶菌素 9（PCSK9）是由肝脏合成的蛋白酶。该酶经分子内自身催化切开后分泌入血，与肝细胞表面低密度脂蛋白受体（LDLR）结合，促进 LDLR 降解，致使 LDL-C 水平升高。因此，阻断 PCSK9 与 LDLR 结合成为治疗高胆固醇血症新的治疗靶点。大量的基础研究和临床研究结果发现，外源性干预措施抑制 PCSK9 活性后，可加速血浆 LDL 清除，从而产生良好的降脂效果。目前已经进入临床试验并且获得临床降脂疗效的主要是 PCSK9 单克隆抗体，其中三种药物——Evorocumabalir、Alirocumab 和 Bococicumab 的临床试验为人型单克隆抗体的安全性和有效性提供了有效信息。

2. PCSK9 种类　随着基础研究和临床前动物实验的研究成功，PCSK9 单克隆抗体的角逐也异常激烈。截至 2018 年底，PCSK9 单克隆抗体的研发和临床试验取得了巨大的成功（表 35-3）。

表 35-3　　　　　　　　　　　　　　　PCSK9 单克隆抗体国内外研发现状

抗体名称	生产厂家	药物分类	目前状态	加批准剂量
Alirocumab（SAR-236553）	赛诺菲/再生元	全人源单抗	已批准上市	
Evolocumab（AMG-145）	安进	全人源单抗	已批准上市	
Bococizumab（RN-316）	辉瑞	人源化单抗	III 临床（终止）	
LGT209	诺华	单克隆抗体	II 临床	
LY3015014	礼来	单克隆抗体	II 临床	
RG7652	基因泰克	单克隆抗体	II 临床	
重组人源化抗体 PCSK9 单克隆抗体注射液	君实生物	单克隆抗体	已获临床批件	

3. Evolocumab　2015 年 7 月 21 日和 8 月 27 日，安进公司（Amgen）研发的 Evolocumab（Pepatha，依洛尤单抗，商品名瑞百安）分别获得了欧洲委员会和美国食品药品管理局（FDA）批准上市，结合饮食控制和最大耐受剂量他汀药物用于治疗杂合子家族性高胆固醇血症（HeFH）、纯合子家族性高胆固醇血症（HoFH）、动脉粥样硬化性心血管疾病。中国于 2018 年批准了依洛尤单抗，商品名瑞百安在临床应用，用法用量为：每次 140mg，每 2 周 1 次，皮下注射或每次 420 mg，每月 1 次，皮下注射。

根据用药周期和试验目的不同设计的 Evolocumab 研究有：Gauss-2（随机、双盲、安慰剂对照研究，307 例不能耐受他汀类药物高胆固醇患者）、LAPLACE-2 试验（1896 倒原发性高，胆固醇血症和混合型血脂异常患者）、RUTHERFORD-2（329 例接受固定剂量他汀类药物和其他降脂治疗的杂合子型家族性高胆固醇血症患者）、DESCARTES（901 例新诊断的高胆固醇血症患者），皮下注射 Evolocumab 单用或与他汀合用在高危高胆固醇血症患者或他汀不耐受患者中，试验结果显示，Evolocumab 使 ASCVD 患者的 LDL-C 水平较安慰剂组降低 53%～76%，较依折麦布组下降 33%～47%，可以减少非高密度脂蛋白-胆固醇（非- HDL-C），Apo B、TC，青少年也收到了与成人相似的疗效。临床试验在较高安全性的基础上都达到了降低 LDL-C 的主要治疗终点。2017 年 3 月，安进提前对外公告大型临床中终点试验—FOURIER 研究取得了可喜的阳性结果。证实 Evolocumab 可以在他汀类药物治疗的基础上大幅度降低 LDL-C 水平、减少心血管事件发生。此外，同时期进行的 EBBINGHAUS 试验也达到了主要终点。Gauss-2 试验显示 Evolocumab 治疗后的肌肉和骨骼方面的不良反应为 12%，与依折麦布的 23% 相比，安全性优势明显。美国 FDA 及中国 CFDA 要求对他汀类药物的说明书进行修改，警告其存在失忆和意识模糊方面的不良反应。但这些不良反应并未在大型临床试验中持续出现，即使出现通常也不严重，停药后通常会消失。美国国家脂质协会建议：他汀对心血管事件风险的患者有重要的健康获益，其获益远远大于认知功能障碍副作用的风险。虽然他汀类药物的认知不良反应可能会在极少数人中发生，但支持因果关系的医学证据不充分或根本不存在。这些副作用真正的发生率不能被当前已有数据确定。近期随 FOURIER 试验一起进行的 EBBINGHAUS 试验证实 Evolocumab 对认知功能的影响也不比安慰剂差。

4. Alirocumab　2015 年 7 月 24 号，赛诺菲和再生元联合研发的 Alirocumab（Praluent）获美国 FDA 批准上市，适用于 HeFH 成年患者或患有心脏病发作或卒中等动脉粥样硬化性心血管疾病且需要进一步降低 LDL-C 水平的患者。推荐用量用法为：每次 75mg，每 2 周一次，皮下注射。ODYSSEY FH I 和 II 以及 ODYSSEY COMBO（用于杂合子家族高胆固醇血症人群）研究结果显示，给予 Alirocumab 治疗使患者体内 LDL-C 水平下降 49%～50.6%，不良反应较安慰剂组无显著差异。采用回顾性析因法进行的 ODYSSEY Long-Term 试验和 ODYSSEY OUTCOMES（用于急性冠脉综合征患者）试验研究分析了 Alirocumab 对主要心血管事件的作用和对主要心血管事件发病率及死亡率的影响。结果显示较安慰剂组和给予最大耐受剂量他汀组，Alirocumab 显著降低了主要心血管事件的发生率达 48%，而且长期临床观察证实安全性良好。

多中心试验 ODYSSEY ESCAPE 结果表明 Alirocumab 标准治疗组患者的终点事件发生率（心血管死亡、心肌梗死、卒中、因不稳定型心绞痛入院或冠脉重建等终点事件）较安慰剂加标准治疗组降低了 75%，Alirocumab 联合他汀类药物治疗能够显著减少 HeFH 患者的血浆析离治疗频率。赛诺菲和再生元共同推进 Alirocumab 的大型临床终点研究试验（ODYSSEY Outcomes）于 2018 年 3 月 10 日在 ACC 年会上公布。ODYSSEY Outcomes 研究纳入 18000 急性冠状动脉综合征患者，随机分为理想药物治疗组和理想药物＋Alirocumab 组，旨在探讨进一步降低 LDL-C 水平和心脑血管事件的长期疗效。该研究证实，在经过最大耐受剂量他汀治疗后 LDL-C 水平仍较高的患者中，与安慰剂相比，Alirocumab 能显著降低 LDL-C，4 个月时达 62.7%，绝对差异 55.7 mg/dL；第 48 个月时平均 LDL-C 降低 54.7%，同时 Alirocumab 降低主要心血管事件发生率 15%，MACE 事件发生率减少 24%，全因死亡率降低 29%，各项结果都达到了主要终点。这是首项证实 PCSK9 抑制药 Alirocumab 合用最大耐受剂量他汀类药物和死亡获益相关的研究。

Alirocumab 已经公布的所有临床试验结果均表现出了良好的降 LDL-C 作用，为难治性家族性高胆固醇血症患者的治疗和未来的临床推广打下了良好的基础。Ⅲ期临床试验 ODYSSEY 系列研究包含 12 个临床研究项目，目标人群涵盖杂合家族性高胆固醇血症患者、不耐受他汀患者、接受他汀或未接受他汀治疗而基线 LDL-C 水平很高的心血管高危患者，所有研究都达到了主要疗效终点。

5. 终止Ⅲ期临床试验的单抗——bococizumab　辉瑞研发的 bococizumab 在 PCSK9 抑制药的竞赛中排名第三，本可能是最有希望首先获得心血管事件临床试验结果的，但 2016 年 11 月 2 日突然宣布终止 SPIRE1 和 SPIRE2 三期临床试验，这一结果令人惋惜的同时也值得深思。虽然从已有的临床数据得知 bococizumab 和安慰剂比较有一定的疗效和安全性，甚至可以达到 FDA 的标准，但 bococizumab 不属于全人源单克隆抗体，在药动学特征和生物特征上较 Evolocumab 和 Alirocumab 未表现出显著的优势，从理论上推测免疫原性会更强、注射点反应也会更严重，临床试验中也证实了这一弊端，更糟糕的是容易产生中和抗体，导致疗效不断下降。

6. 国内新秀——重组人源化抗 PCSK9 单克隆抗体注射液　2016 年 8 月底，国内最具研发潜力的君实生物申报的重组人源化抗 PCSK9 单克隆抗体注射液的临床申请获得批准，这是我国自主研发的首个 PCSK9 单克隆抗体，备受瞩目和期待。

从所有公布的Ⅲ期临床数据上看，PCSK9 单克隆抗体在降 LDL-C 方面拥有明确的治疗性，用药过程中具有良好的耐受性和安全性，而且两周或者一个月的长周期较频繁口服具有更强的依从性，很好地契合了临床上其他降血脂药的缺陷。关键的临床终点试验 FOURIER 研究和 ODYSSEY Outcomes 提前得到的阳性结果，证实了 PCSK9 单克隆抗体能够通过降低 LDL-C 水平，达到减少主要心血管事件的发生率的终极目标。这将为单克隆抗体药物在心血管疾病上的临床应用奠定更扎实的基础。虽然由于价格因素导致目前推广难度增大，短时间内很难推广到广大患者，但 PCSK9 单克隆抗体凭借有效延长生存周期和提高生命质量的绝对优势，必将为无效或无法使用他汀药物的患者带去福音，坚信 PCSK9 单克隆抗体终将成为降血脂药物的主流，续写他汀的神话。

（四）胆固醇酯转运蛋白抑制药

胆固醇酯转运蛋白（CETP）是存在于血浆中的糖蛋白，主要由肝脏分泌，进入循环系统后可以结合 HDL 颗粒，能够自然地将胆固醇从 HDL 转运到 VLDL 或者 LDL，从而影响不同脂蛋白中的胆固醇含量。流行病学研究发现，HDL-C 水平与冠心病的发生呈负相关，提示 HDL 有保护作用。因此，很多科学家把如何提高 HDL 的功能作为研究的靶点。CETP 抑制药的作用机制的逻辑是：CETP 抑制药—抑制 CETP 功能—提高 HDL-C 水平—影响 HDL 功能—影响 RCT 过程—影响心血管疾病的发生。

共有 4 种 CETP 抑制药，分别是 torcetrapib、dalcetrapib、anacetrapib 和 evacetrapib。另外，还有一些药物正处在临床前研制阶段，如 BAY 60-5521 和 JNJ-28545595 L1。ILLUSTRATE、RADIANCE 1 和 RADIANCE 2。试验结果都表明，torcetrapib 能够升高 HDL-C 水平 60％左右，降低 LDL-C 水平 20％左右。ILLUMINATE 单个临床试验预算将近 8 亿美元，这可能是当时最贵的临床试验了，研究结果发现，虽然 torcetrapib 能够增加 HDL-C 以及降低 LDL-C 和 TG 水平，但是在临床终点事件方面较对照组升高 25％，死亡人数明显高于对照组。鉴于此试验结果，torcetrapib 的研发工作历经 15 年后于 2006 年永久终止。评估 dalcetrapib 对冠心病或者具有冠心病高风险患者动脉粥样硬化斑块影响的 dal-PLAQUE 研究结果发现，患者在标准治疗基础上服用 dalcetrapib 治疗 1 年后，总的血管面积、血管壁面积、正常颈动脉壁指数以及动脉血管壁炎性程度与对照组比较无显著性差异。dal—OUTCOMES 是一项纳入 156000 例急性冠状动脉综合征患者的临床研究，由于缺乏有效性的证据，dal-OUTCOMES 研究被提前终止，dalcetrapib 研发计划也被终止。DEFINE 研究纳入 1623 例冠心病、冠心病高危风险患者，结果发现，anacetrapib 与安慰剂比较，能够降低 LDL-C 40％，增加 HDL-C 138％，同时 C 反应蛋白水平无明显异常。另外，研究发现，在治疗 78 周时，anacetrapib 并没有出现类似 torcetrapib 的"脱靶"现象。

REVEAL 研究计划入组 30000 例冠心病患者，目的是通过 4 年随访评估 anacetrapib 对心血管疾病治疗的有效性。该研究于 2011 年开始，其中包括 8629 例中国患者，结果于 2017 年 8 月 29 日在 ESC 年会上正式公布，研究结果发现，在他汀治疗基础上加用新型的 CETP 抑制药 anacetrapib 可使 LDL-C 基线水平很低（61 mg/dL）的情况下，继续大幅度降低 LDL-C（降幅达 40％），仍然使主要心血管事件相对风险降低 9％。这无疑是令人振奋的结果，因为之前的 CETP 抑制药的结果均为阴性。虽然：REVEAL 研究结果在 ESC 年会上备受瞩目，但默克公司仍然宣布放弃 anacetrapid 上市的申请，主要原因是患者使用该药 4.1 后 HDL-C 增加 104％，LDL-C 降低 18％，但心血管事件绝对风险仅下降 1％，相对风险下降 9％。专家认为实验中观察到的不良事件风险降低是由于 LDL-C 降低所致，而非提高 HDL-C 水平带来的获益。

HDL 确实具有保护作用，RCT 确实能够减缓动脉粥样硬化的进程。需要注意的是 HDL 假说是基于 HDL 的保护作用而不是 HDL-C，因此，临床实践中需要验证的是 HDL 的保护作用，而非 HDL-C。影响 HDL 功能的因素也不仅局限于 HDL-C 水平，还包括 HDL 的粒子数量，前-β-HDL 水平和其他

HDL 组分。但由于 HDL 的成分非常复杂，目前仍无法确认何种类型的 HDL 具有保护作用，也无法确定 CETP 抑制药影响的是何种类型的 HDL，所以才产生了 anacetrapib 有微弱的 CVD 保护作用，torce-trapib 增加患者死亡率，而 evacetrapib 没有任何 CVD 保护作用这样的明显差异。对于药物化学家来说，基于 CETP 这个靶点来研发降脂药物还有很长的路要走。

（五）胆汁酸螯合剂

胆汁酸螯合剂也称胆酸隔置剂，主要为碱性阴离子交换树脂，在肠道内能与胆酸呈可逆结合，因而阻碍胆酸的肝肠循环，促进胆酸随粪便排出体外，阻断胆汁酸中胆固醇的重吸收。通过反馈机制刺激肝细胞膜表面的 LDL 受体，加速血液中 LDL 清除，使 LDL-C 降低。另外，在从肠道吸收胆固醇的过程中需要胆酸起乳化作用，胆酸被树脂吸附后随粪便排出，势必会影响胆固醇从肠道的消化和吸收，起到降脂作用。胆汁酸螯合剂可使 TC 降低 15%～20%，LDL-C 降低 15%～30%；HDL-C 升高 3%～5%，故仅适用于单纯高胆固醇血症，或与其他降脂药物合用治疗混合型高胆固醇血症。血脂研究临床中心与冠心病一级预防试验（LRC-CPPT）证实，平均服药 7.4 年可以使冠心病死亡危险性减少 24%，非致死性急性心梗发生风险下降 19%。该研究结果证实，血浆胆固醇下降 1%，冠心病的危险性减少 2%。

常用的胆汁酸螯合剂有考来烯胺和考来替泊。考来烯胺又名消胆安，每次 4～5 g，每天 3 次，总量每天不超过 24 g。用水或饮料拌匀服用，一般于饭前或睡前服用。为减少副作用，增加患者耐受性，建议从小剂量开始，1～3 个月内达到最大耐受剂量。考来替泊又名降胆宁，常用剂量为 10～20 g，每天 1～2 次，其降脂效果和不良反应与考来烯胺相似。胆汁酸螯合剂常见的不良反应有产气、腹胀、便秘等胃肠道不适，并可以影响某些药物的吸收（如地高辛、华法林、甲状腺素、利尿药）。同时，胆汁酸螯合剂可能干扰叶酸和其他脂溶性维生素的吸收，因此长期服用者应适当补充维生素 A、维生素 D、维生素 K、钙和叶酸，生长期和怀孕妇女更应注意补充。绝对禁忌证为异常 β 脂蛋白血症和 TG>4.52 mmol/L；相对禁忌证为 TG>2.26 mmol/L。

（六）普罗布考

普罗布考（probucol）化学名为丙丁酚，化学式为 4，4′-[（1-甲基亚乙基）二双]2，6-二(1，1-二甲基乙基)苯酚，于 1977 年首先于美国上市并应用于临床，其化学结构与已知的降脂药物不同，由于其在降低胆固醇的同时降低了 HDL-C 而影响了它在临床的广泛应用。以往认为其主要作用是降低血清胆固醇，但更多的研究发现，普罗布考除了具有降脂作用外，还具有抗动脉粥样硬化、抗氧化应激、保护血管内皮、预防对比剂急性肾损害及抗心律失常等作用。

普罗布考降脂作用机制主要是通过渗入到 LDL 颗粒中，改变 LDL 的结构，影响脂蛋白的代谢，使 LDL 容易通过非受体途径被清除，从而产生降脂作用，可使血浆 TC 降低 20%～25%，LDL-C 降低 5%～15%，而 HDL-C 也明显降低约 25%。主要适用于高胆固醇血症尤其是 HoFH。该药虽然使 HDL-C 降低，但可使黄色瘤减轻或消退，动脉粥样硬化病变减轻，其确切机制未明，有研究发现，普罗布考虽降低了 HDL-C 水平，但它改变了 HDL 的结构和代谢功能，用药后 HDL 颗粒变小，数目不变，活性增强，提高了 HDL 运载胆固醇到肝脏进行代谢的能力，即促进胆固醇逆转运，因此更有利于 HDL 发挥抗动脉粥样硬化的作用。

早在 1980 年，Tedeschi 等就对 1133 名受试者进行了普罗布考安全性、有效性以及对冠心病发病率和死亡率影响的研究，经过九年的追踪观察，发现经普罗布考治疗后胆固醇明显下降，冠心病事件发生的危险性降低。随后 Mittinen 等进行了跨地区、多中心的研究，对 3490 名中年男性进行了多因素预防试验，经过 5 年的追踪观察发现，无论是单用还是合用普罗布考，其 HDL-C 均降低，冠心病事件发生率均下降。这些研究结果表明，普罗布考虽然降低了 HDL-C，但能预防冠心病事件发生，提示临床上检测血浆 HDL-C 水平并不能真实反映体内 HDL 抗动脉粥样硬化的功效。

普罗布考常用剂量为每次 0.5 g，每天 2 次。常见不良反应为胃肠道不适。腹泻的发生率大约为 10%，还有恶心、呕吐、腹痛、消化不良等，其他少见的不良反应有头痛、头晕、感觉异常、失眠、耳鸣、皮疹、皮肤瘙痒等。亦可引起嗜酸性细胞增多、血浆尿酸浓度增高，最严重的不良反应是 QT 间期延长，但极为罕见，因此有室性心律失常或 QT 间期延长者禁用。该药不适用于孕妇哺乳期妇女和儿童。停药 6 个月内也不宜怀孕。

（七）多廿烷醇（policosanol）

多廿烷醇又名"普利醇"，是一种与他汀类药物不同的新型降脂药物。它是从甘蔗蜡中提取物的含有约 8 种主要长链脂肪醇的混合物，各脂肪醇之间的比例相对稳定。1991 年由古巴卫生部批准上市，多廿烷醇进入国内已有十余年，因价格偏高并未大规模进行临床推广。

目前对多廿烷醇降脂作用的研究已比较完善，主要通过激活腺苷酸活化蛋白激酶（AMPK）途径，抑制羟甲基戊二酰辅酶 A（HMG-CoA）还原酶的活性或促使其降解，从而抑制胆固醇的合成。多廿烷醇也可以通过增加机体 LDL 受体的数量，增加 LDL-C 的血液清除率从而降低 LDL-C。在既往糖尿病指南以及国内最新的多廿烷醇应用共识均肯定了其对高脂血症的疗效。多廿烷醇的适应证：用于高胆固醇血症、高 LDL-C 血症患者，尤其适用于他汀类药物治疗不耐受的老年患者或与他汀类或贝特类药物合用，治疗混合型高脂血症。

作为一种安全有效、易耐受的植物降脂药物，目前认为多廿烷醇每天 20 mg 为理想剂量，而大于40 mg 无更多获益。多廿烷醇可降低 LDL-C 27.8％，TC 降低 21.8％，使 HDL-C 升高 11.3％。俄罗斯和智利学者完成的多中心随机双盲对照研究证实，多廿烷醇具有与他汀类和苯扎贝特相当甚或较强的作用。国内王云等完成的多廿烷醇在中国的多中心、随机、双盲、平行对照临床研究，纳入 238 例年龄在60～75 岁的高胆固醇血症患者，结果发现服用多廿烷醇 12 周后，多廿烷醇 10 mg/d 和普伐他汀10 mg/d降低 TC 和 LDL-C 作用相似，不良反应少于普伐他汀。丁宇和司全金完成的多廿烷醇联合阿托伐他汀试验以及 Susana 等完成的多廿烷醇联合苯扎贝特调脂研究发现，多廿烷醇联合他汀类或贝特类降脂药物能进一步降低 TC 和 LDL-C，而且安全性良好。根据目前的研究结论，多廿烷醇具有较高的安全性，不良反应少见，临床上可单独使用，也可以与他汀类、贝特类等常用降脂药组合，与其他心血管类药物联用也罕见不良反应，药物安全性高。多廿烷醇作为一种可靠、安全的降脂药物，具有良好的应用前景，但其价格偏高是影响临床应用的重要因素之一。

二、主要降甘油三酯类药物

（一）贝特类降血脂药

贝特类药物又称苯氧芳酸类药物，贝特类药物在临床上使用的时间较长，已经证实贝特类药物能显著地降低 TG 20％～50％，升高 HDL-C 10％～20％。此外，对于高胆固醇血症和混合型高脂血症患者，贝特类药物也可降低 TC 6％～15％和 LDL-C 5％～20％，贝特类药物还有一定的降低纤维蛋白原的作用。贝特类药物口服后容易被肠道吸收，服药后 1～2 小时即可检测到血浆中的药物浓度，药物半衰期从数小时至 24 小时不等。贝特类药物包括吉非贝齐、氯贝特、非诺贝特、苯扎贝特和辛普贝特等。

贝特类药物降脂作用机制：一是诱导脂蛋白脂解。贝特类药物通过激活核膜上的过氧化物酶体增生激活型受体 α（PPARα），从转录水平诱导脂蛋白脂酶表达，促进 VLDL、CM、IDL 等颗粒中甘油三酯成分的水解。二是促进肝脏摄取脂肪酸和抑制肝脏合成甘油三酯。动物实验发现，贝特类药物通过PPARα 诱导肝脏特异性脂肪酸转运蛋白和乙酰辅酶 A 合成酶，促进肝脏摄取脂肪酸并转化为乙酰辅酶A，提高脂肪酸经 β 氧化途径的代谢分解率。同时减少乙酰辅酶 A 羧化酶的合成，使游离脂肪酸的代谢方向从合成甘油三酯转为脂肪酸分解。三是增加 HDL-C 的合成以及促进胆固醇的逆转运。贝特类药物可激活和诱导肝细胞 ApoA1 和 ApoA2 的基因表达，促进肝脏分泌 ApoA1 和 ApoA2，从而提高 HDL-C 水平，并进一步增强 HDL-C 的胆固醇逆转运能力。四是减少中性脂质（TG 和胆固醇）在 VLDL 和HDL 之间的交换。贝特类药物通过有效降低血浆中的 TG 水平，抑制胆固醇酯转移蛋白的活性，减少中性脂质在 VLDL 和 HDL 之间的交换，避免形成富含甘油三酯的 HDL，减慢 HDL 和 ApoA1 的清除速率。五是促进 LDL 颗粒的清除。贝特类治疗后产生的 LDL 对 LDL 受体有较高的亲和力，有利于LDL 的快速清除。贝特类可影响 LDL 颗粒的大小，使小而密 LDL 减少，并且增加 LDL 峰值颗粒的大小。

　　贝特类药物适应证为高甘油三酯血症或以甘油三酯升高为主的混合型高脂血症。临床常用的贝特类药有：①非诺贝特，又称力平之，每粒胶囊含微粒化非诺贝特 200 mg，每晚服 1 粒即可。②苯扎贝特，又称必降脂，阿贝他，常用剂量为 0.2 g，每天 3 次，新型的缓释剂型为 0.4 g，每晚服 1 片即可。③吉非贝齐，又称诺衡，常用剂量为 0.6 g，每天 2 次，也可以上午服 0.6 g，下午服 0.3 g。服药 3～4 周后明显见效。贝特类药物的主要不良反应为胃肠道不适和胆石症等，也可引起肝脏血清酶升高和肌病。绝对禁忌证为严重肝病和严重肾病。

　　他汀类与贝特类药物联合使用似一把双刃剑，两者合用无疑可增强疗效，但有可能增加横纹肌溶解的风险。临床用药情况显示，在大多数患者他汀类与贝特类联合使用是安全的，NCEP ATP Ⅲ 认为这种联合治疗能使患者获益，可以作为某些类型血脂异常的选择，但需严密监测。我国多数专家也有共识，主张在必要时可以联合使用，但应加强不良反应监测，适当减少各自的剂量。临床应用中应注意下列危险因素：①高龄女性患者；②体型瘦小、虚弱；③多系统疾病，尤其是糖尿病引起的慢性肾功能不全；④合用多种药物；⑤围术期；⑥肌病常见于使用大剂量时，不宜使用超过指南降脂达标所需的剂量；⑦服用下列特殊的药物或饮食：烟酸类、环孢霉素、吡咯抗真菌药、红霉素、克拉霉素、维拉帕米、大量西柚汁。应进行密切的监测和随访。

　　（二）烟酸

　　烟酸最早作为 B 族维生素，用作营养添加剂，而大剂量的烟酸通过减少脂质的生成和促进其分解，而具有明显降脂作用。烟酸在体内转化成烟酰胺，后者是烟酰胺腺嘌呤二核苷酸（NADH）和烟酰胺腺嘌呤二核苷酸磷酸（NADP）前体物质，NADH 和 NADP 是脂质代谢尤其是脂肪酸合成及脂肪酸 β-氧化所必需的辅酶，从而影响机体脂肪酸的代谢。烟酸降低 TC 和 LDL-C 的作用机制可能与下列因素有关。①烟酸可通过抑制肝脏合成 VLDL，促进 VLDL 分解，因而使 VLDL 向 LDL 的转化减少；②烟酸能在辅酶 A 的作用下与甘氨酸合成烟尿酸，从而阻碍肝脏利用辅酶 A 合成胆固醇。③烟酸抑制脂肪组织内的甘油酯酶活性，抑制脂肪组织的动员，从而减少肝脏 VLDL 的合成。④增强脂蛋白脂酶（LPL）的活性，促进血浆 TG 的水解，降低 VLDL 浓度，使 VLDL 向 LDL 的转化减少，从而降低 TC 和 LDL-C。因此，烟酸的降脂作用具有以下特点：①全面调脂。降低 TC 15%～30%、LDL-C 5%～25%、TG 20%～50%、Lp（a）20%～30%；升高 HDL-C（15%～35%）。在现有的降脂药物中，烟酸升高 HDL-C 的作用最强。②目前唯一具有降低 Lp（a）的降脂药物，使 Lp（a）降低 20%～30%。③改变 HDL 亚组分，增加 HDL 体积，减少 HDL 的密度。由此可见，烟酸降低致动脉粥样硬化的脂质成分，同时升高动脉粥样硬化的保护因子水平。烟酸类药物具有广谱的降脂作用，可作为单一或辅助治疗用药，用于高甘油三酯血症和混合型高脂血症患者，在 HDL-C 降低或合并甘油三酯增高时尤为适用。

　　烟酸有速释剂和缓释剂两种剂型，速释剂不良反应明显，一般难以忍受，缓释型烟酸不良反应明显减轻，容易耐受。普通剂型的烟酸用量为每次 1～2 g，每天 3 次。为减少药物反应，开始服用的前 3～7 天，建议每次 0.1～0.5 g，每天 4 次，渐增加至常规剂量。烟酸缓释剂型建议在低脂饮食后、睡前服用，第 1～4 周推荐剂量为每次 0.5 g，每天 1 次；第 5～8 周剂量为每次 1 g，每天 1 次；8 周后根据患者疗效和耐受性逐渐增加剂量，最大剂量可增加至每天 2 g。

　　烟酸的常见不良反应是瘙痒、颜面潮红、胃肠道不适、糖耐量异常、皮疹、诱发痛风和肝脏毒性，多见于服药开始头 1～2 周内。烟酸的严重副作用是诱发或加重消化性溃疡，偶可引起肝功能损害，表现为血清转氨酶和碱性磷酸酶活性增高，甚至可见胆汁淤积性黄疸，一旦出现这些反应就应及时停药。已知烟酸可增强抗高血压药扩血管作用，甚至可引起直立性低血压。这类药物的绝对禁忌证为慢性肝病和严重痛风；相对禁忌证为糖尿病、溃疡病和高尿酸血症。

　　阿西莫司是一种烟酸类衍生物，具有强烈的抗脂解作用和激活脂蛋白脂酶活性的作用，可抑制脂肪组织释放非酯化的脂肪酸，减少 TC 和 LDL 的生成。和烟酸相比阿西莫司口服吸收快，服药 2 小时血浆浓度达峰值，半衰期长达 2 小时；抗脂肪分解作用持续时间长，效能更强，能改善糖代谢，不引起尿酸代谢的变化，较少引起肝功能异常等优点。阿西莫司尤其适用于血清 TG 浓度升高，HDL-C 浓度降低，TC 轻度升高或正常的患者。常用剂量为每次 0.25g，每天 2～3 次。可使 TG 降低 50%，TC 下降 25%，HDL-C 升高 20%。主要的不良反应有皮肤血管扩张、面部潮红、瘙痒，偶有胃肠道不适。

在现有的降血脂治疗药物中，他汀类药物对于冠心病一级和二级预防具有最为充分的证据，烟酸类降脂治疗在冠心病防治中是他汀类药物的有益补充。近几十年来相继报道了几个有关硬终点的烟酸临床研究，如冠心病药物治疗方案研究、家族性动脉粥样硬化治疗研究和 HDL 动脉粥样硬化治疗研究，这些研究大多显示烟酸类可减少严重冠脉事件的发生及总死亡率，但试验为数尚少，规模仍待进一步扩大，需要积累更多的循证医学研究资料。

（三）n-3 多不饱和脂肪酸

很多年以前，人们就注意到爱斯基摩人及南欧地中海等地区人群冠心病的发生率很低，分析其原因，发现这些地区的人以食海鱼为主，随后更多的临床证据支持鱼油与它所含的 n-3 多不饱和脂肪酸对预防心血管病有益。据此，健康食谱推荐多食鱼类，一般的海鱼鱼油制剂也成为非处方的保健品。

n-3 多不饱和脂肪酸是人体生长和健康所必需的物质，属于 18～24 碳脂肪酸家族，其碳链上具有 3 个以上的双键，依照第一个双键距离甲基端碳原子不同分为 n-3 系、n-6 系、n-7 系、n-9 系。n-3 多不饱和脂肪酸是指从脂肪酸碳链甲基端算起，第一个双键位于第 3 位碳原子上的多不饱和脂肪酸，属于亚麻酸类。由于哺乳类细胞不具有能增加双键到第 9 位原子后的酶，因此 n-3 多不饱和脂肪酸是人体必需氨基酸，是细胞膜磷脂的主要成分，是视网膜和脑的正常发育和功能所必需，但在人体内不能合成，必须从食物中提供。

n-3（ω-3）长链多不饱和脂肪酸：主要为二十碳戊烯酸（EPA）和二十二碳己烯酸（DHA），二者为海鱼油的主要成分，属于必需脂肪酸，被公认的 n-3 多不饱和脂肪酸对健康的益处来自 EPA 和 DHA，高纯度的制剂用于临床。n-3 多不饱和脂肪酸还有 α-亚麻酸，主要来自植物油，人体能转化部分 α-亚麻酸为 EPA，一般适当摄取 α-亚麻酸，可形成足够量的 EPA 和 DHA，满足正常的需要。n-3 多不饱和脂肪酸制剂降低 TG 和轻度升高 HDL-C，对 TC 和 LDL-C 无影响。可使 TG 下降 25%～30%。高浓度鱼油通过多种机制全面干预患者的心血管风险，如改善血脂、降低血压和心率、改善内皮功能、延缓动脉粥样硬化、抗心律失常等。

一项随机双盲临床试验（REDUCE-IT）研究结果表明，鱼油制剂有明显的心脑血管获益。研究共入组 8179 例患者，受试者随机接受 Vascepa（4g/d）或安慰剂治疗，中位随访 4.9 年。研究结果发现，Vascepa 组心血管死亡、非致死性心肌梗死、非致死性卒中、冠状动脉血运重建以及需要住院的不稳定心绞痛等不良事件的发生风险降低 25%，而且安全性良好，两组出现的不良事件发生率相似。2012 年 FDA 批准用于治疗高甘油三酯血症（TG 大于 500 mg/dL）。2014 年《美国国家脂质协会指南》指出，高纯度的 n-3 降低高甘油三酯血症效果与贝特类相当。

n-3 多不饱和脂肪酸有抗血小板活性和抗血栓作用，能竞争性抑制环氧化酶，减少血栓素 A2 释放，增加前列腺素水平。在灵长类动物实验中，n-3 多不饱和脂肪酸大剂量（大于临床剂量 5～10 倍）可抑制血栓形成、颈动脉损伤和内膜增厚。急性心肌梗死患者如果原先服用了鱼油，可增加溶栓活性。n-3 多不饱和脂肪酸还能修饰许多系统的生化功能：修饰心肌的电活动，可减少心律失常的发生；可中度降低血压，有利于修饰血管神经系统反射机制；高剂量可降低 TG，减少心血管疾病的风险。

n-3 多不饱和脂肪酸制剂为其乙酯，主要用于高甘油三酯血症，可以与贝特类合用治疗严重高甘油三酯血症，也可以与他汀类合用治疗混合型高脂血症。该类药物能产生明显的降脂效果，其制剂中的 EPA＋DHA 含量要求 85%。常用剂量为：鱼油胶囊每次 0.5 g，每天 3 次；多烯酸乙酯胶囊每次 0.25～1 g，每天 3 次；多烯康胶囊每次 0.9～1.8 g，每天 3 次。

n-3 多不饱和脂肪酸不良反应不常见，2～3% 服药后出现消化道症状如恶心、消化不良、腹胀、便秘；少数病例出现转氨酶或 CK 轻度升高。有研究表明每天剂量高至 3 g 时，临床无不良反应。他汀类药物与鱼油制剂联合是临床治疗混合型高脂血症有效而安全的选择，二者联合并不会增加各自的不良反应。但由于服用大量的鱼油制剂有增加出血的危险，并且对糖尿病和肥胖患者因热卡的摄入增多而不利于患者的长期应用。

（四）泛酸乙胺

辅酶 A 是广泛存在于动物、植物、微生物组化物质。自 1945 年发现辅酶 A 以来，众多科学家对其进行了广泛而深入的研究。辅酶 A 在动物肝脏的含量最高，心脏、肾上腺次之。它是体内乙酰化酶的辅酶，起着传递乙酰基的作用，对糖、蛋白质和脂质的代谢起重要作用。目前辅酶 A 及其前体物质泛酸、泛硫乙胺的临床应用及营养保健作用越来越受到重视。

泛酸乙胺又名潘特生，它的分子结构是辅酶 A 的组成成分。动物实验证明它能促进血脂的正常代谢，改善脂肪肝和酒精中毒性肝损害，还能抑制过氧化脂质的形成和血小板聚集，防止胆固醇在血管壁的沉积。服用泛酸乙胺每次 0.2 g，每天 3 次，能使 TC 降低 5.2%～15.2%，TG 降低 23.6%～31.7%，HDL-C 升高 10%～20.5%。日本和国内有研究结果发现，泛酸乙胺有较强的升高 HDL-C 的作用，并认为这是泛酸乙胺的另一重要特点。为进一步验证其升高 HDL-C 的作用，阜外心血管病医院于 1994 年 9 月至 1995 年 8 月进行了为期 12 周的临床研究，研究结果证实，服用泛酸乙胺每次 0.4g，每天 3 次，能明显升高 HDL-C（12.6%）。

泛酸乙胺调节血脂的能力中等，与阿西莫司及益多脂调节血脂的幅度相似。泛酸乙胺突出特点是副作用少而轻微，对肝肾功能无不良影响，而且在停药后 1 个月，仍然能保持良好的降脂效果。20 世纪 60 年代开始泛硫乙胺在日本、意大利、澳大利亚、西班牙、阿根廷作为药品销售，而美国却把泛硫乙胺作为营养补充剂上市。由于泛酸乙胺和泛硫乙胺降 TC 作用较他汀类弱，降低 TG 的作用较贝特类弱，国内应用证据不多。

三、中药类

尽管西药降血脂已经在临床获得明显疗效，但中药作为祖国的瑰宝，凭借其多环节、多靶点作用以及毒副作用小的优势同样取得可喜的成绩，越来越受到广大学者及患者的关注。临床研究及动物实验表明，具有降血脂作用的中药有 40 多种，按中药药性分为补益降脂药物、活血降脂药物、化痰利湿降脂药物。

（一）降脂中药分类

1. 促进肠道脂质排出的中药　如茵陈、大黄、决明子、首乌和虎杖。因其含有蒽醌类及其衍生物等致泻成分，能够促进胆汁的分泌，促进胆固醇的排出，促进肠道蠕动，增加排便次数，加快脂质从肠道的排出。

2. 竞争性抑制肠道脂质吸收的中药　如蒲黄、绿豆、褐藻等含有少量的植物甾醇，可抑制肠道内胆固醇的吸收。另外蜂胶、果胶、海藻等含有不能利用的多糖，能和胆盐结合形成复合物，阻碍胆固醇在肠道的吸收。

3. 抑制脂质合成的中药　泽泻等药能影响脂质的分解和胆固醇的合成；姜黄等药可抑制脂肪酸的合成；香菇、山楂等能抑制体内胆固醇的合成。

4. 影响血脂分布、转运和清除的中药　如丹参有促进脂肪在肝脏氧化分解作用，水飞蓟素有消除胆固醇在肝肾组织沉积作用，女贞子对主动脉脂质斑块有消退作用；向日葵种子、月见草油、红花油等均含有多不饱和脂肪酸如花生四烯酸、亚油酸、亚麻油酸等，能够与胆固醇结合成酯，使胆固醇能更容易转运、代谢和排泄，从而降低胆固醇和甘油三酯。

临床研究较多的单方中药有以下几类：如红曲、姜黄、柴胡、山楂、灵芝、人参、虎杖、决明子、首乌、大黄等。需要由中医根据患者的具体情况联合使用上述药物，在此不做赘述。

（二）常用降脂中成药

中成药在血脂异常治疗中应用较多，但缺乏多中心、大样本的临床研究，远期疗效和安全性需进一步研究评估。临床常用的降脂中成药，本章简要介绍如下。

1. 血脂康胶囊　血脂康胶囊由特制红曲发酵精制而成，含有 13 种天然莫纳可林，即 Monacolin K 酸式和酯式以及 Monacolin L、J、M 和 X 的混合物，是他汀同系物，每粒血脂康胶囊中他汀同系物约有 0.6 g 起降脂作用。Monacolin K 酯式是闭环洛伐他汀，结构与羟甲基戊二酰辅酶 A 还原酶抑制药洛伐他汀相同，在肝脏转化为开环洛伐他汀发挥作用。不同于其他纯洛伐他汀药物，Monacolin K 酸式是开环洛伐他汀，是血脂康胶囊发酵的特有成分，可以不经转化直接发挥作用。中国冠心病二级预防研究（CCSPS）是在我国首次完成的大规模、多中心、随机、双盲和安慰剂对照的临床试验，证明了血脂康胶囊对中国人群有明确的降脂作用和良好的安全性，明显降低死亡率和减少心血管事件。根据我国心肌梗死患者的临床研究证据，2007 年《中国成人血脂异常防治指南》把血脂康胶囊推荐为降脂治疗药物之一。是指南唯一推荐的中成药。推荐用法：每次 2 粒，每天 3 次。

血脂康胶囊的降脂特点有：①降低 TC、LDL-C 和 TG，升高 HDL-C；②降低小而密的低密度脂蛋白水平；③降低氧化型低密度脂蛋白水平；④降低餐后甘油三酯水平。血脂康胶囊为中等强度的降脂药，常规剂量（1200 mg/d）降低 TC 及 LDL-C 的作用与阿托伐他汀 5～10 mg/d，辛伐他汀 10～20 mg/d，普伐他丁 20 mg/d，氟伐他汀 20～40 mg/d 相似。

血脂康胶囊的适应证有：①用于轻、中度胆固醇升高患者；②治疗以胆固醇升高为主的混合型血脂异常；③用于 TG 轻度升高及高密度脂蛋白降低的患者；④用于冠心病的二级预防，也可用于血脂水平边缘升高或不高的冠心病患者；⑤用于高危患者的降脂治疗，治疗糖尿病、高血压、代谢综合征、老年人群血脂异常；⑥用于其他他汀类药物不能耐受或引起肝酶和肌酶升高的血脂异常患者。血脂康胶囊不良反应少而轻微，主要为胃肠道不适，偶见过敏反应。很少出现实验室检查指标如肝酶、尿素氮、肌酐、肌酸激酶等异常，临床上尚未发生血胶囊所致的横纹肌溶解及其他严重不良反应。研究显示血脂康胶囊用于冠心病、糖尿病、高血压及老年患者，安全性良好。

2. 脂必泰胶囊　脂必泰胶囊主要参考张仲景《金匮要略》古方"泽泻汤"，由红曲、泽泻、白术、山楂四味中药组方精制而成。脂必泰胶囊所用特制红曲中含有 15 种 Monacolin，即他汀同系物，其中主要是 Monacolin K 酯式，即闭环洛伐他汀和 Monacolin K 酸式，即开环洛伐他汀。同时包含不饱和脂肪酸等其他降脂成分。脂必泰胶囊的作用机制主要有：①抑制胆固醇合成。脂必泰胶囊所含红曲中的 Monacolin K 及其同系物竞争性抑制 HMG-CoA 还原酶，抑制体内胆固醇合成；山楂黄酮可降低肝细胞微粒体 HMG-CoA 还原酶的活力，减少胆固醇合成。②减少胆固醇和 TG 的吸收。泽泻汤能影响外源性胆固醇和 TG 的吸收。③影响胆固醇代谢。泽泻汤能干扰体内对内源性胆固醇的分解代谢以及抗脂质过氧化作用。

一项随机、对照、多中心研究比较脂必泰胶囊与斜颈康胶囊治疗高脂血症的疗效和安全性，结果显示脂必泰胶囊治疗 8 周后 TC、TG 和 LDL-C 分别降低 23.5%、30.3% 和 18.9%，HDL-C 升高 21.0%。脂必泰胶囊联合 10 mg 阿托伐他汀降脂疗效与 40 mg 阿托伐他汀相当，安全性更好。

脂必泰胶囊推荐用法用量为：每次 240～480 mg，每天 2 次。脂必泰胶囊不良反应少而且轻微，总不良反应发生率为 2.4%，主要为偶见胃肠道不适，少有过敏反应，罕见肝酶、肌酐和肌酸激酶异常，无严重肝酶升高报道，尚无脂必泰胶囊所致横纹肌溶解的报道。

脂必泰胶囊临床应用适应证：①以胆固醇升高为主的混合型血脂异常。②单纯 TG 轻度升高及 HDL-C 降低患者。③防治动脉粥样硬化性心血管疾病可以单药应用，也可以与低、中等强度他汀类或依折麦布联合使用。④特殊人群的降血脂治疗，他汀类药物不能耐受，肝功能轻度异常患者及脂肪肝患者。

3. 其他中成药　其他具有降脂作用的中成药还有很多，如消瘀降脂胶囊是丹参和山楂提取物组成的复方制剂，主治高脂血症及中医辨证属血瘀痰阻证。临床研究结果显示降脂幅度与脂必泰胶囊及血脂康胶囊大致相当。此外通心络胶胶囊、复方丹参滴丸、脂脉康胶囊、松龄血脉康胶囊等也可用于治疗高脂血症。对早期防治心脑血管疾病高危人群采用中西医结合进行降脂治疗，为临床防治缺血性心脑血管疾病提供了新的思路，符合我国国情。

〔广西壮族自治区武警医院　洪绍彩〕

参考文献

[1] 赵水平. 临床血脂学. 北京：人民卫生出版社，2006，12：389－443.

[2] 中华医学会心血管病学分会，中国老年学学会心脑血管病专业委员会. 选择性胆固醇吸收抑制药临床应用中国专家共识（2013版）. 中华内科杂志，2013，52（7）：617－620.

[3] 赵水平，陈雅琴. 新型降脂药依折麦布评价，心血管病学进展，2009，30（4）：543－545.

[4] 梁依，刘璇，赵文君，等. 前蛋白转化酶枯草溶菌素9单克隆抗体研究进展. 心血管病学进展，2017，38（5）：495－498.

[5] 沈莉，赵水平. 降脂新药PCSK9抑制药研究现状. 中华内科杂志，2013，52（7）：607－608.

[6] 宋衍秋，丛洪良. 非他汀类调脂药研究进展. 医学与哲学，2017，38（9B）：16－18.

[7] 杨水祥. 非他汀类调脂药物的研究进展. 中华老年心脑血管病杂志，2016，18（6）：655－658.

[8] 李艳芳. 胆固醇酯转移蛋白抑制药的研究进展. 中华老年心血管病杂志，2018，20（7）：781－782.

[9] 曹珊珊，侯禹辰，张大庆. 普罗布考在动脉粥样硬化心血管疾病防治中的再认识. 实用药物与临床，2018，21（8）：951－957.

[10] 侯卓奇，李刚，张至. 高密度脂蛋白胆固醇的前世今生和未来. 中华高血压杂志，2017，25（12）：1185－1189.

[11] 叶平，李小鹰. 多廿烷醇治疗老年人血脂异常的临床应用专家共识. 中华老年医学杂志，2017，36（8）：831－835.

[12] 陈强，黄党生，刘宏斌. 多廿烷醇治疗动脉粥样硬化疾病的机制及研究进展. 中国心血管病研究，2018，16（8）：673－675.

[13] 刘志军，王滟，杨莉萍. 他汀类和贝特类降脂药临床联合应用研究. 中国医院用药评价与分析，2005，5（1）：58－60.

[14] 朱明恒. 中药调脂药的应用及前景分析. 中国药师，2007，10（7）：701－703.

[15] 中国中西医结合学会心血管病专业委员会动脉粥样硬化与血脂异常专业组. 血脂异常中西医结合诊疗专家共识. 中国全科医学，2017，20（3）：262－269.

[16] 包博. 血脂异常防治研究进展. 中国现代药物应用，2017，11（10）：197－198.

[17] 胡大一，刘梅林. 血脂康胶囊临床应用中国专家共识. 中国实用乡村医生杂志，2009，16（9）：46－51.

[18] 血脂康调整血脂对冠心病二级预防研究协作组. 中国冠心病二级预防研究. 中华心血管病杂志，2005，33：109－115.

[19] 中国心脏联盟，中国康复医学会心脏预防与康复专业委员会. 脂必泰胶囊临床应用中国专家共识. 中华内科杂志，2017，56（8）：628－632.

[20] 顾会芬，李瑞霞，张杰. 消瘀降脂胶囊治疗高脂血症（血瘀痰阻证）的Ⅲ期临床试验［J］. 中西医结合心脑血管病杂志，2016，14（16）：1903－1905.

第三十六章　他汀类药物应用的国人经验

　　《中国心血管病报告》2017 显示我国心血管病现患人数 2.9 亿，其中脑卒中 1300 万，冠心病 1100 万，高血压 2.7 亿，心血管病死亡占城乡居民总死亡原因的首位，可见动脉粥样硬化性心血管疾病（ASCVD）是目前危害国人健康的主要疾病。大规模临床研究结果表明，每降低 1 mmol/L 的低密度脂蛋白-胆固醇（LDL-C），并持续 4～5 年时间，即可降低 25％的心血管事件风险。各国指南依据本国人群证据制定了适合自己国人血脂管理的指南，虽然有很多分歧，但均肯定了胆固醇是 ASCVD 的核心性致病性危险因素，他汀类药物是防治 ASCVD 的基石。但如何使用他汀类药物去管理 ASCVD 风险，各国指南有很大不同。依据我国人群 ASCVD 风险评估模型，结合我国人群血脂特点，以及我国人群降脂治疗的循证医学证据，中国成人血脂指南 2016 年的修订版明确提出了国人的他汀应用策略，即中等强度他汀为基础，必要时联合非他汀类药物，注重降脂治疗的安全性，以血脂达标为目标，长期坚持应用为根本原则。

一、我国人群血脂流行特点

　　了解我国人群和冠心病患者的血脂基线特点，是合理使用他汀类药物的前提。近三十年来，我国人群的血脂水平逐步升高，血脂异常患病率明显增加，2012 年全国营养调查结果显示我国 18 岁以上成人血清总胆固醇（TC）、甘油三酯（TG）水平均较 2002 年明显增高，分别为 TC：4.50 mmol/L 对比 3.81 mmol/L，TG 1.38 mmol/L 对比 1.10 mmol/L。2007—2008 年中国糖尿病和代谢异常研究（CNDMDS）显示，20 岁以上男性的 LDL-C 水平为 2.68 mmol/L，TG 水平在 1.71 mmol/L；2010 年全国慢性肾病调查（CNSCKD）项目对中国 13 省市 43468 名城乡居民的横断面研究显示，≥18 岁人群血脂异常知晓率、治疗率和控制率虽有提高、但仍处于较低水平，分别为 31.0％、19.5％和 8.9％。人群血清胆固醇水平的升高将导致 2010 年—2030 年期间我国心血管病事件约增加 920 万。说明有效控制血脂异常，对我国 ASCVD 防控具有重要意义。根据全国 5 大区未使用过降脂药物的冠心病患者的基线血脂水平调查显示，湖南地区的冠心病患者基线 LDL-C 平均水平为 2.88 mmol/L，东北沈阳地区的冠心病患者基线 LDL-C 平均水平为 3.04 mmol/L。说明我国成人和冠心病人群基线血脂水平并不高，血脂达标的关键不在于他汀类药物的剂量和强度，重要的是使全民得到血脂知识的普及和健康生活方式指导以及他汀类药物为基础的降脂药物的合理长期应用。

二、我国人群的降脂现状分析

　　DYSIS 是一项国际大型血脂流行病学研究，全世界入组患者超过 60000 例。DYSIS-China 为横断面、前瞻性研究其纳入人群具有广泛性和代表性，涵盖全国 6 个大区 27 个省市的 122 家不同等级的医院（包括社区到教学医院），覆盖心血管内科、内分泌科、神经内科、老年科和大内科等临床科室，基本反映了现阶段中国血脂管理真实状况，连续纳入 25317 例已接受至少 3 个月降脂药物治疗的门诊患者（年龄≥45 岁），详细记录患者人口统计学资料、疾病史、近期血脂测量及治疗情况，评价我国人群降脂药物使用情况及持续性血脂异常管理现状。接受了单药降脂治疗的患者占 97.96％；采用联合治疗的患者占 2.04％。单药治疗的患者中他汀类占 88.6％，以辛伐他汀和阿托伐他汀为最常用的降脂单药治疗药物，其次是贝特类（5.07％）和血脂康（5.02％）。最常用的他汀类药物效价为效价 3 和 4，相当于辛伐他汀 20～40 mg/d。说明我国血脂管理的现状有许多值得肯定的地方。他汀类药物降胆固醇治疗理念已在临床普及，大多他汀类药物的选择在中等效价，与欧美区别不大，可见我国医生和患者对于大剂量他汀用于长期的血脂管理有一定顾虑；但联合降脂的比例非常小，他汀单药治疗不能解决复杂的血脂异常问题。在血脂达标率方面，参照 2007 年《中国成人血脂异常防治指南》：全部患者血脂（LDL-C）达标率为 61.5%，其中极高危、高危、中危和低危患者分别为 39.7%、54.8%、73.4% 和 91.2%，接近 40% 的患者血脂不达标；危险程度越高，达标率越低。血脂达标率在地区上存在差异，东北地区仅 45.3%，不同级别医院亦存在差异，一级医院的 LDL-C 达标率为 56.8%，低级别医院面临更严峻的挑战。不同科室就诊患者心内科达标率最高（69.6%），优于大内科和内分泌科达标率。有趣的是在 DYSIS-China 降脂治疗的人群中，他汀的效价与 LDL-C 达标并无相关关系，也就是说增加他汀剂量对提高 LDL-C 达标率并无益处。DYSIS-China 研究结果使我们思考，在我国人群中整体 LDL-C 水平不高的情况下，中等效价他汀类药物治疗的人群血脂仍不达标的根源在哪里。

三、我国人群降血脂治疗的循证证据

近十几年在我国人群中进行了一系列的降脂治疗减少心血管事件的大型随机对照临床研究，为国人降脂治疗尤其是他汀类药物的使用提供了重要的循证证据。中国冠心病二级预防研究（China Coronary Secondary Prevention Study，CCSPS）是首次在我国人群中进行的大规模、随机、双盲、具有安慰剂对照的长期随访临床试验，共有 19 个省、市、自治区的 65 家临床协作医疗中心参加，入选 4870 例中国冠心病心肌梗死后患者，年龄 18～75 岁，血清 TC 在 4.40～6.47 mmol/L 之间，TG 水平≤4.52 mmol/L，分别给予血脂康组（1.2 g/d，$n=2429$）或安慰剂对照组（$n=2441$），平均随访 4 年，最长达 7 年。结果显示血脂康常规剂量显著降低 LDL-C 水平 20%，并显著降低中国冠心病患者再发冠心病事件 45.1%，急性心肌梗死（AMI）风险减少 56%，非致死性 AMI 风险减少 60.8%；PCI/CABG 需求减少 33%；总死亡率降低 33%，冠心病死亡率降低 31%。CCSPS 研究中发生的不良反应非常轻微，主要表现为胃肠道不适、过敏反应等，与安慰剂组比较差异无统计学意义。目前血脂康在 2016 版《中国成人血脂异常防治指南》中作为中等剂量他汀推荐，CCSPS 研究证实了国人冠心病患者中等剂量他汀长期治疗可以显著减少 ASCVD 事件，并带来显著生存获益，安全性良好。

近年强化降脂的证据越来越多，以 ACS 领域的 PROVE-IT 和 A to Z 和稳定型冠心病领域的 TNT 和 IDEAL 研究为代表，均证实了大剂量他汀可以带来额外心血管事件的获益，一时间大剂量他汀治疗成为强化降脂的代名词。但我们需注意的是在以上研究中并未带来总体死亡率的下降，而且是以他汀翻 3 倍剂量、达到 2 组 LDL-C 20% 左右的差距才带来心血管事件的获益；而 PROVE-IT 在 LDL-C 基线低于 125 mg/dL 的人群中并未带来主要心血管事件获益，且大剂量强化他汀治疗组的不耐受率和副反应发生率显著高于中低剂量他汀治疗组。另外，从我国国情出发他汀 3 倍剂量的成本代价太大，国人并不能承受。更重要的是上述大剂量他汀的临床研究国人并未参与，因此对我国人群他汀使用的参考价值不大。近些年我国人群参与了一系列国际大规模、多中心、长期随访的降脂药物临床试验，累计入选 22 473 例，为国人如何合理使用他汀类药物提供了重要依据。这些临床试验包括第二项心脏保护研究（Heart Protection Study 2-Treatment of HDL to Reduce the Incidence of Vascular Events，HPS2-THRIVE）、心肾保护研究（The Study of Heart and Renal Protection，SHARP）、降血脂药 Anacetrapib 疗效的随机评价研究（Heart Protection Study 3/TIMI 55：Randomized Evaluation of the Effects of Anacetrapib Through Lipid-modification，HPS3/TIMI 55：REVEAL）及他汀在心脏手术患者中应用的研究（Statin Therapy In Cardiac Surgery，STICS）等（表 36-1）。

表 36 - 1　　　　　　　　　　　　国人参与的国际大规模多中心随机对照降脂临床试验

研究简称	入选对象	入选人数 （例）	中国患者 （例）	干预组治疗 方案	对照组治疗 方案	随访时间 （年）
SHARP	慢性肾功能不全患者	9270	940	辛伐他汀 20 mg/d＋依折麦布 10 mg/d	安慰剂	4.9
HPS2-THRIVE	各类动脉粥样硬化性高危心脑血管疾病患者	25673	10932	辛伐他汀 40 mg/d；烟酸 2 g/d＋拉罗匹仑 40 mg/d	辛伐他汀 40 mg/d；安慰剂	3.9
HPS3/TIMI 55：REVEAL	各类动脉粥样硬化性高危心脑血管疾病患者	30624	8629	阿托伐他汀 10～80 mg/d；Anacetrapib 100 mg/d	阿托伐他汀 10～80 mg/d；安慰剂	4.5
STICS	计划行择期心脏手术患者	1922	1922	瑞舒伐他汀 20 mg/d	安慰剂	1.0

　　注：SHARP 为心肾保护研究；HPS2-THRIVE 为第二项心脏保护研究；HPS3/TIMI 55：REVEAL 为降血脂药；anacetrapib 为疗效的随机评价研究；STICS 为他汀在心脏手术患者中应用的研究。

　　HPS2-THRIVE 实验是国人参与最多的国际大型临床研究，最终入选的受试者中包含 10 932 例中国患者，经过 3.9 年的随访研究，最终虽未给烟酸在 ASCVD 人群中应用提供有效性的科学证据，但对国人 ASCVD 高危人群的降脂现状和策略提供了重要证据：其一，HPS2-THRIVE 亚组分析显示主要心血管事件的获益与 LDL-C 的基线水平有关，基线 LDL-C 水平＞2.0 mmol/L 较基线水平较低的 ASCVD 患者，联合治疗组在主要心血管事件方面获益有更大的可能，该结果提示降脂治疗，无论采用哪种药物，临床获益的基本条件是血脂基线水平，基线决定降脂的幅度，降脂药物的临床获益是对血脂异常有效干预后而产生的，而不是药物的直接获益。其二，在 HPS2-THRIVE 实验入组时中国的 ASCVD 患者中有 51.5％未使用他汀，且大部分为服用他汀低于 3 年的患者，而 96.2％的欧洲患者在使用他汀；已坚持使用他汀≥3 年的患者比例，欧洲为 70.3％，中国仅为 8.9％。同样，高、中、低收入国家的社区用药物预防心血管病研究（PURE）显示，在中国社区仅有 1.7％冠心病患者坚持使用他汀。可见，我国针对 ASCVD 患者降脂领域的首要问题是让他汀更多地覆盖 ASCVD 人群、并提高其长期应用的依从性。其三，在 HPS2-THRIVE 研究中，辛伐他汀 40 mg 剂量即可使 74％的中国患者的 LDL-C 水平达标，且其平均 LDL-C 水平降至 1.51 mmol/L，而欧洲患者中的 LDL-C 达标率仅为 1/3，平均 LDL-C 水平降至 1.74 mmol/L，说明他汀的降脂疗效确实存在人种差异，中国人群 LDL-C 水平达标并不需要最大剂量的他汀。其四，中国患者人群中任何肌病（确定的或不确定的）均显著高于欧洲人群，肝脏副反应方面，显著 ALT 升高也主要见于中国人群，持续的 ALT3 倍以上的升高在中国人群可达 0.24％/年，而欧洲人群仅有 0.02％/年。

　　然而，另一项在慢性肾功能不全患者中所进行的国际大规模多中心临床试验 SHARP 研究显示同样是辛伐他汀，但剂量为 20 mg/d 时，在长达 5 年的随访中，我国患者无一例发生肌病，与同组西方患者的安全性完全一致，印证了他汀类药物所导致的严重不良反应与剂量呈显著正相关的结论。STICS 研究是中国医学科学院阜外医院与英国牛津大学合作组织的大规模单中心随机对照临床试验。研究旨在评价瑞舒伐他汀 20 mg/d 与安慰剂相比，可否降低心脏外科围术期患者术后心房颤动的风险。试验入选近 2000 例患者全部来自中国，研究结果显示这个剂量的瑞舒伐他汀不仅降低 LDL-C 的效能突出，术后 5 天治疗组平均 LDL-C 水平为 1.3 mmol/L，安慰剂组为 2.0 mmol/L，而且安全性良好，随访 1 年，无一例肌病发生。该研究印证他汀类药物导致的肌病等严重不良反应发生风险可与其降脂效能无关，而与其种类和剂量显著相关。

　　上述这些大样本的国人临床试验数据表明：国人服用他汀类药物降低 LDL-C 的效能和安全性均比

西方人敏感，超过 2/3 的患者只需服用较小剂量，LDL-C 水平即可被控制在 1.7 mmol/L 以下；在降脂效能和安全性方面，国人对不同种类他汀类药物的反应性存在异质性；在同种他汀类药物中，剂量与严重不良反应发生风险显著正相关。目前我国 ASCVD 人群的血脂管理思路应该采用中等剂量他汀、广覆盖、长期应用的重要降脂策略，同时注意降脂药物安全性问题。

有关 ACS 患者是否应给予大剂量他汀治疗近年颇具争议，针对此问题近年我们国人及亚洲人种确实积累了自己的循证依据。ALPACS 研究采用随机双盲设计，入选了中韩两国 3 个医学中心 499 例 ACS 患者，行 PCI 术前当天给予 80＋40 mg 阿托伐他汀或安慰剂治疗，随后维持阿托伐他汀日剂量 40 mg，结果表明 2 组 30 天的主要不良心血管事件（MACE）发生率差异无统计学意义。ISCAP 研究在中国 24 个中心共纳入 1202 例 ACS 或稳定型冠心病拟行 PCI 的患者，以常规治疗为对照，在 PCI 术前连续服用阿托伐他汀 80 mg 共 2 天，继之每天 40 mg 服用 30 天，结果显示大剂量阿托伐他汀序贯治疗组的 MACE 发生率与对照组相似。CHILLAS 研究是一项开放的随机对照研究，共纳入 1355 例 ACS 患者，分别给予常规他汀治疗（675 例）和强化他汀治疗（680 例），常规他汀治疗的定义是 10 mg/d 阿托伐他汀或其他等效他汀，强化他汀治疗的定义是 20 或 40 mg/d 阿托伐他汀或其他等效他汀。主要终点包括：心源性死亡、非致命性心梗、血管重建、缺血性脑卒中和因不稳定心绞痛、严重心力衰竭住院治疗，平均随访时间 2 年，结果显示主要终点发生率：强化组（5.5％）对比中等强度组（3.9％）无差别。因此，以上基于国人大剂量他汀或他汀围术期序贯治疗的阴性证据表明，国人 ACS 患者无论是否接受 PCI 治疗都不会从大剂量他汀或他汀序贯治疗中获益。

四、适合我国人群的他汀应用策略

处方他汀类药物的目的是降低胆固醇以减少 ASCVD 风险，因此他汀的使用要考虑现存的及未来的 ASCVD 风险，并结合患者的基线 LDL-C 的水平。在进行危险评估时，已诊断 ASCVD 者直接列为极高危人群。符合如下条件之一者列为高危人群：LDL-C≥4.9 mmol/L 或年龄在 40 岁及以上且 LDL-C 水平在 1.8 mmol/L 和 4.9 mmol/L 之间的糖尿病患者。不具有以上 3 种情况的个体，在考虑是否需要降脂治疗时，应进行未来 10 年间 ASCVD 总体发病危险的评估，ASCVD10 年发病平均危险按＜5％，5％～9％和≥10％分别定义为低危、中危和高危。本次修订仍将高血压作为危险分层的重要参数。对年龄低于 55 岁的 ASCVD10 年发病危险为中危的人群进行余生危险的评估，以便识别出中青年 ASCVD 余生危险为高危的个体。如果具有以下任意 2 项及以上危险因素者其 ASCVD 余生危险为高危：①收缩压≥160 mmHg 或舒张压≥100 mmHg；②非- HDL-C≥5.2 mmol/L；③HDL-C＜1.0 mmol/L；④体重指数（body mass index，BMI）≥28 kg/m²；⑤吸烟。

ASCVD 人群，包括 ACS、稳定型冠心病、血运重建术后、缺血性心肌病、缺血性脑卒中、短暂性脑缺血发作、外周动脉粥样硬化病等患者均属极高危人群，针对 ASCVD 人群，无论基线 LDL-C 水平如何，均应同时启动治疗性生活方式转变和他汀类药物治疗，LDL-C 目标值为 1.8 mmol/L 以下。基于我国人群对他汀类药物的耐受情况及他汀类药物作用的 6％原则，大剂量他汀获益不显著、但副作用会显著增加的特点，我国人群应首选中等强度的他汀。假定中等强度的他汀药物的平均 LDL-C 降幅在 40％左右，据此估算对于 ASCVD 人群如果基线 LDL-C 水平超过 3.0 mmol/L 的情况下，需联合非他汀类药物如依折麦布使 LDL-C 达标。基于 IMPROVE-IT 研究起始联合他汀与依折麦布可显著减少 ACS 患者的主要心血管终点事件的循证医学证据。因此对于基线 LDL-C 水平超过 3 mmol/L 以上的 ASCVD 人群起始联合中等剂量他汀与依折麦布有助于改善 LDL-C 达标，并进一步减少主要心血管事件。针对 ASCVD 的高危人群，亦应尽早进行他汀类药物治疗，其 LDL-C 水平应控制在 2.6 mmol/L 以下，同样首选中等强度他汀治疗，如果基线在 LDL-C 水平在 4.3mmol/L 以上的情况下，需联合非他汀类药物才能使 LDL-C 尽快达标。

虽然他汀类在 ASCVD 人群及其高危人群一级预防中的作用已得到肯定，但在 ASCVD 低危人群中的应用效果有待于进一步研究。针对 ASCVD 中低危人群，LDL-C 的目标值应在 3.4 mmol/L 以下，首选治疗性生活方式干预，可使 LDL-C 水平下降 10%～15%，开始 3～6 个月应复查血脂水平，如血脂控制达到建议目标，则继续非药物治疗，但仍须每 6 个月至 1 年复查，长期达标者可每年复查 1 次。

服用他汀类药物者，需要进行更严密的血脂监测：首次服用者，应在用药 6 周内复查血脂及转氨酶和肌酸激酶。如血脂能达到目标值，且无药物不良反应，逐步改为每 6～12 个月复查 1 次；如血脂未达标且无药物不良反应者，每 3 个月监测 1 次。如治疗 3～6 个月后，血脂仍未达到目标值，则需调整调脂药剂量或种类，或联合应用不同作用机制的降脂药进行治疗。每当调整降脂药种类或剂量时，都应在治疗 6 周内复查。

综上所述，近十几年来我国人群的血脂整体水平较前有显著的升高，有关血脂异常的知晓率、治疗率及达标率尚有待于大幅提升，针对血脂异常尤其是胆固醇的管理对我国人群目前及未来 ASCVD 危险防范具有重要影响。基于我国人群血脂水平、对他汀类药物反应特点，结合我国人群的他汀治疗的循证医学证据，目前我国人群他汀的治疗策略为，依据人群 ASCVD 总体风险、LDL-C 基线水平，选择中等强度他汀、必要时联合非他汀类药物；他汀类药物的使用原则为选对人群、选对剂量、广覆盖、长期应用。

〔中国医科大学附属盛京医院　　张大庆〕

参考文献

[1] 陈伟伟，高润霖，刘力生，等.《中国心血管病报告 2017》概要. 中国循环杂志，2018（1）：1-23.

[2] 中国成人血脂异常防治指南修订联合委员会. 中国成人血脂异常防治指南（2016 年修订版）. 中国循环杂志，2016，31（10）：937-953.

[3] 国家卫生和计划生育委员会疾病预防控制局. 中国居民营养与慢性病状况报告. 北京：人民卫生出版社，2015.

[4] Moran A, Gu D, Zhao D, et al. Future cardiovascular disease in China: markov model and risk factor scenario projections from the coronary heart disease policy model-China. Circ Cardiovasc Qual Outcomes, 2010, 3: 243-252.

[5] Zhao S, Wang Y, Mu Y, et al. Prevalence of dyslipidaemia in patients treated with lipid-lowering agents in China: results of the DYSlipidemia International Study（DYSIS）. DYSIS-China Study Investigators. Atherosclerosis, 2014, 235（2）：463-469.

[6] Lu Z, Kou W, Du B, et al. Effect of Xuezhikang, an extract from red yeast Chinese rice, on coronary events in a Chinese population with previous myocardial infarction. Am J Cardiol, 2008, 101（12）：1689-1693.

[7] HPS2-THRIVE Collaborative Group. HPS2-THRIVE randomized placebo-controlled trial in 25673 high-risk patients of ER niacin/laropiprant: trial design, pre-specified muscle and liver outcomes, and reasons for stopping study treatment. Eur Heart J, 2013, 34（17）：1279-1291.

[9] Zhao SP, Peng DQ, Yu BL, et al. Rationale and design of China intensive lipid lowering with statins in acute coronary syndrome: the CHILLAS study. Am Heart J, 2009, 158（4）：509-512.

[10] 李勇，赵水平，李毅，等. 冠心病患者经皮冠状动脉治疗术前大剂量他汀治疗无益于改善临床转归. 中华心血管病杂志，2018，5（46）：538-540.

[11] Cannon CP, Blazing MA, Giugliano RP, et al. Ezetimibe Added to Statin Therapy after Acute Coronary Syndromes. N Engl J Med, 2015, 372（25）：2387-2397.

第三十七章 他汀类降血脂药的剂量思考

　　他汀类药物是当前应用最广泛的降脂类药物和抗动脉粥样硬化药物。迄今为止，他汀以其卓越的疗效和良好的安全性建立了其在防治心血管病药物方面的基石地位，成为冠心病临床治疗中不可或缺的一类药物，开启了动脉粥样硬化性心血管病药物治疗的新局面。

　　美国心脏病学会（ACC）和美国心脏协会（AHA）联合制定的《2013 ACC/AHA 控制血胆固醇降低成人动脉粥样硬化性心血管疾病（ASCVD）风险指南》推荐：ASCVD 患者采用高强度他汀治疗。这部指南发布后，引发世界上学者和临床医生的讨论和争议。这部为西方人群"量身定制"的指南，是否适于世界其他地区及各民族，也引起了包括我国专家在内各国学者对他汀类降脂药物应用剂量的深刻思考与进一步研究。

一、他汀类药物剂量与疗效关系

　　他汀类药物是目前降低胆固醇的主要药物。众所周知，常规起始量他汀类药物可使低密度脂蛋白-胆固醇（LDL-C）降低 20%～30%，在此基础上即使随着剂量加倍，LDL-C 降幅并非倍增，而仅增加 5%～6%。也就是说单纯通过增加他汀剂量达到进一步降低 LDL-C 的作用有限。从有关他汀的大规模随机对照临床试验（RCT）可以看出，要达到主要预后终点的优势性疗效差异，两组间 LDL-C 的差别需接近 20%。比如以临床广为使用的阿托伐他汀而言，标准剂量 10 mg 可降低 LDL-C 约 39%，翻 3 倍剂量后达 80 mg，为基础剂量的 8 倍，而降低 LDL-C 幅度仅增加 18%。这或许制约了他汀的疗效，而这还没有考虑他汀类药物剂量增加后所带来的不良反应增多情况。

　　他汀类药物干预的心血管获益与 LDL-C 降幅呈现一定的量效关系：LDL-C 降幅越大，患者获益越大。包括 58 项试验的荟萃分析表明，随着他汀治疗时间延长，LDL-C 水平逐年降低，缺血性心脏事件风险（IHD）逐年减少。同样，脑卒中风险也显示出相似结果。2012 年胆固醇治疗研究者（CTT）协作组发布了荟萃分析进一步给出了具体量效数值关系：不管基线危险水平如何，他汀治疗每降低 LDL-C 1 mmol/L（39 mg/dL），主要不良心脏事件会减少 21%。

　　《2013 年 ACC/AHA 降低成人动脉粥样硬化性心血管风险胆固醇治疗指南》提出了高强度他汀概念（表 37-1），并明确了使用高强度他汀治疗的获益人群，即适应证。

表 37-1　　　　　　　　　　　　不同他汀治疗强度的剂量水平

参　数	高强度剂量水平	中强度剂量水平	低强度剂量水平
他汀（mg）			
阿托伐他汀	40～80	10～20	—
瑞舒伐他汀	20～40	5～10	—
辛伐他汀	—	20～40	10
氟伐他汀	—	80（×2）	20～40
洛伐他汀	—	40	20
普伐他汀	—	40～80	10～20
匹伐他汀	—	2～4	1
LDL 降低（%）	≥50	30～50	<30

　　以北欧辛伐他汀生存研究（4S）为代表的 5 项关于他汀对 ASCVD 二级和一级预防的大规模随机对照试验（RCT）研究表明，与安慰剂对照，他汀常规剂量不但可以降低心血管事件（致命性或非致命

性心肌梗死和卒中，心血管死亡与血管重建需求），而且能够降低总死亡率。西方人群应用高强度他汀或强化降脂的试验多可观察到一级终点事件发生风险的降低，但是大多未能见到总死亡率降低（表 37 - 2）。强化降脂进一步减少临床终点试验（IDEAL）研究中，阿托伐他汀 80 mg/d 剂量与辛伐他汀 20～40 mg/d 剂量对比，一级终点也未显示统计学差异。在常规剂量他汀基础上，增加他汀剂量或降脂强度能够所带来的进一步心血管获益是有限的，且限于 LDL-C 基线水平较高的人群，然而并不能达到总死亡获益。

表 37 - 2   高强度他汀与常规剂量他汀应用比较的临床试验汇总

试　验	治疗方案	随访（年）	常规降脂组平均 LDL-C（mg/dL）	强化降脂组平均 LDL-C（mg/dL）	两组一级终点差异*	死亡例数	两组死亡差异
TNT	阿托伐他汀 80 mg：10 mg	4.9	101	24	−22% $P<0.001$	566	+1.0% $P=0.92$
IDEAL	阿托伐他汀 80 mg：辛伐他汀 20～40 mg	4.8	104	23	−11% $P=0.07$	740	−2% $P=0.81$
PROVE-IT	阿托伐他汀 80 mg：普伐他汀 40 mg	2	95	33	−16% $P=0.005$	240	−28% $P=0.07$
IMPROVE-IT	辛伐他汀：辛伐他汀＋依折麦布	6	70	16	−6.4% $P=0.016$	2446	−1% $P=0.78$
FOURIER	他汀：他汀＋evolocumab	2.2	90	56	−15% $P<0.001$	870	+4.0% $P=0.54$
REAL-CAD	匹伐他汀 4 mg：1 mg	3.9	88	15	−19% $P=0.01$	467	−19% $P=0.03$

注：一级终点。治疗新目标研究（TNT）：由于冠心病（CHD）、非致死性非操作相关的心肌梗死、心脏搏停后复苏、致死或非致死性卒中；强化降脂进一步减少临床终点试验（IDEAL）：主要冠状动脉事件：冠状动脉病变死亡，确定的非致死性急性心肌梗死，或心搏骤停复苏；普伐他汀或阿托伐他汀评价及感染治疗（PROVE-IT）：任何原因的死亡，心肌梗死，需要再住院治疗的不稳定型心绞痛，血运重建（至少随机化 30 天后）和脑卒中；进一步降低终点事件-依折麦布/辛伐他汀疗效国际试验（IMPROVE-IT）：心血管死亡，非致死性心肌梗死，需要再住院治疗的不稳定型心绞痛，冠状动脉血运重建（至少随机化 30 天后），或非致死性脑卒中；高危患者 PCSK9 抑制药治疗心血管预后进一步研究（FOURIER）：心血管死亡，心肌梗死，脑卒中，需要住院治疗的不稳定型心绞痛，冠状动脉血运重建；匹伐他汀高剂量与低剂量治疗日本稳定性冠状动脉疾病疗效比较（REAL-CAD）：心血管死亡，非致死性心肌梗死，非致死性缺血性脑卒中，需要急诊住院治疗的不稳定型心绞痛，冠状动脉血运重建（至少随机化 30 天后）。

表 37 - 2 中显示降低总死亡风险的 REAL-CAD 是在日本稳定性冠状动脉疾病（CAD）患者中进行的研究。结果显示，与低剂量匹伐他汀（1 mg/d）相比，较高剂量匹伐他汀（4 mg/d）可显著减少一级终点事件，并且减少总死亡率。不过，按照高强度他汀定义，匹伐他汀（4 mg/d）属于中强度剂量水平，并非高强度他汀。而 TNT 研究采用阿托伐他汀 80 mg 与 10 mg 比较，既未见到一级终点（任何原因死亡，心肌梗死，非 ST 段抬高急性冠脉综合征需要再住院，缺血导致的血管重建，卒中）减少（8.79% 比 9.32%），而且也未看到包括死亡在内的二级终点（再梗死、血管重建和死亡）的降低。并且高剂量组观察到 NSTE-ACS 再入院和卒中率增加，但未达统计学差异。

二、针对高强度他汀多效性评价

早先发表的预防或减少事件新方法的研究（NAPLESII），阿托伐他汀减少血管成形术心肌损伤-ACS（ARMYDA-ACS）和择期 PCI 患者瑞舒伐他汀预处理减少围术期心肌坏死（ROMEII）等单中心、小样本研究发现，对 ACS 或稳定型冠心病 PCI 围术期患者，采用大剂量阿托伐他汀（40～80 mg/d）序贯治疗可降低 PCI 术后 30 天内心肌梗死的风险。这些研究存在设计上的不足，难以得出具有说服力的可信结果。与常规剂量或安慰剂比较，急性冠脉综合征患者使用高剂量他汀未能改善生存预后，也没有发现大剂量他汀能减少 4 个月内 AMI 和卒中发生。

同样，最近发表的以西方人群为主急性冠脉综合征（ACS）患者中进行的冠状动脉介入血运重建围术期他汀评价（SECURE-PCI）研究，没有观察到大剂量他汀序贯治疗的短期获益。ACS 患者中曾经掀起的他汀序贯治疗的风波可能会逐渐平息和退去。

急性冠脉综合征强化他汀治疗的试验再一次提示人们，他汀降低胆固醇是硬道理，试图通过大剂量他汀抗炎抗栓等多效性来改善预后效益仍然是徒劳的，他汀的多效性或许是伴随性的，甚至只是一个幻想或传说而已。

三、他汀类药物剂量与不良反应

大多数临床试验证明了他汀具有良好的耐受性和安全性。他汀卓越的疗效和安全性历经 30 余年仍一枝独秀，现在世界上接受他汀治疗患者的约有数千万人之众。不过随着强化降脂观念的建立、高强度他汀的使用以及适应人群的不断拓展，他汀不良反应有增加趋势，鉴于他汀应用的广泛性和他汀治疗的长期性或终生维持，因此，应重视他汀不良反应的预防和控制。临床医生有必要了解和关注他汀的安全性问题。

他汀不良反应包括：疲乏、肌无力、肌痛、肌病、肝酶升高、新发糖尿病、神经病和白内障等。其中肌痛、肌毒性和新发糖尿病是其主要不良反应。这些不良反应通常在心血管获益之前即出现，对患者的生活质量产生不利影响。临床试验中应用他汀导致转氨酶升高比例达到 2%。肌痛发生率可达 29%，可在治疗早期出现，并持续存在。在随机化对照试验中，他汀诱发肌肉骨骼肌症状发生率 1%～5%。随剂量越大，发生率越高。

不难理解，他汀各种不良反应随药物剂量增加而增加。以常见肌病［肌酸肌酶（CK）>10×正常上限（ULN）］和肝损伤［谷丙转氨酶（ALT）>3×ULN］为例，随着他汀剂量增加，组织损伤标志物逐渐升高。各种他汀都是如此，只不过增加程度大小而已（图 37-1、图 37-2）。

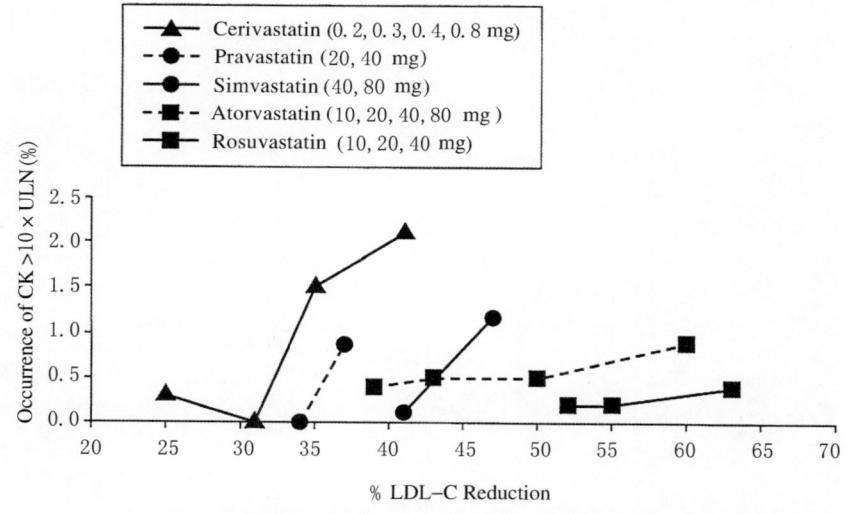

图 37-1　不同剂量他汀降低 LDL-C 百分比与肌病发生率比较

Brewer，HB，Am J Cardiol，2003，92（suppl）：23-29K

五项直接比较高强度与常规剂量他汀降脂试验显示（表 37-3）：大剂量他汀导致 ALT 升高比常规剂量超出 2～9 倍不等，引起肌病的比例甚至高出 10 倍以上。REAL-CAD 中高剂量匹伐他汀（4 mg/d）发生肌肉症状的比例高出低剂量组近 2 倍。大剂量他汀可以引起肝脏和肌肉损伤的显著增加，临床应用高强度他汀时务必权衡风险获益情况。

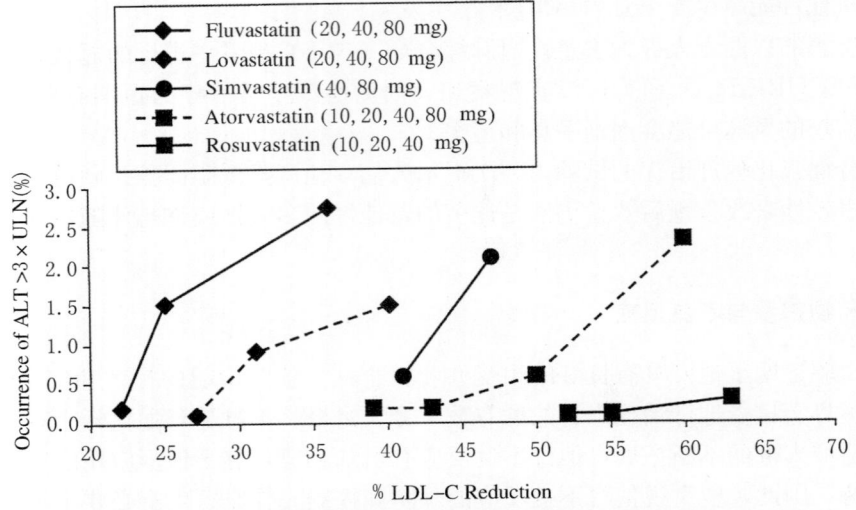

图 37 - 2　不同剂量他汀降低 LDL-C 百分比与肝损伤发生率比较

Brewer，HB，Am J Cardiol，2003，92（suppl）：23 - 29K

表 37 - 3　　　　　　　　　　　常规剂量与高剂量他汀临床研究的不良反应比较

试验　他汀（mg）	研究时间（年）	ALT 升高（%）	肌病（%）
SEARCH（N=12064）	6.7		
辛伐他汀 20		2.9	0.03
辛伐他汀 80		4.3	0.88
		NS	P＜0.0001
A to Z（N=4497）	2.0		
辛伐他汀 20		0.4	0.04
辛伐他汀 80		0.9	0.44
		P=0.05	P=0.02
TNT（N=10001）	4.9		
阿托伐他汀 10		0.2	4.8
阿托伐他汀 80		1.2	4.7
		P＜0.001	NS
IDEAL（N=8888）	4.8		
辛伐他汀 20		0.11	1.1
阿托伐他汀 80		0.97	2.2
		P＜0.001	P＜0.001
PROVE-IT TIMI（N=4162）	2.0		
普伐他汀 40		1.1	2.7
阿托伐他汀 80		3.3	3.3
		P＜0.001	P＜0.001

注：SEARCH，强化降脂和同型半胱氨酸研究；A to Z，替罗非班到辛伐他汀。

　　包括 29 项试验共 163039 例受试者的网络荟萃分析显示，应用他汀引起新发糖尿病概率是 12%，并且是类效应。强度越大的他汀致糖尿病效应越明显。以阿托伐他汀 80 mg 风险最大（OR 1.34），其次瑞舒伐他汀（OR：1.17），辛伐他汀 80 mg（OR1.21）。大剂量阿托伐他汀增加糖尿病发生率，即使与普伐他汀、辛伐他汀和小剂量阿托伐他汀比较也是如此。

　　在亚洲印度接受溶栓的急性 ST 段抬高性心肌梗死患者中进行研究结果显示，30 天主要不良心脏事件没有差异，高剂量阿托伐他汀肌痛发生率较高（18.06% 比 7.57%，）．因此，在印度 ST 段抬高急性心肌梗死人群中，使用高剂量他汀需要权衡利弊，是否值得以较高的肌痛、中断治疗和花费作为代价来达到仅仅是有限的获益。

实际上，真实世界中他汀不良反应比例明显比临床试验报道的数据高得多。在临床实践和观察性研究中，他汀相关肌肉症状发生率10%～30%，横断面调查高达44%。他汀类药物不良反应一般与剂量呈相关性，而且他汀肌肉不良反应风险和复发存在剂量相关性。普遍认为临床试验一般有洗脱期，排除了他汀不耐受患者，因此产生了耐受不良发生率较低的偏差。

四、中国患者他汀使用剂量的探索

大部分强化降低胆固醇的研究是在白种人群中开展的，试验结果自然对于西方人群血脂管理指南产生实质性影响。这些以西方人群为研究对象的结果是否适用于亚洲人，尤其是我国人群呢？中国冠心病患者如何选择他汀的剂量呢，是否能够从大剂量他汀治疗中获益？

迄今我国已有几项规模较大的针对国人的他汀强化降脂研究进行了探索。赵水平教授发表的急性冠脉综合征患者强化降脂干预研究（CHILLAS）采用常规他汀（10 mg/d 阿托伐他汀或其他等效他汀）和强化他汀（20 或 40 mg/d 阿托伐他汀或其他等效他汀）治疗 ACS 患者。主要终点包括：心源性死亡、非致命性心肌梗死、血管重建、缺血性脑卒中和因不稳定心绞痛、严重心力衰竭住院治疗。随访 2 年后，结果发现两组之间心血管事件没有统计学差异（常规他汀有 3.9%，强化他汀组有 5.5%）。这提示我国急性冠状动脉综合征患者长期应用高强度他汀治疗并没有获得进一步疗效。

而两项针对 PCI 患者的短期强化他汀降脂的研究同样也没有显示出明确效果。以中韩两国非 ST 段抬高性急性冠脉综合征拟行 PCI 患者（499 例未服用过他汀类药物）为研究对象的中韩两国 ACS 患者负荷剂量他汀干预研究（ALPACS）结果表明，PCI 术前强化治疗（$n=247$，术前 12h 和术前 2 h 分别口服阿托伐他汀 80 mg 与 40 mg，术后 40 mg/d）与常规治疗组（$n=252$，术前常规降脂治疗，术后 40 mg/d）相比较，PCI 术后 30 天内死亡、心肌梗死、靶血管重建发生率没有差异（15%比 16%），术后 CK-MB 水平升高的患者比例在两组间也无显著差异。另外一项也是在非 ST 段抬高型 ACS 及稳定性冠心病中国患者（1202 例）中开展的临床研究［强化他汀治疗在中国 PCI 干预的冠心病患者中的应用（ISCAP 研究），探究择期行 PCI 的冠心病患者术前进行强化他汀治疗是否可以带来临床获益］。研究随机分为 PCI 术前强化组（$n=573$）和常规治疗组（$n=629$）。强化组在 PCI 术前接受阿托伐他汀 80 mg/d×2d 的治疗，术后服用阿托伐他汀 40 mg/d，持续 30 天；常规治疗组则按照 PCI 术后的标准治疗（包括他汀药物在内的冠心病二级预防）进行。研究结果显示两组 30 天主要不良心血管事件发生率（19.4%比 18.3%）相近。评价他汀药物在心脏手术围术期应用有效性的心脏外科手术与他汀治疗（STICS）研究表明，围术期瑞舒伐他汀 20 mg 治疗既未降低术后房颤的发病率，也没有减少心肌损伤的发生。

与西方人群结果不同，在我国 ACS 患者中进行的强化他汀治疗既未能带来短期临床获益，也没有改善长期预后。所以对于国人急性冠脉综合征患者不推荐应用大剂量他汀治疗。

从国人他汀治疗的安全性方面，国人大剂量他汀的耐受性与欧美人群不同，使用高剂量他汀药物时，肝脏和骨骼肌等临床不良反应显著升高。HPS2-THRIVE 提供了很好的例证。该研究是有万名以上中国患者入组的动脉粥样硬化性心血管病（ASCVD）二级预防试验。使用辛伐他汀 40 mg 或必要时加用依折麦布 10 mg 治疗，平均随访 3.9 年后，我国患者肌病或肝酶升高发生率是欧洲患者的 10 倍并且程度也更为严重。再有，新发糖尿病和糖尿病并发症发生率也明显多于欧洲患者。我国患者他汀治疗后的不良反应明显多于欧洲患者。

中国人群的 LDL-C 水平普遍较低，《中国成人血脂异常防治指南》明确建议，以常规剂量（中等强度）治疗或联合依折麦布即能够满足中国绝大多数冠心病及其他极高危患者的降脂达标需求，并强调以安全有效的降脂治疗方案长期维持血脂达标控制。没有必要应用大剂量他汀治疗。

《中国 PCI 指南》2016 年版指出：鉴于目前尚缺少硬终点高质量随机对照试验证据支持在 PCI 术前

早期使用负荷高剂量他汀，亚洲与我国的研究结果显示 PCI 术前使用负荷剂量他汀不优于常规剂量，冠心病患者 PCI 术前大剂量他汀治疗无益于改善临床转归，不建议对 ACS 患者 PCI 术前使用负荷剂量他汀。胡大一教授也在《客观认识 2013 ACC/AHA 降胆固醇治疗指南对我国临床实践的影响》述评中指出，应结合我国实际情况及国人研究资料，制定适合国人的降脂策略与方案，不应盲从或跟风。

尽管国外大剂量他汀降脂研究表明西方人群使用高强度他汀的安全性，然而应该认识到，绝大部分随机化对照试验中除外了试验排除标准，而入选标准倾向于年龄偏小、没有合并症患者。那些已知不能耐受他汀、他汀肌病易感人群或洗脱期出现不良事件患者都被排除试验之外。另外，临床试验中受试者未能识别和报告不良反应，研究者仅仅报道最严重不良事件，忽略较为常见的症状，这也会导致低估情况的严重性。

五、他汀类药物应用剂量的思考

他汀类降脂药物降低胆固醇达到防治心血管事件这一点无论对于西方人群，还是东方人群都是一致的。但在使用他汀剂量方面，还应结合各个地域、种族人群生物学特点、人群临床试验的研究结果以及社会经济学状况等具体情况来决定。

不同人种之间对于他汀类药物疗效不同。中国人与西方人群对于瑞舒伐他汀和阿托伐他汀剂量效应趋势类似，不过，为达到相同降脂疗效，西方人所需他汀剂量要高出 3～4 倍。以降低 LDL-C＞40％ 而言，西方人需用阿托伐他汀 80 mg 或瑞舒伐他汀 40 mg，亚洲人仅用 18.9 mg 或 14.1 mg。并且达到目标值时间西方人长于亚洲人，西方人需要服用瑞舒伐他汀 24 个月，阿托伐他汀 22 个月；亚洲人分别为 10.3 个月和 7.8 个月。

除了匹伐他汀之外，其他他汀类药物在亚洲人和西方人之间对于他汀反应都存在差异。亚洲高危心血管病患者临床应用瑞舒伐他汀与阿托伐他汀血脂达标疗效和安全性比较的随机化研究（DICOVERY）结果显示，国人使用瑞舒伐他汀（10 mg）降低 LDL-C 幅度高于西方人群（52.8％ 比 40.9～49.7％），而阿托伐他汀（10 mg）效果相似。日本研究表明，低剂量普伐他汀（10 mg）即可降低动脉粥样硬化性脑梗死。同样，日本人使用低剂量普伐他汀降低 CAD 的风险与欧美人群较高剂量他汀效果相似，而印度人并非如此，除肌痛增加外，南亚人使用他汀疗效和安全性与白人并非不同。

我国人口与亚洲人群血脂谱基本一致，基线胆固醇水平低于西方人群，高胆固醇血症发生率低于西方人，混合型高脂血症高于西方人。因此，达到 LDL-C 目标值的他汀剂量应低于西方人群。即他汀治疗达到 LDL-C 降低的程度方面，亚洲人群和白种人存在差异。从 HPS2-THRIVE 研究也说明了这一点。该研究应用辛伐他汀 40 mg 剂量（AHA/ACC 推荐的中等强度剂量）能够使 74％ 的中国患者 LDL-C 达标，平均 LDL-C 水平降至 1.51 mmol/L，仅 1/4 的患者需加用依折麦布。而欧洲患者 LDL-C 达标者仅 1/3，平均 LDL-C 水平降至 1.74 mmol/L，2/3 的患者需加用依折麦布。我国 ASCVD 患者大多数仅需使用相当于辛伐他汀 20～40 mg 的中等强度剂量。另外，即使在欧美患者，在 IDEAL 研究中，阿托伐他汀 80 mg 并未显示优于辛伐他汀 20～40 mg 的效果。

日本和美国批准临床应用各种他汀的最大剂量迥异（匹伐他汀除外，见表 37-4），提示在他汀使用剂量方面，亚洲人群和白种人存在差异。这从一个侧面反映了东西方人群他汀使用剂量的差别。

表 37-4　日本和美国批准他汀的最大使用剂量对比

	瑞舒伐他汀	匹伐他汀	阿托伐他汀	辛伐他汀	普伐他汀	氟伐他汀
日本（mg）	20	4	40	20	20	60
美国（mg）	40	4	80	80	80	80

在美国，瑞舒伐他汀说明书特别指出，对于亚洲人起始剂量为 5 mg/d，《加拿大心血管学会血脂异常管理指南》也推荐所有亚洲患者使用小剂量他汀。不过，刚刚发表的在日本进行的前瞻性、多中心和大规模 REAL-CAD 为亚洲人群应用中等强度剂量他汀提供有力证据。日本稳定型冠心病患者应用大剂量匹伐他汀（中等强度，4 mg/d）平均治疗 4 年左右降低一级终点 19％，全因死亡、心肌梗死和冠脉

血运重建也明显降低。严重不良反应没有差异。

不同种族对他汀反应的差异部分可能源于基因因素决定的药物代谢动力学的不同。基因变异引起胆固醇生物合成、胆固醇转运和他汀代谢的不同，从而导致药物效果的差别。另外，东西方人群在体表面积、饮食习惯和药物依从性等方面的差异也会影响对他汀治疗的反应。

中低剂量他汀适合多数亚洲人群，如果不能达标，可以换用更为强效的他汀，或者与非他汀类药物联合用药。对于高危或极高危患者，应该积极应用他汀、强化降低胆固醇，而不是强化他汀的使用剂量或大剂量。另外，亚洲国家大多数为发展中国家，经济生活水平不高。大剂量他汀的费效比和风险效益比都不佳。

他汀治疗的反应存在种族差异。结合国人血脂水平和临床实践，以及以国人为主体的临床试验结果，我国学者对于他汀类药物的中国剂量问题进行了深入的探索。对于国人而言，大剂量他汀无论疗效或安全性都未能得到研究证据的支持。因此，在临床实践中，强化降胆固醇目标值或降低幅度，而不是盲目强化他汀剂量，应成为我国广大临床心血管医生的共识，并切实贯彻到防治心血管事件的临床实践中去，以最终转化为患者心血管获益。

〔首都医科大学附属北京胸科医院　仝其广〕

参考文献

[1] Law MR, Wald NJ, Rudnicka AR. Quantifying effect of statins on low density lipoprotein cholesterol, ischaemic heart disease, and stroke: systematic review and meta-analysis. BMJ, 2003, 326 (7404): 1423.

[2] Philip J. Barter, MBBS. High-Versus Low-Dose Statin Effects on Cardiovascular Events and All-Cause Death Circulation. 2018, 137: 2013 – 2015.

[3] Nordmann A, Schwartz G, Vale N, et al. Cochrane corner: early statin therapy in acute coronary syndromes—what clinical benefit? Heart, 2016, 102: 653 – 654.

[4] Berwanger O, Santucci EV, Melo de Barros e Silva PG, et al. Effect of Loading Dose of Atorvastatin Prior to Planned Percutaneous Coronary Intervention on Major Adverse Cardiovascular Events in Acute Coronary Syndrome: The SECURE-PCI Randomized Clinical Trial. JAMA, 2018, doi: 10. 1001/jama. 2444.

[5] Simon B. D, Hans G. S, John B. W. The pharmacodynamic and clinical trial evidence for statin dose. Br J Clin Pharmacol, 2018, 84: 1128 – 1135.

[6] Thakker D, Nair S, Pagada A, et al. Statin use and the risk of developing diabetes: a network meta-analysis. Pharmacoepidemiol Drug Saf, 2016, 25 (10): 1131 – 1149.

[7] Priti K, Agrawal A, Ranwa BL. High versus low dose statin therapy in Indian patients with acute ST-segment elevation myocardial infarction undergoing thrombolysis. Indian Heart J, 2017, 69 (4): 453 – 457.

[8] Vonbank A, Drexel H, Agewall S, et al. Reasons for Disparity in Statin Adherence Rates between Clinical Trials and Real World Observations. A Review. Eur Heart J Cardiovasc Pharmacother, 2018, doi: 10. 1093/ehjcvp/pvy028.

[9] Zhao SP, Yu BL, Peng DQ, et al. The effect of moderate-dose versus double-dose statins on patients with acute coronary syndrome in China: Results of the CHILLAS trial. Atherosclerosis, 2014, 233 (2): 707 – 712.

[10] Jang Y, Zhu J, Ge J, et al. Preloading with atorvastatin before percutaneous coronary intervention in statin-naive Asian patients with non-ST elevation acute coronary syndromes: A randomized study. Journal of cardiology, 2014, 63: 335 – 343.

[11] Zheng B, Jiang J, Liu H, et al. Efficacy and safety of serial atorvastatin load in Chinese patients undergoing elective percutaneous coronary intervention: results of the ISCAP (Intensive Statin Therapy for Chinese Patients with Coronary Artery Disease Undergoing Percutaneous Coronary Intervention) randomized controlled trial. European Heart Journal Supplements, 2015, 17: B47 – B56.

[12] Zheng Z, Jayaram R, Jiang, L, et al. Perioperative Rosuvastatin in Cardiac Surgery, NEJM, 2016, 374 (18): 1744 – 1753.

[13] Li YF, Feng QZ, Gao WQ, et al. The difference between Asian and Western in the effect of LDL-C lowering therapy on coronary atherosclerotic plaque: a meta-analysis report. BMC Cardiovasc Disord, 2015, 15: 6.

［14］Ryo Naito，Katsumi Miyauchi 2 and Hiroyuki Daida. Racial Differences in the Cholesterol-Lowering Effect of Statin. J Atheroscler Thromb，2017，24：19 - 25.

［15］Taguchi I，Iimuro S，Iwata H，et al. High dose versus low-dose pitavastatin in Japanese patients with stable coronary artery disease (REAL-CAD)：a randomized superiority trial. Circulation，2018，137：1997 - 2009.

第三十八章　他汀类药物不良反应评价

他汀类药物（简称他汀）是治疗血脂异常和防治动脉粥样硬化性心血管疾病（arteriosclerotic cardiovascular disease，ASCVD）的重要药物，其降脂疗效和心血管获益已得到大量临床试验和流行病学数据的反复证实和充分肯定。但因其应用广泛，诸多此药相关不良反应屡见报道，导致很多患者和少部分医生都对其不良反应心存顾虑，成为共同关注的公共健康问题之一。因此正确认识和处理临床应用中出现的他汀不良反应十分重要。2011 年国内心血管病学和临床血脂学专家针对他汀与癌症风险、肾脏损害、新发糖尿病风险、肝脏损害和肌病等 5 个主要问题进行了仔细、认真讨论，并将专家的主要观点集中发表。2012 年美国食品药品监督管理局（Food and Drug Administration，FDA）发布他汀说明书需要修改的告示，再次引起人们关注他汀安全性。2013 年 10 月原国家食品药品监督管理总局（China Food and Drug Administration，CFDA）发布修订他汀药品说明书通知，进一步提醒中国医生和患者关注他汀安全性。2014 年，美国国家脂质协会（National Lipid Association，NLA）专门就他汀安全性问题发表了更新版专家共识。2018 年，欧洲动脉粥样硬化学会共识组也发表了共识声明，对他汀的不良反应进行了全面的文献回顾和客观评价，包括对血糖、认知、肝肾功能、出血性脑卒中以及白内障的影响等。通过对 2000—2017 年的文献进行总结分析，欧洲动脉粥样硬化学会共识组认为，长期他汀治疗非常安全，临床上相关不良反应的风险很低，心血管获益远远大于不良反应风险。

一、他汀与肝脏安全性

2012 年 FDA 推荐在服用他汀前进行肝酶检测，此后只有当临床需要时才检测肝酶，并建议删除原有他汀药物说明中关于"服用他汀的患者需常规定期监测肝酶"的规定。2013 年 CFDA 并未完全赞同 FDA 的建议，中国医生仍应适度关注他汀肝脏安全性。

（一）他汀引起肝脏损害的发生率

早期临床试验及长期大规模随机对照临床试验均发现，服用他汀与血清丙氨酸氨基转移酶（alanine aminotransferase，ALT）及天（门）冬氨酸氨基转移酶（aspartate aminotransferase，AST）水平升高存在相关性。在服用任何一种他汀的患者中，有 0.5%～2.0% 出现肝酶轻度升高，通常在治疗开始后 3 个月内。但这一数据与安慰剂组没有显著差异，不太可能存在临床相关性，而且通常是短暂升高。有临床意义的肝酶升高很少见，约为 1/10 万。阿托伐他汀、洛伐他汀和辛伐他汀有明显的剂量反应关系。停药后肝酶水平即可下降。

在一项包含 9360 例药物警戒数据中，他汀所致肝脏不良反应发生风险与未服用他汀者比较增加 3 倍，其中以肝酶升高为常见。与他汀可能相关的肝脏损害发生率为 1.2/10 万，急性肝衰竭发生率约为 0.2/100 万，提示他汀确实有罕见特异性肝损害，可能是他汀的一种类效应。但这些结果来自回顾性研究，存在着数据不全面、因果关系只是推测、不能再次给药验证等缺陷。

使用他汀但无症状的患者，单纯的肝酶轻度升高没有临床意义。对于脂肪肝或非酒精性脂肪肝引起肝酶轻度升高的患者，他汀治疗不会导致肝病恶化。一项纳入超过 12 万例慢性肝病患者的最新荟萃分析还显示，他汀可能减少肝功能失代偿，降低死亡率，并可能降低门静脉高压。

自 20 世纪 90 年代末以来，尽管他汀处方增加，但 FDA 不良事件报告系统数据库并未发现使用他汀增加致命或严重肝损伤。美国国家脂质协会他汀肝脏安全工作组认为，他汀引起的肝毒性非常罕见。

（二）肝酶增高的机制及预后

肝酶升高在技术上不是"肝功能检验"中的异常指标，其仅代表肝细胞内酶的释放，并不是评价肝功能的明确指标，单一的轻中度肝酶升高（即不伴胆红素的升高）也不反映药物真实的"毒性"。能准确评价肝功能的指标包括白蛋白、凝血酶原时间以及直接胆红素，单一的 ALT 和（或）AST 升高并不具有临床意义。

他汀致肝酶升高机制仍不清楚，可能是因该类药物引起肝细胞膜结构改变而导致肝酶的渗漏，也可能与以下一些机制有关：①肝细胞内胆固醇水平下降继发性药物效应；②合并脂肪肝；③同时使用可能导致肝酶升高的药物；④大量饮酒等。

（三）肝脏相关的禁忌证

他汀禁用于活动性肝病尤其是活动性乙型肝炎、不明原因肝酶持续升高和任何原因肝酶升高超过 3 倍正常值上限（upper limit of normal），ULN）合并总胆红素升高、失代偿性肝硬化及急性肝衰竭患者，直至血清 AST、ALT、谷酰转肽酶（gamma glutamyl transferase，GGT）、总胆红素和碱性磷酸酶（alkaline phosphatase，ALP）水平正常。非酒精性脂肪肝病（nonalcoholic fatty liver disease，NAFLD）或非酒精性脂肪性肝炎（nonalcoholic steatohepatitis，NASH）患者可安全应用他汀。慢性肝脏疾病或代偿性肝硬化不属此类药禁忌证。

（四）临床处理

目前证据不支持他汀治疗期间常规定期检测肝酶，因此欧美国家不建议无症状患者检测肝酶，仅推荐只在服用他汀前检测肝酶，此后只有当临床需要时才检测。实际上，常规定期检测如果发现 ALT、AST 或 GGT 水平升高，医生可能会减少或停用他汀，反而增加患者发生心血管事件的风险。如果出现提示肝毒性的症状，例如异常的疲劳或乏力、食欲不振、腹痛、深色尿液、皮肤或巩膜黄染，检测肝功能是合理的。如果 ALT＞3 倍 ULN，则应停用他汀。但在推断肝酶升高是由他汀引起的之前，应考虑其他潜在病因。

与欧美国家不同，中国约有 2000 万人患有慢性乙型肝炎，他汀的肝脏安全性仍值得临床医生关注。鉴于医学法律问题，除非市售他汀处方说明书做出更改，目前不建议停止监测肝功能。我国血脂异常防治指南建议，他汀治疗开始后 6 周内复查血脂及肝酶和肌酸激酶（creatine kinase，CK）。如血脂能达到目标值，且无药物不良反应，逐步改为每 6～12 个月复查 1 次；如血脂未达标且无药物不良反应者，每 3 个月监测 1 次。如治疗 3～6 个月后，血脂仍未达到目标值，则需调整降脂药剂量或种类，或联合应用不同作用机制的降脂药进行治疗。每当调整降脂药种类或剂量时，都应在治疗 6 周内复查。如 AST 或 ALT 超过 3 倍 ULN 合并总胆红素升高，应暂停给药且仍需每周复查肝功能，直至恢复正常。轻度的肝酶升高小于 3 倍 ULN 并无治疗禁忌证，患者可在原剂量或减量的基础上继续服用他汀并进行观察，部分患者升高的肝酶可能会自行下降。

二、他汀与肌病

他汀相关的肌肉症状（SAMS）是临床中遇到的主要不良反应，包括肌炎和横纹肌溶解等肌病。主要表现为肌肉疼痛、无力，通常为对称、近端部位，例如大腿、臀部、小腿和背部肌肉。通常与 CK 升高无关，严重时偶可致命。SAMS 发生时间趋向于早期（开始他汀治疗 4～6 周），增加他汀剂量或加用有相互作用的药物后发生。虽然该药的此种不良反应少见，但却直接影响患者生活质量及预后，且可影响患者是否能长期坚持服用他汀。

（一）他汀所致肌病发生率

他汀诱发横纹肌溶解症呈剂量依赖性，发生风险为 0.04％～0.2％，每 100 万张处方中的死亡率为 0.15％。少数重度肌病也呈剂量依赖性，其发生率为 0.1％～1％。在随机对照试验中，他汀所致肌病的发生率为 1.5％～5％；而临床试验的入选对象，通常将具有肌病易患因素的人群排除在外，实际人群中的发生率可能会高些。安慰剂对照试验结果显示，他汀引起肌痛的发生率（通常为 5％）在安慰剂组与药物治疗组之间无显著差别。接受他汀治疗的患者出现肌炎及严重的横纹肌溶解罕见，且往往发生于合并多种疾病和（或）联合使用多种药物的患者。因此，选择药物相互作用相对较小的他汀，可能降低肌病风险。

（二）发生机制

SAMS 的确切机制尚不清楚，可能机制包括：①引起肌细胞线粒体内的辅酶 Q10 缺乏，细胞代谢紊乱；②抑制甲羟戊酸通路的中间产物异戊烯类的生物合成，影响细胞内信号传导通路中多种蛋白转录后修饰或激活；③抑制异戊烯焦磷酸合成，影响硒代半胱氨酸- tRNA 的异戊烯化，使硒蛋白合成减少。一项研究发现，在安慰剂对照的随机双盲阶段，SAMS 的发生率为 $0.1\%\sim0.2\%$，而患者知道自己服用他汀时，SAMS 的发生率为 $7\%\sim29\%$；表明存在"反安慰剂效应"，所谓的 SAMS 可能是主观性不良反应。

（三）易患因素

临床实践和试验中观察到 SAMS 的易患因素如下：①高龄（尤其大于 80 岁）患者，女性多见。②体型瘦小、虚弱者，低体重指数。③亚洲人群。④特殊状态或多系统疾病如感染、创伤、围术期、强体力劳动、肝功能受损、慢性肾功能不全（尤以糖尿病性肾功能不全多见）、糖尿病、HIV。⑤多种降脂物合用。⑥合用特殊药物或饮食（如酗酒）。他汀主要均经过肝脏细胞色素（CYP）P450 酶系代谢，能抑制 CYP3A4 酶活性的药物理论上可阻碍他汀代谢，提高他汀的血药浓度，增加肌病风险。这些药物主要包括奈法唑酮、大环内酯类抗生素、吡咯类抗真菌药、环孢素、维拉帕米、胺碘酮、蛋白酶抑制药等及大量西柚汁（$>1.14\,\mathrm{L/d}$）。⑦他汀用量：临床研究和荟萃分析结果显示，大剂量他汀较小剂量他汀导致 CK 严重升高（大于 10 倍 ULN）的风险明显增加。⑧特殊人群：甲状腺功能减退者、有 CK 升高史、既往服用降血脂药物有肌痛史或肌肉症状家族史以及治疗过程中出现无法解释的肌肉痉挛等。⑨遗传因素：有机阴离子转运多肽 1B1（Organic Anion Transporting Polypeptide 1B1，OATP1B1）因单核苷酸多态性引发功能缺陷，可导致他汀药效和毒副作用存在个体差异，已明确为重要遗传影响因素。此外，细胞色素 P450 酶系、肠 P-糖蛋白编码基因和辅酶 Q10 代谢相关基因的遗传变异能直接影响他汀的分解代谢效率，造成个体易患他汀相关肌病的差异。

（四）临床处理

当服用他汀的患者出现肌肉症状时，可使用鉴别肌肉症状工具来判断 SAMS。推荐使用国家脂类协会他汀肌肉安全工作组曾提出的鉴别肌肉症状工具，即他汀肌痛临床指数（SAMS Clinical Index，SAMS-CI）（图 38-1）和由加拿大心脏病学工作组的 SMCI 修改版本。SAMS-CI 将真正的 SAMS 分类为很可能（9～11 分）、可能（5～8 分）和不太可能（≤4 分）三类。当 SAMS-CI≤4 分时，对不太可能为真正的 SAMS 的阴性预测值为 91%。需要注意的是，以下几种肌肉症状情况不太可能是 SAMS：①服药后立即出现肌肉症状，停药后数分钟至数小时内消失。②停药后 12 周内肌肉症状不改善或消失。③长时间使用（>12 周）后出现肌肉症状，但患者状态没有任何其他明显变化。④与其他降脂药或其他类型的药物合用时出现的肌肉症状。

仅有 CK 升高而不伴肌痛或肌无力等其他肌损伤证据，并非他汀所致肌损伤。而出现肌痛或肌无力时，即便 CK 正常也提示他汀可能诱发了肌损伤。发生上述情况时不建议行肌活检。目前国内外指南建议在开始他汀治疗前检测 CK，治疗期间定期监测。在服用他汀期间出现肌肉不适或无力症状以及排褐色尿时，应及时监测 CK。由于甲状腺功能低下患者易发生肌病，对于有肌肉症状的患者，还应检测促甲状腺素水平。若患者有肌肉症状伴或不伴 CK 升高，应排除常见的原因，如运动和体力劳动。对于有上述症状而又联合用药的患者，建议其适度活动。当患者有肌肉症状伴 CK 不升高或中度升高（3～10 倍 ULN），应随访每周检测 CK 水平，直至排除药物作用或症状恶化（应及时停药）。如果连续检测 CK 呈进行性升高，应慎重考虑减少他汀剂量或暂时停药。然后决定是否或何时再开始他汀治疗。一旦患者发生或高度怀疑肌炎或横纹肌溶解，应停止他汀治疗。必要时住院进行静脉内水化治疗。一旦恢复应重新仔细评估他汀治疗的风险获益情况。

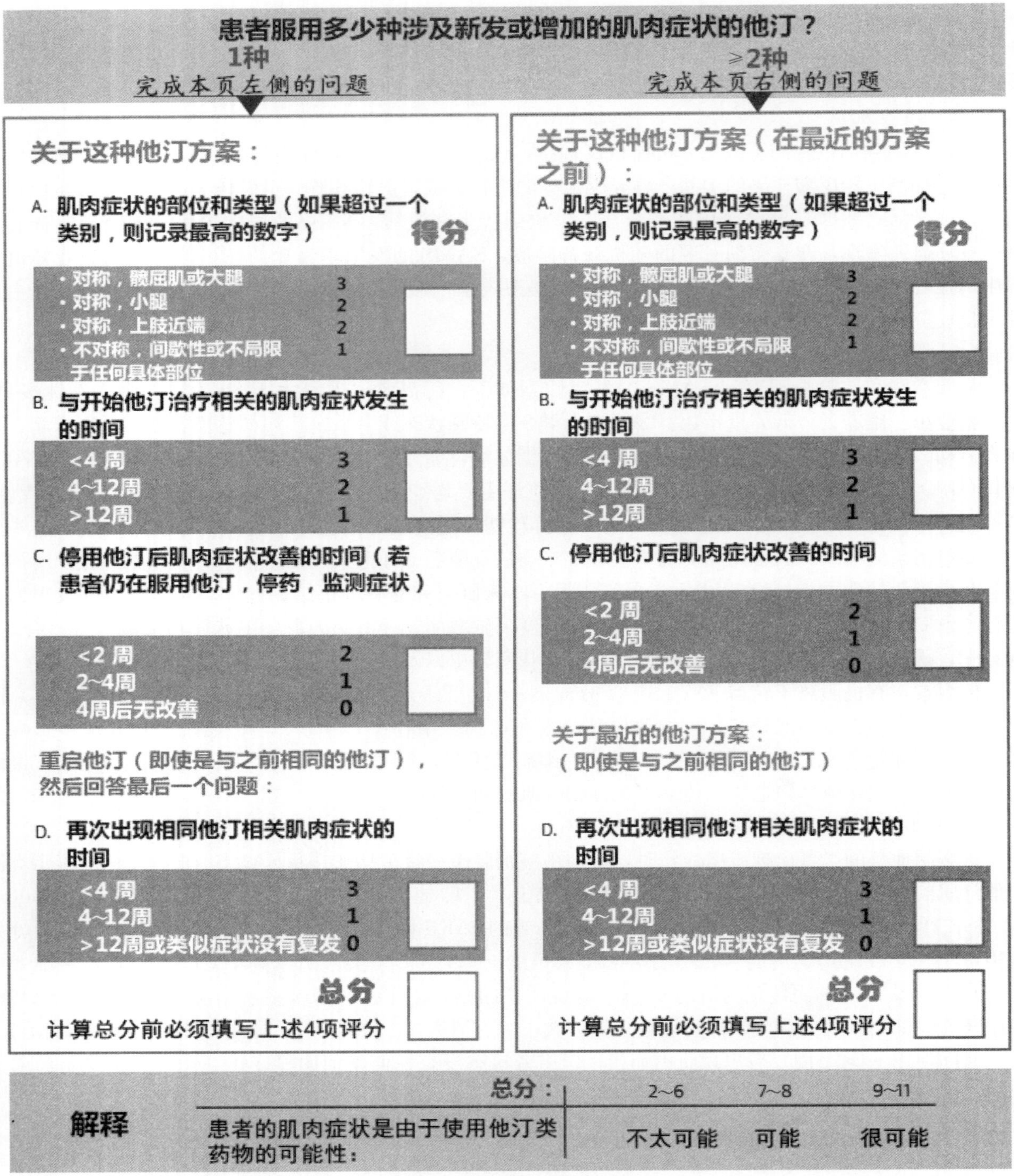

患者服用多少种涉及新发或增加的肌肉症状的他汀？

1种	≥2种
完成本页左侧的问题	完成本页右侧的问题

关于这种他汀方案：

A. 肌肉症状的部位和类型（如果超过一个
   类别，则记录最高的数字）　　　**得分**

- 对称，髋屈肌或大腿　　　3
- 对称，小腿　　　　　　　2
- 对称，上肢近端　　　　　2
- 不对称，间歇性或不局限　1
  于任何具体部位

B. 与开始他汀治疗相关的肌肉症状发生
   的时间

- <4 周　　　　　3
- 4~12周　　　　 2
- >12周　　　　　1

C. 停用他汀后肌肉症状改善的时间（若
   患者仍在服用他汀，停药，监测症状）

- <2 周　　　　　2
- 2~4周　　　　　1
- 4周后无改善　　0

重启他汀（即使是与之前相同的他汀），
然后回答最后一个问题：

D. 再次出现相同他汀相关肌肉症状的
   时间

- <4 周　　　　　　　　　3
- 4~12周　　　　　　　　 1
- >12周或类似症状没有复发 0

总分

计算总分前必须填写上述4项评分

**关于这种他汀方案（在最近的方案
之前）：**

A. 肌肉症状的部位和类型（如果超过一个
   类别，则记录最高的数字）　　　**得分**

- 对称，髋屈肌或大腿　　　3
- 对称，小腿　　　　　　　2
- 对称，上肢近端　　　　　2
- 不对称，间歇性或不局限　1
  于任何具体部位

B. 与开始他汀治疗相关的肌肉症状发生
   的时间

- <4 周　　　　　3
- 4~12周　　　　 2
- >12周　　　　　1

C. 停用他汀后肌肉症状改善的时间

- <2 周　　　　　2
- 2~4周　　　　　1
- 4周后无改善　　0

关于最近的他汀方案：
（即使是与之前相同的他汀）

D. 再次出现相同他汀相关肌肉症状的
   时间

- <4 周　　　　　　　　　3
- 4~12周　　　　　　　　 1
- >12周或类似症状没有复发 0

总分

计算总分前必须填写上述4项评分

解释	患者的肌肉症状是由于使用他汀类药物的可能性：	**总分：** 2~6	7~8	9~11
		不太可能	可能	很可能

图 38-1　他汀肌痛临床指数

对于已经明确因服用他汀发生肌病的患者，可考虑下列方法。①更改他汀种类：对肌病易感或停用后再次接受他汀治疗的患者，尽量选用诱发肌病可能性相对较小的他汀。②调整药物剂量。大剂量他汀强化治疗过程中若出现相关肌病，可适当减少他汀剂量，并严密观察临床症状及实验室指标变化。③间断给药。隔天服用一次他汀，特别是瑞舒伐他汀和阿托伐他汀血浆半衰期相对较长（15~20 h），为他汀间断用药治疗提供可能，但 ASCVD 的疗效不确定。④药物联合或替代治疗。可以在他汀的基础上加用其他降血脂药物，如依折麦布、PCSK9 抑制药、贝特类药物和缓释型烟酸等，不仅能达到全面降血脂的目标，还能减少单独他汀治疗的药物用量，减少相关肌病的发生；或者也可以停用他汀，直接用上述药物替代治疗。依折麦布和 PCSK9 被证实在已使用他汀治疗的患者中进一步减少 ASCVD 事件，贝特类药物可以降低低密度脂蛋白-胆固醇（low density lipoprotein cholesterin，LDL-C），但尚未显示可降低 ASCVD 事件。烟酸已被证明可以在未用他汀的患者中减少 ASCVD 事件。⑤补充辅酶 Q10 或维生素 D 治疗。他汀可影响辅酶 Q10（CoQ10）合成，提示补充 CoQ10 可以减轻肌肉症状；有研究证实补充 CoQ10 治疗后，可改善肌病的症状。然而在随机、双盲对照试验中尚未证明该益处。因此 CoQ10 的确切疗效仍待验证。维生素 D 缺乏可以产生肌病，并可增加他汀相关的肌肉症状；但也没有随机对照试验证明补充有益。⑥医患沟通。他汀相关的肌肉症状是他汀停药的常见病因。大多数患者可以耐受一些他汀；但重要的是医患合作和沟通，以获得最良好的耐受剂量。让患者理解停用或降低他汀剂量风险非常重要。

三、他汀与新发糖尿病

2012 年美国 FDA 官方网站上发布了他汀可能引起血糖异常和新发糖尿病的说明。2012 年欧洲药品管理局药物警戒工作组亦决定，所有在欧盟上市的含有他汀的药品信息中应提出警告，在产品信息中的不良反应部分增加新发糖尿病为常见的不良反应。2013 年中国 CFDA 关于修订他汀药品说明书的通知中，也要求所有他汀说明书加入可能引起血糖升高的相关信息。

他汀治疗与空腹血糖水平小幅升高相关。长期服用他汀有增加新发糖尿病的风险，但其发生率在临床试验报道不一。对 13 项随机对照临床研究进行分析，91140 例无糖尿病参与者，平均随访 4 年。共有 4278 例新发糖尿病患者，其中 2226 例发生于他汀治疗组，另 2052 例发生于对照组，他汀治疗组新发糖尿病增加风险 9%。将阿托伐他汀、辛伐他汀、瑞舒伐他汀、普伐他汀、洛伐他汀 5 种他汀的相关临床试验单独分析，均显示新发糖尿病增加的风险，表明此现象为他汀的类效应；亲水性他汀和亲脂性他汀在新发糖尿病上并无差异。并观察到基线年龄与新发糖尿病风险增加强相关。在 2011 年 Preiss 等在 *JAMA* 杂志又发表一项荟萃分析，纳入 5 项强化他汀治疗的随机对照研究，共 32752 例基线无糖尿病受试者，平均随访 4.9 年。结果表明，与中等剂量他汀治疗组相比，强化他汀组治疗的糖尿病风险增加 12%。近期的研究发现，普伐他汀和匹伐他汀对有或无糖尿病者的血糖参数的影响是中性的。但关于这一点，目前还缺乏头对头研究。

多数报道表明，服用他汀患者的年龄、性别、空腹血糖升高、甘油三酯增高、肥胖如体重指数（BMI，body mass index）>30 kg/m^2 以及合并有高血压也与新发糖尿病密切相关。具有代谢综合征或前驱糖尿病特征者出现这种不良反应的风险更大，但这一人群中未服用他汀者发生糖尿病的风险也更高。另外，在大多数研究中，糖尿病的诊断是基于实验室检查糖化血红蛋白（HbA1c，glycated hemoglobin）>6.5 而无症状；这种基于 HbA1c 水平得出的与糖尿病的相关性，需要对长期发病率和死亡率进行随访。

他汀引发新发糖尿病的确切机制尚不清楚。可能的机制包括：①他汀引发肌细胞、脂肪细胞、胰岛 β 细胞中的线粒体功能障碍，导致胰岛素分泌减少，并增加外周胰岛素抵抗；②脂肪细胞中胰岛素敏感性葡萄糖转运体-4（glucose transporter 4，GLUT4）表达下调，增加外周胰岛素抵抗；③诱导肌肉疲劳和降低肌肉能量，最终减少运动潜力和活动，使能量消耗减少；④永久性少肌症（骨骼肌萎缩）增加胰岛素抵抗。

他汀对心血管疾病的总体益处与新发糖尿病风险之比是 9∶1，他汀对心血管疾病的保护作用远大于新增糖尿病风险。一项涉及 13 项随机对照试验（randomized controlled trial，RCT）的荟萃分析显示，他汀治疗可使每 1000 名患者中额外增加 1 例糖尿病（他汀组 12.23，对照组 11.25），但也预防了 5 例首次心血管事件。由于未考虑多个复发事件，因此这一获益是被低估的。另一项纳入 5 项 RCT、4 万名稳定性冠心病或近期发生 ACS 患者的荟萃分析显示，高强度他汀治疗使糖尿病风险增加 12%，而心血管疾病风险降低了 16%，也就是每增加 1 例糖尿病，可预防 3.5 次心血管事件。使用标准剂量他汀不仅有效降低心脑血管事件，同时安全性和耐受性良好。大剂量他汀轻度增加新发糖尿病风险，但无论是绝对风险还是与他汀减少主要心脑血管事件相比，该风险的实际危害都很低。在适合使用他汀人群中需要继续使用此类药，特别是对有中度到高度心血管风险的人群及有明确动脉粥样硬化性心血管疾病的人群，他汀应用方案和地位无需更改。但由于在老年人群中他汀增加新发糖尿病的风险比在年轻人群中高，特别是使用对血糖代谢可能有潜在影响的高剂量或强效他汀时，需注意监测血糖变化。现有数据表明，如果使用他汀对高血糖产生不利影响，此不利效应相对较小（平均增加 0.3％或更少），可通过调整治疗方案减少对血糖控制的影响。

当开始他汀治疗时，对未确诊糖尿病患者的建议：①评估糖尿病危险因素以及心血管病危险程度，而对于糖尿病高危者，在他汀开始前筛查空腹血糖或 HbA1C。②在使用他汀前和治疗期间，强调饮食和体力活动对维持体重的重要性，旨在减少患糖尿病和心血管病风险。每一次随访观察应在标准条件（空腹、无外套、无鞋）评估体重。定期测量腰围。③依照现行指南，使用他汀降低心血管病风险，除非患者存在禁忌证。④如果患者在他汀治疗过程中确诊糖尿病，强调减肥和降糖药，有指征地控制血糖和 HbA1C。适当给予饮食及行为辅导。无论如何必须跟患者特别是在 HbA1c 升高的患者说明，他汀预防心血管疾病的益处远远超过血糖升高的潜在风险。

四、他汀与认知功能改变和神经系统损害

他汀与认知功能改变的关系比较复杂。虽然美国 FDA 认为，没有证据表明他汀会增加痴呆、轻度认知障碍或者认知功能下降的发生率。但美国 FDA 及中国 CFDA 均要求对他汀的说明书进行修改，警告其存在记忆丧失和混乱、意识模糊方面的不良反应。这些不良反应并未在大型临床试验中持续出现，即使出现通常也不严重，停药后通常会消失。这些副作用的发作时间存在很大差异，可出现在他汀治疗后 1 天至许多年后。不过，美国 FDA 强调他汀的心血管获益超过了上述可能的不良反应。

（一）他汀与认知功能改变

他汀相关的认知改变较少见，目前缺乏证据表明其与稳定性或进展性痴呆或阿尔茨海默病（alzheimer disease，AD）之间存在因果关系或相关性。虽有文献综述提示他汀对认知、攻击及其他生活质量方面有负面影响，但这种效应与他汀剂量或剂型的关系不清楚。新近一项荟萃分析表明，在健康认知人群及痴呆患者中，他汀药物治疗与认知减退或不良认知事件之间无显著相关性。两项针对 AD 患者随机试验的荟萃分析表明：他汀对认知功能无影响。系统性分析病例报告和大型随机对照临床试验结果提示，某些人群使用他汀与认知功能障碍之间有潜在的关联。但需要强调的是，他汀可以减少动脉粥样硬化性疾病死亡和残疾、轻度认知障碍（mild cognitive impairment，MCI）、由卒中导致的痴呆及阿尔茨海默病的发生风险。在使用他汀加依折麦布或 PCSK9 抑制药联合治疗达到非常低的 LDL-C 水平时，没有迹象表明对认知功能产生任何不良影响。孟德尔随机分析支持以下发现：低 LDL-C 水平与阿尔茨海默病、血管性痴呆、任何痴呆或帕金森病的风险没有因果关系。

（二）他汀与神经系统损害

病例报告及一些临床研究提示，他汀可能引起神经系统不良反应，如感觉异常、眩晕、失眠、周围神经病变、记忆功能受损、认知功能障碍及抑郁等。HPS 研究超过 20000 余人参加的迄今最大规模降脂研究，结果辛伐他汀组 11 例出现外周神经病变，安慰剂组则有 8 例，无显著差异。PROSPER 研究中普伐他汀治疗组未见外周神经病变的发生，对认知功能的评价和身体伤残也无影响。

（三）临床处理

美国 NLA 建议：他汀对有心血管事件风险的患者有重要的健康获益，其获益远大于认知功能障碍副作用的风险。虽然他汀的认知副作用可能会在极少数人中发生，但支持因果关系的医学证据不充分或根本不存在。这些副作用真正的发生率不能被当前已有数据确定。尽管如此，由于认知功能障碍的严重性、他汀的广泛使用和认知功能障碍的患病率较高（由于很多原因，尤其是老化），患者对于认知功能的主诉应该被认真对待和妥善评估，包括在尽管已经停用他汀但症状持续存在的患者中进行适当的神经心理测试。如确定认知功能障碍没有其他原因，应仔细考虑获益风险比后停止用药。如患者在他汀治疗

过程中出现周围神经病变的症状，应做系统性评估，以排除继发原因（如糖尿病、肾功能不全、酗酒、维生素 B_{12} 缺乏、癌症、甲状腺功能低下、获得性免疫缺陷综合征或重金属中毒等）。如果未发现其他原因，可终止他汀治疗 3～6 个月，以明确周围神经病变的症状是否与他汀治疗有关。停用他汀一定时间后，神经病学症状没有好转，则应根据危险-获益分析决定是否重新启用他汀治疗。

五、他汀与肾脏损害

除了亲水的普伐他汀和瑞舒伐他汀，其余他汀在肝脏代谢，并在肾脏清除。有病例报道他汀对肾脏可能有损害作用，而大规模临床试验中，很少观察他汀相关肾脏损害。KDIGO 指南为慢性肾脏病（chronic kidney disease，CKD）患者的血脂管理提供了建议。最近的荟萃分析表明，他汀治疗可降低 CKD 患者的心血管疾病风险，特别是那些有轻度肾病的患者。

（一）他汀不导致与肌病无关的急性肾衰竭

严重的肾功能不全是他汀相关性肌病（如横纹肌溶解症）的易患因素之一，同时，他汀所致的急性肾衰竭又常常与横纹肌溶解导致急性肾小管坏死密切相关。对大规模随机对照试验结果荟萃分析时，一般不将急性肾衰竭列入他汀相关的不良事件。临床试验结果表明，他汀不会增加急性肾衰竭发生的风险。依据美国 FDA 不良事件报告系统的数据库资料显示，服用他汀患者出现肾衰竭的发生率很低：服用他汀 1 年患者中，有 (0.3～0.6)/100 万发生肾衰竭。这项报告中的肾衰竭发生率与未服用他汀者相似。美国 FDA 数据表明现有他汀均无明显肾毒性。

（二）慢性肾脏疾病

对 39704 例受试者分析结果显示，他汀治疗组肾小球滤过率的下降值比对照组少 1.22 mL(min·年)；对于心血管疾病患者说，他汀对肾功能的这种保护作用更为明显。新近发表的有关瑞舒伐他汀的临床研究（JUPITER）关于中度慢性肾病受试者的亚组分析显示，不良事件的发生率在患有慢性肾病的患者和未患有慢性肾病的患者中相似，对中度慢性肾病患者的肾功能无不良影响。现有资料表明，他汀不会导致慢性肾脏疾病，反而甚或可能延缓肾功能的减退。

（三）蛋白尿

早在 1990 年就有病例报道辛伐他汀的使用与蛋白尿的发生有关，但该报道并未说明基线蛋白尿的水平，而且很难确定两者间是否存在因果关系。也有报道提及瑞舒伐他汀应用伴随蛋白尿增加，但经多项研究反复证实，此种蛋白尿为一过性，延长服用者蛋白尿可消失，即使是大剂量、长时期服用瑞舒伐他汀，也不会对肾功能造成损害。美国 NLA 肾脏专家组认为，尚无确凿证据证实，他汀与蛋白尿之间存在因果关系。有研究认为，他汀可能是通过抑制受体介导的胞吞作用来阻碍近端肾小管对蛋白的重吸收作用导致蛋白尿的发生。所以他汀所引起的尿蛋白应是一种类效应。

（四）在 CKD 中的应用

现有的荟萃分析还发现：他汀可减少慢性肾病患者的死亡率和心血管事件发生率，但对透析患者不带来或少有获益，而对肾移植患者的效果不确定。Cochrane 荟萃分析收集 26 项（$n=25017$）他汀与安慰剂比较的随机对照试验和拟随机对照研究，评估他汀治疗未接受肾脏替代治疗的 CKD 患者的利与弊。结果表明他汀对 CKD 患者的肾功能无不良影响，他汀在 CKD 人群中使用是安全的，且不同种类他汀在 CKD 患者肾功能的影响方面无差异。

（五）临床处理

美国 NLA 建议：①启动他汀治疗前评价肾功能，但在治疗期间，不必因观察不良反应而常规进行血清肌酐和蛋白尿的测定。②他汀治疗时，如果血清肌酐升高，而无横纹肌溶解征象，一般不需中断他汀治疗。但在某些病例需按照处方信息调整他汀剂量。③他汀治疗时意外出现蛋白尿，不需中断他汀治疗，也不必调整他汀剂量。应努力寻找原因，视情况依据具体他汀处方信息调整他汀剂量。④慢性肾脏疾病不是使用他汀的禁忌证。然而，应根据肾功能不全的严重程度调整某些他汀剂量。另外有荟萃分析显示，肾移植和透析患者使用他汀治疗是安全的。对于接受强效他汀治疗的严重肾功能不全患者，应根据估算的肾小球滤过率来减量。

总之，他汀与临床上明显的肾功能恶化无关，不能排除他汀有肾脏保护作用，对此值得进一步研究。

六、他汀与癌症风险

分析有关降脂的动物实验以及美国 FDA 的资料，1996 年在 *JAMA* 杂志上发表了"降血脂药的致癌性"，报道他汀药物可引发啮齿类动物肿瘤，如肝癌、肺腺癌、恶性淋巴瘤和甲状腺腺瘤。其中一些动物使用的他汀剂量与人体高脂血症治疗剂量接近。由于哺乳类动物与人类存在很多的相似之处，推测人类长期服用他汀存在诱发癌症的可能性。

现在普遍认为，某些降血脂药对啮齿类动物具有致癌性，但是，把动物实验获取的结果直接外推到人类存在着局限性，必须十分慎重。其他必须考虑的因素包括：药物分布、代谢和对作用敏感性的差异；药物使用剂量的差别；啮齿类动物癌症自然高发率。他汀对人体的安全性最终需有人体观察或试验才能确定。通过类比和推断给人们提供立论的可能性和研究的线索。直到应用新的强效降脂药物即他汀治疗的临床试验公布，才消除了人们的担心与疑虑，证实应用他汀降低胆固醇不会癌症发生率和死亡率的增加。

Dale 等学者于 2006 年在 *JAMA* 杂志上发表了他汀与癌症风险的 Meta 分析结果。利用互联网与数据库信息系统进行系统文献搜寻，按照所定标准，从 8943 篇文献中逐层筛选出符合标准的 27 篇文献，涉及 26 个研究 86936 例参加者，共包括 6662 例癌症事件和 2407 例癌症死亡。结果并未观察到他汀减少癌症发生，也未见癌症死亡的降低以及任何特定的癌症减少。一般认为，亲脂性他汀容易进入细胞，亲水性他汀不易穿透生物膜，天然来源的他汀与人工合成的他汀化学结构不同，这都有可能影响他汀的安全性。然而无论亲水性他汀、亲脂性他汀还是天然他汀、人工合成他汀，都没有造成 Meta 分析结果的差异。因此笔者指出，随机化对照试验中他汀对癌症和癌症死亡风险都呈中性效应，使用他汀对特定癌症没有影响，不同他汀也不影响癌症发生危险性。对应用他汀的 35 项随机对照试验（样本例数达 109，143，平均随访 4.5 年）进行 Meta 分析和回归分析显示，使用他汀既不减少也不增加癌症总体危险，同样并没有影响呼吸系统癌症危险。他汀对癌症不能提供保护性的效果。而在 SEAS 研究中，降脂药物治疗组患者的癌症发生率和死亡率，与安慰剂组相比有所增加。针对这一问题，人们易想到是与新型降脂药依折麦布有关。于是专门将三项应用依折麦布的临床试验放在一起进行综合分析，结果表明依折麦布长期治疗不会引起癌症发生率增加。

七、他汀的其他可能不良反应

（一）他汀与脑卒中

RCT 证据表明，他汀治疗可降低缺血性卒中风险。有些研究发现，他汀治疗增加脑出血风险，但未得到证实。他汀治疗可降低缺血性脑卒中的风险，LDL-C 水平每降低 1 mmol/L，风险降低 26%（99%CI 15%～35%）。SPARCL 研究显示，既往有脑卒中史的患者服用他汀后出血性脑卒中略有增加。但对 RCT、队列研究和病例对照研究的分析，没有证实 LDL-C 降低与脑出血风险增加的关联。有脑血管病史的患者，无需改变他汀治疗方案。

（二）他汀与白内障

他汀治疗与白内障相关的报告主要来自观察性数据和有限的临床前研究，而多项 RCT 未发现二者之间存在关联。他汀治疗与白内障发展无关。相反从机制上讲，他汀的抗氧化和抗炎作用可能延缓白内障发展，但还需要进一步的研究。白内障患者无需改变心血管预防策略。

八、他汀与常见心血管药物联用注意事项

2016 年底，美国心脏协会（American Heart Association，AHA）发表声明，对于他汀和常用心血

管药物联用时要注意的问题给出了推荐意见。

（一）他汀与贝特类药物联用

1. 当需要联用他汀和贝特类药物时，优选非诺贝特或非诺贝特酸，因为其与他汀的药物相互作用发生率，要低于他汀和吉非贝齐的联用。

2. 某些情况下，例如出于成本考虑，或者患者不能耐受非诺贝特，吉非贝齐可能是唯一可用的贝特类。无论如何，吉非贝齐应避免与洛伐他汀、普伐他汀和辛伐他汀联用。

3. 如果吉非贝齐必须与阿托伐他汀、匹伐他汀或瑞舒伐他汀联用，应考虑使用低剂量的他汀以降低风险。例如，FDA 批准的产品标签中，是允许瑞舒伐他汀和吉非贝齐联用的，但是规定了瑞舒伐他汀的剂量限定在 10 mg/d。

4. 可以考虑氟伐他汀与吉非贝齐、非诺贝特或非诺贝特酸联合使用。

（二）他汀与钙拮抗药联用

1. 药动学数据表明，当洛伐他汀或辛伐他汀与氨氯地平联用时，他汀暴露量会轻微的增加，可以考虑这种联合治疗。

2. 没有证据表明氨氯地平与阿托伐他汀、匹伐他汀、瑞舒伐他汀、氟伐他汀、普伐他汀间有显著的相互作用，可以考虑这种联合治疗。

3. 地尔硫䓬和阿托伐他汀联用，导致他汀暴露量的轻微增加，这种联合治疗是合理的。

4. 地尔硫䓬与洛伐他汀或辛伐他汀联用，导致他汀暴露量的中度增加，在合适的患者中可以考虑这种联合治疗。

5. 维拉帕米与洛伐他汀或辛伐他汀联用，导致他汀暴露量的中度增加，当潜在受益超过潜在风险时，可以考虑这种联合治疗。

6. 当与氨氯地平联用时，洛伐他汀或辛伐他汀的剂量不应超过 20 mg/d。

7. 当与地尔硫䓬或维拉帕米联用时，优选非 CYP3A4 代谢的他汀。

8. 当与地尔硫䓬或维拉帕米联用时，不推荐辛伐他汀＞10 mg/d、洛伐他汀＞20 mg/d。值得注意的是，维拉帕米的药物标签中，推荐的洛伐他汀的限定值更高一些，为 40 mg/d。

9. 对于使用辛伐他汀 80 mg/d 保持稳定的成人患者，如果开始使用地尔硫䓬或维拉帕米，医生应指导患者更换为非 CYP3A4 他汀，例如普伐他汀、瑞舒伐他汀或匹伐他汀。

（三）他汀与抗心律失常药物联用

1. 胺碘酮与瑞舒伐他汀、阿托伐他汀、匹伐他汀、氟伐他汀、普伐他汀联用，是合理的。

2. 当和胺碘酮联用时，洛伐他汀的剂量不应该超过 40 mg/d，辛伐他汀的剂量不应超过 20 mg/d。

3. 如果有临床指征，地高辛与任何他汀联用，都是合理的。

4. 如果有临床指征，也许可以考虑更高剂量的洛伐他汀和辛伐他汀，需要密切监测肌肉相关毒性。

5. 对于使用洛伐他汀 80 mg/d 或辛伐他汀≥40 mg/d 保持稳定且与胺碘酮联用的患者，继续联合治疗是合理的，且不需要调整剂量。

6. 决奈达隆显著增加辛伐他汀和活性代谢物辛伐他汀酸的暴露量，当与决奈达隆联用时，辛伐他汀的剂量应限定在 10 mg/d。

7. 虽然没有专门的研究评估过洛伐他汀和决奈达隆，猜测决奈达隆也许可以增加洛伐他汀的暴露量，程度与辛伐他汀相似。

8. 决奈达隆和其他他汀没有临床显著性的相互作用，联合治疗是合理的。

9. 阿托伐他汀是唯一的与地高辛联用可能出现药物相互作用的他汀药物。根据目前可用的数据，更高剂量的阿托伐他汀可能会增加地高辛毒性的风险，推荐密切监测地高辛毒性。

（四）他汀与雷诺嗪联用

1. 如果有临床指征，可以考虑瑞舒伐他汀、阿托伐他汀、匹伐他汀、氟伐他汀、普伐他汀与雷诺嗪联用。

2. 辛伐他汀与雷诺嗪联用时，剂量应限定在 20 mg/d，不推荐超过此限定的剂量。

3. 鉴于辛伐他汀和洛伐他汀的代谢类似，洛伐他汀与雷诺嗪联用时限定剂量为 20 mg/d 是合理的。

（五）他汀与华法林联用

1. 当有临床指征时，他汀与华法林联用是有用的。

2. 当开始使用他汀或调整他汀剂量时，应当更密切检测国际标准化比值（International Normalized Ratio，INR）。匹伐他汀和阿托伐他汀对 INR 的影响似乎最低。

（六）他汀与替格瑞洛联用

1. 阿托伐他汀与替格瑞洛联用时，导致他汀暴露量的轻微增加，这种联合治疗对于适合的患者是合理的。

2. 辛伐他汀与替格瑞洛联用时，剂量不应该超过 40 mg/d。

3. 替格瑞洛与普伐他汀、氟伐他汀、匹伐他汀、瑞舒伐他汀间未看到有明显相互作用的报道，不需要限定他汀的剂量。

（七）他汀与血管加压素受体拮抗剂联用

1. 洛伐他汀、辛伐他汀与考尼伐坦联用，具有潜在有害性，应该避免联用。

2. 当有临床指征时，可以考虑阿托伐他汀、普伐他汀、氟伐他汀、瑞舒伐他汀、匹伐他汀与考尼伐坦联用。

3. 输注考尼伐坦的患者需要使用他汀时，可以考虑阿托伐他汀或者非 CYP3A 代谢的他汀（例如普伐他汀、氟伐他汀、瑞舒伐他汀、匹伐他汀）。

4. 托伐普坦可与任何剂量的任何他汀联用。

（八）他汀与免疫抑制药联用

1. 洛伐他汀、辛伐他汀、匹伐他汀与下列药物联用有潜在危害，应该避免使用，包括：环孢菌素、依维莫司、他克莫司、西罗莫司。

2. 可以考虑瑞舒伐他汀、阿托伐他汀、氟伐他汀、普伐他汀与环孢菌素，依维莫司，他克莫司、西罗莫司联合使用。

3. 与环孢菌素、依维莫司、他克莫司、西罗莫司联合使用的他汀，氟伐他汀、普伐他汀、瑞舒伐他汀的剂量应分别限定在 40 mg/d、20 mg/d、5 mg/d。

4. 阿托伐他汀与环孢菌素，依维莫司，他克莫司、西罗莫司联合使用时，在没有密切监测肌酐激酶和肌肉相关毒性症状/体征的情况下，阿托伐他汀的剂量不应超 10 mg/d。

（九）他汀与秋水仙碱联用

1. 当有临床指征时，瑞舒伐他汀、氟伐他汀、洛伐他汀、匹伐他汀、普伐他汀与秋水仙碱联用是合理的。

2. 对于合适的患者，可以考虑阿托伐他汀、辛伐他汀与秋水仙碱的联用。

3. 接受他汀-秋水仙碱联用的患者，鉴于潜在的肌肉相关毒性的协同作用，应该密切监测肌肉相关毒性症状和体征。

4. 当与 CYP3A4 或 P-gp 抑制药联用时，建议秋水仙碱的剂量进行调整：负荷剂量不超过 0.6～1.2 mg/d，维持剂量为 0.3～0.6 mg/d。

5. 阿托伐他汀、辛伐他汀、洛伐他汀与秋水仙碱联用时，考虑降低他汀的剂量。

6. 对于肾损伤的患者，当与他汀联用时秋水仙碱需要考虑减量。

（十）他汀与抗心力衰竭药联用

1. 当有临床指征时，伊伐布雷定与批准剂量的他汀联用是合理的。

2. 当与沙库巴曲/缬沙坦联用时，考虑降低剂量的阿托伐他汀、氟伐他汀、匹伐他汀、普伐他汀、瑞舒伐他汀和辛伐他汀。

总之，他汀是当今人类应用最为广泛的降脂药物，它的有效性不容置疑。在治疗 1 年后，LDL-C

每降低 1 mmol/L，ASCVD 事件风险估计降低 21%。停止或减少他汀的剂量后，ASCVD 事件的风险增加，医疗成本也增加。大量的文献报道了临床所见他汀服用者出现的各种不良反应，其中部分不良反应可能与他汀直接相关。认识和防治他汀相关的不良反应非常重要，既可减轻患者因服用他汀带来的痛苦，也有助于动脉粥样硬化性心血管病患者长期坚持服用他汀所产生的临床获益提高。他汀所产生不良反应不仅与个体遗传基因有关，也与患者同时服用的药物（或食物）所产生的相互作用关系密切。事实上他汀治疗非常安全。他汀从吸收开始，到肝摄取、代谢，并最终从肝脏消除后进入体循环或者胆道，其在机体内经历了复杂的代谢机制。为了尽可能降低他汀不良反应的发生率，对于中国人应根据他汀的药动学特点（表 38-1）挑选合适的他汀，并且所有他汀均采用从较小剂量开始治疗是最明智的做法。

表 38-1　　　　　　　　　　　　　　　　他汀药动学对比

	洛伐他汀	辛伐他汀	阿托伐他汀	匹伐他汀	氟伐他汀	瑞舒伐他汀	普伐他汀
IC$_{50}$ HMG-CoA 还原酶（nM）	2-4	1-2（活性代谢物）	1.16	0.1	3-10	0.16	4
口服吸收（%）	30	60-85	30	80	98	50	35
生物利用度（%）	5	<5	12	60	30	20	18
蛋白结合度（%）	>98	>95	>98	96	>98	90	50
半衰期（h）	2~5	2~5	7~20	10~13	1~3	20	1-3
CYP450 代谢	3A4(2C8)	3A4(2C8, 2D6)	3A4(2C8)	(2C9)	2C9	2C9(2C19)	(3A4)
细胞转运蛋白	OATP1B1	(MRP2)	OATP1B1	OATP1B1 (MRP2)	OATP1B1	OATP1B1	OATP1B1 (MRP2)
每天剂量（mg）	10~40	10~40	10~80	1~4	80（缓释）	5~40	10~40

注：从左到右，他汀亲脂性逐渐降低；括号中的数字表示次要代谢途径或转运蛋白。IC$_{50}$，50%抑制浓度；HMG-CoA，三羟三甲基戊二酰辅酶 A；CYP450，细胞色素 P450；OATP1B1，有机阴离子转运多肽 1B1；MRP2，多药耐药相关蛋白 2。

〔中南大学湘雅二医院　赵　旺〕

参考文献

[1] 胡大一. 为什么要再论他汀的安全性. 中华心血管病杂志，2011，39（3）：196.

[2] 赵水平. 他汀不良反应的再评价. 中华心血管病杂志，2012，40（5）：371-372.

[3] Terry A. Jacobson，MD，FNLA，Chair，The NLA Task Force on Statin Safety-2014 Update NLA Task Force on Statin Safety-2014 update. J Clin Lipidol，2014，8：S1-S2.

[4] Mach F，Ray KK，Wiklund O，et al，European Atherosclerosis Society Consensus Panel. Adverse effects of statin therapy：perception vs. the evidence-focus on glucose homeostasis，cognitive，renal and hepatic function，haemorrhagic stroke and cataract. Eur Heart J，2018，39（27）：2526-2539.

[5] Kwon H，Lee SH，Kim SE，et al. Spontaneously reported hepatic adverse drug events in Korea：multicenter study［J］. J Korean Med Sci，2012，27：268-273.

[6] Björnsson EL，Jacobsen EI，Kalaitzakis E. Hepatotoxicity associated with statins：reports of idiosyncratic liver injury post-marketing［J］. J Hepatol，2012，56（2）：374-380.

[7] Kim RG，Loomba R，Prokop LJ，et al. Statin use and risk of cirrhosis and related complications in patients with chronic liver diseases：a systematic review and meta-analysis. Clin Gastroenterol Hepatol，2017，15：1521-1530.

[8] Wang Z，Ge J. Managing hypercholesterolemia and preventing cardiovascular events in elderly and younger Chinese adults：focus on rosuvastatin. Clin Interv Aging，2014，9：1-8.

[9] Zhang H，Jiang YF，He SM，et al. Etiology and prevalence of abnormal serum alanine aminotransferase levels in a general population in Northeast China［J］. Chin Med J（Engl），2011，124（17）：2661-2668.

[10] 中国成人血脂异常防治指南修订联合委员会. 中国成人血脂异常防治指南（2016 年修订版）［J］. 中华心血管病杂志，2016，44（10）：833-853.

[11] Armitage J. The safety of statins in clinical practice. Lancet, 2007, 370 (9601): 1781 - 1790.

[12] Gillett RC Jr, Norrell A. Considerations for safe use of statins: liver enzyme abnormalities and muscle toxicity [J]. Am Fam Physician, 2011, 83 (6): 711 - 716.

[13] Thompson PD, Clarkson P, Karas RH. Statin-associated myopathy [J]. JAMA , 2003, 289: 1681 - 1690.

[14] Mammen AL, Gaudet D, Brisson D, et al. Increased frequency of DRB1 * 11: 01 in anti-hydroxymethylglutaryl-co-enzyme A reductase associated autoimmune myopathy [J]. Arthritis Care Res (Hoboken), 2012, 64: 1233 - 1237.

[15] Rosenson RS, Miller K, Bayliss M, et al. The Statin Myalgia Clinical Index (SMCI): Revision for clinical use, content validation, and inter-rater reliability. Cardiovasc Drugs Ther , 2017, 31: 179 - 186.

[16] Mancini GB, Baker S, Bergeron J, et al. Diagnosis, prevention, and management of statin adverse effects and intol-erance: Canadian Consensus Working Group Update (2016). Can J Cardiol, 2016, 32 Suppl: S35 - 65.

[17] Rosenson RS, Baker SK, Jacobson TA, et al. An assessment by the Statin Muscle Safety Task Force: 2014 update. J Clin Lipidol, 2014, 8: S58 - S71.

[18] Sattar N, Preiss D, Murray HM, et al. Statins and risk of incident diabetes: a collaborative meta-analysis of randomised statin trials. Lancet, 2010, 375: 735 - 742.

[19] Preiss D, Seshasai SR, Welsh P, et al. Risk of incident diabetes with intensive-dose compared with moderate-dose statin therapy: a meta analysis. JAMA, 2011, 305: 2556 - 2564.

[20] Waters DD, Ho JE, Boekholdt SM, et al. Cardiovascular event reduction versus new-onset diabetes during atorvastatin therapy: effect of baseline risk factors for diabetes. J Am Coll Cardiol, 2013, 61: 148 - 152.

[21] Goldstein MR, Mascitelli L. Do statins cause diabetes? Curr Diab Rep, 2013, 13: 381 - 390.

[22] Maki KC, Ridker PM, Virgil Brown V, et al. An Assessment by the Statin Diabetes Safety Task Force: 2014 up-date. Journal of Clinical Lipidology, 2014, 8: S17 - S29.

[23] Rojas-Fernandez CH, Cameron JC. Is statin-associated cognitive impairment clinically relevant? A narrative review and clinical recommendations. Ann Pharmacother, 2012, 46: 549 - 557.

[24] Padala KP, Padala PR, McNeilly DP, et al. The effect of HMG-CoA reductase inhibitors on cognition in patients with Alzheimer's dementia: a prospective withdrawal and rechallenge pilot study. Am J Geriatr Pharmacother, 2012, 10: 296 - 302.

[25] Heart Protection Study Collaborative Group. MRC/BHF Heart Protection Study of cholesterol lowering with simvastatin in 20, 536 high-risk individuals: a randomised placebo-controlled trial. Lancet, 2002, 360: 7 - 22.

[26] Shepherd J, Blauw DJ, Murphy MB, et al. Pravastatin in elderly individuals at risk of vascular disease (PROSPER): a rendomised controlled trial. Lancet, 2002, 360: 1623 - 1630.

[27] Rojas-Fernandez CH, Goldstein LB, Levey AI, et al. An Assessment by the Statin Cognitive Safety Task Force: 2014 update [J]. J Clin Lipidol, 2014, 8 (3 Suppl): S5 - S16.

[28] Cheung BM, Lauder IJ, Lau CP, at al. Meta-analysis of large randomized controlled trials to evaluate the impact of statins on cardiovascular outcomes [J]. Br J Clin Pharmacol, 2004, 57 (5): 640 - 651.

[29] Jacobson TA. Statin safety: lessons from new drug applications for marketed statins. Am J Cardiol, 2006, 97 (8A): 44C - 51C.

[30] Sandhu S, Wiebe N, Fried LF, et al. Statins for improving renal outcomes: a meta-analysis [J]. J Am Soc Neph-rol, 2006, 17 (7): 2006 - 2016.

[31] Ridker PM, MacFadyen J, Cressman M, et al. Efficacy of rosuvastatin among men and women with moderate chro-nic kidney disease and elevated high-sensitivity C-reactive protein: a secondary analysis from the JUPITER (Justifica-tion for the Use of Statins in Prevention—an Intervention Trial Evaluating Rosuvastatin) trial [J]. J Am Coll Cardiol, 2010, 55 (12): 1266 - 1273.

[32] Kasiske BL, Wanner C, O'Neill WC, et al. An assessment of statin safety by nephrologists [J]. Am J Cardiol, 2006, 97 (8A): 82C - 85C.

[33] Deslypere JP, Delanghe J, Vermeulen A. Proteinuria as complication of simvastatin treatment [J]. Lancet, 1990, 336 (8728): 1453.

[34] Newman TB, Hulley SB. Carcinogenicity of lipid-lowering drugs. JAMA, 1996, 275: 55 - 60.

［35］Dale KM，Coleman CI，Henyan NN，et al. Statins and cancer risk：a meta-analysis. JAMA，2006，295（1）：74 – 80.

［36］Bonovas S，Filioussi K，Tsavaris N，et al. Statins and cancer risk：a literature-based meta-analysis and meta-regression analysis of 35 randomized controlled trials. J Clin Oncol，2006，20；24（30）：4808 – 4817.

［37］Rosseb AB，Pedersen，TR，Boman K，et al. Intensive Lipid Lowering with Simvastatin and Ezetimibe in Aortic Stenosis. N Engl J Med，2008：359.

［38］Peto R，Emberson J，Martin Landray K，et al. Analyses of cancer data from three ezetimibe trials. N Engl J Med，2008，359：1357 – 1366.

［39］Amarenco P，Bogousslavsky J，Callahan A，et al. Stroke Prevention by Aggressive Reduction in Cholesterol Levels（SPARCL）Investigators High-dose atorvastatin after stroke or transient ischemic attack. N Engl J Med，2006，355：549 – 559.

［40］Kostis JB，Dobrzynski JM. Prevention of Cataract by Statins. Am J Cardiol，2016，117（7）：1196.

［41］Wiggins BS，Saseen JJ，Page RL，et al. American Heart Association Clinical Pharmacology Committee of the Council on Clinical Cardiology；Council on Hypertension；Council on Quality of Care and Outcomes Research；and Council on Functional Genomics and Translational Biology. Recommendations for Management of Clinically Significant Drug-Drug Interactions With Statins and Select Agents Used in Patients With Cardiovascular Disease：A Scientific Statement From the American Heart Association. Circulation，2016，134（21）：e468 – e495.

［42］Kellick KA，Michael Bottorff M，Toth PP. A clinician's guide to statin drug-drug interaction. J Clin Lipidol，2014，8：S30 – S46.

第三十九章　冠状动脉介入围术期大剂量他汀无益临床转归改善

任何药物均存在其主要治疗作用和疗效之外的各种作用或反应，即药物的多效性。他汀类药物除了抑制人体内胆固醇合成酶和升高肝细胞膜表面 LDL 受体，从而能够大幅度降低血浆 LDL-C 水平外，基础及临床研究还提示，高剂量他汀类药物治疗具有一定程度的抗炎症、抗氧化、改善血管内皮功能、抗血小板聚集等可能有利于抗动脉粥样硬化的效应。同时他汀类药物也可能会导致骨骼肌和肝脏损伤、胰岛素抵抗和新发糖尿病，以及与同时服用的其他药物产生相互作用等。

然而，他汀类药物的这些有利于抗动脉粥样硬化的病理生理学或药理学效应，是否可能在这类药物治疗心血管疾病过程中，尤其是对急性冠状动脉综合征（ACS）患者或经皮冠状动脉成形术（PCI）围术期等极高危患者，转化为实质性的临床转归改善曾引起广泛关注。早先发表的 NAPLES Ⅱ、ARMY-DA-ACS 和 ROME Ⅱ 研究观察到，对 ACS 或稳定性冠心病患者 PCI 围术期服用大剂量阿托伐他汀 40~80 mg/d，维持 2~7 天，继以常规剂量他汀治疗（即所谓的"他汀序贯治疗"），可降低 PCI 术后 30 天内心肌梗死的风险。这些临床研究的设计存在明显的缺陷，虽然随机分组，但均为单中心，受试患者样本量较小（100~400 名患者），以日常治疗为对照、开放标签治疗以及用心肌损伤标志物（肌钙蛋白）升高（超过 3 倍正常上限）来诊断心肌梗死。因此这些研究的结果尚不能明确他汀类药物多效性作用具有临床意义。

我国学者葛均波、诸骏仁教授联合韩国专家发起了 ALPACS 研究，采用随机双盲研究设计，在中韩二国 3 个医学中心，考察了 499 位 ACS 患者行 PCI 术前当天 80+40 mg 阿托伐他汀或安慰剂治疗随后维持阿托伐他汀 40 mg 治疗对 PCI 术后 30 天主要心脏事件（MACE，包括死亡，心肌梗死和靶血管血运重建）发生率的影响，结果显示，安慰剂组和阿托伐他汀负荷剂量组 30 天 MACE 发生率分别为 15.7% 比 14.7%（P＝NS）。ALPACS 研究结果否定了负荷高剂量阿托伐他汀多效性（降脂外作用）对 ACS 患者 PCI 后临床转归有益的推测。

另一个更大规模的研究，来自我国霍勇教授领导的多中心随机对照临床转归终点试验 ISCAP 研究。该研究在 24 个医学中心共纳入 1202 例 ACS 或稳定性冠心病拟行 PCI 治疗的患者，以日常治疗为对照，在 PCI 术前连续服用阿托伐他汀 80 mg 共 2 天，继之每天 40 mg 服用 30 天，以 MACE 发生率为主要终点。结果显示阿托伐他汀序贯治疗并不能降低 MACE 风险（19.4% 比 18.3%，P＝0.63）。扩大受试患者的 ISCAP 研究得出与 ALPACS 研究相同的结论，再次印证了 PCI 围术期负荷高剂量阿托伐他汀序贯治疗（高剂量他汀的多效性）无益于冠心病患者（ACS 或稳定性冠心病）近期临床转归的改善。

在 2018 年美国心脏病学年会上，报告了来自巴西的多中心、随机、安慰剂对照临床试验 SECURE-PCI 研究。该研究是迄今为止检验他汀序贯治疗是否有助于减少 PCI 围术期心血管事件的最大规模研究，共纳入 4191 例拟择期行 PCI 治疗（伴或不伴支架置入）的 ACS 患者，随机分配在 PCI 前接受阿托伐他汀负荷剂量（80 mg）和术后 24 小时后再次负荷剂量或安慰剂治疗，随后两组受试患者均接受 40 mg 阿托伐他汀治疗至研究结束。结果发现在整个研究人群中，两组主要终点（30 天全因死亡率、非致死性急性心肌梗死、脑卒中或缺血复发导致紧急血运重建）的累积发生率并无显著差异（HR 0.88，95%CI 0.69~1.11；P＝0.27）。因此，SECURE-PCI 研究结果再三证实，阿托伐他汀序贯治疗（高剂量他汀多效性）对拟行 PCI 治疗的 ACS 患者的近期心血管预后改善无效。

虽然在事后进行的 SECURE-PCI 亚组分析结果提示，在最终接受 PCI 治疗的人群中，阿托伐他汀组较安慰剂组主要终点发生风险有所降低（HR＝0.72，P＝0.02）。但临床医生对这个亚组分析的结果还是应采取相当谨慎的态度。

　　首先，亚组分析的结果不能替代或修正总体研究的结论，通常仅仅是提示性的或线索性的，可以为今后启动新的研究方向提高参考。尤其是亚组分析结果与总体研究结论相悖情形下，对亚组分析结果的解读更须小心慎重。

　　其次，就 SECURE-PCI 研究的亚组分析结果而言，如果认为 PCI 亚组围术期大剂量阿托伐他汀治疗有益的话，那么，也就不得不接受未行 PCI 亚组患者大剂量阿托伐他汀增加 MACE 事件风险（高达 32％）的结论——这就意味着未行 PCI 的 ACS 患者禁忌使用大剂量他汀治疗——与所有既往以及最新的在 ACS 以及稳定性冠心病患者中完成的强化降脂随机对照研究的结论及临床降脂治疗指南的推荐相悖。

　　再之，SECURE-PCI 研究中，PCI 亚组大剂量阿托伐他汀治疗对 MACE 事件的影响在 PCI 术后的 3 天内已经达到最大。众所周知 PCI 术后早期的 MACE 事件主要与支架内急性血栓形成相关，而此时临床上常常已经给予负荷剂量双联抗血小板聚集药以及低分子肝素抗凝治疗。因此，如果认为 SECURE-PCI 研究中行 PCI 患者亚组术后 3 天内心肌梗死及心血管死亡降低来源于大剂量阿托伐他汀带来的降脂外效应（抗栓和抗凝的作用），那就意味着大剂量阿托伐他汀也可以作为强效抗栓药物，然而根据现在所有阿托伐他汀的药理学和药效学研究数据，则完全不存在这样的可能性。

　　第四，SECURE-PCI 研究实施过程中严谨性存在明显且严重缺陷。该研究的主要负责人坦言该研究实施过程中，有大比例的受试患者未按研究方案执行。在随机分组后仍有高达 35％的 ACS 受试者未能按照研究方案接受 PCI 手术，其中继续维持药物治疗者超过 1/4（27％），还有少部分（8％）患者接受了冠状动脉旁路移植术。如此严重偏离研究方案的多中心随机对照临床试验是非常少见的。说明该研究的质量存在明显的瑕疵。

　　第五，除了研究实施执行过程中存在严重缺陷外，这个亚组分析结果与研究的总体结论也出现明显冲突。还有可能是由于无法平衡的混杂因素（如随机化被打破；研究方案未得到严格执行；医生建议受试者最终接受 PCI 手术与否的主观性，以及临床终点判断的盲法异质性，等等）造成的偏倚影响所致。

　　因此，试图证实高剂量他汀类药物多效性（降脂外作用）对冠心病患者预后改善的努力，迄今为止均以失败而告终。与此相反的是大量基础及临床试验以确凿的循证医学证据证实，他汀类药物通过显著降低血浆 LDL-C 水平，不仅可以有效改善动脉粥样硬化斑块稳定性，缩小斑块体积，同时大幅度改善了高危和极高危 ASCVD 患者的预后，他汀类药物已经成为预防和治疗 ASCVD 不可或缺的基础药物。

　　1994 年 4S 研究显示，辛伐他汀 20～40 mg 治疗显著降低冠心病患者的胆固醇水平，可带来再发冠心病事件，心血管原因死亡和全因死亡率显著降低。随后一系列的大规模多中心随机对照研究均证实，他汀类药物能够显著降低 LDL-C 水平，且能长期维持较低的 LDL-C 水平，并因此有效预防和治疗动脉粥样硬化性心血管疾病（ASCVD）。CTT 分析表明他汀类药物对防治 ASCVD 的作用，直接依赖于他汀治疗后 LDL-C 下降所达到的水平以及维持此较低水平的时间，LDL-C 水平越低维持时间越长，他汀类药物治疗的临床心血管转归获益越大。

　　近年来完成的一系列国际多中心大规模（受试冠心病患者达 18000～26000 例）随机双盲安慰剂对照临床试验，如 IMPROVE-IT 研究、HPS3-REVEAL 研究、FOURIER 研究以及刚刚发表的 ODYSSEY Outcomes 研究均证实，在高强度他汀或最大耐受剂量他汀为基础的治疗下，加用特异性肠道胆固醇吸收抑制药或 PCSK9 抑制药，进一步显著降低血浆胆固醇水平，对 ASCVD 高危或极高危患者（稳定性冠心病或 ACS 患者）均能显著降低再发 ASCVD 事件。所有他汀及他汀联合其他降胆固醇药物治疗临床试验反复印证了动脉粥样硬化及防治 ASCVD 的胆固醇原则。降胆固醇药物（包括他汀类药物）治疗的临床获益，不依赖于降脂药物的种类，而直接取决于降低 LDL-C 或非高密度脂蛋白-胆固醇所达到的水平，以及坚持降胆固醇治疗以维持较低 LDL-C 水平足够长的时间。对 ACS 患者无论是否接受 PCI 手术，均应将 LDL-C 降低至＜1.8 mmol/L，最好是＜1.4 mmol/L，并长期坚持降血脂药治疗以严格达标控制并维持。

来自最新降脂治疗的高质量临床试验的循证医学证据并未弱化了他汀类药物的临床意义，反而更进一步强化了在 ASCVD 极高危人群中坚持他汀类药物治疗的基石地位。然而，在真实世界的临床实践中，盲目追求高剂量负荷他汀治疗不能为接受 PCI 手术的 ACS 及稳定性冠心病患者提供更大保护，反而可能让患者处于他汀类药物更大毒性作用的危险之中。一旦发生药物相关的严重不良反应，即为医源性损害，这种状况作为预防性使用他汀类药物理应极力避免。

他汀类药物剂量是影响其临床安全性的关键因素，而 PCI 围术期的他汀序贯治疗会涉及大剂量他汀的应用，更应关注他汀应用的安全性。《中国成人血脂异常防治指南》2016 版明确指出，中国人群的 LDL-C 水平普遍较低，而对大剂量他汀的耐受性与欧美人群不同，使用较大剂量的他汀药物时，肝脏和骨骼肌的临床不良反应显著较高。因此《中国成人血脂异常防治指南》明确建议，以常规剂量（中等强度）治疗或联合依折麦布即能够满足中国绝大多数冠心病及其他极高危患者的降脂达标需求，并强调以安全有效的降脂治疗方案长期维持血脂达标控制。

在临床实践中，即使是对 PCI 围术期的冠心病患者，不应追求大剂量或负荷剂量他汀的短期使用，而应该优先选择循证证据一致性高且安全性更好的他汀长期治疗，为患者带来更为安全更有保证的获益。《中国经皮冠状动脉介入治疗指南》2016 版明确指出："对 ACS 患者，无论是否接受 PCI 治疗，无论基线胆固醇水平高低，均应及早服用他汀，必要时联合服用依折麦布，使 LDL-C 低于 1.8 mmol/L，目前缺少高质量硬终点随机对照试验证据支持在这些患者 PCI 术前早期使用负荷高剂量他汀。亚洲与我国的研究结果显示，PCI 术前使用负荷剂量他汀并不优于常规剂量。不建议对 ACS 患者 PCI 术前使用负荷剂量他汀。"

结语

来自中国介入心脏病学权威专家葛均波教授和霍勇教授领导的 ALPACS 研究和 ISCAP 研究，分别在行 PCI 术的中国及韩国 ACS 以及冠心病（ACS 及稳定性冠心病）中证实，PCI 围术期大剂量阿托伐他汀无益于 PCI 术后 MACE 事件风险的降低。已经用中国自己的大样本随机对照研究的数据反复验证了 PCI 围术期无需使用大剂量他汀治疗。

与 ALPACS 研究和 ISCAP 研究结果相似，SECURE-PCI 研究结果再一次否定了 PCI 围术期他汀序贯疗法（高剂量他汀的降脂外作用）治疗 ACS 患者的临床价值。以 SECURE-PCI 研究的亚组分析中的一个特征亚组的结果来推论成为总体结论，实际上是犯了以偏概全的常识性错误。

鉴于他汀类药物的心血管临床转归获益直接来源于 LDL-C 的降低幅度及长期维持较低 LDL-C 水平，因此在为 PCI 患者选择围术期他汀类药物时，应优先考虑他汀类药物降低 LDL-C 的效能，并兼顾长期应用的安全性和耐受性。对所有的 ASCVD（包括 ACS 以及无论是否接受了 PCI 治疗）的患者，采取常规剂量（中等强度）他汀联合其他降胆固醇药物治疗，能获得 LDL-C 降低幅度达 55%～65%，并且维持长期的 LDL-C 达标管理。

根据多个来自真实临床实践调查数据，我国冠心病患者对他汀药物治疗的长期依从性相当低（< 10%），应特别强调对 ASCVD 患者须强化降脂和长期维持降脂治疗，而非大剂量他汀药物的短期使用。常规剂量的他汀药物或联合依折麦布可作为冠心病患者 PCI 围术期优选的降胆固醇治疗策略。

〔复旦大学附属华山医院　李　勇〕

参考文献

[1] Briguori C，Visconti G，Focaccio A，et al. Novel approaches for preventing or limiting events（Naples）Ⅱ trial：impact of a single high loading dose of atorvastatin on periprocedural myocardial infarction. J Am Coil Cardiol，2009，54：2157 - 2163.

[2] Patti G，Pasceri V，Colonna G，et al. Atorvastatin pretreatment improves outcomes in patients with acute coronary syndromes undergoing early percutaneous coronary intervention：results of the ARMYDA-ACS randomized trial. J Am

Coll Cardiol，2007，49：1272－1278.

［3］Sardella G，Lucisano L，Mancone M，et al. Comparison of high reloading rosuvastatin and Atorvastatin pretreatment in patients undergoing elective PCI to reduce the incidence of MyocArdial periprocedural necrosis. The ROMA Ⅱ trial. Int J Cardiology，2013，168（4）：3715－3720.

［4］Jang Y，Zhu J，Ge J，et al. Preloading with atorvastatin before percutaneous coronary intervention in statin-naïve Asian patients with non-ST elevation acute coronary syndromes：A randomized study. Journal of Cardiology，2014，63：335－343.

［5］Zheng B，Jiang J，Liu H，et al. Efficacy and safety of serial atorvastatin load in Chinese patients undergoing elective percutaneous coronary intervention：results of the ISCAP（Intensive Statin Therapy for Chinese Patients with Coronary Artery Disease Undergoing Percutaneous Coronary. Intervention）randomized controlled trial. Eur Heart J，2015，17（Supplement B）：B47－B56.

［6］Berwanger O，Santucci EV，Silva PG，et al. Effect of Loading Dose of Atorvastatin Prior to Planned Percutaneous Coronary Intervention on Major Adverse Cardiovascular Events in Acute Coronary Syndrome：The SECURE-PCI Randomized Clinical Trial. JAMA，2018；doi：10. 1001/jama. 2018：2444.

［7］Scandinavian Simvastatin Survival Study Group. Randomised trial of cholesterol lowering in 4444 patients with coronary heart disease：the Scandinavian Simvastatin Survival Study（4S）. Lancet，1994，344：1383－1389.

［8］Goldberg RB，Mellies MJ，Sacks FM，et al. Cardiovascular events and their reduction with pravastatin in diabetic and glucose-intolerant myocardial infarction survivors with average cholesterol levels：subgroup analyses in the Cholesterol and Recurrent Events（CARE）trial. Circulation，1998，98，2513－2159.

［9］Long-Term Intervention with Pravastatin in Ischaemic Disease（LIPID）Study Group. Prevention of cardiovascular events and death with pravastatin in patients with coronary heart disease and a broad range of initial cholesterol levels. N Engl J Med，1998，339：1349－1357.

［10］Shepherd J，Cobbe SM，Ford I，et al. Prevention of coronary heart disease with pravastatin in men with hypercholesterolemia. N Engl J Med，1995，333：1301－1307.

［11］Downs JR，Clearfield M，Weis S，et al. for the AFCAPS/TexCAPS Research Group. Primary prevention of acute coronary events with lovastatin in men and women with average cholesterol levels：results of AFCAPS/TexCAPS. JAMA，1998，279：1615－1622.

［12］Cannon CP，Braunwald E，McCabe CH，et al. Pravastatin or Atorvastatin Evaluation and Infection Therapy-Thrombolysis in Myocardial Infarction 22 Investigators. Intensive versus moderate lipid lowering with statins after acute coronary syndromes. N Engl J Med，2004，350：1495－1504.

［13］LaRosa JC，Grundy SM，Waters DD，et al. Treating to New Targets（TNT）Investigators. Intensive lipid lowering with atorvastatin in patients with stable coronary disease. N Engl J Med，2005，352：1425－1435.

［14］Pedersen TR，Faergeman O，Kastelein JJ，et al. High-dose atorvastatin vs usual-dose simvastatin for secondary prevention after myocardial infarction：the IDEAL study：a randomized controlled trial. JAMA，2005，294：2437－2445.

［15］Cholesterol Treatment Trialists'（CTT）Collaboration，Baigent C，Blackwell L，et al. Efficacy and safety of more intensive lowering of LDL cholesterol：a meta-analysis of data from 170000 participants in 26 randomised trials. Lancet，2010，376：1670－1681.

［16］Cholesterol Treatment Trialists'（CTT）Collaboration，Fulcher J，O'Connell R，et al. Efficacy and safety of LDL-lowering therapy among men and women：meta-analysis of individual data from 174000 participants in 27 randomised trials. Lancet，2015，385：1397－1405.

［17］Cholesterol Treatment Trialists'（CTT）Collaborators，Mihaylova B，Emberson J，et al. The effects of lowering LDL cholesterol with statin therapy in people at low risk of vascular disease：meta-analysis of individual data from 27 randomised trials. Lancet，2012，380：581－590.

［18］Cannon CP，Blazing MA，Giugliano RP，et al. Ezetimibe added to statin therapy after acute coronary syndromes. N Engl J Med，2015，372：2387－2397.

［19］The HPS3/TIMI55-REVEAL Collaborative Group. Effects of Anacetrapib in Patients with Atherosclerotic Vascular Disease. N Engl J Med，2017，377：1217－1227.

［20］Sabatine MS，Giugliano RP，Anthony C，et al. For the FOURIER Steering Committee and Investigators Evolocumab and Clinical Outcomes in Patients with Cardiovascular Disease. N Engl J Med 2017，376：1713－1722.

［21］Catapano AL，Graham I，De Backer G. On the behalf of The Task Force for the Management of Dyslipidaemias of the European Society of Cardiology（ESC）and European Atherosclerosis Society（EAS）. 2016 ESC/EAS Guidelines for the Management of Dyslipidaemias. Eur Heart J，2016，37（39）：2999－3305.

［23］诸骏仁，高润霖，赵水平，等. 中国成人血脂异常防治指南 2016 年修订版。中华心血管病杂志，2016，44（10），833－853.

［24］中华医学会心血管病学分会介入心脏病学组，中国医师协会心血管内科医师分会血栓防治专业委员会，中华心血管病杂志编辑委员会，中国经皮冠状动脉介入治疗指南. 中华心血管病杂志，2016，44（5）：382－400.

第四十章　血脂康

血脂康由灿米接种特殊红曲菌，采用现代生物制药工艺发酵、精制而成。主要成分为无晶型结构的洛伐他汀等 13 种同系物，含有 8％的不饱和脂肪酸、甾醇和少量黄酮类物质等。在唐代（公元 800 年），红曲米用来当作防腐剂、染色剂及鱼肉的调料，后《本草纲目》记载红曲米可以改善消化、睡眠、血液循环及血行淤滞。20 世纪 90 年代证实其具有降脂作用而逐渐应用于临床，自问世以来受到国内医药界的广泛关注，大量的临床实践证明其降脂疗效好、副作用少，已得到多数人的肯定，为开辟国际市场申请了美国 FDA 的临床试验，并于 2013 年完成了 II 期临床试验。与化学合成的洛伐他汀相比，血脂康所含洛伐他汀结晶度较低，体内溶出度高，血脂康的其他成分可以减少其活性成分洛伐他汀酸在肝脏中的首过消除，提高洛伐他汀酸在肝脏中生物利用度。

近年来对血脂康药物作用的深入研究发现，血脂康不仅有明显的降脂作用，可使非高密度脂蛋白-胆固醇（non-HDL-C）水平以及低密度脂蛋白-胆固醇冠心病（LDL-C）水平显著降低，而且能够显著减少冠心病（CHD）事件发生率，此外还具有抗炎、改善血管内皮舒张功能、改善胰岛素抵抗，保护肝肾功能等疗效。

一、血脂康作用机制

血脂康降脂的机制尚不十分明确。其主要降脂成分为 13 种天然他汀，即从红曲米提取过程中产生的 Monacolins 家族，主要是 Monacolins K，即洛伐他汀，可作为 HMG-CoA 还原酶抑制药抑制胆固醇的合成，同时增加肝细胞表面的低密度脂蛋白（LDL）受体促进 LDL 的清除，但是血脂康降脂作用比等量洛伐他汀降脂效果强，这可能与血脂康的其他降脂成分有关。血脂康的另外一个主要降脂成分为多元不饱和脂肪酸（PUFAs），包括 18.61％软脂酸，48.13％亚油酸，28.78％油酸和 4.49％硬脂酸，已有研究显示摄入多元不饱和脂肪酸后血清甘油三酯（TG）、总胆固醇（TC）、极低密度脂蛋白（LDL）、高密度脂蛋白（VLDL）水平均降低，HDL 水平升高，同时 LDL 颗粒大小发生改变，提示 PUFAs 对血脂具有良好的血脂澄清作用。麦角固醇在血脂康中含量为 0.3％，可与外源性胆固醇竞争胆固醇吸收部位从而减少外源性胆固醇的吸收。冯等将血脂康中的异黄酮和植物甾醇分别提取出来，以洛伐他汀为阳性对照，用来干预高脂饮食喂养的小鼠 10 周，结果发现异黄酮和植物甾醇可抑制胆固醇在肠道的吸收，增加胆汁酸的清除。此外，赵等通过在体和体外实验均发现，血脂康除了可明显降低血清 LDL-C 外还可以上调血清和肝细胞内 ApoA5 的表达，而在敲除 PPARα 基因后，上述作用减弱，提示血脂康可能是通过 PPARα 信号通路上调 ApoA5 的表达对 LDL-C 进行调节。

血脂康除降脂作用外还有抗动脉粥样硬化作用。由于动脉粥样硬化的形成是由众多冠心病危险因素损伤内皮而发生的一系列炎症反应，血脂康可能通过其潜在的抗炎作用从而有效地改善血管内皮的功能达到抗动脉粥样硬化的作用。血管内皮功能发生障碍时，内皮细胞产生和释放一氧化氮、内皮素、前列环素、白细胞介素-6（IL-6）及血栓素 A 等炎症因子平衡失调。研究表明血脂康可抑制炎症因子如肿瘤坏死因子 a（TNF-a）和 IL-6、高敏 C 反应蛋白（Hs-CRP）和基质金属蛋白酶 9（MMP-9）抗炎进而抑制 AS；同时可升高一氧化氮、内皮素-1 及调节血栓素与环前列环素的平衡来保护血管内皮功能；抑制氧化型低密度脂蛋白的形成，减少泡沫细胞的形成，减轻 LDL-C 对内皮细胞的损伤。此外，血脂康还有稳定斑块和消退斑块的作用，有研究显示在动脉粥样硬化组织中 SPLA2 的量与动脉粥样硬化程度呈正相关。通过体外实验证明血脂康还可以抑制 IL-1β 诱导的 SPLA2 表达。通过敲除 ApoE 基因构建易损斑块模型，用血脂康干预 8 周后观察斑块，发现予以 1200 mg 血脂康不仅可减慢易损斑形成，而且可以使易损斑块面积缩小，而且此作用还独立于降脂作用之外。进一步在体实验发现血脂康主要是通过减少内质网应激和巨噬细胞凋亡，抑制 NF-κB 前炎症因子信号通路参与上述过程。

二、血脂康临床应用证据

（一）治疗血脂异常

最新的一项多中心（包括美国 8 家，中国 7 家）临床试验，随访 12 周，观察血脂康对血脂异常但无冠心病患者的疗效，结果发现每天口服血脂康 1200 mg 或 2400 mg，患者水平（non-HDL-C）以及 LDL-C 水平显著降低，而且无中美人种差异。检索了 5 个数据库 2004 年以前有关血脂康对原发性高脂血症患者降脂疗效的随机临床试验，从中筛选了 93 项有关临床试验进行 Meta 分析，实验组均予以血脂康 0.6 g BID 口服，随访 4～24 周，结果显示与空白对照组相比较，血脂康可降低 TC 约 19%～44%，LDL-C 约 27%～32%，TG 约 13%～44%，升高高密度脂蛋白胆固醇（HDL-C）约 2%～17%，降低幅度与匹伐他汀 10 mg/d、辛伐他汀 10～20 mg/d、洛伐他汀 20 mg/d、阿托伐他汀 10 mg/d、氟伐他汀 20 mg/d 相似，但是优于烟酸和鱼油的降脂效果，其中有 4 项研究显示血脂康可降低 HDL-C 约 15%，除此之外，还发现与空白对照组相比，血脂康在治疗 4 周后可明显降低血清胆固醇浓度，但是治疗 4 周与治疗 6 周、8 周、12 周、24 周相比，TC 血清水平下降幅度无明显统计学变化，提示血脂康降脂效果稳定。有学者观察了血脂康可显著降低 CHD 患者高脂饮食餐后 TG 水平。此外，有研究显示血脂康对于合并有 2 型糖尿病的高脂血症患者降脂效果也是明显的。

（二）血脂康的心血管事件的影响

国家"九五"重点科技攻关课题"血脂康调整血脂对冠心病二级预防的研究（CCSPS）"是一项多中心、大样本、随机双盲对照的长周期研究，对 4879 例 18～75 岁中国的男女心肌梗死后存活的患者进行的研究平均随访 4 年，最长达 7 年，结果显示：常规剂量的血脂康能有效降脂，其降脂疗效稳定，在基线血脂较低的情况下，血脂康治疗后仍然可以有效降低血清 TC 水平 13%，LDL-C 降低 20%，TG 降低 15%，HDL-C 升高 5%，具有显著的统计学差异，同时可使主要终点事件（非致死性心肌梗死、致死性心肌梗死、冠心病猝死和其他冠心病死亡）危险性下降 45%，冠心病死亡危险性降低 31%。

对 CCSPS 中 2 550 例 60～75 岁老年患者与 2 320 例 60 岁以下患者干预结果分析显示，在老年患者中，血脂康组和安慰剂组相比，冠心病死亡和全因死亡风险分别降低 34%（$P < 0.05$）、35%（$P < 0.01$）；在 60 岁以下患者中，冠心病死亡和全因死亡风险分别降低 23.0%（$P < 0.05$）和 29.0%（$P < 0.01$）。叶等对 CCSPS 实验组中 1445 例有 MI 病史年龄 65～75 岁的老年患者进行亚组分析，平均随访 4 年，观察血脂康对有心肌梗死病史的老年患者心血管事件和死亡率的影响，主要终点为复发性冠脉事件；次要终点为全因死亡率和其他临床事件，结果显示与安慰剂组比较血脂康减少了 36.9% 的冠脉事件，31% 的冠心病死亡，31.9% 全因死亡率，48.6% 的 PCI 或者 CABG 术的需求。此研究提示血脂康在中国老年人 CHD 二级预防中获益更多。

有人评估了血脂康对 CCSPS 试验中 2704 例 MI 的高血压患者冠状动脉事件的影响，服用安慰剂（1 341 例）或者血脂康（0.6 g，2 次/d，1363 例），平均随访 4.5 年，主要终点为复发冠状动脉事件，次要终点为全因死亡率和其他临床事件，血脂康减少了 43% 冠脉事件，30% 冠心病死亡以及 35.8% 全因死亡率。此外，还对 1530 例年龄大于 65 岁且合并高血压患者的干预结果也进行亚组分析，结果显示与安慰剂组相比，血脂康组冠心病事件、全因死亡、非致死性心肌梗死风险分别降低 38.2%、36.3% 和 53.4%。说明长期服用血脂康能够安全有效地减少有 MI 病史的中国高血压患者的心血管事件和死亡率，对发生过 MI 的老年高血压患者同样也是获益的。

对 CCSPS 试验中 591 例糖尿病患者进行亚组分析，评估了血脂康对 2 型糖尿病合并 CHD 患者心血管事件的影响，患者被随机分为血脂康组和安慰剂组，平均随访 4 年，结果显示与安慰剂组相比，血脂康治疗减少了 50.8％CHD 风险，减少了 63.8％非致死性 MI，58.5％致死性 MI，26.9％CHD 猝死和 53.4％其他 CHD 死亡的风险，降低了 44.1％的全因死亡。本次研究表明血脂康能够安全有效地减少 2 型糖尿病合并 CHD 患者心血管事件。

（三）血脂康的其他临床研究

有学者对 CCSPS 析因亚组分析了 2704 例已发生 MI 的高血压患者长期服用血脂康后对血压的影响，其中安慰剂组 1 341 例，血脂康组 1 363 例，每天服用，随访 4.5 年，主要终点为未调整的基线到 6 个月平均动脉压（MAP）变化，也评估了收缩压（SBP）、舒张压（DBP）脉压，结果显示：与基线值相比，血脂康组和安慰剂组患者 MAP、SBP、DBP、脉压的变化无显著差异。此结果提示血脂康对于中国已发生 MI 的高血压患者无明显的降血压作用。将 90 例左室肥厚的原发性高血压患者随机分为三组，第一组给予基础治疗（阿司匹林，β 受体阻滞药，钙拮抗药），第二组在给予基础治疗的基础上加用缬沙坦［80 mg/（次·d）］，第三组在给予基础治疗的基础上加用缬沙坦（在相同剂量）和血脂康（600 mg，2 次/d），随访 24 个月，左心室质量指数（LVMI），HRT 参数［包括震荡初始（TO）震荡斜率（TS）］，SBP 和 DBP，以及血胆固醇水平，结果显示相对于第一组和第二组，血脂康与缬沙坦联合治疗可改善患者左心室肥厚及心率变异率。将 55 例血清 LDL-C 水平正常的高血压患者随机分为血脂康组和安慰剂组，所有患者均口服硝苯地平缓释片，以 30 例血压正常者作为对照组，随访 72 周后，测定左心室壁厚度以及左心室舒张功能，血脂水平Ⅰ型前胶原羧基端前肽（PIP），CRP，结果发现与血压正常患者相比，高血压患者血清 PIP 和 CRP 水平明显升高，左心室壁增厚，左心室舒张功能受损，与安慰剂组比较，经过 72 周血脂康治疗，高血压患者二尖瓣血流速度（E/A 比值）、心肌运动速度（Em/Am 比值）明显增加，左心室壁厚度无明显改变，血清 PIP 和 CRP 水平明显降低，左心室舒张功能与血脂康治疗引起的血压或血脂改变无显著相关性，表明长期服用血脂康能够通过抗纤维化和抗炎作用改善高血压患者的左心室舒张功能，而与血脂康对患者的血压和血脂调节无关。以上研究显示虽然血脂康治疗对于 MI 后高血压患者无明显降压效果，但是可以明显改善高血压引起左室舒张功能受限。

三、血脂康临床应用安全性评价

血脂康上市 20 余年的临床监测数据及临床研究结果表明，血脂康安全性高、副作用小，不良反应主要为胃肠道不适、肝酶和肌酶异常少见、临床尚未发生血脂康所致的横纹肌溶解及其他严重不良反应，与降压、降糖等药物联合使用，患者的不良反应未增加。CCSPS 研究显示血脂康主要不良反应发生率低，与安慰剂组比较差异无统计学意义（1.8％比 1.6％），未出现肌酸激酶（CPK）升高 5 倍以上、肌病或横纹肌溶解症病例，丙氨酸氨基转移酶（ALT）、血肌酐和肌酶等较对照组无显著差异。刘建平等 Meta 分析显示长期服用血脂康后偶有疲劳、食欲下降、恶心、胃痛、腹胀和腹泻，少数人出现血清尿素氮及谷丙转氨酶轻度升高，均未出现严重不良事件。

四、血脂康（胶囊）临床应用的指南与共识推荐

降脂治疗是防治心血管疾病的重要措施，应重视中国人群流行病学特点和临床证据，遵循《中国成人血脂异常防治指南（2016 年修订版）》，根据血脂异常患者的危险分层、评估使用降脂药物获益与风险，选择合理的降脂治疗方案。同时重视对患者心血管病危险因素的综合控制，坚持长期用药，减少患者心血管事件、降低病死率和改善生活质量。我国血脂指南建议降血脂治疗以 LDL-C 为首要目标，首选他汀类降血脂药物，根据个体降血脂疗效和耐受情况，适当调整剂量。血脂康可作为中等强度的降脂治疗药物。

对血脂康临床应用的推荐如下：

（一）适应证

1. ASCVD 的二级预防。

2. ASCVD 的一级预防。

3. 轻、中度胆固醇升高。

4. 胆固醇升高为主的混合型血脂异常。

5. 其他他汀类药物不能耐受或引起肝酶和肌酶升高的血脂异常若单用血脂康治疗不达标，可更换为其他他汀类药物或联合使用依折麦布。

（二）用法用量

1. 每次 2 粒（600 mg），每天 2 次，餐后服用。

2. 建议长期服用，如无特殊理由不应停药。

（三）禁忌证

活动性肝病、不明原因转氨酶持续升高、肝酶升高超过 3 倍正常上限、失代偿性肝硬化、急性肝衰竭；妊娠及哺乳期；对血脂康过敏者。

（四）监测

服药期间监测患者有无消化道不适、肌肉疼痛和乏力症状。建议首次服用血脂康 4～8 周后复查肝功能及肌酶，若肝功能及肌酶正常可 6～12 个月复查。ALT 和/或天冬氨酸氨基转移酶（AST）升高＞正常值上限 3 倍、合并总胆红素升高时应减量或停药。CPK 升高＞正常值上限 5 倍时，应减少血脂康剂量或停药观察。

〔广西医科大学附属第一医院　王　敏〕

参考文献

［1］张茂良，段震文，谢申猛. 血脂康有效成分研究. 中国新药杂志，1998：55 - 56.

［2］Feng D, et al. Isoflavones and phytosterols contained in Xuezhikang capsules modulate cholesterol homeostasis in high-fat diet mice. ACTA PHARMACOL SIN，2015，36：1462 - 1472 .

［3］Zhao SP, et al. Xuezhikang contributes to greater triglyceride reduction than simvastatin in hypertriglyceridemia rats by up-regulating apolipoprotein A5 via the PPARalpha signaling pathway. PLoS ONE，2017，12：e184949.

［4］Fan XF, et al. Effect of Xuezhikang capsule on serum tumor necrosis factor-alpha and interleukin-6 in patients with nonalcoholic fatty liver disease and hyperlipidemia. CHIN J INTEGR MED，2010，16：119 - 123.

［5］Huang J, Wang MH, Peng XP, et al. Effects of Xuezhikang on serum levels of high sensitive-C reactive protein, matrix metalloproteinase-9 and lipoprotein in patients with acute coronary syndrome. Zhongguo Zhong Xi Yi Jie He Za Zhi，2006，26：221 - 223.

［6］Jian J, Hao X, Deng C, et al. The effects of Xuezhikang on serum lipid profile, thromboxane A2 and prostacyclin in patients with hyperlipidemia. Zhonghua Nei Ke Za Zhi，1999，38：517 - 519.

［7］Xu RX. Novel findings in relation to multiple anti-atherosclerotic effects of XueZhiKang in humans. Chronic Dis Transl Med，2018，4：117 - 126.

［8］Xie Q, Zhang D. Effects of Statins and Xuezhikang on the Expression of Secretory Phospholipase A2, Group II A in Rat Vascular Smooth Muscle Cells. INT HEART J，2017，58：115 - 124.

［9］Shen L. Xuezhikang, an extract from red yeast rice, attenuates vulnerable plaque progression by suppressing endoplasmic reticulum stress-mediated apoptosis and inflammation. PLoS ONE，2017，12：e188841.

［10］Moriarty PM. Effects of Xuezhikang in patients with dyslipidemia：a multicenter, randomized, placebo-controlled study. J CLIN LIPIDOL，2014，8：568 - 575.

［11］Liu J. Chinese red yeast rice（Monascus purpureus）for primary hyperlipidemia：a meta-analysis of randomized controlled trials. Chin Med，2006，1：4.

［12］Zhao SP, Liu L, Cheng YC. Effect of Xuezhikang, a cholestin extract, on reflecting postprandial triglyceridemia after a high-fat meal in patients with coronary heart disease. ATHEROSCLEROSIS，2003，168：375 - 380.

［13］Li M. Xuezhikang Capsule for Type 2 Diabetes with Hyperlipemia：A Systematic Review and Meta-Analysis of Randomized Clinical Trails. Evid Based Complement Alternat Med，2015：468520.

[14] Lu Z. Effect of Xuezhikang, an extract from red yeast Chinese rice, on coronary events in a Chinese population with previous myocardial infarction. AM J CARDIOL, 2008, 101: 1689 - 1693.

[15] 陆宗良，杜保民，武阳丰. 血脂康对老年人冠心病二级预防的作用. 中华老年医学杂志，2005：5 - 8.

[16] Ye P. Effect of Xuezhikang on cardiovascular events and mortality in elderly patients with a history of myocardial infarction: a subgroup analysis of elderly subjects from the China Coronary Secondary Prevention Study. J AM GERIATR SOC, 2007, 55: 1015 - 1022.

[17] Li JJ. Impact of Xuezhikang on coronary events in hypertensive patients with previous myocardial infarction from the China Coronary Secondary Prevention Study (CCSPS). ANN MED, 2010, 42: 231 - 240.

[18] Li JJ. Beneficial impact of Xuezhikang on cardiovascular events and mortality in elderly hypertensive patients with previous myocardial infarction from the China Coronary Secondary Prevention Study (CCSPS). J CLIN PHARMACOL, 2009, 49: 947 - 956.

[19] Zhao SP. Xuezhikang, an extract of cholestin, reduces cardiovascular events in type 2 diabetes patients with coronary heart disease: subgroup analysis of patients with type 2 diabetes from China coronary secondary prevention study (CCSPS). J Cardiovasc Pharmacol, 2007, 49: 81 - 84.

[20] Li JJ. Long-term effects of Xuezhikang on blood pressure in hypertensive patients with previous myocardial infarction: data from the Chinese Coronary Secondary Prevention Study (CCSPS). CLIN EXP HYPERTENS, 2010, 32: 491 - 498.

[21] Gong C. Effects of combined therapy of Xuezhikang Capsule and Valsartan on hypertensive left ventricular hypertrophy and heart rate turbulence. CHIN J INTEGR MED, 2010, 16: 114 - 118.

[22] Ye P, Wu CE, Sheng L, et al. Potential protective effect of long-term therapy with Xuezhikang on left ventricular diastolic function in patients with essential hypertension. J Altern Complement Med, 2019, 15: 719 - 725.

[23] Hu D. Chinese expert consensus on the use of Xuezhikang (2017 revised edition). Zhonghua Nei Ke Za Zhi, 2018, 57: 97 - 100.

[24] 诸骏仁，高润霖，赵水平，等. 中国成人血脂异常防治指南（2016 年修订版）. 中国循环杂志，2016：937 - 953.

附 血脂康胶囊临床应用专家共识

血脂康胶囊临床应用中国专家共识组

共识起草专家 胡大一（北京大学人民医院），刘梅林（北京大学第一医院）

血脂康胶囊临床应用专家组成员（按姓氏拼音排列） 陈可冀（中国中医科学院西苑医院），迟家敏（北京医院），杜志民（中山大学附属第一医院），顾复生（北京友谊医院），洪昭光（北京安贞医院），黄峻（江苏省人民医院），寇文镕（北京阜外心血管病医院），李虹伟（北京友谊医院），李建军（北京阜外心血管病医院），李为民（哈尔滨医科大学第一附属医院），李勇（上海华山医院），廖玉华（武汉协和医院），陆国平（上海瑞金医院），陆宗良（北京阜外心血管病医院），马长生（北京安贞医院），潘长玉（解放军总医院），戚文航（上海瑞金医院），沈潞华（北京友谊医院），孙美珍（北京医院），孙宁玲（北京大学人民医院），王文健（上海华山医院），王永炎（中国中医科学院），吴宗贵（上海长征医院），徐成斌（北京大学人民医院），许顶立（广州南方医院），项志敏（北京阜外心血管病医院），叶平（解放军总医院），赵水平（中南大学湘雅附二医院），张运（山东大学齐鲁医院），赵锋（北京大学第一医院），朱建华（浙江大学附属第一医院）

学术秘书：付志方（北京大学第一医院）

一、背景

心血管疾病已成为当今社会患病率、致残率和死亡率最高的疾病。近年来，随着不健康生活方式的流行，心血管疾病的危险因素迅速增多。其中，血脂异常是导致心血管疾病的重要原因。2002 年中国居民营养与健康状况调查显示，中国血脂异常者达 1.6 亿。我国一项队列研究表明，TC 和 LDL-C 升高是我国冠心病的独立危险因素。因此干预血脂异常是防治心血管疾病的重要措施。

2007 年颁布的《中国成人血脂异常防治指南》，对指导我国临床医生干预血脂异常和防治心血管疾病具有重要意义。中国冠心病二级预防研究（CCSPS）是在我国首次完成的大规模、多中心、随机、双盲和安慰剂对照的临床试验，证明了血脂康胶囊对中国人群有明确的降脂作用和良好的安全性,可明显降低死亡率和减少心血管事件。根据我国心肌梗死患者的临床研究证据,《指南》把血脂康胶囊推荐为降脂治疗药物之一。为了贯彻落实《指南》,使临床医生更充分了解和合理使用血脂康胶囊,中国医师协会心血管内科医师分会特邀来自全国的知名心血管病专家起草了《血脂康胶囊临床应用中国专家共识》。

二、血脂康胶囊的有效成分、药代动力学、作用机制及降脂作用特点

(一)血脂康胶囊的有效成分

血脂康胶囊由特制红曲发酵精制而成,含有13种天然莫纳可林(Monacolin),即 Monacolin K 酸式和酯式以及 Monacolin L、J、M 和 X 的混合物,是他汀同系物,每粒血脂康胶囊中他汀同系物约有6 mg 起降脂作用。Monacolin K 酯式是闭环洛伐他汀,结构与羟甲基戊二酰辅酶 A(HMG-CoA)还原酶抑制药洛伐他汀相同,在肝脏转化为开环洛伐他汀发挥作用。不同于其他纯洛伐他汀药物,Monacolin K 酸式是开环洛伐他汀,是血脂康胶囊发酵的特有成分,可以不经转化直接发挥作用。血脂康胶囊以洛伐他汀为质控标准,每粒胶囊中洛伐他汀含量为 2.5 mg。血脂康胶囊的发酵产物中含有8%的不饱和脂肪酸(主要为亚油酸、油酸、棕榈酸及硬脂酸等)。

血脂康胶囊发酵采用了欧美国家普遍认可的先进的质量控制技术高效液相指纹图谱,以保证有效成分含量稳定。血脂康胶囊的指纹图谱显示血脂康胶囊中不但含有他汀类物质还含有多种有效降脂成分,不等同于化学药物洛伐他汀。

(二)血脂康胶囊药代动力学

对血脂康胶囊药代动力学特征的研究在我国中药研究领域处于先进水平,研究显示:与 20 mg 洛伐他汀片剂相比,1200 mg 血脂康胶囊具有更高的生物利用度,血脂康胶囊中洛伐他汀相对于 20 mg 纯品洛伐他汀的生物利用度为 109%(附图1),血脂康胶囊中羟基洛伐他汀酸相对于纯品洛伐他汀中羟基洛伐他汀酸的生物利用度为 169%(附图2)。血浆总 HMG-CoA 还原酶抑制药浓度水平的测定结果同样显示,1200 mg 血脂康胶囊比 20 mg 洛伐他汀片剂具有更强的抑制作用(图3)。

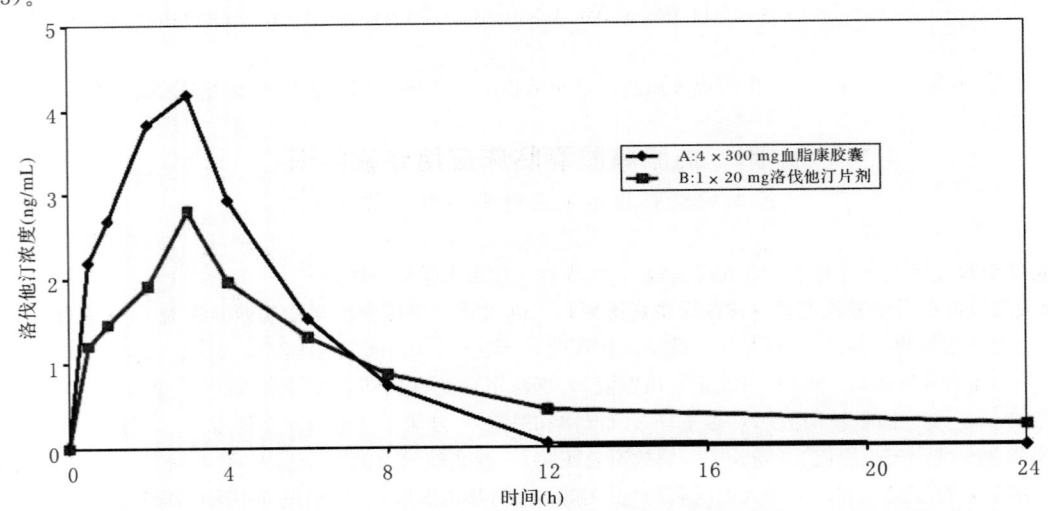

附图1 受试者口服 4×300 mg 血脂康胶囊和 lx 20 mg 洛伐他汀片剂后,洛伐他汀的平均血药浓度-时间曲线

血脂康胶囊的药动学研究显示,血脂康胶囊(1200 mg)比洛伐他汀(20 mg)口服达峰时间快、血浆峰浓度高,生物利用度优于洛伐他汀。临床上观察到血脂康胶囊优于单纯洛伐他汀,可能与血脂康胶囊中的他汀成分特点以及其他成分共同促进血脂康胶囊调脂疗效有关。

(三)血脂康胶囊作用机制

根据现有研究结果,血脂康胶囊的作用机制包括:①抑制内源性胆固醇合成;②麦角甾醇竞争性干扰胆固醇的吸收,在使外源性胆固醇吸收减少的同时转化成维生素 D,可促进老年人对钙、磷的吸收;对细胞膜的完整性,膜结合酶的活性,膜的流动性和细胞活力具有重要作用,并可能抑制肿瘤;③所含的不饱和脂肪酸抑制 TG 合成;④所含的异黄酮,具有部分雌激素样作用,可能有降脂、抗血栓、调节免疫功能、抗炎、抗氧化、抑制平滑肌细胞增殖和舒张血管等作用;⑤所含有的氨基酸成分具有降血脂、降血糖、心肌保护、调节免疫功能、降低血压、抗炎、抗氧化、保护内皮细胞和解毒作用;⑥其中的微量元素具有多种保护作用。

血脂康胶囊富含天然他汀类物质,包括洛伐他汀等13种他汀同系物,大多数成分均有降脂活性。动物实验及人体

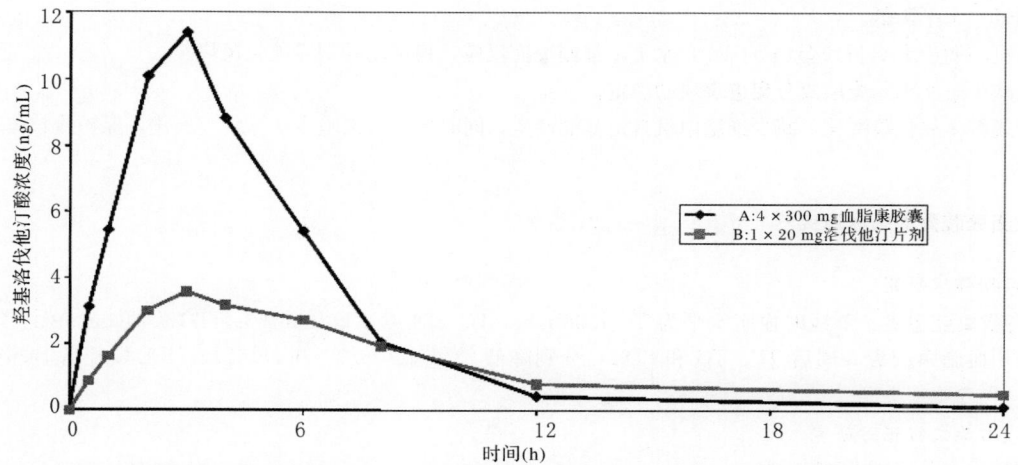

附图 2　受试者口服 4×300 mg 血脂康胶囊和 1x 20 mg 洛伐他汀片剂后，羟基洛伐他汀酸的平均血药浓度-时间曲线

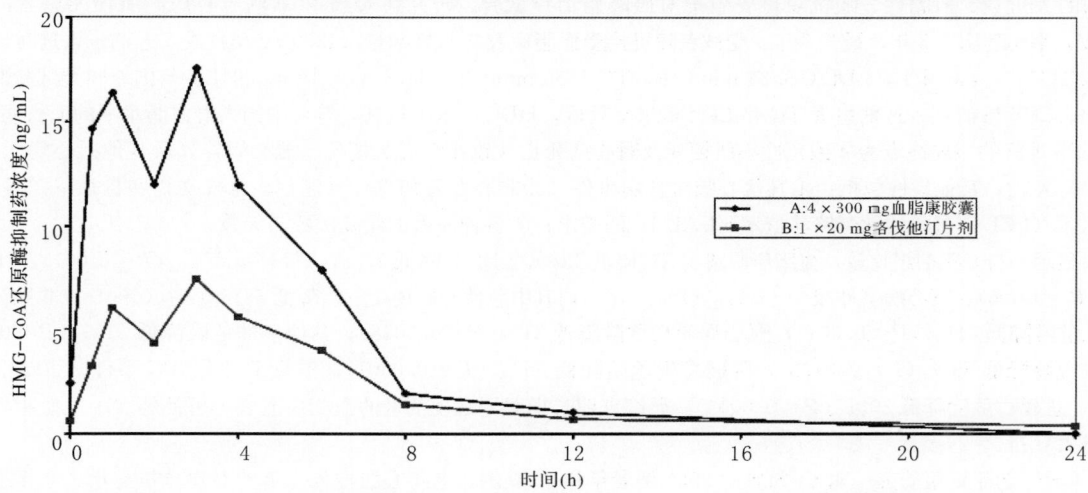

附图 3　受试者口服 4×300 mg 血脂康胶囊和 1x 20 mg 洛伐他汀片剂后平均血浆 HMG-CoA 还原酶抑制药浓度水平-时间曲线

药代动力学研究结果表明，血脂康胶囊对 HMG-CoA 还原酶活性的抑制作用优于洛伐他汀。血脂康胶囊的多种有效成分使其具有降血脂、抗动脉粥样硬化、改善胰岛素抵抗以及可能存在的抑制肿瘤的作用。

（四）血脂康胶囊降作用特点

1. 降低 TC、TG 和 LDL-C，ApoB，降低 Lp（a），升高 HDL-C 和升高 ApoA1。

2. 降低小而密低密度脂蛋白水平。

3. 降低氧化型低密度脂蛋白（ox-LDL）水平。

4. 降低餐后 TG 水平。

血脂康胶囊常规剂量（1200 mg/d）降低 TC 及 LDL-C 的作用与阿托伐他汀 5～10 mg/d、辛伐他汀 10～20 mg/d、普伐他汀 20 mg/d、氟伐他汀 20～40 mg/d 相似。

三、血脂康胶囊抗动脉粥样硬化作用实验研究

主要实验研究结果如下：

1. 通过抑制血管平滑肌细胞增殖迁移，从而抑制病变血管内膜增生，预防动脉粥样硬化进展及血管成形术后的再狭窄。

2. 抑制巨噬细胞分泌的基质金属蛋白酶-2（MMP-2）活性，有助于预防动脉粥样硬化斑块破裂所致的急性心血管事件。

3. 对 LDL 氧化的抑制作用随浓度增加及时间的延长而增强。

4. 抑制黏附因子表达，抑制单核细胞黏附。

5. 改善血管内皮功能：血脂康胶囊治疗 8 周后，肱动脉血流介导的血管舒张反应显著增加，血清 NO 水平升高，血浆内皮素（ET）水平降低。

6. 降低冠心病患者 C 反应蛋白（CRP）水平，抑制炎症反应，稳定动脉粥样硬化斑块。

7. 通过减少斑块内的脂质成分促进斑块的稳定。

8. 促进线粒体氧化磷酸化，减少细胞内氧自由基的产生，同时促进肝细胞线粒体膜去极化，保护线粒体功能，具有抗氧化作用。

四、血脂康胶囊的临床研究

（一）二期临床研究

446 例高脂血症患者，基线时血脂水平为 TC 7.08 mmol/L、LDL-C 4.20 mmol/L、TG 3.34 mmol/L、HDL-C 0.93 mmol/L，服用血脂康胶囊 8 周后 TC、TG 和 LDL-C 分别降低 23.0%、36.5% 和 28.5%，HDL-C 升高 19.6%（P 均 $<$ 0.001）。

（二）冠心病二级预防研究

1. 中国冠心病二级预防研究（China Coronary Secondary Prevention Study，CCSPS）　目前这是我国唯一一项对冠心病二级预防的大规模、前瞻性、随机双盲安慰剂对照降脂治疗试验。研究共入选 4870 例冠心病心肌梗死患者，年龄为 18~75 岁，平均随访 4.5 年，最长 7 年。受试者随机接受血脂康胶囊常规剂量（1200 mg/d）或安慰剂。入选时血脂的基线水平为 TC 5.36 mmol/L，LDL-C 3.34 mmol/L，TG 1.85 mmol/L，HDL-C 1.19 mmol/L。与国外同类试验血脂基线水平相比，CCSPS 研究入选的患者 TC 和 LDL-C 水平较低，HDL-C 水平较高，符合中国人群血脂水平的流行病学特征。

CCSPS 观察的主要终点为非致死性心肌梗死及冠心病死亡（致死性心肌梗死、冠心病猝死及其他冠心病死亡），次要终点为总死亡，其他事件包括：①其他心脑血管病事件；②非心血管病事件（癌症、意外伤亡和自杀）；③经皮冠状动脉介入术（PCI）/冠状动脉旁路移植术（CABG）的需求；④各种原因的住院次数与天数。

结果显示，与安慰剂组比较，血脂康胶囊组 TC 降低 13%，LDL-C 降低 20%，TG 降低 15%（$P<$0.001），HDL-C 升高 5%（$P=$0.006）。冠心病事件减少 45.1%（$P<$0.001），其中急性心肌梗死危险降低 56%（$P<$0.001），非致死性急性心肌梗死危险降低 61%（$P<$0.001）；冠心病死亡危险降低 31%（$P=$0.0048）；其他事件危险降低 31%（$P=$0.0004），肿瘤死亡危险降低 55%（$P=$0.0138），肿瘤发生危险降低 36%（$P=$0.0501）；需行 PCI/CABG 事件减少 33%（$P=$0.0097）；总死亡危险降低 33%（$P=$0.0003）。研究证明长期服用常规剂量的血脂康胶囊，可使轻、中度血脂异常的心肌梗死患者获益。

2. CCSPS 老年亚组研究　对 CCSPS 中 2550 例老年和 2320 例非老年心肌梗死患者的对比分析显示，老年患者各类临床事件的发生率远高于非老年患者。在 60~75 岁的老年亚组中，与治疗前血脂水平比较，血脂康胶囊治疗组 TC、LDL-C、TG 水平分别下降 14%、20% 和 15%，与安慰剂组相比，差异均有统计学意义（$P<$0.01）。老年患者从血脂康胶囊治疗中获益更多，使老年患者的总死亡危险降低 35%，而非老年患者降低 29%；冠心病死亡的危险在老年患者中降低 34%，而非老年患者降低 23%；肿瘤死亡的危险在老年患者中降低 58%，而在非老年患者中降低 49%；PCI 或 CABG 在老年患者中减少 51%，而在非老年患者中减少 12%。对 CCSPS 中 1445 例 65~75 岁的 CCSPS 老年亚组分析结果表明，血脂康胶囊治疗可降低脑卒中的发病危险 44.1%（$P=$0.04）。

3. CCSPS 其他亚组分析　对 CCSPS 中 2704 例冠心病合并高血压亚组的干预结果显示，血脂康胶囊使患者的冠心病事件减少 44.0%（$P<$0.001），总死亡危险降低 35.8%（$P=$0.0012），其他事件减少 31.5%（$P=$0.0046）。

在 CCSPS 中 591 例合并糖尿病的冠心病患者的亚组分析显示，血脂康胶囊使冠心病事件减少 51%（$P=$0.0008），总死亡危险降低 44%（$P=$0.009），需行 PCI/CABG 等事件减少 20%。

五、血脂康胶囊的安全性

血脂康胶囊上市十余年的临床应用以及 CCSPS 中国人群研究等临床试验证据表明，血脂康胶囊不良反应少而轻，主要为胃肠道不适，偶见过敏反应。很少出现实验室检查指标如肝酶（ALT）、尿素氮（BUN）、肌酐（Cr）和肌酸激酶（CK）等异常，临床尚未发生血脂康胶囊所致的横纹肌溶解及其他严重不良反应。研究显示血脂康胶囊用于冠心病、糖尿病、高血压及老年患者，安全性良好。

在 CCSPS 中，4870 例患者的不良反应主要为胃肠道反应和过敏反应；总的不良反应发生率低，血脂康胶囊组 43 例次（0.018%），安慰剂组发生 39 例次（0.016%），两组间差异无统计学意义（$P=$0.6842）。实验室指标如 ALT、BUN、Cr 和 CK 在两组间也无统计学差异，血脂康胶囊治疗组患者未出现 CK 升高 5 倍以上、肌病或横纹肌溶解症（附表 1）。

附表 1　　　　　　　　　　　　　　　　　　　　　　实验室指标异常情况比较

组　别	例　数	ALT (>ULN×3)		(>ULN×5)		(>ULN×10)		Cr (>ULN×3)		BUN (>ULN)	
		例　数	％	例数	％	例数	％	例数	％	例数	％
安慰剂组	2441	22	0.90	2	0.08	1	0.04	89	3.65	131	5.37
血脂康胶囊组	2429	15	0.62	0	0.00	0	0.00	104	4.28	124	5.10
P 值		0.2542		0.4999		1.0000		0.2557		0.6819	

注：ULN：正常值上限。

在 CCSPS 中，接受血脂康胶囊治疗的 1363 例冠心病合并高血压患者，有 791 例合用 β 受体阻滞药（58.03％）、710 例合用 ACEI 类药物（52.09％）、598 例合用钙拮抗剂（43.87％）。结果显示，血脂康胶囊未增加联合用药患者的不良反应。

CCSPS 老年亚组的结果提示，血脂康胶囊组与安慰剂组相比，不良反应及实验室指标异常均无统计学差异，可安全用于老年人。

六、血脂康胶囊临床应用建议

降脂治疗是防治心血管疾病的重要综合措施之一。我们应认真学习、领会和宣传《中国成人血脂异常防治指南》，重视中国人群流行病学特点和循证医学证据，根据血脂异常患者的危险分层决定合理的治疗方案，选择降血脂药物时应评估获益与风险。同时，重视对多种危险因素的综合控制，坚持长期用药，减少患者心血管事件、降低死亡率和改善生活质量。

血脂康胶囊由红曲发酵产生，含有洛伐他汀及多种有效降脂成分，可降低 TC、LDL-C、TG 和升高 HDL-C 水平等作用，可综合调节脂质谱，并可能存在降血脂外的保护作用。

推荐临床使用血脂康胶囊的适应证如下：①用于轻、中度胆固醇升高患者；②治疗以胆固醇升高为主的混合型血脂异常；③用于 TG 轻度升高及高密度脂蛋白降低的患者；④用于冠心病的二级预防，也可用于血脂水平边缘升高或不高的冠心病患者；⑤用于高危患者的降脂治疗，治疗糖尿病、高血压、代谢综合征及老年人群的血脂异常；⑥试用于其他他汀类药物不能耐受或引起肝酶和肌酶升高的血脂异常患者。

使用方法

1. 血脂康胶囊常规推荐剂量为 1 次 2 粒（600 mg），每天 2 次，餐后服用；

2. 对于血脂水平达标的患者，维持剂量可为 1 次 2 粒（600 mg），晚餐后服用；

3. 坚持长期服用，如无特殊理由不应停药。

监测

建议首次服用血脂康胶囊后 4～8 周复查肝功能及肌酶，以后根据检测结果延长监测时间，若肝功能及肌酶正常可每半年复查 1 次。

第四十一章　脂必泰临床应用及专家共识解读

从中药中提取的天然降血脂药具有更低的不良反应及更好的耐受性。临床上广泛使用多年的天然降脂药脂必泰为胶囊制剂，具有较显著的降血脂疗效及良好的安全性，全面综合降血脂的同时较少引起转氨酶升高，为临床血脂异常防治提供了一个单一使用或联合治疗的选择，《中国成人血脂异常防治指南》（2016 年修订版）明确指出，"脂必泰是一种红曲与中药（山楂、泽泻、白术）的复合制剂。常用剂量为每次不良反应少见"。为促进并规范脂必泰的合理应用，中国心脏联盟和中国康复医学会心脏预防与康复专业委员会组织国内专家制定并颁布此共识。本章将结合共识和指南，对脂必泰的药学研究、Ⅱ期临床研究数据、上市后临床评价和临床实践经验，为临床医生合理、安全使用脂必泰提供参考。

一、药理学特点

（一）来源和组方

脂必泰主要参考张仲景《金匮要略》古方"泽泻汤"，由红曲、泽泻、白术、山楂四味中药组方精制而成。中医认为高脂血症病机多以虚实并见，以脾虚为主。由于过食膏粱厚味，酿生痰湿；或由于脾运失调，水谷精微失于输布，而致膏脂输化障碍而成高脂血症。其治疗原则为：健脾渗湿，活血化瘀。脂必泰组方中，红曲具有活血化瘀的功效；"泽泻汤"具有健脾渗湿的功效，而配伍山楂不仅增强了其健脾渗湿的作用，也强化了活血化瘀的作用。组方正切中高脂血症之病机，为高脂血症的临床应用治疗提供了科学的理论依据。现代研究表明四味中药均为降脂有效成分。

（二）降脂有效成分

1. 红曲　脂必泰胶囊所用特制红曲中含有 15 种 Monacolin，即他汀同系物，其中主要是 Monacolin K 酯式，即闭环洛伐他汀和 Monacolin K 酸式，即开环洛伐他汀。同时包含不饱和脂肪酸等其他降血脂成分。脂必泰的红曲发酵采用了高效液相指纹图谱进行质量控制，以保证有效成分含量稳定（图 41 - 1）。

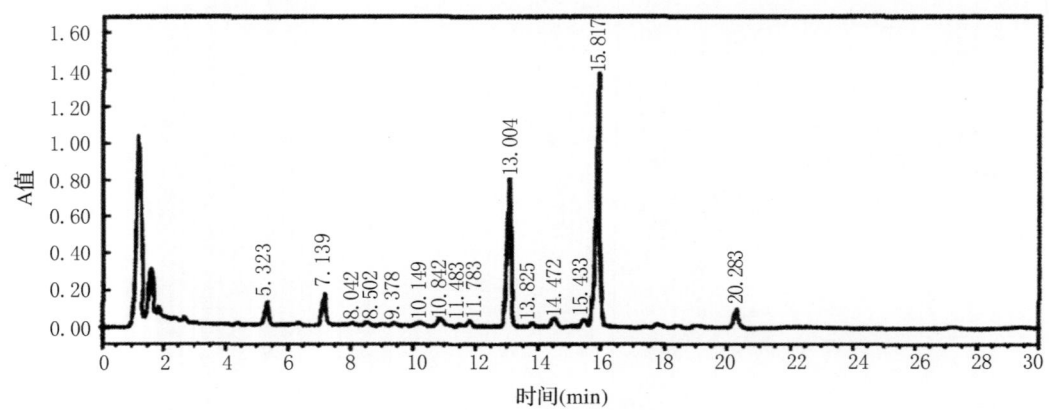

图 41 - 1　脂必泰胶囊红曲高效液相指纹图谱

注：13.004 为 Monacolin K 酯式；15.817 为 Monacolin K 酸式

2. 山楂　山楂中的活性成分主要为黄酮类、三萜类和有机酸类物质，药理研究表明，山楂所含的三萜类和黄酮类成分具有降血脂、保护血管、扩张冠状动脉、改善心肌功能和降低血压等作用，其中熊果酸和金丝桃苷具有明显的降低总胆固醇（TC）、甘油三酯（TG）和提高血清超氧化物歧化酶（SOD）活性的药效作用，这些作用对于治疗高脂血症和预防血管内皮损伤有重要意义。

3. 白术　白术亲脂性提取物能较好降低血清 TC 和低密度脂蛋白胆固醇（LDL-C）浓度，且能显著升高 HDL-C 水平，其中白术内酯对免疫性肝损伤可能具有保护作用。

4. 泽泻　1960 年 Kobavashi 发现泽泻抗脂肪肝的作用后，其化学成分和活性的研究一直受到关注，尤其是在其资源丰富的我国和日本。其中三萜类化合物是其降脂的主要有效成分，包括泽泻醇 A（alisol A）及其乙酸乙酯、泽泻醇 B（alisol B）及其乙酸乙酯、泽泻醇 C 单乙酸乙酯等。以上 4 味药物经过先进工艺提纯优化，共同发挥调节血脂和保护肝脏作用。

二、降脂疗效及安全性

目前有关脂必泰的临床降脂疗效和安全性，在医学临床研究中得到验证。一项随机、对照、多中心研究比较脂必泰胶囊与血脂康胶囊治疗高脂血症的疗效和安全性，入选 450 例高脂血症患者，基线时血脂水平为血清 TC>5.98 mmol/L 或 TG2.26～5.65 mmol/L，高密度脂蛋白胆固醇（HDL-C）≤1.04 mmol/L（男）/≤1.17 mmol/L（女），脂必泰胶囊治疗组（300 例）剂量为 240 mg，每天 2 次，治疗 8 周。结果显示，脂必泰胶囊治疗 8 周后 TC、TG 和 LDL-C 分别降低 23.5%、30.3% 和 18.9%，HDL-C 升高 21.0%，ApoA1 升高 59.2%，$ApoB_{100}$ 降低 11.3%。

许丹焰等针对 ASCVD 的中高危患者，观察比较强化脂必泰及阿托伐他汀服用治疗的降血脂、抗炎疗效及安全性。选取了血脂异常的冠心病中、高危患者 169 例，随机分为脂必泰组（480mg，2 次/d）和阿托伐他汀组（10 mg，每晚）。于治疗前及治疗后 4 周、8 周分别检测高敏 C 反应蛋白（hs-CRP）、P－选择素、基质金属蛋白酶（MMP）-9 和可溶性细胞间黏附因子－1（SICAM-1）等。结果发现与治疗前比较，治疗后 4、8 周两组 TC、LDL-C 显著下降，HDL-C 升高。8 周时脂必泰胶囊组与阿托伐他汀组的 LDL-C 分别下降 34.5% 和 32.2%。脂必泰组治疗 4、8 周后 TG 从（2.22±0.62)mmol/L 分别下降至（2.05±0.70、1.77±0.75)mmol/L；而他汀组治疗 4 周与治疗前比较 TG 无显著下降，治疗 8 周后 TG 显著下降[（2.28±0.61)vs.（1.79±0.66)mmol/L]；与治疗前相比，两组治疗 8 周后 P－选择素、MMP-9、SICAM-1、hs-CRP 等炎症因子较治疗前均明显降低。治疗 8 周后，脂必泰胶囊组肌酸激酶（CK）升高发生率低于阿托伐他汀组（3.0% 比 8.9%）。可见强化脂必泰治疗能有效降脂、并降低血脂异常患者的炎症因子，而且临床应用更安全。

有关联合降血脂治疗方面，Xu 等在冠心病和其高危人群中观察了脂必泰联合低剂量他汀与高剂量他汀相比较在降脂疗效、安全性和不良反应方面的情况。该研究共纳入 720 例冠心病或冠心病高危人群的随机、双盲、多中心研究。患者被随机分配到脂必泰联合阿托伐他汀组（脂必泰 480 mg 每天 2 次加上阿托伐他汀 10 mg 每天 1 次）或阿托伐他汀单药治疗组（阿托伐他汀 40 mg 每天 1 次），随访观察 4 周、8 周。结果显示：4 周和 8 周时两组的 TC、TG、LDL-C 水平均显著下降，且 HDL-C 水平均显著升高，但是两组间比较没有显著差别。亚组分析，脂必泰联合阿托伐他汀组较阿托伐他汀单药治疗组可明显降低基线时（TG>203.72 mg/dL）患者 8 周时的 TG 水平（41.3% vs.33.5%）。对于基线 LDL-C 水平>131.48 mg/dL 的患者，在 4 周时，与阿托伐他汀单药治疗组相比，脂必泰联合阿托伐他汀组可更多地降低 LDL-C 水平。治疗 8 周后，相较 40 mg 阿托伐他汀组，脂必泰胶囊联合低剂量阿托伐他汀组不良反应率显著减少（8.26% vs 23.42%）。在 8 周的治疗过程中，与阿托伐他汀单药治疗组相比，脂必泰联合阿托伐他汀组的肝功能异常、头痛、胃肠不耐受的发生率明显降低。两组间在肾功能、肌病及其他不良反应事件上没有显著差别。可见脂必泰联合低剂量阿托伐他汀较高剂量阿托伐他汀的总体降血脂疗效相似，对于基线血脂水平 TG>203.72 mg/dL 的患者，脂必泰联合低剂量阿托伐他汀能更有效地降低 8 周时的 TG 水平。脂必泰联合低剂量阿托伐他汀组的副反应更低。但是还需要长期的随访来评估脂必泰联合他汀类药物对心血管事件的影响。

三、指南和共识推荐

《中国成人血脂异常防治指南（2016 年修订版）》在第 9 部分降脂药物治疗中指出，脂必泰作为主要降低胆固醇的药物之一，常用剂量为每次 0.24～0.48 g，2 次/d，具有轻中度降低胆固醇的作用，该药的不良反应低。

中国心脏联盟、中国康复医学会心脏预防与康复专业委员会出台的《脂必泰胶囊临床应用中国专家共识》，进一步明确了脂必泰的适应证和适用人群。

此外，脂必泰胶囊在临床路径药物治疗释义：心血管系统、内分泌与代谢、消化系统和神经系统分册中受到如下推荐。

《内分泌与代谢病分册》第三章"糖尿病伴多发并发症"中指出，根据《中国成人血脂异常防治指南（2016 年修订版）》，天然降血脂药物如脂必泰与他汀类药物联用可降低他汀类药物用量，还可降低转氨酶升高等不良反应的发生风险。对于他汀类药物不能耐受，包括肝酶和肌酶升高的血脂异常患者，亦可单独使用脂必泰进行降血脂治疗。

在《神经内科分册》中颈动脉狭窄的降血脂治疗中推荐了复方红曲制剂如脂必泰胶囊 0.24～0.48g，每天 2 次，目的是稳定或减小颈动脉斑块、降低血脂、和支架术后再狭窄的风险；在颈动脉狭窄治疗临床路径中推荐复方红曲制剂脂必泰与阿司匹林或脂必泰与他汀联合治疗作为可选择的终身治疗方案。考虑到脂必泰可以全面降脂，并具有保肝、护肝作用，改善内皮功能、促进颈动脉斑块消退的作用，不良反应少且轻微，特别适合他汀类药物不耐受的患者。

在《消化系统内科分册》中，指出非酒精性脂肪肝病：可以采取他汀类药物红曲（脂必泰）降脂治疗、防治动脉粥样硬化。

《心血管病分册》中提到慢性稳定型心绞痛预防不良事件药物治疗中宜选他汀类药物和（或）复方红曲制剂为主；针对心肌梗死患者，无需考虑血脂水平，立即启用他汀类降血脂药物，推荐复方红曲制剂脂必泰联合他汀类降血脂药物，对于他汀类药物不耐受的患者亦可单独使用。

四、脂必泰胶囊临床应用中国专家共识解读

临床研究证明，脂必泰胶囊降低 TC 和 TG 的作用确切，具有综合降血脂与安全性高的优点。中国心脏联盟和中国康复医学会心脏预防与康复专业委员会组织国内专家共同讨论和制定了《脂必泰胶囊临床应用中国专家共识》。

（一）共识产生的背景

降低胆固醇是动脉粥样硬化性心血管疾病防治的核心措施。他汀类药物可有效降低胆固醇，在冠心病的防治中具有重要地位。但中国患者应用他汀具有 2 个特点：首先中国患者对他汀类药物不耐受，更不能耐受大剂量他汀。HPS2-THRIVE 研究显示，服用同样剂量的辛伐他汀，中国患者肝酶升高及肌病的发生率分别是欧洲患者的 1.2 倍和 3.25 倍。其次，中国人群 TG 升高更为普遍。针对目前中国人群的血脂特点，临床医生需要有更适合中国人群的降血脂药物。

我国天然中草药资源丰富，临床上广泛应用的天然降脂药脂必泰胶囊，具有较显著的降脂疗效及良好的安全性，全面综合降血脂的同时较少引起转氨酶升高，为临床血脂异常防治提供了一个单一使用或联合治疗的选择，不良反应少见，为广大病友所接受。《中国成人血脂异常防治指南（2016 年修订版）》把脂必泰胶囊归入主要降低胆固醇药物的其他降血脂药条目下，为了促进并规范脂必泰胶囊的合理应用，此共识应运而生。

（二）脂必泰临床疗效及安全

1. 脂必泰胶囊降血脂疗效与血脂康的对照研究　一项随机、对照、多中心研究比较了脂必泰胶囊与血脂康胶囊治疗高脂血症的疗效和安全性。入选 450 例高脂血症患者，基线时血脂水平为血清 TC＞5.98 mmol/L 或 TG 2.26～5.65 mmol/L，HDL-C 1.04 mmol/L（男）/1.17 mmol/L（女）。脂必泰

胶囊治疗组（300 例）剂量为 240 mg，2 次/d，血脂康对照组（150 例）剂量为 0.6 g，2 次/d，疗程均为 8 周。结果显示：脂必泰胶囊组治疗 8 周后 TC，TG 和 LDL-C 分别降低 23.5％，30.3％和 18.9％，HDL-C 升高 21.0％；血脂康治疗组 TC，TG 和 LDL-C 分别降低 18.8％、30.3％和 18.4％，HDL-C 升高 21.0％。此外，脂必泰胶囊组 ApoA1 升高 59.2％，$ApoB_{100}$ 降低 11.3％；血脂康胶囊组 ApoA1 升高 1.6％，$ApoB_{100}$ 降低 5.7％。与血脂康组相比，脂必泰组治疗后总胆固醇、$ApoB_{100}$ 下降，ApoA1 上升具有统计学意义。说明在使用常规剂量时，脂必泰的降脂疗效优于血脂康。

2. 脂必泰胶囊与阿托伐他汀降血脂疗效及安全对比研究　应用随机、双盲、对照设计，将 157 例伴血脂异常的心血管风险中、高危患者（年龄 52～72 岁）随机分为脂必泰胶囊组（78 例）和阿托伐他汀组（79 例）。脂必泰胶囊组剂量 480 mg，2 次/d；阿托伐他汀组剂量 10 mg，每晚 1 次，治疗 8 周后，脂必泰胶囊组与阿托伐他汀组的 LDL-C 分别下降 34.5％和 32.2％。脂必泰组胶囊治疗 4 周、8 周后 TG 显著下降（$P<0.05$），阿托伐他汀组治疗 4 周与治疗前比较 TG 无显著下降（$P>0.05$），8 周后 TG 显著下降（$P<0.05$）。治疗 8 周后，脂必泰胶囊组肌酸激酶（CK）升高发生率低于阿托伐他汀组（3.0％比 8.9％），腹胀、恶心等不良反应的总发生率脂必泰胶囊组为 6％，阿托伐他汀组为 11％。提示脂必泰除能有效降低 LDL-C 之外，在降低 TG 方面较阿托伐他汀有优势，而且不良事件发生率较低，尤其消化道反应发生率低，患者的耐受性好，更适合于亚洲人群。

3. 脂必泰胶囊联合低剂量阿托伐他汀疗效安全研究　一项开放、随机、对照、多中心的临床研究，观察在真实临床情况下，脂必泰联合低剂量他汀类药物与较大剂量他汀类药物的降脂疗效。将 720 例血脂异常的冠心病及其等危症患者（诊断按 2007 年版《中国成人血脂异常防治指南》标准确定）随机分为联合用药组 357 例，单药组 363 例。联合用药组予以脂必泰胶囊 480 mg（2 次/d）＋阿托伐他汀钙片 10 mg（每晚 1 次），用 8 周；单药组用阿托伐他汀钙片 40 mg（每晚 1 次），观察 8 周。

8 周后，两组 TC，LDL-C，TG 降低值差异无统计学意义，脂必泰胶囊与阿托伐他汀联合用药组的降脂疗效与 40 mg 剂量的阿托伐他汀相当；对于 TG2.3 mmol/L 的患者，联合用药组和 40 mg 阿托伐他汀组 TG 分别下降 41.3％和 33.5％；在高 TG 患者，降低 TG 和 LDL-C 的疗效前者优于后者，安全性更好。治疗 8 周后，脂必泰胶囊联合低剂量阿托伐他汀组不良反应率为 8.26％，40 mg 阿托伐他汀组为 23.42％。对于 ALT 和 AST 升高、胃肠道症状和头痛、腹痛、肌痛等不良反应，脂必泰胶囊联合 10 mg 阿托伐他汀组与 40 mg 阿托伐他汀组差异有统计学意义，说明脂必泰联合低剂量他汀类药物与较大剂量他汀类药物的降脂疗效相当，但安全性更好。

4. 脂必泰胶囊安全性评价　脂必泰胶囊不良反应少且轻微，主要为偶见胃肠道不适，少有过敏反应，罕见肝酶（ALT，AST）、肌酐（Cr）和肌酸激酶异常，无严重肝酶肌酶升高报道，尚无脂必泰胶囊所致横纹肌溶解的报道。

对脂必泰胶囊临床试验进行 Meta 分析，选用符合条件的 43 篇文献进行汇总显示，2621 例患者，总不良反应发生率为 2.4％，主要是一过性轻微胃肠道反应，均无需药物治疗，无转氨酶升高等严重的不良反应发生。

（三）脂必泰降脂特点

脂必泰胶囊具有综合降血脂作用，可降低 TC、LDL-C 和 TG，降低 ApoB，升高 HDL-C 和升高 ApoA1。脂必泰胶囊更适合糖尿病、代谢综合征等需综合降脂人群。脂必泰胶囊与他汀类联合应用，有良好的协同降脂作用。脂必泰胶囊的不良反应少见而轻微，且能安全地与他汀类联合使用。

（四）脂必泰胶囊临床应用推荐

1. 适应证　脂必泰胶囊适用于：①以胆固醇升高为主的混合型血脂异常。②单纯 TG 轻度升高及 HDL-C 降低的患者。③防治动脉粥样硬化性心血管疾病（ASCVD）（一级或二级预防），可以单药应用，也可与低、中等强度他汀类或依折麦布联合使用。④特殊人群的降血脂治疗，他汀类药物不能耐受，包括肝酶和肌酶升高的血脂异常患者；肝功能轻中度异常患者及脂肪肝患者。

2. 用法与用量

（1）轻中度血脂异常患者，包括 TG 增高及 HDL-C 降低，建议剂量每次 240～480 mg，每天 2 次。

（2）强化降脂患者，如重度胆固醇升高和 ASCVD 二级预防的患者，联合低、中等强度他汀类＋脂必泰胶囊每次 480 mg（每天 2 次）；依折麦布 5～10 mg（每天 1 次）＋脂必泰胶囊每次 240～480 mg，每天 2 次。

（3）对于混合型高脂血症患者，脂必泰胶囊与非他汀类药物联用推荐：非诺贝特 200 mg（每天 1 次）＋脂必泰胶囊每次 240～480 mg（每天 2 次）。

（4）特殊人群：如代谢综合征患者、脂肪肝患者、肝功能轻中度异常且须降脂的患者每次 240～480 mg，每天 2 次。

（五）展望

共识结合了脂必泰胶囊药学研究、Ⅱ 期临床研究数据、上市后临床评价和临床实践经验，对于合理、安全使用脂必泰胶囊提出建议，供临床医生参考。脂必泰胶囊与其他降脂药物联合应用。但脂必泰胶囊对于剩余风险的临床价值，对于微血管合并症的改善以及在特殊人群的用法用量等，均需要进一步研究。

〔中南大学湘雅二医院　许丹焰　中国医科大学附属盛京医院　张大庆〕

参考文献

［1］Wei Y，Guo H，The E，et al. Persistent lipid abnormalities in statin-treated coronary artery disease patients with and without diabetes in China. Int J Cardiol，2015，182：469－475.

［2］Zhao S，Wang Y，Mu Y，et al. Prevalence of dyslipidaemia in patients treated with lipid-lowering agents in China：results of the DYSlipidemia International Study（DYSIS）? Atherosclerosis，2014，235（2）：463－469.

［3］许丹焰，舒君，黄全跃，等 . 脂必泰与阿托伐他汀疗效及安全性对比研究［J］. 中华内科杂志，2010，49（5）：392－395.

［4］Xu DY，Shu J，Huang QY，et al. Evaluation of the lipid lowering Ability，anti-inflammatory effects and clinical safety of intensive therapy with Zhibitai，a Chinese traditional medicine［J］. Atherosclerosis，2010，211（1）：237－241.

［5］ZhaoY，Peng R，Zhao W，et al. Zhibitai and low-dose atorvastatin reduce blood lipids and inflammation in patients with coronaryartery disease［J］. Medicine（Baltimore），2017，96（7）：e6104.

［6］Xu D，Hu J，Wu Q，et al. Efficacy and safety of Zhibitai in combination with atorvastatin for lipid lowering in patients with coronary heart disease. Oncotarget，2017，9（10）：9489－9497.

［7］中国心脏联盟，中国康复医学会心脏预防与康复专业委员会，脂必泰胶囊临床应用中国专家共识组. 脂必泰胶囊临床应用中国专家共识. 中华内科杂志，2017，569（8）：628－632.

第四十二章　胆固醇吸收抑制药

目前唯一被批准上市的胆固醇吸收抑制药为依折麦布，来自于先灵葆雅科学家团队首要研发，该项目源于酰基辅酶 A 胆固醇酰基转移酶（XACAT）抑制药的发现。由于 ACAT 参与各种胆固醇运输事件，在此基础上研发了多种化学结构，体外研究显示这些化学结构是有效的 ACAT 抑制药，在啮齿类动物模型中具有降低胆固醇水平的潜力。因此，科学家们在此基础上，历时 6 年最终研发了具有药理学活性的依折麦布。作为一种胆固醇吸收抑制药，其靶向部位为空肠细胞的刷状缘，减少肠道内胆固醇吸收，有效地降低了血清低密度脂蛋白胆固醇（LDL-C）水平，安全且耐受性良好。该药物可单独治疗轻度至中度原发性高胆固醇血症，且与他汀类药物联合使用可显著改善血脂水平，为原发性高胆固醇血症患者提供了更好的治疗选择。

一、理化性质

分子式：$C_{24}H_{21}F_2NO_3$；化学名称：1-(4-氟苯基)-3(R)-[3-(4-氟苯基)-3(S)-羟丙基]-4(S)-(4-羟苯基)-2-吖丁啶(氮杂环丁烷)酮；分子量：409.4 g/mol；熔点：164～166 ℃（327～331 ℉）。本品呈白色结晶粉末状，易溶于乙醇、甲醇和丙酮，几乎不溶于水，在室温下稳定，结构式见图 42 - 1。

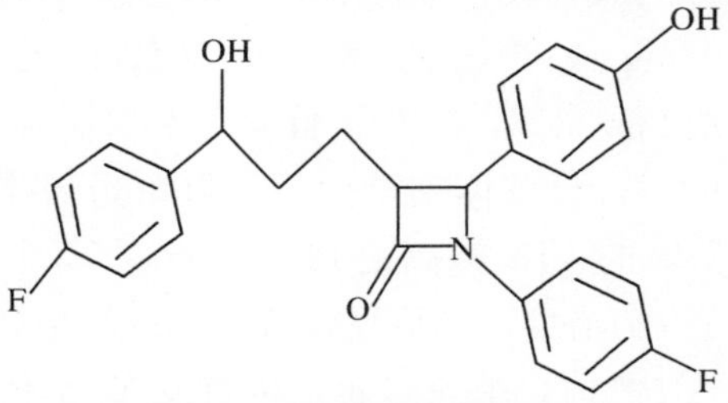

图 42 - 1　依折麦布的化学结构

二、作用机制

依折麦布作为一种新型的降胆固醇药物，作用机制是通过特异性结合小肠的刷状缘膜上，尤其是空肠绒毛上皮细胞上尼曼匹克 C1 类 1（NPC1L1）蛋白，这是一种多肽跨膜蛋白，在甾醇的肠道吸收中发挥关键作用。该药能选择性地抑制肠道类固醇（食物中的胆固醇和植物甾醇）和胆汁中胆固醇的吸收，以减少肝脏胆固醇的储存和降低血浆甾醇水平，而不影响小肠中甘油三酯（TG）、脂肪酸、胆汁酸、黄体酮、炔雌醇和脂溶性维生素 A 和 D 以及华法林等药物的吸收。依折麦布减少胆固醇进入肠细胞和肝细胞的确切机制仍未完全明确。一些假说提出，依折麦布可防止 NPC1L1/甾醇复合物与被网格蛋白包被的囊泡中的衔接蛋白 2（AP2）相互作用，或者通过改变 NPC1L1 的形状使其不能与甾醇结合，或可能干扰游离胆固醇与细胞膜的结合。人类 NPC1L1 的基因具有多态性，可影响胆固醇吸收效率，进而影响血浆胆固醇水平。有研究表明，有一种基因多态性改变可使 NPC1L1 表达增加，促进肠道胆固醇吸收，升高血清总胆固醇（TC）和 LDL-C 水平，这种位点改变在华人中更为常见，因此，依折麦布对于华人血脂异常的治疗具有更特殊的意义。

三、药动学

口服给药后，依折麦布被迅速吸收并在肝脏和小肠中广泛代谢（＞80%）为具有药理学活性的依折麦布-葡萄糖醛酸苷。总依折麦布的血药浓度（依折麦布原形加依折麦布-葡萄糖醛酸苷的总和）在给药后 1～2 小时达到最大值，Cmax 至少是原药的 10 倍。然后它在胆汁中排泄回肠腔，在那里它可以再次抑制 NPC1L1 蛋白。通过这种肠肝循环，依折麦布可以发挥更持久的疗效，并且拥有了长达 22 小时的半衰期。另外，在 EZ 芳环上引入 F 原子使其避免了细胞色素 P450 酶介导的芳环转化，减少了肝药酶对依折麦布的影响。因此，依折麦布与其他通过细胞色素 P450 通路代谢的药物没有明显的相互作用，如他汀类，贝特类，胺碘酮和氨氯地平等。依折麦布的推荐剂量是 10 mg/d，可以在早晨或晚上使用，且不用考虑食物的影响。年龄，性别或种族对依折麦布的药动学在临床上没有显著差异，且轻度肝功能不全或轻度至重度肾功能不全的患者不需要调整剂量。大约 78% 的剂量主要以依折麦布的形式排泄在粪便中，尿液主要是依折麦布-葡萄糖醛酸苷。

四、临床评价

（一）依折麦布的降脂作用

1. 依折麦布单药应用的降胆固醇作用　依折麦布可降低小肠胆固醇吸收量的 50% 以上。与安慰剂相比较，依折麦布单药可使血浆 LDL-C 降低 17～23%，TC 降低 15% 以上，且不良反应发生率与安慰剂相似。同时，依折麦布对载脂蛋白 B、高密度脂蛋白-胆固醇（HDL-C）、甘油三酯（TG）以及 C 反应蛋白（CRP）均有有益影响。一项包括超过 2700 名受试者的 8 个随机安慰剂对照研究的荟萃分析显示，与安慰剂相比，高胆固醇血症患者接受依折麦布 10 mg/d 的单药治疗至少 12 周以后，LDL-C 降低 18.5%，HDL-C 升高 3%，甘油三酯降低 8%，总胆固醇降低 13%。

2. 依折麦布联合他汀类药物的降脂作用　由于依折麦布和他汀类的作用机制互补。临床试验表明，高胆固醇血症患者应用依折麦布（10 mg）联合辛伐他汀（10 mg，20 mg，40 mg 或 80 mg），比单独应用辛伐他汀（10 mg，20 mg，40 mg 或 80 mg）更有效降低 LDL-C。辛伐他汀（10 mg，20 mg，40 mg 或 80 mg）可将 LDL-C 依次降低 33%、34%、41% 和 48%，在此基础上联用依折麦布可将 LDL-C 依次降低 45%、52%、55% 和 60%，且整体安全性与各自单药治疗相似。IN-CROSS 研究对稳定服用他汀类药物却无法达到治疗效果的 618 例高心血管风险的高胆固醇血症（LDL-C≥2.59 且≤4.92 mmol/L）患者，进行了他汀单药治疗（瑞舒伐他汀 10 mg）或依折麦布联合他汀类治疗（依折麦布/辛伐他汀 10 mg/20 mg）的疗效评估。结果显示，依折麦布/辛伐他汀组 LDL-C 达标率（LDL-C<2.59 mmol/L）显著高于瑞舒伐他汀组（72.5% 比 56.2%），而且 LDL-C 的降低幅度也具有显著差异（−27.7% 比 −16.9%）。另一项大规模的多中心双盲研究显示，依折麦布联合辛伐他汀［剂量滴定（10 mg/20 mg）/d、（10 mg/40 mg）/d、（10 mg/80 mg）/d］，其降胆固醇作用显著优于瑞舒伐他汀单药治疗（10 mg/d、20 mg/d、40 mg/d）。

在一项随机双盲研究中，628 名 LDL-C 水平为 145～250 mg/dL 且甘油三酯≤350 mg/dL 的患者，随机分到依折麦布组（10 mg/d）、阿托伐他汀组（10 mg/d，20 mg/d，40 mg/d 或 80 mg/d）、依折麦布/阿托伐他汀组（10 mg/d，20 mg/d，40 mg/d 或 80 mg/d）和依折麦布/安慰剂组。与阿托伐他汀单药治疗相比，依折麦布的联合给药额外降低 LDL-C12%，升高 HDL-C3%，降低甘油三酯 8% 和降低 hs-CRP10%。依折麦布联合阿托伐他汀治疗可使 LDL-C 降低 50%～60%，TG 降低 30%～40%，HDL-C 升高 5%～9%，具体取决于阿托伐他汀剂量。依折麦布联合阿托伐他汀 10 mg 的降低 LDL-C 作用和阿托伐他汀 80 mg 单药相似（LDL-C 降低幅度分别为 50% 和 51%）。

依折麦布联合他汀类的降脂效能见表 42-1。

表 42-1　　　　　　　　　　　依折麦布合用不同种类、剂量和他汀的降脂效能　　　　　　　　　　　%

治疗方法	TC	LDL-C	HDL-C	TG
阿托伐他汀	−32	−44	+4	−25
阿托伐他汀和依折麦布	−41[a]	−56[a]	+7[a]	−33[a]

续表

治疗方法	TC	LDL-C	HDL-C	TG
辛伐他汀	−26	−36	＋7	−17
辛伐他汀和依折麦布	−37[a]	−51[a]	＋9[e]	−24[a]
普伐他汀	−17	−25	＋7	−8
普伐他汀和依折麦布	−27[a]	−39[a]	＋8	−18[a]
洛伐他汀	−28	−25	＋4	−11
洛伐他汀和依折麦布	−29[a]	−40[a]	＋9[a]	−22[a]

HDL-C，高密度脂蛋白-胆固醇；LDL-C，低密度脂蛋白-胆固醇；TC，总胆固醇；TG，甘油三酯；[a]示$P < 0.01$，相较于单用他汀治疗。

3. 依折麦布联合其他降脂药物 在混合型高脂血症患者中，依折麦布和非诺贝特类都被认为在他汀类药物的基础上具有补充效益。一项随机双盲研究观察了两者合用在混合型高脂血症患者中的有效性，结果显示：与非诺贝特单药相比，依折麦布和非诺贝特类联用进一步降低 LDL-C（分别为−9％和−22％），且 TG、HDL-C、TC、非-HDL-C 和载脂蛋白 B 水平也有显著改善。在安全性和耐受性方面，两者联用和单药治疗无差异。因此，依折麦布联合非诺贝特类为混合型高脂血症的治疗提供了一个新的方向。

4. 依折麦布联合他汀药物在老年人群中的有效性和安全性 在一项多中心、随机、双盲研究（VYTELG 研究）中，纳入了 1289 例年龄大于 65 岁的高胆固醇血症患者，随机分成依折麦布/辛伐他汀组和阿托伐他汀单药组，治疗 12 周后，依折麦布/辛伐他汀组 LDL-C 的达标比例明显增加，且安全性和耐受性与单药组无显著性差异。这一结果与英国的 IN-PRACTICE 研究的结果相似，后者纳入了更广泛年龄段的高风险成年人。因此，依折麦布联合他汀类的治疗在老年人群中具有同样的有效性和安全性。

（二）依折麦布的临床研究证据

1. 依折麦布对动脉粥样硬化斑块的影响 依折麦布降低 LDL-C 水平的有效性已经被大量研究证实，但是其对于动脉粥样硬化的影响仍存在争议。ENHANCE 研究显示，与辛伐他汀单药相比较，依折麦布和辛伐他汀联合治疗可显著降低 LDL-C 和 C 反应蛋白水平。但是，联合治疗并未显著改善颈动脉内膜中层厚度（CIMT）［平均 CIMT 从基础值到研究终点的变化，单药组为（0.0058±0.0037）mm，联合治疗组为（0.0111±0.0038）mm］。在 VYCTOR 研究中，将 90 名墨西哥裔高危冠心病患者随机分成普伐他汀（40 mg/d），辛伐他汀（40 mg/d）和辛伐他汀/依折麦布［（20 mg/10 mg）/d］3 组，治疗 1 年后，3 组的 CIMT 均降低 25％～30％，组间无统计学差异。在 ZEUS 研究中，95 例急性冠脉综合征患者随机分为阿托伐他汀/依折麦布（20/10 mg/d）组和阿托伐他汀（20 mg/d）组，PCI 开始及术后 24 周进行了血管内超声（IVUS）检查，评估非犯罪血管内斑块体积（PV）的变化情况。结果显示：阿托伐他汀/依折麦布组 PV 的减少情况倾向优于阿托伐他汀单药组。在 34 名糖尿病患者中，阿托伐他汀/依折麦布组的 PV 变化显著高于单药治疗组，并发现糖尿病患者 PV 的变化比例与 LDL-C 减少显著相关。总之，目前的临床研究提示，依折麦布联合他汀类的治疗，虽然在逆转动脉粥样硬化斑块方面，与他汀类单药治疗相比并无明显差异，但是，依折麦布联合他汀治疗可能具有一定的逆转动脉粥样硬化病变进展的作用，这种作用与其显著降低 LDL-C 水平密切相关。

2. 依折麦布在急性冠脉综合征人群中的应用 为了探讨依折麦布能否在急性冠状动脉综合征中降低心血管事件的风险，研究人员进行了一项双盲、随机试验，即 IMPROVE-IT 研究，这是一项具有里程碑意义的血脂干预临床试验。该研究纳入了 18144 名 10 天内发生急性冠状动脉综合征且接受降脂治疗的住院患者。将患者按 1：1 比例和双盲方式分配，接受辛伐他汀（40 mg/d）加依折麦布（10 mg/d）（辛伐他汀/依折麦布组）或辛伐他汀（40 mg/d）加安慰剂（辛伐他汀单药治疗组）治疗，30 天、4 个月和之后每 4 个月进行随访。主要终点为由心血管死亡、非致死性心肌梗死、因不稳定型心绞痛再次住院、冠脉血运重建所组成的复合终点。辛伐他汀组和辛伐他汀/依折麦布组中位随访时间分别为 6.0 年和 5.9 年。随访期间辛伐他汀组和辛伐他汀/依折麦布组平均 LDL-C 水平分别为 1.8 mmol/L 和 1.4 mmol/L，主要终点事件发生率分别为 34.7%和 32.7%，心肌梗死发生率分别为 14.8%和 13.1%，缺血性脑卒中发生率分别为 4.1%和 3.4%，心血管死亡/心肌梗死/脑卒中复合终点发生率分别为 22.2%和 20.4%。两组由心血管原因或任何原因造成的死亡率相似，两组间肝脏损害、肌肉不良事件以及癌症发生率无明显差异。IMPROVE 研究不仅再次证实了依折麦布与他汀类药物联用的有效性和安全性，而且提示联合治疗可进一步地降低 LDL-C 水平，改善心血管结局。同时，在 ZEUS 研究中表明，在急性冠脉综合征早期，使用依折麦布联合他汀类的强化降脂治疗，可使冠状动脉 PV 明显消退，且这一结果在糖尿病患者中与其 LDL-C 水平的降低显著相关。因此，对于急性冠状动脉综合征患者起始依折麦布联合众中等剂量他汀相较他汀单药治疗带来更多临床获益，并且安全性良好，再次验证了胆固醇理论。

3. 依折麦布在中重度肾功能不全患者中的应用　心肾保护研究（Study of Heart and Renal Protection，SHARP）评估了依折麦布联合他汀类药物降低 LDL-C 对慢性肾脏病患者主要心血管事件发生风险的影响及安全性。这项随机双盲试验纳入了 9270 例慢性肾病患者（男性血肌酐≥1.7 mg/dL，女性血肌酐≥1.5 mg/dL，透析 3023 例，非透析 6247 例），这些患者均无心肌梗死或冠状动脉血运重建史。所有患者随机分配到辛伐他汀/依折麦布（20 mg/10 mg）组、安慰剂组和辛伐他汀 20 mg 组，其中辛伐他汀 20 mg 组一年后再次随机分配到辛伐他汀/依折麦布（20 mg/10 mg）组或安慰剂组。观察的终点事件为：动脉粥样硬化事件（包括非致死性心肌梗死或冠脉死亡）、非出血性脑卒中、血运重建。平均随访 4.9 年。结果显示，辛伐他汀/依折麦布组较安慰剂组 LDL-C 降低了 0.85 mmol/L，与安慰剂相比较，辛伐他汀/依折麦布组主要动脉粥样硬化性事件发生率减少 17%，辛伐他汀/依折麦布组任何血管事件发生率降低了 15.3%。但是，两组间主要冠状动脉事件（4.6%比 5.0%）、非致命性心肌梗塞（2.9%比 3.4%）及冠状动脉死亡率（2.0%比 1.9%）没有统计学差异。同时，两组间肝炎（0.5%比 0.4%）、胆结石（2.3%比 2.3%）、或癌症（9.4%比 9.5%）的发生率或任何非血管原因引起的死亡率（14.4%比 13.2%）无显著性差异。因此，辛伐他汀联合依折麦布可安全有效地降低慢性肾病患者动脉粥样硬化事件的发生率，对于改善此类患者的心血管病预后具有重要意义。

4. 依折麦布在主动脉瓣狭窄患者中的应用　高脂血症也是主动脉瓣狭窄的危险因素，为了探讨依折麦布对于主动脉瓣狭窄患者的影响，研究者们进行了一项随机、双盲试验，即 SEAS 研究，将 1873 名主动脉瓣轻度至中度狭窄的无症状患者随机分成辛伐他汀/依折麦布［(40 mg/10 mg)/d］组和辛伐他汀/安慰剂组。主要终点是主要复合心血管事件，包括心源性死亡、主动脉瓣置换术、非致死性心肌梗死、不稳定型心绞痛住院治疗、心力衰竭、冠状动脉旁路移植术、经皮冠状动脉介入治疗和非出血性脑卒中。在 52.2 个月的中位随访期间，辛伐他汀/依折麦布组 267 例患者（28.3%）和辛伐他汀/安慰剂组 278 例患者（29.9%）进行了主动脉瓣置换。辛伐他汀/依折麦布组（148 例患者）缺血性心血管事件发生率显著低于安慰剂组（187 例），主要表现为接受冠状动脉旁路移植术患者的数量明显减少。因此，辛伐他汀联合依折麦布的治疗降低了缺血性心血管事件的发生率，但没有降低与主动脉瓣狭窄相关的事件。

（三）依折麦布的非降血脂作用

炎症在动脉粥样硬化中起着至关重要的作用。对高脂饲料喂养的载脂蛋白 E 缺陷小鼠进行依折麦布灌胃治疗，结果显示：依折麦布显著降低了 C 反应蛋白的水平，显著下调肿瘤坏死因子-α（TNF-α）的表达，体外实验进一步证明依折麦布至少部分通过丝裂原活化蛋白激酶（MAPK）途径抑制 NF-κB 活化来发挥抗炎特性。

有研究者通过大鼠肝脏缺血再灌注（I/R）模型来评估依折麦布对氧化应激的影响。结果显示，与对照组相比，依折麦布组谷胱甘肽（GSH）水平显著增加，但依折麦布对超氧化物歧化酶（SOD）、丙氨酸和天冬酰胺基转移酶无显著影响。因此，虽然依折麦布在大鼠肝脏 I/R 中表现了一定的抗氧化特性，但是未能显著改善肝脏功能。

　　为了探讨他汀类药物联合依折麦布，除了改善脂质水平外，是否具有其他心血管保护作用，有研究者对冠心病受试者进行连续四周的干预，治疗方案如下：T1，阿司匹林单药 100 mg/d；T2，阿司匹林/辛伐他汀/依折麦布（40/40/10 mg）/d；T3 辛伐他汀/依折麦布/氯吡格雷（300 mg 初始负荷剂量）（40/10/75 mg）/d；T4 单独氯吡格雷 75 mg/d。然后，检测了血小板聚集率、内皮微粒（CD51）、血小板微粒（CD42/CD31）、内皮祖细胞水平（CD34/CD133；CDKDR/CD133 或 CD34/KDR）以及血管内皮功能情况。结果显示，辛伐他汀/依折麦布并未显著改变血小板聚集、循环内皮细胞和血小板微粒或内皮祖细胞的量。辛伐他汀/依折麦布联合治疗的心血管保护作用，似乎仅仅局限于脂质变化和内皮功能的改善。

五、安全性

　　单独使用依折麦布或与他汀类药物联用的安全性已得到了充分证实。与依折麦布相关的不良反应包括头痛和/或腹泻（脂肪泻），不常见的不良反应包括肌痛，肝功能异常和过敏反应（皮疹，荨麻疹，红斑，血管神经性水肿）。依折麦布所致的转氨酶升高情况与他汀类药物相似。与他汀类药物的联用，与单用他汀类药物相比并未显著增加肝酶水平。依折麦布单药治疗或与他汀类药物联合治疗，危及生命的肝衰竭非常罕见。同样，依折麦布单药治疗或联合他汀类药物治疗，与他汀类单药治疗相比，肌炎风险增加或肌酐激酶水平升高的发生率无差异。此外，SHARP 试验和 IMPROVE-IT 研究均证实依折麦布与他汀类药物联合长期使用并不增加癌症风险。依折麦布在老年人群中的安全性和有效性与各年龄段所有人群无显著差异。

六、适应证和禁忌证

　　依折麦布作为一种胆固醇吸收抑制药，适用于单独治疗轻度至中度原发性高胆固醇血症，与他汀类药物联合使用可显著降低某些脂质水平，为原发性高胆固醇血症患者提供更好的治疗选择。该药物还可与非诺贝特联合治疗混合型高脂血症。另外，由于他汀类药物在 LDL 受体缺乏的纯合子家族性高胆固醇血症患者中应用受限，依折麦布则有望为这些高危人群提供新的辅助治疗方法。依折麦布还可有效降低纯合谷甾醇血症患者的某些脂质水平，为纯合谷甾醇血症患者的治疗提供了新的思路。

　　服用依折麦布的禁忌证主要是先前对该产品有过敏反应，如皮疹，血管神经性水肿和其他症状，活动性肝病或不明原因导致的血清转氨酶升高，尤其是当与他汀类药物同时服用时。

〔上海交通大学医学院附属第九人民医院　张绘莉〕

参考文献

[1] Stone NJ，Robinson JG，Lichtenstein AH，et al. "2013 ACC/AHA guideline on the treatment of blood cholesterol to reduce atherosclerotic cardiovascular risk in adults: a report of the American College of Cardiology/American Heart Association Task Force on Practice Guidelines". Circulation，2014，129（25 Suppl 2）：S1-45.

[2] Garcia-Calvo M，Lisnock J，Bull HG，et al. The target of ezetimibe is Niemann-Pick C1-Like 1（NPC1L1）[J]. Proc Natl Acad Sci USA，2005，102（23）：8132-8137.

[3] Burnett JR，Huff MW. Cholesterol absorption inhibitors as a therapeutic option for hypercholesterolaemia [J]. Expert Opin Investig Drugs，2006，15（1）：1337-1351.

[4] Grundy SM，Cleeman JI，Merz CN，et al. Implications of recent clinical trials for the National Cholesterol Education Program Adult Treatment Panel Ⅲ guidelines [J]. Circulation，2004，110（2）：227-239.

[5] Sudhop T，Lütjohann D，Kodal A，et al. Inhibition of intestinal cholesterol absorption by ezetimibe in humans [J]. Circulation，2002，106（15）：1943-1948.

[6] Hegele RA，Guy J，Ban MR，et al. NPC1L1 haplotype is associated with inter-individual variation in plasma low-density lipoprotein response to ezetimibe [J]. Lipids Health Dis，2005，4：16.

[7] Simon JS，Karnoub MC，Devlin DJ，et al. Sequence variation in NPC1L1 and association with improved LDL-Choles-

terol lowering in response to ezetimibe treatment [J]. Genomics, 2005, 86 (6): 648 - 656.

[8] Cohen JC, Pertsemlidis A, Fahmi S, et al. Multiple rare variants in NPC1L1 associated with reduced sterol absorption and plasma low-density lipoprotein levels [J]. Proc Natl AcadSci USA, 2006, 103 (6): 1810 - 1815.

[9] Chen CW, Hwang JJ, Tsai CT, et al. The g. −762T>C polymorphism of the NPC1L1 gene is common in Chinese and contributes to a higher promoter activity and higher serum cholesterol levels [J]. Hum Genet, 2009, 54 (4): 242 - 247.

[10] Kosogiou T, Statkevich P, Johnson-leconas AO, et al. Ezetimibe : a review of its metabolism, pharmacokinetics and drug interactions [J]. Clin Pharmacokinet, 2005, 44 (5): 467 - 494.

[11] Ghosal A, Hapangama N, Yuan Y, et al. Identification of human UDP-glucuronosyl transferase enzyme (s) responsible for the glucuronidation of ezetimibe (Zetia) [J]. Drug Metab Dispos, 2004, 32: 314 - 320.

[12] Park BK, Kitteringham NR. Effects offluorine substitution on drug metabolism: pharmacological and toxicological implications [J]. Drug Metab Rev, 1994, 26 (3): 605 - 643.

[13] VanHeek M, Farley C, Compton DS, et al. Comparison of the activity and disposition of the novel cholesterol absorption inhibitor, SCH58235, and its glucuronide, SCH60663 [J]. Br J Pharmacol, 2000, 129: 1748 - 1754.

[14] Bays HE, Moore PB, Drehobl MA, et al. Effectiveness and tolerability of ezetimibe in patients with primary hypercholesterolemia: pooled analysis of two phase Ⅱ studies [J]. Clin Ther, 2001, 23 (8): 1209 - 1230.

[15] Pandor A, Ara RM, Tumur I, et al. Ezetimibe monotherapy for cholesterol lowering in 2722 people: systematic review and meta-analysis of randomized controlled trials [J]. Intern Med, 2009, 265: 568 - 580.

[16] Bays HE, Ose L, Fraser N, et al. A multicenter, randomized, double-blind, placebo-controlled, factorial design study to evaluate the lipid-altering efficacy and safety profile of the ezetimibe/simvastatin tablet compared with ezetimibe and simvastatin monotherapy in patients with primary hypercholesterolemia [J]. Clin Ther, 2004, 26 (11): 1758 - 1773.

[17] Farnier M, Averna M, Missault L, et al. Lipid-altering efficacy of ezetimibe/simvastatin 10/20 mg compared with rosuvastatin 10 mg in high-risk hypercholesterolaemic patients inadequately controlled with prior statin monotherapy —The IN-CROSS study [J]. Int J Clin Pract, 2009, 63: 534 - 535.

[18] Catapano AL, Davidson MH, Ballantyne CM, et al. Lipid-altering efficacy of the ezetimibe/simvastatin single tablet versus rosuvastatin in hypercholesterolemic patients [J]. Curr Med Res Opin, 2006, 22 (10): 2041 - 2053.

[19] Ballantyne CM, Houri J, Notarbartolo A, et al. Effect of ezetimibe coadministered with atorvastatin in 628 patients with primary hypercholesterolemia: a prospective, randomized, double-blind trial [J]. Circulation, 2003, 107 (19): 2409 - 2415.

[20] McKenney JM, Farnier M, Lo KW, et al. Safety and efficacy of long-term co-administration of fenofibrate and ezetimibe in patients with mixed hyperlipidemia [J]. J Am Coll Cardiol, 2006, 47 (8): 1584 - 1587.

[21] Yip A, Hegele RA. Lipid modification in the elderly using the combination of a statin and a cholesterol absorption inhibitor [J]. Expert Opinion on Pharmacotherapy, 2011, 12 (4): 675 - 678.

[22] McCormack T, Harvey P, Gaunt R, et al. Incremental cholesterol reduction with ezetimibe/simvastatin, atorvastatin and rosuvastatin in UK General Practice (IN-PRACTICE): randomised controlled trial of achievement of Joint British Societies (JBS-2) cholesterol targets [J]. Int J Clin Pract, 2010, 64: 1052 - 1061.

[23] Kastelein JJ, Akdim F, Stroes, ES, et al. Simvastatin with or without Ezetimibe in Familial Hypercholesterolemia [J]. N Engl J Med, 2008, 358 (14): 1431 - 1443.

[24] Meaney A, Ceballos G, Asbun J, et al. The Vytorin on Carotid Intima-Media Thickness and Overall Arterial Rigidity (VYCTOR) Study [J]. J Clin Pharmacology, 2009, 49 (7): 838 - 847.

[25] Nakajima N, Miyauchi M, Yokoyama T, et al. Effect of combination of ezetimibe and a statin on coronary plaque regression in patients with acute coronary syndrome ZEUS trial (ezetimibe ultrasound study) [J]. IJC Metabolic & Endocrine, 2014, 3 (6): 8 - 13.

[26] Cannon CP, Blazing MA, Giugliano RP, et al. Ezetimibe Added to Statin Therapy after Acute Coronary Syndromes [J]. N Engl J Med, 2015, 372 (25): 2387 - 2397.

[27] Baigent C, Landray MJ, Reith C, et al. The effects of lowering LDL cholesterol with simvastatin plus ezetimibe in

patients with chronic kidney disease（Study of Heart and Renal Protection）：a randomised placebo-controlled trial [J]. Lancet，2011，377：2181 - 2192.

[28] Rossebø AB，Pedersen TR，Boman K，et al. Intensive Lipid Lowering with Simvastatin and Ezetimibe in Aortic Stenosis [J]. N Engl J Med，2008，359（13）：1343 - 1356.

[29] Qin L，Yang Y，Yang Y，et al. Anti-Inflammatory Activity of Ezetimibe by Regulating NF-κB/MAPKPathway in THP-1 Macrophages [J]. Pharmacology，2014，93：69 - 75.

[30] Trocha M，Merwid-Ląd A，Chlebda E，et al. Influence of ezetimibe on selected parameters of oxidative stress in rat liver subjected to ischemia/reperfusion [J]. Arch Med Sci，2014，10（4）：817 - 824.

[31] Camargo LM，França CN，Izar MC，et al . Effects of simvastatin/ezetimibe on microparticles，endothelial progenitor cells and platelet aggregation in subjects with coronary heart disease under antiplatelet therapy [J]. Braz J Med Biol Res，2014，47（5）：432 - 437.

第四十三章　普罗布考

普罗布考（probucol，丙丁酚），化学名 4，4-［（1-甲基乙基）二硫］双［2，6-二（1，1-二甲基乙基）苯酚］，于 20 世纪 90 年代以降血脂药应用于临床，后因引起高密度脂蛋白胆固醇（HDL-C）的降低及 QT 间期延长而影响其临床使用。随着对其药理作用的认识不断深入，发现其有抗氧化及抗动脉粥样硬化（AS）作用，预防或延缓动脉粥样硬化的发生和发展，能够降低氧化低密度脂蛋白（ox-LDL）水平，抗经皮冠状动脉介入术后再狭窄的作用，同时不断有研究显示普罗布考还有改善肾脏、改善心脏功能、保护肝脏等多种作用。

一、药动学和不良反应

普罗布考分布于脂蛋白中，增强了胆固醇在胆汁中的排泄。使血清低密度酯蛋白胆固醇（LDL-C）降低 10%～20%，HDL-C 降低 30%。普罗布考经胃肠道吸收有限且不规则，如与食物同服可使其吸收达最大。普罗布考与抗血小板药物西洛他唑的联合应用无显著的药动学改变；合用普罗布考会降低环孢霉素 A 的血浆药物浓度。

普罗布考的不良反应最常见的是胃肠道反应，如腹泻、腹胀、软便、恶心、呕吐，腹泻的发生率大约为 10%，这些不良反应很少有严重到需停药的程度，且随着治疗有减轻的趋势，停药即消失；少见的不良反应有：头痛、头晕、感觉异常、失眠、耳鸣、皮疹、皮肤瘙痒等；罕见的不良反应是心电图 Q-T 间期延长、室性心动过速、血小板减少。

二、药理作用

（一）降脂作用

普罗布考可通过减少合成、加快运转、促进排泄三个方面降低血清总胆固醇（TC）。普罗布考可竞争性抑制甲基羟戊二酰辅酶 A（HMC-CoA）抑制胆固醇的合成，同时抑制载脂蛋白 B（ApoB）的合成，从而减少了 LDL-C 的生成。其次可增加血浆中胆固醇酯转移蛋白（CETP）和载脂蛋白 E（ApoE）的水平，促进胆固醇的逆运转（RCT），促使外周组织包括病变的动脉壁将胆固醇转运至肝脏。最后可增加肝细胞表面的 LDL 受体数量及活性，促进 LDL-C 的清除。同时普罗布考可上调肝脏和小肠三磷酸腺苷结合盒转运体 5（ABCG5）的表达，而 ABCG5 进一步促进胆固醇随粪便排出。

普罗布考通过增加 CETP 促进富脂大颗粒的高密度脂蛋白（HDL_2）转换为贫脂小颗粒的 HDL_3，而 HDL_3 较 HDL_2 更容易与细胞内外流的胆固醇结合，促进胆固醇外流。普罗布考也可提高 B 族 I 型清道夫受体（SR-BI）表达，SR-BI 表达增加可加速肝脏获取 HDL_2 的能力，加速 HDL_2 代谢，导致 HDL_2/HDL 降低、HDL_3/HDL 升高，增加胆固醇的代谢速度。综上所述，普罗布考虽然降低了血清 HDL-C 水平，但可促进 HDL 亚型转变，改善 HDL 功能，促进胆固醇逆向转运（RCT）。有研究表明普罗布考通过增加高密度脂蛋白外周动脉受体 ATP 结合盒转运子 A1（ABCA1）和 SR-BI 表达，增加 LCAT 和 CETP 的量，促进 HDL 的 RCT 功能，从而改善 HDL 的功能。此外普罗布考降低血浆血管生成素样蛋白（Angptl3）和 HDL 磷脂，同时增加前 β1-HDL。Angptl3 可抑制脂蛋白脂肪酶（LPL），从而影响脂质代谢。Angptl3 的低表达可以对抗动脉粥样硬化，是一种内源性血管内皮脂酶抑制药，可介导 HDL 的重塑。

（二）抗氧化作用

普罗布考作为美国食物药品管理局（FDA）唯一认证的抗氧化药物。研究表明普罗布考抗氧化作用分别是维生素 E、尼莫地平、维拉帕米、卡托普利的 5～6 倍、16 倍、95.5 倍和 104 倍。以往研究多认为其抗氧化作用主要来自于氧离子捕捉和断链抗氧化的特性。普罗布考在体内外可抑制由 Cu^{2+} 诱导的巨噬细胞脂质氧化，使由巨噬细胞介导的 LDL 氧化降低 68%，同时抑制丙二醛的生成，而丙二醛（MDA）是脂质过氧化后生成的一种醛基，动脉粥样硬化时其在血液中的含量直接反映出氧化损伤的程度。

髓过氧化物酶（MPO）是一种在中性粒细胞和单核细胞中含量丰富的血色素酶，MPO 参与炎症反应的发生和发展，可以氧化修饰 HDL 上的 ApoA1，从而降低 HDL 抗炎抗氧化功能，同时还可以氧化 LDL 形成具有强致 AS 作用的 ox-LDL，降低 MPO 活性可以提高 HDL 的抗炎抗氧化能力，发挥抗 AS 作用。普罗布考可通过降低血浆中 MPO 来实现抗氧化的作用。有研究报道普罗布考能够通过使抗氧化剂超氧化物歧化酶（SOD）表达升高、减少脂质过氧化代谢产物丙二醛（MDA）合成来抑制氧化应激。对氧磷酶-1（PON-1）是由肝脏合成与高密度脂蛋白紧密结合的一种分子量为 43KD 的酶，几乎全部存在于高密度脂蛋白中，高密度脂蛋白的抗氧化作用主要与 PON-1 有关，普罗布考可使血浆 PON-1 的含量和肝细胞 PON-1 的 mRNA 表达均明显增加，故普罗布考可能通过 PON-1 来保护高密度脂蛋白的抗氧化功能。

（三）改善内皮功能

血管内皮功能受损是动脉粥样硬化（AS）发生的始动环节，不仅是临床 AS 疾病的示志，同时和 AS 发生、进展和预后密切有关。一氧化氮（NO）能抑制血管平滑肌细胞（VSMC）增殖和血小板黏附，普罗布考通过降低内源性一氧化氮合酶抑制药非对称二甲基精氨酸（ADMA）水平，来促进 NO 生成，改善内皮功能。单核细胞通过黏附分子的介导向内皮黏附是 AS 的早期事件。普罗布考可减少高胆固醇血症者血浆中血管细胞黏附分子 1（VCAM-1）、细胞间黏附分子 1（ICAM-1）、P 选择素（P-selectin）等黏附分子表达，抑制内皮细胞增生、移行，从而保护动脉血管内皮。同时普罗布考亦可通过增加组织型纤溶酶原激活物（tPA）及增加前列环素（PGI2）的生成，来保持凝血、纤溶系统平衡，防止出血或血栓形成。最后，普罗布考可通过减少抑癌基因 p53 及 Fas 蛋白的表达来影响平滑肌细胞的凋亡。

（四）抗动脉粥样硬化作用

普罗布考除了降脂、抗氧化的作用外，还可通过抗炎、增强斑块稳定性等方面抗动脉粥样硬化。AS 既是一个脂质聚集的过程，也是一个慢性的炎症过程，hs-CRP 是炎症过程中的一种标志性因子，在斑块破裂和斑块的不稳定性中起到重要作用，是冠心病的独立危险因素。研究表明普罗布考可以通过有效降低 hs-CRP 的水平达到稳定动脉斑块的作用。普罗布考也可抑制肿瘤坏死因子-α（TNF-α）、白细胞介素 6（IL-6）等炎性因子表达，稳定粥样斑块，抑制动脉粥样硬化的发展。AS 斑块纤维帽主要由血管平滑肌细胞和细胞外基质（ECM）组成，MMPs 通过降解 ECM 促进斑块破裂。普罗布考可降低 MMP-9 的表达，稳定粥样斑块，预防斑块破裂导致的心脑血管事件。

三、临床应用

（一）调节血脂

普罗布考对非家族性高胆固醇血症和家族性纯合子及杂合子型高胆固醇血症都有明显的降低作用。短期用药（<3 个月）降低血清总胆固醇 10%～20%，降低低密度脂蛋白胆固醇 10%～20%。长期用药（>3 年）可降低血清 TC 20%～25%。普罗布考对甘油三酯的作用暂无统一定论。在日本，皮肤科医生对黄色素瘤患者使用普罗布考。有报道指出普罗布考诱导的 HDL-C 水平下降与家族性高胆固醇血症患者中跟腱黄瘤的消退呈正相关。

（二）抗动脉粥样硬化

Yamashita 等对长期应用普罗布考的 410 例家族性高胆固醇血症患者的大血管事件的追踪随访，结果显示，长期使用普罗布考可降低高危患者大血管事件再发风险，大幅度提高无大血管事件生存率，提示普罗布考对心脑血管事件二级预防作用显著。接受了血运重建的冠心病患者同样能够从普罗布考中获益，Kasai 等收集了 1694 个连续接受完全血管重建术（PCI 和/或 CABG）患者的数据，比较应用普罗布考与未使用普罗布考的患者在血管重建时的死亡率，结果表明在接受完全血管重建术的冠心病患者中，普罗布考治疗可显著降低 AS 患者全因死亡风险 55%，非心源性死亡风险 59%。

董晓柳等选取脑梗死合并糖尿病患者 146 例，73 例患者采用瑞舒伐他汀治疗为对照组，73 例患者采用普罗布考联合瑞舒伐他汀治疗为观察组，治疗 1 年，发现普罗布考联合瑞舒伐他汀较单独使用普瑞舒伐他汀更能减小颈动脉粥样硬化斑块，改善血脂状况，降低炎症因子水平。

（三）治疗 PCI 术后冠状动脉再狭窄

刘虹等将 72 例合并糖尿病并接受药物洗脱支架置入术的冠心病患者，随机分为普罗布考组和对照组，普罗布考组在常规药物的基础上加服普罗布考（0.25g，每天 2 次），连续服药至 PCI 术后 6 个月，所有患者行冠状动脉造影复查。结果示普罗布考能够有效降低合并糖尿病的冠心病患者置入药物洗脱支架置入后再狭窄的发生，其机制可能与抗炎作用有关。Kaminnyi 等发现，低剂量的普罗布考（250 mg/d）可使 PCI 术后再狭窄发生率下降 25%，且可增加术后最小管腔面积，降低血管闭塞程度。王敬萍等观察 82 例行 PCI 的稳定型心绞痛患者发现，PCI 术前 4 周应用普罗布考降低 PCI 术后再狭窄发生率优于普伐他汀。彭雪梅等研究发现，普罗布考可以降低糖尿病合并冠心病患者裸金属支架置入术后 6 个月的再狭窄发生率。刘茂柏共纳入 20 项随机对照试验，合计 1314 例患者进行 Meta 分析结果显示普罗布考可改善支架内管径、支架管腔面积、PTCA 后再狭窄率及再狭窄程度均有改善。

（四）改善对比剂急性肾损伤及延缓糖尿病肾病进展

石闺英等对普罗布考对对比剂急性肾损伤作用的研究进行 Meta 分析，共纳入 11 篇文献，讲述 8 个随机对照试验，涉及 1938 例患者，表明术前或术后口服普罗布考对对比剂急性肾损伤（CIAKI）有保护作用，可以抑制冠状动脉造影（CAG）或经皮冠状动脉介入治疗（PCI）术后的血肌酐及血清胱抑素 C（CysC）等肾损伤指标升高，减少约 60% 的对比剂相关性肾病发生率；多项研究表明普罗布考是造影剂诱导的急性肾损伤的独立保护因素。赵凯和李永健研究发现接受 PCI 治疗的不稳定型心绞痛老年患者预防性应用普罗布考可以有效预防 CIN 的发生。慢性肾脏病（CKD）是动脉粥样硬化的重要危险因素，普罗布考抗动脉粥样硬化作用的部分原因可能与肾功能的改善有关。

同时普罗布考也可延缓糖尿病肾病的进展。成丽岚的研究显示普罗布考可能通过降低糖尿病肾病大鼠血脂水平及提高抗氧化能力，调节足细胞相关蛋白的表达而延缓糖尿病肾病的进展。一项小规模前瞻性多中心试验研究了普罗布考对 15 例经生物证实的特发性膜性肾病患者的疗效，这些患者对常规免疫抑制疗法和/或血管紧张素转换酶抑制药治疗均有耐药性。应用普罗布考 3 个月，然后冲洗 4 周，10～20 mg/d 给药 3 个月，在 4 例患者中蛋白尿显著减少。普罗布考能延缓血清肌酐至少 2 mg/dL 的糖尿病肾病患者开始慢性血液透析时间。在樱花研究中 162 例 2 型糖尿病合并临床蛋白尿分为普罗布考组和非普罗布考组，随访 5 年发现普罗布考组肾功能障碍无事件生存率明显高于非普罗布考组，提示普罗布考可抑制糖尿病肾病的进展。朱近悦对普罗布考治疗 106 例早期糖尿病肾病观察后研究发现在常规药物治疗的基础上联合普罗布考，能有效降低尿微量白蛋白，对早期糖尿病肾病有治疗作用，这可能和普罗布考的抗氧化作用有关。

（五）其他作用

有基础研究显示普罗布考可抑制链脲佐菌素诱导的糖尿病大鼠脂蛋白氧化及细胞毒性作用，并保存糖尿病小鼠胰腺 β 细胞功能，这提示其调节血糖的作用。但仍需要前瞻性的研究来检查普罗布考的抗糖尿病作用。

卢彩平通过观察普罗布考对非酒精性脂肪肝大鼠的影响发现，普罗布考可能通过提高大鼠机体的抗氧化能力来发挥保肝作用；有基础研究显示普罗布考通过提高大鼠机体的抗氧化能力，从而降低了组织出现氧化应激而导致的损伤来改善高脂饮食导致的大鼠非酒精性脂肪肝症状及大鼠肝脏的脂肪性样变。

在心力衰竭大鼠模型中发现，普罗布考可降低大鼠心力衰竭时心肌细胞外基质骨桥蛋白（OPN）和 MMP-3 的合成，促进 TIMP-3 的表达，有逆转心肌重构，改善心功能作用。富华颖等研究显示普罗布考可能通过抗炎、抗氧化作用减轻糖尿病引起的心房电重构和结构性重构，减少糖尿病导致的心房颤动发生。

总之，普罗布考因其降脂、稳定 AS 斑块、抗氧化、改善内皮功能等作用作为抗动脉粥样硬化的药物之一。同时因其有减少 PCI 术后再狭窄、改善对比剂急性肾损伤等作用而受到重视，越来越多的研究显示其在降血糖、防治糖尿病肾病及改善心功能、肝功能方面的作用，且具有较好的安全性。在新世纪，普罗布考焕发出新的活力，值得人们进行更深一步的研究。

〔湖南省人民医院　阳　军　邝曦婕〕

参考文献

［1］倪占玲，高传玉，赵水平. 普罗布考对体内巨噬细胞胆固醇逆转运的影响与机制［J］. 临床心血管病杂志，2014，30（01）：49-52.

［2］钟建开，吴焱贤，陈盈文，等. 普罗布考对动脉粥样硬化兔的高密度脂蛋白逆转运功能中酶蛋白和受体的影响［J］. 中国循环杂志，2016，31（4）：393-397.

［3］Chen Z，Li S，Zhao W，et al. Protective effect of co-administration ofrosuvastatin and probucol on atherosclerosis in rats.［J］. Revue Canadienne De Physiologie Et Pharmacologie，2014，92（10）：797-803.

［4］钱蕾. 普罗布考对老年脑梗死患者脂质代谢水平及炎性因子的影响［J］. 中国老年学，2016，36（20）：5006-5007.

［5］岳蕴华，白旭东，张小宁，等. 普罗布考联合阿托伐他汀对脑梗死患者血清 hs-CRP、ox-LDL、MMP-9 水平及颈动脉斑块的影响［J］. 中国神经精神疾病杂志，2014（11）：641-645.

［6］董晓柳，朱丽霞，徐士军. 普罗布考联合瑞舒伐他汀对脑梗死合并糖尿病患者颈动脉粥样硬化斑块、血脂及炎症因子的影响［J］. 中国动脉硬化杂志，2016，24（02）：177-181.

［7］刘茂柏，李娜，郑斌，等. 普罗布考抗动脉粥样硬化作用的 Meta 分析［J］. 中国现代应用药学，2017，34（4）：579-586.

［8］石闰英，陈俏，叶天扬，等. Meta 分析：普罗布考对对比剂急性肾损伤的影响［J］. 中国介入心脏病学杂志，2014（9）：567-573.

［9］李晓羽，付乃宽，张鹏，等. 普罗布考对老年冠心病患者介入治疗术后造影剂诱导的急性肾损伤的预防［J］. 中华老年心脑血管病杂志，2015，17（10）：1021-1024.

第四十四章　普罗布考抗动脉粥样硬化的现代认识

　　动脉粥样硬化性心血管疾病（ASCVD）包括急性冠状动脉综合征，既往心肌梗死（MI），稳定型或不稳定型心绞痛，冠状动脉或其他动脉血管重建，缺血性脑卒中、短暂性脑缺血发作以及外周动脉粥样硬化性疾病以及其他有证据的动脉粥样硬化性疾病。ASCVD 是危害人类健康和生命的主要疾病。ASCVD 是由众多危险因素所致，主要包括吸烟、高脂血症、高血压、缺乏体力活动、超重和糖尿病。经过了 100 余年的流行病学、循证医学、生物学等证实胆固醇在 ASCVD 发病中具有核心致病性危险因素。他汀类药物有效地降胆固醇治疗，在 ASCVD 的一级预防和二级预防领域取得坚实证据，奠定了他汀类药物在 ASCVD 防治中的首要地位。2016 年《中国成人血脂异常防治指南》推荐临床上应首选他汀类降低低密度脂蛋白胆固醇（LDL-C）、防治 ASCVD。他汀类药物的疗效特点是每种他汀的起始剂量均有良好降血脂疗效，但当剂量倍增时，LDL-C 进一步降低幅度仅约 6%，即他汀的 6% 原则。同时，大剂量他汀类药物长期应用具有肝毒性、肌肉毒性、增加新发糖尿病等潜在风险。我国人群对于大剂量、高强度他汀类药物治疗的耐受性和安全性较差，发生肝毒性、肌肉毒性的风险 10 倍于欧美国家患者，并且中等强度他汀类药物治疗可使大多数患者 LDL-C 达标，因此不推荐我国患者常规选择大剂量高强度他汀类药物治疗。根据 2015 年全球胆固醇治疗研究合作组（Cholesterol Treatment Trialists，CTT）的临床试验显示，尽管应用他汀类药物后，心血管事件相对风险和全因死亡率显著降低，但仍存在超过 80% 的相对心血管剩余风险。鉴于他汀治疗后 ASCVD 的剩留风险及 ASCVD 发病机制的复杂性，临床上需要采取非他汀类药物进行应对。普罗布考于 20 世纪 70 年代在美国上市，在开始临床应用时，发现血清高密度脂蛋白胆固醇（HDL-C）水平持续降低，和潜在的 QT 间期延长或室性心律失常的风险而逐渐淡出临床市场。但此后研究发现，HDL-C 含有 HDL_3 和 HDL_2 两种亚型，HDL_3 颗粒小，含胆固醇少，转运胆固醇能力强，而 HDL_2 则相反。普罗布考主要降低 HDL_2 中的胆固醇部分，使 HDL-C 总量降低，而载脂蛋白和磷脂量未变，相对增加了 HDL_3，从而增强 HDL 转运外周胆固醇的力量，有助于家族性高胆固醇血症患者外周黄色瘤的消退，因此临床有必要重新认识了普罗布考的价值。目前，普罗布考是 FDA 唯一认证的抗氧化药物。普罗布考具多重药理学效应，包括降血脂、抗炎、抗氧化及改善血管内皮功能等特点，近年得到基础和临床研究的证实。在临床上常与其他降血脂药及抗血小板聚集药联合应用，用于 ASCVD 的防治。

一、药理学特点

　　普罗布考有 14 个亲脂性甲基且结构对称，具有很强的脂溶性，可穿越细胞膜，进入组织中；分子中含有 2 个抗氧化活性集团-酚羟基，不仅有很强的抗氧化性，还可以与自由基结合后形成联苯醌。联苯醌结构稳定，阻止了氧离子对 LDL 表面的多不饱和脂肪酸的氧化，从而抑制了 LDL 的氧化修饰为 ox-LDL。

（一）降脂作用

　　普罗布考对非家族性高胆固醇血症和家族性纯合子及杂合子型高胆固醇血症患者都有明显的降胆固醇作用。

　　1. 普罗布考对 LDL-C 的影响　　在各种脂蛋白成分中以 LDL 所含的胆固醇最多，普罗布考从降低胆固醇合成和增加胆固醇清除两种途径来降低血清胆固醇浓度。普罗布考可竞争性抑制胆固醇合成酶系中的限速酶，即 3 -羟- 3 -甲基戊二酰辅酶 A（HMG-CoA）还原酶，抑制肝脏胆固醇的生物合成，并可抑制载脂蛋白（Apo）B 的合成，从而减少肝细胞内 LDL-C 的生成，使肝细胞表面的 LDL 受体的数量增多，活性增强，从而增加循环中 LDL-C 的清除。另外，普罗布考可使肝细胞表面的 LDL 受体的数量增多，活性增强，从而增加血清中 LDL-C 的清除。普罗布考大约可以降低血清中 LDL-C 的水平达 10%～20%。

2. 普罗布考对 HDL-C 的影响　流行病学显示 HDL-C 水平与 ASCVD 的发病呈负相关，而普罗布考会降低 HDL-C 水平，使得临床医生对普罗布考的临床应用感到困惑。但循环中 HDL-C 水平不能完全代表 HDL。HDL 之所以具有抗动脉粥样硬化（AS）作用，与 HDL 的功能主要是介导胆固醇逆向转运（reverse cholesterol transport，RCT）相关。

RCT 是机体排出过多胆固醇的唯一途径。倪占玲等发现，普罗布考剂量依赖性地增加巨噬细胞来源的胆固醇经肝脏至粪便的排出量，增强小鼠体内巨噬细胞 RCT 效率。巨噬细胞 RCT 的主要过程包括 5 个步骤：①巨噬细胞内过多的胆固醇经转运子介导而流出，转移至 HDL；②卵磷脂胆固醇酯酰基转移酶对 HDL 携带的游离胆固醇的酯化及 HDL－胆固醇酯在胆固醇酯转移蛋白（cholesteryl ester transfer protein，CETP）作用下与含 ApoB 脂蛋白的甘油三酯进行互换；③HDL 随血液循环至肝脏，与肝细胞表面 HDL 受体即 B 类 I 型清道夫受体（scavenger receptor B type I，SR-BI）结合，其中胆固醇被选择性摄取；④在肝脏内，胆固醇在胆固醇 7α-羟化酶的作用下转化成为胆汁酸盐，经由胆道排放至小肠；⑤ATP－结合盒转运蛋白中的 ABCG5/ABCG8，是调节胆固醇吸收的主要蛋白，通过限制胆固醇在小肠的吸收，将胆固醇从胆汁中排出。

ATP 结合盒转运子 A1（ATP-binding cassette transporter A1，ABCA1）在肝脏，吞噬细胞，脑和各种其他组织中普遍存在的蛋白质。ABCA1 缺失小鼠不能形成盘状或球形 HDL，使得循环中 TC 非常低，并且在各种组织中表现出异常脂质沉积。具有特异性敲出肝细胞 ABCA1 的小鼠中血浆 HDL 水平的显著降低，与人群研究的数据相结合，表明肝 ABCA1 在血浆 HDL 的形成中起主要作用。普罗布考可以上调 ABCA1 在巨噬细胞的表达，加速胆固醇从巨噬细胞的流出，同时，可以提高 ABCA1 在肝脏的表达，促进胆固醇以胆汁的形式排泄掉。

ApoA1 是 HDL 的主要组成部分，在 RCT 中起到重要作用，普罗布考可降低 ApoA1 水平达 34.7%，降低含 ApoA1 的脂蛋白颗粒达 46%，但是可以使 LCAT 的活性明显提高，使 LCAT 的活性增高 4.5 倍，从而促进胆固醇从外周脂肪组织细胞的流出。普罗布考可增加 SR-BI 的表达，加速 HDL 中的胆固醇清除，从而使血清中 HDL-C 水平显著下降。因此，普罗布考引起 HDL-C 下降、并不意味着降低 HDL 的功能，反而可通过影响 LCAT 和 CETP 的功能，改变 ApoA1 的结构，影响 SR-BI 的作用等方面促进 HDL 介导的胆固醇逆转运过程（图 44－1）。

（二）抗氧化作用

普罗布考及其衍生物 AGI-1067 为合成的抗氧化剂。普罗布考分子中含有两个酚羟，极易被氧化而发生断链，捕捉氧离子并与之结合后形成稳定的酚氧基，有效降低血浆氧自由基（reactive oxygen species，ROS）浓度，抑制氧化低密度脂蛋白（ox-LDL）的形成。同时，酚羟基具有脂溶性，且在脂蛋白颗粒中分布在脂蛋白的表面，使其易于穿过内皮细胞进入血管内皮下、脂质斑块中发挥抗氧化的作用。普罗布考可以抑制 LDL-C 的氧化，减缓了动脉粥样硬化斑块中泡沫细胞的形成。普罗布考可以抑制由 Cu^{2+} 诱导的巨噬细胞的脂质过氧化，使由巨噬细胞介导的 LDL-C 氧化降低 68%，同时抑制丙二醛的生成，此作用与其浓度成正相关。普罗布考治疗高脂血症患者，有效降低血清 ox-LDL 和 C 反应蛋白水平、SOD 活性，以及减少循环中单个核细胞和内皮祖细胞。氧化应激所产生过多活性氧自由基，可造成细胞或组织的损伤。ROS 在低水平时，作为细胞增殖、转录和凋亡的诱导剂。而高水平的 ROS 被认为对细胞具有细胞毒性和致突变性，导致细胞凋亡。因此，普罗布考防止 ROS 对脂蛋白的氧化修饰，有助于降低动脉粥样硬化疾病的发生及发展。

（三）抗炎症作用

炎症反应贯穿于动脉粥样硬化的发生发展。作为最有效地抗原呈递细胞，树突细胞（DC）是负责

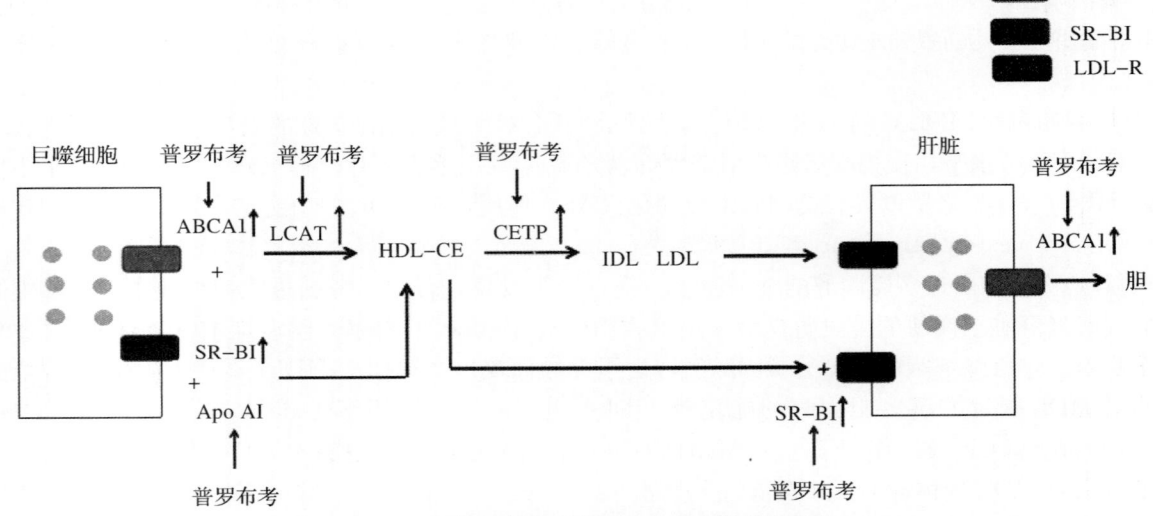

图 44-1　普罗布考对 RCT 及 HDL 代谢的影响

在外周组织的巨噬细胞中普罗布考增强 ABCA1 和 SR-BⅠ的表达来将巨噬细胞中胆固醇转移到 HDL 上,再通过上调 LCAT 活性、促进 HDL 中胆固醇酯化,部分经 CETP 与 IDL 和 LDL 进行转换,最终通过肝脏 LDLR 进入肝脏代谢,部分可直接通过上调的 SR-BI 受体进入肝脏代谢,最终外周组织中的胆固醇在经肝脏 ABCA1 以胆汁形式排泄掉。RCT:胆固醇逆向转运;HDL:高密度脂蛋白;LCAT:卵磷脂胆固醇酯酰基转移酶,CETP:胆固醇酯转移蛋白;SR-BI:B类Ⅰ型清道夫受体;ABCA1:ATP结合盒转运体 A1;Apo AI:载脂蛋白 AI;IDL:中间密度脂蛋白;LDL:低密度脂蛋白

诱导免疫的重要因素。早期的动脉粥样硬化病变,未成熟的 DC 会吸收抗原如 ox-LDL 和热休克蛋白,产生 MHC-肽复合物,从抗原获得部位迁移到次级淋巴器官,并实现成熟。人单核细胞衍生的树突状细胞(h-monDC)介导的脂质抗原递送和炎症细胞因子对于动脉粥样硬化的起始和进展是必需的。Zhu 等的研究观察到普罗布考在体外和体内抗动脉粥样硬化过程中显著抑制 DCs 成熟、发挥抗炎作用。在 LDLR$^{-/-}$ 小鼠中,通过普罗布考可通过抑制 CD11c$^+$ DC 增生和成熟、显著降低高胆固醇血症诱发的动脉粥样硬化病变。DC 的免疫成熟可能在动脉粥样硬化形成中起重要作用,并且抑制 DCs 成熟可能是各种抗动脉粥样硬化药物的潜在作用机制。体外研究进一步表明,普罗布考降低了 h-monDCs 上清液中共刺激分子(CD40,CD86,CD1a 和 HLA-DR)的表达,抑制 TNF-α 分泌和增加的 IL-4 分泌。我们研究发现普罗布考可能通过抑制 NADPH 氧化酶活性,从而抑制 Ly6C^{hi} 炎性单核细胞亚群的分化及其 ROS 的产生。可见,普罗布考可能通过抑制炎症细胞增生、成熟及分化,抑制机体炎性细胞因子的产生,进而发挥抗动脉粥样硬化形成的作用。

（四）改善血管内皮功能

血管内皮细胞损伤始动了动脉粥样硬化的发生,也是动脉粥样硬化病理过程的重要环节。普罗布考可通过降低内皮素 1(endothelin-1,ET-1)水平和升高 NO 水平发挥保护高脂血症患者血管内皮功能的作用。普罗布考可促进血红素加氧酶-1(heme oxygenase-1,HO-1)的表达、从而减弱 ox-LDL 或 TNF-α 诱导的内皮功能失调。另外,有研究显示普罗布考能够促进内皮细胞的生长,改善内皮依赖性血管舒张功能。普罗布考还可以抑制内皮细胞中的核因子-κB(NF-κB)活化。由此可见,普罗布考可能通过降低诱导内皮功能失调细胞因子水平,从而发挥保护和改善血管内皮功能。

二、普罗布考对动脉粥样硬化病变的影响

Niimi M 等采用高胆固醇饮食喂养的家兔诱导早期 AS 病变,比较普罗布考与阿托伐他汀的抗动脉粥样硬化作用,即使在较短时间(4 周)的较低剂量(0.3%),普罗布考能够显著减少胆固醇喂养的兔子的动脉粥样硬化病变,并且进一步减少内膜下巨噬细胞的积聚。我们的研究进一步发现普罗布考可能通过抑制 NADPH 氧化酶活性来阻止炎性单核细胞亚群分化及其活性氧的产生,而炎性单核细胞是动脉粥样硬化病变内巨噬细胞的主要来源，因此普罗布考抑制炎性单核细胞亚群的分化，有助于发挥其抗动脉粥样硬化作用。

Katherine 等采用雄性 ApoE 基因敲除小鼠，喂食具有 1%（w/w）普罗布考或不含有普罗布考（对照组）高脂饲料。6 个月发现，与对照组相比，虽然普罗布考组有效抑制降主动脉处动脉粥样硬化斑块面积达 94%。同时发现普罗布考降低了每个病灶区域的总细胞和巨噬细胞数目，并且普罗布考增加了胶原蛋白在病灶中的含量，尤其是主动脉窦处的病灶中。普罗布考可能通过减少巨噬细胞在病变中的积累来发挥抗炎活性，并且促进主动脉窦胶原的产生、有助于斑块的稳定。

Chen 等采用高脂饲料喂养大鼠，分为对照组、高脂组、瑞舒伐他汀组（5 mg/kg·d）、普罗布考组（500 mg/kg/d）、联合组（瑞舒伐他汀 5 mg/kg·d＋普罗布考 500 mg/kg/d）。8 周后，发现与单独给予瑞舒伐他汀或普罗布考相比，瑞舒伐他汀和普罗布考的联合给药通过抑制氧化应激和血小板内皮细胞黏附分子-1、上调脂联素水平，改善内皮功能，减缓动脉粥样硬化病变的进展。在 SR-BI 和 ApoE 基因敲除小鼠的心肌梗死模型中，给予普罗布考 0.5%（wt/wt）与正常饮食组相比，可延长心梗后小鼠寿命至 60 周，并改善心室重构、提高射血分数、防止心脏扩大及延迟心脏衰竭。

综上所述，普罗布考可通过降脂、抗炎、抗氧化、改善内皮功能等机制发挥抗动脉粥样硬化的作用，为临床应用普罗布考策略提供了理论基础。

三、普罗布考临床研究进展

近年来，一些临床研究数据显示出了普罗布考对于动脉粥样硬化性疾病具有显著的治疗作用，减少主要心血管事件的发生率，包括介入治疗后再狭窄的发生率。

（一）对动脉粥样硬化病变的作用

FAST（the Fukuoka Atherosclerosis Trial）观察了普罗布考对高胆固醇血症患者的临床疗效，并且探索了普罗布考对心血管事件发生的影响。研究显示，普罗布考可减少无症状性高胆固醇血症患者颈动脉斑块的形成，并减少心血管事件如冠状动脉血管成形术、冠状动脉搭桥手术，明确或可能的心肌梗死或不稳定型心绞痛需要入院的发生。将 246 例无症状的高胆固醇血症患者分成三组，患者的平均年龄为 66 岁，TC≥220 mg/天，患者分为 3 组，随机接受普罗布考组（500 mg/天），普伐他汀组（10 mg/d）治疗，对照组（单独饮食），随访 2 年结果显示：与基线相比，三组血清 LDL-C 水平分别降低 29.2%，31.3% 和 9.8%。普罗布考组的 HDL-C 水平在 2 年后显著降低 21.9%，而总体心血管事件（急性冠脉综合症如：不稳定型心绞痛和心肌梗死）普罗布考组（2.4%）与对照组（13.6%）相比有显著降低。研究显示，普罗布考可减少无症状性高胆固醇血症患者颈动脉斑块的形成，并减少心血管事件的发生。

POSITIVE（Probucol Observational Study Illuminating Therapeutic Impact on Vascular Events study）研究，410 名杂合子家族性高脂血症患者接受普罗布考 0.5 g，Bid 服用 3 年，发现可降低家族性高胆固醇血症患者心肌梗死、心绞痛、心力衰竭、脑卒中等心血管事件的发生率。并且在已有心绞痛，心力衰竭，心肌梗死和短暂性脑缺血的患者中观察到普罗布考可显著降低的心血管事件（心绞痛、外周动脉血管疾病、心力衰竭、心肌梗死和短暂性脑缺血）风险，且在该研究中没有观察到心脏毒性反应，包括 QT/QTc 间期延长或尖端扭转型室性心动过速。该研究证实了普罗布考在家族性高胆固醇血症及 ASCVD 患者中对心脑血管事件二级预防作用的显著疗效及安全性。

PQRST（Probucol Quantitative Regression Swedish Trial）研究观察普罗布考对高胆固醇血症受试者股动脉粥样硬化板块消退影响。研究的主要终点是通过股骨动脉造影计算机图像分析入选者 3 年内估计的股动脉管腔内动脉粥样硬化体积的变化。患者年龄<71 岁，总胆固醇（total cholesterol，TC）>265 mg/dL，LDL-C>175 mg/dL 且甘油三酯≤350 mg/dL，普罗布考 0.5 g/d，Bid 或安慰剂，联合饮食疗法和消胆胺 8~16 g/d。随访 3 年，结果显示普罗布考治疗组与对照组相比，普罗布考组显著降低 TC 17%，LDL-C 降低 12%，HDL-C 降低 34%。但血管腔的体积无显著差异。日于在血管的重塑的情况下，单纯通过斑块体积变化评估 AS 病变的消涨并不是一个合适的指标。试验期间内，对照组约有

4％发生便秘，普罗布考组仅约有1％。其他不良反应发生率<1％的患者在两个治疗组中均未随时间增加。该研究虽然未观察到普罗布考在股动脉管腔内动脉粥样硬化病变的影响，但提供了普罗布考长期使用的安全性数据。

（二）对介入治疗术后再狭窄的影响

经皮冠状动脉介入治疗（percutaneous coronary intervention，PCI）可以很好地实现血运重建，显著的减轻患者的症状，改善患者的生活质量，降低急性心肌梗死（acute myocardial infarction，AMI）的病残率以及死亡率。但PCI治疗后支架内再狭窄的发生显著影响PCI患者的预后，虽然药物洗脱支架在一定程度上降低了再狭窄的发生率，但晚期支架内血栓形成和再狭窄仍是临床PCI领域亟待解决的问题。

MVP（Multivitamins and Probucol）试验，测试了多种维生素和普罗布考能否减少经皮腔内冠状动脉成形术（percutaneous transluminal coronary angioplasty，PTCA）治疗后再狭窄的发生率和严重程度。在血管成形术前30天开始，317名患者被随机分配接受普罗布考（500 mg，2次/d），多种维生素（维生素E 700 IU，维生素C 500 mg，β胡萝卜素 30 000 IU），联合治疗或安慰剂治疗6月。PTCA术后立即进行血管内超声（IVUS）检查，选择用于连续分析的横截面是具有最小内腔面积的血管成形术位点处的横截面。普罗布考组在PTCA术后，血管造影管腔丢失减少了68％。未接受普罗布考治疗的患者中有40％发生了再狭窄，接受普罗布考治疗的患者中有20％发生再狭窄。表明了普罗布考能够显著降低再狭窄的发生率、及减少重复进行血管成形术。新型血管紧张素Ⅱ受体拮抗药抑制支架内膜增生研究（ISHIN研究），观察到普罗布考（500 mg/d）联合坎地沙坦（11％）可较坎地沙坦组（26％）显著降低再狭窄发生达57.6％，且普罗布考联合坎地沙坦组的内膜增生面积显著低于坎地沙坦组。因此，围术期给予普罗布考能显著抑制血管内膜增生，改善管腔内径丢失，有效降低PCI术后再狭窄的发生。

近年临床研究进一步将普罗布考应用到支架的涂层上，目前数据显示无聚合物药物洗脱支架涂有西罗莫司和普罗布考，显示出高的抗再狭窄效力。西罗莫司和普罗布考洗脱支架与佐他莫司洗脱支架的测试疗效（ISAR-TEST-5）是涉及新一代药物洗脱支架（Drug-eluting stent，DES）的最大的临床试验之一。DES治疗对PCI术后患者预后影响很大，与裸金属支架植入相比，减少了50％～70％的重复干预。美国FDA批准用于临床使用的所有支架已经在其设计中引入了持久性聚合物，以便延迟活性化合物从支架平台释放，并由此增强其抗再狭窄功效。但是在冠状动脉环境中的持久性聚合物的残留物可以引发血管壁上持续炎症反应，可能增加晚期支架内血栓形成，以及新内膜过度生长导致新病灶。ISAR-TEST-5研究共入选3002名患者，评估无聚合物西罗莫司和普罗布考洗脱支架与新一代持久性聚合物佐他莫司洗脱支架的长期临床终点事件影响，随访5年结果显示无聚合物的西罗莫司和普罗布考药物洗脱支架的疗效不劣于新一代永久聚合物佐他莫司涂层支架，无聚合物西罗莫司和普罗布考洗脱支架和佐他莫司洗脱支架主要终点事件的发生率（心源性猝死，靶血管相关性心肌梗死或靶病变血运重建的联合发生率）分别为23.8％和24.2％，两组无显著差别。在安全性终点方面，两组患者明确或可能的支架内血栓发生率均较低，分别为1.3％和1.6％，但两组间无显著统计学差异。因此无聚合物西罗莫司和普罗布考洗脱支架治疗的患者远期疗效与新一代持久性聚合物佐他莫司洗脱支架相比是相似的。因此，临床上有望应用无聚合物药物洗脱支架替代聚合物药物涂层支架。

以上研究普罗布考无论是作为PCI患者的围术期用药还是作为支架的药物涂层在预防支架再狭窄方面具有显著效果。

四、普罗布考在目前指南的推荐情况

综上所述，普罗布考在降血脂、抗炎、抗氧化等方面展现出了显著疗效，重要的是其安全性在临床研究中不断得到证实。目前临床指南中指出，当他汀类药物不能达到理想的治疗目标时，普罗布考可以作为一个联合用药的选择。

2016 年《中国成人血脂异常防治指南》中指出，根据个体调血脂疗效和耐受情况，适当调整他汀类药物剂量，若 LDL-C 水平不达标，可与其他调脂药物包括普罗布考等联合应用，可获得安全有效的降血脂效果（I 类推荐，B 级证据）。

2014 年国际家族性高胆固醇血症基金会发布了《国际 FH 基金会患者家族管理的整合指南》中，普罗布考在临床中常用剂量为 0.5 g，2 次/d。主要适用于高胆固醇血症，尤其是纯合子家族性高胆固醇血症（HoFH）及黄色瘤患者。在成年患者管理中，降低 FH 患者心血管事件和动脉粥样硬化进展的风险，他汀类药物可以联合普罗布考，以进一步降低 LDL-C 水平（I 类推荐，B 级证据）。与他汀类药联合应用时可以每次 0.25 g，每天 2 次。接受 PCI 治疗的患者，应该在术前 1 个月到 3 天服用，术后维持 6 个月，剂量是每次 0.25 g，每天 2 次。

另外在《中国女性心血管疾病预防专家共识》指出建议女性冠心病（I 级推荐，证据级别 A）以及其他动脉粥样硬化性疾病或 10 年绝对风险＞20%的女性（I 级推荐，证据级别 B），在改善生活方式的同时应用降脂药物使 LDL-C＜100 mg/dl（2.6 mmol/L），推荐主要干预血脂的药物包括普罗布考（I 类推荐，B 级证据）。

五、小结

普罗布考作为 FDA 唯一认证的抗氧化降血脂药，早年因为对其服用后出现的 HDL-C 水平下降、QT 间期延长等不良反应认识不足，使其在临床应用上受到限制。近些年来研究显示，普罗布考可显著降低 LDL-C 水平、增强 HDL 的胆固醇逆转运功能，而且具有抗炎、抗氧化、改善内皮功能、抑制炎性单核细胞亚群分化等多种调脂外作用。同时，动物实验和临床研究进一步证实普罗布考具有显著的抗动脉粥样硬化作用、减少 PCI 术后再狭窄的发生率，并可进一步减少主要心血管事件，并验证了普罗布考长期应用的安全性。目前普罗布考在众多指南包括我国最新版的《中国成人血脂异常防治指南》中都受到了推荐，可以说普罗布考在他汀治疗后 ASCVD 剩留风险的防治中具有重要地位，需引起临床医生重视。

〔中国医科大学附属盛京医院　曹珊珊　侯禹辰　张大庆〕

参考文献

[1] Stone NJ, Robinson JG, Lichtenstein AH, et al. 2013 ACC/AHA guideline on the treatment of blood cholesterol to reduce atherosclerotic cardiovascular risk in adults: a report of the American College of Cardiology/American Heart Association Task Force on Practice Guidelines. J Am Coll Cardiol, 2014, 63 (25 Pt B): 2889-2934.

[2] Ference BA, Ginsberg HN, Graham I, et al. Low-density lipoproteins cause atherosclerotic cardiovascular disease. 1. Evidence from genetic, epidemiologic, and clinical studies. A consensus statement from the European Atherosclerosis Society Consensus Panel. Eur Heart J, 2017, 38 (32): 2459-2472.

[3] Graham IM, Catapano AL. Management of Dyslipidemias in Europe and the USA: Same Evidence, Different Conclusions? Can We Find Common Ground. Curr Cardiol Rep. 2017, 19 (6): 49.

[4] 诸骏仁，高润霖，赵水平. 中国成人血脂异常防治指南（2016 年修订版）. 中国循环杂志，2016，31 (10): 937-953.

[5] 胡露，郭凯，赵金珍. 降脂药物联合应用防治心血管剩留风险新进展. 实用医学杂志，2017，33 (08): 1220-1222.

[6] HPS2-THRIVE randomized placebo-controlled trial in 25 673 high-risk patients of ER niacin/laropiprant: trial design, pre-specified muscle and liver outcomes, and reasons for stopping study treatment. Eur Heart J, 2013, 34 (17): 1279-1291.

[7] Fulcher J, O'Connell R, Voysey M, et al. Efficacy and safety of LDL-lowering therapy among men and women: meta-analysis of individual data from 174,000 participants in 27 randomised trials. Lancet, 2015, 385 (9976): 1397-1405.

[8] Yamashita S, Matsuzawa Y. Where are we with probucol: a new life for an old drug. Atherosclerosis, 2009, 207 (1): 16-23.

[9] Sakuma N, Yoshikawa M, Hibino T, et al. HDL_3 exerts a more powerful antiperoxidative and protective effect against peroxidation modification of LDL than HDL_2 does. J Nutr Sci Vitaminol (Tokyo), 2002, 48 (4): 278-282.

［10］曾彦. 动脉粥样硬化性心血管疾病抗氧化应激治疗的新启示. 中国卒中杂志，2017，12（01）：85 - 88.

［11］Tawara K，Tomikawa M，Abiko Y. Mode of action of probucol in reducing serum cholesterol in mice. Jpn J Pharmacol，1986，40（1）：123 - 133.

［12］Lau AK，Leichtweis SB，Hume P，et al. Probucol promotes functional reendothelialization in balloon-injured rabbit aortas. Circulation，2003，107（15）：2031 - 2036.

［13］Buckley MM，Goa KL，Price AH，Brogden RN. Probucol. A reappraisal of its pharmacological properties and therapeutic use in hypercholesterolaemia. Drugs，1989，37（6）：761 - 800.

［14］Hazen S. HDL structure，function，therapeutics，and imaging. Arterioscler Thromb Vasc Biol，2010，30（2）：138.

［15］Cuchel M，Rader DJ. Macrophage reverse cholesterol transport：key to the regression of atherosclerosis. Circulation，2006，113（21）：2548 - 2555.

［16］倪占玲，王丽霞，赵水平. 普罗布考对体内巨噬细胞胆固醇逆转运的作用. 中国动脉硬化杂志，2013（08）：695 - 699.

［17］Zannis VI，Chroni A，Krieger M. Role of ApoA-I，ABCA1，LCAT，and SR-BI in the biogenesis of HDL. J Mol Med（Berl），2006，84（4）：276 - 294.

［18］Timmins JM，Lee JY，Boudyguina E，et al. Targeted inactivation of hepatic Abca1 causes profound hypoalphalipoproteinemia and kidney hypercatabolism of ApoA-I. J Clin Invest，2005，115（5）：1333 - 1342.

［19］Zhong JK，Guo ZG，Li C，Wang ZK，Lai WY，Tu Y. Probucol alleviates atherosclerosis and improves high density lipoprotein function. Lipids Health Dis，2011，10：210.

［20］Adlouni A，El MM，Saïle R，et al. Probucol promotes reverse cholesterol transport in heterozygous familial hypercholesterolemia. Effects on apolipoprotein AI-containing lipoprotein particles. Atherosclerosis，2000，152（2）：433 - 440.

［21］Radomska-Leśniewska DM，Hevelke A，Skopiński P，et al. Reactive oxygen species and synthetic antioxidants as angiogenesis modulators：Clinical implications. Pharmacol Rep，2016，68（2）：462 - 471.

［22］Umeji K，Umemoto S，Itoh S，et al. Comparative effects of pitavastatin and probucol on oxidative stress，Cu/Zn superoxide dismutase，PPAR-gamma，and aortic stiffness in hypercholesterolemia. Am J Physiol Heart Circ Physiol，2006，291（5）：H2522 - 2532.

［23］Zhang Q，Chen L，Si Z，et al. Probucol Protects Endothelial Progenitor Cells Against Oxidized Low-Density Lipoprotein via Suppression of Reactive Oxygen Species Formation In Vivo. Cell Physiol Biochem，2016，39（1）：89 - 101.

［24］杨鑫，石家振，李新征. 普罗布考联合二甲双胍对 2 型糖尿病伴血脂异常患者的疗效评价. 中国药师，2017，20（03）：485 - 488.

［25］Zhu H，Jin X，Zhao J，et al. Probucol Protects Against Atherosclerosis Through Lipid-lowering and Suppressing Immune Maturation of CD11c＋Dendritic Cells in STZ-induced Diabetic LDLR-/- Mice. J Cardiovasc Pharmacol，2015，65（6）：620 - 627.

［26］Zhang M，Hou Y，Shen Y，Guo X，Shang D，Zhang D. Probucol reverses homocysteine induced inflammatory monocytes differentiation and oxidative stress. Eur J Pharmacol，2017，818：67 - 73.

［27］Zucoloto AZ，Manchope MF，Staurengo-Ferrari L，et al. Probucol attenuates lipopolysaccharide-induced leukocyte recruitment and inflammatory hyperalgesia：effect on NF-κB activation and cytokine production. Eur J Pharmacol，2017，809：52 - 63.

［28］Niimi M，Keyamura Y，Nozako M，et al. Probucol inhibits the initiation of atherosclerosis in cholesterol-fed rabbits. Lipids Health Dis，2013，12：166.

［29］Zhang D，Jiang X，Fang P，et al. Hyperhomocysteinemia promotes inflammatory monocyte generation and accelerates atherosclerosis in transgenic cystathionine beta-synthase-deficient mice. Circulation，2009，120（19）：1893 - 1902.

［30］Choy K，Beck K，Png FY，et al. Processes involved in the site-specific effect of probucol on atherosclerosis in apolipoprotein E gene knockout mice. Arterioscler Thromb Vasc Biol，2005，25（8）：1684 - 1690.

［31］Chen Z，Li S，Zhao W，Chen X，Wang X. Protective effect of co-administration of rosuvastatin and probucol on atherosclerosis in rats. Can J Physiol Pharmacol，2014，92（10）：797 - 803.

［32］ Braun A，Zhang S，Miettinen HE，et al. Probucol prevents early coronary heart disease and death in the high-density lipoprotein receptor SR-BI/apolipoprotein E double knockout mouse. Proc Natl Acad Sci USA，2003，100（12）：7283 - 7288.

［33］ Sawayama Y，Maeda S，Ohnishi H. Effect of probucol on elderly hypercholesterolemic patients in the FAST study. Fukuoka Igaku Zasshi，2006，97（1）：15 - 24.

［34］ Sawayama Y，Shimizu C，Maeda N，et al. Effects of probucol and pravastatin on common carotid atherosclerosis in patients with asymptomatic hypercholesterolemia. Fukuoka Atherosclerosis Trial（FAST）. J Am Coll Cardiol，2002，39（4）：610 - 616.

［35］ Yamashita S，Hbujo H，Arai H，et al. Long-term probucol treatment prevents secondary cardiovascular events：a cohort study of patients with heterozygous familial hypercholesterolemia in Japan. J Atheroscler Thromb，2008，15（6）：292 - 303.

［36］ Walldius G，Erikson U，Olsson AG，et al. The effect of probucol on femoral atherosclerosis：the Probucol Quantitative Regression Swedish Trial（PQRST）. Am J Cardiol，1994，74（9）：875 - 883.

［37］ 李巍，黄岚. PCI 术后再狭窄的病理生理及其危险因素. 中国动脉硬化杂志，2013，21（04）：375 - 380.

［38］ Auer J，Leitner A，Berent R，et al. Long-term outcomes following coronary drug-eluting-and bare-metal-stent implantation. Atherosclerosis，2010，210（2）：503 - 509.

［39］ Tardif JC，Côté G，Lespérance J，et al. Impact of residual plaque burden after balloon angioplasty in the MultiVitamins and Probucol（MVP）trial. Can J Cardiol，2001，17（1）：49 - 55.

［40］ Wakeyama T，Ogawa H，Iida H，et al. Effects of candesartan and probucol on restenosis after coronary stenting：results of insight of stent intimal hyperplasia inhibition by new angiotensin II receptor antagonist（ISHIN）trial. Circ J，2003，67（6）：519 - 524.

［41］ Stettler C，Wandel S，Allemann S，et al. Outcomes associated with drug-eluting and bare-metal stents：a collaborative network meta-analysis. Lancet，2007，370（9591）：937 - 948.

［42］ Massberg S，Byrne RA，Kastrati A，et al. Polymer-free sirolimus-and probucol-eluting versus new generation zotarolimus-eluting stents in coronary artery disease：the Intracoronary Stenting and Angiographic Results：Test Efficacy of Sirolimus-and Probucol-Eluting versus Zotarolimus-eluting Stents（ISAR-TEST 5）trial. Circulation，2011，124（5）：624 - 632.

［43］ Watts GF，Gidding S，Wierzbicki AS，et al. Integrated guidance on the care of familial hypercholesterolemia from the International FH Foundation. J Clin Lipidol，2014，8（2）：148 - 172.

［44］ 成西霞，王金. 抗氧化剂普罗布考的临床应用. 临床合理用药杂志，2009，2（13）：125 - 126.

第四十五章 贝特类降血脂药的应用现状

贝特类降血脂药又称苯氧芳酸类调血脂药，能显著降低血清甘油三酯（TG）水平，升高高密度脂蛋白-胆固醇（HDL-C）水平，对低密度脂蛋白-胆固醇（LDL-C）水平也有中度降低作用，临床上主要用于高 TG 血症和混合性高脂血症患者的治疗。贝特类药物作用机制复杂，目前认为其主要通过激动过氧化物酶体增殖物激活受体 α（PPARα）产生调脂作用。作为一种人工合成的 PPARα 配体贝特类药物能从转录水平诱导脂蛋白脂酶的表达，促进富含 TG 脂蛋白颗粒中 TG 成分的水解；并可增加肝脏的 β 氧化，抑制肝脏 TG 的合成；同时有增加 HDL 合成，促进 LDL 颗粒清除的作用，还能使 LDL 亚型由致动脉粥样硬化较强的小而密颗粒向大而疏颗粒转变的作用。研究发现，贝特类药物还具有抗凝、抗炎、降低血尿酸、增加胰岛素敏感性和保护血管内皮功能等抗动脉粥样硬化的潜在作用。

一、药理学特点

贝特类药物主要包括氯贝特（氯贝丁酯，clofibrate）、吉非贝齐（Gemfibrozil）、苯扎贝特（Bezafibrate）、非诺贝特（fenofibrate）和环丙贝特（Ciprofibrate）等。近年还研发出了一些新型制剂，如非诺贝酸（fenofibric acid）和 pemafibrate。研究表明，贝特类药物能降低血浆 TG 水平 20%～60%，降低总胆固醇（TC）6%～25%，降低 LDL-C 5%～26%，升高 HDL-C 5%～50%。

（一）药动学

贝特类口服后容易被肠道吸收，餐中口服吸收快而完全（＞90%），空腹时吸收相对较少。血浆药物峰浓度在服药后 2～4 小时出现，95% 以上的药物在血浆中与白蛋白结合，药物在体内广泛分布，大部分在肝脏与葡萄糖醛酸结合，少量以原型经肾排出，最后随尿液排泄的药物量约占口服剂量的 60%～90%。肾功能损害者可使血药浓度升高，易出现肌炎等不良反应，因此慢性肾功能不全患者应慎用该类药物。不同贝特类药物的半衰期有较大的差异。吉非贝齐和苯扎贝特本身具有活性酸形式，吸收后起效快，半衰期仅 1～2 小时；非诺贝特和氯贝特则需水解成活性酸形式后才能发挥作用，达峰时间为 4～5 小时，半衰期长达 13～20 小时。

氯贝特于 20 世纪 60 年代上市，因不良反应多而严重，现已基本不用。为增强疗效，减少不良反应，后来相继开发出不同产品。如改变结构衍生出的药物有吉非贝齐、苯扎贝特、环丙贝特等。非诺贝特为第三代贝特类药物，口服后在酯酶作用下转化为活性代谢产物非诺贝酸（Fenofibric acid）而发挥作用，其在体内的消除半衰期长达 20 小时，一天口服一次即可。剂型改良的微粒化非诺贝特口服后溶解率明显提升，生物利用度增加，受食物影响更少，目前在临床上应用较为广泛。

非诺贝酸（胆碱盐）由雅培公司开发，于 2008 年 8 月以缓释胶囊剂在美国上市。其能很好地被胃肠道吸收，且不需要通过肝脏代谢，生物利用度（约 81%）高于非诺贝特。口服 135 mg 非诺贝酸缓释胶囊后，血浆药物浓度与口服 200 mg 微粒化非诺贝特相当，单次口服后血浆药物浓度在 4～5 小时后达到峰值，禁食与非禁食状态下服用无显著差异。多次服用后，非诺贝酸组织浓度在 8 天内达到稳态，血清蛋白结合率约 99%。非诺贝酸主要与葡糖醛酸相结合，最终通过尿液排出，半衰期约 20 小时，故可每天服用 1 次。

Pemafibrate（K-877）是一种新型高效的选择性 PPARα 激动药。该药由日本兴和集团研制，并在 2017 年 7 月在日本获批上市。Pemafibrate 口服后，胃肠道吸收良好，与食物同服可使其吸收增加。口服后 2 小时后出现稳态血药浓度，生物利用度约 61.5%。其血药半衰期为 21.7 小时，血浆蛋白结合率大约为 99％。在肝和肾组织内代谢，经羧基还原与葡糖醛酸化，代谢产物以葡糖醛酸化产物占大多数，有约 14.5％的代谢产物经肾排泄，73.3％的代谢产物经大便排出。体外研究发现，pemafibrate 的作用比非诺贝特约强 10000 倍。在肥胖/2 型糖尿病动物模型和人类中，极小剂量 pemafibrate 就能产生较强的降血脂作用，并且与安全/耐受性改善相关。

（二）常见的不良反应

贝特类药物的不良反应以消化道反应最常见，主要表现为恶心、呕吐、腹泻、食欲减退等，一般较轻，不需停药。可出现肝酶水平升高、增加胆石症的发生率，用药期间应监测肝功能，已有胆结石或胆囊炎的患者慎用，肝功能不全、原发性胆汁性肝硬化者禁用。偶见肌痛、肌无力，甚至发生横纹肌溶解症，尤其是吉非贝齐与他汀类合用时风险明显增加，长期使用时应监测肌酸激酶（CK）水平。可致可逆性的血肌酐水平增高，肾功能不全患者，贝特类药物清除率降低，不良反应发生增加。患者严重肾功能不全、肾病综合征引起血清蛋白减少的患者禁用。应用过程中应监测肾功能。个别病人服药后出现白细胞、红细胞和嗜酸性粒细胞减少，用药期间应注意复查血常规。少数有头痛、眩晕、失眠、皮肤瘙痒、皮疹，罕见脱发、心律失常、静脉血栓形成、血糖升高、性欲减退等。此外，贝特类对胚胎有一定的毒性，可使胚胎生长延迟，孕妇及哺乳期妇女禁用，育龄期妇女及儿童也不宜用此类药物。

（三）药物的相互作用

贝特类药物主要通过肝细胞色素 P450 3A4 代谢，与多种药物有相互作用。贝特类药物会增加香豆素类抗凝血药的抗凝血效果、使凝血酶原时间延长，因此在与华法林联合应用时，应注意监测凝血酶原时间以调整华法林的用量。贝特类药物与其他高蛋白结合率的药物（如甲苯磺丁脲及其它磺脲类降糖药物、苯妥英、呋塞米等）合用时，可将它们从蛋白结合位点上替换下来，使这些药物的作用增强，在合用时应注意调整这些药物的剂量。贝特类药物和他汀类药物均有潜在肝功能损害的可能，并有发生肌炎和肌病的危险，因此与他汀类合用时应谨慎，使用过程中需密切监测肝酶和肌酶水平。从目前的研究数据看，吉非贝齐与他汀类药物联合应用发生严重肌肉毒性的风险较高，因此应避免他汀与吉非贝齐联用。对于老年、女性、肝肾功能不全、甲状腺功能减退的患者，他汀与贝特联合治疗时有增加不良反应的风险，应谨慎使用。与大环内酯类抗生素、抗真菌药物、环孢素、HIV 蛋白酶抑制药、地尔硫卓、胺碘酮等药物合用时，也应谨慎。

二、临床试验

（一）贝特类药物与安慰剂对比

在他汀类药物上市和广泛临床应用之前，进行了多项贝特类药物与安慰剂对照的临床试验，以观察贝特对心血管事件及死亡率等硬终点的影响。

1. 吉非贝齐

（1）诺衡冠状动脉造影试验（LOCAT）：该研究旨在评价吉非贝齐对冠心病伴低 HDL-C 血症男性患者的移植冠状动脉血管病变的影响，将 395 例合并低 HDL 并接受了 CABG 术的患者随机分为吉非贝齐组和安慰剂组，平均随访 32 个月。结果发现，吉非贝齐组治疗组血浆 TG、TC 和 LDL-C 分别降低 40％、9％和 6％，HDL_2-C 和 HDL_3-C 分别升高 5％和 9％；与安慰剂组相比，治疗组无论是移植血管或是天然血管的粥样硬化狭窄病变进展均明显减慢。

（2）赫尔辛基心脏研究（HHS）：共入选 4081 例 40～55 岁非-HDL-C 增高（≥5.2 mmol/L）但没有冠心病的男性为研究对象，随机分为吉非贝齐组与安慰剂对照组，平均随访 5 年。结果发现，吉非贝齐组血清 TC、LDL-C 和 TG 分别下降 8％、8％和 35％，HDL-C 升高 10％，主要心血管事件减少 34％；吉非贝齐能使血脂异常（TG>2.3 mmol/L，HDL-C<1.08 mmol/L）患者的心血管风险下降 78％，而 TG 处于较低水平者死亡率和安慰剂组相比则没有显著的差异。对 HHS 研究跟踪 18 年的延长研究结果显示，初期使用吉非贝齐组的冠心病死亡率较安慰剂组降低 23％，特别是基线时 BMI 和 TG 升高的患者，吉非贝齐可使其冠心病死亡风险降低 71％，全因病死率降低 33％。

（3）美国退伍军人高密度脂蛋白干预试验（VA-HIT）：共入选 2531 例血浆 HDL-C<1 mmol/L、LDL-C≤3.6 mmol/L 和 TG≤3.4 mmol/L 的冠心病患者，随机分为吉非贝齐组和安慰剂组，随访 5.1 年。结果发现，与安慰剂组相比，吉非贝齐治疗 1 年后 HDL-C 增高 6%，TG 降低 31%，TC 降低 4%，LDL-C 无明显变化，使非致死性心肌梗死或发生冠心病死亡相对风险降低 22%，卒中发生率降低 29%，但总死亡的危险性下降未达到统计学差异，没有增加自杀及癌症的死亡率。亚组分析显示，吉非贝齐使合并糖尿病者的心血管联合终点事件减少 32%，冠心病死亡减少了 41%；无糖尿病但血浆胰岛素水平≥271 mmol/L 者心血管事件风险下降了 35%；伴胰岛素抵抗者的心血管事件减少 28%。

2. 苯扎贝特

（1）苯扎贝特冠状动脉粥样硬化干预研究（BECAIT）：共纳入 92 例平均年龄 42 岁的急性心肌梗死的男性患者，平均 TC≥5.2 mmol/L 和（或）TG≥1.6 mmol/L，至少 1 支冠状动脉狭窄超过 90%，随机分为苯扎贝特治疗组和安慰剂组，治疗 2 年和 5 年后进行冠脉造影观察最小管腔直径（MLD）的变化。研究结果表明，苯扎贝特治疗组血浆 TC、VLDL-C 和 TG 分别较对照组降低 9%、35% 和 37%；HDL-C 升高 9%，LDL-C 无明显变化，并发现苯扎贝特能够减慢冠脉粥样硬化病变的进展，并降低心肌梗死后存活患者冠心病事件的发生。

（2）苯扎贝特心肌梗死预防试验（BIP）：纳入 HDL-C<1 mmol/L 且合并轻度高 LDL-C 血症的冠心病（陈旧性心肌梗死或心绞痛）患者 3090 例，分别给予苯扎贝特和安慰剂治疗，平均随访 6.2 年。结果显示，与安慰剂组相比，苯扎贝特组 HDL-C 上升 18%，TG 降低 21%，但两组首要和次要终点无统计学差异。而在 HDL-C<0.91 mmol/L 和 TG>2.26 mmol/L 亚组患者中，苯扎贝特治疗组心血管事件发生下降 42%。HDL-C 水平的升高与心血管事件的减少独立相关，HDL-C 每升高 0.13 mmol/L，心血管病死亡率就下降 27%。对 BIP 试验中具有至少 3 项代谢综合征特征的患者进行析因分析发现，苯扎贝特可使该亚组患者的心肌梗死和冠心病死亡相对减少 25%。

3. 非诺贝特

（1）糖尿病动脉粥样硬化干预研究（DAIS）：共纳入 418 例 2 型糖尿病合并冠心病、血脂异常患者，受试者血糖控制良好，LDL-C 3.5~4.5 mmol/L，TG≤5.2 mmol/L，至少有一处可见的冠状动脉病变，平均随访 38 个月。结果显示，非诺贝特治疗组 TC 下降 10%、LDL-C 下降 5%、TG 下降 29%，HDL-C 升高 8%；通过血管造影术检查动脉粥样硬化进程，与治疗前比较，非诺贝特治疗组平均管腔直径减少程度低于安慰剂组，冠脉管腔变化在非诺贝特治疗组管腔为-0.05 mm，在安慰剂组为-0.10 mm，两组间比较有显著性差异；非诺贝特治疗组事件发生率下降，但与安慰剂组比较，无显著性差异，两组间死亡率亦无差异。

（2）非诺贝特干预及减少糖尿病心脏事件的研究（FIELD）：共入选 9795 例 2 型糖尿病患者，分别给予微粒化非诺贝特或安慰剂治疗，平均随访 5 年。结果表明，非诺贝特使 LDL-C 水平降低 12%，TG 水平降低 29%，但 HDL-C 水平仅升高 2%；非诺贝特使冠心病死亡及非致死性心肌梗死等主要终点仅下降了 11%，与对照组相比无显著性差异，次要终点中总心血管事件和冠状动脉重建的需求在非诺贝特组分别降低 11% 和 21%，总死亡、心血管死亡分别增加 11% 和 19%，但未达统计学意义。在研究结束时，安慰剂组约有 58% 的患者、非诺贝特组约 31% 的患者同时服用了他汀类药物，这可能直接影响了对非诺贝特作用的评价。在校正影响因素后，在既往无心血管疾病的亚组中非诺贝特使主要冠心病终点事件减少了 19%、总血管事件风险下降 15%。值得注意的是，非诺贝特治疗组血栓栓塞事件略有增加，可能与其升高血同型半胱氨酸水平及非诺贝特组肿瘤的发生率较高有关。进一步分析还发现只有在 TC<4.5 mmol/L 或 LDL-C<3.0 mmol/L 的亚组患者，非诺贝特才可明显降低心血管事件的发生；在 TG≥1.7 mmol/L 亚组患者中，心血管事件有降低的趋势。该研究提示对于 TG 水平升高的患者，且 TC 或 LDL-C 得到较好控制的前提下才能从贝特类药物治疗中获益。

4. 荟萃分析　一项纳入了 5 项安慰剂对照研究，总计 4726 例高 TG 伴低 HDL-C 患者亚组的荟萃分析发现，贝特类药物可使冠状动脉事件的风险下降 35%。另一项荟萃回归分析发现，TG 水平每降低

1 mmol/L，在全人群和 TG>2 mmoL/L 的亚组人群中，冠状动脉事件风险分别可降低 54% 和 43%。有学者对 18 项包括 45058 名受试者的前瞻性贝特与安慰剂随机对照试验进行了荟萃分析，结果发现贝特治疗可降低主要心血管事件相对风险（RR）10%、降低冠脉事件 13%，降低蛋白尿进展 14%，但对脑卒中、全因死亡、心血管死亡、猝死和非血管性死亡无显著影响；除肌酐水平有增加外，其他不良反应未见明显增加。

国内学者 Wang D 等进行的一项荟萃分析评价了贝特类药物在心血管病二级预防中的疗效和安全性，共纳入 13 项贝特类药物与安慰剂或未治疗对比的随机对照试验包括 16112 名受试者，其中 11 项研究的受试者有冠心病病史，2 项研究的受试者有卒中病史，结果显示与安慰剂相比贝特类药物可显著降低主要联合终点（非致死性卒中、非致死性心肌梗死及血管性死亡），并能有效预防心肌梗死的发生，但不能降低全因死亡率、血管性死亡和卒中事件。将氯贝特的研究剔除后进行分析发现，贝特类药物对主要终点事件没有明显的预防作用，但仍能预防心梗的发生，与安慰剂相比，贝特类药物的不良反应没有增加。

上述研究及荟萃分析结果表明，贝特类药物能有效降低 TG、升高 HDL-C，且安全性良好；对于冠心病和糖尿病患者尤其是伴有 TG 升高和/或 HDL-C 降低的高危个体，可延缓动脉粥样硬化进展、降低冠状动事件和心肌梗死再发等主要心血管事件。

（二）贝特与他汀联用与单用他汀对比

他汀类降血脂药物主要降低 LDL-C，是目前动脉粥样硬化防治中首选的降脂药物。但尽管强化他汀治疗使 LDL-C 达标，仍有许多患者存在较高的心血管事件风险，而 TG 升高和/或 HDL-C 降低是他汀治疗后血脂相关性心血管剩留风险的主要因素。因此，在他汀基础上联合应用能降低 TG 并升高 HDL-C 的贝特类药物疗效及安全性如何、能否使患者更多获益备受人们关注。

1. 降脂疗效和安全性 国外有多项研究观察了他汀与贝特联用的疗效和安全性。氟伐他汀联合苯扎贝特治疗混合型高脂血症研究（FACT）表明，氟伐他汀与苯扎贝特合用有效降低 LDL-C 24%，降低 TG 38%，升高 HDL-C 22%，优于氟伐他汀单药治疗。辛伐他汀加非诺贝特治疗混合性高脂血症的有效性和耐受性（SAFARI）研究，共纳入 618 例致动脉粥样硬化血脂异常（TG 升高、HDL-C 降低）患者，分别给予辛伐他汀联合非诺贝特和单用辛伐他汀治疗 18 周，结果显示联合治疗较单一治疗进一步降低 TG 23% 和 LDL-C 5.4%，同时进一步升高 HDL-C 水平 8.9%，未见药物相关的严重不良反应。一项荟萃分析显示，他汀联合贝特治疗与贝特单用相比，能进一步降低 TC、LDL-C 和 TG 水平。

在中国人群中也有研究评价了他汀与贝特联合的疗效和安全性。一项前瞻性、多中心、单臂、开放性研究，共招募了来自全国 14 个城市 28 家医院 506 名心血管高风险的血脂异常患者，在已接受他汀类药物治疗的基础上加用非诺贝特（200 mg/d），结果发现，非诺贝特治疗 8 周后平均血 TG 水平降至 1.77 mmol/L（较基线时的 3.00 mmol/L 降低 38.1%），平均 HDL-C 升高至 1.22 mmol/L（比基线时的 1.07 mmol/L 升高 17.4%），未出现严重的肌损伤或肌溶解，提示对于他汀治疗 TG 仍高的心血管高风险患者加用非诺贝特，可改善血脂谱且安全良好。另一项在中国急性冠脉综合征（ACS）合并 TG 升高和/或 HDL-C 降低的患者中进行的研究发现，在他汀（阿托伐他汀 20 mg，QN）基础上加用苯扎贝特（200 Bid）治疗 TC、TG、LDL-C 水平降低和 HDL-C 升高的作用大于单用他汀治疗组，LDL-C、TG、HDL-C 和非-HDL-C 的达标率均高于单用他汀治疗组（P 均<0.05），治疗期间 2 组均未观察到严重不良反应，提示他汀加贝特有助于 ACS 患者血脂的全面达标，且安全性良好。Zou X 等观察了联合降血脂治疗在混合性血脂异常高龄老年人中的疗效和安全性，450 名年龄大于 75 岁混合性血脂异常老年患者，按不同的血脂异常分成了 5 组，结果表明，各组的 TC 和 LDL-C 均较基线水平明显下降，其中他汀＋贝特组分别下降 23.7% 和 44.6%，LDL-C 达标率 50.0%；他汀＋贝特组，与基线时比较 TG 显著降低 29.3%，HDL-C 显著升高 18.4%，两者的达标率分别为 43.0% 和 28.0%，而且不良反应少，无严重不良反应发生，提示常规剂量的联合治疗混合性高脂血症的高龄老人安全有效。

上述研究表明，他汀与贝特联用有助于血脂谱的全面改善，而且安全性良好。

2. 对终点事件的影响　积极控制糖尿病患者心血管危险因素的作用研究（ACCORD）包含血糖、血脂和血压控制试验 3 个部分。其中 ACCORD 血脂试验的目的是评估在他汀基础上加用贝特类药物治疗与单用他汀类药物的调脂作用以及是否可进一步减少大血管事件和微血管并发症的发生率。该研究入选了 5518 例 2 型糖尿病患者，随机分为安慰剂组（辛伐他汀 20～40 mg/d 加安慰剂）和非诺贝特组（辛伐他汀基础上加非诺贝特），平均随访 4.7 年，主要终点为首次出现心血管死亡、非致死性心肌梗死、非致死性脑卒中。结果显示与单用他汀治疗组相比，他汀加非诺贝特联合治疗使 TG 显著降低，HDL-C 显著升高，但两组 LDL-C 降低无差异，两组主要和次要终点事件发生率没有显著差别。对预先设定的亚组进行分析显示，TG≥2.3 mmol/L 同时 HDL-C≤0.91 mmol/L 的 2 型糖尿病患者，他汀联合非诺贝特可减少复合终点事件达 31%，绝对风险降低 4.95%，同时微量蛋白尿和大量蛋白尿发生率显著下降。该研究结果提示，对于存在致动脉粥样硬化血脂异常的 2 型糖尿病患者他汀联合贝特能明显获益。

PROMINENT（the Pemafibrate to Reduce cardiovascular OutcoMes by reducing triglycerides IN diabetic patiENTs）是一项在糖尿病患者中通过使用 pemafibrate 降低 TG 以减少心血管结局的研究。该项 3 期临床研究将纳入 10000 例已给予积极规范治疗包括高强度他汀治疗的高 TG 和低 HDL-C 的高危 2 型糖尿病患者，受试者随机分为 pemafibrate 和安慰剂组，以观察 pemafibrate 能否减少心血管终点事件。该研究结果将为贝特与他汀联合治疗能否进一步降低 ASCVD 风险提供新的证据。

3. 安全性问题

（1）肌病：由于他汀和贝特类药物的代谢途径相似，两者均可引起肌病甚至横纹肌溶解，合用时有可能增加风险。早期的"拜斯亭事件"，因西立伐他汀与吉非贝齐合用明显增加横纹肌溶解不良反应的危险，他汀与贝特联用的安全性问题更加引人关注。总体而言，他汀与贝特联合治疗增加肌损伤的风险为 0.12%。但不同贝特与他汀联合致肌病的风险存在差异，他汀与吉非贝齐联用更易并发严重肌病，任何他汀类药物与吉非贝齐联用导致横纹肌溶解的发生率是与非诺贝特联合的 15 倍。这可能是因为吉非贝齐与他汀之间存在严重的药动学相互作用，两者都通过葡萄糖醛酸化酶代谢，从而影响了他汀的葡萄糖醛酸化，使他汀的血药浓度显著增加所致。而非诺贝特与他汀联用的安全性证据较多。在 FIELD 研究中，944 例接受他汀与非诺贝特联合治疗的患者无横纹肌溶解的事件发生。在 ACCORD 研究中，2765 例患者使用了辛伐他汀与非诺贝特的联合治疗，发生肌病或肌炎的比例与单用辛伐他汀组无统计学差异。一项纳入了 6 项研究共 1628 名受试者的荟萃分析结果显示，他汀与非诺贝特联合治疗的受试者中没有肌病或横纹肌溶解症的发生，两药联合治疗的耐受性与他汀单药治疗相似。另一项纳入 13 项他汀与非诺贝特联用的随机对照临床研究的荟萃分析，包括 7712 例受试者（中国受试者 153 例），结果显示，肌酸激酶（CK）升高、因肌病停药发生率在联合治疗组和单药治疗组间差异无统计学意义。2017 年中国高 TG 血症及其心血管风险管理专家共识中特别提出：由于非诺贝特与他汀联合治疗具有良好的安全性，建议对高 TG 血症的心血管病高危患者在他汀基础上加用非诺贝特。而新研发的非诺贝酸比非诺贝特有更高的亲水性，不需经过肝脏代谢成为活性，研究表明其与他汀的相互作用少，是唯一被美国 FDA 批准可与他汀类联合使用的贝特类药物。

（2）肝肾功能损伤：他汀与非诺贝特联用的荟萃分析结果显示，两药联用肝酶升高的比例明显高于他汀单药治疗组。另一项荟萃分析结果发现，贝特单用所致的肾脏相关不良事件发生率显著低于与他汀联合用药，提示他汀与贝特类药物联合治疗有增加肾脏损害的风险。Geng Q 等进行的一项荟萃分析比较了他汀与非诺贝酸合用与他汀单药治疗的不良反应，共纳入 5 项试验 2704 名患者，结果发现，与单用他汀治疗相比，非诺贝酸＋小剂量他汀组明显增加肝毒性和血肌酐水平，CK 和肌肉相关不良事件没有差异；非诺贝酸＋中等剂量他汀组的不良反应与非诺贝酸＋小剂量他汀组结果相似。一项头对头的研究发现，与非诺贝特相比，pemafibrate 治疗肾/肝相关实验室指标异常包括因此中断治疗的患者更少。此外，pemafibrate 100μg，Bid 可使肝病的标志物发生有益的变化。这提示新药 pemafibrate 在肝肾功能方面的安全性更高。

总之,他汀与贝特联用时可能增加不良反应的发生,联合治疗应注意以下几点:①各自从小剂量开始,可采取晨服贝特、晚服他汀的方法,错开两药血浓度的达峰时间,从而减少药物的相互作用。②测定基线肝肾功能和肌酸激酶水平,并定期复查,轻度转氨酶升高(<3 倍正常上限)并不看作是治疗的禁忌证。当肝酶(ALT)>3 倍正常上限,或有明显肌肉症状或 CK>5 倍正常上限时,或血尿素氮、肌酐明显异常时,应及时减量或停药。③指导患者关注肌病警示信号(如肌痛、肌无力、棕色尿),如出现上述情况应及时到医院就诊。④对于有易于诱发肌病的人群,如老年、女性、体型瘦小、虚弱、肝肾疾病、甲状腺功能减退症、围手术期、休克、酗酒、剧烈运动、合并多种药物者,联合用药需谨慎。⑤尽量避免与大环内酯类抗生素、抗真菌药、环孢素、HIV 蛋白酶抑制药、地尔硫䓬、胺碘酮等药物合用。

三、临床应用

(一) 单用或与他汀联用

2016 年中国成人血脂异常防治指南对贝特类药物应用的建议为:当血清 TG≥1.7 mmol/L(150 mg/dL)时,首先应用非药物干预措施,包括治疗性饮食、减轻体重、减少饮酒、戒烈性酒等。若 TG 水平仅轻、中度升高[2.3~5.6 mmol/L(200~500 mg/dL)],为了防控 ASCVD 危险,虽然以降低 LDL-C 水平为主要目标,但同时应强调非-HDL-C 需达到基本目标值。经他汀治疗后,如非-HDL-C 仍不能达到目标值,可在他汀类基础上加用贝特类、高纯度鱼油制剂。对于严重高 TG 血症患者,即空腹 TG≥5.7 mmol/L(500 mg/dL),应首先考虑使用主要降低 TG 和 VLDL-C 的药物(如贝特类、高纯度鱼油制剂或烟酸)。

2017 年中国高 TG 血症及其心血管风险管理专家共识关于贝特类药物的建议是:贝特类药物可以有效降低 TG,升高 HDL-C,单用或与他汀联用可有效改善血脂异常患者的血脂谱。由于非诺贝特与他汀联合治疗具有良好的安全性,建议对高 TG 血症的心血管病高危患者在他汀基础上加用非诺贝特。不推荐采取非标准的给药方案,如隔天给药。以下情况需启动非诺贝特治疗:①TG≥5.6 mmol/L 时,需立即启动非诺贝特治疗,预防急性胰腺炎;②LDL-C 已达标但 TG 仍≥2.3 mmoL/L 的心血管疾病高风险患者(如糖尿病患者)的一级预防;③LDL-C 已达标但 TG 仍≥2.3 mmoL/L 的 ASCVD 患者的二级预防。

总之,对于严重的高 TG 血症(TG≥5.6 mmol/L)患者,可首选贝特类药物治疗,以预防急性胰腺炎;对于 ASCVD 高危人群,应首选他汀类药物使 LDL-C 达标,对于 LDL-C 已达标但非-HDL-C 仍未达标或 TG 仍≥2.3 mmol/L 的患者,可在他汀基础上加用贝特类药物,以降低患者 ASCVD 的剩留风险。

(二) 与其他降血脂药联用

1. 与依折麦布联用 胆固醇吸收抑制药依折麦布可抑制胆固醇经小肠吸收,降低血浆 LDL-C 水平,对 TG 和 HDL-C 也有轻微有益作用。依折麦布对细胞色素 P450 同工酶无影响,与贝特联合治疗时药物间相互作用少,二者联合可作为改善致动脉粥样硬化血脂异常的替代方案。日本的一项研究观察了依折麦布与非诺贝特长期联合治疗 52 周的疗效,联合治疗能使 LDL-C 下降达 24.2%,TG 水平下降 40%。对于他汀单一治疗耐受性差或不耐受的患者,或他汀与贝特类联合治疗有安全性顾虑的患者,可考虑依折麦布与贝特合用。

2. 与烟酸联用 烟酸与贝特均有降低 TG、升高 HDL-C 作用,但二者降脂作用机制不同,合用可产生协同效应。以往有研究观察了烟酸(1500 mg/d)与吉非贝齐(1200 mg/d)联合治疗混合性高脂血症的疗效,结果发现,与单用烟酸相比,联合治疗可进一步使 ApoB 降低 17.8%,IDL 降低 33.8%,增加保护性 HDL 29.0%。但两者联用的证据较少,其疗效和安全性需更多的研究加以证实。

3. 与 n-3 脂肪酸(n-3 FA)联用 韩国一项随机单盲安慰剂对照研究观察了非诺贝特联合 n-3 FA 与非诺贝特单用对高 TG 血症患者血管及代谢的作用,将患者随机分为安慰剂组、联合治疗组(n-3 FA

2g＋非诺贝特 160 mg/d）和单用贝特组（非诺贝特 160 mg/d），每组各 50 例，治疗 2 个月，同时建议低脂饮食，结果发现，与基线值比较，安慰剂组、联合治疗组和单药治疗组分别明显降低 TG 7％、41％和 30％，TG/HDL-C 比率 11％、45％和 32％；与安慰剂和单药治疗组相比，联合治疗组降低更明显；与安慰剂组相比，联合和单药治疗组 ApoB、非-HDL-C、血流介导的舒张、C 反应蛋白、纤维蛋白原、胰岛素和血糖水平均明显降低，并明显改善了胰岛素的敏感性，但单药与联合治疗组相比没有显著性差异。该研究提示与贝特单用相比，贝特联合 n-3 FA 可进一步降低高 TG 血症患者的 TG 水平和 TG/HDL-C 比值，但其他作用与贝特单药治疗相似。因此类联合治疗研究报道较少，其能否使高 TG 血症患者临床获益，也需更多的临床研究证据来证实。

〔中南大学湘雅二医院　李向平　唐梅〕

参考文献

［1］Jun M，Foote C，Lv J，et al. Effects of fibrates on cardiovascular outcomes：a systematic review and meta-analysis. Lancet，2010，375：1875－1884.

［2］Wang D，Liu B，Tao W，et al. Fibrates for secondary prevention of cardiovascular disease and stroke. Cochrane Database Syst Rev，2015，25（10）：CD009580.

［3］Choi HD，Shin WG，Lee JY，et al. Safety and efficacy of fibrate-statin combination therapy compared to fibrate monotherapy in patients with dyslipidemia：a meta-analysis. Vascul Pharmacol，2015，65－66：23－30.

［4］Zhao S，Wang F，Dai Y，et al. Efficacy and safety of fenofibrate as an add-on in patients with elevated triglyceride despite receiving statin treatment. Int J Cardiol，2016，221：832－836.

［5］Li XP，Gong HR，Huang XS，et al. The influence of statin-fibrate combination therapy on lipids profile and apolipoprotein A5 in patients with acute coronary syndrome. Lipids Health Dis，2013，12（1）：133－138.

［6］Zou X，Si QJ. Is combined lipid-regulating therapy safe and feasible for the very old patients with mixed dyslipidemia? Journal of Geriatric Cardiology，2013，10：349－354.

［7］Guo J，Meng F，Ma N，et al. Meta-analysis of safety of the coadministration of statin with fenofibrate in patients with combined hyperlipidemia. Am J Cardiol，2012，110（9）：1296－1301.

［8］Geng Q，Ren J，chen H，et al. Adverse events following statin-fenofibrate therapy versus statin alone：a meta-analysis of randomized controlled trials. Clin Exp Pharmacol Physiol，2013，40（3）：219－226.

［9］中国胆固醇教育计划委员会. 高甘油三酯血症及其心血管风险管理专家共识. 中华心血管病杂志，2017，45（2）：108－115.

［10］Geng Q，Ren J，Chen H，et al. Adverse events of statin-fenofibric acid versus statin monotherapy：a meta-analysis of randomized controlled trials. Curr Med Res Opin，2013，29（3）：181－188.

［11］Arai H，Yamashita S，Yokote K，et al. Efficacy and Safety of pemafibrate versus fenofibrate in patients with high triglyceride and low HDL cholesterol levels：a multicenter，placebo-controlled，double-blind，randomized trial. J Atheroscler Thromb，2018，25：521－538.

［12］中国成人血脂异常防治指南修订委员会. 中国成人血脂异常防治指南（2016 年修订版）. 中国循环杂志，2016，31（10）：937－953.

［13］Koh KK，Oh PC，Sakuma I，et al. Vascular and metabolic effects of omega-3 fatty acids combined with fenofibrate in patients with hypertriglyceridemia. Int J Cardiol，2016，15：221：342－346.

第四十六章　烟酸类降血脂药的临床地位评价

烟酸属水溶性维生素，作为降血脂药已在临床应用半个多世纪。临床研究已证实烟酸的调脂疗效确切而全面，大剂量时既能有效地降低血浆甘油三酯（triglyceride，TG），升高高密度脂蛋白-胆固醇（high density lipoprotein-cholesterol，HDL-C），也能降低总胆固醇（total cholesterol，TC）和低密度脂蛋白-胆固醇（low density lipoprotein-cholesterol，LDL-C），而且还具有独特的降低脂蛋白（a）[lipoprotein（a），Lp（a）]的作用。早期临床试验结果荟萃分析发现，烟酸无论是单用还是与其他降血脂药物合用均可改善心血管疾病的预后，心血管事件减少34%，冠状动脉事件减少25%。然而近期公布的代谢综合征伴低 HDL-C/高 TG 动脉粥样硬化干预和对整体健康结局影响研究（AIM-HIGH）及心脏保护研究 2 治疗 HDL 以减少心血管事件（HPS2-THRIVE）均发现在他汀基础上加用烟酸类药物未能减少主要心血管终点事件，而且显著增加不良反应，在中国患者问题尤为凸显。因此烟酸类降血脂药物的临床应用价值引起广泛关注，其应用前景需重新思考和评价。

一、烟酸降血脂作用机制

烟酸在体内转化成烟酰胺，后者是烟酰胺腺嘌呤二核苷酸（NADH）和烟酰胺腺嘌呤二核苷酸磷酸（NADP）的前体物质，NADH 和 NADP 是脂质代谢尤其是脂肪酸合成及 β 氧化所必需的辅酶，从而影响机体的脂质代谢。

烟酸抑制脂肪组织内的甘油二酯酶活性而抑制脂肪组织的动员，减少脂肪组织中 TG 库游离脂肪酸的动员，降低血浆中游离脂肪酸含量，从而减少肝脏的 TG 合成和极低密度脂蛋白（very low density lipoprotein，VLDL）的分泌。同时烟酸可增强脂蛋白脂酶的活性，促进血浆 TG 的水解，降低 VLDL浓度。另外，烟酸可减少载脂蛋白 B（apolipoprotein B，ApoB）的合成，促进 VLDL 的分解代谢，从而降低 VLDL 和 TG 水平。

在现有降血脂药物中，烟酸升高 HDL-C 的幅度最大。载脂蛋白 A1（apolipoprotein A1，ApoA1）是 HDL 的主要载脂蛋白，烟酸能阻断肝脏摄取 ApoA1。肝脏摄取的 ApoA1 减少，仅摄取和代谢 HDL所含的胆固醇酯，提高了 HDL 的利用率。同时烟酸还可通过增加 ApoA1 的合成来提高 ApoA1 的血浆含量，升高 HDL-C。烟酸还能改变 HDL 的亚型分布，提高 HDL_2/HDL_3 的比值。

此外，烟酸可降低血浆 LDL-C 和 TC 水平。此作用可能是通过增强脂蛋白脂酶活性，促进血浆 TG水解，降低血浆 VLDL 水平，进而减少 VLDL 向 LDL 的转化，从而降低血浆 LDL-C 和 TC 水平。

Lp（a）是动脉粥样硬化性心血管疾病（atherosclerotic cardiovascular diseases，ASCVD）显著、独立的残留风险因素。烟酸能有效降低 Lp（a），可使 Lp（a）降低 20%～30%，可能与烟酸能减少其合成有关。

二、烟酸与他汀类联合的降脂疗效评价

烟酸的临床应用范围较广，可单独使用，也可与其他降血脂药联合应用。他汀类药物是调脂治疗基石，主要降低 TC 和 LDL-C，而烟酸降低 TG 和升高 HDL-C 作用更强，两者联合应用具有更全面的降脂作用。目前，针对中国人群开展的评价烟酸联合他汀类药物降脂疗效的研究并不多。有研究者将 108例 TC>3.5 mmol/L 的冠心病患者随机分为 2 组：阿托伐他汀单药组和阿托伐他汀＋烟酸联合组，分别予以阿托伐他汀 10 mg/d 及阿托伐他汀 10 mg/d＋缓释型烟酸 500 mg/d（1 个月后增至 1000 mg/d），

观察 12 个月后发现，两组患者血浆 TC 分别降低 18.51％ 和 16.11％，TG 分别降低 14.14％ 和 13.08％，LDL-C 分别降低 34.75％ 和 28.58％，两组之间无统计差异。但联合治疗组血浆 HDL-C 上升 29.36％，显著高于单药组，提示烟酸与他汀类药物合用较他汀类药物单用能得到更为全面的血脂改善。另有研究者比较了阿托伐他汀单药（10 mg/d）及其与缓释型烟酸联合（阿托伐他汀 10 mg/d＋缓释烟酸 500 mg/d）对混合型高脂血症患者血脂谱的影响。血脂入选标准为 TC＞5.2 mmol/L 或 LDL-C＞ 3.12 mmol/L，TG 2.26～4.50 mmol/L，随访 12 周，结果发现两组均可显著降低 TC、TG、LDL-C 及升高 HDL-C，联合治疗效果优于他汀单药。郑建华等评估了阿托伐他汀联合缓释烟酸对高血压并脑梗死患者血脂的影响。基线时两组平均 TC（6.13±0.76、6.11±0.83 mmol/L）、TG（2.65±0.43、2.51±0.65 mmol/L）、LDL-C（3.72±0.81、3.68±0.77 mmol/L）及 HDL-C（0.92±0.31、0.94± 0.30 mmol/L）无显著差异，试验以 20 mg/d 阿托伐他汀为对照组，治疗组为阿托伐他汀联合缓释烟酸（缓释型烟酸第 1～4 周 500 mg/d，之后 1000 mg/d），连续治疗 6 个月后两组患者的血脂各项指标较治疗前均有显著改善。较之对照组，观察组的改善幅度更明显。

三、烟酸与他汀类联合对临床事件的影响及安全性

尽管众多研究结果显示，他汀基础上联合烟酸治疗具有更全面的降脂作用，但两者联合能否带来进一步心血管获益更值得关注。早期小规模临床研究结果显示，烟酸与他汀类联合能明显延缓冠脉及颈动脉病变，降低冠心病死亡、心肌梗死、卒中和血运重建的联合终点发病的相对危险性，且烟酸在中国人群总体耐受性良好。AIM-HIGH 试验是首个关注烟酸对终点事件影响的大规模临床研究，旨在探讨在确诊的心血管疾病、且 HDL-C 降低的患者，在有效的他汀治疗的基础上加用烟酸升高 HDL-C 水平能否降低心血管事件的风险。随访 2 年后的发现，缓释烟酸治疗组 HDL-C 显著升高，TG 明显降低，但致命和非致命心肌梗死、脑卒中、急性冠脉综合征住院或血运重建的发生率在烟酸和安慰剂组之间没有差别，该研究被提前终止。

HPS2-THRIVE 研究是迄今为止最大规模的以烟酸作为心脏保护剂的随机临床试验，共纳入了 25673 例有心肌梗死、缺血性中风、一过性脑缺血发作、周围血管疾病或糖尿病的患者（其中中国患者 10932 例），在辛伐他汀 40 mg/d 或必要时加用依折麦布 10 mg/d 治疗，将 TC 下降至＜3.5 mmol/L 基础上，比较缓释烟酸/拉罗匹仑（前列腺环素 DP1 拮抗药，用于缓解烟酸引起的潮红反应）与安慰剂对心血管主要临床结局的影响。平均随访 3.9 年发现，在他汀基础上加用缓释烟酸/拉罗匹仑未能显著进一步减少主要心血管事件。在安全性方面，与安慰剂相比，缓释烟酸＋拉罗匹仑联合治疗组糖尿病并发症发生率提高 3.7％，新发糖尿病患者增加 1.8％，严重感染率提高 1.4％，重大出血率提高 0.7％。研究观察过程中，缓释烟酸＋拉匹罗仑联合治疗组和安慰剂组中分别有 25％ 和 17％ 的受试者中止服用治疗药物。值得注意的是，事后分析显示，中国患者联用他汀和缓释烟酸/拉罗匹仑发生肌病的额外绝对风险是欧洲患者的 10 余倍，经年龄和性别校正后，是欧洲受试者的 7 倍。

HPS2-THRIVE 研究规模大，设计与实施严谨，并且有万名以上中国患者入组，对我国血脂异常的临床治疗及 ASCVD 二级预防有重大的理论与实际意义，其结果显示烟酸未能进一步减少主要心血管事件风险，这可能与患者基线 LDL-C 水平较低[平均为（63±17）mg/dL]有关。相较而言，早期观察到烟酸心血管保护作用的研究如 HDL 动脉粥样硬化研究（HATS）中患者基线血脂水平较高，且多未接受积极的他汀治疗。此外，烟酸使用的剂量、剂型及时间也可能影响其疗效。近期有荟萃研究分析了 1968—2015 年间有关烟酸的 23 项随机对照研究，旨在明确单用或在他汀基础上加用烟酸治疗的心血管保护作用及安全性。该研究共纳入 39195 例患者，烟酸的平均剂量为 2000 mg/d，平均观察 11.5 个月。结果发现烟酸并未降低患者全因死亡及心血管死亡风险，也未能减少致命和非致命心肌梗死及卒中的发生，并且因烟酸副作用而终止治疗的发生率明显增加。

四、烟酸类降血脂药临床地位评价

基于以上研究结果并未发现在他汀基础上加用烟酸能进一步降低临床事件的发生，且安全性堪忧，

目前欧美多国已将烟酸类药物淡出降血脂药物市场。《中国成人血脂异常防治指南（2016 年修订版）》建议：严重高 TG 血症患者，即空腹 TG≥5.7 mmol/L（500 mg/dL），应首先考虑使用主要降低 TG 和 VLDL-C 的药物。烟酸可作为主要降低 TG 的药物之一，但其推荐排在贝特类、高纯度鱼油制剂之后。指南同时也未作出他汀类联合烟酸的治疗推荐。此外，2017 年 3 月中国国家食品药品监督管理总局修改了烟酸类降血脂药品说明书，明确指出"烟酸与他汀类药物合用需谨慎，肌肉毒性的风险将增加"。

综上所述，虽然烟酸类降血脂药物具有全面的降脂功能，但与单用他汀相比无额外心血管保护作用，且在中国人群中肌病和肝功能损害等不良反应的发生率或可增多，目前在降血脂药市场应用有限。

〔中南大学湘雅二医院　吴陈璐〕

参考文献

［1］诸骏仁，高润霖，赵水平，等. 中国成人血脂异常防治指南（2016 年修订版）. 中国循环杂志，2016，16（10）：15-35.

［2］Sang ZC, Wang F, Zhou Q, et al. Combined use of extended-release niacin and atorvastatin: safety and effects on lipid modification. Chin Med J（Engl），2009，122（14）：1615-1620.

［3］梁小卫，罗兴才. 阿托伐他汀联合缓释烟酸的调脂及抗颈动脉硬化的疗效分析与评价. 临床合理用药，2011，4（5C）：47-48.

［4］郑建华，吴均超. 阿托伐他汀联合缓释烟酸对高血压并脑梗死患者血脂、IMT 及 斑块面积的影响. 广西医科大学学报，2014，31（6）：944-946.

［5］崔英，王建华，白华东. 他汀类药物联合缓释烟酸的调脂疗效及对高血压并发脑梗死患动脉硬化的作用. 中国实用神经疾病杂志，2012，15（13）：31-32.

［6］Boden WE, Probstfield JL, Anderson T, et al. Niacin in patients with low HDL cholesterol levels receiving intensive statin therapy. N Engl J Med, 2011, 365（24）：2255-2267.

［7］Landray MJ, Haynes R, Wallendszus K, et al. Effects of extended-release niacin with laropiprant in high-risk patients. N Engl J Med, 2014, 371（3）：203-212.

［8］Schandelmaier S, Briel M, Saccilotto R, et al. Niacin for primary and secondary prevention of cardiovascular events. Cochrane Database Syst Rev, 2017, 6：CD009744.

第四十七章　多廿烷醇

多廿烷醇（policosanol）是一种含有 8 种长链脂肪伯醇的混合物，是甘蔗蜡经有机溶剂处理后，再进行皂化而提纯获得。基础和临床研究均证实，多廿烷醇可明显降低 LDL-C、TC，升高 HDL-C，短期和长期应用的安全性和耐受性良好。1991 年 7 月该药获准在古巴临床应用，自 1992 起在其他 30 个国家获得推广应用。

一、药理学

多廿烷醇中二十八醇（C28）的含量最多，其次是三十醇（C30）和二十六醇（C26），而其他几种醇如二十四醇（C24）、二十七醇（C27）、二十九醇（C29）、三十二醇（C32）以及三十四醇（C34）的含量都较低。多廿烷醇制剂为每片含 5 mg 或 10 mg 活性成分的薄膜包衣片。

由于多廿烷醇包含 8 个相互紧密关联的分子，其药代动力学过程很难测定，二十八烷醇被选定为研究多廿烷醇的药代动力学的代表品。体内、体外药物代谢研究表明，多廿烷醇口服吸收后 30 分钟至 2 小时达血浆浓度高峰，半衰期约 36～74.1 小时。该药通过细胞色素 P450 系统代谢，主要代谢产物为二十八烷酸和二十八碳酸，肝脏浓度占绝对优势，其次为心脏、关节和血浆，在脂肪组织中也有少量存在，主要经粪便和胆汁代谢。二十八烷醇可部分通过 β-氧化途径被氧化和降解为脂肪酸；肝脏可将二十八烷醇转化为长链脂肪酸后被肌肉吸收。

多廿烷醇通过激活腺苷酸激酶途径，调节羟甲基戊二酰辅酶 A 还原酶的活性，抑制人体内胆固醇合成过程中由乙酸生成甲羟戊酸的步骤，从而抑制胆固醇合成。另外，多廿烷醇可能还具有抑制胆固醇酯转移蛋白（CETP），降低血浆 PCSK9 水平的作用。因此多廿烷醇能够上调细胞表面 LDL 受体的数量，增大 LDL 血液清除率，促使血液中 LDL-C 降低。

多廿烷醇可能存在降血脂外的多效性作用：①阻止肝微粒体的脂质过氧化和脂蛋白氧化，有明显的抗氧化作用。②降低血栓素 A 的水平，略增加前列腺环素水平，抑制血小板聚集，具有抗血小板和血管舒张作用。③抑制平滑肌细胞增生和内膜增生，降低血管内膜/中层比值，稳定斑块。④降低循环系统中内皮细胞的数量，有血管内皮保护作用。⑤阻止家兔和大鼠的动脉粥样硬化发展，减少泡沫细胞，改善内膜损伤。⑥抑制肾素血管紧张素醛固酮系统（RAAS），降低血压。

二、降血脂疗效评价

多廿烷醇作为一种降血脂药物，其临床有效性、安全性和耐受性已经为 178 项随机、双盲、安慰剂对照临床研究和上市后研究证实，其中用于冠心病患者降脂治疗的临床试验 29 项。荟萃分析结果显示，多廿烷醇给药剂量为 5～20 mg/d 时，能显著降低 TC 和 LDL-C 水平，疗效呈非线性依赖性，但剂量 < 5 mg/d 不能显著降低 LDL-C，剂量 > 20 mg/d 也不能进一步增加疗效。给予剂量 5～20 mg/d，为期 8～12 周，可显著降低 LDL-C 水平 13.4%～37.8%，降低 TC 10%～23.9%，增加 HDL-C 8.8%～39.4%，通常不改变血清 TG 水平；给予剂量 20 mg/d，降低 LDL-C 的短期平均最大效应大约为 30%。一般在用药 6～8 周后可观察到明显降低 TC、LDL-C，升高 HDL-C 及轻度降低 TG 的作用。多廿烷醇长期治疗对血脂的作用持续存在。

中国多廿烷醇多中心临床研究，纳入 238 例高胆固醇血症患者，年龄 60～75 岁，分为两组，给予多廿烷醇 10 mg/d 和普伐他汀 10 mg/d，12 周治疗结果显示多廿烷醇和普伐他汀降低 TC 和 LDL-C 作用相似（分别为 13.4％比 16.9％，14.2％比 13.9％），不良事件发生率多廿烷醇少于普伐他汀（9.2％比 19.3％），表明了中国人群应用该药的安全性和有效性。

中南大学湘雅二医院心血管内科观察 72 例高脂血症患者，评价多廿烷醇治疗高脂血症的疗效和安全性，并观察其对血红素氧合酶 1（HO-1）的作用。72 例高脂血症患者随机分为两组：治疗组（$n=$ 36）：多廿烷醇 20 mg/d；安慰剂组（$n=36$）：安慰剂 2 片/d。两组均随访治疗 16 周，观察两组治疗前后血脂谱及血清高敏 C 反应蛋白（hs-CRP）、HO-1 水平的变化，同时监测药物不良反应。HO-1 采用 ELISA 法进行检测。结果表明：①经过 16 周治疗后，治疗组总胆固醇（TC）由（7.01 ± 1.03）mmol/L 下降至（5.66 ± 0.83）mmol/L，均数降低 19.4％；低密度脂蛋白胆固醇（LDL-C）由（4.78 ± 0.72）mmol/L 下降至（3.70 ± 0.69）mmol/L，均数降低 22.5％；甘油三酯（TG）、高密度脂蛋白胆固醇（HDL-C）无显著变化；HO-1 由（1.82 ± 1.08）μg/L 下降至（1.45 ± 0.81）μg/L；hs-CRP 由（3.40 ± 3.64）mg/L 下降至（1.86 ± 2.02）mg/L。②两组的各项安全性指标在治疗前后均无变化，随访过程中无过敏反应、肌肉痛等不良反应发生。所以本研究结果提示：多廿烷醇（20 mg/d）可显著降低血清胆固醇，并降低 HO-1、hs-CRP 水平，提示其有抗氧化应激的作用。多廿烷醇治疗高脂血症不良反应少，具有较好的安全性。

古巴一项随机、双盲、安慰剂对照研究，评价多廿烷醇对血脂、心脑血管事件和死亡率的影响，共纳入 1470 例高胆固醇血症患者，平均年龄 66 岁，给予多廿烷醇 5～10 mg/d 和饮食控制 3 年，结果显示，与安慰剂比较多廿烷醇明显降低 TC、LDL-C 和升高 HDL-C，而且累计不良反应发生率、累计死亡率和累计心脑血管事件发生率，多廿烷醇组均明显低于安慰剂组。

两项随机对照安慰剂临床研究评价多廿烷醇对间歇性跛行的治疗作用。分别入选 62 例和 56 例间歇性跛行患者，服用 10 mg/d 或 20 mg/d 多廿烷醇 6～24 个月，与安慰剂组比较，显著提高了初始跛行距离（ICD）和绝对跛行距离。剂量为 10 mg/d 时步行距离增加 25％～50％，剂量为 20 mg/d 时步行距离增加 50％。提高踝臂指数（ABI）。10 mg/d 多廿烷醇与 20 mg/d 洛伐他汀相比，更显著地提高跛行患者的 ICD、ACD 和 ABI；与抗血小板药噻氯匹定和阿司匹林相比，10 mg/d 多廿烷醇不仅可显著提高 ICD 和 ACD，同时能提高 ABI，降低 LDL-C 和 TC。

新近完成的一项荟萃分析再次证实了多廿烷醇治疗血脂异常的有效性和安全性。该分析通过检索 PubMed、Web of science、Embase、Scopus、Cochrane library、SinoMed 等 11 个数据库，共纳入 22 项相关研究，包括 1886 例受试者。汇总结果显示，与安慰剂相比，多廿烷醇可显著降低 TC 和 LDL-C，增加 HDL-C，但对 TG 和体重无明显影响。不良反应分析表明，多廿烷醇比安慰剂更安全。

（一）对特殊人群应用研究

多廿烷醇的相关研究对象广泛，不仅包括高胆固醇血症患者，也包括血清胆固醇正常和轻度胆固醇升高（<5.9 mmol/L）者、老年人、肝损伤患者和糖尿病患者。

1. 正常至轻度高血清胆固醇（<5.9 mmol/L）受试者　研究显示，对正常至轻度高胆固醇（<5.9 mmol/L）受试者，服用多廿烷醇 5～10 mg/d，4～12 周，可降低 LDL-C 16.7％～22.7％，降低 TC 10.5％～17.4％，升高 HDL-C 9.0％～18.6％，TG 基本保持不变。服用多廿烷醇 20 mg/d，4 周降低 LDL-C 22％，升高 HDL-C 29.9％。

2. 老年人群　近 1000 例 60～85 岁老年受试者使用多廿烷醇结果显示与年轻受试者结果近似或更明显。分别给予多廿烷醇 5 mg/d、10 mg/d 和 20 mg/d 治疗 12 周，LDL-C 显著降低，分别为 21.3％、32.1％和 34.2％；降低 TC，分别为 17.4％、22.6％和 24.2％；升高 HDL-C，分别为 15.2％、20.6％、31.4％，高剂量（20 mg/d）还降低 TG 17.9％，且安全性和耐受性良好。

3. 患有肝病的高胆固醇脂血症患者　对伴有肝酶异常（ALT>45 U/L）的高胆固醇脂血症患者降脂治疗是一个难题。基础和临床研究均证实多廿烷醇对肝功能和肝酶指标没有影响。动物研究显示，多廿烷醇可通过抗氧化机制防止肝损害加重。临床研究显示，给予多廿烷醇 5 mg/d 或 10 mg/d，LDL-C 可分别降低 19.1％和 22.3％，TC 降低 13.6％和 15.4％，HDL-C 增加 11.5％和 17.9％，TG 无变化，有效性与肝功能正常的高胆固醇脂血症患者近似，肝功能损伤指标未见加重。

4. 糖尿病患者　安慰剂对照临床试验结果显示，与基线和安慰剂相比，多廿烷醇显著降低糖尿病患者 LDL-C（21.8％比 44.4％）和 TC（17.5％比 28.9％），增加 HDL-C（11.3％比 23.5％），对 TG 水平没有影响。

（二）与其他降血脂药物的对比

1. 与他汀类比较　多廿烷醇（10 mg/d）与洛伐他汀（20 mg/d）、普伐他汀（20 mg/d）、氟伐他汀（20 mg/d）、辛伐他汀（10 mg/d）和阿托伐他汀（10 mg/d）比较，疗程 6～8 周，结果显示多廿烷醇降低 TC 作用与洛伐他汀、普伐他汀、氟伐他汀相似，降低 LDL-C 作用略强于洛伐他汀、普伐他汀、氟伐他汀，降低 TC 和 LDL-C 弱于阿托伐他汀和辛伐他汀，但多廿烷醇升高 HDL-C 的作用强于他汀类药物。同时发现，多廿烷醇可降低花生四烯酸诱导的血小板聚集 39％，而普伐他汀和阿托伐他汀均未见有类似作用。

2. 与贝特类药物比较　多廿烷醇 10 mg/d 与苯扎贝特 400 mg/d 和吉非贝齐 1200 mg/d 比较，多廿烷醇降低 LDL-C 和 TC 更有效，分别降低 LDL-C（30.6％比 20.0％比 19.3％），降低 TC（25.4％比 16.9％比 15.3％），但降低 TG 作用贝特类强于多廿烷醇，均有增加 HDL-C 作用（多廿烷醇 14％比苯扎贝特 24％，比吉非贝齐 11％）。

3. 与其他降血脂药比较　多廿烷醇（10 mg/d）与阿西莫司（750 mg/d）和普罗布考（1g/d）比较，多廿烷醇降低 LDL-C 和 TC 作用更有效（分别为 21％比 7.5％，比 2.7％；15.8％比 7.5％，比 7.8％）。

（三）与其他降血脂药联合应用

1. 与他汀类药物联用　将 5 mg/d 多廿烷醇与他汀类药物合用增加 HDL-C 的程度比单独应用他汀类药物高，但没有比单独应用多廿烷醇效果更好。未发现两药合用降低胆固醇的作用更强。可能原因是他汀类药物抑制 HMG CoA 还原酶的作用较强，低剂量的多廿烷醇并不能增加这种抑制作用。因为目前只有一项临床试验，需进行更多的临床研究加以验证。

2. 与贝特类药物联用　联合应用 5 mg/d 多廿烷醇和吉非贝特 600 mg/d 或苯扎贝特 400 mg/d，比单独应用多廿烷醇 10 mg/d 或吉非贝齐 1200 mg/d 或苯扎贝特 400 mg/d 更有效。单用多廿烷醇升高 HDL-C 10.7％，单用吉非贝特升高 HDL-C 10.9％，降低 TG 33.9％。联合治疗，TC 水平下降 20.8％，LDL-C 水平下降 7.7％，降低 TG 47.1％，升高 HDL-C 25.6％。

三、安全性评价

多个动物实验和临床研究表明，多廿烷醇具有良好的安全性。应用相当于人体剂量（20 mg/d）17240 倍的高剂量，未发现胎儿畸形和生殖毒性以及长期口服的致癌性。健康受试者单次口服最大剂量（20 mg/d）50 倍的多廿烷醇（1000 mg/d），未出现临床、血液和生化指标的改变，显示良好的耐受性。

多廿烷醇（5～20 mg/d）没有致肝毒性，对肝功能指标没有影响，不加重已有肝功能异常者的肝损伤；对肌肉功能的安全指标没有影响，没有任何肌病和肌溶解的案例报道；不影响血糖代谢。对大于 60 岁患者短期和长期的研究结果显示，老年人群应用多廿烷醇同样有良好的安全性和耐受性。联合降血脂治疗中，如联合辛伐他汀或贝特类（吉非贝齐和苯扎贝特），未发现药物相互作用导致的临床不良事件。

不良反应包括 27879 例患者的上市后研究，应用剂量 5～20 mg/d，为期 4 年，显示不良事件发生率极低，最常见的不良事件有体重减轻（0.25％）、多尿症（0.13％）、多食（0.08％）、头痛（0.07％）、头晕（0.06％）、关节痛（0.05％）和失眠（0.05％）。包括 37400 例患者超过 7 年的药理学监测中，撤药率仅 85 例（0.3％）。比较试验中不同降血脂药物不良事件相关的撤药率，多廿烷醇为 0.8％，他汀类和贝特类分别为 4.7％和 6.9％。

四、临床应用

推荐的起始剂量是 5 mg/d，但 10 mg/d 可以增加疗效，同时产品的安全性和耐受度都没有变化。在大多数国家 20 mg/d 是推荐的最大治疗剂量。鉴于它可以抑制胆固醇的生物合成，该药应在每天晚餐后服用一次，因为胆固醇的生物合成在夜间是增加的。开始治疗后或调整剂量时，每 8～12 周检查的血脂及相关生化安全性指标。一般说来，该药的长期应用，患者能很好耐受，安全性良好。

尽管多廿烷醇在动物实验中没有发现有致畸作用，不会损害大鼠的生殖能力，但还是禁用于妊娠期妇女，因为胆固醇和其相关的代谢产物在胎儿的生长发育过程中必须满足一定的量。目前尚不知多廿烷醇及其代谢产物是否可以通过人类乳汁分泌，因此在哺乳期应停止服用该药。多廿烷醇对儿童的有效性和安全性没有进行评估。目前不推荐对儿童使用多廿烷醇进行治疗。最近，有人对 40 例家族性高胆固醇血症儿童（基其杂合子型 24 例，纯合子型 16 例）每天给予多廿烷醇 10 mg，观察 8 周。结果观察到 TC 降低 18.5%，LDL-C 降低 25.1%，ApoB 降低 25.3%，对 HDL-C 和 ApoA1 无作用。对肝酶和肌酶无影响。该项研究为首次报道在儿童中应用多廿烷醇，证明其是安全有效的降脂药物。

五、结语

多廿烷醇是从甘蔗蜡提取纯化得到的一个高分子脂肪醇的混合物，临床和基础研究结果均表明，该药具有降血脂作用。多廿烷醇通过调节三羟基三甲基戊二酰辅酶 A 还原酶的活性，在甲羟戊酸生成前抑制胆固醇的生物合成，从而降低胆固醇水平。该药在 20 世纪 80 年代后期由古巴科学家发现，1991 年始应用于临床。推荐起始剂量为 5 mg/d，10 mg/d 可以增加疗效，推荐最大治疗剂量为 20 mg/d，该药的安全性和耐受性均良好。因胆固醇的生物合成在夜间活跃，推荐每天晚餐后服用。可与贝特类药物合用治疗混合型高脂血症。该药为辅助性治疗药物，服用者在治疗期间应保持低脂健康饮食。因多廿烷醇具有良好的安全性、耐受性和明确的降脂疗效，可用于高胆固醇血症、高 LDL-C 脂血症或低 HDL-C 脂血症患者心血管疾病的预防，尤其适用于老年人、肝功能异常和不能耐受他汀类药物的高胆固醇血症患者。对于混合型高脂血症患者，可考虑与贝特类药物联合应用。

〔中南大学湘雅二医院　赵水平　赵　旺〕

参考文献

[1] Singh DK，Li L，Porter TD. Policosanol inhibits cholesterol synthesis in hepatoma cells by activation of AMP-kinase. J Pharmacol Exp Ther，2006，318（3）：1020-1026.

[2] Kim JY，Kim SM，Kim SJ，et al. Consumption of policosanol enhances HDL functionality via CETP inhibition and reduces blood pressure and visceral fat in young and middle-aged subjects. Int J Mol Med，2017，39（4）：889-899.

[3] Guo YL，Xu RX，Zhu CG，et al. Policosanol attenuates statin-induced increases in serum proprotein convertase subtilisin/kexin type 9 when combined with atorvastatin. Evid Based Complement Alternat Med，2014，2014：926087.

[4] Elseweidy MM，Zein N，Aldhamy SE，et al. Policosanol as a new inhibitor candidate for vascular calcification in diabetic hyperlipidemic rats. Exp Biol Med（Maywood），2016，241（17）：1943-1949.

[5] Cho KH，Yadav D，Kim SJ，Kim JR. Blood Pressure Lowering Effect of Cuban Policosanol is Accompanied by Improvement of Hepatic Inflammation，Lipoprotein Profile，and HDL Quality in Spontaneously Hypertensive Rats. Molecules，2018，23（5）.

[6] 王云，柯元南，王嘉莉，等. 多廿烷醇与普伐他汀治疗高脂血症的疗效和安全性［J］. 中国新药与临床杂志，2008，27（02）：124-128.

[7] 刘顺，谭茗月，赵水平，等. 多廿烷醇对高脂血症患者血脂谱和血红素氧和酶 1 的作用. 中华心血管病杂志，2012，40（10）：840-842.

[8] Illnait J，Castaño G，Alvarez E，et al. Effects of policosanol（10 mg/d）versus aspirin（100 mg/d）in patients with intermittent claudication：a 10-week，randomized，comparative study. Angiology，2008，59（3）：269-277.

[9] Gong J，Qin X，Yuan F，et al. Efficacy and safety of sugarcane policosanol on dyslipidemia：A meta-analysis of randomized controlled trials. Mol Nutr Food Res，2018，62（1）：1 - 6.

[10] Guardamagna O，Abello F，Baracco V，et al. The treatment of hypercholesterolemic children：efficacy and safety of a combination of red yeast rice extract and policosanols. Nutr Metab Cardiovasc Dis，2011，21（6）：424 - 429.

第四十八章　高纯度鱼油制剂

鱼油中含有丰富的 n-3 多不饱和脂肪酸，主要成分为二十碳五烯酸（EPA）和二十二碳六烯酸（DHA）。临床上应用治疗血脂异常的鱼油为高纯度制剂，可有效降低甘油三酯（TG）。同时，已有不少报道 n-3 多不饱和脂肪酸可减少心血管疾病死亡率及猝死、心律失常、心肌梗死、心力衰竭发生的风险，但作用机制仍未十分明确。由于人类并不能自身合成不饱和脂肪酸，植物及海洋微生物的 n-3 脂肪酸成为人类饮食中不可缺少的要素。

一、n-3 多不饱和脂肪酸简介

n-3 多不饱和脂肪酸是由碳、氢原子相互连接而成的长链（18 个碳原子以上），其间含有 3～6 个不饱和键（即双键）。链含两端，羧基端（—COOH）为链的开头，称为"alpha"端，甲基端（—CH₃）为链尾，称为"omega"端。命名方式：以链尾（即 omega 端）开始计算，第一个双键的位置为 n，则命名为 Omega-n。n-3 脂肪酸的第一个不饱和键位于 omega 端的第 3 个碳原子上，故又名 n-3。（标准化学命名系统 IUPAC 从羧基端开始）。

（一）分类

参与人体生理构成的 3 种 n-3 脂肪酸分别为：存在于植物油中的 α-亚麻酸（α-linolenic acid，ALA），常见于海洋油脂中的二十碳五烯酸（eicosapntemacnioc acid，EPA）和二十二碳六烯酸（docosahexaenoic acid，DHA）。结构分别见图 48-1。

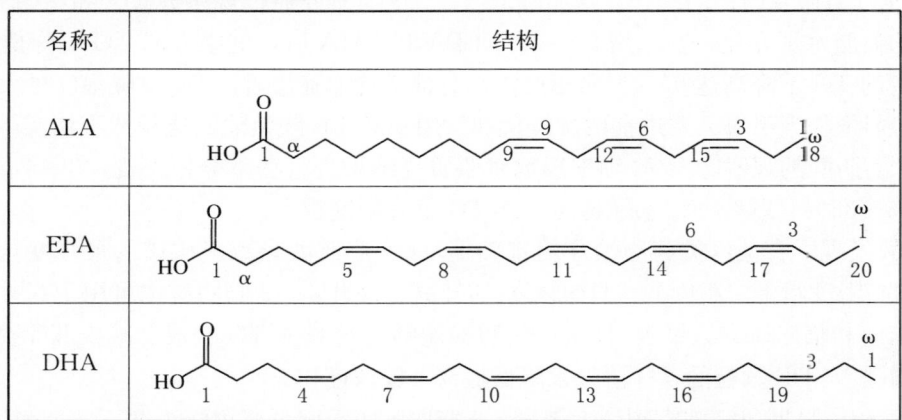

图 48-1　3 种人体必需的 n-3 脂肪酸结构

（二）存在形式

n-3 脂肪酸以两种形式天然存在，甘油三酯和磷脂。在甘油三酯中，它们与其他脂肪酸一起与甘油结合。磷脂 n-3 由两种与磷酸盐和胆碱连接的脂肪酸组成。甘油三酯可转化为游离脂肪酸或其酯，从而获得 n-3 脂肪酸及其酯。

（三）生理意义

n-3 脂肪酸对正常生理代谢很重要，是人体合成各种荷尔蒙及内生性物质的必要营养素，但人体无法自身合成，必须从食物中获取。通过饮食获得的短链 n-3 脂肪酸 ALA，又可合成重要的长链 EPA，再通过 EPA，合成最关键的 DHA。从 ALA 制造长链 n-3 脂肪酸的能力可能会随着人体的衰老逐渐减弱。

（四）来源

主要有海豹、深海鱼类、植物油、海藻。EPA 和 DHA 最广泛的膳食来源是油性鱼类，如鲑鱼、鲱鱼、鲭鱼、凤尾鱼、鲱鱼和沙丁鱼（图 48-2）等。这些鱼的油中 n-3 含量丰富，但鱼并不合成 n-3 脂肪酸，而是从藻类或浮游生物中获取得到 n-3。

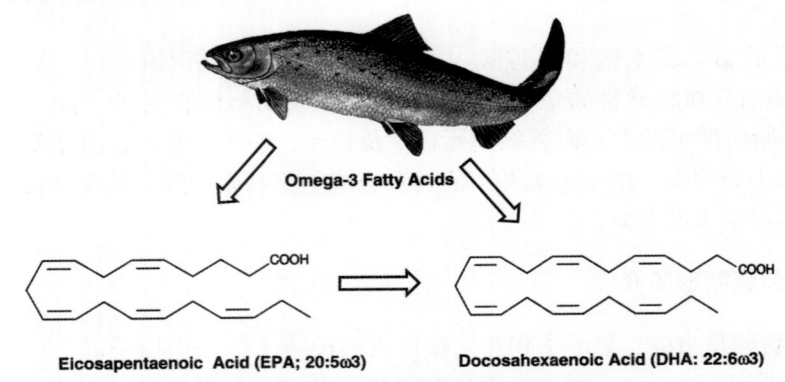

Eicosapentaenoic Acid (EPA; 20:5ω3)　　Docosahexaenoic Acid (DHA: 22:6ω3)

图 48-2　鱼油来源的多不饱和脂肪酸

一些常见的植物油中富含 n-3 脂肪酸，如双低菜籽油、大麻籽油、大豆油、橄榄油、亚麻籽油和玉米油。蛋类及肉类中也含有一定量的 n-3 脂肪酸。

二、药理作用

（一）对血脂的影响

1. 降低 TG　n-3 脂肪酸可抑制肝脏极低密度脂蛋白（VLDL）合成和分泌，同时促进血液中 TG 的水解以及 VLDL 与血管内皮的结合，从而降低 TG。早期研究通过观察健康人和高脂血症病人对 n-3 脂肪酸治疗后的血脂水平变化，在服用 20～25 g EPA 和 DHA 后，健康人的 TG 可降低 33%，而混合型高脂血症患者的 TG 下降高达 65%。对于严重高甘油三酯血症患者，TG 下降幅度更大，达 74%。这种 n-3 脂肪酸的剂量相当于每天要进食两次鲑鱼和饮用 100 mL 鲑鱼油。这显然不切实际，因此随后进行了小剂量 n-3 脂肪酸的观察，对 72 项安慰剂对照研究结果进行荟萃分析发现，3～4 g EPA 和 DHA 可降低 TG 25%～35%；基线 TG 水平越高，其 TG 下降幅度越大。

Chan 等研究发现，在他汀类药物治疗的基础上，n-3 脂肪酸导致脂质谱的最佳变化，表现在血浆中 Th 的降低和高密度脂蛋白胆固醇（HDL-C）的升高。因此，n-3 脂肪酸也可用于高甘油三酯血症的辅助治疗。临床前和临床研究结果表明，n-3 脂肪酸能够通过减少 TG 合成，减少 TG 掺入 VLDL，减少 TG 分泌，增强 VLDL 颗粒的 TG 清除来降低血清 TG 浓度。

2. 降低胆固醇　早期研究观察到，大剂量 n-3 脂肪酸也可降低胆固醇浓度，但小剂量 n-3 脂肪酸对胆固醇的作用很小，除非患者的高胆固醇是由于极高的乳糜微粒血症引起。此时，n-3 脂肪酸是通过降低富含 TG 的脂蛋白如 VLDL 而使总胆固醇轻度下降。n-3 脂肪酸不降低低密度脂蛋白胆固醇（LDL-C）水平。相反，在部分严重高甘油三酯血症患者中 n-3 脂肪酸可升高 LDL-C。但 n-3 脂肪酸导致的 LDL-C 升高是由于使 LDL 颗粒增多和体积增大，并不增加心血管病的危险。

3. 升高 HDL-C　n-3 脂肪酸对 HDL-C 作用较小，荟萃分析结果显示，对于 TG 正常和升高的人群，n-3 脂肪酸可使 HDL-C 水平升高 3%～5%，对于严重高 TG 人群（TG＞5.5 mmol/L），n-3 脂肪酸可升高 HDL-C 9%。

（二）对心脏的影响

n-3 脂肪酸能插入细胞膜的磷脂双分子层中，影响膜流动性、脂质微域形成和信号传导膜。其还能调节膜离子通道的功能，例如 Na^+ 和 L 型 Ca^{2+} 通道，以预防心律失常。此外，n-3 脂肪酸还可以作为环加氧酶或脂氧合酶的替代底物来阻止花生四烯酸转化为促炎性类二十烷酸。近年来许多源自于 n-3 脂肪酸的酶氧化产物被鉴定为抗炎介质，这些产物可能有助于 n-3 脂肪酸发挥心血管保护作用。

1. 改变细胞膜环境　n-3 脂肪酸插入细胞膜，改变细胞膜环境。n-3 脂肪酸具有许多双键和长链碳，其插入到膜的磷脂中可以改变膜的性质并影响各种膜蛋白的功能，包括抑制蛋白激酶 Cθ 信号传导和白细胞介素(IL)-2 的产生，以及破坏 Toll 样受体 4 的二聚化和招募。

2. 抗心律失常　n-3 脂肪酸调节离子通道，产生抗心律失常作用。n-3 脂肪酸能够通过调节肌细胞电生理特性而发挥抗心律失常作用。其能降低心肌细胞膜钠通道的活性，增加膜电位去极化的阈值。EPA 和 DHA 还能调节 L 型钙通道的活性，导致游离胞质钙离子的减少，从而稳定肌细胞的电刺激性，预防致命的心律失常。这表明 n-3 脂肪酸的心脏保护作用是通过与膜离子通道的直接相互作用介导的。

3. 抗炎　n-3 脂肪酸通过核受体、G 蛋白偶联受体及其他机制介导，产生抗炎作用。据报道，日常摄入 n-3 脂肪酸能够降低炎症细胞因子比如肿瘤坏死因子（TNF）、IL-1b 和 IL-6 的循环浓度，并改善非缺血性扩张型心肌病的左心室功能容量。其中，EPA 和 DHA 能够通过阻断 IkB 磷酸化而抑制 NF-kB 的信号传导，或通过抑制核受体 PPARα/γ，从而导致炎症相关基因的表达下调。EPA 和 DHA 能够通过抑制 TGF-β1 诱导的 smad2/3 核转位而直接减少心脏纤维化，其还能增加一氧化氮的产生并促进心脏成纤维细胞中环 GMP/PKG 途径的后续活化。这些研究结果表明，n-3 脂肪酸可能同时具有抗炎和抗纤维化作用。

n-3 脂肪酸通过插入磷脂双分子层调节细胞膜的特性，并通过控制膜离子通道以预防致命的心律失常。n-3 脂肪酸还能通过修饰 NF-kB 信号传导，以及 NLRP3 炎性体，PPARα/γ，GPR120 和 TGF-b 的信号传导而发挥抗炎和抗纤维化作用。NF-kB：核因子-kB；NLRP3：NOD 样受体家族，含有 3 的 pyrin 结构域；PPARα/γ：过氧化物酶体增殖物激活受体 α/γ；GPR120：G 蛋白偶联受体 120；TGF-b：转化生长因子-b。

4. n-3 脂肪酸的新型生物活性脂质介质　自 20 世纪 70 年代以来，人们普遍认为 n-3 脂肪酸的有益作用源于其能阻止花生四烯酸（AA）转化为促炎前列腺素（PGs）和白三烯（LTs），或其能够作为替代底物，产生效力较低的介质，如 3 系 PGs 和血栓素（TXs）以及 5 系 LTs（图 43 - 5）。例如，摄入富含 n-3 脂肪酸饮食的人群，其心肌梗死的发生率较低，可能部分是因为花生四烯酸转化为促血栓前列腺素类 TXA2 的减少。此外，n-3 脂肪酸能代谢为 PGI3，后者具有抗血小板作用，而 TXA3 不会诱导血小板聚集。

利用液相色谱-质谱（LC-MS）对小鼠炎性渗出物或活化细胞上清液进行脂质组学分析已鉴定出由 n-3 脂肪酸衍生的独特的促分解介质，例如 resolvins，protectins 和 maresins。Resolvin E 系列由 EPA 合成，通过阿司匹林-乙酰化 COX2 或 CYP450 单加氧酶转化 18 -羟基二十碳五烯酸（18-HEPE）而合成。RvE1 主动阻断白细胞运输到发炎部位，促进炎症细胞和碎片的清除，抑制细胞因子的产生，从而导致急性炎症的消退。此外 RvE1 还可通过激活 ADP 或 TXA2 受体而抑制血小板聚集。从而在心血管系统中起到有效的脂质介质的作用。由花生四烯酸产生的环氧二十碳三烯酸（EET）能够诱导血管舒张，刺激血管生成，并保护心脏免受缺血/再灌注损伤。CYP450 单加氧酶还能够分别将 EPA 和 DHA 转化为环氧二十碳四烯酸（EpETE）和环氧二十碳五烯酸（EpDPAs），其作为类似于 EET 的脂质介质起作用。

5. EPA 代谢物 18-HEPE 对心脏重塑的新的益处　据报道 EPA 代谢物 18-HEPE 具有抗炎和抗纤维化作用。Kang 等人开发了一种表达 Caenorhabditi elegans fat-1 基因的转基因小鼠，该基因能够编码一种 n-3 去饱和酶将 n-6 脂肪酸转化为 n-3 脂肪酸。fat-1 小鼠的几乎所有细胞和组织中均显示富含 n-3 脂肪酸，并显示能对抗多种炎症性疾病，包括结肠炎、胰腺炎、骨关节炎、动脉粥样硬化、肥胖相关的胰岛素抵抗和一些癌症。与野生型小鼠相比，经受超负荷压力的 fat-1 小鼠表现出持续的心脏功能和减少的心脏重塑（纤维化），而心脏肥大没有任何差异。基于 LC-MS/MS 的脂质组学研究结果显示，由 fat-1 转基因巨噬细胞产生的高水平的 18-HEPE，能够抑制心脏成纤维细胞产生 IL-6。

值得注意的是，饮食中摄入的 EPA 乙酯（2700 mg/d）能够显著增加 18-HEPE 的血浆浓度。此外，18-HEPE 能够预防横向主动脉缩窄（TAC）后的心脏功能障碍、巨噬细胞浸润和心脏纤维化，表明 18-HEPE 在超负荷压力下对心脏重构的治疗潜力。

三、临床研究

（一）冠心病

一项纳入了 228864 名参与者，共 19 项研究的荟萃分析结果显示，食用鱼类者致命性冠心病（CHD）风险降低 17%，总的 CHD 风险降低 14%。另一项纳入了 222364 名参与者的荟萃分析结果表明，与从未食用或每月食用鱼类少于一次的人相比，每周食用鱼类 2~4 次的人 CHD 死亡率的相对风险减少了 23%。

（二）REDUCE-IT 研究结果

该研究入组的患者为接受他汀类药物治疗且低密度脂蛋白胆固醇（LDL-C）控制良好（41~100 mg/dL，基线中位值为 75 mg/dL），具有各种心血管风险因素，包括持续性 TG 升高（150~499 mg/dL，基线中位值为 216 mg/dL），且已被确诊心血管疾病（二级预防队列，71%）或患有糖尿病并具有至少一种其他心血管风险因素（一级预防队列，29%）。

共纳入 8179 例患者，按 1∶1 的比例随机进行他汀类药物＋VASCEPA 4g/d 或他汀类药物＋安慰剂治疗，比较两个治疗组对心血管事件的影响。中位随访时间为 4.9 年。

研究结果为主要终点：4 g/d VASCEPA 胶囊＋他汀治疗组的主要不良心血管事件相对风险降低 25%（图 48-3）。

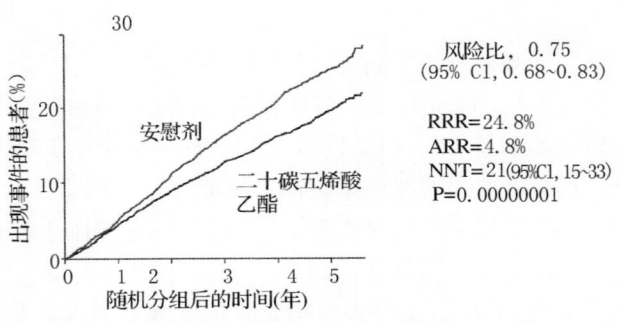

Bhatt DL，Steg PG，Miller M，et al.N Engl J Med，2019；380：11-22.

图 48-3　REDUCE-IT 主要终点事件降低

ARR，absolute risk reduction，绝对风险降低；NNT，number needed to treat，需治数；RRR，relative risk reduction，相对风险降低

主要终点为心血管（CV）死亡、非致死性心肌梗死（MI）、非致死性卒中、冠状动脉血运重建、或需要住院治疗的不稳定型心绞痛组成的复合事件；服用 VASCEPA 约 1 年后，CV 事件曲线开始明显与安慰剂组分离。

其他缺血性终点事件的分层分析：4g/d VASCEPA＋他汀治疗组显著降低次要终点的各项事件，包括 CV 死亡、MI 及脑卒中（图 48-4）。

REDUCE-IT 研究结论是，与安慰剂相比，二十碳五烯酸乙酯 4 g/d 治疗后心血管事件总数显著减少，即 30%，包括：首发心血管事件数减少 25%，二次发生心血管事件数减少 32%，三次发生心血管事件数减少 31%，发生次数≥4 次的心血管事件数减少 48%。对首发事件、复发事件和总事件的分析表明，基线甘油三酯＞100 mg/dL 的他汀类药物治疗患者的缺血事件负担大，并且二十碳五烯酸乙酯治疗可能会降低残余风险。

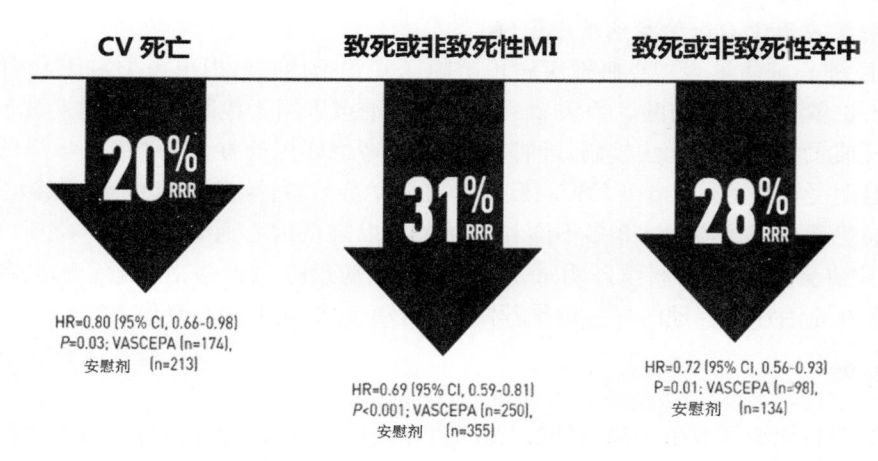

图 48-4 REDUCE-IT 研究中次要终点降低

（三）心肌梗死与猝死

一项纳入了 15806 名患者的荟萃分析结果显示，n-3 脂肪酸与致死性心肌梗死和猝死率降低 30％相关，与总死亡率降低 20％相关。

（四）脑卒中

一项纳入了 402127 名参与者的研究结果显示，与每月食用鱼类少于一次的人相比，每周食用鱼类 2～4 次的人脑卒中风险降低 9％。这种保护作用仅对于缺血性脑卒中比较明显。

（五）高血脂

日本一项 EPA 脂质干预研究（JELIS）纳入了 18645 例正接受他汀类药物治疗的高胆固醇血症患者，研究结果显示，随机接受 EPA 治疗的患者 5 年后主要心血管事件的发生率减少了 19％。与安慰剂相比，n-3 脂肪酸可降低脂蛋白相关磷脂酶 A2（Lp-PLA2）的水平，临床前和临床研究还发现 EPA 和 DHA 具有抗心律失常和抗氧化作用，可改善内皮功能，还可促进较低致动脉粥样硬化的脂蛋白亚组分。

（六）炎症

一项对 2012—2016 年共 5 年间关于摄入 n-3 脂肪酸对心血管危险因素如炎症和氧化应激的影响的证据评估结果显示，n-3 脂肪酸确能用于改善 CVD 危险因素。

四、指南与共识推荐

（一）n-3 脂肪酸应用于血脂管理

2016 年《美国糖尿病协会（ADA）糖尿病医学诊疗标准 1》，2016 年美国内分泌医师协会（AACE）与美国内分泌学会（ACE）联合颁布的《2 型糖尿病患者综合治疗共识 2》，以及《中国 2 型糖尿病合并血脂异常防治专家共识 2017 年修订版 13》均指出糖尿病患者血脂管理中生活方式的改善应集中于减轻体重，减少饱和脂肪酸、反式脂肪酸以及胆固醇的摄入，增加 n-3、纤维素以及植物甾醇的摄入。空腹甘油三酯（TG）≥5.65 mmol/L 的患者应注意排查继发性血脂异常的病因并考虑药物治疗，降低急性胰腺炎风险，若甘油三酯≥11 mmol/L，应立即给予贝特类药物或鱼油治疗。《2016 成人血脂异常防治指南 5》指出高纯度鱼油降 TG 每次 0.5～1 g，每天 3 次。他汀与高纯度鱼油制剂可联合应用于治疗混合型高脂血症，且不增加各自的不良反应。

AHA2018 年科学会议公布的 REDUCE-IT 研究发现，有心血管病或糖尿病合并一种危险因素的甘油三酯升高的人群中，一种高剂量纯化形式的 n-3 油［二十碳五烯酸（EPA）］能够带来显著获益。本研究中使用 4 g/d 的大剂量 EPA 且为纯化的乙基酯 EPA，该 EPA 产品已被美国食品和药物管理局批准用于治疗甘油三酯非常高（≥500 mg/dL）的患者。

（二）n-3 脂肪酸应用于心血管疾病患者管理

《2016ESC（欧洲心脏病学会）心血管疾病预防临床实践指南 3》指出鱼类对于心血管疾病的保护作用都是来自于 n-3 多不饱和脂肪酸，每天 2～4 g n-3 鱼油可以用于控制甘油三酯。对于混合型血脂异常患者，如果他汀或贝特类药物无法控制甘油三酯，可以考虑联用处方级 n-3 进一步降低甘油三酯，该种联用方式安全且耐受性良好。《2016 ESC（欧洲心脏病学会）急性与慢性心力衰竭诊治指南 4》指出，对于有症状的心衰患者可考虑应用 n-3 多不饱和脂肪酸，以降低因心血管病住院与心血管病死亡风险。2017 年美国心脏病协会（AHA）科学声明-n-3 与心血管疾病预防 12》指出，冠心病患者（包含近期心梗患者）进行 n-3 补充治疗是合理的，并且推荐用于左心室功能缺失的心衰患者。

五、摄入量推荐

美国心脏协会和其他全球卫生当局已针对 n-3 脂肪酸提出了饮食建议。目前指南建议个人每天应摄入约 500 mg 的 EPA 和 DHA，通过每周食用至少两次 100 g 鱼类可以实现，最好是新鲜金枪鱼、鲑鱼、鲭鱼、鲱鱼和沙丁鱼等油鱼类。鼓励冠心病患者增加 n-3 脂肪酸剂量至每天 1 g。对于高甘油三酯血症的患者，应考虑每天 2～4 g 剂量的 n-3 脂肪酸与其他脂质疗法联合使用。n-3 脂肪酸补充除偶尔的胃肠道不适和"鱼腥打嗝"外，不会产生其他副作用。虽然有担心高剂量的 n-3 脂肪酸与抗血小板或抗凝血药物联合使用，可能会增加出血的风险，但迄今为止几乎无证据表明有此不良反应。n-3 脂肪酸与降脂药物、抗高血压药物和抗血栓药物无不良相互作用。研究表明，必需脂肪酸对胎儿及婴儿的生长发育极其重要，特别是脑部和视力的发育，因此，怀孕和哺乳期应确保足够的必需脂肪酸摄入。

（一）临床应用

主要用于高甘油三酯血症。其制剂（多烯酸乙酯）中的 EPA＋DHA 含量要求 85％。常用的 n-3 脂肪酸制剂的剂量、用法：①Omacor（EPA＋DHA 含量 85％）。每胶丸 0.5 g，用法：0.5～2 g/d，分 3 次。②多烯酸乙酯胶丸（脉乐康-EPA＋DHA 含量 85％）。每胶丸 0.25 g，用法：0.25～1 g/d，3 次/d。③多烯康胶丸。用法：0.9～1.8 g/d，3 次/d。

国外报道，Lovaza 胶囊具有降血脂作用，且安全性好。其降低高甘油三酯血症的疗效可与吉非贝齐相媲美，因此推荐 Lovaza 胶囊用于血 TG＞5.5 mmol/L 的患者。

VASCEPA（二十碳五烯酸乙酯，原名 AMR101）胶囊是由 n-3 酸（乙酯型，俗称 EPA）组成的单分子处方产品。VASCEPA 不是鱼油，而是通过严格、复杂的、FDA 监管的生产工艺从深海鱼中提取的高纯度 EPA。Vascepa 4 g/d 和 2 g/d 剂量水平给药后，显著降低了血清 TG 水平，且对大量其他脂质和炎症性生物标志物产生积极影响。VASCEPA 治疗后，非 HDL-C 和 Apo B（致动脉粥样硬化性脂蛋白总负担标志物）显著降低。极高 TG 患者的 LDL-C 水平未出现显著升高。即使与他汀类药物合并用药，VASCEPA 仍耐受性良好，且不会对血糖控制产生不良影响。

VASCEPA（二十碳五烯酸乙酯）适用于成人严重（≥500 mg/dL）高甘油三酯血症患者饮食的辅助治疗来降低其甘油三酯（TG）水平。已知对 VASCEPA 或其任何成分有超敏反应（例如，速发型过敏反应）的患者禁用 VASCEPA。

（二）不良反应

摄入大剂量的鱼油可使出血时间延长，同时体外实验提示鱼油可使血栓素 A_2 及血小板活化因子活性降低。然而测定凝血时间或纤溶因子却不能证实鱼油具有相似的作用。另外，临床试验并没有发现应用鱼油使行冠状动脉旁路移植术、经皮冠状动脉成形术的患者出血事件增加。一项临床随机试验表明，500 例患者在行经皮冠状动脉球囊扩张术前 2 周给予 6.9g DHA 及 EPA 预处理（围术期同时给予 325 mg/d阿司匹林及肝素注射），结果并没有发现出血的增加。另一项纳入 610 例冠脉旁路移植术患者的临床试验也得到类似的结果，该研究随机给予患者安慰剂或 4 g/d 鱼油治疗，同时随机给予阿司匹林或华法林，使国际标准化比值控制在 2.5～4.2，1 年后并没有发现出血事件增加。鱼油是否影响国际标准化比值目前并没有大规模临床试验证实，有一项小规模试验提示鱼油并不干扰华法林的剂量调整。少数证据提示若患者同时接受华法林和鱼油治疗，建议将国际标准化比值控制在一个较低的目标值。

　　已知对鱼和/或贝类有超敏反应的患者慎用。常报告的不良反应（发生率＞2%且大于安慰剂）是关节痛（VASCEPA 和安慰剂的发生率分别是 2.3%和 1.0%）。未见发生率＞3%且大于安慰剂的发生率的不良反应。使用 VASCEPA 和其他影响凝血功能的药物（例如，抗血小板药）的患者应定期予以监测。对于肝功能损害的患者，治疗期间应定期监测 ALT 和 AST 水平。患者应将 VASCEPA 胶囊整个吞服；不可打碎、碾碎、溶解或咀嚼。

〔北京大学深圳医院　王志坚〕

参考文献

［1］Chan DC，Watts GF，Mori TA，et al. Factorial study of the effects of atorvastatin and fish oil on dyslipidaemia in visceral obesity ［J］. Eur. J. Clin. Investig，2002，32（6）：429 - 436.

［2］Bays HE，Tighe AP，Sadovsky R，Davidson MH. Prescription Omega-3 fatty acids and their lipid effects：physiologic mechanisms of action and clinical implications ［J］. Expert Rev Cardiovasc Ther，2008，6：391 - 409.

［3］Wong SW，Kwon MJ，Choi AM，et al. Fatty acids modulate Toll-like receptor 4 activation through regulation of receptor dimerization and recruitment into lipid rafts in a reactive oxygen species-dependent manner ［J］. J Biol Chem，2009，284：27384 - 27392.

［4］Xiao YF，Kang JX，Morgan JP，Leaf A. Blocking effects of polyunsaturated fatty acids on Na^+ channels of neonatal rat ventricular myocytes ［J］. Proc Natl Acad Sci U S A，1995，92：11000 - 11004.

［5］Gani OA，Sylte I. Molecular recognition of docosahexaenoic acid by peroxisome proliferator-activated receptors and retinoid-X receptor alpha ［J］. J Mol Graph Model，2008，27：217 - 224.

［6］Chen J，Shearer GC，Chen Q，et al. Omega-3 fatty acids prevent pressure overloadinduced cardiac fibrosis through activation of cyclic GMP/protein kinase G signaling in cardiac fibroblasts ［J］. Circulation，2011，123：584 - 593.

［7］Serhan CN. Pro-resolving lipid mediators are leads for resolution physiology ［J］. Nature，2014，510：92 - 101.

［8］Endo J，Sano M，Isobe Y，et al. 18-HEPE，an n-3 fatty acid metabolite released by macrophages，prevents pressure overloadinduced maladaptive cardiac remodeling ［J］. J Exp Med，2014，211：1673 - 1687.

［9］Whelton SP，He J，Whelton PK，Muntner P. Meta-analysis of observational studies on fish intake and coronary heart disease ［J］. Am. J. Cardiol，2004，93（9）：1119 - 1123.

［10］He K，Song YQ，Daviglus ML，et al. Accumulated evidence on fish consumption and coronary heart disease mortality-A meta-analysis of cohort studies ［J］. Circulation，2004，109（22）：2705 - 2711.

［11］Bucher HC，Hengstler P，Schindler C，Meier G. N-3 polyunsaturated fatty acids in coronary heart disease：a meta-analysis of randomized controlled trials ［J］. Am. J. Med，2002，112（4）：298 - 304.

［12］Xun P，Qin B，Song Y，et al. Fish consumption and risk of stroke and its subtypes：accumulative evidence from a meta-analysis of prospective cohort studies ［J］. Eur. J. Clin. Nutr，2012，66（11）：1199 - 1207.

［13］Yokoyama M，Origasa H，Matsuzaki M，et al. Effects of eicosapentaenoic acid on major coronary events in hypercholesterolaemic patients（JELIS）：a randomised openlabel，blinded endpoint analysis ［J］. Lancet，2007，369（9567）：1090 - 1098.

［14］Siscovick J. Omega-3 Polyunsaturated Fatty Acid（Fish Oil）Supplementation and the Prevention of Clinical Cardiovascular Disease ［J］. Circulation，2017，135：867 - 884.

第四十九章　前蛋白转化酶枯草溶菌素 9 抑制药

前蛋白转化酶枯草溶菌素 9（proprotein convertase subtilisin/kexin type 9，PCSK9）是 2003 年在研究神经细胞凋亡时首次被发现。随后，对 PCSK9 基因突变体的生物学效应进行观察，证实该基因的突变体可以引起家族性高胆固醇血症。通过大量的基础和临床研究，现已将 PCSK9 抑制药研发成为新型强效降低胆固醇药物。

一、PCSK9 的生理作用

PCSK9 是一种丝氨酸蛋白酶，由肝细胞合成，也可在肾间质细胞、回肠和结肠上皮细胞和中枢神经系统中表达，以 PCSK9 前体分泌，以磷蛋白形式在血液中循环。PCSK9 可调控肝细胞表面低密度脂蛋白（LDL）受体的数量，该酶主要与细胞表面的 LDL 受体结合，形成 PCSK9/LDL 受体复合体而进入细胞内，然后被肝细胞溶酶体降解，从而减少 LDL 受体的循环利用，导致细胞表面 LDL 受体数量下降。

LDL 受体是肝细胞摄取并代谢血液中 LDL 的关键因子。因此，当 PCSK9 活性增强时，细胞表面 LDL 受体减少，血液中低密度脂蛋白胆固醇（LDL-C）水平则升高。遗传学研究表明，携带 PCSK9 功能获得性基因突变的人群，其 LDL-C 水平显著增加；相反，PCSK9 功能缺失性突变则可降低人体内 LDL-C。现有研究表明，PCSK9 抑制药与他汀类药物具有相同的心脏保护作用。

二、PCSK9 基因

PCSK 基因的发现，源自法国和美国的典型家族性高胆固醇血症（FH）家庭，具有遗传性 LDL-C 水平升高，呈常染色体显性遗传特征，但患者检测了当时已知的 FH 致病基因，包括编码 LDL 受体和载脂蛋白 B（ApoB）的 LDL 受体基因和 ApoB 基因并无异常，故猜测有新的致病基因发生突变连锁分析表明，致病位点位于染色体 1p 上，随后通过对法国 FH 家系的研究确证了 PCSK9 是导致 FH 的第三个基因。随后，大量的细胞和分子生物学研究确定 PCSK9 与 LDL 受体的关系密切。在转基因小鼠中证实了 PCSK9 功能获得导致 FH 的机制：单纯的 PCSK9 过表达导致 FH 样表型，并导致细胞内 LDL 受体降解增加。

目前有超过 30 种 PCSK9 功能获得性变异，致病机制包括转录增加、自催化改变和 PCSK9-LDL 受体相互作用的稳定性增加。PCSK9 功能获得性变异与动脉硬化性心血管疾病（ASCVD）的相关性来源于队列研究和家系研究。

迄今有超过 20 种功能缺失性 PCSK9 突变被报道，这些突变导致 PCSK9 蛋白活性降低，其机制包括增强降解、减少细胞内运输、改变自催化裂解和降低与 LDLR 的结合等。PCSK9 基因功能缺失性变异在人群中发生率极低，等位基因频率在人群中 $<0.1\%$，但在某些亚群中发生较常见（p. R46L、p. Y142X 和 p. C679X 等），达 $1\% \sim 5\%$，并会对 ASCVD 发生风险产生影响。

孟德尔随机研究发现 PCSK9 功能丧失型突变的个体具有 LDL-C 水平终身低下，且发生 ASCVD 的风险显著降低。在一项 3363 例非裔美国人进行的孟德尔随机研究显示，PCSK9 功能丧失性基因突变的杂合子患者 LDL-C 水平较普通人群低 28%，其 ASCVD 风险降低 88%。随后在更多大规模、多人种的研究中获得验证。

PCSK9 常见变异的全基因组关联分析，进一步证实了其对 LDL-C 水平产生的影响，且 LDL-C 水平的降低直接与 ASCVD 事件的发生显著降低相关。孟德尔随机研究未发现 PCSK9 功能的缺失与神经退行性疾病之间的因果关系。

三、PCSK9 抑制药的研发过程

由于发现 PCSK9 突变的杂合子是健康的，科学家们开启了针对该靶点研发药物的探寻，尝试通过药物来实现这种基因功能丧失的有利表型。在之后的研究中，发现即使罕见的 PCSK9 功能丧失的纯合子个体具有极低的 LDL-C 水平，其表型也是健康的，强烈提示该靶点的抑制药将可作为降脂药物。正是因为这些振奋人心的发现，使 PCSK9 抑制药的研发在近 10 余年中有突破性进展。

自 2007 年首个 PCSK 抑制药诞生以来，通过不同途径抑制 PCSK9 的药物相继出现，机制上主要包括。①抑制 PCSK9 合成：反义寡核苷酸、小分子干扰 RNA 如 Inclisiran；②抑制 PCSK9 与 LDL 受体结合：单克隆抗体，如依洛尤单抗、阿利珠单抗等。目前已上市的药物主要是全人源 PCSK9 单克隆免疫球蛋白。

PCSK9 抑制药通过选择性结合 PCSK9 蛋白，抑制 PCSK9 酶与肝 LDL 受体间的相互作用，增加 LDL 受体的循环，使血液中 LDL-C 的清除率加速，从而降低血浆 LDL-C 水平。使用他汀类药物时，循环中的 PCSK9 水平上调，这提示抑制 PCSK9 通路可协同他汀类药物的降 LDL-C 作用。

四、PCSK9 抗体

PCSK9 抗体与游离 PCSK9 快速结合，使用药后持续 2~3 周血浆中游离 PCSK9 水平极低。当 PCSK9 活性被抑制后，肝细胞再循环并表达更大比例的细胞表面 LDL 受体，从而更高效地从血浆中清除 LDL-C。当游离 PCSK9 水平的受抑程度降至<75%~85%时，血浆 LDL-C 升高。

初次皮下注射 PCSK9 抗体（阿利珠单抗或依洛尤单抗）后，全身性生物利用度分别为 85% 和 72%。2 种 PCSK9 抗体的表观分布容积均约为 3.3L，表明组织分布有限。首次皮下注射 PCSK9 单克隆抗体后，PCSK9 酶在 4~8 小时内开始失活。PCSK9 单克隆抗体由蛋白质和碳水化合物组成，预计其清除方式应该有 2 种，即通过与 PCSK9 的可饱和性结合消除和通过非饱和性蛋白水解为小肽和氨基酸而消除，因此过去没有对 PCSK9 抑制药进行常规的代谢研究。估计的暴露和清除特性是基于人群分析。现有 PCSK9 抑制药的有效消除半衰期为 11~20 日。当与他汀类药物联用时，半衰期会轻微缩短。

（一）临床用法

PCSK9 抗体（依洛尤单抗和阿利珠单抗）的制剂为无菌、一次性使用、无防腐剂的溶液，装在皮下注射用的预装注射器或注射笔中。注射部位为上臂、大腿或腹部。依洛尤单抗也有用于贴附式输注泵给药的制剂，每月给药 1 次，约 10 分钟输完。依洛尤单抗为一种全人源化单克隆抗体，能够结合 PCSK9，并抑制其与肝细胞表面 LDL-R 结合。在 PCSK9 不存在时，肝细胞表面会有更多的 LDL-R，用于从血液中清除 LDL-C。多项研究数据显示，该药物在降低 LDL-C 方面疗效显著，且安全性良好。依洛尤单抗用于原发性或混合性血脂异常的推荐剂量为一次 140 mg、每 2 周 1 次，或一次 420 mg、每月 1 次，均为皮下给药；2 种剂量在临床上等效。目前该抗体主要用于纯合型家族性高胆固醇血症（HoFH），美国和大多数其他国家推荐的依洛尤单抗起始剂量为一次 420 mg、皮下给药、每月 1 次。在加拿大、欧盟和英国，HoFH 患者在接受一次 420 mg、每 2 周 1 次皮下给药的方案达 12 周后，可增加剂量。接受血脂净化治疗的 HoFH 患者可根据净化治疗的时间安排开始每 2 周 1 次的依洛尤单抗治疗（即在净化治疗后直接给予）。

阿利珠单抗的起始剂量是一次 75 mg、皮下注射、每 2 周 1 次。维持剂量是一次 75~150 mg、皮下注射、每 2 周 1 次。开始用药或调整剂量后应在 4~8 周内测定血浆 LDL-C 水平，如果 LDL-C 降低不充分，则上调剂量至 150 mg。

若患者倾向于减少给药频次，阿利珠单抗的另一种起始剂量为一次 300 mg，每 4 周 1 次。接受该剂量方案的患者，应在预定的下 1 剂给药之前检测 LDL-C。如果 LDL-C 降低不充分，可给予一次

150 mg、每 2 周 1 次，在预定的下 1 剂给药日开始采用这种新剂量。调整剂量后应在 4～8 周内复测 LDL-C。

（二）不良反应

分析临床试验的汇总数据发现，2 种 PCSK9 抑制药的总体不良事件发生率均与安慰剂相近。最常报告的不良反应之一是局部注射部位反应，通常轻微（例如，红斑、疼痛或瘀斑），使用依洛尤单抗和阿利珠单抗患者中的发生率分别是 6％和 7％～10％。PCSK9 抑制药似乎不会引起肌肉毒性和肝酶升高。PCSK9 的临床试验评估了最长使用近 4 年的安全性。严重的不良反应少见。

1. 免疫和过敏反应　PCSK9 抑制药可引起超敏反应，如皮疹、瘙痒和荨麻疹。严重过敏反应已有报道，病例很少，包括钱币状湿疹、重度荨麻疹和超敏性血管炎。在使用阿利珠单抗的患者中，1.2％可以检测到该药物的中和抗体。产生阿利珠单抗中和抗体的患者比没有产生的患者更常发生注射部位反应（10.2％比 5.9％）。然而，在有中和抗体的患者中，没有一致观察到药物的降 LDL-C 效果减弱。临床试验没有检测依洛尤单抗的中和抗体。

2. 神经认知毒性　既往有小型研究和病例报告称他汀可能对患者认知功能有不良影响，PCSK9 单克隆抗体降 LDL-C 幅度显著，其对认知的影响也受到广泛关注，EBBINGHAUS 研究就这一问题进行了探究，从 FOURIER 研究患者中选取了 1974 例患者进行平行对照研究，在 4 年的观察时间中，未发现患者有记忆丧失或其他认知问题。

3. 肌肉毒性　患者在使用 PCSK9 抗体后，未出现肌肉毒性和肌酸激酶升高。此外，已经在使用他汀类的患者在加用 PCSK9 抗体后，未发生肌肉毒性。

4. 丙型肝炎病毒易感性　有研究提示 PCSK9 有可能影响丙型肝炎病毒（hepatitis C virus，HCV）的感染力，因为它会下调 HCV 入胞受体（LDL-R 和四次穿膜蛋白 CD81）。理论上，PCSK9 抗体可上调肝细胞表面的 LDL-R 和 CD81，进而促进 HCV 进入肝细胞。但证据相互矛盾，还需要更多数据来验证这一理论。

5. 结肠肿瘤　肝脏利用胆固醇合成胆汁酸。PCSK9 抗体上调了 LDL 受体，使肝脏摄取的胆固醇增多，因此产生的胆汁酸也增多。研究显示，肠道内的大量胆汁酸可促进啮齿类动物结肠肿瘤的发生，也与人类结直肠癌相关。然而，在依洛尤单抗和阿利珠单抗的啮齿类动物和非啮齿类动物的毒性研究中，均未发现结肠异常。使用 PCSK9 抑制药后可能出现的肠内胆汁酸增多，很可能不足以产生临床意义。

6. 胰岛素抵抗和糖尿病　他汀类治疗与 2 型糖尿病风险有关，仍未完全阐明相关机制。小鼠研究显示，PCSK9 可能是正常胰岛功能所需的。然而，迄今发表的临床研究都未发现，使用 PCSK9 抑制药与胰岛素抵抗、血浆葡萄糖水平、胰岛功能不全和糖尿病发生率增加有任何关联。

五、其他 PCSK9 抑制药

PCSK9 反义分子、LNA 反义化合物和 PCSK9-siRNA 是新型研发中的 PCSK9 抑制药。这些分子可明显降低胞内和胞外 PCSK9 水平，给药频率更低，且费用也可能更低。

Inclisiran 是一种化学合成的小干扰 RNA 靶向 PCSK9 基因的 mRNA，可降低 LDL-C 水平。临床研究显示，inclisiran 可显著降低 LDL-C 水平，inclisiran 显示出优越的安全性和耐受性。2017 年欧洲心脏病协会年会公布的 ORION 1 研究最新数据显示，PCSK9 抑制药 inclisiran 随访 1 年未发现安全性问题，且可稳定持久地降低 LDL-C 水平。

六、PCSK9 临床研究

（一）降脂疗效

DESCARTES 研究显示，PCSK9 抑制药依洛尤单抗治疗可显著降低 LDL-C 水平达 57％。依洛尤单抗组总的不良反应发生率与安慰剂组相同，严重不良反应、肌痛和肌酸激酶水平增高发生率略升高，神经认知不良事件发生率略降低，对血糖无不利影响，研究期间未检出抗依洛尤单抗的中和抗体。LA-PLACE-2 研究表明，在他汀基础上加用依洛尤单抗降 LDL-C 效果显著优于他汀加用依折麦布。GAUSS-2 研究显示依洛尤单抗降低 LDL-C 效果优于依折麦布。OSLER 研究中，较安慰剂组受试者，依洛尤单抗组 LDL-C 水平降至＜70 mg/dL，同时心血管事件风险降低 53%，而两组间不良事件发生率无差异。RUTHERFORD-2 研究显示，依洛尤单抗可使 LDL-C、ApoB、Lp（a）和甘油三酯水平显著降低，高密度脂蛋白胆固醇（high density lipoprotein cholesterol，HDL-C）水平明显升高，且耐受性良好。GLAGOV 研究最新数据进一步证实，在最佳他汀类药物治疗方案基础上，通过血管内超声监测，依洛尤单抗可使 AS 出现逆转，支持了降低 LDL-C 与 AS 的逆转具有密切相关性。GAUSS-3 研究证实了对他汀不耐受的客观存在，而 PCSK9 抑制药是有效降低 LDL-C 的可替代选择，表明 PCSK9 抑制药在他汀不耐受的 ASCVD 高风险人群中的重要地位。

（二）斑块逆转和心血管事件的预防

近年来，不断有新的临床研究结果发布，支持 PCSK9 抑制药用于 ASCVD 患者的心血管事件的预防。

GLAGOV 研究是首个证实 PCSK9 抑制药可使冠状动脉斑块总体积缩小的研究，该研究证实在他汀基础上加用依洛尤单抗将 LDL-C 降至 1 mmol/（L 40 mg/dL）以下可显著逆转冠状动脉斑块体积，为降低 LDL-C 可抑制 ASCVD 发生发展提供了有力的理论证据。GLAGOV 研究共纳入 968 例症状性冠状动脉疾病患者，484 例患者在他汀治疗基础上随机接受依洛尤单抗治疗，484 例患者应用安慰剂治疗，治疗时间为 76 周。主要终点是治疗 78 周后相对基线的斑块体积百分比（PAV）变化。治疗 78 周后，依洛尤单抗组 LDL-C 较基线下降 60%，PAV 较安慰剂组显著减小 0.95%，64.3% 的患者显示出斑块逆转。

PCSK9 抑制药的长期心血管结局研究结果，进一步夯实了胆固醇理论，证实了 ASCVD 患者强化降脂带来的长期心血管获益。FOURIER 研究是一项大规模、全球多中心、随机、对照研究，共纳入 27564 例 ASCVD 患者，中位随访时间 2.2 年，在最大可耐受剂量他汀基础上加用依洛尤单抗使 LDL-C 进一步平均下降 59%（降至 0.78 mmol/L），主要复合心血管终点事件（心血管死亡，心肌梗死，脑卒中，不稳定型心绞痛再住院，冠脉血运重建）相对风险降低 15%，其中关键终点事件（包括心血管死亡，心肌梗死，脑卒中）相对风险降低 20%。其亚组分析显示，对于既往有多次事件、多支病变、近 1 年内发生心梗以及伴有糖尿病的 ASCVD 患者，心血管获益更加显著。FOURIER 研究亚组数据表明，依洛尤单抗降低 LDL-C 似乎没有底部效应，更低的 LDL-C 水平意味着更大的风险降低。在高风险患者中，降低 LDL-C 水平至远低于最常见的 1.8 mmol/L（70 mg/dL）的治疗目标可进一步降低不良心血管事件的风险，且未增加安全问题。ODYSSEY OUTCOME 研究纳入了 18924 近期发生 ACS（1～12 月内）的患者，中位数随访时间为 2.8 年，在他汀基础上加用阿利珠单抗使 LDL-C 进一步降低约 55%，主要终点事件复合终点（冠心病死亡、非致死性心肌梗死、缺血性脑卒中或需要住院治疗的不稳定型心绞痛）降低 15%。

不断更新的试验数据同样证实了 PCSK9 抑制药的有效性及安全性，也为临床控制血脂策略指明方向。

七、PCSK9 抑制药临床适应证

目前，在中国获批的 PCSK9 抑制药为依洛尤单抗，在我国获批的适应证为：①降低心血管事件的风险。在已有动脉粥样硬化性心血管疾病的成人患者中，降低心肌梗死、卒中以及冠脉血运重建的风险。通过与最大耐受剂量的他汀类药物联合用药，伴随或不伴随其他降脂疗法，或者在他汀类药物不耐受或禁忌使用的患者中，单独用药或与其他降脂疗法联合用药。②纯合子型家族性高胆固醇血症。用于成人或 12 岁以上青少年的纯合子型家族性高胆固醇血症。可与饮食疗法和其他降低密度脂蛋白胆固醇（LDL-C）治疗（例如他汀类药物、依折麦布、LDL 分离术）合用，用于患有纯合子型家族性高胆固醇

血症（HoFH）且需要进一步降低 LDL-C 的患者。

依洛尤单抗需皮下注射给药。对于已确定的心血管疾病成人患者，推荐剂量为 140 mg 每 2 周 1 次或 420 mg 每月 1 次；对于 HoFH 患者，推荐给药剂量为 420 mg 每月 1 次。首次皮下注射后，PCSK9 酶在 4～8 小时内开始失活，2～3 周后使 LDL-C 水平达到最低水平。其安全性良好，对肾功能不全及轻至中度肝功能患者无须调整剂量，目前临床研究中已知的常见不良反应为局部注射反应、糖尿病、鼻咽炎和上呼吸道感染。长期研究均未发现其对认知功能有不良影响，未发现中和抗体的产生。

基于循证医学证据的不断累积，近年来，在国内外血脂管理和 ASCVD 预防指南和共识中，将推荐 PCSK9 抑制药可用于 FH 患者、血脂不达标或他汀不耐受的极高风险 ASCVD 患者，可预防降低心肌梗死、脑卒中以及冠脉血运重建的等心血管事件发生的风险。

2016 版《中国成人血脂异常防治指南》建议，他汀与 PCSK9 抑制药联合应用治疗严重血脂异常，可使 LDL-C 水平更大程度下降，提高达标率。伴 ASCVD 的 FH 患者经生活方式干预加最大剂量降脂药物（如他汀＋依折麦布）治疗后 LDL-C 水平仍＞2.6 mmol/L（100 mg/dL）时，加用 PCSK9 抑制药可进一步改善治疗效果。2017 年美国临床内分泌医师协会与美国内分泌学会联合颁布了血脂异常管理与动脉粥样硬化疾病预防指南，推荐 PCSK9 抑制药与他汀类药物联用降低 FH 患者的 LDL-C。对于已接受最大耐受量他汀治疗的 ASCVD 患者，若其 LDL-C 或非 HDL-C 仍不能达标，推荐应用 PCSK9 抑制药。除非患者不能耐受他汀治疗，否则不建议单独应用 PCSK9 抑制药。

八、PCSK9 抑制药的展望

PCSK9 单克隆免疫球蛋白已逐渐在全球广泛使用，随着临床实践的积累和更多临床证据的产生，患者的血脂管理策略将有更多种的选择。

2016 年末，鼠人源型 PCSK9 抑制药 bococizumab 的心血管结局研究被生产商叫停，因该疗法的降 LDL-C 效果会随时间逐渐减弱，并且其免疫原性（抗药物抗体滴度高）和注射部位反应超过预期。另外，即使在抗药物抗体阴性的患者中，LDL-C 降低的情况也有很大差异。

目前单克隆抗体有潜力的替代方案是尚在研发的新型 siRNA 复合物类 PCSK9 合成抑制药，单次或两次注射后，可使 LDL-C 水平显著降低持续 6～9 个月。PCSK9 疫苗也正处于临床前研究阶段，理论上该疫苗也应该能降低 PCSK9 水平且给药频率更低。拮抗 PCSK9 的口服药也在研发中。与注射治疗相比，口服药的优点可能是成本更低且患者更愿意接受。但目前尚处于临床前研发阶段。这些替代疗法在用于临床之前，需要确定其耐受性和远期安全性。

〔中南大学湘雅二医院　赵水平〕

参考文献

[1] Seidah NG, Benjannet S, Wickham L. The secretory proprotein convertase neural apoptosis-regulated convertase 1 (NARC-1): liver regeneration and neuronal differentiation. Proc Natl Acad Sci USA, 2003, 100: 928 - 933.

[2] Abifadel M, Varret M, Rabes JP. Mutations in PCSK9 cause autosomal dominant hypercholesterolemia. Nat Genet, 2003, 34: 154 - 156.

[3] MabuchiH, NoharaA, NoguchiT, et al. Genotypie and phenotypie features in homozygous familial hypercholesterolemia caused by proprotein eonvertase subtilisin/kexin type 9 (PCSK9) gain-of-function mutation [J]. Atherosclerosis, 2014, 236 (1): 54 - 61.

[4] Horton JD1, Cohen JC, Hobbs HH. PCSK9: a convertase that coordinates LDL catabolism. J Lipid Res, 2009, 50 Suppl: S172 - 177.

[5] FerenceBA, RobinsonJG, BrookRD, et al. Variation in PCSK9 and HMGCR and risk of cardiovascular disease and diabetes [J]. N Engl J Med, 2016, 375: 2144 - 2153.

[6] Rosenson RS, Hegele RA, Fazio S, et al. The Evolving Future of PCSK9 Inhibitors. J Am Coll Cardiol, 2018, 72 (3): 314 - 329.

［7］Seidah NG，Chrétien M，Mbikay M. The everexpanding saga of the proprotein convertases and their roles in body homeostasis：emphasis on novel proprotein convertase subtilisin kexin number 9 functions and regulation. Curr Opin Lipidol，2018，29：144－150.

［8］Kent ST，Rosenson RS，Avery CL，et al. PCSK9 loss-of-function variants，low-density lipoprotein cholesterol，and risk of coronary heart disease and stroke：data from 9 studies of Blacks and Whites. Circ Cardiovasc Genet，2017，10：e001632.

［9］Stein EA，Mellis S，Yancopoulos GD，et al. Effect of a monoclonal antibody to PCSK9 on LDL cholesterol. N Engl J Med，2012，366：1108－1118.

［10］GiuglianoRP，MachF，ZavitzK，et al. Cognitive Function in a Randomized Trial of Evolocumab. N Engl J Med，2017，377（7）：633－643.

［11］Ray KK，Landmesser U，LeiterL A，et al. Inclisiran in Patients at High Cardiovascular Risk with Elevated LDL Cholesterol［J］. N Engl J Med，2017，376（15）：1430－1440

［12］Blom DJ，Hala T，Bolognese M，et al. A 52-week placebo-controlled trial of evolocumab in hyperlipidemia［J］. N Engl J Med，2014，370（19）：1809－1819.

［13］Robinson JG，Nedergaard BS，Rogers WJ，et al. Effect of evolocumab or ezetimibe added to moderate-or high-intensity statin therapy on LDL-C lowering in patients with hypercholesterolemia：the LAPLACE-2 randomized clinical trial［J］. JAMA，2014，311（18）：1870－1882.

［14］Stroes E，Colquhoun D，Sullivan D，et al. Anti-PCSK9 antibody effectively lowers cholesterol in patients with statin intolerance：the GAUSS-2 randomized，placebo-controlled phase 3 clinical trial of evolocumab［J］. J Am Coll Cardiol，2014，63（23）：2541－2548.

［15］Sabatine MS，Giugliano RP，Wiviott SD，et al. Efficacy and safety of evolocumab in reducing lipids and cardiovascular events［J］. N Engl J Med，2015，372（16）：1500－1509.

［16］Raal FJ，Stein EA，DufourR，et al. RUTHERFORD-2 Investigators. PCSK9 inhibition with evolocumab（AMG145）in heterozygous familial hypercholesterolaemia（RUTHERFORD-2）：a randomised，double-blind，placebo-controlled trial［J］. Lancet，2015，385（9965）：331－340.

［17］Nissen SE，Nicholls SJ. Results of the GLAGOV trial［J］. Cleve Clin J Med，2017，84（12Suppl 4）：e1－e5.

［18］Nissen SE，Stroes E，Dent-Acosta RE，et al. Efficacy and tolerability of evolocumab vs ezetimibe in patients with muscle-related statin intolerance［J］. JAMA，2016，315（15）：1580－1590.

［19］Sabatine MS，Giugliano RP，Keech AC，et al. Evolocumab and Clinical Outcomes in Patients with Cardiovascular Disease［J］. N Engl J Med，2017，376（18）：1713－1722.

［20］Giugliano RP，Mach F，Zavitz K，et al. Design and rationale of the EBBINGHAUS trial：A phase 3，double-blind，placebo-controlled，multicenter study to assess the effect of evolocumab on cognitive function in patients with clinically evident cardiovascular disease and receiving statin background lipid-lowering therapy-A cognitive study of patients enrolled in the FOURIER trial［J］. Clin Cardiol，2017，40（2）：59－65.

［21］中国成人血脂异常防治指南修订联合委员会. 中国成人血脂异常防治指南（2016 年修订版）［J］. 中华心血管病杂志，2016，44（10）：833－853.

［22］Jellinger PS，Handelsman Y，Rosenblit PD，et al. American Association of clinical endocrinologists and American College of endocrinology guidelines for management of dyslipidemia and prevention of cardiovascular disease［J］. Endocr Pract，2017，23（4）：479－497.

第五十章　降血脂新药展望

低密度脂蛋白胆固醇（LDL-C）是动脉粥样硬化性心血管疾病（ASCVD）发生的致病性危险因素。目前他汀类药物是降脂治疗及预防 ASCVD 的基石，然而其降脂治疗并不能使 LDL-C 达标，他汀类药物即使在初始剂量基础上药物剂量翻倍，降脂获益仅增加 6%，被认为是"他汀的瓶颈"。此外，部分严重高胆固醇血症者即使服用最大耐受量他汀仍不能有效降低 LDL-C 及预防心血管事件。因此，临床上依然迫切需要有效和安全降低 LDL-C 水平的新药。本章节将主要介绍新型降脂药物。

一、前蛋白转化酶枯草溶菌素 K9 抑制药

2003 年研究人员在一个法国家族中发现了前蛋白转化酶枯草溶菌素 K9（proprotein convertases subtilisin/kexin type 9，PCSK9）的突变基因，这个基因也成为除低密度脂蛋白（LDL）受体和载脂蛋白 B（ApoB）之外的第三个与常染色体显性家族性高胆固醇血症有关的基因。PCSK9 cDNA 长度为 3617bp，编码 692 个氨基酸残基组成的 PCSK9 蛋白。PCSK9 基因的功能获得性突变可导致常染色体显性的家族性高胆固醇血症，使得 LDL 受体水平下降，从而导致 LDL-C 水平的升高。常染色体显性的家族性高胆固醇血症与早发心血管疾病风险的增加密切相关。令人感兴趣的是，PCSK9 基因丧失突变功能可出现低水平的血浆 LDL-C 和 ApoB。多项大型流行病学研究发现，PCSK9 基因变异后出现丧失突变功能与心血管事件的发生关系密切。

正常人体中，LDL 受体与 LDL 结合后形成复合物，并由网格细胞胞吞入肝细胞内，然后 LDL 受体与 LDL 解离重新回到肝细胞表面。PCSK9 能与 LDL 竞争性地结合肝细胞表面的 LDL 受体，PCSK9 的催化结构域能与 LDL 受体的表皮生长因子 A（epidermal growth factor A，EGF-A）相互作用形成复合物，PCSK9/LDL 受体复合物进入肝细胞到达溶酶体降解，防止 LDL 受体再循环到肝细胞膜表面。降低了肝细胞表面的 LDL 受体，LDL-C 不能被肝脏清除，血液中的 LDL-C 水平升高。在编码 PCSK9 的基因发生功能获得型突变后可增加对其的降解，从而使肝细胞表面的 LDL 受体下调，血浆 LDL-C 水平升高。因此，抑制 PCSK9 的活性可以使血液中的 LDL-C 水平降低。

目前 PCSK9 抑制药中最为成熟的是单克隆抗体类药物，其中依诺尤单抗（Evolocumab）在美国、欧洲和中国上市，而 Alirocumab 则已经被美国食品药品监督管理局（FDA）和欧洲药品管理局（EMA）批准上市。

依诺尤单抗（Evolocumab）推荐剂量为每次 140 mg，每 2 周 1 次或每次 420 mg，每月 1 次（成人和 12 岁及以上儿童纯合子型家族性胆固醇血症）。最常见副作用包括鼻咽炎、上呼吸道感染、流感、背痛和给予注射处的反应，例如发红、疼痛或淤伤。

作为最引人关注的降脂药物之一，目前在研的 PCSK9 抑制药较多。

（一）PCSK9 的结构和功能

PCSK9 是前蛋白转化酶枯草溶菌素家族的第 9 个成员，人类 PCSK9 基因定位于染色体 1p3213，长约 22 kb，共有 12 个外显子，编码含 692 个氨基酸残基的蛋白质，主要在内质网合成。PCSK9 的氨基酸序列可分为信号肽（signal peptide，SP1~30）、前结构域（prodomain，31~152）、催化结构域（catalytic domain，153~452）、羧基末端结构域（C-terminal，526~692）。PCSK9 在脑、肝脏、肾脏、小肠、皮肤、神经系统中均有表达，其中在肝脏及小肠上的表达最多。PCSK9 作为一个分泌性蛋白存在于血浆中，且人血浆中的 PCSK9 浓度变化范围大，约在 500 ng/mL~4 μ/mL 左右。但是，只有肝

脏中的 PCSK9 可以分泌到血循环中，随后与肝细胞表面的 LDLR 发生特异性结合，形成的复合物进入细胞后到达溶酶体，在溶酶体中 LDLR 发生降解，升高血浆 LDL-C 水平。PCSK9 基因不同部位碱基突变会导致两种截然不同的生物学效应。其突变形式主要分为功能获得型和功能缺失型。其功能获得型突变比较罕见，通过增加 PCSK9 的功能从而使 LDLR 表达降低，导致严重高胆固醇血症、早期冠状动脉粥样硬化性心脏病的发生；而功能缺失型突变较为常见，PCSK9 表达减少，导致 LDL-C 水平降低，发生低胆固醇血症。

（二）PCSK9 与脂质代谢的关系

60%～70%的胆固醇由 LDL 运输，若 LDL-C 过多积聚于组织及动脉中会促使 AS 发生。因此，LDL-C 是 AS 形成的独立危险因素。LDLR 是清除血循环中 LDL 的主要受体，LDL-C 通过与肝细胞表面的 LDLR 结合，由网格蛋白小窝内化进入细胞内含体。由于内含体中 pH 值发生变化，LDLR 发生构象改变并释放与之结合的 LDL-C，释放的 LDL-C 进入溶酶体被降解，而 LDLR 则返回到细胞膜，形成一个连续的循环过程。研究表明，PCSK9 可以通过细胞内和细胞外途径调控肝脏的 LDL-R 水平，从而影响 LDL-C 的代谢。血液中的 PCSK9 主要来源于肝脏，血液循环中的 PCSK9 与肝脏表面的 LDLR 发生特异性结合，促进 LDLR 从内含体转运到溶酶体被降解，抑制其返回到细胞膜。使细胞表面的 LDLR 减少，肝细胞对 LDL-C 的清除能力减弱，进而使 LDL-C 水平增高，这是 PCSK9 通过细胞外途径调节肝脏的 LDLR 表达水平。细胞内途径主要推测 PCSK9 在离开内质网至高尔基体的合成分泌过程中可能会在高尔基体中直接与 LDLR 结合，并介导其进入细胞溶酶体中降解，然而具体机制并不明确。人体内的 PCSK9 主要是通过结合固醇类调节因子来调节血脂水平，LDLR 受固醇调节元件结合蛋白 2（SREBP-2）调控。当细胞内固醇类物质减少时，SREBP-2 调控刺激 PCSK9 表达增加，在蛋白水平降解 LDLR，减少 LDLR 与 LDL-C 的结合，引起 LDL-C 水平上升。然而，他汀类药物的研究发现其在抑制胆固醇合成的同时会增加 SREBP-2 的表达，从而升高血浆 PCSK9 水平，且存在剂量依赖关系，减弱了他汀的降血脂效果。贝特类降血脂药物也同样通过 SREBP-2 上调 PCSK9 表达水平。因此，PCSK9 作为新的降血脂治疗和抗 AS 靶点，受到越来越多的关注，并且多种 PCSK9 抑制药已进入临床试验阶段，尤其是 PCSK9 单克隆抗体的临床研究进展尤为迅速。

（三）PCSK9 抑制药的分类和临床研究

PCSK9 抑制药通过阻断 PCSK9 对 LDLR 的降解，降低循环 LDL-C 水平。根据其作用机制不同，可分为 3 类。①反义寡核苷酸或小干扰 RNA（siRNA）：通过基因沉默作用来抑制 PCSK9 合成。②单克隆抗体或模拟抗体蛋白物：直接抑制 PCSK9 蛋白与 LDLR 结合。③作用于 PCSK9 蛋白催化部位的小分子肽类：这类肽类可与 PCSK9 蛋白的催化部位结合使其发生变构，进而影响到 PCSK9 蛋白与 LDLR 结合；此类药物尚处于临床前研究阶段，本章节重点介绍 PCSK9 单克隆抗体抑制药。

1. PCSK9 单克隆抗体　目前，临床研究最多的 PCSK9 抑制药为单克隆抗体（mAbs），其主要作用机制为 PCSK9 单克隆竞争性地进入 PCSK9 和 LDL-R 的结合位点，阻断了 PCSK9 与 LDL-R 之间的有效结合（图 50-1）。2009 年 Chan 等人首次发现中和抗 PCSK9 单克隆抗体。早期的动物实验研究发现单克隆抗体中的 mAb1 可增加肝脏 LDL 受体的表达并可使 LDL-C 降低约 30%。通过进一步的临床研究发现 PCSK9 单克隆抗体能够降低 LDL-C 水平，并且联合他汀类药物比单一使用他汀药物降脂治疗能更有效地降低 LDL-C 水平。目前，至少有 6 种正处于研发和临床研究阶段，包括 Alirocumab、Evolocumab、Bococizumab、RG7652、LGT209 和 1B20。其中 Alirocumab、Evolocumab 已完成Ⅲ期临床试验，被 FDA 批准用于治疗家族性高胆固醇血症和动脉粥样硬化性心血管疾病。多项大型多中心临床试验均证实其能明显降低 LDL-C，且能降低心血管终点事件。

单克隆抗体药物是近年生物医药领域中的研发热点，具有靶向性强、特异性高和毒副作用低等特点，代表了药品治疗领域的最新发展方向。以 PCSK9 为靶标的单克隆抗体可以与 PCSK9 发生特异性结合，从而阻断 PCSK9 与 LDL-R 的相互作用，减慢 LDL-R 降解过程而发挥降低 LDL-C 水平的作用，也是最先取得突破的 PCSK9 抑制药类药物研究策略。

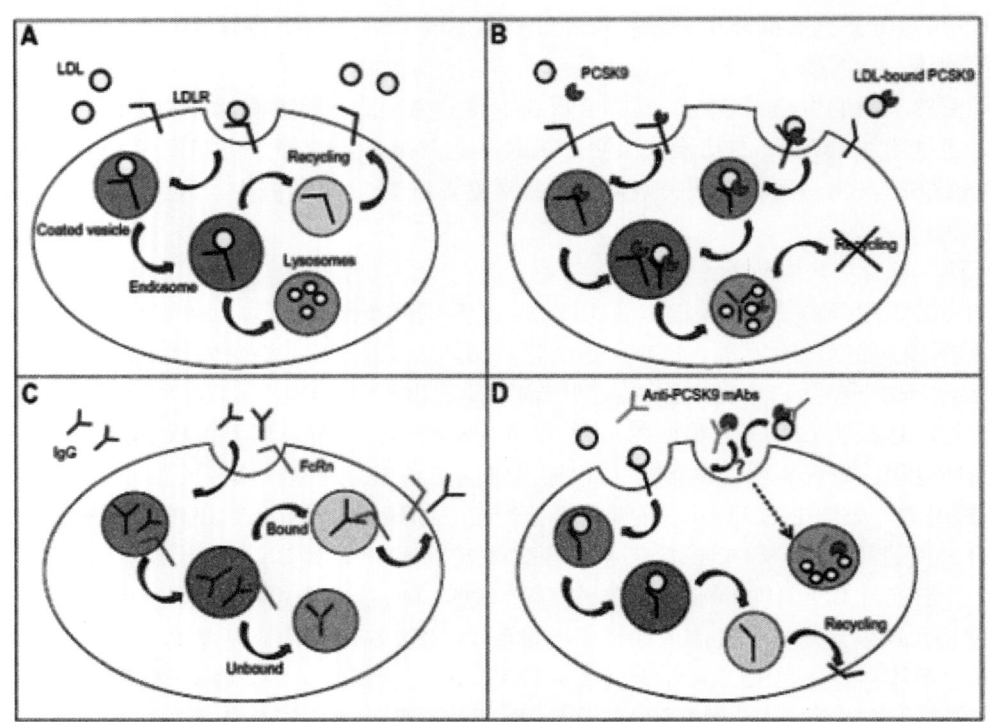

图 50 - 1 PCSK9 与 PCSK9 抑制药的作用机制示意图

（1）Bococizumab：辉瑞原研，是一种靶向于 PCSK9 的人源化 IgGk 型单克隆抗体，曾进行过治疗高胆固醇血症的临床三期研究，然而该项研究因结果未达预设终点而于 2016 年 11 月终止。辉瑞表示，通过对已获得的 Bococizumab 临床数据的全面评估，以及深度权衡降脂新药研发领域不断变化的市场格局，该公司认为 Bococizumab 不大可能为患者、医生及公司股东带来价值，因此决定终止 Bococizumab 的全球开发项目。

（2）RG7652：Genentech 原研，后于 2009 年转让给 Roche，用于治疗包括带有高冠心病风险的高胆固醇血症。在 2013 年开展的一项二期临床试验中，RG7652 表现出良好的药物耐受性及显著的剂量依赖性疗效。尽管如此，由于至今未公开原因，Roche 于 2014 年终止了该药物相关临床研究。

（3）LY3015014：礼来原研。2016 年初发表于《欧洲心脏杂志》一项二期研究发现，LY3015014（一种处于研究阶段的 PCSK9 抑制药）联合标准降脂治疗能够安全有效地改善高胆固醇血症患者的血脂异常。

（4）LGT209：Norvatis 原研，后转让给 Cyon Pharmaceuticals Inc 用于开展对服用他汀类药物的高胆固醇血症患者的治疗效果。该研究目前已被终止。

2. 反义寡核苷酸类药物 反义寡核苷酸（antisense oligonucleotide，ASO）通常指进行了某些化学修饰的短链核酸（约 15～25 个核苷酸组成），它的碱基顺序排列与特定的靶标 RNA 序列互补，进入细胞后可按照 Watson-Crick 碱基互补配对的原则与靶标序列形成双链结构。反义寡核苷酸与靶标基因的 RNA 结合后可通过各种不同的机制影响靶标基因的表达。反义寡核苷酸类 PCSK9 抑制药类药物可以通过碱基互补原则结合于 PCSK9 靶基因 mRNA 上，从而封闭基因的表达，该类抑制药在临床前研究中表现出了良好的效果。

（1）SPC5001：Santaris Pharma 原研，后于 2014 年被 Roche 收购。该药物在临床前研究中表现良好，曾处于临床一期研究，用于治疗家族性高胆固醇血症，但目前该项研究已经终止。

（2）BMS844421：百时美施贵宝与 Ionis 研发，曾进入一期临床阶段，现已终止，原因不明。

3. 小干扰 RNA 类药物 siRNA 可经由多种不同转染技术导入细胞内，并对 PCSK9 基因产生具有专一性的基因敲除结果，在小鼠模型中可以显著降低 LDL-C 水平。Alnylam 公司最早于 2008 年开始探索采用 RNA 干扰的方式阻止 PCSK9 蛋白的翻译，并在 2014 年通过一期临床研究证明其药物平台是安全有效的。

（1）Inclisiran：Alnylam pharmaceuticals 研发，采用 Alnylam 公司独特的化学修饰工艺合成的靶向 PCSK9 mRNA 的 RNAi 疗法。Alnylam 公司将称为 GalNAc 的一种糖分子与小干扰 RNA（Small Interfering RNA，siRNA）连接起来。这种经过修饰的 siRNA 不但更容易被细胞吸收，而且具备更高的稳定性，使得 siRNA 的疗效更持久。

在被称为 ORION-1 的临床 2 期试验中，497 名高胆固醇患者在接受一次 Inclisiran 注射后的第 60 天，他们的 LDL-C 水平平均下降了 51%，在接受注射后的第 90 天，LDL-C 水平下降了 45%。有 189 名高胆固醇患者在第 1 天和第 90 天分别接受了一次 Inclisiran 注射。这些患者在第 120 天 LDL-C 水平下降了 57%，在第 180 天 LDL-C 水平下降了 52%。这些指标与接受安慰剂治疗的患者相比有非常显著的统计学差异。这一结果意味着，高胆固醇患者一年可能只需要少数几次治疗就可以控制住他们的胆固醇水平。2017 年 3 月 17 日，基于良好的二期临床表现，Alynylam Pharma 宣布即将对 Inclisiran 开展三期临床研究并有望在今年启动，预计 NDA 申请将于 2019 年末左右提交。

（2）ALN-PCS：Alnylam 研发，静脉注射，目前处于临床一期研究阶段。研究结果显示，试验组和对照组治疗中不良反应时间发生率相同。ALN-PCS 血药浓度分布迅速，血药浓度曲线大概以剂量成比例的方式增加。与对照组相比，ALN-PCS 组别受试者血浆中 PCSK9 下降幅度平均为 70%，血浆中 LDL 水平下降幅度平均为 40%。

（3）ALN-PCSsc：Alnylam 研发，皮下注射，目前处于临床二期研究阶段。初步试验结果表明该药物在降低胆固醇方面可以媲美两款最近获得批准的强效注射剂药物，并且其疗效可以持续更长的时间，这意味着它可能只需要每 3～6 个月给药一次即可。与基于抗体的竞争产品 PCSK9 抑制药不同，它们作用于血液，而这款新的皮下注射剂是一种新类型的治疗药物，它能够阻止肝脏中与"坏"LDL 胆固醇相关的蛋白的合成。

4. 模拟抗体蛋白药　模拟抗体蛋白药是一种最新的生物治疗方法，由连接不同类型分子的纤维结合蛋白组成，模拟抗体与靶点部位相结合的部分。该类别的 PCSK9 抑制药类药物可以通过阻断 PCSK9 与 LDLR 的 EGF-A 结构域的结合从而发挥 PCSK9 的抑制作用。

（1）DS-9001：Pieris 原研，后转让给 Daiichi Sankyo 继续开发，目前处于一期临床研究阶段。Anticalin 型蛋白为人工改造蛋白，可结合于蛋白或小分子等抗原。从结构上来说，Anticalin 不同于抗体，属于抗体模拟物。该蛋白可发挥同单克隆抗体同样的功能，但分子量比一般抗体小 8 倍，通常由 180 个氨基酸残基构成，分子量大约 20 ku。Anticalin 技术由 Pieris Pharmaceuticals 公司研发，并申请了相关专利。

（2）BMS-962476：BMS 原研，是 PCSK9 的 Adnectin 抑制药，可作用另一种非抗体途径。BMS-962476 分子量约为 11.3 ku，由 103 个氨基酸残基组成。Adnectin 是治疗性蛋白，靶点结合亲和力高，与抗体类似。第一个 PCSK9 的 Adnectin 抑制药的研究显示，它可迅速降低血浆中 PCSK9 和 LDL-C 的水平，且 Adnectin 介导的抑制有很好的耐受性。

（3）1G08：Merck 原研，为人类抗体-抗原结合片段，主要作用于 PCSK9 羧基末端结构域。与众不同的是，1G08 并不影响 PCSK9 与 LDLR 间的相互作用，而主要抑制 PCSK9-LDL-R 复合体的内吞过程而发挥活性。

5. 小分子抑制药类药物　目前小分子 PCSK9 抑制类药物的研发刚刚起步，尚处于生物活性研究阶段。PCSK9 这类靶点传统上是不适合开发小分子的，它没有像酪氨酸激酶那样的天然口袋，结合界面相对来说比较开放、平坦，小分子接触面积有限，产生的疏水作用力也不会太强（实际上小分子可能没有被蛋白质包裹，直接裸露在水相环境中），即使结合上去了，被天然的大分子配体一碰可能就解离。

PF-06446846 为 Pfizer 公司建立了自己的表型筛选平台来筛选可阻断 PCSK9 分泌进入血液的药物，在 250 万种化合物中筛选到了 PF-06446846，也是唯一达到预设药效和毒性阈值的 Hit；随后用了约 5

年时间阐明了该化合物作用的分子机制。功能研究表明，该化合物可结合于核糖体及刚翻译出的 PCSK9 分子上，并阻塞核糖体退出通道，从而封闭 PCSK9 的产生。很多天然产物及抗生素也会抑制核糖体功能，但通常不具有特异性。而 PF-06446846 则与此不同，只对包括 PCSK9 在内的约 20 种蛋白具有高度选择性，且作用机制在从酵母到人类的真核生物中具有保守性。出于商业考虑等因素，目前 Pfizer 已终止了该药物的研发，但随着 PCSK9 研究的深入，希望之门并未完全关闭。

6. 其他类别

(1) MEDI4166：MedImmune 原研，于 2007 年被阿斯利康收购，PCSK9 抗体与 GLP1 多肽融合蛋白类药物。目前处于临床二期阶段，用于治疗成人 2 型糖尿病与心血管疾病。

(2) AT04A：Affiris 原研，疫苗类 PCSK9 抑制药，目前处于一期临床研发阶段，适应证为动脉粥样硬化。在 2016 年 9 月发表的一项研究报告中，AT04A 能显著降低小鼠模型的血液总胆固醇、甘油三酯及低密度脂蛋白浓度，降低血清中肝脏炎症标志物含量，从而改善动脉粥样硬化病情。

(3) AT06A：Affiris 原研，疫苗类 PCSK9 抑制药，目前处于一期临床研发阶段，适应症为动脉粥样硬化。Affiris 公司一直致力于慢性病的疫苗类药物开发，如帕金森及阿尔茨海默病等神经退行性疾病。

(4) CRISPR-based approach：CRISPR 技术有望实现"一劳永逸"的治疗方式。来自 Harvard 大学的 Kiran 教授领导的团队目前正致力于采用 CRISPR-Cas9 技术来降低 PCSK9 水平，小鼠实验中可降低 LDL-C 达 40%，且后续试验表明，该策略在携带有人源化肝脏的嵌合体小鼠中同样表现出色。制药公司 Astra Zeneca 同样可开展利用 CRISPR 技术抑制 PCSK9 的研究，相关结果有望近期发表。

二、ATP-柠檬酸裂解酶抑制药

ATP 柠檬酸裂解酶（ACL）抑制药 Bempedoic Acid（ETC-1002）由 Esperion Therapeutics Inc. 开发）是具有独特作用机制的新型脂质调节药物，目前正处于Ⅲ期临床研究中。

（一）药物作用机制

该药物的化学结构是 8-Hydroxy-2，2，14，14-tetramethylpentadecanedioic acid。Bempedoic Acid 是一种前体药物，在肝脏中被转化为活性形式即 ACL 酶竞争性抑制药 bempedoic-CoA。ACL 是负责肝细胞生成胞浆乙酰辅酶 A 的酶，而胞浆乙酰辅酶 A 是甲羟戊酸途径中胆固醇生物合成的前体。

Bempedoic Acid 治疗的主要表现是 LDL-C 受体活性的增加和随后的 LDL-C 血浆浓度的降低。将 Bempedoic Acid 转化为 Bempedoic-CoA 的肝酰基-CoA 合成酶（ACS），可以催化脂肪酸的 CoA 硫酯化，从而调节脂肪酸的分布和传递成复杂脂质。

（二）Bempedoic Acid 的临床特点

从 2011 年 10 月至今共进行了 8 项Ⅱ临床试验，临床研究中 Bemperoic Acid 对脂质和脂蛋白的影响总结概要如下。

1. 对于胆固醇升高，甘油三酯正常或升高患者的有效性和安全性　　Ⅱ期临床试验（NCT01262638）研究了 Bemperoic Acid 对于 177 例甘油三酯正常（<150 mg/dL）和升高（>150 mg/dL，<400 mg/dL）和高胆固醇血症患者的安全性和有效性。

受试患者被随机接受安慰剂或 Bemperoic Acid 40 mg/d、80 mg/d 或 120 mg/d，为期 12 周。

各组的基线特征非常相似：平均年龄 56~59 岁，LDL-C 基线平均在 163~170 mg/dL 之间。

与安慰剂组的 LDL-C 平均降低 $2.1\pm2.2\%$ 相比，Bemperoic Acid 120 mg 组的 LDL-C 降低（26.6 ± 2.2）%，有显著的统计学差异（$P<0.001$）。

LDL-C 的降低似乎发生在治疗的前 2 周，其后趋于稳定。甘油三酯的状态（正常或升高）似乎没有影响 LDL-C 降低。非-高密度脂蛋白胆固醇（非-HDL-C）和载脂蛋白 B（ApoB）的减少幅度与 LDL-C 的降低相似。

脂蛋白（a）似乎不被 Bempedoic Acid 改变。迄今为止，本试验或任何其他试验尚未出现安全问题。

60 名患有高胆固醇血症的 DMt2 患者被随机接受安慰剂 4 周或 Bempedoic Acid（80 mg/d 治疗 2 周，然后 120 mg/d 治疗 2 周）。

与安慰剂相比，LDL-C 降低了 39%（95% 置信区间 ［CI］：46.2，31.7，$P<0.0001$）；非-HDL-C 降低 31.4%（24.8～38.0，$P=0.0001$）和总胆固醇降低 24.6%（19.4～29.9，$P<0.001$）。

Bempedoic Acid 组使高敏 C 反应蛋白（hsCRP）中位值降低 40.5%，与安慰剂组 11.0% 相比，具有显著差异（$P=0.0011$）。

相比之下，HDL-C、甘油三酯、游离脂肪酸或空腹胰岛素组之间的差异无统计学意义，表明 Bempedoic Acid 对这些参数具有中性作用。

此外与某些他汀类药物研究结果不同，Bempedoic Acid 对葡萄糖的影响是中性的。

60 名患有他汀类药物不耐受的高胆固醇血症患者被随机接受安慰剂（$n=19$）或初始剂量为 60 mg 的 Bempedoic Acid，以每 2 周的间隔增加剂量，最终达到 240 mg 的日剂量（$n=37$），为期 8 周。

Bempedoic Acid 组降低的 LDL-C 比安慰剂组多 28.7%（95%CI：$-35.4\sim-22.1$；$P<0.0001$），并且观察到了相似的非-HDL-C 和总胆固醇具有统计学意义的显著降低。

Bempedoic Acid 组受试患者的 ApoB 降低了 $19.7\pm2.6\%$，而安慰剂组为 $4.4\pm3.8\%$（$P=0.0019$）。

HDL-C、甘油三酯、ApoA-I、脂蛋白（a）或游离脂肪酸组间差异无统计学意义。

安慰剂组中 79% 和 Bempedoic Acid 组中 70% 的患者报告了 AE，导致了安慰剂组中 16% 和 Bempedoic Acid 组中 14% 的患者停药。

安慰剂组和 Bempedoic Acid 组中具有相似百分比的患者报告有肌肉不良反应（32% 比 27%）。16% 的安慰剂组患者由于肌肉相关的副作用而退出试验，而重要的是 Bempedoic Acid 组没有由于肌肉相关副作用而退出试验的患者。

2. Bempedoic Acid 和依折麦布联合治疗　依折麦布（通过阻断肠上皮细胞上的 Niemann-Pick C1 样蛋白 1 蛋白来降低胆固醇吸收）和 Bempedoic Acid（降低肝胆固醇生物合成导致 LDLR 上调）的联合治疗是一种合理的多靶点降血脂方法，已经显示这种应用策略可使 LDL-C 降低高达 48%。依折麦布常用于他汀类耐药患者；然而其作为降低 LDL-C 的单一疗法能力有限。因此，在他汀类药物不耐受患者中联合使用依折麦布和 Bempedoic Acid 在改善 LDL-C 目标方面具有潜在价值。

Ⅱ期临床试验（NCT01941836）研究了 Bempedoic Acid 对于 349 例包括对他汀类药物治疗有良好依从性和他汀类耐药患者的有效性和安全性。

在这项研究中，他汀类药物不耐受被定义为不能耐受至少两种他汀类药物，包括一种在治疗期间使用最低剂量开始或增加的肌肉相关症状（如疼痛、乏力或痉挛）的他汀类药物，当他汀类药物停用时可以解决。

在 12 周试验中比较了将 Bempedoic Acid（120 mg/d 或 180 mg/d）和依折麦布（10 mg/d）的联合使用与单药治疗的研究。

Bempedoic Acid 120 mg 剂量可以使 LDL-C 降低 $27.5\pm1.3\%$，180 mg 剂量降低 $30.1\pm1.3\%$。ApoB、LDL 颗粒数、总胆固醇和非-HDL-C 也减少，hsCRP 减少（30.1%，120 mg 和 40.2%，180 mg）。

依折麦布单药治疗也与降低 LDL-C、LDL 颗粒数、总胆固醇和非 HDL 胆固醇相关，但所有这些降低都小于 Bempedoic Acid 的降低，并具有统计学意义。

120 mg Bempedoic Acid＋10 mg 依折麦布使 LDL-C 降低 $43.1\pm2.6\%$。

180 mg Bempedoic Acid＋10 mg 依折麦布使 LDL-C 降低 $47.7\pm2.8\%$（$P<0.0001$）。

联合应用组对于 LDL 颗粒数、ApoB、总胆固醇和非-HDL-C 的降低在所有情况下都高于单药治疗组，这表明依折麦布和 Bempedoic Acid 对 LDL-C 降低的有益作用可以是累加的。

120 mg Bempedoic Acid 停药 AE 发生频率为 3.0%；180 mg Bempedoic Acid 停药 AE 发生频率为 6.0%；10 mg 依折麦布停药 AE 发生频率为 8.0%；120 mg Bempedoic Acid＋10 mg 依折麦布停药 AE 发生频率为 8.0%；180 mg Bempedoic Acid＋10 mg 依折麦布停药 AE 发生频率为 4.0%；所有治疗组肌肉相关性的 AE 发生率相似。这些结果没有引起关于使用 Bempedoic Acid 的安全性问题。

3. Bempedoic Acid 和他汀类药物联合治疗　Ⅱ期临床试验（NCT01779453）中，患者在基线时服用 10 mg 阿托伐他汀和安慰剂（$n=19$）或在 8 周内滴定至 240 mg/d（$n=42$）的 Bempedoic Acid。

与安慰剂相比，Bempedoic Acid 与 LDL-C 减少 22%相关（95%CI：11.4～32.7%），组间差异有统计学意义（$P=0.0001$）。对于 hsCRP，安慰剂组减少 9%，而 Bempedoic Acid 组降低 23.5%（$P=0.33$）。

没有注意到与 Bempedoic Acid 相关的安全问题。

Ⅱ期临床试验（NCT02072161）研究了 134 例在试验开始前至少 3 个月接受了阿托伐他汀 10 或 20 mg，辛伐他汀 5 mg、10 mg 或者 20 mg，瑞舒伐他汀 5 mg 或 10 mg，普伐他汀 10 mg、20 mg 或 40 mg 治疗的患者使用 120 mg、180 mg Bempedoic Acid 或安慰剂后的效果。

安慰剂组患者 LDL-C 降低了 4.2 ± 4.2%，120 mg 和 180 mg Bempedoic Acid 组患者分别降低了 (17.3 ± 4.0)% 和 (24.3 ± 4.2)%。$0.001<P$ 值<0.01，这些降低与安慰剂组相比有统计学差异。

对于上述所有其他试验，Bempedoic Acid 的不良反应特征与试验中的安慰剂组非常相似。

三、升高 HDL-C 药物

临床流行病学研究显示高 HDL 和低临床心脑血管事件相关。HDL 药物曾被寄予厚望，但由于临床试验均未显示心血管事件疗效而陷于困境。我们知道 Apo-A1 是 HDL-C 的主要成分，所以 Apo-A1 有可能降低 ASCVD 事件。MILANO-PILOT 研究就是一项以观察输入 Apo-A1 MILANO HDL 模拟物对 ACS 患者冠状动脉粥样硬化消退影响的Ⅱ期、双盲、安慰剂对照临床试验。入选了 120 例发病 14 天内的靶冠状动脉血管狭窄 20%～50% 的 ACS 患者，将其随机分为干预组和安慰剂组，分别采用 MDCO-216（每周静脉注射 20 mg/kg 治疗 5 周）及安慰剂进行干预，基线及干预后应用 IVUS 检查，主要疗效终点是斑块体积百分比（PAV）的变化，次要疗效终点是总动脉粥样硬化体积的变化、斑块负荷最大的 10 mm 节段之变化、斑块消退着的比例。结果显示，MDCO-216 对 IVUS 所显示的 PVA 及其他次要终点均无显著影响，并不能显著延缓冠脉疾病的进展。这无疑使人们对干预 HDL 的心血管保护作用产生了怀疑。

AEGIS-1 研究一项多中心随机对照研究，比较了多次给药 CSL112（一种重组的 Apo-A1）在心肌梗死患者中的安全性及耐受性。研究目的是快速升高 HDL-C 以后，CSL112 能够快速减少心血管事件相关的胆固醇斑块，且能够增加胆固醇流出能力且呈剂量相关性。耐受性良好，未对肝肾功能产生太大影响，但其有效性有待进一步验证。或许 CSL112 可以为升高 HDL-C 开辟新的治疗途径，带来更好的临床获益。

四、降低甘油三酯药物

甘油三酯（TG）药物治疗和 HDL-C 相关药物一样备受争议，临床数据显示，在他汀治疗下，TG 升高、HDL-C 水平较低的高危患者可以从非诺贝特和他汀联合治疗中获益。但近几年的几项大规模临床研究对于联合治疗仍提出质疑。但有关 TG 药物临床研究的步伐却没有停止。目前甘油三酯治疗的新靶点集中在血管生成素样蛋白 3（Angiopoietin-like Protein 3，ANGPTL3）上，ANGPTL3 编码蛋白影响脂质代谢的机制包括极低密度脂蛋白和乳糜微粒分泌，脂肪分解及脂蛋白脂酶的激活。

ANGPTL3 试验是一项在甘油三酯水平升高健康人群中为期 6 周的Ⅰ期临床试验，入选的研究对象年龄在 18～65 岁，BMI 在 35 kg/m²，甘油三酯水平在 150 mg/dL 以上，LDL-C 在 70 mg/dL 以上。入选后分为单剂量递增队列（$n=12$）和多剂量递增队列（$n=32$）。单剂量递增队列组，每 4 例为一个治疗剂量亚组，用药剂量为 20 mg、40 mg 和 80 mg。多剂量递增组中，每 8 例为一个治疗剂量亚组，用药剂量为 10 mg、20 mg、40 mg 和 60 mg，每 6 周一次给药，共 6 次。结果显示，单剂量递增队列在试验第 8 天，80 mg 剂量组迅速降低了空腹血浆中 ANGPTL3 水平达 70%，在第 90 天降低水平回落至 30%，TG 和 VLDL-C 在第 8 天和第 15 天降低一半以上。TC、非-HDL 和 LDL-C 水平适度降低，而 HDL-C 仅在第 15 天轻度降低。多剂量递增队列结果显示，血浆 ANGPTL3 水平剂量依赖性地减少，最高剂量可减少 ANGPTL3 达 83%，此外，TC、非-HDL-C 和 LDL-C 最大降幅分别为 36%、40%、35%，60 mg 剂量组在用药第 37 天全部达标。40 mg 剂量组的 TG、VLDL-C 和 ApoC3 的降幅分别为 66%、61% 和 68%。同时，没有安全性担忧，局部注射不良事件仅 1 例，没有受试者因不良反应中断治疗，未发现流感样症状和血小板减少。故预测其极有可能成为 LDL-C 和高甘油三酯及酒精性脂肪性肝炎患者控制不佳人群很有发展前途的治疗选择。

〔湖南省人民医院　阳　军　谭小青〕

参考文献

［1］Stone NJ，Robinson JG，Lichtenstein AH，et al. 2013 ACC/AHA guideline on the treatment of blood cholesterol to reduce atherosclerotic cardiovascular risk in adults：a report of the American College of Cardiology/American Heart Association Task Force on Practice Guidelines［J］. Circulation，2014，129（25Suppl 2）：S1-45. doi：10. 1161/01. cir. 0000437738. 63853. 7a.

［2］Cunningham D，Danley D E，Geoghegan K F，et al. Structural and biophysical studies of PCSK9 and its mutants linked to familial hypercholesterolemia［J］. Nature Structural & Molecular Biology，2007，14（5）：413－419.

［3］Cohen JC，Boerwinkle E，Mosley TH Jr，et al. Sequence variations in PCSK9，low LDL，and protection against coronary heart disease［J］. N Engl J Med，2006，354（12）：1264－1272.

［4］Constantinides A，& Kappelle P J. Plasma lipoprotein-associated phospholipase A2is inversely correlated with proprotein convertase subtilisin-kexin Type 9［J］. Archive of Medical Research，2012，43（1）：11－14.

［5］Cameron J，& Holla OL. Effect of mutations in the PCSK9 gene on the cell surface LDL recep tors［J］. Hum Mol Gen-et，2006，15（9）：1551－1558.

［6］Davidson MH. Emerging low-density lipoprotein therapies：targeting PCSK9 for low- density lipoprotein reduction［J］. J Clin Lipidol，2013，7（3）：S11－S15.

［7］Guo YL，Liu J，Xu RX，et al. Short-term impact of low-dose atorvastatin on serum proprotein convertase subtilisin/kexin type 9［J］. Clin Drug Investig，2013，33（12）：877－883.

［8］Lintner NG，Mcclure KF，Petersen D，et al. Selective stalling of human translation through small-molecule engagement of the ribosomenascentchain［J］. PLoS Biol，2017，15（3）：e2001882. doi：10. 1371/journal. pbio. 2001882.

［9］Chan JC，Piper DE，Cao Q，et al. A proprotein convertase subtilisin/kexin type 9 neutralizing antibody reduces serum cholesterol in mice and nonhuman primates［J］. Proc Natl Acad Sci USA，2009，106（24）：9820－9825.

［10］Dadu RT，Ballantyne CM. Lipid lowering with PCSK9 inhibitors［J］. Nat Rev Cardiol，2014，11（10）：563－575.

［11］Peter Penson，Mary McGowan & Maciej Banach. Evaluating Bempedoic Acid for the treatment of Hyperlipidaemia. Expert Opinion on Investigational Drugs，2017，26：2，251－259.

［12］Pinkosky SL，Newton RS，Birch CM，et al. Abstract 17608：identification of a tissue-specific very long-chain Acyl-CoA synthetase involved in the inhibition of ATP-Citrate Lyase（ACL）by ETC-1002：a novel mechanism for cholesterol biosynthesis inhibition in the liver. Circulation，2015，132：A17608.

［13］Nicholls S J，Puri R，Ballantyne C M，et al. MILANO-PILOT：will infusing HDL mimetics containing ApoA-imilano continue to regress coronary atherosclerosis in the modern era of intensive statin therapy?［J］. Atherosclerosis，2017，263：e11.

［14］Stitziel NO，Khera AV，Wang X，et. al. ANGPTL3 Deficiency and Protection Against Coronary Artery Disease［J］. JACC，2017，69（16）：2054－2063.

第五十一章　辅酶 A 降血脂疗效的临床研究

　　辅酶 A 是广泛参与体内糖、脂肪及蛋白质代谢的重要生物活性物质。在脂肪代谢中辅酶 A 参与脂肪酸 β-氧化，促进甘油三酯的分解代谢。有研究发现体内缺乏辅酶 A 会影响脂肪酸的分解代谢，影响甘油三酯（Th）的清除，推测这可能是产生 ⅡB 和 Ⅳ 型高脂血症的原因之一。动物实验也发现补充辅酶 A 可以减少高脂血症的发生。流行病学研究表明血脂水平有随年龄增长而增高的规律，这也许与老龄化人群自身辅酶 A 合成不足相关。日本制药公司开发了调血脂药物"潘特生"（Pantethine），是一种辅酶 A 衍生物，已有很多动物实验和临床研究证实其具有一定程度的降低血清胆固醇（Tc）、甘油三酯和升高高密度脂蛋白-胆固醇（HDL-C）的作用，已作为一种降血脂药物应用于临床。理论上推测辅酶 A 的作用应该比潘特生更为直接和有效。国内学者通过家兔和大鼠模型证实了大剂量辅酶 A 口服剂可以减轻高脂饮食诱发的空腹高脂血症及胰岛素抵抗。近期临床研究证实，辅酶 A 对血脂异常患者有肯定的降脂效果。

一、对餐后高甘油三酯血症的影响

　　国外学者发现，一次性经静脉注射 1000 U 辅酶 A 能够明显减弱 ⅡB 型高脂血症患者在高脂餐负荷试验后的 TG 水平的升高。由于辅酶 A 直接口服易在消化道被破坏而失去活性，因此，添加保护剂后制成的辅酶 A 口服剂有望成为新型的降 TG 药物。但是，还不清楚口服含保护剂的辅酶 A 胶囊是否能降低高甘油三酯血症患者的餐后甘油三酯水平。

　　为了比较高脂餐前一次性顿服辅酶 A 1000 U 与餐后立即静滴辅酶 A 1000 U 对空腹高甘油三酯血症患者的餐后 TG 水平的影响，我们对 10 例高甘油三酯血症（TG≥2.5 mmol/L 但<6.0 mmol/L）患者和 10 名甘油三酯正常者（TG<1.7 mmol/L）分别给予辅酶 A 胶囊和辅酶 A 注射剂。在高脂餐后立即用 500 mL 0.9％氯化钠注射液溶解 1000 U 辅酶 A 注射剂后静脉滴注，1 小时内滴完。再次采集空腹、2 小时、4 小时、6 小时共 4 个时间点的静脉血标本。根据公式$[(TG_t - TG_0)/TG_0] \times 100\%$计算餐后各时间点血清 TG 水平相对于当天空腹 TG 水平升高的程度。TG_0和TG_t分别代表空腹、餐后某一时间点的血清 TG 水平。辅酶 A 针剂治疗组餐后 6 小时血清 TG 水平显著降低，与对照组比较降低幅度更为显著，提示一次性静脉应用大剂量辅酶 A 有助于抑制餐后 TG 水平的持续升高，与国外同类研究的结果较为一致。

　　但辅酶 A 注射制剂显然不利于高血脂患者的长期治疗。普通辅酶 A 制剂在口服后，其巯基在胃肠道中被氧化，并且在消化道中降解脱磷而失去活性。通过对辅酶 A 制剂进行改造，加入一定的保护剂后制成的辅酶 A 胶囊可对抗胃肠道对辅酶 A 的氧化作用、维持其活性。国内有学者发现，改造后的辅酶 A 口服剂可在 10～20 天后有效改善大鼠及家兔高脂饮食诱发的高脂血症，降低空腹 TC、LDL-C 水平，大剂量时还可降低 TG 水平。这提示添加了保护剂的辅酶 A 胶囊具有临床应用治疗高脂血症的潜在可能性。但是，还不清楚一次性口服大剂量辅酶 A 胶囊对高脂血症患者餐后 TG 水平的影响。

　　我们的研究中，尽管辅酶 A 胶囊组患者第二天的空腹 TG 水平略有上升，但是餐后三个时间点的 TG 水平反而略低于第一天。提示餐后反应性的 TG 升高可能受到了轻微的抑制。为了排除空腹 TG 水平对餐后 TG 水平的影响，我们比较了餐后各时间点相对于空腹状态的血清 TG 水平变化的百分比，结果发现，一次性大剂量服用辅酶 A 胶囊可以减轻高脂餐后 6 小时 TG 水平的升高，治疗组 TG 升高的幅度较基线降低 35％。

二、不同剂量的降脂疗效

一项随机、双盲、平行、安慰剂对照、多剂量和多中心的临床研究，纳入了 18～75 岁高甘油三酯血症患者，TG 2.3～6.5 mmol/L。将 209 例受试者随机分为 3 组：A 组（$n=69$），安慰剂对照组；B 组（$n=66$），每天口服辅酶 A 200 U；C 组（$n=74$），每天口服辅酶 A 400 U。治疗 4 周后，A、B 和 C 组 TG 的降低分别为 5.1%、15.7% 和 14.4%；治疗 8 周后，分别降低 0.9%、21.7% 和 36.1%。本研究观察到，与安慰剂相比，加了保护剂后制成的辅酶 A 口服后，能有效降低高甘油三酯患者的甘油三酯水平，且 400 U/d 的降 TG 疗效优于 200 U/d（图 51-1）。因此本研究提示高甘油三酯血症患者予 400 U/d 辅酶 A 长期口服，可能有效降低甘油三酯水平，减少心血管事件风险。

在药物安全性方面，口服辅酶 A 不良反应发生率低，与安慰剂相当，试验过程中也未发现明显与试验药物辅酶 A 相关的不良反应。在治疗过程中三组患者有部分病例出现轻度便秘、乏力、心慌、皮肤瘙痒、皮疹、眼睑水肿等不良事件。这些不适表现大部分是轻度不适，疗程结束或停药后症状大多消失或痊愈，大部分与试验药物无关，说明口服辅酶 A 的安全性良好。

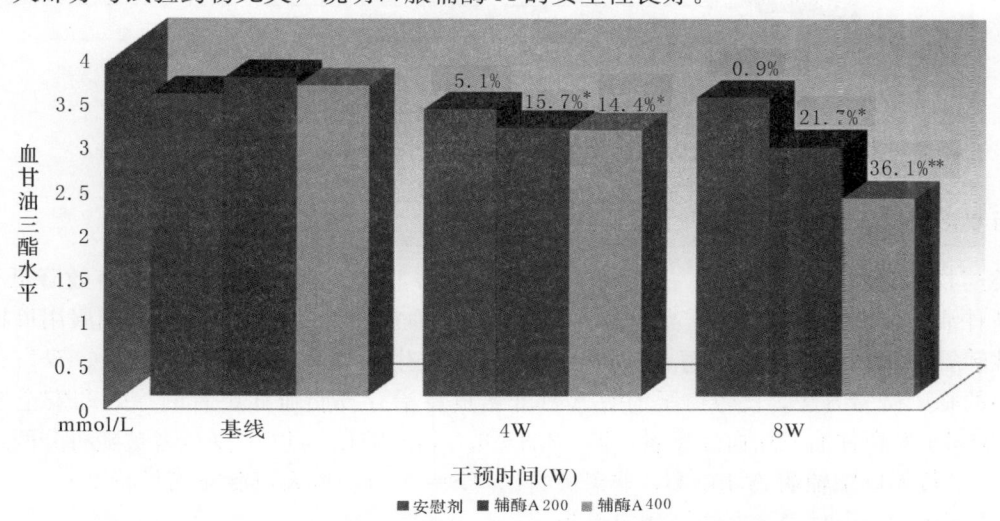

图 51-1　不同剂量辅酶 A 降脂疗效的比较

三、与泛硫乙胺降脂疗效比较

泛硫乙胺又称潘特生（pantethine），是一种辅酶 A 衍生物，已有很多动物实验和临床研究证实其具有一定程度的降低血清 TC、TG 和升高 HDL-C 的作用，且安全性好，作为一种调血脂药物已在临床应用。泛硫乙胺降脂的机制可能与其升高辅酶 A（CoA）水平相关。理论上推测辅酶 A 的降脂作用应该比泛硫乙胺更为直接和有效。我们开展了一项随机、双盲、平行、对照的临床试验，旨在比较口服辅酶 A 和泛硫乙胺治疗高脂血症患者的疗效和安全性。受试者为 223 例 18～75 岁高甘油三酯血症患者，TG 2.3～6.5 mmol/L。受试者被随机分为 2 组：辅酶 A 组（$n=114$），每天口服辅酶胶囊 A 400 U；泛硫乙胺组（$n=109$），每天口服泛硫乙胺 600 mg。治疗 4 周和 8 周分别采取空腹 12 小时以上静脉血样，测定血脂等。泛硫乙胺组治疗后第 4 周，TG 较基线平均下降 0.58 mmol/L，变化率为 17.42%；治疗第 8 周，平均下降 0.51 mmol/L，变化率为 16.5%。辅酶 A 组，治疗后第 4 周，TG 较基线平均下降 0.99 mmol/L，变化率为 26%；治疗第 8 周，平均下降 1.28 mmol/L，变化率为 33.3%。两组间主要疗效指标 TG 相对于基线值的变化率差异具有统计学意义，辅酶 A 优于泛硫乙胺。辅酶 A 组治疗后 TC 下降率显著优于泛硫乙胺组；LDL-C 和 HDL-C 治疗前后两组间差异均无显著性。泛硫乙胺不良事件发生率为 3.4%、不良反应发生率 2.5%；辅酶 A 的不良事件发生率为 0.8%，没有重要不良事件和严重不良事件发生。本研究表明口服辅酶 A 400 U/d 可以显著降低高甘油三酯血症患者血清 TG 水平，平均可降低约 1.0 mmol/L，同时还可降低 TC 水平（图 51-2）。

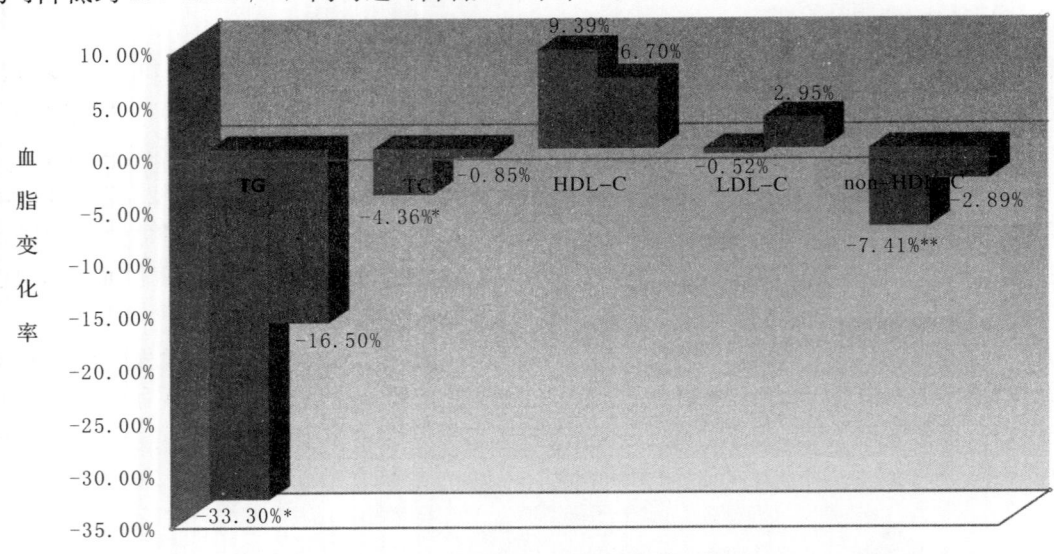

图 51-2　潘特生与泛硫乙胺降脂疗效的比较

CoA：辅酶 A；Pantethine：潘特生；* $P<0.05$；** $P<0.01$

四、与非诺贝特降血脂疗效及安全性比较

贝特类药物是目前应用较广的一类降低 TG 水平的降脂药，常规剂量下它能有效降低 TG20％～50％，对高甘油三酯血症及以 TG 增高为主的混合型高脂血症均有良好效果，但长期服用贝特类药物可出现一过性转氨酶升高和横纹肌溶解，并可使胆结石的发生率增高。我们采用随机、双盲、平行、对照、多中心的临床试验方法，比较口服辅酶 A 和非诺贝特治疗高脂血症患者的疗效和安全性。受试者为 417 例 18～75 岁高甘油三酯血症患者，TG 2.3～6.5 mmol/L。417 例受试者被随机分两组：辅酶 A 组（$n=210$），每天口服辅酶 A 400 U；非诺贝特组（$n=207$），每天口服非诺贝特 200 mg。治疗 4 周和 8 周后采取空腹 12 小时静脉血样，测定血脂等。

治疗后第 4 周，非诺贝特组 TG 较基线平均下降 1.12 mmol/L，变化率为 31.6％；治疗第 8 周，平均下降 1.19 mmol/L，变化率为 33.1％。治疗后第 4 周，辅酶 A 组 TG 较基线平均下降 0.70 mmol/L，变化率为 17.3％；治疗第 8 周，平均下降 0.93 mmol/L，变化率为 23.8％。两组间主要疗效指标 TG 相对于基线值的变化率差异具有统计学意义。非诺贝特组 HDL-C 第 8 周较基线升高 10.9％显著优于辅酶 A 组（$P<0.01$）。

本试验中不良事件主要集中在转氨酶的升高、腹胀等消化道症状，绝大多数为轻度。非诺贝特组不良事件发生率为 25.1％；辅酶 A 组的不良事件发生率为 9.5％。不良事件和不良反应发生率，组间差异具有统计学意义，非诺贝特组高于辅酶 A 组。本研究表明口服辅酶 A 400 U/d 可有效降低高甘油三酯血症患者血清 TG 水平，其疗效接近于非诺贝特 200 mg/d，同时还可降低 TC 水平。

五、辅酶 A 联合他汀类与单用他汀类疗效与安全性比较

他汀是有效降低 LDL-C 的药物。他汀能够阻断肝脏中胆固醇的合成途径，提高 LDL 受体的活性，后者摄取血液中的 LDL 进入肝脏代谢。他汀也能够降低血液中的极低密度脂蛋白胆固醇（VLDL），后者是另一种致动脉粥样硬化的脂蛋白。他汀能够使血液中 LDL-C 水平下降 25％～50％。一系列随机对照研究证实，他汀在一级及二级预防中能够减少动脉硬化性心血管疾病（ASCVD）的发生，在为期 5年的随机对照试验中发现，他汀降低 ASCVD 风险达25％～40％，估计长期他汀治疗能够更好地降低 ASCVD 不良事件的风险。他汀已成为 ASCVD 一级及二级预防的一线药物。他汀联合贝特类被认为是

治疗混合性高脂血症的有效方案，能有效地降低血液中的脂蛋白，但他汀联合贝特类药物可增加一过性转氨酶升高和横纹肌溶解的风险。

我们采用随机、双盲、平行、对照、多中心的临床试验方法，对辅酶 A 联合他汀类与仅用他汀类疗效与安全性进行比较。

受试者为 304 例 18～75 岁混合型高脂血症患者，TG 2.3～6.5 mmol/L。304 例受试者被随机分两组：辅酶 A＋他汀组（$n＝152$），每天口服辅酶 A 400 U；安慰剂＋他汀组（$n＝152$），每天口服中等剂量的他汀（阿托伐他汀 20 mg/d，瑞舒伐他汀 10 mg/d，辛伐他汀 40 mg/d，普伐他汀 40 mg/d，匹伐他汀 4 mg/d，氟伐他汀 80 mg/d 或洛伐他汀 40 mg/d）。治疗 8 周后采取测定血脂的变化。

治疗后第 8 周，辅酶 A＋他汀组 TG 较基线平均下降 25.9%，TC 较基线平均下降 9.1%，LDL-C 较基线平均下降 9.9%，非-HDL-C 较基线平均下降 13.5%；安慰剂＋他汀组 TG 较基线平均下降 4.9%，TC 较基线平均下降 3.1%，LDL-C 较基线平均下降 0.1%，非-HDL-C 较基线平均下降 5.7%；两组间主要疗效指标 TG、TC、LDL-C、非 HDL-C 治疗前后变化率均有显著差异。在药物安全性方面，口服辅酶 A 不良反应发生率低，与安慰剂相当，组间比较差异无显著性，试验过程中也未发现明显与试验药物辅酶 A 相关的不良反应。在治疗过程中两组患者有部分病例出现轻度腹胀、恶心、胸痛、上呼吸道感染等不良事件，这些不适表现大部分是轻度不适，疗程结束或停药后症状大多消失或痊愈，大部分与试验药物无关，仅有一例辅酶 A＋他汀组患者出现转氨酶轻度升高，停药后恢复，说明口服辅酶 A 的安全性良好。本研究表明在治疗混合型高胆固醇血症中，辅酶 A 加他汀组比仅口服他汀组更能有效降低 TG 及其他脂质的水平，且安全性好。

六、现状与展望

静脉应用辅酶 A，可显著抑制高脂餐后 6 小时 TG 水平升高的幅度。餐前一次性预服含保护剂的辅酶 A 胶囊 1000 U 轻微抑制餐后甘油三酯升高。长期服用辅酶 A 胶囊可有效降低高血脂患者血清中的 TG。辅酶 A 的降 TG 的作用优于泛硫乙胺，稍劣于非诺贝特，但安全性良好。辅酶 A 联合他汀类降 TG 及其他脂蛋白的作用优于单用他汀类，且安全性良好。

血脂异常是动脉粥样硬化的始动因素。临床上以他汀类药物为主的降脂药物治疗能延缓动脉粥样硬化的进展和促进粥样斑块的消退，减少心血管事件的发生，但是目前仍有部分患者经他汀治疗后血脂不能达到目标值，而增加他汀类药物剂量存在引起肝脏损害、横纹肌溶解的潜在风险。因此，寻找有效且不良反应小的药物联合治疗为目前降脂药临床研究的重要任务。通过我们的临床试验观察到，新型辅酶 A 口服制剂具有良好的降低甘油三酯作用，且安全性良好，提示该药有较好的临床应用前景。

他汀类药物和贝特类药物联合降脂治疗能够降低 LDL-C、TG，升高 HDL-C，改善 LDL 颗粒大小特性，既可达到积极降脂目标，又可平衡调整血脂谱。对于混合型血脂异常患者，特别是对于具有高 LDL-C 和致动脉粥样硬化血脂异常特征的冠心病患者，他汀类药物和贝特类药物联合应用可显著降低心血管事件风险。但是两者联合用药的潜在不良反应，如肌病的风险，限制了贝特类药物的临床广泛应用。现有研究表明辅酶 A 可以有效降低血清 TG 水平，且安全性优于非诺贝特，提示辅酶 A 与他汀类药物联合治疗混合型高血脂患者有良好的疗效及安全性。

〔中南大学湘雅二医院　陈雅琴〕

参考文献

[1] 董娜，潘静薇，张姮，等. 辅酶 A 口服剂对大鼠及家兔食饵性高脂血症的作用［J］. 第二军医大学学报，2004，25（6）：255－257.

[2] 董娜，潘静薇，张姮，等. 辅酶 A 口服剂与泛硫乙胺对家兔食饵性高脂血症作用的比较［J］. 第二军医大学学报，2005，26（8）：919－921.

[3] Chapman MJ, Ginsberg HN, Amarenco P, for the European Atherosclerosis Society Consensus Panel. Triglyceride-

rich lipoproteins and high-density lipoprotein cholesterol in patients at high risk of cardiovascular disease：evidence and guidance for management. Eur Heart J，2011，32：1345 - 1361.

［4］ 刘玲，赵水平，张晋. 一次性大剂量辅酶 A 对餐后高甘油三酯血症的影响. 中国动脉硬化杂志，2011，19（10）：833 - 837.

［5］ 赵水平，陈雅琴. 辅酶 A 对高脂血症患者的疗效及安全性. 中国新药与临床杂志，2012，31（5）：242 - 246.

［6］ 赵水平，陈雅琴. 辅酶 A 和泛硫乙胺对高脂血症患者的疗效比较. 中国新药与临床杂志，2013，32（1）：42 - 46.

［7］ 赵水平，陈雅琴. 辅酶 A 和非诺贝特对高脂血症患者的疗效及安全性比较［J］. 中国新药与临床杂志，2013（6）：450 - 455.

［8］ Lai JT，Wu B，Xuan TM，Liu Z，Chen JZ. Efficacy and tolerability of adding coenzyme A 400 U/d capsule to stable statin therapy for the treatment of patients with mixed dyslipidemia：an 8-week，multicenter，double-blind，randomized，placebo-controlled study［J］. Lipids in health and disease，2014，13：1.

［9］ Chen YQ，Zhao SP，Chen JZ，Lai J. Effects of coenzyme A on serum lipids in patients with hyperlipidemia：results of a multicenter clinical trial. J Clin Endocrinol Metab，2013，98（2）：E275 - 278.

［10］ Chen YQ，Zhao SP，Zhao YH. Efficacy and tolerability of coenzyme A vs pantethine for the treatment of patients with hyperlipidemia：A randomized，double-blind，multicenter study. J Clin Lipidol，2015，9（5）：692 - 697.

第五十二章 降血脂药联合应用

近 30 年来，中国人群的血脂水平逐步升高，血脂异常患病率明显增加，人群血清胆固醇水平的升高将导致 2010 年～2030 年期间我国心血管病事件约增加 920 万；2012 年全国调查结果显示，中国成人血脂异常总体患病率高达 40.40%。其中血清总胆固醇（TC）平均水平为 4.5mmo/L，高胆固醇血症的患病率为 4.9%；甘油三酯（TG）平均水平为 1.38 mmol/L，高 TG 血症的患病率为 13.1%；高密度脂蛋白胆固醇（HDL-C）平均水平为 1.19 mmol/L，低 HDL-C 血症的患病率为 33.9%。

多项研究也已证实，降低低密度脂蛋白胆固醇（LDL-C）水平可降低心血管疾病风险：LDL-C 每降低 1.0 mmol/L，主要血管事件风险降低 20%，主要冠脉事件风险降低 23%。血脂领域临床研究的进展在不断探索 LDL-C 的获益界值，也影响着指南对 LDL-C 目标值的推荐。从各国血脂防治指南的变迁可以看到，LDL-C 目标值推荐趋向更低，目标群体更为广泛，所需的治疗强度也更大。

近年发表的临床试验结果一致表明，降低 LDL-C 能明显减少冠心病患者心血管事件的发生率和死亡率。降脂治疗临床研究的深入推动着血脂指南的演进，国内外指南对 ASCVD 患者降低 LDL-C 的建议也趋于积极，极高危人群 LDL-C 靶目标推荐趋于更低（表 52-1）。2016 ESC/EAS 血脂管理指南、2016 中国血脂异常防治指南以及 2017 AACE/ACE 血糖管理共识声明共同推荐，极高危患者 LDL-C<1.8 mmol/L（70 mg/dL）；但对超高危患者，包括 2 型糖尿病（T2DM）伴随临床进展的 ASCVD、确诊的 ASCVD 伴慢性肾脏病Ⅲ-Ⅳ期杂合子家族性高胆固醇血症、早发 ASCVD 病史（男<55 岁，女<65 岁）患者，基于 IM-PROVE-IT 研究和他汀研究荟萃分析结果，推荐降脂目标值 LDL-C<1.4 mmol/L（55 mg/dL）。

表 52-1　国内外主要指南推荐的降脂目标

指　南	降脂目标
2013 ACC/AHA 降低成人动脉粥样硬化风险的胆固醇治疗指南	ASCVD：高强度他汀治疗，不设 LDL-C 目标
2015 NLA 血脂异常管理建议	ASCVD：LDL-C<1.8 mmol/L（70 mg/dL）
2016 ESC/EAS 血脂异常管理指南	ASCVD：LDL-C<1.8 mmol/L（70 mg/dL）
2016 中国成人血脂异常防治指南	ASCVD：LDL-C<1.8 mmol/L（70 mg/dL）
2017 AACE/ACE 血糖管理共识声明	极高危患者：LDL-C<1.8 mmol/L（70 mg/dL） 超高危患者：LDL-C<1.4 mmol/L（55 mg/dL）

他汀类药物降脂效果与其剂量并非呈线性关系。他汀类药物降低 LDL-C 的疗效存在"6 定律"，即药物剂量增加 1 倍，其调脂疗效在原有基础上仅增加约 6%，一味地增加他汀类药物剂量并不能达到降脂的目标，这也是强化他汀治疗的瓶颈，限制了其心血管获益，降低了药物性价比。而中国患者他汀不良反应发生率高，更需注意强化他汀的安全性。HPS-2 THRIVE 研究显示，使用同样剂量他汀中国患者的不良反应超过欧洲患者的 10 倍，程度也更严重。多项指南均不推荐中国患者选择高强度他汀治疗（表 52-2）。临床上调脂达标，首选他汀类降脂药物；若胆固醇水平仍未达标，指南建议与其他降脂药物联合使用。

表 52－2 多项指南不推荐中国患者选择高强度他汀治疗

指　南	推　荐
2013ACC/AHA 治疗胆固醇降低成人 ASCVD 风险指南	亚裔血统可能会影响起始他汀治疗的强度选择
2015NLA 以患者为中心的血脂异常管理推荐	对不同种族人群的降脂治疗分别推荐 建议亚裔患者采用较低剂量起始他汀治疗
2016ACC/AHA 非他汀降脂治疗专家共识	一些患者，如亚裔血统，可能增加他汀相关肌肉症状的风险，因此这些患者可能耐受较低他汀剂量
2016 中国经皮冠状动脉介入治疗指南	亚洲与我国的研究结果显示 PCI 术前使用负荷剂量他汀不优于常规剂量 不建议对 ACS 患者 PCI 术前使用负荷剂量他汀
2016 中国成人血脂异常防治指南	在中国人群中，最大允许使用剂量他汀的获益递增及安全性尚未能确定 目前，尚无关于中国人群高强度他汀治疗的安全性数据

此外，即使是采用了最积极的 LDL-C 干预治疗，仍有相当数量心血管事件不能预防。在 TNT 研究中，服用小剂量阿托伐他汀（10 mg/d，平均 LDL-C 为 2.61 mmol/L）心血管事件发生率为 33%，而服用大剂量阿托伐他汀可显著降低 LDL-C（80 mg/d，LDL-C 为 1.99 mmol/L），然而，即使是如此大剂量的他汀类药物治疗，依然有 28% 心血管事件的发生率。究其原因，可能与他汀类药物对 TG 和 HDL-C 的改善作用并不理想有关。LDL-C 以外的其它脂蛋白，如富含 TG 的脂蛋白（包括极低密度脂蛋白、乳糜微粒及其残体）和 HDL-C 的异常，也是导致心血管疾病危险的因素，尤其是罹患混合型血脂异常的患者，剩留心血管事件风险增加，是他汀类药物不能理想控制的原因之一。

混合型血脂异常，即 LDL-C、TG 增高和 HDL-C 降低，是一种最常见的血脂异常，是心血管疾病最强的危险因素。针对多种血脂异常进行联合治疗，可提高血脂水平的达标率，充分发挥药物互补协同作用，同时避免一种药物剂量增大而产生的不良反应，有利于全面调整血脂异常，能有效预防心血管风险。

根据不同药物作用机制互补的原则，采用联合调脂治疗对以下患者更有益：①冠心病高危患者；②有多种致动脉粥样硬化性血脂异常患者；③对某种降脂药的大剂量不能耐受者；④单一药物大剂量应用有不良反应风险者；⑤应用多种药物治疗，有发生药物之间相互作用的高危风险者。

根据临床常用调脂药物的治疗靶点，降脂药物主要分为降低胆固醇为主及降低甘油三酯为主。其中，主要降低胆固醇的药物包括：①他汀类：HMG-CoA 还原酶抑制药，抑制肝脏胆固醇合成；②胆固醇吸收抑制药：依折麦布，抑制肠道内胆固醇的吸收；③胆酸螯合剂：为阴离子交换树脂，可阻断肠道内胆汁酸中胆固醇的重吸收；④抗氧化剂类：普罗布考，降低胆固醇合成、促进胆固醇分解；⑤前蛋白转化酶枯草溶菌素 9（PCSK9）抑制药，可阻止 PCSK9 介导的 LDL 受体降解，降低 LDL-C 水平；⑥CETP 抑制药：胆固醇酯转运蛋白抑制药，升高 HDL-C，降低 LDL-C。

主要降低甘油三酯的药物包括：①贝特类：苯氧芳酸类降脂药，通过激活过氧化物酶体增殖物激活受体 α（PPARα）和脂蛋白脂酶（LPL）而降低血清 TG 水平和升高 HDL-C 水平；②烟酸类：即维生素 B₃，大剂量时具有降低 TC、LDL-C 和 TG 以及升高 HDL-C 的作用；③高纯度鱼油制剂：主要成分为 n-3 多不饱和脂肪酸，主要用于治疗高 TG 血症。

因为这些药物通过不同机制调节血脂，故可根据它们的安全性和有效性选择单用或联合治疗，以达到提高血脂控制达标率、进一步降低心血管风险，同时降低药物不良反应发生率的目标。由于他汀类药物作用肯定、不良反应少、可降低总病死率，联合降脂方案多由他汀类药物与另一种作用机制不同的调脂药组成。

对于心血管病高危或极高危患者伴显著增高的 LDL-C 水平，单纯增加他汀类药物剂量降脂疗效有限，且仍可能难以达标，而不良反应则随剂量增加而增高，可联合应用标准剂量他汀类药物与非他汀类药物，进一步改善 LDL-C 的达标率。药物处理流程见图 52-1，而对于 LDL-C 和 TG 同时增高的处理流程见图 52-2。

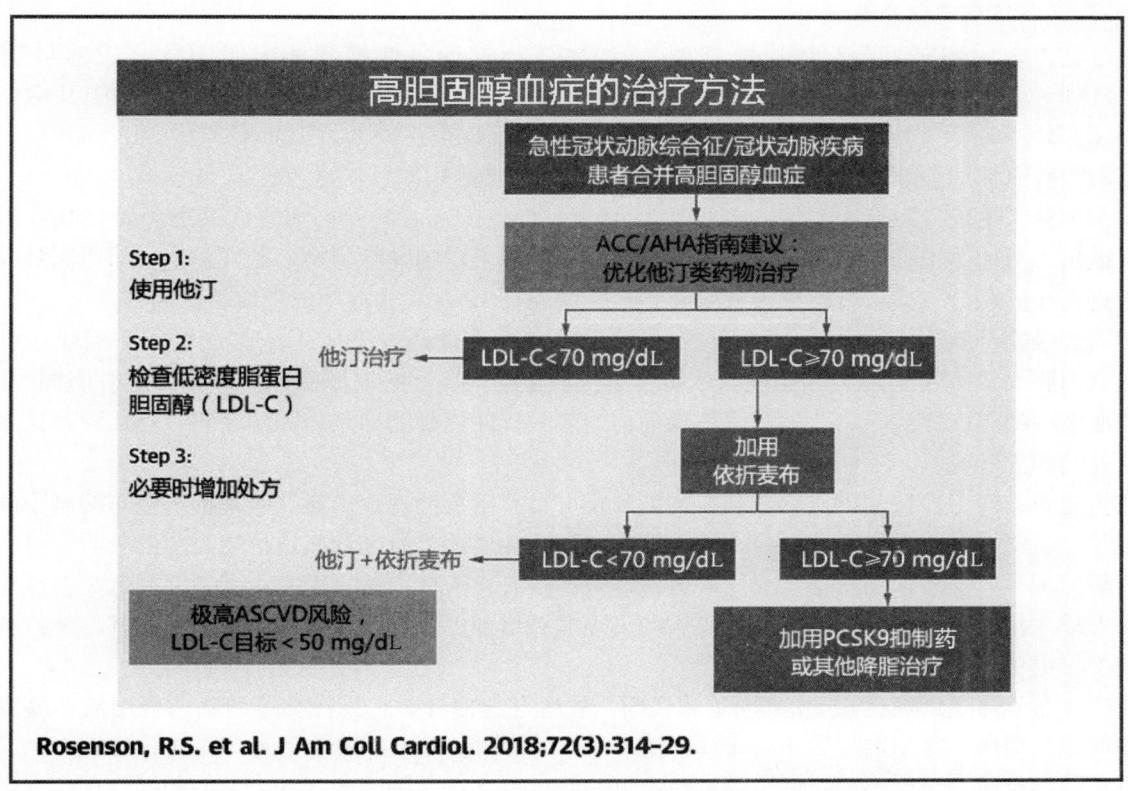

图 52-1 LDL-C 分步管理法

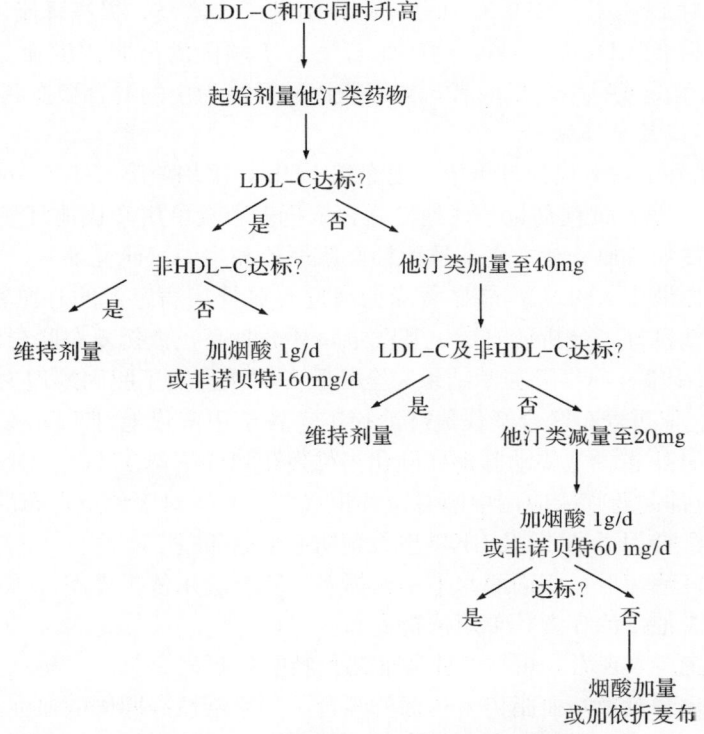

图 52-2 LDL-C 和 TG 同时增高处理流程

一、他汀与依折麦布合用

（一）联合用药的理论基础

他汀类药物（HMG-CoA 还原酶抑制药），主要通过竞争性抑制体内胆固醇合成的早期限速酶——HMG-CoA 还原酶，使 TC 合成减少，同时增加 LDL 受体（LDC R）数目，并增强其活性，加速 LDL 的摄取和排出。研究发现，他汀类可使血 TC 降低 $25\%\sim35\%$，LDL-C 减少 $30\%\sim40\%$，主要用于高胆固醇血症的治疗，对降低 TG 和升高 HDL-C 的疗效略差，不足 20%。

对于单独应用他汀类药物不足以将 LDL-C 降至目标值的冠心病及心血管病高危患者，联合治疗方案呼之欲出。目前多项临床研究结果显示，联用作用机制不同的降脂药物，尤其是他汀与胆固醇吸收抑制药依折麦布的联合方案，可能成为未来降脂治疗及提高 LDL-C 达标率的重要手段之一。

胆固醇吸收抑制药依折麦布，分布在小肠刷状缘，并在此通过 NPC1L1 抑制胆固醇吸收，可抑制全部肠道内胆固醇吸收的 54%。因此，依折麦布可减少肠内胆固醇向肝脏输送，减少肝脏胆固醇储存，并增加血液内的胆固醇清除。此外，原药和葡萄糖醛酸代谢物都能抑制胆固醇吸收，且代谢物比原药能更有效抑制胆固醇吸收。

依折麦布有两个独特的优点，使其在调脂治疗上具有重要的理论价值。一是依折麦布抑制小肠胆固醇的吸收，从而可改变残余乳糜微粒的致动脉粥样硬化性质；二是抑制肠道植物固醇的吸收，减少全身植物固醇的水平。这些作用有益于减少心血管事件。尽管在人体内植物固醇水平通常很低，但越来越多的研究发现，植物固醇水平高的人群冠心病的风险显著增加。依折麦布的这两个特点使其在他汀类联合时可能提供更多的心血管保护。

依折麦布不通过细胞色素 P450 同工酶代谢，故适合与他汀类、贝特类等调脂药合用而不易发生药物之间的相互作用。常用剂量为 10 mg/d，使 LDL-C 约降低 18%，在老年人、轻度肝功能不全或各种程度肾功能不全患者中均不需要调整剂量，未见有临床意义的药物间药代动力学的相互作用，安全性和耐受性良好。

他汀类与依折麦布合用的优势在于协同作用于胆固醇的吸收和生成环节，比单独增加他汀类剂量可更好地改善血脂紊乱，对 LDL-C、HDL-C 和 TG 的作用进一步增强，提高降脂治疗的达标率。联合依折麦布和他汀能进一步降低 LDL-C 20%。这一组合适合于顽固的高胆固醇血症，大剂量他汀类治疗 LDL-C 不能达标、不能耐受或有不良反应者，或以胆固醇升高为主的混合型血脂异常患者。

（二）联合用药的循证医学证据

IMPROVE-IT 研究显示，辛伐他汀＋依折麦布组 LDL-C 平均值降至 1.4 mmol/L（53.7 mg/dL），较单用辛伐他汀组降低 24%，常规剂量辛伐他汀联合依折麦布较单用辛伐他汀显著降低主要/次要终点事件，特别是缺血性事件如心血管死亡、非致死性心肌梗死和卒中。研究证实，在他汀基础上加用依折麦布，通过进一步降低血液中 LDL-C，能显著降低高危心血管疾病患者的心血管事件风险，改善患者预后，且长期应用安全性良好。分析还显示，基线危险评分越高，依折麦布联合他汀联合降脂的获益越大。由于 IMPROVE-IT 研究与 CTT 荟萃结果完全一致，再次证实了胆固醇理论。

SHARP 研究显示，依折麦布联合辛伐他汀治疗 1 年较单用辛伐他汀 LDL-C 降幅更大（43 mg/dL 比 30 mg/dL），使慢性肾病患者主要动脉粥样硬化事件发生风险下降 17%。

《选择性胆固醇吸收抑制药临床应用中国专家共识（2015）》对于依折麦布的临床应用意见为：

（1）与常规剂量他汀合用于 ACS 及 CKD 患者预防心血管事件。

（2）经常规剂量他汀治疗后，胆固醇水平不达标者，联合应用依折麦布。

（3）不适应或不耐受他汀治疗者，单用依折麦布。

（4）以 TG 升高为主要表现者，可联合应用非诺贝特和依折麦布。

（5）经特殊治疗（血浆置换）血脂仍未达标的纯合子型家族性高胆固醇血症患者，联合应用依折麦布和他汀。

（6）用于纯合子型谷甾醇血症患者的治疗。

（三）不良反应

依折麦布不良反应小，最常见的不良反应为头痛和恶心。依折麦布选择性抑制胆固醇吸收，并不影响药物和脂溶性维生素的吸收。它不通过细胞色素 P450 代谢，虽然也需经过葡萄糖醛酸化，但依折麦布代谢的 UGT 酶家族不同于他汀类，不影响他汀类药物的浓度。因此，依折麦布与他汀类合用不发生有临床意义的药物间的相互作用，联合用药的不良反应与单用他汀类相近，耐受性好。

依折麦布联合辛伐他汀治疗临床证据提示是相对安全的。IMPROVE-IT 研究显示，辛伐他汀联合依折麦布治疗未明显增加常见不良反应（肝酶升高≥3 倍正常上限，胆囊切除术，胆囊相关不良事件，横纹肌溶解、肌痛伴 CK≥5 倍正常上限，癌症，均无明显增加）。SHARP 研究亦显示，依折麦布联合辛伐他汀治疗耐受性良好，不增加常见不良反应，不增加新发癌症。

冠心病极高危患者强化降脂策略，联合治疗是方向，依折麦布联合中等剂量他汀同时抑制胆固醇吸收和合成，避免了他汀单药治疗的局限性，是目前最佳解决之道。

二、他汀类与前蛋白转化酶枯草溶菌素 K9 抑制药合用

（一）联合用药的理论基础

前蛋白转化酶枯草溶菌素 K9（PCSK9）抑制药是一类降脂新药。PCSK9 是一种肝源性分泌蛋白，它与 LDLR 的胞外区结合，然而，PCSK9 对 LDLR 降解作用是胞内的。PCSK9 并不需要激酶的催化活性来影响 LDLR 的转化，激酶的催化活性不能引导带受体的复合体到复合体降解的溶酶体中或是抑制复合体的循环。PCSK9 作为一种神经细胞凋亡调节转化酶，不但参与肝脏再生，调节神经细胞凋亡，还能通过降低肝细胞上 LDLR 的数量，影响 LDL 内化，使血液中 LDL 不能清除，从而导致高胆固醇血症。研究表明，PCSK9 水平与胆固醇、LDL-C、甘油三酯显著相关。PCSK9 作为一种丝氨酸蛋白酶，除了能够降解 LDLR，升高血 LDL 水平之外，还有其他多种生物学功能，例如，参与神经系统发育、神经细胞的凋亡和调节钠通道、胰岛细胞功能等。

PCSK9 抑制药依诺尤单抗（Evolocumab）于 2015 年 7 月 17 日获得欧洲药物管理局（EMA）批准，2015 年 8 月 28 日获得美国食品药品监督管理局（FDA）批准，2016 年 1 月 22 日获得日本医药品医疗器械综合机构（PMDA）批准上市。Evolocuma 是一种全人源 IgG2 型单克隆抗体，能结合 PCSK9 并抑制循环型 PCSK9 与低密度脂蛋白受体（LDLR）的结合，从而阻止 PCSK9 介导的低密度脂蛋白受体降解。该药批准的适应证为高胆固醇血症和混合血脂异常。这是一种皮下注射液，每支预填充的注射器含 140 mg/mL Evolocumab。推荐剂量为每次 140 mg、每两周一次（成人原发性疾病），或每次 420 mg、每月 1 次（成人和 12 岁及以上儿童纯合子型家族性胆固醇血症）。

（二）联合用药的循证医学证据

2017 年公布的 FOURIER 研究显示，在他汀类药物基础上联合非他汀类药物 PCSK9 抑制药可以进一步降低 LDL-C，减少不良心血管事件的发生。

前期临床研究显示，PCSK9 抑制药可显著降低 LDL-C，但能否带来心血管获益仍不确定。FOURIER 研究是第一项以心血管终点事件为主要观察终点的大型 Ⅲ 期临床试验，入选近 28000 例接受他汀类药物治疗后 LDL-C 仍不能达标的极高危患者人群，随机接受 evolocumab 或安慰剂治疗。26 个月随访可见：evolocumab 治疗后 LDL-C 降低 59%，主要终点事件发生率显著降低（在他汀基础上进一步降低 15%），由心血管死亡、非致死性心梗、非致死性卒中组成的二级终点事件也减少 20%，可见 evolocumab 治疗的获益显著。亚组分析发现，evolocumab 治疗组将 LDL-C 降到非常低的水平（10 mg/dL），其心血管不良事件的风险可以进一步降低，而且安全性良好。

FOURIER 试验证实，PCSK9 抑制药在他汀治疗的基础上仍然能够通过降低 LDL-C 水平来减少心血管事件风险；在目前降脂治疗靶目标基础上，进一步降低 LDL-C 有更多获益。

近期发表的指南对降胆固醇联合治疗的建议见表 52-3。

表 52－3 近期指南对降胆固醇药物联合治疗的建议

指　　南	推　　荐
2015 ESC NSTE-ACS 指南	• 最大耐受剂量他汀不达标时，可联合依折麦布，进一步降低 LDL-C
2015 NLA 血脂异常管理建议	• 推荐极高危患者使用他汀联合治疗 • 依折麦布和他汀联用对心血管获益
2015 中国 STEMI 诊断和治疗指南	• 对较大剂量他汀类药物治疗后 LDL-C 仍不能达标者，可联合应用胆固醇吸收抑制药
2016 ESC/EAS 血脂异常管理指南	• 最大耐受剂量他汀不达标时联合依折麦布
2016 中国成人血脂异常防治指南	• 建议临床上起始应用中等强度他汀，根据个体调脂疗效和耐受情况，适当调整剂量，若胆固醇水平不达标，与其他调脂药物（如依折麦布）联合
2016 ACC 非他汀类药物治疗共识	• 依折麦布联合他汀治疗适用于四大类降胆固醇获益人群；最大耐受剂量不能达标时，一线推荐联合依折麦布
2017 对 2016 ACC 非他汀类药物治疗共识的更新	• ASVCD 无合并症：最大耐受剂量他汀不能达标时，首先考虑联合依折麦布，其次考虑加用或换用 PCSK9 抑制药 • ASCVD 有合并症：依折麦布或 PCSK9 抑制药，必要时加用另一种非他汀药

PCSK9 抑制药已在中国上市，但他汀与 PCSK9 抑制药联合应用已成为欧美国家治疗严重血脂异常尤其是 FH 患者的联合方式，可较任何单一的药物治疗带来更大程度的 LDL-C 水平下降，提高达标率。FH 尤其是 HoFH 患者，经生活方式加最大剂量降脂药物（如他汀＋依折麦布）治疗，LDL-C 水平仍＞2.6 mmol/L（100 mg/dL）的 ASVCD 患者，建议加用 PCSK9 抑制药，组成不同作用机制调脂药物的三联合用。

2018 年 ACC 年会上公布的 ODYSSEY OUTCOMES 研究，是一项最早设计的旨在证实 PCSK9 抑制药能在他汀基础上对心血管硬终点进一步带来获益的大规模国际多中心临床试验。研究共纳入 18924 例经强化他汀治疗后 LDL-C 仍高于 1.8 mmol/L（70 mg/dL）的 ACS 患者，在维持现有最佳治疗的基础上随机分为 PCSK9 全人单克隆抗体 Alirocumab 干预组或安慰剂组，中位随访时间 2.8 年，结果显示，Alirocumab 组在他汀基础上使 LDL-C 水平进一步下降 54.7％，不仅心血管主要终点事件显著降低 15％，且全因死亡风险降低 15％。

（三）安全性问题

流行病学研究发现，LDL-C 水平降低会导致出血性脑卒中的风险升高。然而，无论是 IMPROVE-IT 研究还是 FOURIER 研究都证明 LDL-C 水平降低的同时，出血性卒中的风险并未增加。除了注射部位局部反应以外，随访期内 PCSK9 抑制药没有明显增加包括新发糖尿病、认知障碍、肌炎肌病肌溶解、转氨酶升高等在内的安全性问题。遗憾的是，FOURIER 研究只有 26 个月的随访，时间较短，LDL-C 降至极低水平安全性如何、对认知功能有何影响、对细胞代谢有何影响，仍需进一步观察。此外，极低的 LDL-C 水平是否会增加糖尿病的风险？虽然在 FOURIER 研究中没有增加的趋势，但孟德尔随机试验显示，无论是 PCSK9 基因突变、HMG 辅酶还原酶的基因突变，或是 NPC1L1 基因突变，都会导致与生俱来的低 LDL-C 水平，糖尿病的风险会随之增加。所以，仍有必要进一步关注降脂药物的联合使用在极低 LDL-C 水平下的安全性。

ODYSSEY OUTCOMES 研究证实 PCSK9 抑制药能在他汀基础上对心血管终点进一步带来获益，与此同时，研究结果显示，除了注射部位局部反应之外，没有出现包括新发糖尿病、认知障碍、出血性卒中、白内障等在内的任何安全性问题。该研究中位随访时间为 2.8 年，其中 44％的患者随访时间超过 3 年，接近既往降脂干预 RCT 研究的随访时间，最长随访时间 6 年，填补了较长期应用 PCSK9 抑制药联合他汀安全性证据的空白，也填补了强化降 LDL-C 治疗对全因死亡风险获益证据上的空缺。遗憾的是中国包括台湾在内一共仅 700 余例患者参与该研究，且低水平 LDL-C 安全性的问题仍然有待更长时间的观察与随访。

总之，后他汀时代 PCSK9 抑制药在显著降低胆固醇水平基础上有效减少主要临床终点事件的发生率，目前临床研究看来安全性良好。但 PCSK9 抑制药因其需皮下注射、价格高、临床证据仍不足（临床研究均建立在他汀基础上，随访时间短等）可能限制了其使用，此类药物确切的疗效与安全性仍有待更多的临床研究论证。

三、他汀类与贝特类合用

（一）联合用药的理论基础

贝特类药物（也称苯氧芳酸类）是过氧化物酶体增殖体活化受体（PPAR）α 的合成激动药，对脂代谢可产生多种影响。它可提高脂蛋白脂酶活性，从而促进极低密度脂蛋白（VLDL）的清除。另外，有证据表明，贝特类可降低脂肪酸的非酯化水平，相应地抑制 VLDL 合成的基本过程，从而有效地降低 TG 和 VLDL 水平。并且，贝特类药物可适度提高 HDL-C 水平，还可抑制肝脏合成胆固醇，增加胆固醇自肠道排泄，从而降低 LDL-C 水平，此外，贝特类药物可以增加 LDL 浮力，减少其被氧化修饰的机会，但贝特类对 LDL-C 的降低程度小于对 HDL-C 的升高程度。贝特类平均可降低血 TG 20%～50%，TC 6%～15%，LDL-C 6%～20%，升高 HDL-C 6%～20%，主要用于治疗高 TG 血症。

他汀类和贝特类调脂治疗的生物学作用机制不同，因此，两者合用可全面改善血脂达标水平，适用于存在多种致动脉粥样硬化性的血脂异常如糖尿病或代谢综合征的患者。实验室研究也发现，贝特类和他汀类协同增加 PPARα/视黄醇 X 受体（RXR）α 转录活性，降低核转录因子 NF-κB 转录活性，改善内皮依赖性血管功能和胰岛素敏感性，这为两者联合降脂治疗的应用提供了分子理论基础，建议用于 LDL-C 和 TG 同时升高的混合型血脂异常。

对于严重高 TG 血症患者，联合应用他汀类和贝特类也是一种强有效的治疗策略。医为在这些患者中，由于富含 TG 的脂蛋白代谢转化为 LDL 的路径受损，LDL 的水平常降低。但是，开始使用贝特类后又会激活此种转化，使得 LDL 水平升高，因此联合他汀类与贝特类治疗严重高 TG 血症患者，可有效减少发生急性胰腺炎的风险。

此外，大量前瞻性、安慰剂对照研究证实了他汀类和贝特类单用在降低心血管一级和二级事件方面的获益，两者合用在理论上可协同降低心血管事件，但这一结果有待进一步证实。

（二）联合用药的循证医学证据

许多研究报道了联合应用他汀类与贝特类药物对于改善混合型血脂异常谱优于单一用药。两者联用能更有效地降低 LDL-C 和 TG 水平及升高 HDL-C 水平。贝特类药物包括非诺贝特、吉非贝齐、苯扎贝特等，以非诺贝特研究最多，证据最充分。

有研究比较了单用氟伐他汀、苯扎贝特及氟伐他汀＋苯扎贝特联合治疗 167 例混合型血脂异常患者的效果，6 个月的随访结果显示，联合治疗可增加 HDL-C 22%，降低 LDL-C 24%、TG 38%，优于单用氟伐他汀或苯扎贝特。

SAFARI 研究是一个多中心、随机、双盲、对照研究，比较了辛伐他汀＋非诺贝特联合治疗混合型血脂异常在降低 TG 方面的有效性和耐受性。结果显示，联合治疗组 411 例接受辛伐他汀 20 mg/d＋非诺贝特 160 mg/d 治疗，从基线到治疗 12 周，联合治疗较单一治疗进一步显著降低 TG 23% 和 LDL-C 5.4%，同时进一步显著升高 HDL-C 水平 8.9%。

ACCORD 血脂研究是比较 2 型糖尿病患者贝特类和他汀类药物联用与他汀类药物单药治疗的首个大规模临床试验，旨在对达到规定的血糖控制水平的 2 型糖尿病患者中，检测辛伐他汀合用非诺贝特在降低心血管事件的发生率方面是否比他汀类药物合用安慰剂更为有效。

ACCORD 血脂研究共纳入 5518 名 2 型糖尿病患者，既往有心血管疾病史或至少合并糖尿病以外的两项心血管危险因素。患者被随机分入辛伐他汀（20～40 mg）＋非诺贝特（54～160 mg）组及辛伐他汀（20～40 mg）＋安慰剂组，平均随访 4.7 年。结果显示，辛伐他汀＋非诺贝特联合治疗显著升高 HDL-C、降低 TG，对 LDL-C 的降低程度和辛伐他汀＋安慰剂组相似，两组间大血管事件主要终点

（心血管死亡、非致死性心肌梗死和非致死性卒中）发生率无差异。但亚组分析显示，在伴致动脉粥样硬化性血脂异常（TG≥204 mg/dL，HDL-C≤34 mg/dL）的患者中，辛伐他汀＋非诺贝特联合治疗可明显获益，联合治疗组患者大血管事件主要终点减少 31％，绝对风险降低 4.95％。该研究结果与以往贝特类药物的重要临床试验（HHS 试验-吉非罗齐、BIP 试验-苯扎贝特和 FIELD 试验-非诺贝特）的结果相一致，提示他汀类联用贝特类可降低致动脉粥样硬化性血脂异常的心血管剩留风险。

非诺贝特适用于严重高 TG 血症伴或不伴低 HDL-C 水平的混合型高脂血症患者，尤其是糖尿病和代谢综合征时伴有的血脂异常，高危心血管疾病患者他汀类治疗后仍存在 TG 或 HDL-C 水平控制不佳者。

（三）联合用药的安全性及临床应用注意事项

较多的临床研究证实，他汀类与贝特类联合治疗是相对安全的。ACCORD 血脂研究显示，非诺贝特联合辛伐他汀不增加严重不良事件（严重肌炎、肌痛、肌病，横纹肌溶解和肝炎）；轻度升高谷丙转氨酶（ALT），对肌酸激酶（CK）、胆囊相关事件、肺栓塞、深静脉血栓形成均无明显影响；明显升高血肌酐水平，但没有明显增加血液透析和终末期肾脏病比例，联合治疗组微量白蛋白尿和大量白蛋白尿发生率均较低。FACT 研究显示，40 mg 氟伐他汀联合 400 mg 苯扎贝特治疗混合型血脂异常的安全性、耐受性好。SAFARI 试验报道了辛伐他汀加非诺贝特联合治疗混合型血脂异常有效且耐受性良好。从基线到 12 周，联合治疗未发生药物相关的严重副作用，无临床肌病或严重肝功能异常。辛伐他汀 20 mg＋环丙贝特 100 mg 治疗顽固的家族混合性高脂血症平均 29 个月，无 1 例肌病或横纹肌溶解症发生。1017 例应用氟伐他汀与贝特类联合治疗平均 37.6 周，无显著肝脏或肌肉毒副作用。

但是，由于他汀类和贝特类药物代谢途径相似，均有潜在损伤肝功能的可能，并有发生肌炎和肌病的危险，合用时发生不良反应的机会增多，因此，他汀类和贝特类药物联合用药时的安全性应高度重视。

吉非贝齐与他汀类药物合用时发生肌病的危险性相对较多。这可能是由于吉非贝齐与他汀类有严重的药代动力学相互作用，干扰细胞色素 P450 3A4 通路，抑制他汀的葡萄糖醛酸化，从而使他汀类的血药浓度增加 2 倍以上。从美国 FDA 不良反应报道系统获得的数据显示，吉非贝齐与任何他汀类联合发生横纹肌溶解的报道率为 87 例/100 万处方，而非诺贝特与任何他汀类联合发生横纹肌溶解者仅为 4.5 例/100 万处方。因此非诺贝特与他汀类药物的联合是最安全的。综合分析，肌病等不良反应发生的风险与血脂达标后冠心病发生率和病死率的降低益处相比无足轻重。

由于他汀类和贝特类药物均有潜在损伤肝功能的可能，因此，治疗时要特别注意：①联用时的起始剂量根据血脂水平和危险分层决定，可从各自的小剂量开始，并采取晨服贝特类（非诺贝特 160 mg）、晚服他汀类，避免血药浓度的显著升高。②测定基线肝肾功能和肌酸激酶（CK）水平，并定期复查。轻度的转氨酶升高（<3 倍正常上限）并不看作是治疗的禁忌证。当有明显肌肉症状或 CK>5 倍正常上限、ALT>3 倍正常上限或血尿素氮、肌酐明显异常时，应及时减低剂量或停药，并追踪观察，直到这些指标恢复正常。③指导患者了解关于肌病的危险和警示性信号（如肌痛、肌无力、棕色尿），当出现肌病警示性信号或急性起病住院时，应告知患者暂时中断他汀类单一治疗或联合治疗，待症状和实验室指标恢复正常后，可试用小剂量他汀类或贝特类，也可以换用其他制剂，并严密观察。④易于诱发肌病的危险因素包括老年人、女性、体型瘦小、虚弱、多系统疾病（如肝肾肌病、糖尿病、甲状腺功能减退等）、围术期、休克、酗酒、剧烈运动、合并多种药物等。⑤联合他汀类和贝特类治疗需尽量避免与大环内酯类抗生素、抗真菌药物、环孢素、HIV 蛋白酶抑制药、地尔硫䓬、胺碘酮等药物合用。

总之，他汀类与贝特类药物联合治疗，目前临床证据以联合非诺贝特为主；联合治疗对于血脂异常的改善获益肯定，但对心血管事件获益仍模棱两可，对于需要两类药物联用时指南上为 IIb 类推荐。

四、他汀类与 n-3 多不饱和脂肪酸合用

（一）联合用药的理论基础

n-3 多不饱和脂肪酸，主要为二十碳五烯酸（EPA，C20：5n-3）和二十二碳己烯酸（DHA，C22：6n-3），两者为深海鱼油的主要成分。鱼油的调脂机制尚不清楚，目前认为它主要通过影响 VLDL-C 代谢，减少 VLDL 形成，加速 VLDL 代谢成 LDL 颗粒，从而降低 TG 和 HDL-C 水平。

流行病学及临床研究均已显示，n-3 多不饱和脂肪酸可有效降低血浆 TG 水平。在血脂正常的人中，补充鱼油可使血浆 TG 降低 25％，LDL-C 和 HDL-C 轻度上升。一个关于 n-3 脂肪酸的荟萃分析表明，将 n-3 脂肪酸作为饮食的添加剂可显著降低 TG 27 mg/dL，升高 HDL-C 2 mg/dL，升高 LDL-C 6 mg/dL。对基础血清 TG 升高的患者，n-3 脂肪酸对血清 TG 水平的降低呈剂量依赖性。观察性和临床性研究资料表明，n-3 脂肪酸可降低冠心病相关的死亡风险，减少非致死性冠脉事件的发生。此外，n-3 脂肪酸还有降低血压、抑制血小板聚集和抗炎症的作用，改善血管反应性。

P-OM3（Lovaza，n-3 脂肪酸乙酯胶囊）是美国 FDA 批准用于 TG 水平极高（$\geqslant$500 mg/dL）患者的饮食添加剂，是一种浓缩的 n-3 脂肪酸，每 1g 胶囊中含二十碳五烯酸（EPA）465 mg，DHA 375 mg，维生素 E 6 U。治疗推荐剂量为 4 g/d。

n-3 脂肪酸和他汀降脂作用机制不同，联合应用，对脂质谱的改善有互补作用。因此，当考虑到他汀基础上加用第二个药物治疗混合型血脂异常的风险与获益时，n-3 脂肪酸在不增加肌肉或肝脏不良反应风险的情况下，可提供更佳的脂质改善。

（二）联合用药的循证医学证据

他汀类和 n-3 脂肪酸联合应用的循证医学证据越来越多。研究显示，两者联合治疗混合型血脂异常安全、有效而且耐受性好，即使是近期心肌梗死患者也从联合治疗中获益。他汀类与 n-3 脂肪酸联合对 LDL-C 影响较小，但能显著降低 TG、升高 HDL-C，但此联合是否能够减少心血管事件尚在探索中。

Valdivielso 等研究 2 型糖尿病混合型血脂异常患者，在饮食加氟伐他汀 80 mg 基础上，加用 n-3 脂肪酸对不同来源的脂蛋白水平的影响，研究发现，联合用药可显著降低 TG、VLDL 和 TG/HDL-C，升高 HDL-C。单用氟伐他汀可显著降低 ApoB$_{100}$ 26％，而仅降低 ApoB$_{48}$ 14％，而加用 n-3 脂肪酸后使 ApoB$_{100}$ 降低达 32％，且能显著增加 ApoB$_{48}$ 降低率，达 36％。提示氟伐他汀基础上加用 n-3 脂肪酸，可显著降低进食后肠道来源的致动脉粥样硬化脂质颗粒水平。

阿托伐他汀和 P-OM3 联用治疗中年腹型肥胖男性血脂异常和胰岛素抵抗患者的研究发现，两者可独立、协同改善血清脂蛋白谱。在 6 周随机安慰干预研究中阿托伐他汀（40 mg/d）可显著降低 TG、TC、LDL-C、ApoB 和 ApoC3，升高 HDL-C；添加 P-OM3 后可显著降低 TG、升高 HDL-C。

COMBOS 研究评价了在稳定他汀治疗基础上加用 n-3 脂肪酸（Lovaza，P-OM3）与辛伐他汀对包括 LDL-C 在内、TG、非 HDL-C 及脂蛋白微粒大小等脂质谱的影响。这是迄今为止最大的一个 P-OM3 补充治疗对非 HDL-C 作用的研究，来自多中心稳定他汀类药物治疗超过 8 周、但平均空腹 TG 水平 200～499 mg/dL、LDL-C 大于 NCEP ATPIII 目标 10％以内 254 例混合型血脂异常患者，在辛伐他汀 40 mg/d 基础上加用 P-OM3 4g/d 或安慰剂，评估非-HDL-C 下降程度。辛伐他汀加用 P-OM3 组非-HDL-C 下降中位百分比较单用辛伐他汀脑梗显著降低，辛伐他汀加用 P-OM3 可显著降低 TG 和 VLDL，显著增加 HDL-C，显著降低 TC/HDL-C。

日本二十碳五烯酸血脂干预研究（JELIS）是有关二十碳五烯酸对高脂血症患者主要冠脉事件影响的研究，18645 例患者随机接受 1800 mg 二十碳五烯酸＋他汀类或单用他汀类治疗，两组 LDL-C 均降低了 25％，TG 水平无明显变化，联合治疗组一级终点主要冠脉事件下降 19％，不稳定型心绞痛和非致死性冠脉事件也明显减少。这一研究的缺陷在于它不是一个双盲对照研究。

2018 年公布的 REDUCE-IT 研究，旨在探讨新一代鱼油产品 Vascepa（97％纯度的 EPA，不含 DHA）联合他汀药物治疗相较于单用他汀治疗，在预防混合性血脂异常高风险患者的长期心血管事件

中是否有获益。试验纳入 8179 名患者（70％确诊心血管病，30％患糖尿病及合并其他危险因素），已经服用他汀并且甘油三酯水平升高（135～499 mg/dL），LDL-C 水平 41～100 mg/dL，随机接受 Vascepa（4 g/d）或安慰剂的治疗，平均随访 4.9 年。结果显示，与安慰剂组相比，Vascepa 治疗组患者发生主要心血管事件（包括心血管死亡、非致死性心肌梗死、非致死性脑卒中、冠状动脉血运重建术或需住院治疗的不稳定型心绞痛）的相对风险降低约 25％。这项试验首次在高甘油三酯人群中证实鱼油可作为他汀的补充治疗。

（三）不良反应

n-3 脂肪酸的不良反应少见，有研究表明，每天剂量高至 3g 时，临床上无明显不良反应。有 2％～3％服药后出现消化道症状，如味觉异常、嗳气、恶心、消化不良、腹胀、便秘；少数病例出现肝酶、血糖水平短暂升高，以及 CK 轻度升高；但 n-3 脂肪酸没有引起横纹肌溶解、肝肾损害等不良反应，总体耐受性良好。但由于 n-3 脂肪酸制剂是从海洋食物鱼油中提取而成，所以易受光和高温氧化产生有害的过氧化物，要注意保险和储存；而且该制剂中 EPA＋DHA 的含量应＞85％，否则达不到临床调脂效果，市面上的鱼油制剂良莠不齐，应用时需考虑到上述因素。并且，REDUCE-IT 研究显示，每天 4g 的大剂量纯化 EPA 才能带来显著心血管获益，而低剂量（1 g/d）混合 n-3 脂肪酸的试验并未显示出总体心血管益处。

许多研究均提示他汀类与 n-3 脂肪酸联用具有较好的安全性和有效性。普伐他汀（40 mg/d）与鱼油（6 g/d）或安慰剂联用治疗 12 周，除了恶心外，没有其他不良反应报道。两者联合应用不会增加各自的不良反应。REDUCE-IT 研究亦显示，在安全性方面，实验组患者对剂量 Vascepa 耐受良好，没有发生严重不良反应。但需注意，服用较大剂量的 n-3 多不饱和脂肪酸可能导致凝血功能障碍，有增加出血的危险，尤其是和一些抗凝、抗血小板制剂联用时需特别注意；并且增加糖尿病和肥胖患者热卡的摄入，不宜长期应用。

五、他汀与胆酸螯合剂合用

（一）联合用药的理论基础

胆酸螯合剂主要为碱性阴离子交换树脂，在肠道内能与胆酸呈不可逆结合，因而阻碍胆酸的肠肝循环，减少胆酸吸收，促进肝细胞利用胆固醇以合成胆酸，这样由于细胞内胆固醇减少，一方面通过反馈机制刺激肝细胞膜表面的 LDL 受体，加速 LDL 血液中清除，结果使血清 LDL-C 水平降低；另一方面也将增加胆固醇合成，部分抵消了其降胆固醇作用。由此可见，胆酸螯合剂有上调 LDL 受体表达，故而可加强他汀类作用；他汀类则可抑制胆固醇合成，弥补胆酸螯合剂的不足，两者联用能相互协同、互补，有望进一步降低血浆 LDL-C，适用于难治性高胆固醇血症的治疗，尤其是对大剂量他汀类治疗不能耐受或有他汀禁忌者。由于胆酸螯合剂对升高 HDL-C 无益，且可升高 TG，故不适合于混合性高脂血症患者。

第一代胆酸螯合剂有考来烯胺（4～16 g/d）、考来替泊（5～20 g/d）。考来维仑（colesevelam）是一种不能吸收的水凝胶，为第二代胆酸结合树脂，比考来烯胺和考来替泊更具亲和力和胆汁酸特异性，耐受性优于第一代产品，无明显不良反应。胆酸螯合剂可使 TC 降低 15％～20％，LDL-C 降低 15％～30％，HDL-C 升高 3％～5％，对 TG 无降低作用甚或稍有升高。

（二）联合用药的循证医学证据

临床试验较早就联用了他汀类和胆酸螯合剂，并发现两者联用可增强各自的降脂作用，能进一步显著降低 LDL-C 水平（10％～25％）；小剂量联合在降低 LDL-C 方面与大剂量他汀类疗效相当，但较大剂量应用他汀安全、耐受性好。

考来烯胺与普伐他汀或氟伐他汀联用较单用他汀类或考来烯胺能进一步降低 LDL-C 和 TC。Pan 等研究发现，普伐他汀（5 mg、10 mg 或 20 mg，每天 2 次）＋考来烯胺（24g/d）减少 LDL-C 47％～56％，升高 HDL-C 11％～18％。另一研究显示普伐他汀（20 mg/d）与考来烯胺（24g/d）联用降低

LDL-C51％，升高 HDL-C 5％。研究报道，普伐他汀 20 mg/d＋考来烯胺 10g/d 在降低 LDL-C 方面最为有效，而较单用普伐他汀 20 mg/d 或 40 mg/d 费-效比减低。与此相似，小剂量氟伐他汀＋考来烯胺在降低 LDL-C 方面优于氟伐他汀剂量加倍。在洛伐他汀与三种胆酸螯合剂的研究中，洛伐他汀 20 mg/d＋考来替泊 10g/d 降低 LDL-C 优于洛伐他汀 40 mg/d 单一治疗，而小剂量联合较大剂量他汀费效比降低 25％。一个为期 4 周的安慰剂对照研究，对比了 135 例患者单用小剂量考来维仑（2.3 g/d）、洛伐他汀（10 mg/d）及两者联用的效果，结果显示小剂量联用较单用将 LDL-C 更为显著，与标准剂量他汀疗效相当。小剂量考来替泊（5～10 g/d）＋辛伐他汀（20～40 mg/d）降低 LDL-C45％～50％，显著优于单一治疗。

近年来新型胆酸螯合剂考来维仑的研究也证实了与他汀类联合降 LDL-C 作用增强的结论。有一研究显示，考来维仑（3.8 g/d）＋小剂量阿托伐他汀（10 mg/d）降低 LDL-C 48％，优于单用考来维仑（降低 LDL-C 12％）或单用阿托伐他汀（38％），与大剂量阿托伐他汀（80 mg/d）相似，降低 LDL-C 约 53％。Knapp 等对 TG＜3.39 mmol/L、LDL-C 为 1.81～2.49 mmol/L 患者进行观察，单用 10 mg/d 或 20 mg/d 辛伐他汀，或在此基础上联用 2.3 g/d 或 3.8 g/d 的考来维仑。结果发现，单用 10 mg/d 或 20 mg/d 辛伐他汀可使 LDL-C 分别下降 26％和 34％，单用 3.8 g/d 考来维仑可使 LDL-C 下降 18％，两者合用可使 LDL-C 下降 42％。研究还表明两者联用可延缓动脉粥样硬化的发生和发展进程，减少冠心病事件的发生。

胆酸螯合剂常用的联合降脂方案：①LDL-C 不达标时，推荐一种他汀类药物加胆酸螯合剂的联合使用（Ⅱb 类），可使 LDL-C 进一步降低 10％～20％。②FH 或对他汀类药物不耐受的高风险患者可以考虑其他的联合治疗。与单用稳定的胆酸螯合剂方案相比，依折麦布与胆酸螯合剂同时使用可进一步降低 LDL-C 水平，而没有增加任何额外的不良反应。但针对这些联合治疗的临床预后研究尚未进行。

（三）不良反应

第一代胆酸螯合剂服用不便，消化道不良反应较显著，40％～60％患者可引起腹痛、便秘及腹胀等，并可影响其他药物的吸收，因此临床应用较少，仅用于其他治疗无效或不能耐受者。改进后的考来维仑结合部位的孔径较小，只能容纳胆酸分子并牢固结合，故所需剂量也较小，不良反应轻；且不影响其他药物的吸收，有应用前景。此外胆酸螯合剂还可引起肝酶的增高。

他汀类与胆酸螯合剂合用并不增加其各自的不良反应，研究显示，考来维仑联合他汀治疗总体不增加严重药物相关不良反应，不增加骨骼肌及结缔组织肌病、胆囊炎，无死亡病例，但联合治疗明显增加轻微胃肠道不良反应（如便秘、消化不良）。考来维仑联合依折麦布治疗总体耐受性和安全性良好，但明显增加治疗期不良事件，主要为腹胀、便秘、消化不良等胃肠道反应，不影响肝肾功能等生化指标、血液学指标和尿检指标。

总的来说，考来维仑与其他降脂药联合治疗总体耐受性良好，仅增加胃肠道轻微不良反应的发生率，但目前缺乏临床预后相关研究。目前建议在服用其他药物之前 4 小时使用考来维仑以减少药物干扰。且考来维仑禁用于甘油三酯＞500 mg/dL 或由高甘油三酯血症导致的胰腺炎患者。

六、他汀类与烟酸合用

（一）联合用药的理论基础

烟酸属 B 族维生素，当用量超过作为维生素作用的 10～20 倍剂量时，可有明显的降脂作用。烟酸降脂作用的机制尚不十分明确。研究认为，烟酸降脂的主要机制是抑制环磷酸腺苷酶的形成，导致 TG 合成降低，脂肪组织中的脂解作用减慢，血中非酯化脂肪酸的浓度下降，肝脏合成 VLDL 减少，进一步使中间密度脂蛋白（IDL）及 LDL 也减少。另外，烟酸能减少胆固醇合成，升高 HDL-C 水平。

烟酸对所有脂质均有调节作用，是各类降脂药中作用最为全面的一种降脂药。烟酸可降低 TC 5％～20％，LDL-C 5％～25％，TG20％～50％，升高 HDL-C 作用突出，达 15％～35％，也是目前已知升高 HDL-C 最强有效的药物。此外，烟酸还可使致动脉粥样硬化的小而密的 LDL 颗粒转变为大而轻的颗粒。

在常规他汀类药物治疗的基础上，加用小剂量烟酸是一种合理的联合治疗混合性高脂血症的方案之一。烟酸与他汀类联合可从不同机制协同降低 LDL-C，同时降低 TG，升高 HDL-C，可全面调节各种异常血脂谱，促进血脂的全面达标。但是，近年来的多项烟酸联合研究，包括 AIM-HIGH 研究和 HPS2-THRIVE 研究均显示，烟酸联合他汀治疗并不能进一步降低心血管疾病的风险。

（二）AIM-HIGH 研究

2011 年公布的 AIM-HIGH 研究，旨在通过在他汀类药物治疗基础上加用烟酸，探讨升高 HDL-C 能否降低心血管事件。该研究共纳入 3414 例明确心脏病史、低 HDL-C 水平及高甘油三酯患者，将其随机分为缓释烟酸（1500～2000 mg qd）组（$n=1718$）或安慰剂组（$n=1696$），所有患者均接受辛伐他汀治疗，LDL-C 水平未达标者，给予依折麦布治疗将 LDL-C 降低到 80 mg/dL 以下。随访 2 年后结果显示，烟酸治疗组 HDL-C 从 35 mg/dL 升至 42 mg/dL，甘油三酯从 164 mg/dL 降至 122 mg/dL，LDL-C 由 74 mg/dL 降至 62 mg/dL。在平均随访 3 年后，与安慰剂组相比，尽管缓释烟酸治疗组显著升高了 HDL-C 水平，并降低了甘油三酯及 LDL-C 水平，但并未显著降低心血管疾病发病率，而缺血性脑卒中发生率却有轻度但无法解释的增加。基于此，美国国家心肺及血液病研究所决定提前 18 个月终止该研究。

该研究主要终点为冠心病死亡、非致死性心肌梗死、缺血性脑卒中、急性冠脉综合征住院率等。研究结果所示，烟酸治疗组与对照组的主要终点发生率分别为 16.4%（274 例）与 16.2%（274 例），两组主要终点事件发生率无显著性差异。尽管既往有研究显示，烟酸可以降低颈动脉内中膜厚度及逆转冠状动脉狭窄，但本研究提示缓释烟酸治疗并未收到显著的临床获益。

有效性：辛伐他汀联合烟酸进一步降低 LDL-C，升高 HDL-C，但未能显著降低主要/次要终点。

安全性：缓释烟酸组他汀需要减量或者停药退出研究的患者比例更高，常见原因包括肝功能异常、面部潮红、胃肠道症状等副作用。且辛伐他汀联合烟酸的总体不良事件较多，肝功能异常（烟酸 vs 安慰剂，0.8%比 0.5%）；肌肉症状或肌病（占所有患者的 0.3%），横纹肌溶解（烟酸组 4 例，安慰剂组 1 例）。

（三）HPS2-THRIVE 研究

2013 年公布的 HPS2-THRIVE 研究是迄今规模最大的评价烟酸对心血管高危人群疗效和安全性的研究。研究纳入 25673 例（欧洲 14741 例和中国 10932 例）明确的心血管疾病患者，在接受辛伐他汀 40 mg 或必要时加用依折麦布 10 mg 治疗，以将总胆固醇水平降至<3.5 mmol/L 的基础上，比较缓释烟酸 1500～2000 mg/拉罗匹仑 40 mg（前列环素 DP1 拮抗药，用以缓解烟酸引起的潮红）复方制剂与安慰剂治疗对主要血管事件（MVE）包括心血管死亡、心肌梗死、脑卒中和冠脉血运重建手术的联合终点的影响。平均随访 3.9 年后，与安慰剂组相比，缓释烟酸/拉罗匹仑联合治疗组 LDL-C 和 TG 水平分别降低 0.25 mmol/L（10 mg/dL；−14%）和 0.37 mmol/L（33 mg/dL；−26%），HDL-C 水平升高 0.16 mmol/L（6 mg/dL；+14%）。然而，两组间主要心血管事件（冠心病死亡、非致命性心肌梗塞、脑卒中或冠脉血运重建）风险没有显著差异（联合治疗组 14.5%比安慰剂组 15%，$P=0.29$）。并且，令人沮丧的是，在安全性方面，与安慰剂组相比，缓释烟酸＋拉罗匹仑联合治疗组糖尿病并发症发生率提高 3.7%（相对危险增加 55%）；新发糖尿病患者增加 1.8%（相对危险增加 27%），严重感染率提高 1.4%（相对危险增加 22%），重大出血率提高 0.7%（相对危险增加 38%）。另外，整个研究观察过程中，缓释烟酸＋拉匹罗仑联合治疗组和安慰剂组中分别有 25%和 17%的受试者中止服用治疗药物，其中因皮肤和胃肠道不良反应中断治疗分别为：联合治疗组 5.4%比对照组 1.2%；联合治疗组 3.9%比对照组 1.7%。

有效性方面，烟酸可显著升高 HDL-C 6 mg/dL 水平，降低 TG 33 mg/dL，但无心血管获益。

安全性方面，辛伐他汀联合烟酸显著增加严重不良事件和新发糖尿病。与安慰剂相比，烟酸显著增加各种严重不良事件包括胃肠事件、骨骼肌事件、皮肤相关事件、感染和出血等，同时明显干扰糖尿病患者的血糖控制。

（四）来自 HPS2-THRIVE 研究的中国受试者数据

HPS2-THRIVE 研究中，来自中国的心血管疾病患者近 11000 例，是迄今为止国际多中心随机对照研究中最大的受试人群。

事后相关分析显示，进入研究的中国受试患者与欧洲受试患者人群的基线情况明显不同，中国患者人群年龄较轻，女性患者较多，心肌梗死较少而缺血性脑卒中较多，糖尿病患者较多，整个研究随访期间，中国受试患者停用研究药物的比例较低。

与欧洲受试患者相比，中国心血管病患者的基线 LDL-C 及 HDL-C 水平较低（分别为 1.74 比 1.51 mmol/L 和 1.19 比 1.06 mmol/L），联合使用辛伐他汀 40 mg＋依折麦布的患者较少（62.8％比 26.4％），接受缓释烟酸＋拉罗匹仑治疗后 LDL-C 降低幅度较小（－0.32 vs～0.18 mmol/L），心血管临床事件发生率较高（15.8％比 11.3％），与安慰剂相比，欧洲受试者接受缓释烟酸＋拉罗匹仑治疗后心血管事件相对危险降低 10％，而中国受试者无明显改变。然而，中国受试患者接受缓释烟酸＋拉罗匹仑后，严重疾病或肌溶解的风险较安慰剂治疗增加 10 倍，经年龄和性别校正后，是欧洲受试患者的 7 倍。

总的来说，多项大规模临床试验结果显示，他汀联合烟酸降脂治疗，有效性不足，安全性堪忧，目前烟酸已逐渐淡出欧美及国内市场。

七、他汀类与胆固醇转运蛋白抑制药合用

胆固醇转运蛋白（CETP）是胆固醇转运过程中的关键酶之一。在 CETP 介导下，HDL 中的胆固醇酯与 LDL 和 VLDL 的 TG 相互交换，调节血浆 HDL 水平、组成和颗粒大小，提高血浆 HDL-C 水平。研究发现，在 CETP 基因缺陷人群中，HDL-C 水平较高者冠心病风险较低。鉴于 CETP 缺陷可调高 HDL-C 水平，研发 CETP 抑制药给人们带来了新的希望。但是，CETP 抑制药可能因为靶点并不适合一直没能上市，目前为止的临床试验均以失败告终（CETP 抑制药研究汇总见表 52－4）。

表 52－4　　　　　　　　　　　CETP 抑制药升高 HDL-C 作用及循证研究

	Torcetrapib（托塞匹布）	Dalcetrapib（达塞曲匹）	Evacetrapib	Anacetrapib（安塞曲匹）
CETP 抑制作用（％）	80％～90％	30％	？	＞90％
HDL-C 升高幅度	40％～70％	31％	80～94％	129％
血压升高作用	有	无	无	无
醛固酮水平增高	有	无	无	无
循证研究	ILLUMINATE 研究（2007 年）	Dal-OUTCOMES 研究（2012 年）	ACCELERATE 研究（2016 年）	REVEAL 研究（2017 年）

研发 CETP 抑制药的目的是通过升高 HDL 胆固醇来降低心血管疾病风险。然而，最初三种 CETP 抑制药（在他汀治疗基础上）或是反常增加了心血管疾病风险（torcetrapib，ILLUMINATE 研究），或是中性结果（Dalcetrapib，Dal-OUTCOMES 研究；Evacetrapib，ACCELERATE 研究）。

2017 年公布的 REVEAL 研究采用的是第四种 CETP 抑制药安塞曲匹。研究共纳入 30449 例动脉粥样硬化性血管病患者，所有受试者随机化之前应用阿托伐他汀治疗以期 LDL 胆固醇降至 77 mg/dL（2.0 mmol/L）以下，然后随机应用 100 mg 安塞曲匹或安慰剂每天一次，平均随访 4.1 年。有效性方面，安塞曲匹治疗使 LDL-C 水平（基线为 61 mg/dL）下降 41％，使 HDL-C 水平（基线为 40 mg/dL）升高 104％，使非-HDL-C 水平（基线为 92 mg/dL）下降 18％。与安慰剂相比，在他汀类治疗基础上加用安塞曲匹显著降低主要冠脉事件风险 9％，安塞曲匹改善心血管预后的疗效与其他降低非-HDL-C 的研究结果相一致。安全性方面，安塞曲匹联合他汀治疗不增加死亡、肿瘤、新发糖尿病及其他严重不良事件风险，仅会小幅度增加血压和降低肾功能。

托塞匹布因增加死亡风险、高血压副作用而终止试验，达塞曲匹因无法产生预期疗效而中止了研究，Evacetrapib 相比安慰剂无法降低心血管事件的发生率，安塞曲匹虽然达到了主要终点，但仅降低

9％的心血管事件风险获益较小，且该药长期严重不良反应不确定，2017年10月沙默东宣布放弃安塞曲匹的上市申请。至此，CETP抑制药开发全军覆没。

八、他汀类与普罗布考合用

普罗布考（probucol），又称丙丁酚，早期大量的药理及临床试验发现，普罗布考具有调脂、抗氧化和抗动脉粥样硬化作用，但由于其可降低HDL-C水平，使其在临床上的应用受到影响。但新近的研究证实，普罗布考虽然降低血HDL-C浓度，但它改变了HDL的结构和代谢功能，提高了HDL把胆固醇运载到肝脏进行代谢的能力，因此更有利于HDL发挥抗动脉粥样硬化的作用。

普罗布考调节血脂的机制尚不完全清楚，有研究认为，此药能掺入到脂蛋白颗粒中，影响脂蛋白代谢，而产生降脂作用。研究证实，普罗布考可使血浆中TC降低20％～25％，LDL-C降低5％～15％，同时也使HDL-C降低25％。此外，研究还发现，普罗布考具有稳定斑块、改善内皮功能、抑制血管成形术后再狭窄的作用。

较多的研究证实，他汀类药物与普罗布考联合应用可进一步降低TC和LDL-C水平，也有一定降低TG的作用，但合用他汀类药物并不能逆转普罗布考降低HDL-C的作用。O'Keefe等研究发现，氟伐他汀与普罗布考联合干预6个月能显著改善血脂谱。

普罗布考的不良反应有恶心、腹痛、腹泻等胃肠道症状，较少见的有多汗、血管神经性水肿、头痛、头晕和感觉异常等反应。偶见血清转氨酶和肌酸激酶升高，亦可引起嗜酸粒细胞增多，血浆尿酸浓度增高；最严重的不良反应是引起Q-T间期延长，但极为少见，因此有室性心律失常或Q-T间期延长者禁用。有研究表明他汀类药物和普罗布考联合使用并不增加各自的不良反应。普罗布考常用剂量为0.5 g，每天2次。

九、贝特类与依折麦布合用

（一）联合用药的理论基础

单用依折麦布治疗高胆固醇血症，可降低LDL-C 15％～25％，对TG和HDL-C有轻微的有益作用。依折麦布对细胞色素P450同工酶无影响，所以联合治疗时药物间的相互反应少。

贝特类药物可显著降低TG，并能轻度降低LDL-C，升高HDL-C水平，使小而密的LDL向大而松的LDL转变。依折麦布加非诺贝特治疗是一个新的改善混合型致动脉粥样硬化血脂异常谱的替代治疗方案，对所有血脂异常的类型均有效，对那些他汀类单一治疗耐受性差和不耐受的患者，或他汀类与贝特类联合治疗（尤其是与吉非贝齐联用）有安全性顾虑的患者，依折麦布与贝特类合用是一种有效且相对安全的治疗方案。

有研究观察了两种药物在药代动力学的相互作用，依折麦布不影响非诺贝特的血浆浓度，虽然血浆中平均浓度及曲线下总面积增加50％，但并无临床意义。

（二）联合用药的循证医学证据

仅有少数依折麦布与非诺贝特合用的临床研究结果。

依折麦布与非诺贝特联合治疗混合型血脂异常的有效性和安全性研究，是一个多中心、随机、双盲、平行、安慰剂对照研究。625例混合型血脂异常患者（TG 3.4～5.7 mmol/L及LDL-C 3.4～5.7 mmol/L）按1：3：3：3比例随机分入安慰剂、依折麦布10 mg、非诺贝特160 mg、非诺贝特160 mg＋依折麦布10 mg 4组，治疗12周，结果显示，与单用贝特类相比，联合用药组能够额外使胆固醇（TC、LDL-C、非-HDL-C及ApoB）水平下降10％～15％。然而，依折麦布与贝特类合用对TG、HDL-C、ApoA1、hsCRP等其他指标无额外作用。在基线LDL-C水平正常而TG>3.1 mmol/L的亚组分析中，联合用药与单用依折麦布（约下降13％）比较，降低LDL-C并无更大益处。治疗组中不良反应的发生率无显著差异。

上述患者在完成12周研究后，又继续完成双盲48周的延长期治疗，以明确非诺贝特与依折麦布联合治疗混合型血脂异常的长期安全性和有效性。非诺贝特＋依折麦布和非诺贝特组继续原治疗不变，依折麦布和安慰剂组分别转变成非诺贝特＋依折麦布和非诺贝特组，共计576例继续完成研究，其中非诺贝特＋依折麦布340例，非诺贝特组236例。非诺贝特＋依折麦布较单用非诺贝特更显著降低LDL-C，且在改善TG、HDL-C、TC、非-HDL-C和ApoB方面更优。而对ApoA1和hsCRP的影响两组间无显著差异。总体上来说，非诺贝特＋依折麦布耐受性良好，ALT或AST持续升高≥3倍正常上限者两组间无差异，两组均无CK升高≥10倍正常上限或肌病发生。

近年完成的非诺贝特与依折麦布联合治疗对混合型血脂异常脂蛋白亚类和LDL微粒分布作用影响的研究，结果也提示，非诺贝特＋依折麦布可显著减少VLDL-C、IDL-C和LDL-C，尤其是减少致密型LDL，单用非诺贝特或与依折麦布联用均可显著增加HDL_2-C和HDL_3-C。

非诺贝特与依折麦布联合治疗代谢综合征、混合型血脂异常的前瞻性、随机、双盲、平行、多中心、对比研究，每组60例，非诺贝特145 mg，依折麦布10 mg或两者合用12周，联合治疗组在降低LDL-C、非-HDL-C、TG、ApoB方面优于两者单一用药，非诺贝特＋依折麦布在降低残余微粒内胆固醇、升高LDL体积、ApoA1、ApoA2方面与非诺贝特作用相当，但优于单用依折麦布。联合治疗组在降低TG和升高HDL-C方面与非诺贝特相似。联合治疗组52.9%的患者HDL-C正常化，单用非诺贝特组为58.8%，单用依折麦布组仅20.0%。各组治疗均不影响糖代谢指标。

以上研究提示，联合应用非诺贝特和依折麦布治疗混合型血脂异常更益于使血脂谱向正常转变，对主要的血脂、脂蛋白可产生互补、有益的作用，联合应用贝特与依折麦布可能是联合应用贝特与他汀的一种替代疗法。

贝特类本身会增加胆囊疾病的风险，与单用非诺贝特相比，长期联合应用非诺贝特和依折麦布治疗混合型高脂血症并不增加胆囊疾病的风险。

因依折麦布与除非诺贝特外其他贝特类联合应用的安全性及有效性尚未确立，故不推荐此两种药物联合应用（非诺贝特除外）。

十、烟酸与贝特类合用

烟酸和贝特类的联用是近年来一少部分学者尝试治疗混合型血脂异常的另一方案。两者不同的调脂机制，使这一组合在降低TG、升高HDL-C方面具有协同效应。

Superko等应用烟酸（1500 mg/d）与吉非贝齐（1200 mg/d）联合治疗混合型血脂异常患者，结果显示，与单用烟酸相比，烟酸联合吉非贝齐治疗可进一步使ApoB降低17.8%，IDL降低33.8%，并可显著降低ApoB/ApoA1比率。联合治疗降低致动脉粥样硬化IDL 71%，致密LDL-Ⅱ 52%，ApoB 37%，增加保护性HDL2 90%。研究提示，联合贝特与烟酸可更好地改善脂蛋白亚类分布和载脂蛋白比率。但这一组合的有效性仍需更多的研究加以证实。

十一、多廿烷醇与他汀类或贝特类合用

（一）多廿烷醇的药理学基础

多廿烷醇是从甘蔗蜡中提纯得到的一种新型降脂药，含有8种长链脂肪伯醇，在古巴人群中具有降低TC和LDL-C、升高HDL-C的作用，但缺乏在不同种族中其疗效和安全性的观察研究。多廿烷醇的降脂作用尚不完全清楚，有研究认为，多廿烷醇的降LDL-C的机制包括：①激活腺苷酸激酶，抑制胆固醇合成中的限速酶——HMG-CoA还原酶的活性，或增加其降解，从而抑制胆固醇合成；②增加LDL受体的数量，促进LDL在血液中的清除率，从而降低LDL-C。

动物实验研究发现，多廿烷醇除了有明确的降脂作用外，还有抗氧化的作用，抑制血小板聚集，抑制平滑肌细胞增生和内膜增生，稳定斑块，改善血管内皮功能，阻止动脉粥样硬化发展等多效性机制。但目前尚没有临床证据证实这些作用。

多廿烷醇的临床有效性、安全性和耐受性已经有多个随机、双盲及安慰剂对照临床研究证实。研究显示，多廿烷醇 5～20 mg/d 能显著降低 TC 和 LDL-C 水平，疗效呈非线性依赖性。10 mg/d 为其最佳推荐剂量。在这一剂量下，LDL-C 可降低 20%～25%。多廿烷醇具有明显降低 TC 和 LDL-C、升高 HDL-C 及轻度降低 TG 的作用，但其降脂作用起效慢。

我国已引进这一药物，由柯元南等牵头的多廿烷醇多中心临床研究显示中国人群应用多廿烷醇与普伐他汀降低 LDL-C 和 TC 作用相似，安全性和耐受性良好。2008 年中国专家共识及 2016 年中国成人血脂异常防治指南中，均已将多廿烷醇推荐用于高胆固醇血症、高 LDL-C 血症或低 HDL-C 血症患者一级预防治疗用药和不能耐受其他降脂药物的二级预防治疗用药。多廿烷醇对混合型血脂异常联合治疗的应用目前仅有极个别的临床研究。

（二）多廿烷醇与他汀类药物联用

目前只有一项将 5 mg/d 多廿烷醇与他汀类药物合用的临床试验，结果显示，增加 HDL-C 的程度比单独应用他汀类药物高，但并不比降低胆固醇的作用更强。可能原因是他汀类药物抑制 HMG-CoA 还原酶的作用较强，低剂量的多廿烷醇并不能增加这种抑制作用。但还需进行更多的临床研究加以验证。

（三）多廿烷醇与贝特类药物联用

一个随机双盲安慰剂对照研究比较了苯扎贝特加多廿烷醇和单用苯扎贝特对混合型血脂异常患者的不同疗效。结果显示，苯扎贝特加多廿烷醇组可显著降低 TC 20.8%，LDL-C 27.7%，TG 30.2%，LDL-C/HDL-C 36.8% 和 TC/HDL-C 29.8%，较苯扎贝特＋安慰剂组各脂质指标均显著改善。两组均未发现安全性指标有药物相关性影响。但这一研究例数仅 29 例，结果有待进一步大规模临床研究证实。

（四）不良反应

多个动物实验和临床研究表明，多廿烷醇具有良好的安全性。多廿烷醇（5～20 mg/d）没有致肝毒性，对肝功能指标没有影响，不加重已有肝功能异常患者的肝损伤；对肌肉功能的安全指标没有影响，没有任何肌病和肌溶解的案例报道。不影响血糖代谢。对＞60 岁的患者短期和长期的研究结果显示，老年人群应用多廿烷醇同样有良好的安全性和耐受性。

服用多廿烷醇最常见的不良反应是头痛、嗜睡、恶心、腹痛和蛋白尿，发生率为 1%～3.5%。多廿烷醇通过细胞色素 P450 系统代谢，但并没有影响细胞色素 P450 酶的活性。联合降脂治疗中，如与辛伐他汀、贝特类（吉非贝齐和苯扎贝特）联合，没有发现药物相互作用导致的临床不良事件。

血脂领域临床研究的进展在不断探索 LDL-C 的获益界值，也影响着指南对 LDL-C 目标值的推荐。从 ATP 系列指南的变迁可以看到，LDL-C 目标值推荐趋向更低，目标群体更为广泛，所需的治疗强度也更大。非他汀类药物联合他汀降低 LDL-C，能进一步减少心血管事件的发生。人类降低 LDL-C 水平的手段已从以往单一他汀干预走向多机制药物联合治疗，更能实现 LDL-C 越低越好的目标。极高危患者强化降脂策略，联合治疗是方向，使 LDL-C 达标的同时也避免了他汀单药治疗的局限性。在临床证据的支持下，LDL-C 目标值屡屡变迁且尚未终结，而联合治疗必定会使人类探明 LDL-C 的最佳水平，并为与之呼应的冠心病研究添加重要科学思考。病因学指向的药物综合治疗终将给予人类攻克疾病的信心。

〔中国人民解放军总医院　谢湘竹〕

参考文献

［1］国家卫生及计划生育委员会疾病预防控制局. 中国居民营养与慢性病状况报告（2015 年）. 北京：人民卫生出版社，2015.

［2］中国成人血脂异常防治指南修订联合委员会. 中国成人血脂异常防治指南（2016 年修订版）. 中国循环杂志. 2016，31（10）：937-953.

［3］Cannon CP，Blazing MA，Giugliano RP，et al. Ezetimibe added to statin therapy after acute coronary syndromes. N Engl J Med，2015，372（25）：2387-2397.

［4］中国胆固醇教育计划专家委员会. 选择性胆固醇吸收抑制药临床应用中国专家共识（2015）. 中华心血管病杂志，2015，43（5）：394-398.

［5］Sabatine MS，Giugliano RP，Keech AC，et al. Evolocumab and clinical outcomes in patients with cardiovascular disease. N Engl J Med，2017，376（18）：1713-1722.

［6］Sacks FM，Carey VJ，Fruchart JC. Combination lipid therapy in type 2 diabetes. N Engl J Med，2010，363（7）：692-694.

［7］Bhatt DL，Steg PG，Miller M，et al. Cardiovascular risk reduction with Icosapent Ethyl for hypertriglyceridemia. N Engl J Med，2018No v 10. doi：10. 1056/NEJMoa1812792.

［8］AIM-HIGH Investigators，Boden WE，Probstfield JL，at al. Nacin in patients with low HDL cholesterol levels receiving intensive statin therapy. N Engl J Med，2011，365（24）：2255-2267.

［9］HPS2-THRIVE Collaborative Group，Landray MJ，Haynes R，et al. Effects of extended-release niacin with laropiprant in high-risk patients. N Engl J Med，2014，371（3）：203-212.

第四篇　血脂异常防治中国指南与共识解读

第五十三章 中国成人血脂异常防治指南解读

由原中国卫生部协同中华医学会的 4 个分会联合制定的《中国成人血脂异常防治指南》于 2007 年正式发表。2016 年 10 月中华心血管病杂志发表了新版《中国成人血脂异常防治指南》。此外，还有许多其他国家和学术团体也制定和发表血脂异常防治相关指南。本章以 2016 版《中国成人血脂异常防治指南》为基础，对血脂指南进行解读。

近 30 年来中国人群的血脂水平逐步升高，血脂异常患病率明显增加。2012 年全国调查结果显示，成人血清总胆固醇平均为 4.50 mmol/L，高胆固醇血症的患病率 4.9%；甘油三酯平均为 1.38 mmol/L，高甘油三酯血症的患病率 13.1%；高密度脂蛋白胆固醇（HDL-C）平均为 1.19 mmol/L，低 HDL-C 血症的患病率 33.9%。中国成人血脂异常总体患病率高达 40.4%，比较 2002 年呈大幅度上升。人群血清胆固醇水平的升高将导致 2010 年—2030 年期间我国心血管病事件约增加 920 万。我国儿童青少年高胆固醇血症患病率也有明显升高，预示未来中国成人血脂异常患病及相关疾病负担将继续加重。

一、血脂与脂蛋白

血脂主要是胆固醇和甘油三酯（TG）。两者都不溶于水，必须与特殊的蛋白质即载脂蛋白（Apo）结合形成复合颗粒，即以脂蛋白形式存在于血液。虽然所有的脂蛋白颗粒中都含胆固醇和 TG（表 53-1），但 TG 主要存在于乳糜微粒（CM）、极低密度脂蛋白（VLDL）中；而胆固醇主要存在于低密度脂蛋白（LDL）颗粒中（胆固醇含量约 50%）。

表 53-1　　脂蛋白的特性和功能

分 类	水合密度（g/mL）	颗粒直径（nm）	主要脂质	主要载脂蛋白	来 源	功 能
乳糜微粒（CM）	<0.950	80～500	甘油三酯	B_{48}、A1、A2	小肠合成	将食物中的甘油三酯和胆固醇从小肠转运至其他组织
极低密度脂蛋白（VLDL）	0.950～1.006	30～80	甘油三酯	B_{100}、E、Cs	肝脏合成	转运内源性甘油三酯至外周组织，经脂酶水解后释放游离脂肪酸
中间密度脂蛋白（IDL）	1.006～1.019	25～35	甘油三酯，胆固醇	B_{100}、E	VLDL 中甘油三酯经脂酶水解后形成	属 LDL 前体，部分经肝脏代谢
低密度脂蛋白（LDL）	1.019～1.063	21.6	胆固醇	B_{100}	VLDL 和 IDL 中甘油三酯经脂酶水解后形成	胆固醇的主要载体，经 LDL 受体介导而被外周组织摄取和利用，与 AS-CVD 直接相关
高密度脂蛋白（HDL）	1.063～1.210	7.5～10.0	磷脂，胆固醇	A1、A2、Cs	主要是肝脏和小肠合成	促进胆固醇从外周组织移去，转运胆固醇至肝脏或其他组织再分布，HDL-C 与 ASCVD 负相关
脂蛋白(a)[Lp(a)]	1.055～1.085	30.0	胆固醇	B_{100}、(a)	在肝脏载脂蛋白(a)通过二硫键与 LDL 形成的复合物	可能与 ASCVD 相关

ASCVD：动脉粥样硬化性心血管病；HDL-C：高密度脂蛋白胆固醇

二、血脂检测项目

临床上是通过检测 LDL 颗粒中胆固醇（LDL-C）和 HDL 颗粒中胆固醇（HDL-C）量来反映这些脂蛋白的浓度，所以，存在总胆固醇（TC）提法，即是指血液中各类脂蛋白所含胆固醇之总和。虽然，TG 也是指血液中各种脂蛋白中含量的总和，但因临床上不检测各脂蛋白中的 TG 量，故不需要单独提及总 TG。

检测血脂的目的是为评估个体患动脉粥样硬化性心血管病（ASCVD）风险和治疗效果，从临床实用角度出发，检测 TC、LDL-C、HDL-C 和 TG 即能满足需求。

美国脂质协会推荐，临床上至少需检测 TC 和 HDL-C，这样可以计算出非-HDL-C 水平（TC-HDL-C）。

三、血脂合适水平和异常标准

我国人群血脂成分合适水平及异常切点见表 53-2，TC>6.2 mmol/L（240 mg/dL）为高胆固醇血症；TG>2.3 mmol/L（200 mg/dL）为高甘油三酯血症。健康人群 LDL-C 理想水平<2.6 mmol/L（100 mg/dL），非-HDL-C 理想水平<3.4 mmol/L（130 mg/dL）。对于无其他心血管危险因素者，若能保持 LDL-C<2.6 mmol/L（100 mg/dL），发生 ASCVD 的风险应是极低；而对已发生 ASCVD 患者，将 LDL-C 降低能达到此要求，临床上则能获得绝大部分益处。

表 53-2　　　中国 ASCVD 一级预防人群血脂合适水平和异常分层标准 [**mmol/L（mg/dL）**]

分层	TC	LDL-C	HDL-C	非-HDL-C	TG
理想水平		<2.6(100)		<3.4(130)	
合适水平	<5.2(200)	<3.4(130)		<4.1(160)	<1.7(150)
边缘升高	≥5.2(200)且 <6.2(240)	≥3.4(130)且 <4.1(160)		≥4.1(160)且 <4.9(190)	≥1.7(150)且 <2.3(200)
升高	≥6.2(240)	≥4.1(160)		≥4.9(190)	≥2.3(200)
降低			<1.0(40)		

美国脂质协会制定出胆固醇和甘油三酯的分层标准（表 53-3）。

表 53-3　　　　　　　　　　　　　　　　胆固醇及甘油三酯水平分层

非-HDL-C *		
mmol/L	mg/dL	
<3.4	130	理想
3.4~4.1	130~159	基本理想
4.1~4.9	160~189	临界高值
4.9~5.7	190~219	升高
≥5.7	220	重度升高
LDL-C		
mmol/L	mg/dL	
<2.6	100	理想
2.6~3.4	100~129	基本理想
3.4~4.1	130~159	临界高值
4.1~4.9	160~189	升高
≥4.9	190	重度升高
HDL-C		
mmol/L	mg/dL	
<1.0	40(男)	低
<1.3	50(女)	低

续表

TG		
mmol/L	mg/dL	
＜1.7	150	正常
1.7～2.3	150～199	临界高值
2.3～5.7	200～499	升高
≥5.7	500	重度升高

注：HDL-C，高密度脂蛋白-胆固醇；LDL-C，低密度脂蛋白-胆固醇；非-HDL-C，非-高密度脂蛋白-胆固醇，即总胆固醇-HDL-C。

四、血脂异常分类

从临床实用角度出发，医生只需知晓血清胆固醇升高就是高胆固醇血症，TG 升高即为高甘油三酯血症，胆固醇和 TG 均有升高则称为混合性高脂血症。血脂异常主要由遗传基因异常，或与环境因素相互作用所致，均称之为原发性高脂血症；凡由已知疾病所引起的血脂异常则为继发性高脂血症。

引起家族性高胆固醇血症（FH）的基因突变类型，除 LDL 受体突变或载脂蛋白 B（ApoB）基因突变外，分解 LDL 受体的前蛋白转化酶枯草溶菌素 9（PCSK9）基因的功能获得型突变，或 LDL 受体调整蛋白基因突变也可引起 FH。

五、血脂异常筛查

建议 20～40 岁成年人至少每 5 年测量 1 次血脂（包括 TC、LDL-C、HDL-C 和 TG）；建议 40 岁以上男性和绝经期后女性每年检测血脂；ASCVD 患者及其高危人群，应每 3～6 个月测定 1 次血脂。因 ASCVD 住院患者，应在入院时或入院 24 小时内检测血脂。

血脂检查的重点对象为：①有 ASCVD 病史者；②存在多项 ASCVD 危险因素（如高血压、糖尿病、肥胖、吸烟）的人群；③直系亲属中有早发冠心病或其他动脉粥样硬化性疾病（指男性一级直系亲属在 55 岁前或女性一级直系亲属在 65 岁前患缺血性心血管病者），或有家族性高脂血症患者；④皮肤或肌腱黄色瘤及跟腱增厚者。

非-HDL-C 可能比 LDL-C 在冠心病预测方面更具优越性，但考虑到现阶段许多人并不熟悉非-HDL-C 概念，故不宜推广将其作干预的首要靶标，而推荐其为次要靶第二靶标。对于合并有高甘油三酯血症个体，以非-HDL-C 作为首要目标可能更为适合。此外，非-HDL-C 检测可用非空腹血样本，不仅在临床上应用方便，且有利于流行病学研究。

美国指南建议，如果致动脉粥样硬化胆固醇（非-HDL 和 LDL-C）水平在合理范围，血脂测量和 ASCVD 风险评估每隔 5 年必须重复一次，或者根据临床需要间隔更短的时间复测。某些危险因素的变化也可缩短血脂复测间隔时间，这些变化包括 ASCVD 危险因素（包括体重的增加）、一级亲属早发 ASCVD、ASCVD 发病的证据或者新出现的潜在引起血脂紊乱的原因。

欧洲指南推荐，40 岁以上男性、50 岁以上女性以及绝经期妇女中，筛查血脂谱，特别是已有危险因素者。检查出任何血管病变或合并 2 型糖尿病患者，不论年龄，均属高危人群，必须进行血脂检测。有早发冠心病家族史者，同样应早期筛查。应仔细判定高血压患者是否合并代谢综合征和高脂血症。

通常是在空腹状态下进行血脂分析。但空腹与非空腹样本的 TC、LDL-C 和 HDL-C 检测结果相似。TG 会受到食物的影响，一般会高约 0.3 mmol/L（27 mg/dL），取决于最后一顿食物的组成和空腹的时间范围。对于风险评估，非空腹的预测效度与空腹相似。但在糖尿病患者中，非空腹时检测可能会低估风险，因为糖尿病患者中非空腹 LDL-C 水平约降低 0.6 mmol/L。

六、总体心血管危险评估

临床应根据个体 ASCVD 危险程度，决定是否启动药物调脂治疗（Ⅰ类推荐，A 级证据）。LDL-C

或 TC 水平对个体或群体 ASCVD 发病危险具有独立的预测作用，但个体发生 ASCVD 危险的高低不仅取决于胆固醇水平，还取决于合并存在的 ASCVD 其他危险因素的数目和水平。相同 LDL-C 水平个体，其他危险因素数目和水平不同，ASCVD 总体发病危险可存在明显差异。

已诊断 ASCVD 者直接列为极高危人群；符合如下条件之一者直接列为高危人群：①LDL-C≥4.9 mmol/L（190 mg/dL）；②1.8 mmol/L（70 mg/dL）≤LDL-C<4.9 mmol/L（190 mg/dL）且年龄在 40 岁以上的糖尿病患者。对于 10 年 ASCVD 发病危险为中危且年龄<55 岁的人群，应进行 ASCVD 余生危险评估，以利于早期识别 ASCVD 余生危险为高危的个体，并进行积极干预。

欧洲指南推荐使用系统性心血管病风险评估法（SCORE），因其基于大量具有代表性的欧洲群组数据库资料而产生。SCORE 评估 10 年内发生致死性动脉粥样硬化事件风险，是指心脏病发作、脑卒中或其他闭塞性动脉疾病，也包括心源性猝死。

（一）极高危组

符合下列任何一种情况者：

（1）临床证实或影像学检查明确有 CVD，包括既往心肌梗死（MI）、急性冠脉综合征（ACS）、冠状动脉血运重建术〔经皮冠状动脉介入治疗（PCI）、冠状动脉旁路移植术（CABG）和其他动脉血运重建术、卒中和短暂性脑缺血发作（TIA）和外周动脉疾病（PAD）等〕。冠状动脉造影或颈动脉超声证实有明显粥样斑块。

（2）糖尿病（DM）伴靶器官损伤（如蛋白尿）或伴主要危险因素（如吸烟、高血压、血脂异常）。

（3）重度慢性肾症（CKD）即 GFR<30 mL/min/1.73 m^2。

（4）10 年致死性 CVD 风险（SCORE 评分）≥10%。

（二）高危组

具备以下任一情况者：

（1）危险因素显著升高，尤其是总胆固醇>8 mmol/L（>310 mg/dL），如家族性高胆固醇血症或血压≥180/110 mmHg。

（2）大多数其他 DM 患者（部分患有 1 型糖尿病的年轻患者可能为低危或中危）。

（3）中度 CKD（GFR 30~59 mL/min/1.73 m^2）。

（4）10 年致死性 CVD 风险（SCORE 评分）≥5%和<10%。

血浆甘油三酯（TG）水平升高作为 CVD 预测因素一直有争论。其他因素危险因素如高敏 C 反应蛋白（hs-CRP）和同型半胱氨酸等，对个体 CVD 绝对风险评估（除外传统的危险因素）作用有限。

七、血脂异常治疗原则

推荐以 LDL-C 为首要干预靶点（Ⅰ类推荐，A 级证据）。而非-HDL-C 可作为次要干预靶点（Ⅱa 类推荐，B 级证据）。将非-HDL-C 作为次要干预靶点，是考虑到高 TG 血症患者体内有残粒脂蛋白胆固醇升高，后者很可能具有致动脉粥样硬化作用。

降血脂治疗需要设定目标值（Ⅰ类推荐，C 级证据）。极高危者 LDL-C<1.8 mmol/L；高危者 LDL-C<2.6 mmol/L；中低危者 LDL-C<3.4 mmol/L。对于调脂治疗时的具体达标值，尚存在较大分歧，但这不应该影响临床医生在实际工作坚持降脂治疗达标的原则。不同危险人群需要达到的 LDL-C/非-HDL-C 目标值有很大不同（表 53-4，Ⅰ类推荐，B 级证据）。

如果 LDL-C 基线值较高，现有降血脂药物难以使 LDL-C 降至基本目标值，则应将 LDL-C 至少降低 50%（Ⅱa 类推荐，B 级证据）。临床上也有部分极高危患者 LDL-C 基线值已在基本目标值以内，这时可考虑将其 LDL-C 从基线值降低 30% 左右（Ⅰ类推荐，A 级证据）。

非-HDL-C 目标值比 LDL-C 目标值约高 0.8 mmol/L（30 mg/dL）。不同危险人群非-HDL-C 治疗目标值见表 52-4（Ⅰ类推荐，B 级证据）。

为了降血脂达标，临床首选他汀类降血脂药。宜起始应用低、中强度他汀，根据患者降血脂疗效和耐受情况，适当调整剂量，或与其他降脂药物联用。所有强化他汀治疗的临床研究结果显示，数倍增量他汀确实可使 ASCVD 事件发生危险有所降低，但获益的绝对值小，且全因死亡并未下降。

除了对 LDL-C 进行积极干预外，当血 TG≥1.7 mmol/L（150 mg/dL）时，首先是应用非药物干预措施。若 TG 水平仅轻、中度升高［2.3～5.6 mmol/L（200～500 mg/dL）］，可考虑他汀联用贝特类、鱼油制剂。对于严重高 TG 血症患者，即空腹 TG≥5.7 mmol/L（500 mg/dL），首先使用贝特类、鱼油制剂或烟酸。

欧洲指南认为，血脂目标值也有助于患者与医生间的沟通，有利于坚持治疗，所以推荐保留采用目标值方法进行脂质管理。LDL-C 降低超过以前指南设定的目标值，可伴有心血管疾病事件减少。因此，LDL-C 尽可能降低一些似乎是恰当的，至少对于心血管风险极高的患者。对于心血管总风险极高的患者，LDL-C 目标值应<1.8 mmol/L（70 mg/dL）。同时至少应达到自基线（如果>1.8 mmol/L）降低 50%。对于心血管总风险高的患者，LDL-C 目标值应<2.6 mmol/L（100 mg/dL）。同时至少应达到自基线［如果>2.6 mmol/L（100 mg/dL）］降低 50%。对于心血管总风险为中度的患者，LDL-C 目标值为<3 mmol/L（115 mg/dL）

如采用次要目标，总心血管风险极高和高危者中，非-HDL-C 应分别<2.6 mmol/L（100 mg/dL）和<3.4 mmol/L（130 mg/dL）。在总心血管风险极高和高危者中，ApoB 应分别<80 mg/dL 和<100 mg/dL。非-HDL-C 和 ApoB 可为次要目标。对于总心血管风险高和极高危者，临床医生在实践中可采用的 ApoB 目标值分别为<100 mg/dL 和<80 mg/dL。非-HDL-C 的特定目标值应比相应 LDL-C 目标值 0.8 mmol/L（30 mg/dL）。

目前临床试验中并未确定 HDL-C 和 TG 水平的具体目标值，虽然对于 CAD 患者，HDL-C 增加可使动脉粥样硬化改善，而低 HDL-C 可能伴有过多不良事件，即使患者 LDL-C<1.8 mmol/L（70 mg/dL）。但是，目前缺乏足够的临床试验证据，可表明对这些指标进行干预能进一步降低 CVD 风险。

美国脂质协会则认为，非-HDL-C 是一项比 LDL-C 更好的目标（表 52-4）。非-HDL-C 所含的胆固醇包括了所有潜在致动脉粥样硬化的脂蛋白颗粒所含胆固醇，这些颗粒包括 LDL、IDL、VLDL 及其残粒、乳糜微粒和脂蛋白（a）。流行病学研究结果显示，与 LDL-C 相比，非-HDL 对 ASCVD 的致残率和死亡率有更好的预测性。在干预性研究中，有少量的分析数据显示，与 LDL-C 相比，治疗后非-HDL-C 改变量及水平，与冠心病（CHD）风险更为相关。除此以外，当治疗后这两者浓度变化不一致（如两者中只有一个是升高的），CHD 的风险变化与非-HDL-C 的变化更为一致。

非-HDL-C 较 LDL-C 能更好的预测 ASCVD 风险的可能原因是：①和 LDL 一样，一些富含甘油三酯的脂蛋白残粒进入动脉血管壁，促进动脉粥样硬化的发生发展。②非-HDL-C 较 LDL-C 与 ApoB 关系更为密切，所以与致动脉粥样硬化的所有脂蛋白残粒也都更加密切相关。③甘油三酯和 VLDL-C 的升高，反映肝内生成了更强的致动脉粥样硬化脂蛋白颗粒，肝受体对这些颗粒的作用较弱，导致其在血液循环中存在时间延长。

表 53-4　　　　　　　　　　　　不同危险人群需要达到的血脂目标值

危险分层	治疗目标值				
	LDL-C[mmol/L(mg/dL)]		非-HDL-C[mmol/L(mg/dL)]		ApoB(mg/dL)
低危	<2.6	100	<3.4	130	<90
中危	<2.6	100	<3.4	130	<90
高危	<2.6	100	<3.4	130	<90
极高危	<1.8	70	<2.6	100	<80

注：ApoB 是次要的、可选择性的治疗目标。

八、治疗性生活方式改变

血脂异常明显受饮食及生活方式的影响，饮食治疗和生活方式改善是治疗血脂异常的基础措施。无论是否进行药物调脂治疗，都必须坚持控制饮食和改善生活方式（Ⅰ类推荐，A级证据）。全球所有指南推荐都是完全相同的。建议每天摄入胆固醇小于 300 mg，尤其是 ASCVD 等高危患者，摄入脂肪不应超过总能量的 20%～30%。一般人群摄入饱和脂肪酸应小于总能量的 10%；而高胆固醇血症者饱和脂肪酸摄入量应低于总能量的 7%，反式脂肪酸摄入量应小于总能量的 1%。高 TG 血症者更应尽可能减少每天摄入脂肪总量，每天烹调油应少于 30 g。脂肪摄入应优先选择富含 n-3 多不饱和脂肪酸的食物（如深海鱼、鱼油、植物油）。

建议每天摄入碳水化合物占总能量的 50%～65%。选择使用富含膳食纤维和碳水化合物替代饱和脂肪酸，每天饮食应包含 25～40 g 膳食纤维（其中 7～13 g 为水溶性膳食纤维）。碳水化合物摄入以谷类、薯类和全谷物为主，其中添加糖摄入不应超过总能量的 10%（对于肥胖和高 TG 血症者要求比例更低）。食物添加剂如植物固醇/烷醇（2～3 g/d），水溶性/黏性膳食纤维（10～25 g/d）有利于血脂控制，但应长期监测其安全性。

九、降血脂药治疗

可供选用的降血脂药有许多种类，大体上可分为两大类：①主要降低胆固醇的药物；②主要降低 TG 的药物。其中部分降脂药既能降低胆固醇，又能降低 TG。对于严重的高脂血症，常需多种调脂药联合应用，才能获得良好疗效。降低胆固醇药物有他汀类、依折麦布、普罗布考、胆酸螯合剂、脂必泰、多甘烷醇等。为了降脂达标，临床上应首选他汀类调脂药物（Ⅰ类推荐，A级证据）。

（一）他汀类药物

适用于高胆固醇血症、混合性高脂血症和 ASCVD 患者。目前国内临床上有洛伐他汀、辛伐他汀、普伐他汀、氟伐他汀、阿托伐他汀、瑞舒伐他汀和匹伐他汀，各种他汀在不同剂量范围内具有不同的降低胆固醇的强度（表 53-5）。不同种类与剂量的他汀降胆固醇幅度有较大差别，但任何一种他汀剂量倍增时，LDL-C 进一步降低幅度仅约 6%，即所谓"他汀疗效 6% 效应"。他汀类可使 TG 水平降低 7%～30%，HDL-C 水平升高 5%～15%。

表 53-5　　　　　　　　　　　　　　　　　　他汀类药物降胆固醇强度

高强度（每天剂量可降低 LDL-C≥50%）	中等强度（每天剂量可降低 LDL-C 25%～50%）
阿托伐他汀 40～80 mg	阿托伐他汀 10～20 mg
瑞舒伐他汀 20 mg	瑞舒伐他汀 5～10 mg
	氟伐他汀 80 mg
	洛伐他汀 40 mg
	匹伐他汀 2～4 mg
	普伐他汀 40 mg
	辛伐他汀 20～40 mg
	血脂康 1.2 g

注：阿托伐他汀 80 mg 国人经验不足，请谨慎使用。

他汀可在任何时间段每天服用 1 次，但在晚上服用时 LDL-C 降低幅度可稍有增多。他汀应用取得预期疗效后应继续长期应用，如能耐受应避免停用。有研究提示，停用他汀有可能增加心血管事件的发生。如果应用他汀类后发生不良反应，可采用换用另一种他汀、减少剂量、隔天服用或换用非他汀类调脂药物等方法处理。

胆固醇治疗研究者协作组（CTT）分析结果表明，在心血管危险不同的人群中，他汀治疗后，

LDL-C 每降低 1 mmol/L，主要心血管事件相对危险减少 20%，全因死亡率降低 10%，非心血管原因引起的死亡未见增加。现有研究反复证明，他汀降低 ASCVD 事件的临床获益大小与其降低 LDL-C 幅度呈线性正相关，他汀治疗产生的临床获益来自 LDL-C 降低效应。

血脂康胶囊虽被归入降脂中药，但其降血脂机制与他汀类似，系通过现代 GMP 标准工艺，由特制红曲加入稻米生物发酵精制而成，主要成分为 13 种天然复合他汀，系无晶型结构的洛伐他汀及其同类物。常用剂量为 0.6 g，2 次/天。中国冠心病二级预防研究（CCSPS）及其他临床研究证实，血脂康胶囊能够降低胆固醇，并显著降低冠心病患者总死亡率、冠心病死亡率以及心血管事件发生率，不良反应少。

他汀降低 ASCVD 事件的临床获益大小与其降低 LDL-C 幅度呈线性正相关，即他汀产生临床益处是一种类效应。绝大多数人对他汀的耐受性良好，其不良反应多见于接受大剂量他汀者。中国的临床研究证据不支持 ACS 患者或 PCI 术前短期他汀强化治疗，最新国外指南也不推荐对 PCI 围术期者短期他汀强化干预策略。

所以，即使是极高危者，也不推荐起始就服用高强度大剂量他汀。虽然不同种类他汀降胆固醇强弱有差别，但任何一种他汀所推荐的起始用量，都能发挥良好的降低胆固醇效应（自身对照而言），即所谓他汀"小剂量大作用，加倍增量疗效增加小"。

（二）胆固醇吸收抑制药

依折麦布能有效抑制肠道内胆固醇的吸收，推荐剂量为 10 mg/d，其安全性和耐受性良好，不良反应轻微且多为一过性，主要表现为头疼和消化道症状，与他汀联用也可发生转氨酶增高和肌痛等副作用，禁用于妊娠期和哺乳期。

（三）普罗布考

普罗布考通过掺入 LDL 颗粒核心中，影响脂蛋白代谢，使 LDL 易通过非受体途径被清除。普罗布考常用剂量为每次 0.5 g，2 次/d。主要适用于高胆固醇血症，尤其是 HoFH 及黄色瘤患者，有减轻皮肤黄色瘤的作用。

（四）胆酸螯合剂

胆酸螯合剂为碱性阴离子交换树脂，可阻断肠道内胆汁酸中胆固醇的重吸收。临床用法：考来烯胺每次 5 g，3 次/d；考来替泊每次 5 g，3 次/d；考来维仑每次 1.875 g，2 次/d。与他汀类联用，可明显提高降脂疗效。

（五）脂必泰

脂必泰是一种红曲与中药（山渣、泽泻、白术）的复合制剂。常用剂量为每次 0.24～0.48 g，2 次/d，具有轻中度降低胆固醇作用。

（六）多廿烷醇

多廿烷醇是从甘蔗蜡中提纯的一种含有 8 种高级脂肪伯醇的混合物，常用剂量为 10～20 mg/d，降脂作用起效慢。

（七）贝特类

贝特类药物通过激活过氧化物酶体增殖物激活受体 α 和激活脂蛋白脂酶而降低血清 TG 水平和升高 HDL-C 水平。常用的贝特类药物有：非诺贝特片每次 0.1 g，3 次/d；微粒化非诺贝特每次 0.2 g，1 次/d；吉非贝齐每次 0.6 g，2 次/d；苯扎贝特每次 0.2 g，3 次/d。临床试验结果荟萃分析提示贝特类药物能使高 TG 伴低 HDL-C 人群心血管事件危险降低 10% 左右，以降低非致死性心肌梗死和冠状动脉血运重建术为主，对心血管死亡、致死性心肌梗死或脑卒中无明显影响。

（八）烟酸类

烟酸又称维生素 B_3，属人体必需维生素。大剂量时具有降低 TC、LDL-C 和 TG 以及升高 HDL-C 的作用。调脂作用与抑制脂肪组织中激素敏感脂酶活性、减少游离脂肪酸进入肝脏和降低 VLDL 分泌有关。烟酸有普通和缓释 2 种剂型，以缓释剂型更为常用。缓释片常用量为每次 1～2 g，1 次/d。建议从小剂量（0.375～0.5 g/d）开始，睡前服用；4 周后逐渐加量至最大常用剂量。欧美多国已将烟酸类药物淡出调脂药物市场。

（九）高纯度鱼油制剂

鱼油主要成份为 n-3 脂肪酸即 n-3 脂肪酸。常用剂量为每次 0.5～1.0 g，3 次/d，主要用于治疗高 TG 血症。

（十）微粒体甘油三酯转移蛋白抑制药

洛美他派（lomitapide，商品名为 Juxtapid）于 2012 年由美国食品药品监督管理局批准上市，主要用于治疗 HoFH。可使 LDL-C 降低约 40%。该药不良反应发生率较高，主要表现为转氨酶升高或脂肪肝。

（十一）载脂蛋白 B_{100} 合成抑制药

米泊美生（mipomersen）是第 2 代反义寡核苷酸，2013 年 FDA 批准可单独或与其他降脂药联合用于治疗 HoFH。作用机制是针对 ApoB 信使核糖核酸转录的反义寡核苷酸，减少 VLDL 的生成和分泌，降低 LDL-C 水平，可使 LDL-C 降低 25%。该药最常见的不良反应为注射部位反应，包括局部红疹、肿胀、瘙痒、疼痛，绝大多数不良反应属于轻中度。

（十二）前蛋白转化酶枯草溶菌素 9（PCSK9）抑制药

PCSK9 是肝脏合成的分泌型丝氨酸蛋白酶，可与 LDL 受体结合并使其降解，从而减少 LDL 受体对血清 LDL-C 的清除。研究结果显示 PCSK9 抑制药无论单独应用或与他汀类药物联合应用均明显降低血清 LDL-C 水平，同时可改善其他血脂指标，包括 HDL-C 和 Lp（a）等。欧盟医管局和美国 FDA 已批准 evolocumab 与 alirocumab 两种注射型 PCSK9 抑制药上市。初步临床研究结果表明，PCSK9 抑制药可使 LDL-C 降低 40%～70%。

（十一）他汀与依折麦布联用

两种药物分别影响胆固醇的合成和吸收，可产生良好协同作用。联合治疗可使血清 LDL-C 在他汀治疗的基础上再下降 18% 左右，且不增加他汀类的不良反应。多项临床试验观察到依折麦布与不同种类他汀联用有良好的降脂效果。

（十二）他汀与贝特联用

两者联用能更有效降低 LDL-C 和 TG 水平及升高 HDL-C 水平，降低 sLDL-C。贝特类药物包括非诺贝特、吉非贝齐、苯扎贝特等，以非诺贝特研究最多，证据最充分。非诺贝特适用于严重高 TG 血症伴或不伴低 HDL-C 水平的混合型高脂血症患者，尤其是糖尿病和代谢综合征时伴有的血脂异常，高危心血管疾病患者他汀类治疗后仍存在 TG 或 HDL-C 水平控制不佳者。由于他汀类和贝特类药物代谢途径相似，均有潜在损伤肝功能的可能，并有发生肌炎和肌病的危险，合用时发生不良反应的机会可能增多，因此，他汀类和贝特类药物联合用药的安全性应高度重视。吉非贝齐与他汀类药物合用发生肌病的危险性相对较多，开始合用时宜用小剂量，采取晨服贝特类药物、晚服他汀类药物的方式，避免血药浓度的显著升高，并密切监测肌酶和肝酶，如无不良反应，可逐步增加他汀剂量。

（十三）他汀与 PCSK9 抑制药联用

他汀与 PCSK9 抑制药联合应用已成为欧美国家治疗严重血脂异常尤其是 FH 患者的联合方式，可较任何单一的药物治疗带来更大程度的 LDL-C 水平下降，提高达标率。FH 尤其是 HoFH 患者，经生活方式加最大剂量降脂药物（如他汀＋依折麦布）治疗，LDL-C 水平仍＞2.6 mmol/L 的 ASCVD 患者，加用 PCSK9 抑制药，组成不同作用机制调脂药物的三联合用。

（十四）他汀与 n-3 脂肪酸联用

他汀与鱼油制剂 n-3 脂肪酸联合应用可用于治疗混合型高脂血症，且不增加各自的不良反应。由于服用较大剂量 n-3 多不饱和脂肪酸有增加出血的危险，并增加糖尿病和肥胖患者热卡摄入，不宜长期应用。此种联合是否能够减少心血管事件尚在探索中。

（十五）血脂异常治疗的其他措施

脂蛋白血浆置换、肝移植、部分回肠旁路手术和门腔静脉分流术，作为辅助治疗措施，用于 FH 患者。脂蛋白血浆置换虽能有效降低胆固醇，但需要反复不断地进行。

十、降脂药物治疗中的血脂和酶监测

对正在进行降脂治疗的患者应如何监测血脂缺乏证据。检测肝酶和肌酶对药物毒副作用监测的证据也相应缺乏。

启动或加大他汀剂量后 6～8 周可评估药物反应性，但是对贝特类药物和生活方式干预的反应性检测需要更长时间。随后的随访监测标准程序是在 6～12 个月，但这似乎有些武断。应至少检测总胆固醇水平，但是，为了给治疗决策提供更好建议，应对包括 HDL-C，TG 和 LDL-C 在内的整个血脂谱进行检测。

在他汀的使用过程中，监察机构建议进行安全性测试，包括进行基线肝酶和肌酶检测，以识别个别对他汀使用存在禁忌的患者。CK 检测至少应在肌病高危患者中进行，包括老年患者且有合并症、有既往肌病症状患者或正在服用相互作用药物。建议每 6～12 个月进行一次随访以监测可能的毒副作用，但其科学根据有限。一项系统综述发现降脂药物所介导的肝毒性发生率尚未知，在一些大规模的临床试验中仅发现有少数病例发生。

十一、特殊人群血脂管理

（一）家族性异常 β-脂蛋白血症

家族性异常 β-脂蛋白血症（即Ⅲ型高脂蛋白血症；残粒移去障碍）是一种罕见疾病，通常为多种表型的常染色体隐性遗传疾病。女性停经前很少患有该疾病。大多数病例为 ApoE2 型纯合子。相比于 E3 或 E4，ApoE2 与肝脏受体的结合相对较弱。然而，如果没有促发血脂异常的合并原因，纯合子 ApoE2 一般不会引起家族性异常 β-脂蛋白血症。该症状的发生发展一般伴随血脂异常，并发 HTG、糖尿病、肥胖或甲状腺功能减退。

家族性异常 β-脂蛋白血症的临床症状特点包括治疗前 TC 和 TG 均升高，二者通常在 7～10 mmol/L（270～386 mg/dL）。病情严重时，患者通常会出现肌腱黄色瘤，肘部和膝盖处最为常见，双手和手腕的皮肤褶皱处常见掌黄色瘤。CAD 风险极高，患者通常也会出现加速发展的股动脉和胫动脉粥样硬化。ApoE2 检测有助于确诊血脂异常患者。

患有与家族性异常 β-脂蛋白血症相似的黄色瘤的较年长患者，若确定其 ApoE2 为非纯合性，应该确定病变蛋白。治疗手段包括他汀类药物治疗，如果症状以高 TG 水平为主，则使用贝特类药物治疗；必要时联用他汀类和贝特类药物，大多数患者对以上药物反应良好。

（二）少见基因缺陷所致血脂异常

偶尔可见极低水平 LDL-C 或 HDL-C 者。遗传性低血脂症是低 β 脂蛋白血症主要通过遗传获得，通常由 ApoB 缺失导致。血清 LDL-C 水平通常处于 0.5～1.5 mmol/L（20～60 mg/dL）多无临床意义。无 β 脂蛋白血症患者的 ApoB 缺乏更为严重，并发脂肪吸收不良和神经性疾病或其他疾病时，需要接受专家治疗。丹吉尔病（无脂蛋白血症）患者几乎缺乏 HDL-C，卵磷脂胆固醇酰基转移酶（LCAT）缺乏患者的 HDL-C 水平很低。胆固醇酯转运蛋白（CETP）缺乏者的 HDL-C 水平很高。患者基因为杂合形式时，HDL-C 水平通常为 2.0～2.4 mmol/L（80～90 mg/dL），基因突变纯合子的情况下，HDL-C 水平＞5 mmol/L（200 mg/dL）。这种情况与动脉粥样硬化疾病无关，可能预示风险降低。

（三）女性血脂异常管理

荟萃分析表明降脂治疗在男性和女性群体中所带来的整体益处相近。

1. 一级预防　女性心血管病高危者也应当考虑在一级预防中选用他汀类药物，其用药指征与男性一致。

382

2. 二级预防　女性患者二级预防应常规包括以他汀为基础的降脂治疗，且指征与治疗目标值与男性患者相当。

3. 激素替代治疗　目前采用的第三代含低剂量雌-孕激素的口服避孕药似乎并不会增加负性心血管事件。评估血脂基线水平后，血浆 TC 在可接受范围内的女性可以使用此类避孕药。相比之下，患有高胆固醇血症（LDL-C>4 mmol/L，>160 mg/dL）、具有多项心血管疾病（CVD）危险因素或有高血栓栓塞风险的女性则应选择其他的避孕方法。尽管雌激素替代治疗有益于改善血脂谱，但并未证实能降低患者 CVD 风险，不推荐用于女性 CVD 的预防。孕妇或哺乳期妇女禁用所用的降脂药物，因为有关副作用的研究证据还很缺乏。

（四）外周动脉疾病（PAD）

PAD 是动脉粥样硬化的常见表现，可累及多部位血管，包括颈动脉、主动脉、下肢动脉，肾动脉和肠系膜动脉较少见。他汀治疗能显著逆转颈动脉内中膜厚度，LDL-C 每下降 10%，颈动脉内中膜厚度每年减少 0.73%。

肾动脉粥样硬化改变与总胆固醇、LDL-C、甘油三酯和载脂蛋白 B 水平以及冠心病相关。但是，目前尚没有研究评估降脂治疗对肾动脉粥样硬化的治疗益处。尽管缺少临床试验支持，在主动脉粥样硬化患者中应考虑应用他汀治疗。

〔中南大学湘雅二医院　赵水平〕

参考文献

[1] 中国成人血脂异常防治指南制定联合委员会. 中国成人血脂异常防治指南. 中华心血管病杂志，2007，35（5）：390-413.

[2] 中国成人血脂异常防治指南制定联合委员会. 中国成人血脂异常防治指南 2016 版. 中华心血管病杂志，2016，44（10）：833-853.

[3] Jacobson TA，Ito MK，Maki KC，et al. National lipid association recommendations for patient-centered management of dyslipidemia：part 1-full report. J Clin Lipidol，2015，9：129-169.

[4] Stone NJ，Robinson JG，Lichtenstein AH，et al. 2013 ACC/AHA guideline on the treatment of blood cholesterol to reduce atherosclerotic cardiovascular risk in adults：a report of the American College of Cardiology/American Heart Association Task Force on Practice Guidelines. J Am Coll Cardiol，2014，63：2889-2934.

[5] Catapano AL，Graham I，De Backer G. et al. Guidelines for the management of dyslipidaemias. Eur Heart J，2016，37（39）：2999-3305.

第五十四章　胆固醇吸收抑制药中国专家共识解读

高胆固醇血症是动脉粥样硬化性心血管疾病（ASCVD）最为重要的危险因素之一，应用他汀类药物降低胆固醇水平可以显著降低 ASCVD 事件风险。因此，应用他汀类药物降低胆固醇水平并使之达到相应目标值以下被视为 ASCVD 一级预防和二级预防的核心策略。临床实践中，许多患者接受他汀治疗后其胆固醇水平仍不能达到目标值，另有一些患者不能耐受他汀治疗，这已成为实现血脂达标的重要羁绊。与此同时，在亚裔人群中应用大剂量、高强度他汀治疗的安全性也正引起越来越多的关注。选择性胆固醇吸收抑制药的广泛应用，为更安全有效地降低胆固醇提供了新选择。中国医师协会心血管内科医师分会、中国老年学会心脑血管病专业委员会、中华医学会心血管病学分会等先后于 2010 年和 2013 年组织国内专家制定和更新了"胆固醇吸收抑制药临床应用中国专家共识"。共识的发布在国内引起广泛关注，为增进广大临床医生对此类药物的认识发挥了积极作用。"进一步降低终点：益适纯有效性国际研究"（IMPROVE-IT）研究是降脂治疗领域一项具有里程碑意义的大型随机化临床试验，该研究首次验证了非他汀类药物降胆固醇治疗也可降低心血管事件风险，为揭示降低胆固醇与临床获益之间的关系提供了新证据。在此背景下，中国胆固醇教育计划专家委员会会同中国医师协会心血管内科医师分会、中国康复医学会心血管病专业委员会以及中国老年学会心脑血管病专业委员会组织专家再次修订选择性胆固醇吸收抑制药临床应用中国专家共识，为合理应用降胆固醇药物提供临床指导建议。这一部专家共识虽然重点讨论了依折麦布单药治疗以及在他汀治疗基础上联合应用胆固醇吸收抑制药依折麦布的临床应用价值，但更重要的意义在于明确了"他汀是硬道理"还是"降胆固醇是硬道理"这个核心问题，明确了"胆固醇理论"的合理性与科学性，明确了如何正确对待他汀类药物的降胆固醇作用与多效性在临床获益中所发挥的作用。

一、共识要点

这部专家共识由 5 部分构成，分别阐述了胆固醇与 ASCVD 的关系、胆固醇吸收抑制药依折麦布的作用机制、依折麦布对血脂异常的治疗作用、联合应用他汀与依折麦布的临床研究证据、依折麦布的临床应用建议。

（一）胆固醇与 ASCVD 的关系

"胆固醇理论"认为，胆固醇是动脉粥样硬化病变的主要成分，没有胆固醇就没有 ASCVD。20 世纪 60 年代，美国 Framingham 心脏研究首次通过流行病学研究证实高胆固醇血症与冠心病发病密切相关。以我国人群为基础的研究显示，总胆固醇（TC）水平与缺血性心血管疾病发病风险呈连续正相关。从 3.6 mmol/L 开始，随着 TC 水平的增高，发生不良心血管事件的风险逐渐增高。与 TC<3.6 mmol/L 的人群相比，TC 为 5.2～6.2 mmol/L 时，其心血管病发病风险增高 50%；当 TC>6.2 mmol/L 时，其风险增高 200%。低密度脂蛋白-胆固醇（LDL-C）水平与缺血性心血管事件之间存在更密切的关系。1994 年公布第一项他汀降脂临床试验"斯堪的纳维亚辛伐他汀生存试验"（4S 研究），有力论证了他汀对于冠心病二级预防的重要意义，初步奠定了他汀类药物在心血管病防治中的基石地位。随后的 10 余年，相继完成一系列他汀降胆固醇的试验进一步证实，他汀类药物明显降低 TC 和 LDL-C 水平，且显著降低冠心病发病率、心血管病死亡率和全因死亡率。这些大型临床研究不仅为他汀类药物的临床应用提供了可靠依据，同时也明确了积极有效降低胆固醇在心血管疾病防治方面的重要性。

（二）依折麦布的作用机制

人体内循环胆固醇水平受到肝脏合成胆固醇以及肠道吸收胆固醇的共同影响（图 54-1）。胆固醇的生物合成和肠道吸收对于维持肝脏的胆固醇储量，以及体内胆固醇来源的稳态平衡都至关重要。这2种途径之间也相互影响，处于代偿平衡状态：当生物合成受到抑制，吸收会增强；反之亦然。临床上广泛应用的他汀类药物主要通过抑制肝脏合成胆固醇发挥降胆固醇作用。应用他汀治疗虽然可以显著减少体内胆固醇的合成数量，但由于前述的平衡调节机制，肠道内胆固醇吸收的数量会有所增加，在一定程度上抵消了他汀的降胆固醇作用。众所周知，他汀类药物剂量翻倍，其降胆固醇效果仅增加6％。这种量-效关系恰恰反映了肠道吸收胆固醇对于他汀降胆固醇作用的影响。选择性胆固醇吸收抑制药通过抑制小肠黏膜NPCI L1活性，有效减少肠道内胆固醇的吸收，降低血浆胆固醇水平以及肝细胞内胆固醇的含量。这一作用机制为联合应用他汀与胆固醇吸收抑制药奠定了坚实的理论基础。两类药物联合应用时，分别从决定循环胆固醇水平的两个关键环节——肝脏合成与肠道吸收发挥作用，从而更为显著地降低胆固醇水平。

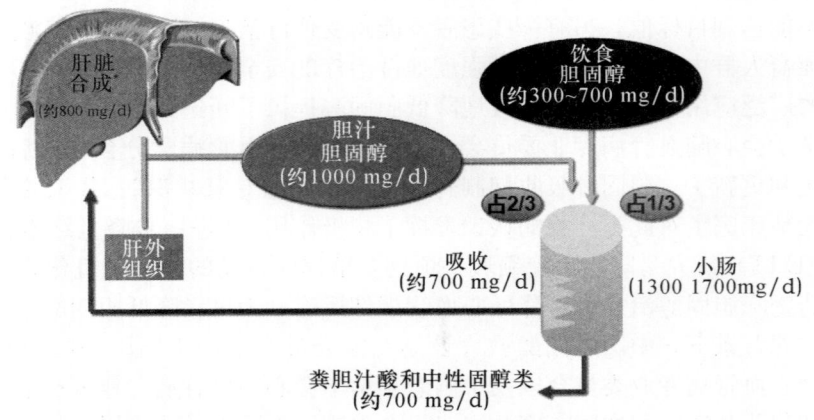

图 54-1 胆固醇肝内合成与肠道吸收

（三）依折麦布对血脂异常的治疗作用

应用治疗剂量的依折麦布可使小肠吸收胆固醇量降低50％以上，但由于胆固醇平衡代谢机制的影响，肝脏合成胆固醇的数量会有所增加，因而单独应用依折麦布只可使LDL-C降低17％～23％，使TC水平降低15％以上。此外，依折麦布还可对载脂蛋白B、高密度脂蛋白-胆固醇（HDL-C）、甘油三酯（TG）以及C反应蛋白产生有益影响。虽然该药降胆固醇作用稍弱于他汀类药物（20％～40％），但具有良好安全性和耐受性。由于依折麦布与他汀作用机制互补，二者联合应用降胆固醇作用显著增强，并可对TG与HDL-C等血脂参数产生有益作用。大量研究显示，联合应用依折麦布与常规剂量的他汀所产生的胆固醇降幅显著大于将他汀剂量加倍，但其安全性与单用他汀相似。例如有研究发现，高胆固醇血症患者分别应用辛伐他汀10 mg、20 mg、40 mg和80 mg治疗时，可使LDL-C依次降低33％、34％、41％和48％，而在此基础上加用依折麦布10 mg后，LDL-C可依次降低45％、52％、55％和60％。因此，联合应用依折麦布与他汀可以在不增加不良反应的前提下显著改善降胆固醇疗效。

（四）联合应用他汀与依折麦布的临床研究证据

迄今为止，应用依折麦布所进行的大型随机化临床终点试验主要有两项，即心脏和肾脏保护研究（SHARP）与IMPROVE-IT研究。SHARP研究共入选9438例慢性肾病患者。将其按照4：4：1的比例随机给予以下治疗：依折麦布10 mg/d联合辛伐他汀20 mg/d，安慰剂，或辛伐他汀20 mg/d（本组患者在研究进行1年后分别纳入依折麦布10 mg/d联合辛伐他汀20 mg/d组与安慰剂组），中位数随访时间4.9年。结果发现，与安慰剂组相比，依折麦布联合辛伐他汀治疗组患者主要终点（由心肌梗死、冠心病死亡、缺血性卒中以及任何血运重建组成的复合终点）减少17％。依折麦布联合辛伐他汀治疗组患者任何血管事件发生率较安慰剂组降低15.3％。两组间肝损害、肌损害以及胆结石等不良事件发生率无明显差异。该结果表明，慢性肾脏疾病患者联合应用依折麦布与他汀可显著降低主要动脉粥样硬化事件与主要血管事件危险性，对于改善此类患者的心血管病预后具有重要意义。

IMPROVE-IT研究是又一项具有里程碑意义的血脂干预临床试验。该研究共纳入18144例急性冠状动脉综合征患者（基线 LDL-C 水平为 2.46 mmol/L），将其随机分为 2 组，分别予辛伐他汀（40 mg/d）加安慰剂或辛伐他汀（40 mg/d）加依折麦布（10 mg/d）治疗。主要终点为由心血管死亡、非致死性心肌梗死、因不稳定性心绞痛再次住院、冠状动脉血运重建所组成的复合终点。辛伐他汀组与辛伐他汀联合依折麦布组患者中位数随访时间分别为 6.0 年和 5.9 年。结果显示，随访期间辛伐他汀组与辛伐他汀联合依折麦布组患者平均 LDL-C 水平分别为 1.8 mmol/L 与 1.4 mmol/L，主要终点事件发生率、心肌梗死发生率、缺血性卒中发生率、心血管死亡/心肌梗死/卒中复合终点发生率均显著降低。两组间肝脏不良事件、肌肉不良事件以及癌症发生率均无明显差异。这一研究不仅再次论证了在他汀治疗基础上联合应用依折麦布的可靠疗效与良好的安全性，也为"胆固醇理论"提供了新的研究证据。

（五）依折麦布临床应用建议

目前已经上市的选择性胆固醇吸收抑制药只有依折麦布。基于现有研究证据，专家组建议以下患者可予以依折麦布治疗：①与常规剂量他汀联合用于急性冠状动脉综合征患者或慢性肾脏疾病患者预防心血管事件。②经常规剂量他汀治疗后胆固醇水平仍不能达标者，可联合应用依折麦布。③不适于或不能耐受他汀治疗的患者，可应用依折麦布单药治疗。④以 TG 升高为主要表现的混合型血脂异常患者，可联合应用非诺贝特与依折麦布。⑤接受特殊治疗（如血浆置换疗法）血脂仍未能达标的纯合子型家族性高胆固醇血症患者，可联合应用依折麦布与他汀治疗。⑥用于纯合子型谷甾醇血症（或植物甾醇血症）患者的治疗。

依折麦布的推荐用药剂量为 5～10 mg/d，可在每天任意时间服用，食物不影响疗效。老年患者一般无需调整剂量。依折麦布治疗过程中不良反应少见且轻微，较常见者包括头痛、腹痛、腹泻，一般无需特殊处理，多不影响继续治疗。

二、共识解读

这一专家共识全面介绍了胆固醇吸收抑制药的作用机制、作用特点与临床应用原则，对于我们深入了解并合理应用依折麦布有很大帮助。与他汀类药物相比，胆固醇吸收抑制药依折麦布是上市较晚的一种降胆固醇药物，因而其临床研究证据尚较少。虽然该药单独使用时降胆固醇作用弱于他汀，但在他汀治疗基础上联合应用依折麦布，可以非常显著地增加胆固醇的降低幅度，大大提高 LDL-C 达标率（表54-1）。与大剂量他汀相比，联合应用他汀与依折麦布可以发挥更显著的降胆固醇作用，且不增加安全性问题，因而依折麦布可作为单用常规剂量他汀治疗后 LDL-C 不能达标时的首选治疗措施。

表 54-1　降血脂药疗效比较

低强度降脂治疗 降低 LDL-C<30%	中等强度降脂治疗 降低 LDL-C 30%～49%	高强度降脂治疗 降低 LDL-C 50%～60%	超高强度降脂治疗 降低 LDL-C>60%
辛伐他汀 10 mg	阿托伐他汀 10～20 mg	阿托伐他汀 40～80 mg	阿托伐他汀 40～80 mg ＋依折麦布 10 mg
普伐他汀 10～20 mg	瑞舒伐他汀 5～10 mg	瑞舒伐他汀 20～40 mg	瑞舒伐他汀 20～40 mg ＋依折麦布 10 mg
洛伐他汀 10～20 mg	辛伐他汀 20～40 mg	辛伐他汀 20～40 mg＋依折麦布 10 mg	
氟伐他汀 40 mg	普伐他汀 40 mg	普伐他汀 40 mg＋依折麦布 10 mg	
匹伐他汀 1 mg	洛伐他汀 40 mg	洛伐他汀 40 mg＋依折麦布 10 mg	
依折麦布 10 mg	氟伐他汀 XL 80 mg	氟伐他汀 80 mg＋依折麦布 10 mg	
	匹伐他汀 2～4 mg	匹伐他汀 2～4 mg＋依折麦布 10 mg	
	辛伐他汀 10 mg＋依折麦布 10 mg	阿托伐他汀 10～20 mg＋依折麦布 10 mg	
	普伐他汀 20 mg＋依折麦布 10 mg	瑞舒伐他汀 5～10 mg＋依折麦布 10 mg	
	洛伐他汀 20 mg＋依折麦布 10 mg		
	氟伐他汀 40 mg＋依折麦布 10 mg		
	匹伐他汀 1 mg＋依折麦布 10 mg		

本专家共识进一步明确了"胆固醇理论"的科学性与合理性。实际上，关于依折麦布的降胆固醇作用并不存在争议，主要问题在于通过非他汀类药物降低胆固醇水平能否与他汀产生相同的临床获益。一些学者认为，他汀类药物不仅具有降胆固醇作用，还具有抗炎、抗氧化应激等多效性，并认为他汀的多效性是其获益的重要机制，因而应用其他药物降低胆固醇水平并不能带来相似的临床获益。随着依折麦布的上市以及 SHARP 研究与 IMPROVE-IT 研究的结束，有力地反驳了上述观点。这些新研究证据提示，无论应用何种药物，只要能够安全地降低胆固醇水平就能够产生临床获益。随后应用 PCSK-9 抑制药所进行 FOURIER 研究再次证实降低胆固醇水平是患者获益的根本保证。由 Silverman 等人完成的一项大型系统性回顾与荟萃分析结果同样证实了上述观点。该研究旨在探讨应用他汀类药物或非他汀治疗措施降低胆固醇水平对于降低心血管事件风险方面是否存在差异。共纳入 49 项随访期限超过 6 个月的随机化临床研究，包括 312175 例受试者，共发生 39645 次主要不良血管事件，基线 LDL-C 水平为 3.16 mmol/L。分析结果显示，应用他汀治疗时 LDL-C 每降低 1 mmol/L，主要不良血管事件的相对危险度降低 23%，应用非他汀治疗措施（即饮食干预、回肠旁路术、胆酸隔置剂、依折麦布）时 LDL-C 每降低 1 mmol/L，其主要不良血管事件的相对风险降低 25%。可见，两种治疗策略的疗效无显著性差异。将上述不同治疗方法综合分析表明，LDL-C 每降低 1 mmol/L，主要不良心血管事件相对风险降低 23%。LDL-C 的绝对降幅与主要冠状动脉事件发生率显著相关。在一级预防试验中，LDL-C 每降低 1 mmol/L，冠心病死亡与心肌梗死的绝对风险降低 1.5%；在二级预防试验中，LDL-C 每降低 1 mmol/L，冠心病死亡与心肌梗死的绝对风险降低 4.6%。本研究结论认为，应用他汀与非他汀治疗措施降低胆固醇水平所带来的心血管获益幅度相同。LDL-C 水平降得越低，主要冠脉事件发生率降低越显著。由这些研究可以得出两点重要启示：①降低胆固醇水平是患者获益的主要机制，无论应用他汀还是非他汀治疗措施，只要安全有效地降低胆固醇水平就能产生临床获益。②在一定的范围内，LDL-C 低一些更好。这些研究结论进一步夯实了胆固醇理论的基础。

三、展望

新近欧洲动脉粥样硬化学会（EAS）颁布了"低密度脂蛋白致动脉粥样硬化性心血管病专家共识"。该共识通过对现有遗传学研究、前瞻性流行病学队列研究、孟德尔随机化研究以及降胆固醇治疗随机化临床研究的总结分析，得出结论：血浆 LDL-C 水平与 ASCVD 风险呈对数线性关系，降低 LDL-C 水平可以显著降低心血管事件风险。降 LDL-C 的临床获益取决于 LDL-C 降低的幅度，与所用药物无关。换言之，无论应用他汀或非他汀类药物，只要能够安全且有效地降低 LDL-C 水平，即可产生相同幅度的临床获益。EAS 专家共识指出：

1. 对涉及约 170000 例患者的 26 项他汀治疗试验进行荟萃分析显示，LDL-C 每降低 1 mmol/L，5 年内主要不良心血管事件发生率降低 22%。

2. 血管内超声研究表明，应用他汀将 LDL-C 降至 1.8 mmol/L，可阻止冠状动脉粥样斑块的进展。

3. 应用非他汀类药物降低 LDL-C 水平同样能够降低心血管事件的发生率。

4. IMPROVE-IT 研究与 SHARP 研究显示，与单用他汀相比，联合应用依折麦布和他汀所产生的心血管获益幅度相同，亦即在 LDL-C 降幅相同的情况下，联合应用他汀和依折麦布或单用他汀其临床获益具有等效性。

5. 对 FOURIER 研究数据分析显示，应用 PCSK9 抑制药降低 1 mmol/L 的 LDL-C 所产生的心血管获益幅度与他汀相同。在 LDL-C 降幅相同的情况下，PCSK9 抑制药或他汀降低心血管事件的疗效具有生物学等效性。

6. 对应用胆酸螯合剂或回肠旁路手术所完成的临床研究进行分析可见，LDL-C 每降低 1 mmol/L 所产生的心血管获益幅度与他汀或他汀联合依折麦布相似。

7. 新近一项涉及 49 项临床研究、312175 例患者的荟萃分析表明，9 种不同的降胆固醇治疗措施均符合以下规律：LDL-C 每降低 1 mmol/L，心血管事件减少 20%～25%。表明在预防心血管事件方面，降低胆固醇水平是硬道理，与所用的治疗措施无关。

8. ASCVD 风险与 LDL-C 暴露时间之间具有累积效应，LDL-C 增高的时间越长，发生不良心血管事件的风险越大，因此对于 LDL-C 增高的患者治疗越早，心血管获益就越大。

9. 综合分析孟德尔随机化研究和随机化临床试验可见，LDL-C 每降低 1 mmol/L，第 1 年内 ASCVD 事件降低约 10%，2 年后 ASCVD 事件降低约 16%，3 年后降低约 20%，此后治疗每延长 1 年，ASCVD 事件风险进一步降低 1.5%。治疗 5 年后 ASCVD 风险降低 20%～25%，治疗 40 年后 ASCVD 风险预计降低 50%～55%。

10. 降低 LDL-C 所产生的心血管获益取决于患者基线 LDL-C 水平、治疗后 LDL-C 绝对降幅以及治疗持续时间。亦即 LDL-C 降低幅度越大、持续时间越长、心血管获益越大。无论他汀或非他汀类药物，均符合此规律。由此可见，"胆固醇理论"已得到国内外学者的广泛认可。

基于最新研究证据，2016 年颁布的中国成人血脂异常防治指南明确建议，我国人群应以中等强度他汀为主要降胆固醇手段，不能达标时联合应用依折麦布。2018 年颁布的最新的美国降胆固醇临床实践指南也将依折麦布作为他汀治疗不能达标时的联合治疗措施。这些新指南的推荐建议，进一步体现了胆固醇理论正在被大多数专家所接受，包括依折麦布在内的非他汀类降胆固醇药的临床地位得到进一步提高。

越来越多的研究证实，LDL-C 增高是 ASCVD 的独立危险因素，降低血浆 LDL-C 水平是防治 ASCVD 的重要手段。无论应用他汀或非他汀类治疗措施，在 LDL-C 降低幅度相同的情况下，所产生的心血管获益幅度也相同。他汀类药物获益的主要机制是降低胆固醇水平，与其多效性或降胆固醇之外的作用无明显关系。一些研究显示，与常规剂量他汀相比，大剂量他汀获益更为显著，这是因为大剂量他汀所产生的 LDL-C 降幅更大。联合应用他汀和非他汀类药物可以有效规避大剂量他汀潜在的不良反应风险，且可更为显著地降低 LDL-C 水平，并产生更大幅度的心血管获益。目前他汀类药物仍然是血脂异常和 ASCVD 防治的基石，但过分强调大剂量高强度他汀的临床地位有悖科学精神。以常规剂量他汀为基础、必要时联合应用非他汀类降胆固醇药物，应该作为今后的主要治疗手段。《胆固醇吸收抑制药中国专家共识（2015）》对于明确 LDL-C 与 ASCVD 之间的因果关系以及降 LDL-C 获益的根本机制，对于消除争议、统一认识，对于回归他汀降胆固醇作用的本质均具有重要意义。

〔河北省人民医院　郭艺芳；河北医科大学第二医院　郭若一〕

参考文献

[1] 中国胆固醇教育计划专家委员会，中国医师协会心血管内科医师分会，中国老年学学会心脑血管病专业委员会，中国康复医学会心血管病专业委员会. 胆固醇吸收抑制药中国专家共识（2015）. 中华心血管病杂志，2015，43（5）：394-398.

[2] Silverman MG, Ference BA, Im K. Association Between Lowering LDL-C and Cardiovascular Risk Reduction Among Different Therapeutic Interventions. A Systematic Review and Meta-analysis. JAMA，2016，316（12）：1289-1297.

[3] 中国成人血脂异常防治指南修订联合委员会. 中国成人血脂异常防治指南（2016 年修订版）. 中国循环杂志，2016，31（10）：937-953.

[4] Grundy SM，Stone NJ，Bailey AL，et al. 2018 AHA/ACC/AACVPR/AAPA/ABC/ACPM/ADA/AGS/APhA/ASPC/NLA/PCNA guideline on the management of blood cholesterol：a report of the American College of Cardiology/American Heart Association Task Force on Clinical Practice Guidelines. J Am Coll Cardiol，2018 Nov 8. [Epub ahead of print] Source Accessed November 14，2018.

第五十五章　高甘油三酯血症及其心血管风险专家共识解读

　　低密度脂蛋白胆固醇（LDL-C）水平升高是动脉粥样硬化性心血管疾病（ASCVD）的核心致病性危险因素，一系列大型临床试验证实，他汀类药物通过有效降低 LDL-C 的作用，显著降低了心血管事件发生率，在 ASCVD 的一级和二级预防中起到了非常重要的作用。尽管他汀可以有效降低心血管风险，不论是一、二级预防，还是高危风险人群或糖尿病患者群，他汀治疗后剩留的相对风险仍高达70%～80%。

　　心血管剩留风险是指经过以目前临床证据为指导的标准治疗后（包括治疗确立的危险因素如不健康生活方式、高胆固醇血症、高血压、高血糖、肥胖等），患者仍然存在发生大血管、微血管事件的风险，即心血管剩留风险。心血管剩留风险与诸多因素有关，最常见的是与以高 TG、低 HDL-C 为特征的血脂异常有关，即血脂相关性心血管剩留风险。以高 TG 和低 HDL-C 为主的致动脉粥样硬化性血脂异常是心血管剩留风险的重要因素，以此为基础制定合理的干预策略，尽早、完全地纠正血脂异常，从而最大程度地降低心血管风险。为进一步完善和优化我国高甘油三酯血症（HTG）及其相关心血管剩留风险的临床管理与实践，中国胆固醇教育计划委员会组织专家共同商讨，根据中国患者血脂异常特点，参考国内外临床研究证据和相应共识指南，制定本共识，旨在为临床医生提供更为科学合理的诊疗建议。

一、指南要点

（一）高甘油三酯血症（HTG）的临床诊断

　　依据《中国成人血脂异常防治指南（2016 年修订版）》，甘油三酯（triglyceride，TG）水平以空腹（禁食 12 小时以上）<1.7 mmol/L 为合适水平，TG≥2.3 mmol/L 为升高。根据空腹 TG 水平的不同，对 HTG 严重程度进行分层（表 55-1）。血清 TG>2.3 mmol/L 者患 ASCVD 风险增加；当 TG>5.6 mmol/L时，除 ASCVD 风险外，急性胰腺炎风险明显增高。

表 55-1   HTG 严重程度分层

分　类	TG(mmol/L)
合适水平 HTG	<1.7
边缘升高	≥1.7 且<2.3
升高	≥2.3 且<5.6
重度升高	≥5.6

　　注：HTG，高甘油三酯血症；TG，甘油三酯。

　　国外多项研究指出空腹 TG 和非空腹 TG 水平在大多数人中差别并不大，而非空腹测定 TG 对就诊患者更为方便，且发现非空腹 TG 水平与 ASCVD 发病风险呈明显正相关。据此国外已有专家共识推荐采用非空腹 TG 测定方法及依据非空腹 TG 水平的 HTG 诊断标准。但我国目前尚无大型研究支持非空腹 TG 诊断 HTG 的切点，且临床实践中广泛使用空腹状态采血及检测相关血脂指标。所以尚未推荐非空腹 TG 测定和制定相应的诊断标准。2016 年有研究显示，餐后 7～8 小时的 TG 水平基本可以代表空腹 TG 水平，而 1～6 小时则是餐后 TG 水平。餐后测定 TG 的时间可以提前，欧洲共识指出，首次血脂监测、心血管危险因素评估、儿童和糖尿病患者等情况下可以进行非空腹血脂测定，最关键的推荐则是：并不是所有血脂测定都必须在空腹状态下；当非空腹 TG 高于 5 mmol/L（440 mg/dL）时，应考虑再测定空腹血脂。

（二）HTG 的病理生理机制

TG 主要存在于人体的脂肪组织中，血浆 TG 主要存在于富含 TG 的脂蛋白中，包括乳糜微粒（chylomicron，CM）、极低密度脂蛋白（verylow density lipoprotein，VLDL）及其残粒。食物摄取的外源性 TG 经胰脂肪酶水解后由肠道吸收，在小肠内合成 CM 并进入淋巴管，后经由胸导管运送至血液。CM 中的 TG 被脂蛋白脂酶（lipoprotein lipase，LPL）水解后形成残粒，并能够被肝细胞识别并摄取。空腹时，血浆中一般无 CM 存在。食物来源的 CM 体积较大，无法直接进入血管内皮下，但其残粒和 LDL 一样，可侵入血管内皮下。其中的 TG 被 LPL 降解之后可形成游离脂肪酸，刺激局部引起炎症反应，促进单核细胞聚集、吞噬脂质形成泡沫细胞。

肝脏中内源性 TG 的合成由底物供给（游离脂肪酸的可用性）、能量平衡（肝糖原的储存水平）和激素状态（胰岛素与胰高血糖素之间的平衡）所调节。上述情况可促进脂肪组织中的游离脂肪酸向肝脏流入，并刺激 VLDL 的合成和分泌。因此，肥胖、单糖和饱和脂肪摄入过多、缺乏运动、饮酒和胰岛素抵抗者常伴有 HTG。

当 TG 升高时，胆固醇酯转移蛋白活性增加，导致 VLDL 中更多的 TG 转移至 HDL 和 LDL 中，使 HDL 及 LDL 中的 TG 含量增加，胆固醇含量减少；而肝脂酶和 LPL 会进一步水解 HDL 和 LDL 中的 TG，形成密度较正常高、体积较正常小的 HDL 和 LDL 颗粒。小而致密的 HDL 因为体积小，容易从肾脏排出，造成 HDL-C 的下降；小而致密的 LDL 不易被肝脏代谢，在血管中停留的时间更长，更加容易沉积在血管壁，促进动脉粥样硬化性病变。

在糖尿病或糖尿病前期的患者中，胰岛素抵抗导致脂肪分解增加，游离脂肪酸释放增加，使肝脏产生的 TG 和 VLDL 颗粒增多，发生 HTG。这是糖尿病患者因血脂异常导致动脉粥样硬化性病变的病理生理机制之一。糖尿病患者血脂异常的特点是：①甘油三酯升高（有 30%～40% 的患者甘油三酯水平＞2.25 mol/L）。②餐后血脂水平明显高于普通人群。③高密度脂蛋白胆固醇（可防止血管硬化的脂蛋白）下降。④致病性很强的低密度脂蛋白胆固醇由于糖化和氧化，清除减慢，故其对糖尿病大血管病变的危害性最大。

（三）我国 HTG 的流行病学

根据 2010 年我国流行病学调查显示，在被调查的 97409 例 18 岁以上居民中，HTG、低 HDL-C 血症和高 LDL-C 血症的患病率分别为 11.3%、44.8% 和 2.1%，我国成年人血脂异常以低 HDL-C 血症、HTG 为主。另一项对全国血脂异常的流行病学调查显示，我国血脂异常患病率为 36.4%，其中 HTG 和低 HDL-C 的患病率分别为 12.7% 和 14.3%，但对血脂异常的知晓率、治疗率和控制率仅分别为 31.0%、19.5% 和 8.9%。

覆盖全国 6 个大区、27 个省市、122 家医院，总计纳入 25317 例服用他汀至少 3 个月以上患者的 DYSIS 中国研究结果显示，仍有高达 47.6% 的患者伴 HTG 和（或）低 HDL-C 血症；在极高危患者人群中，其比例更高达 74.2%。可见，我国 HTG 患病率高，经他汀治疗后仍有大量的患者 TG 未达标，治疗尚不充分，需要关注。

（四）HTG 和心血管疾病风险的证据

1. TG 与 ASCVD 疾病的关系　纳入亚太地区 26 项研究（总计 96244 人）的荟萃分析发现，血清 TG 水平是冠心病和卒中风险的重要独立预测因子。29 项西方人群前瞻性研究的荟萃分析显示，TG 与冠心病风险存在中或高度的相关性。另一纳入 61 项前瞻性研究的荟萃分析进一步证实，高 TG 水平与心血管疾病和全因死亡相关。

哥本哈根心脏研究发现，非空腹 TG 水平升高与缺血性卒中、心肌梗死、缺血性心脏病和死亡的风险相关。日本研究发现，在 2 型糖尿病患者中，TG 是与 LDL-C 相等程度的冠心病危险因素，TG 和 LDL-C 水平每增加 1 mmol/L，冠心病风险分别增加 63% 和 64%。苯扎贝特相关研究随访 22 年，对 15 355 例冠心病患者中的死亡数据进行分析后发现 TG 水平升高与冠心病患者全因死亡率升高独立相关。我国的多省市队列研究证实，高 TG 水平是糖尿病发病风险的独立影响因素，而糖尿病是冠心病的等危症。近期发布了大庆研究 23 年随访结果，该研究评估了 833 例受试者的心血管疾病风险，其中34% 为 HTG（基线血浆 TG 水平 $\geqslant$1.7 mmol/L），高 TG 组较非高 TG 组的心血管疾病风险高 27%；基线 TG 水平每增加 1 mmol/L，其后 20 年首次心血管疾病风险升高 8%。一项随访 15 年的国内多省市大样本队列研究发现，在低 LDL-C 人群中，高 TG 是冠心病的独立预测因子。

HTG 与脑血管疾病也存在一定的关联。对来自 2 项前瞻性随机试验的数据分析显示，在接受包括他汀在内的最佳药物治疗的卒中或短暂性缺血发作患者中，HTG、低 HDL-C 血症患者发生主要心血管事件的剩留风险增高。

2. 他汀治疗基础上 TG 与心血管疾病风险　即使用他汀控制 LDL-C 后，高 TG 的患者仍然具有较高的心血管风险。ACCORD 研究中，TG $\geqslant$2.3 mmol/L、HDL-C $\leqslant$0.9 mmol/L 的患者主要心血管事件发生率较其他患者升高 71%。PROVE IT-TIMI 22 研究显示，在已使用他汀治疗、LDL-C 控制 <1.8 mmol/L 的 ACS 患者中，HTG 患者发生主要心血管事件的风险较 TG<2.3 mmol/L 的患者高 27%。荟萃分析显示，空腹 TG 水平升高与 ACS 患者短期及长期风险密切相关：TG 每升高 0.113 mmol/L（10 mg/dL），长期心血管事件风险增加 1.8%，ACS 短期心血管事件风险增加 1.4%。一项对 IDEAL 研究和 TNT 研究的事后分析，在已经使用中等或大剂量他汀的稳定性冠心病患者中，TG 水平与其心肌梗死等心血管事件的再发风险相关。

3. 基因研究　基因研究发现载脂蛋白 A5 功能缺失及载脂蛋白 C3 功能增强等基因变异会显著影响 TG 水平并增加冠心病风险。采用孟德尔随机化方法进行的遗传学研究显示，载脂蛋白 C3 罕见 DNA 序列变异与终生的血浆 TG 和载脂蛋白 C3 水平下降相关，且这些突变可产生冠心病保护作用，并与冠状动脉钙化积分下降相关，也证实了 TG 和冠心病之间的因果关系。因此，载脂蛋白 C3 可作为潜在的降低心血管剩留风险的新靶点。一项血管生成素样蛋白 4 基因的研究，纳入近 43 000 例有欧洲血统的受试者，在携带血管生成素样蛋白 4 突变的个体中，TG 水平比未携带突变的个体低 13%，而 HDL-C 水平高 7%，冠心病风险也低 19%。另一项研究 ANGPTL4 功能丧失等位基因携带者 TG 水平低 35%，发生心肌梗死风险低 53%。这些研究从基因遗传学提供了血浆 TG 水平与冠心病因果关系的新证据。

4. 非-HDL-C 与心血管疾病风险　非-HDL-C 指除 HDL-C 以外其他脂蛋白中含有胆固醇的总和，主要包括 LDL-C 和 VLDL-C，其中 LDL-C 占 70% 以上。非-HDL-C 的计算公式为：非-HDL-C＝TC-HDL-C。非-HDL-C 这一指标包含了所有的致动脉粥样硬化性脂蛋白中含有的胆固醇水平，特别适用于 VLDL-C 增高、HDL-C 偏低而 LDL-C 不高或已达治疗目标的个体，在糖尿病、代谢综合征或慢性肾病伴 HTG 的患者，这一指标对心血管风险的评估作用优于 LDL-C。

我国 Ren 等对全国 11 个省共 30378 例患者随访 15 年的研究显示，VLDL-C 升高（$\geqslant$0.78 mmol/L）与冠心病风险增加显著相关。一项对 Framingham 心脏研究中的患者数据（5794 例患者随访 15 年）的事后分析发现，非-HDL-C 水平相同的情况下，LDL-C 与冠心病风险无相关性；而 LDL-C 水平相同时，非-HDL-C 水平与冠心病风险强相关。证实非-HDL-C 较 LDL-C 预测冠心病风险的能力更强。一项纳入 8 项临床试验共 62154 例使用他汀类药物患者的荟萃分析显示，LDL-C、非-HDL-C 和载脂蛋白 B 每升高 1 个标准差，其发生严重心血管事件的风险分别增加 13%、16% 和 14%，非-HDL-C 水平与严重心血管事件的相关性更强；对于 LDL-C 达标但非-HDL-C 未达标的患者，与 2 个指标都达标的患者相比，其发生心血管事件的风险升高 32%，推测对于不稳定的动脉粥样硬化斑块，非-HDL-C 对斑块炎症的预测作用优于 LDL-C。

综上所述，各类研究如观察性的前瞻性队列研究、基因学研究、随机对照研究及荟萃分析等均证实，TG 升高与心血管疾病风险增加密切相关，是心血管疾病的独立危险因素。在 LDL-C 达标的情况下，应积极控制 TG 水平，使非-HDL-C 达目标水平（LDL-C 目标值＋0.8 mmol/L）。

（五）HTG 和微血管病变风险的证据

糖尿病微血管并发症，特别是糖尿病视网膜病变、糖尿病肾病及糖尿病神经病变给患者带来了巨大的经济负担和疾病相关致残。

来自 31 个欧洲研究中心，2 991 例患者参与的糖尿病视网膜病变研究发现，校正其他影响因素后，TG 水平是增殖性与非增殖性糖尿病视网膜病变的危险因素。一项纳入 979 例 2 型糖尿病患者的纵向观察性研究强调，空腹 TG/HDL-C 比值高与发生糖尿病视网膜病变或肾脏病变之间的相关性。有一项研究纳入了 13 个国家 2535 例患有糖尿病肾病、糖尿病视网膜病变或以上 2 种并发症的 2 型糖尿病患者以及 3683 例匹配的对照者，研究发现 TG 水平升高、HDL-C 水平较低均与糖尿病微血管并发症之间呈显著且独立的相关性，特别与糖尿病肾病相关；TG 水平每升高 0.5 mmol/L，微血管病变风险上升 16%。可见，在 2 型糖尿病患者中，HTG 与糖尿病肾病和糖尿病视网膜病变的发生发展相关，是糖尿病微血管病变的重要危险因素。

（六）HTG 的治疗

1. 循证证据　在 FIELD 和 ACCORD 研究中，非诺贝特可显著减少 HTG 伴低 HDL-C 患者的心血管事件。在 FIELD 研究中，9795 例基线时没有他汀适应证的患者随机接受非诺贝特单药治疗或安慰剂治疗。针对 HTG 伴低 HDL-C 患者的亚组分析提示，与安慰剂组相比，非诺贝特组心血管事件风险下降 27%。在 ACCORD 血脂研究中，5518 例心血管疾病风险较高的 2 型糖尿病患者随机接受辛伐他汀加非诺贝特或安慰剂治疗。在预设的 HTG 伴低 HDL-C 患者的亚组分析中，与安慰剂组相比，加用非诺贝特组心血管死亡、心肌梗死或脑卒中的发生风险降低 31%。由于 FIELD 研究和 ACCORD 研究设计中，约一半的受试者 TG 基线水平正常，TG 治疗的获益均来源于亚组分析。

多个荟萃研究进一步提供了证据支持贝特类药物减少 HTG 患者临床心血管事件的作用。一项纳入了 5 项安慰剂对照研究，总计 4726 例 HTG 伴低 HDL-C 患者亚组的荟萃分析发现，贝特类药物可使冠状动脉事件的风险下降 35%。另一项荟萃回归分析发现，TG 水平每降低 1 mmol/L，在全人群和 TG＞2 mmol/L 的亚组人群中，冠状动脉事件风险分别可降低 54% 和 43%。另一项纳入了 18 个贝特类药物临床研究的荟萃分析证实，贝特类药物的使用能够使冠状动脉事件风险降低 13%。2016 年荟萃分析发现，使用降低 TG 和富含 TG 脂蛋白的药物，能够使 HTG 患者心血管疾病或冠心病风险降低 12%，对同时伴有 HTG 和低 HDL-C 的患者能够降低心血管疾病或冠心病风险达 29%。

多项系统性综述表明，2 型糖尿病患者积极控制 TG 水平，除了对 ASCVD 的防治有重要意义，对微血管并发症也有防治作用。FIELD 研究和 ACCORD 研究中也分别观察到非诺贝特对 2 型糖尿病患者微血管病变的保护作用。FIELD 眼科亚组研究发现，非诺贝特可以延缓 2 型糖尿病患者视网膜病变进展，减少激光治疗需求，以及减缓微量白蛋白尿进展，并能减少 2 型糖尿病患者微血管性截肢风险。ACCORD 研究也有一致性结果，加用非诺贝特可降低糖尿病视网膜病变进展率，且联合治疗组白蛋白尿的发生率显著降低。临床研究的荟萃分析也同样证实了贝特类药物治疗能够使白蛋白尿进展和视网膜病变风险分别降低 14% 和 37%。

所以，对于已经使用他汀治疗的 HTG 患者，加用贝特类药物治疗可以进一步改善血脂水平，延缓 2 型糖尿病患者的微血管病变进展，亚组分析显示降低大血管事件风险。主要的临床证据来自非诺贝特的研究。

2. HTG 的药物治疗　首先要排除继发性 HTG，包括肥胖、糖尿病、慢性肾功能不全和饮酒等；应激、脂质营养不良、糖原贮积病、回肠旁路手术后、败血症、急性肝炎、妊娠、系统性红斑狼疮、多发性骨髓瘤、淋巴瘤等；此外，雌激素、异维 A 酸、β 受体阻滞药、糖皮质激素、胆酸结合树脂类、噻嗪类利尿药等药物的使用，均可引起继发性 HTG。

在纠正继发原因或去除诱发因素，并控制体重、合理饮食、限制饮酒、有氧运动和戒烟等生活方式干预后，仍不能改善的 HTG 患者需及时启用药物治疗。目前临床上用于降 TG 药物主要有以下几类。

（1）贝特类：此药是过氧化物酶增生体活化受体 α（PPARα）激动药。贝特类药物通过激动 PPARα，调节靶基因 LPL 和载脂蛋白 A1 和载脂蛋白 A2 的表达，从而发挥降低血浆 TG 水平，提高 HDL-C 水平作用，并使小而致密的 LDL 颗粒转变为大而疏松的 LDL 颗粒，促进胆固醇的逆转运。贝特类药物可使 LDL-C 降低 20%，HDL-C 升高 5%～20%，TG 降低 25%～50%。非诺贝特还可显著降低餐后 TG 和富含 TG 的脂蛋白残粒水平 45%～70%，降低氧化脂肪酸 15%。

非诺贝特能有效改善混合型血脂异常患者的血脂谱。美国研究入选 618 例混合型血脂异常患者（空腹 TG 水平≥1.7 且≤5.6 mmol/L，LDL-C>3.4 mmol/L），结果显示，非诺贝特与辛伐他汀联合治疗与辛伐他汀单药治疗 18 周后，联合治疗对血脂谱的改善程度更显著，可使 TG 下降达 43.0%，VLDL-C、非-HDL-C 和 LDL-C 分别下降 49.1%、35.3% 和 31.2%，并能使 HDL-C 升高达 18.6%。中国人群他汀-非诺贝特联用Ⅳ期临床研究发现，在已用他汀治疗稳定 2 个月后仍有高 TG 水平患者（TG≥1.70 mmol/L 且<5.65 mmol/L），在他汀基础上加用非诺贝特治疗能进一步使 TG 降低 38%，VLDL-C 降低 23%，HDL-C 升高 17%。

贝特类药物单用具有良好的安全性。需要注意的是在与他汀联合治疗时，不同的贝特类药物有不同的安全性特征。由于药物相互作用，多种他汀与吉非贝齐合用时，他汀血药峰浓度增加 1.8～2.8 倍，而非诺贝特对他汀的药物代谢无明显影响，因此在国际指南（共识）中推荐对他汀类治疗基础上 LDL-C 达标的 HTG 患者，首选加用非诺贝特，旨在进一步降低心血管剩留风险。

临床研究也证实了非诺贝特与他汀联用的安全性。在 FIELD 研究中，有约 900 例患者是使用非诺贝特与他汀类药物联合治疗，在随访的 5 年中，未发生横纹肌溶解。在 ACCORD 血脂研究中，2765 例辛伐他汀与非诺贝特联合治疗组患者发生任何肌病、肌炎或横纹肌溶解的总例数与辛伐他汀单用组相比差异无统计学意义。他汀与非诺贝特联用Ⅳ期临床研究进一步证明非诺贝特和他汀类药物联用在中国人群中使用的安全性，该研究所有入组患者均在他汀治疗基础上加用非诺贝特治疗 8 周，研究过程中未发生横纹肌溶解不良事件。一项共纳入 13 项非诺贝特与他汀联用的随机对照临床研究，7712 例受试者（中国受试者 153 例）的荟萃分析显示，联合治疗组尽管肝酶升高发生率有所增加，但因肝功能异常停药的患者比例并未增加，且肌酸激酶升高、因肌病停药发生率在联合治疗组和单药组间差异无统计学意义，进一步证实了非诺贝特与他汀联用耐受性良好。在国外，已有多个他汀与非诺贝特的合剂上市。

除了与他汀类药物联用以外，近期日本的 1 项研究观察了依折麦布与非诺贝特长期联合治疗 52 周的疗效，联合治疗能使 LDL-C 下降达 24.2%，TG 水平下降 40.0%。在他汀不能耐受的患者中，可考虑使用依折麦布联合非诺贝特治疗。

因此，共识推荐贝特类药物可以有效降低 TG，升高 HDL-C，单用或与他汀联用可有效改善血脂异常患者的血脂谱。由于非诺贝特与他汀联合治疗具有良好的安全性，建议对 HTG 的心血管疾病的高危患者在他汀基础上加用非诺贝特。不推荐采取非标准的给药方案，如隔天给药。以下情况需启动非诺贝特治疗：①TG≥5.6 mmol/L 时，需立即启动非诺贝特治疗，预防急性胰腺炎；②LDL-C 已达标但 TG 仍≥2.3 mmol/L 的心血管疾病高风险患者（如糖尿病患者）的一级预防；③他汀治疗基础上 LDL-C 已达标，但 TG 仍≥2.3 mmol/L 的 ASCVD 患者的二级预防。

（2）n-3 脂肪酸：n-3 脂肪酸主要活性成分是鱼油中提取的二十碳五烯酸（EPA）和二十二碳己烯酸（DHA），单用或与贝特类或他汀类药物联合使用，能降低 TG 达 30%～40%，且不良反应少，耐受性好，常见不良反应为轻微消化道反应。需要注意的是，高纯度和一定剂量的 n-3 脂肪酸（2～4 g/d）才能有效降低血清 TG 水平。在 GISSI-P 研究中，11324 例心肌梗死后患者在他汀基础上随机接受 n-3 脂肪酸或安慰剂，结果发现 n-3 脂肪酸能降低心肌梗死后患者心血管疾病死亡率：总体致死事件的发生率降低了 20%、心血管死亡事件则降低了 30%，而猝死的发生率更是降低了 45%。有研究表明高纯度 n-3 脂肪酸可有效降低 TG，安全性好。

（3）烟酸及其衍生物：烟酸类药物属于 B 族维生素，可降低 TG 水平，并升高 HDL-C。AIM-HIGH 研究显示，稳定性冠心病患者在通过强化他汀类治疗将 LDL-C 维持在<1.8 mmol/L 的基础上，加用缓释型烟酸来升高 HDL-C 水平并不能进一步降低心血管事件风险。HPS2-THRIVE 研究同样显示，烟酸-拉罗匹仑与他汀类药物联合与他汀类药物单独使用相比，未降低主要心血管事件的发生率，并增加了严重不良事件的风险。此外，有研究发现使用烟酸影响糖尿病患者血糖的控制，升高空腹血糖和糖化

血红蛋白，并可能增加非糖尿病患者初发糖尿病的风险。据此，烟酸已淡出欧美市场。

由于烟酸获益-风险比不佳，尤其对于 2 型糖尿病患者，不推荐烟酸与他汀联合治疗。

二、解读

（一）心血管事件风险和心血管事件剩留风险概念

大血管事件风险：指心肌梗死、脑卒中及心血管死亡风险。微血管事件风险：指糖尿病肾病、视网膜病变及周围神经病变等风险。广义心血管事件剩留风险：指目前以循证为指导的治疗后（包括治疗确立的危险因素如不健康生活方式、血脂异常、高血压、高血糖和肥胖，以及新的危险因素），仍然发生的大血管、微血管事件风险。狭义心血管事件剩留风险：指目前以循证为指导的治疗后，仍然发生的与血脂异常有关的大血管、微血管事件风险。

（二）关注高 TG 血症与动脉粥样硬化性心血管病关系，全面管理血脂

根据现有国内外流行病学与临床研究资料，甘油三酯（TG）升高和高密度脂蛋白胆固醇（HDL-C）降低是构成心血管剩留风险的主要血脂异常表型，"共识"指出，TG 增高与心血管疾病之间可能存在密切关系。PROCAM 研究、AFCAPS/TexCAPS 研究、CMS 研究等均提示，高 TG 血症与冠心病和/或脑卒中的发生密切相关。另有研究提示，TG 增高可能是视网膜硬性渗出和黄斑病变、增生性视网膜病变的重要危险因素，并可能促进白蛋白尿以及糖尿病肾病的发生发展。UKPDS 研究结果显示，高 TG 与 2 型糖尿病患者发生微量白蛋白尿和大量蛋白尿的风险独立相关。

在他汀治疗有效降低 LDL-C 后，TG 增高成为心血管病剩留风险的重要组分。TNT 研究表明，强化他汀治疗仅能使心血管风险进一步降低 22%，即他汀降胆固醇达标并不能消除血脂异常所致的全部心血管风险。而 PROVE IT-TIMI 22 试验也发现，即使他汀治疗使 LDL-C 得到最佳控制（<1.8 mmol/L），TG 增高（≥2.26 mmol/L）者发生死亡、心肌梗死和急性冠状动脉综合征的风险仍较 TG<2.26 mmol/L 者增高 50%。

2002 年中国居民营养与健康状况调查结果显示，我国≥18 岁人群高 TG 血症患病率为 11.9%。此后陆续报道的国内不同地区的流行病学研究资料显示，近年来我国居民中高 TG 血症的患病率逐渐增高，且呈现出年轻化趋势。因此，"共识"强调在关注他汀降胆固醇治疗的同时，也应充分重视对高 TG 血症的干预。近年研究也显示，血脂异常患者即使经过大剂量他汀强化降胆固醇治疗后仍面临很高的心血管剩留风险。

（三）重视血 TG 水平的规范化检测

"共识"指出，TG 与总胆固醇（TC）、HDL-C、LDL-C 均应作为血脂测定的基本项目。依据 2007 年"中国成人血脂异常防治指南"的划分标准，空腹（禁食 12 小时）TG 在 1.70 mmol/L 以下为合适水平；1.70~2.25 mmol/L 为边缘升高；≥2.26 mmol/L 为升高。

为保证检测结果的准确性，"共识"指出，TG 的检测需注意以下事宜：①至少 2 周内保持一般饮食习惯和体重稳定；②测定前 24 小时内不应进行剧烈体育运动；③如血脂检测异常，应在 2 个月内进行再次或多次重复测定，但至少要相隔 1 周；④检测 TG 前需至少禁食 12 小时后采血；⑤除卧床不起者外，采血时一般取坐位，采血前受试者至少应坐位休息 5 分钟；⑥静脉穿刺过程中止血带绑扎不应超过 1 分钟。

（四）致动脉粥样硬化血脂异常的作用机制

致动脉粥样硬化性血脂异常是一种常见的血脂异常，以甘油三酯和小而密的 LDL 升高及 HDL-C 下降为特征。而高甘油三酯是致动脉粥样硬化性血脂异常病理生理机制中的核心因素。

高甘油三酯血症致动脉粥样硬化可能与小而密 LDL（sLDL）增多、极低密度脂蛋白（VLDL）残粒增加、乳糜微粒残粒增加以及 HDL-C 降低，凝血纤溶系统改变等因素有关。当 TG>1.70 mmol/L 时，具有较强致动脉粥样硬化作用的 sLDL 水平升高；而大颗粒 HDL 含量减少，具有抗动脉粥样硬化作用的 HDL 成熟代谢过程受阻。sLDL 难被 LDL 受体识别，经正常途径清除不充分，且 sLDL 易被氧

化成具有内皮毒性的 oxLDL，优先被巨噬细胞吞噬变为泡沫细胞，构成动脉粥样的脂质条纹和斑块的脂质核心。因此，如果循环中的 LDL 主要由小而密颗粒组成，冠心病的风险就会升高。高甘油三酯血症的本质是体内 sLDL 增加、极低密度脂蛋白（VLDL）残粒和（或）乳糜微粒残粒增加。

斯坦福 5 城市项目（The Stanford Five City Project）是一项评估心血管疾病危险因素社区健康教育的长期研究。资料来源于针对 124 对匹配良好的 CHD 及非 CHD 患者的病例对照分析，应用梯度凝胶电泳测定 LDL 颗粒直径。结果发现，CHD 患者的 LDL 颗粒直径比非 CHD 患者的小，随着 LDL 颗粒直径减小，CHD 患者人数逐渐增加。即使在包括吸烟、非 HDL-C、收缩压、TG、HDL-C 及 BMI 等变量的逐步条件性逻辑回归模型中，LDL 颗粒大小仍具有较高的统计学显著性，LDL 颗粒直径是 CHD 风险的有效监测因子。

TG 增高与糖尿病患者微血管并发症的发病风险之间也存在密切关系。研究表明，TG 增高可能是视网膜硬性渗出和黄斑病变、增生性视网膜病变的重要致病因素，且视网膜病变严重程度与 TG 水平呈正相关。同时，TG 和富含 TG 的 VLDL 可促进白蛋白尿进展，高 TG 与 2 型糖尿病患者发生微量白蛋白尿（MAU）和大量白蛋白尿的风险独立相关，TG/HDL-C 比值升高与 MAU 进展独立相关。此外，高 TG 与自主神经病变也显著相关。

（五）强调治疗性生活方式改变

《共识》中重点强调了治疗性生活方式改变是干预心血管风险的基础措施，无论患者是否接受药物治疗，都必须坚持控制饮食以及改善生活方式的治疗。

1. 控制体重　对于超重或肥胖的患者，减轻体重会降低 TG 水平，增加 HDL-C 水平。按照国人标准，体重指数（BMI）≥24 kg/m² 为超重，BMI≥28 kg/m² 为肥胖，应力争达到 BMI 正常化，或 1 年内使体重降低至少 10% 以上。

2. 合理饮食　通过控制饮食总热量、限制碳水化合物与脂肪摄入、增加膳食纤维比例，以及多不饱和脂肪酸摄入，可降低 TG 水平，提高 HDL-C 水平。

3. 限制饮酒　少量饮酒可提高 HDL-C 水平，但大量饮酒可导致 TG 升高，增加高血压风险，因此 TG 严重升高者应立即戒酒。无饮酒习惯者不提倡饮酒，有饮酒习惯者应将每天酒精摄入量控制在 30 g（男性）与 20 g（女性）以下。

4. 有氧运动　有氧运动除了减轻体重的作用之外，还能独立于体重下降之外降低 TG，升高 HDL-C。建议每天进行至少 30 分钟的中等强度有氧运动，每周至少 5 次，包括快走、骑车、登楼梯等运动方式。超重/肥胖者应进一步增加运动量。

5. 戒烟　吸烟可显著降低 HDL-C 水平，升高 TG 水平。此外，吸烟还会通过其他机制增加心血管疾病发病率，应当积极劝导患者戒烟。

（六）贝特类药物

当患者经过目前以循证为指导的治疗后，包括治疗确立的危险因素如不健康生活方式、高血压、高血糖和肥胖，LDL-C 水平也已达标，但仍有 TG 增高（≥2.26 mmol/L）和（或）HDL-C 降低（<1.04mmol/L），提示患者存在血脂相关的心血管剩留风险，应给予恰当的干预措施。尤其对于已有冠心病、糖尿病或代谢综合征的患者，应更加积极地治疗血脂异常。

贝特类药物是一种过氧化物酶增生体活化受体 α（PPARα）激动药。PPARα 是一种核转录因子，主要在肝脏、心脏、肾脏和骨骼肌中表达，在脂肪代谢、糖代谢和炎症过程发挥重要作用。贝特类药物通过激动 PPARα，刺激脂蛋白脂酶（LPL）基因的表达，增强 LPL 的脂解活性，而去除血液循环中富含 TG 的脂蛋白从而降低血浆 TG 水平，并减少了 CETP 介导的脂质交换作用，使 LDL 亚型由小而致密颗粒向大而疏松颗粒转变，降低血浆 sdLDL 水平。贝特类药物还可以增加 Apo1 和 Apo2 的表达，增加 HDL-C 水平，促进胆固醇的逆转运。贝特类药物对致动脉粥样硬化性血脂异常的各个组份都具治疗作用，可以显著降低 TG 水平，升高 HDL-C 水平，并可以轻度降低 LDL-C 水平。研究发现，非诺贝特可以显著降低餐后 TG 和富含 TG 的脂蛋白残粒水平 45%～70%，降低氧化脂肪酸 15%。此外，贝特类药物还具有抗炎、改善内皮功能，改善胰岛素抵抗等作用。在药效学基础上，结合多项临床试验亚组或事后分析的循证证据，贝特类药物在降低 TG 升高和（或）低 HDL-C 患者的心血管剩留风险上具有不可替代的功效，可作为剩留风险干预的首选药物。

他汀类和贝特类单药治疗，都会导致肌病和肝病的发生。因此，应注意他汀和贝特类药物的合用导致的肌病和肝脏损害的发生，特别是与大剂量他汀联合治疗时。然而，值得注意的是，贝特类药物与他汀类药物联用导致肌病的发生增加，并不是一个类效应。来自美国食品药品监督管理委员会的药物安全数据显示，吉非贝齐与他汀联用比非诺贝特与他汀联用，横纹肌溶解的发生率增加了 15 倍，肌病的发生率增加了 33 倍。在 FIELD 研究中，约 900 例同时使用他汀和非诺贝特的患者，在 5 年的随访中，没有横纹肌溶解症的发生。ACCORD 血脂研究显示与他汀单用相比，非诺贝特联合他汀治疗时不良事件发生率没有统计学差异。

吉非贝齐与非诺贝特在安全性上的差异，可能与药物代谢的相互作用的差异有关。他汀类药物主要通过肝脏 P450 酶（CYP3A4，CYP2C9 和 CYP2C8）代谢，并有部分通过葡萄糖醛酸化转移酶 1A1 和 1A3 代谢。研究发现，吉非贝齐也通过相同的葡萄糖醛酸化转移酶代谢，造成竞争性抑制。而非诺贝特主要通过葡萄糖醛酸化转移酶 1A9 和 2B7 代谢。药代动力学研究发现，他汀与吉非贝齐合用时，血药峰浓度增加 1.8～2.8 倍，而非诺贝特对他汀的药物代谢没有明显影响。因此，在各个指南中均建议贝特与他汀联用时，首选非诺贝特。

联合使用贝特及他汀时，可午餐服用贝特，晚上服用他汀，以避免两者血药浓度同时达峰。治疗期间轻度的转氨酶升高（<3×ULN）和无症状的轻度 CK 升高不需停药。如 AST 或 ALT>3×ULN，应暂停给药，停药后仍需每周复查肝功能直至恢复正常。治疗期间应询问患者有无肌痛、肌压痛、肌无力、乏力和发热等症状，血 CK 升高超过 5×ULN 应停药。用药期间如有其他可能引起肌溶解的急性或严重情况，如败血症、创伤、大手术、低血压和抽搐等，应暂停给药。

（七）n-3 脂肪酸

n-3 脂肪酸主要包括二十碳五烯酸（EPA）和二十二碳己烯酸（DHA），两者为深海鱼泊的主要成分。n-3 脂肪酸通过调节 VLDL 和乳糜微粒代谢降低血清 TG 水平，并有轻度升高 HDL-C 水平的作用。其效果与使用的剂量及基础 TG 水平有关。当血 TG 正常时该药几乎没有降脂作用，若血 TG>2.26 mmol/L，应用 n-3 脂肪酸（4 g/d）治疗可使 TG 降低 30%。需要注意的是，高纯度和一定剂量的 n-3 脂肪酸（2～4 g/d）才能有效降低血清 TG 水平。该药可与贝特类或他汀类合用。该药不良反应较少，耐受性良好，常见副反应为为恶心，腹胀等轻微消化道反应。

n-3 脂肪酸可有效降低 TG，安全性好，但目前国内的 n-3 脂肪酸都为保健品，尚无高纯度的 n-3 脂肪酸类药物上市，低剂量 n-3 脂肪酸的降脂作用弱。

〔贵州医科大学附属第一医院　李洁琪〕

参考文献

[1] 中国成人血脂异常防治指南制订联合委员会. 中国成人血脂异常防治指南（2016 年修订版）[J]. 中华心血管病杂志，2016，44（10）：833-853.

[2] 武阳丰，赵冬，周北凡，等. 中国成人血脂异常诊断和危险分层方案的研究 [J]. 中华心血管病杂志，2007，35（5）：428-433.

[3] 胡大一. 降低密度脂蛋白胆固醇是硬道理 [J]. 中华心血管病杂志，2015，43（1）：3-4.

[4] 血脂康调整血脂对冠心病二级预防研究协作组. 中国冠心病二级预防研究 [J]. 中华心血管病杂志，2005，33（2）：109-115.

[5] 李莹，陈志红，周北凡，等. 血脂和脂蛋白水平对我国中年人群缺血性心血管病事件的预测作用 [J]. 中华心血管病杂志，2004，32（7）：643-647.

[6] 中华医学会心血管病学分会，中国老年学学会心脑血管病专业委员会. 血脂相关性心血管剩留风险控制的中国专家共识 [J]. 中华心血管病杂志，2012，40（7）：547-553.

［7］李剑虹，王丽敏，李镒冲，等. 2010 年我国成年人血脂异常流行特点［J］. 中华预防医学杂志，2012，46（5）：414-418.

［8］王淼，赵冬，王薇，等. 中国35～64岁人群血清甘油三酯与心血管病发病危险的关系［J］. 中华心血管病杂志，2008，36（10）：940-943.

［9］中华医学会糖尿病学分会. 中国2型糖尿病防治指南（2013年版）［J］. 中华糖尿病杂志，2014（7）：447-498.

［10］王薇，刘静，孙佳艺，等. 甘油三酯水平与糖尿病发病危险的队列研究［J］. 中华内科杂志，2012，51（7）：516-519.

第五十六章　高血压血脂异常管理专家共识解读

高血压是我国最重要的心血管疾病之一，我国目前心血管病现患人数约 2.9 亿，其中，高血压患者就有 2.7 亿。《中国居民营养与慢性病状况报告（2015 年）》显示，≥18 岁人群高血压的知晓率、治疗率和控制率分别为 46.5％、41.4％和 13.8％，说明高血压防控任务仍然非常严峻。与此同时，由于我国的国情特点，血脂异常防控工作更滞后于高血压。2002 年 CHNS、2010 年中国慢性肾病工作组调查和《中国居民营养与慢性病状况调查（2015 年）》显示，中国≥18 岁人群血脂异常的患病率分别为 18.6％、34.0％和 40.4％，近 10 年间中国成人血脂异常患病率大幅上升，2010 年全国慢性肾病调查（CNSCKD）项目，对中国 13 省市 43468 名城乡居民的横断面研究显示≥18 岁人群血脂异常知晓率、治疗率和控制率分别为 31.0％、19.5％和 8.9％。高血压和血脂异常均为致动脉粥样硬化的主要危险因素，也是动脉硬化性心血管疾病（ASCVD）中可干预的两大危险因素，两者在病理机制上互相协同，因此，高血压血脂异常管理在我国心血管病防治中尤为重要，2016 年我国发布了《高血压患者降胆固醇治疗一级预防中国专家共识》，明确了高血压患者降胆固醇治疗的具体建议。本章对高血压血脂异常管理的中国专家共识进行解读。

一、高血压合并血脂异常的流行病学

大量流行病学研究证实，这两种危险因素往往并存且相互影响。Framingham 研究提示高血压患者常合并有更高的血胆固醇水平。美国一项高血压调查结果则提示在男性白人高血压患者中 79％合并血脂异常，女性患者的比例为 65％。CONSIDER 研究显示我国门诊高血压患者 81.1％合并血脂异常。2015 年一项中国东北农村高血压患者的血脂异常情况调查显示，4048 名高血压患者中 53.7％合并总胆固醇（TC）升高，11.4％合并低高密度脂蛋白（HDL-C），29.9％合并高低密度脂蛋白（LDL-C），34.1％合并高甘油三酯（TG）。DYSIS 研究提示接受降脂治疗的血脂异常患者约 66％合并高血压。China-Reality 研究显示门诊血脂异常患者中，52％合并高血压，接受他汀治疗的比例为 37％，LDL-C 达标率仅为 25.8％。

二、高血压与血脂异常相关性

（一）高血压与胆固醇异常

临床上常常同时合并存在，二者在病理生理上具有协同作用。高胆固醇血症本身对高血压的发生与发展起到重要作用，机制包括以下几个方面：①减少一氧化氮（NO）的合成与生物利用度。高胆固醇血症可增加 LDL 的氧化作用，上调氧自由基，减少内皮 NO 合酶的转录，导致白细胞-内皮细胞黏附升高、血小板聚集增加和血管平滑肌细胞增殖，同时降低了 NO 对血管紧张素Ⅱ的拮抗作用。②与血管收缩因子的分泌密切相关。高胆固醇血症激活血浆和组织中的肾素-血管紧张素系统，增加血管紧张素Ⅰ和血管紧张素Ⅱ的合成。③增加内皮功能障碍，而内皮功能障碍是诱导产生盐敏感性的重要机制之一；④导致平滑肌纤维的钙离子内流增加，从而增加微小血管的收缩。⑤氧化低密度脂蛋白（ox-LDL）可激活 NF-κB，该转录因子在动脉粥样硬化血栓形成过程中起关键作用，它控制许多其他促炎和血栓形成前蛋白的表达，包括组织因子的表达，而组织因子是动脉粥样硬化斑块血栓形成的触发因子。可见，高血压和高胆固醇血症以相似的机制作用于内皮功能障碍、炎症和血栓形成，导致患者病死率增加，心血管疾病患病风险明显增加。因此，高血压患者在控制血压的同时，充分重视降胆固醇治疗对心血管疾病一级预防具有重要意义。

（二）高血压与高甘油三酯血症

国内大量流行病学调查表明，高 TG 血症与高血压密切相关，高 TG 血症者更易患高血压，且高血压的发生率随 TG 水平升高呈增高趋势。近年来，国内学者对于甘油三酯葡萄糖指数（TyG）进行了研究，2017 年通过对 4686 患者进行 9 年随访证明，在中国人群中，TyG 与高血压的发生有显著相关性，可作为高血压的一个预测因子；2018 年对 1777 例中老年患者进行随访，发现 TyG 与中老年单纯收缩期高血压具有显著相关性，但与舒张期高血压并无显著相关。

高甘油三酯血症对血压的影响认为与内皮功能障碍和炎症有关，可能对动脉硬化有影响。不过，高甘油三酯血症与心血管疾病和动脉粥样硬化风险之间的关系尚存在争议。

三、高血压合并血脂异常患者的危险分层和治疗目标

2018 年中国高血压指南延续了之前 140/90 mmHg 的诊断标准，一般高血压患者的目标值控制在 140/90 mmHg，能耐受者和部分高危及以上的患者可进一步降低至<130/80 mmHg。因此，针对高血压患者降胆固醇治疗应参考危险分层并制定相应目标值，便于临床实施并为提高高血压患者心血管病一级预防提供参考。2016 年《中国成人血脂异常防治指南》推荐采用更加定量的 ASCVD 发病危险分层来制定相应的血脂目标值。

（一）高血压合并血脂异常的危险分层

高血压患者符合下列任意条件者，可直接列为高危或极高危人群，其中，极高危：ASCVD 患者；高危：①LDL-C≥4.9 mmol/L 或 TC≥7.2 mmol/L；②糖尿病患者：1.8 mmol/L≤LDL-C<4.9 mmol/L（或）3.1 mmol/L≤TC<7.2 mmol/L。高血压患者不符合上述情况者，可根据血清胆固醇水平和危险因素进行分层（表 56－1）。如果 ASCVD 10 年发病危险为中危且年龄小于 55 岁者，具有以下任意 2 项者定义为高危：①收缩压≥160 mmHg 或舒张压≥100 mmHg；②BMI≥28 kg/m²；③非-HDL-C≥5.2 mmol/L（200 mg/dL）；④吸烟；⑤HDL-C<1.0 mmol/L（40 mg/dL）。

表 56－1   根据胆固醇水平划分的高血压患者危险分层

高血压合并危险因素*	血清胆固醇水平分层（mmol/L）		
	3.1≤TC<4.1（或）1.8≤LDL-C<2.6	4.1≤TC<5.2（或）2.6≤LDL-C<3.4	5.2≤TC<7.2（或）3.4≤LDL-C<4.9
0 个	低危（<5%）	低危（<5%）	低危（<5%）
1 个	低危（<5%）	中危（5%～9%）	中危（5%～9%）
2 个	中危（5%～9%）	高危（≥10%）	高危（≥10%）
3 个	高危（≥10%）	高危（≥10%）	高危（≥10%）

注：* 包括吸烟、低 HDL-C 及男性≥45 岁或女性≥55 岁。

（二）高血压合并血脂异常的血脂控制目标

大规模随机临床研究显示，合并多重危险因素的高血压患者仅控制血压仍然有较高的心血管事件风险。在控制血压的基础上，降低胆固醇可进一步显著降低心血管病事件的风险。因此，对于合并有高胆固醇血症的高血压患者，血脂达标是非常重要的目标之一。高血压合并血脂异常患者的血脂控制的目标值应根据 ASCVD 的危险程度进行区分（表 56－2）。

表 56－2   不同 ASCVD 危险人群降 LDL-C/非-HDL-C 治疗达标值

危险等级	LDL-C	非-HDL-C
低危/中危	<3.4 mmol/L(130 mg/dL)	<4.1 mmol/L(160 mg/dL)
高危	<2.6 mmol/L(100 mg/dL)	<3.4 mmol/L(130 mg/dL)
极高危	<1.8 mmol/L(70 mg/dL)	<2.6 mmol/L(100 mg/dL)

四、高血压血脂异常患者降胆固醇治疗

（一）生活方式干预

高血压血脂异常明显受饮食及生活方式的影响，饮食治疗和生活方式改善是治疗血脂异常的基础措施。中国健康和营养调查（CHNS）报告显示：我国膳食习惯正由高碳水化合物向高脂饮食快速转变中，以米饭、馒头为主的日子已渐渐远去，取而代之的是大鱼大肉、点心蛋糕。研究证明：每天水果、蔬菜和豆类摄入量越高，主要心血管事件越低。此外，戒烟，规律运动，控制体重等均为重要的干预措施，无论是否选择药物降脂治疗，都必须坚持控制饮食和改善生活方式，减少心血管事件发生。

（二）药物治疗

1. 他汀类药物　他汀类药物问世在人类 ASCVD 防治史上具有里程碑式的意义。自 4S 临床试验首次证实他汀类可降低冠心病死亡率和患者的总死亡率以来，大量临床试验证实他汀可以降低各类不同人群的心血管事件。在高血压人群方面，ASCOT-LLA 研究是一项独立、多中心的随机临床试验，旨在比较血压降低的同时管理低密度脂蛋白胆固醇（LDL-C）对心血管的保护作用。该研究共纳入 10305 名高血压患者（年龄在 40～79 岁之间，至少有 3 个心血管危险因素），将胆固醇≤6.5 mmol/L（251 mg/dL）的患者随机分入阿托伐他汀（10 mg/d）组或安慰剂组，主要复合终点是非致命性心肌梗死和致死性冠心病。结果显示，降脂治疗组主要心血管事件的发生风险降低 36%。研究证实，在降压基础上应用他汀类药物降胆固醇治疗可进一步改善高血压患者的临床预后。JUPITER 研究入选了 17802 例 LDL-C ＜3.4 mmol/L（130 mg/dL）且 CRP＞20 mg/L 人群，其中高血压占 57%，主要目的是探讨一级预防中瑞舒伐他汀 20 mg/d 和安慰剂比较是否能降低心血管不良事件，结果提示，与安慰剂相比，瑞舒伐他汀 20 mg/d 可降低心血管全因死亡率 44%。HOPE-3 研究是一项国际性、多中心、双盲、随机、安慰剂对照的大型临床试验，旨在论证对于无 CVD 的中危患者，单用或联用瑞舒伐他汀 10 mg 与坎地沙坦 16 mg/氢氯噻嗪 12.5 mg 是否可以减少心脏病发作、卒中及心血管疾病死亡风险等不良心血管事件。研究共纳入 12705 例受试者，其中中国地区入选 3677 例占 29%。结果显示，对无心血管疾病的心血管中危人群，降压联合他汀降脂治疗组较单纯降压组的主要终点（心血管死亡、非致死性心梗、非致死性卒中）风险显著降低；在收缩压＞143.5 mmHg 的高血压亚组，降压降脂联合治疗组的复合心血管事件风险降低更显著。此研究结果进一步支持胆固醇"低一些更好"的理念。对于心血管高危患者如此，对于中等危险水平的人群同样如此。该研究为积极的降胆固醇治疗策略又增添了一份重要的参考依据。

鉴于在高血压人群中他汀降低胆固醇的获益已获得大量研究证实，国内外指南均推荐他汀用于这类人群。他汀降低 ASCVD 事件的临床获益大小与其降低 LDL-C 幅度呈线性正相关，他汀治疗产生的临床获益来自 LDL-C 降低效应。同等剂量他汀治疗下，亚洲人血浆他汀水平明显高于白种人，可能因亚洲人代谢他汀的肝酶和药物转运蛋白在遗传学上与白种人有别。因此，《中国成人血脂异常防治指南（2016 年修订版）》与《中国高血压防治指南（2018 年修订版）》均推荐，建议临床上依据患者血脂基线水平起始应用中等强度他汀，根据个体降脂疗效和耐受情况，适当调整剂量；若胆固醇水平不达标，与其他降脂药物联合应用，可获得安全有效的降脂效果。他汀药物降胆固醇强度见表 56-3。

表 56-3　　　　　　　　　　　　　　　　　他汀药物降胆固醇强度

高强度他汀（每天剂量可降低 LDL-C≥50%）	中等强度（每天剂量可降低 LDL-C 25%～50%）
阿托伐他汀 40～80 mg	阿托伐他汀 10～20 mg
瑞舒伐他汀 20 mg	瑞舒伐他汀 5～10 mg
	氟伐他汀 80 mg
	洛伐他汀 40 mg
	匹伐他汀 2～4 mg
	普伐他汀 40 mg
	辛伐他汀 20～40 mg
	血脂康 1200 mg

注：＊阿托伐他汀 80 mg 国人经验不足，须谨慎使用。

2. 胆固醇吸收抑制药　依折麦布是第一个通过抑制饮食来源胆固醇和胆汁胆固醇的吸收而不影响其他脂溶性营养的吸收的降脂药物。通过抑制肠绒毛刷状缘而影响胆固醇吸收。《中国成人血脂异常防治指南（2016 年修订版）》推荐：对于中等强度他汀治疗胆固醇水平不达标或不耐受者，可考虑中/低强度他汀与依折麦布联合治疗。

3. PCSK9 抑制药　PCSK9 是肝脏合成的分泌型丝氨酸蛋白酶，可与 LDL 受体结合并使其降解，从而减少 LDL 受体对血清 LDL-C 的清除。通过抑制 PCSK9，可阻止 LDL 受体降解，促进 LDL-C 的清除。《2018AHA 胆固醇管理指南》指出：如果使用最大耐受剂量的他汀和依折麦布治疗后，LDL-C 水平仍≥70 mg/dL（≥1.8 mmol/L），加用 PCSK9 抑制药是合理的，但长期（>3 年）安全性还不确定，而且在 2018 年时成本效益很低。而由于该类药物才进入国内市场，研究数据和使用经验有限，因此以往中国的指南和专家共识并未做出明确推荐。

总之，他汀类药物是血脂异常药物治疗的基石；推荐将中等强度的他汀作为中国血脂异常人群的常用药物；他汀不耐受或胆固醇水平不达标者或严重混合型高脂血症者应考虑降脂药物的联合应用；同时注意观察降脂药物的不良反应。

五、高血压血脂异常患者其他血脂异常的干预

除积极干预胆固醇外，其他血脂异常是否也需要进行处理，尚缺乏相关临床试验获益的证据。血清 TG 的合适水平为<1.7 mmol/L（150 mg/dL）。当血清 TG≥1.7 mmol/L（150 mg/dL）时，首先应用非药物干预措施，包括治疗性饮食、减轻体重、减少饮酒、戒烈性酒等。若 TG 水平仅轻、中度升高[2.3～5.6 mmol/L（200～500 mg/dL）]，为了防控 ASCVD 危险，虽然以降低 LDL-C 水平为主要目标，但同时应强调非-HDL-C 需达到基本目标值。经他汀治疗后，如非-HDL-C 仍不能达到目标值，可在他汀类基础上加用贝特类、高纯度鱼油制剂。对于严重高 TG 血症患者，即空腹 TG≥5.7 mmol/L（500 mg/dL），应首先考虑使用主要降低 TG 和 VLDL-C 的药物（如贝特类、高纯度鱼油制剂或烟酸）。对于 HDL-C<1.0 mmol/L（40 mg/dL）者，主张控制饮食和改善生活方式，目前无药物干预的足够证据。

六、高血压血脂异常患者的联合治疗

血脂异常和血管紧张素Ⅱ共同作用于动脉粥样硬化血栓形成中重要病理生理过程的几种途径，它们是 RAS 调节药和他汀类药物的共同靶点。现有高血压和血脂异常的管理实践指南提示合并其他危险因素时强调抗高血压和降胆固醇治疗的强度。抗高血压和降脂药物的单片复方制剂已经上市，如氨氯地平和阿托伐他汀，其他如 ARB 联合他汀可能很快就会出现。未来应考虑将传统分开管理的高血压和血脂异常演变为心血管风险管理部门，以便在目前心血管治疗和预防策略基础上为患者提供更有用的帮助。

〔长沙市中心医院　邓　平〕

参考文献

［1］中国胆固醇教育计划血脂异常防治建议专家组，中华心血管病杂志编辑委员会血脂与动脉粥样硬化循证工作组，等. 高血压患者降胆固醇治疗一级预防中国专家共识［J］. 中华心血管病杂志，2016，44（8）：661-663.

［2］李红娟，刘军，郭翔宇，等. 中国门诊高血压患者合并多重心血管病危险因素现状：CONSIDER 研究［J］. 中华心血管病杂志，2011，5：252.

［3］Zhao S，Wang Y，Mu Y，et al. Prevalence of dyslipidaemia in patients treated with lipid—lowering agents in China：results of the dyslipidemia international study（DYSIS）［J］. Atherosclerosis，2014，235（2）：463-469.

［4］Gao F，Zhou YJ，Hu DY，et al. Contemporary management and attainment of cholesterol targets for patients with dyslipidemia in China［J］. PLoS One，2013，8（4）：e47681.

［5］Zheng R，Mao Y. Triglyceride and glucose（TyG）index as a predictor of incident hypertension：a 9-year longitudinal population-based study. Lipids Health Dis，2017，13；16（1）：175.

［6］Jian S，Su-Mei N，Xue C. Association and interaction between triglyceride-glucose index and obesity on risk of hypertension in middle-aged and elderly adults. Clin Exp Hypertens，2017，39（8）：732－739.

［7］Casanova MA. Omega-3 fatty acids supplementation improves endothelial function and arterial stiffness in hypertensive patients with hypertriglyceridemia and high cardiovascular risk［J］. J Am Soc Hypertens，2017，11（1）：10－19.

［8］Sever PS，Dahlöf B，Poulter NR et al，Prevention of coronary and stroke events with atorvastatin in hypertensive patients who have average or lower-than-average cholesterol concentrations，in the Anglo-Scandinavian Cardiac Outcomes Trial-Lipid Lowering Arm（ASCOT-LLA）：a multicentre randomised controlled trial. Lancet，2003，361（9364）：1149－1158.

［9］Ridker PM，Danielson E，Fonseca FAH，et al. Rosuvastatin to prevent vascular events in men and women with elevated C-reactive protein，N Engl J Med，2008，359（21）：2195－2207.

［10］Yusuf S，Lonn E，Pais P，et al. Blood-Pressure and Cholesterol Lowering in Persons without Cardiovascular Disease. N Engl J Med，2016，374（21）：2032－2043.

第五十七章　糖尿病血脂异常管理专家共识解读

　　2 型糖尿病（T2DM）患者合并血脂异常，可进一步增加大血管和微血管并发症的风险。及早识别 2 型糖尿病血脂异常并给予早期干预，可防治动脉粥样硬化、减少心脑血管事件、降低死亡率。英国前瞻性糖尿病研究（UKPDS）的结果显示，血脂异常是 T2DM 患者发生致死性和非致死性心肌梗死的首要危险因素。为了进一步做好 T2DM 患者的血脂管理工作，中华医学会内分泌学分会根据中国患者的疾病特点，参考国内外新的循证证据和指南，颁布了《中国 2 型糖尿病合并血脂异常防治专家共识（2017 年修订版）》，我们将重点解读该专家共识，结合最新的文献，以更好地规范我国 T2DM 患者的血脂管理，预防动脉粥样硬化性心血管疾病（ASCVD）的发生。

一、T2DM 患者的血脂异常特点及流行病学

　　T2DM 患者的脂代谢异常与胰岛素抵抗和腹型肥胖等代谢综合因素有关。导致患者血脂异常的主要原因是由于胰岛素作用不足、胰岛素抵抗等所致的极低密度脂蛋白（VLDL）、甘油三酯（TG）的产生过多和清除缺陷。T2DM 患者的血脂谱以混合型血脂紊乱多见，其特征性的血脂谱包括：空腹和餐后 TG 水平升高，即使在空腹血糖和 TG 水平控制正常后往往还存在餐后高 TG 血症；高密度脂蛋白-胆固醇（HDL-C）水平降低；血清总胆固醇（TC）水平和低密度脂蛋白-胆固醇（LDL-C）正常或轻度升高，且 LDL-C 发生质变，小而致密的 LDL-C 水平升高。富含 TG 脂蛋白（triglyceride-rich lipoprotein）的 $ApoB_{100}$ 和 $ApoB_{48}$ 水平升高，ApoC3 水平升高，ApoC2/ApoC3 以及 ApoC3/ApoE 的比值升高。

　　中国人群血脂控制现状不容乐观。CCMR-3B 研究对全国 104 家医院的 25817 例中国 T2DM 门诊患者进行了调查，结果发现 42% 的 T2DM 患者合并血脂异常，其中仅有 55% 的患者接受了调脂治疗。此外，该研究中 TC<4.5 mmol/L、TG<1.5 mmol/L、LDL-C<2.6 mmol/L 和 HDL-C>1.04 mmol/L 的患者比例分别为 36.1%、46.6%、42.9% 和 71.9%，四项指标均达标的患者比例仅为 12%。CCMR-3B 研究真实地反映了当前我国 T2DM 患者血脂异常患病及控制情况，并提示临床上应加强对 T2DM 患者的血脂管理。

二、T2DM 患者血脂检测时机及监测频率

　　为了及早发现 T2DM 患者的血脂异常，在确诊 T2DM 的同时均应检测患者的空腹血脂谱（包括 TG、TC、HDL-C 和 LDL-C），根据基线血脂水平以制定相应的监测策略：对于血脂位于正常范围内的患者，如果无其他心血管风险，在 T2DM 治疗过程中每年至少要进行 1 次血脂谱的检测，对于年龄 40 岁以下者至少每 5 年检测 1 次；如果伴有多重心血管风险因素（男性≥40 岁或绝经期后女性、吸烟、肥胖和早发缺血性心血管病家族史等），则在诊断 T2DM 后每 3 个月监测血脂谱 1 次。对于合并血脂谱异常的 T2DM 患者，则在起始生活方式干预和药物治疗，以及药物剂量调整期间每 4～12 周监测 1 次血脂谱，此后则建议每 3～12 个月监测 1 次血脂谱。

　　鉴于有关血脂控制目标和心血管风险分层、血脂治疗等研究数据均基本来自于空腹血脂监测，目前亦缺乏非空腹血脂监测的中国人群的研究数据，因此目前暂不宜在我国临床工作中推广非空腹血脂监测，仍应继续采用空腹血脂监测。

　　建议采取以下措施可提高标本采集的质量。①受试者准备：采集标本前受试者处于稳定代谢状态，

至少 2 周内保持非高脂饮食习惯和稳定体重。②采集标本前受试者 24 小时内不进行剧烈活动、避免情绪紧张、饮酒、饮咖啡等。③采集标本前受试者禁食约 12 小时。④除特殊情况外，受试者可取坐位或半卧位接受采血，采血前至少休息 5 分钟。⑤静脉穿刺时止血带使用不超过 1 分钟。⑥血液标本保持密封，避免震荡，及时送检。

三、T2DM 患者的 ASCVD 危险度评估和治疗目标

基于 ASCVD 危险程度的分层管理策略是当前血脂管理的总体趋势，因此，全面评估 ASCVD 危险度是 T2DM 患者进行血脂管理的前提。在确诊 T2DM 后，应对患者的血脂水平、所具有的心血管危险因素及临床疾患等进行综合评估，并根据评估结果制定相应的血脂管理目标和治疗措施。值得关注的是，虽然 T2DM 患者的血脂谱特征是 LDL-C 正常或轻度升高，但小而致密的 LDL 颗粒数量增加。事实上，小而密 LDL 颗粒更容易被氧化形成过氧化脂质，易通过非受体通路摄取，被单核-巨噬细胞的清道夫受体识别、吞噬，形成泡沫细胞，促进 ASCVD 的发生，具有很强的致 ASCVD 作用。UKPDS 研究结果也显示，LDL-C 是 T2DM 患者发生冠心病和心肌梗死的首要预测因素，LDL-C 每上升 1 mmol/L，冠脉事件发生率增加 57%。胆固醇治疗试验（CTT）协作组的 Meta 分析结果也显示，LDL-C 每降低 1.0 mmol/L 分别显著下降主要血管事件、血管性死亡和缺血性卒中事件风险达 21%、13% 和 21%。由此证明，T2DM 患者降低 LDL-C 心血管获益确切。低 HDL-C 水平往往与 TG 水平升高相关，也是 T2DM 患者常见的血脂异常。而靶向升高 HDL-C 治疗药物的循证证据远远不如他汀类药物充分。因此，当前各糖尿病指南中虽然建议 T2DM 患者需全面控制血脂，但 LDL-C 仍是首要的降脂治疗目标。T2DM 患者 ASCVD 高危人群降脂的主要目标为 LDL-C<2.6 mmol/L，次要目标非-HDL-C<3.4 mmol/L，其他目标 TG<1.7 mmol/L。T2DM 患者 ASCVD 极高危人群降脂的主要目标为 LDL-C<1.8 mmol/L，次要目标非-HDL-C<2.6 mmol/L，其他目标 TG<1.7 mmol/L。

四、T2DM 合并血脂异常患者的血脂管理

（一）T2DM 患者的血脂管理流程

所有 T2DM 合并血脂异常患者均应进行生活方式干预，在此基础上血脂仍未达标者接受中等强度的他汀类药物治疗。若他汀类药物不耐受，则换用另一种他汀类药物、减低他汀剂量或给药频次，或小剂量他汀合用胆固醇吸收抑制药依折麦布或 PCSK9 抑制药。若 LDL-C 未达到预期目标，则进一步强化调整生活方式，并中等强度他汀合用胆固醇吸收抑制药依折麦布或 PCSK9 抑制药。若他汀治疗前 TG>5.6 mmol/L，应评估其继发性因素，并服用降 TG 药物（如贝特类或高纯度鱼油），以减少发生急性胰腺炎的风险；若他汀治疗后 TG≥2.3 mmol/L，应注意生活方式干预，可在他汀类药物治疗基础上合用贝特类或高纯度鱼油。

（二）生活方式干预

T2DM 患者的血脂管理均应以生活方式干预为基础（表 57-1），并贯穿 T2DM 治疗的全过程。生活方式干预不仅有助于降低胆固醇水平，还可对血压、血糖以及整体心血管健康状况产生有益的影响，因此是糖尿病患者血脂管理的基础。一些轻度血脂异常的 T2DM 患者，经有效生活方式干预可将其血脂参数控制在理想范围。但经过积极生活方式干预仍不能改善血脂参数的患者，则需加用降血脂药物治疗，而积极的生活方式干预有助于减少用药剂量。

（三）降血脂药治疗

既往的研究已充分证实，合并血脂异常可进一步增加 T2DM 患者的大血管和微血管并发症风险。因此，T2DM 患者除了重视血糖控制外，还应重视血脂管理。经过积极的生活方式干预仍不能改善血脂水平者（基于 ASCVD 危险程度制定的目标），需加用降血脂药物治疗。目前常用的降血脂药包括他汀类药物、贝特类药物、胆固醇吸收抑制药、烟酸类等。

1. 降胆固醇治疗　在目前临床常用的降胆固醇治疗药物中，他汀类药物是具有最充分随机化临床

研究（RCT）证据的显著改善患者预后的降脂药物。特别是，斯堪的纳维亚辛伐他汀生存研究（4S）、心脏保护研究（HPS）、协作阿托伐他汀糖尿病研究（CARDS）、CTT 协作组进行的一项 Meta 分析等多项研究均证实他汀拥有充分的循证证据证明可显著降低 T2DM 患者心血管疾病风险，被各糖尿病指南推荐为首选的降胆固醇治疗药物。

临床上选择他汀类药物剂量，在 LDL-C 达标的前提下，还需考虑安全性、耐受性和治疗费用。对于绝大多数 T2DM 患者，中等强度他汀（可使 LDL-C 水平降低 30%～50%）是可选的降胆固醇治疗药物。中国胆固醇教育计划专家建议中指出：与白种人比较，我国人群平均胆固醇水平较低。中国国家糖尿病和代谢紊乱研究表明，中国居民的平均 LDL-C 水平为 2.68 mmol/L，明显低于欧美国家。因此，大多数中国患者经过中等强度他汀类药物治疗即可使 LDL-C 达标。目前中国人群缺乏高剂量他汀使用的循证医学证据。中国血脂异常调查研究（DYSIS-CHINA）显示，中国患者所用他汀类药物的剂量多相当于辛伐他汀的 20～40 mg。最直接的原因是临床医生综合考虑药物的疗效与安全性。此外，中国患者对于高强度他汀类药物治疗的耐受性也较差，发生肝毒性、肌肉毒性的风险明显高于欧美患者。基于疗效、耐受性及治疗费用的考虑，中等强度他汀类药物治疗适合于我国多数 T2DM 合并血脂异常患者，推荐临床选择效价比高的中等强度他汀，如辛伐他汀 20～40 mg、匹伐他汀 2～4 mg、阿托伐他汀 10～20 mg 等。

对于极高危的 T2DM 患者，除非存在禁忌证，无论其基线 LDL-C 水平如何，均应在生活方式干预的基础上使用中等强度他汀。对于无 ASCVD，且不合并其他心血管危险因素的 T2DM 患者，如果 LDL-C≥2.6 mmol/L，也应在生活方式干预的基础上使用中等强度他汀。若出现他汀类药物不耐受情况，可换用另一种他汀类药物，减低剂量或给药频次或加用非他汀类的降 LDL-C 药物依折麦布。若血脂未达预期目标，则在强化生活方式干预的同时，合用胆固醇吸收抑制药依折麦布或 PCSK9 抑制药。

2. 降 TG 治疗　高 TG 血症可引发急性胰腺炎，因此若患者 TG>5.6 mmol/L 时，可在生活方式干预的基础上首选降 TG 药物治疗（如贝特类，或高纯度鱼油 0.5～1.0 g/次），以减少发生急性胰腺炎的风险。

前瞻性流行病学研究和 Meta 分析均证实，高 TG 水平与 ASCVD 发生相关，与 T2DM 患者的大血管和微血管事件的剩留风险相关。多项 RCT 也检验了此类药物预防 CHD 的作用。非诺贝特干预及减少糖尿病心脏事件研究（FIELD）和糖尿病患者心血管风险干预研究（ACCORD）的亚组分析均提示在高 TG/低 HDL-C 的糖尿病患者中，非诺贝特治疗可使 ASCVD 风险减少 30% 左右。Meta 分析表明，贝特类药物可使 CHD 风险降低约 25%，CHD 死亡率降低约 10%。苯扎贝特心肌梗死预防研究（BIP）和苯扎贝特冠状动脉粥样硬化干预研究（BECAIT）证实，苯扎贝特治疗可以缓解 ASCVD 的进展。因此，经过中等强度的他汀类药物治疗后非-HDL-C 仍不达标者，特别是 TG≥2.3 mmol/L，可在他汀类药物治疗基础上加用贝特类药物，如非诺贝特或苯扎贝特，或高纯度鱼油。但在老年、严重肝肾疾病、甲状腺功能减退等特殊情况者，应慎用他汀联合贝特类药物，并严密监测和随访，一旦出现异常，及时停药。

3. 其他药物　在 T2DM 患者中进行的终止糖尿病患者动脉粥样硬化研究（SANDS）、依折麦布/辛伐他汀疗效国际试验（IMPROVE-IT）研究显示，选择性胆固醇吸收抑制药依折麦布联合他汀治疗进一步降低主要心血管终点事件风险，且安全性良好。前蛋白转化酶枯草溶菌素 9（PCSK9）抑制药是一类新型的降胆固醇治疗药物，通过增加循环 LDL 受体而降低 LDL-C。Meta 分析结果显示，PCSK9 抑制药可降低心肌梗死和全因死亡率。目前尚无关于 PCSK9 抑制药专门在糖尿病患者中的研究数据。一项荟萃分析包含 1 532 例患者（糖尿病患者 1119 例）比较 PCSK9 抑制药、依折麦布和安慰剂。结果显示在糖尿病患者中，PCSK9 抑制药引起的 LDL-C 下降分别较依折麦布和安慰剂下降 39% 和 60%。而且接受 PCSK9 抑制药治疗的糖尿病患者 TC、非-HDL-C 和脂蛋白（a）、HDL-C 明显上升。对于糖尿病合并 CVD 的患者，在生活习惯改善和最大可耐受降脂药物方案（如高强度他汀类药物＋依折麦布）治疗基础上，LDL-C 仍≥2.6 mmol/L，可以考虑加用 PCSK9 抑制药治疗；但是，越来越多的研究发现 PCSK9 抑制药可能有和他汀类药物类似的致糖尿病的潜在可能。孟德尔随机研究发现 PCSK9 基因变异不但与 LDL-C 水平相关，而且与血糖水平和新发糖尿病的风险增高有关。

胆固醇吸收抑制药依折麦布和 PCSK9 抑制药可作为他汀不耐受或单药治疗 LDL-C 不能达标时的联合用药，但其长期以及在糖尿病患者中的疗效和安全性仍有待进一步探讨。

Meta 分析证明，烟酸单药或联合他汀治疗可有效改善糖尿病患者的血脂异常，但长期治疗可升高空腹血糖（＋0.085 mmol/L）。此外，目前没有确切证据证明烟酸用于糖尿病患者中可降低心血管事件风险，而烟酸与他汀联合的终点事件研究干预对全球卫生健康的影响研究（AIM-HIGH），因可能增加缺血性卒中风险（1.6％对0.9％）而提前终止。因此，不推荐 T2DM 合并血脂异常患者使用烟酸。

（四）长期维持治疗

T2DM 血脂异常患者的降血脂治疗在血脂达标后，仍需长期维持治疗。已有证据表明，长期降脂治疗可给患者带来更大的获益。由于炎症和不稳定状态会持续一段时间，如 T2DM 患者发生了急性冠状动脉综合征（ACS）事件后，他汀类药物强化治疗应至少坚持 2 年，此后用有效剂量长期治疗。而在治疗期间，需对 T2DM 患者加强健康教育与管理，强调血脂异常的危害、达标及长期治疗的获益等，提高患者长期治疗的依从性。

（五）提高患者治疗依从性

T2DM 患者往往需要长期降胆固醇治疗，而不依从用药占据治疗失败的 30％～50％，并导致各种不良后果，包括增加住院率和医疗费用等。因此，在 T2DM 患者就诊时应评估其生活方式干预及药物治疗的依从性，发现其（可能）存在的问题、障碍或不良反应，并将血脂水平及控制目标等信息持续向患者反馈。必要时组建多学科治疗团队，包括内分泌代谢专科医生、心血管内科医生、脑血管专科医生、营养专家、运动医学专家、护师、药剂师等，以帮助患者解决依从性问题。

五、T2DM 患者特殊情况下的血脂管理

（一）T2DM 合并肝病或肝功能异常

1. T2DM 合并慢性肝炎、非酒精性脂肪性肝病、非酒精性脂肪性肝炎（NASH）、代偿期肝硬化患者在无肝功能不全征象时可安全使用他汀类药，通常无需减小剂量。在糖尿病前期，T2DM 患者以及活检证实的 NASH 患者中采用他汀类药物治疗是安全的。考虑到他们心血管疾病的高风险，对这类人群应该鼓励服用他汀类药物治疗。他汀类药物与治疗感染（如乙型和丙型肝炎）的药物同时使用时，应了解两类药物之间的相互作用，如果存在药物的相互作用，应更换一种与治疗感染无相互影响的他汀类药物或者限制其在最低的剂量使用。

2. 他汀类药物本身可引起肝功能受损，主要表现为转氨酶升高，发生率约 0.5％～3.0％，常见于开始用药或增大剂量的 12 周内，且呈剂量依赖性，极少引起肝衰竭；当血清 ALT 或 AST＜2.5 正常上限值（ULN），同时总胆红素正常，可观察，无需调整剂量；如血清 ALT 或 AST2.5～3.0×ULN 时可减量；如血清 ALT 或 AST≥3.0×ULN 时应停药；当 ALT 恢复正常时，可酌情再次加量或换药。

3. 失代偿性肝硬化及急性肝功能衰竭是他汀类药物应用禁忌证。

（二）T2DM 合并 CKD

综合分析结果显示他汀对肾功能无不良影响，在患者可耐受的前提下，推荐 T2DM 合并 CKD 患者在血脂异常时应接受他汀治疗。

当合并 CKD1～2 期，他汀类药物的使用无须减量；当合并 CKD3 期，除普伐他汀限制使用，阿托伐他汀、辛伐他汀、氟伐他汀、瑞舒伐他汀均无须减量；当合并 CKD4 期，阿托伐他汀可无须减量，辛伐他汀应减量使用，而氟伐他汀、瑞舒伐他汀、普伐他汀均应限制使用；当合并 CKD5 期，透析前使用他汀治疗的患者，他汀类药物谨慎续用；不推荐在此期起始他汀治疗。

CKD 患者是他汀引起肌病的高危人群，尤其是在肾功能进行性减退或肾小球滤过率（glomerular filtration rate，GFR）＜30 mL·min^{-1}·1.73 m^2 时，并且发病风险与他汀剂量密切相关，故应避免大剂量应用。中等强度他汀治疗 LDL-C 不能达标时，推荐联合应用依折麦布。

（三）老年 T2DM

老年人大多有不同程度的肝肾功能减退，或常患多种慢性疾病，需服用多种药物，需注意药物间的相互作用和不良反应；降血脂药物剂量的选择需要个体化，起始剂量不宜太大；当老年患者年龄＞75岁时，不推荐高强度他汀治疗，推荐中等强度他汀治疗，并根据治疗效果调整降脂药物剂量和监测肝肾功能、肌酸激酶。

六、T2DM 患者血脂管理中药物不良事件的监测和处理

使用降血脂药过程，尤其联合用药者应密切监测安全性，特别在高龄、低体重、多系统疾病、同时使用多种药物、围术期等患者更应加强监测。

大多数患者对他汀类的耐受性良好。常见不良反应包括头痛、失眠、抑郁，以及消化不良、腹泻、腹痛、恶心等消化道症状，通常较轻且短暂，常不需要特殊治疗。但仍有极少数病例发生肝脏转氨酶如 ALT 和 AST 升高，且呈剂量依赖性。因此建议在治疗前和开始治疗后 4～8 周复查肝功能，如无异常，则逐步调整为 6～12 个月复查 1 次；如 AST 或 ALT 超过 3 倍正常上限值，应暂停给药，且仍需每周复查肝功能，直至恢复正常。轻度的肝酶升高小于正常值上限 2.5 倍并不是治疗的禁忌证，患者可以继续服用他汀，部分患者升高的 ALT 可能会自行下降。

用药过程仅有血 CK 升高而不伴肌痛或肌无力等其他肌损伤证据，则不考虑他汀所致肌损伤。在服用他汀类药物期间出现肌肉不适或无力症状以及排褐色尿时，应及时检测 CK，注意排除甲状腺功能低下、过度运动等导致的肌肉症状和（或）肌酶升高。如果发生或高度怀疑肌炎，应立即停止他汀治疗。如果患者有肌肉触痛、压痛或疼痛，CK 不升高或中度升高（3～10×ULN），应进行随访、每周检测 CK 水平，直至排除了药物作用；如肌肉症状恶化，应及时停药。如果患者有肌肉触痛、压痛或疼痛，且连续检测 CK 呈进行性升高，应慎重考虑减少他汀剂量或暂时停药。然后决定是否或何时再开始他汀类药物治疗。一旦患者发生横纹肌溶解，应停止他汀类药物治疗，必要时住院进行静脉内水化治疗。

长期服用他汀类药物可能引起血糖异常和增加新发糖尿病的风险。对 13 项随机对照临床研究进行的综合分析中，他汀治疗组新发糖尿病风险增加 9%。关于他汀类药物的类效应的研究发现，阿托伐他汀、瑞舒伐他汀、辛伐他汀、氟伐他汀在正常人和 T2DM 患者中都具有类似的对血糖调控的不良影响，而匹伐他汀和普伐他汀对血糖调节具有较中性的作用。目前发现他汀引发新发糖尿病的可能机制有：增加其他致糖尿病的危险因素、损伤胰岛 β 细胞、降低胰岛素敏感性等。一个遗传学随机试验发现他汀类药物通过抑制 HMG-CoA 还原酶活性，可引起体重增加，从而增加新发糖尿病的风险。在另一项综合分析中，高剂量他汀治疗比中等剂量他汀增加新发糖尿病的风险 12%，提示他汀引发新发糖尿病与剂量相关。但他汀对心血管疾病的总体益处与新发糖尿病风险之比是 9∶1，他汀类药物对心血管疾病的保护作用远大于新发糖尿病风险。使用中等强度他汀不仅有效降低心脑血管事件，同时安全性和耐受性良好。现有数据表明，如果有在使用他汀类出现血糖不良反应，通常反应小且可通过调整血糖控制方案减弱该反应。而他汀减少有糖尿病风险患者的心血管事件的获益已得到充分肯定。因此，T2DM 患者使用他汀治疗期间，着重于通过减轻体重或降糖药物来控制血糖和 HbA1C，并提供适当的饮食与运动建议。

贝特类最常见的不良反应为胃肠道不适，多为轻微的恶心、腹泻和腹胀等。另外，偶见皮肤瘙痒、荨麻疹、皮疹、脱发、头痛、失眠和性欲减退等。长期服用贝特类时，需要警惕药物引起的肝、肾功能损害，因此在治疗开始后半个月应该监测肝、肾功能；个别患者服药后可能发生药物性横纹肌溶解症，若有上述症状，则应该立即检测血 CK 水平。另外，贝特类可使胆结石的发生率升高，个别患者服药后白细胞、红细胞和嗜酸性粒细胞可能减少，因此若有相应的症状和体征，应该进行相应的监测。

烟酸可导致糖代谢异常或糖耐量恶化，一般不推荐在糖尿病患者中使用。若必须使用，应该定期监测血糖水平。

T2DM 患者常为混合型血脂异常，临床可能需要他汀类与贝特类药物联合应用，两药联用可能会增加不良反应的几率。分析共纳入 13 项非诺贝特他汀联用随机对照临床研究中的 7 712 例受试者数据，结果显示，联合治疗组尽管肝酶升高发生率有所升高，但因肝功能异常停药的患者比例并未增加，且 CK 升高、因肌病停药发生率在联合治疗组和单药组间无统计学差异，说明他汀与非诺贝特联用耐受性良好。中国多中心研究数据显示，他汀与非诺贝特联用，可进一步改善血脂谱、显著提高血脂达标率，且耐受性良好。因此，可使用他汀与非诺贝特合用，避免与吉非贝齐合用，应用时应加强临床监测，警惕不良反应的发生。

七、总结

总之，遵循专家共识中血脂异常的个体化处理原则，确定 T2DM 患者降脂治疗的具体目标值，选用合适的降脂药物、剂量及疗程，是改善 T2DM 伴血脂代谢异常患者临床预后的关键所在。他汀类药物是首选的降脂药物，在兼顾疗效、安全及费用的基础上可选用中等强度他汀，适合大部分 T2DM 合并血脂异常患者降脂治疗。若血脂未达预期目标，则在强化生活方式干预的同时，加用其他非他汀类药物如贝特类药物或依折麦布。血脂达标后，仍需长期维持治疗。治疗性生活方式改变（表 57-1）不仅是治疗 T2DM 患者血脂异常的基础，更是预防 T2DM 患者血脂异常的根本手段。

表 57-1　　　　　　　　　　　　　　　　　生活方式干预的实用建议

健康均衡的膳食	饮食中胆固醇摄入量＜300 mg/d,饱和脂肪酸摄入量不超过总热量的 10%,反式脂肪酸不超过总热量的 1% 增加蔬菜、水果、粗纤维食物、富含 n-3 脂肪酸的鱼类的摄入 膳食中碳水化合物所提供的能量应占总能量的 50%～60% 食盐摄入量控制在＜6 g/d 对于肾功能正常的糖尿病个体,推荐蛋白质的摄入量占供能比的 10%～15%,保证优质蛋白质摄入超过 50%;对于有显性蛋白尿的患者蛋白质摄入量宜限制在每天每千克体重 0.8 g。从肾小球滤过率(GFR)下降起,应实施低蛋白饮食,推荐蛋白质摄入量为每天每千克体重 0.6 g
维持理想体重	通过控制饮食总热量摄入以及增加运动量,将体重指数维持在＜24 kg/m² 超重或肥胖者减重的初步目标为 3～6 个月减轻体重的 5%～10% 消瘦者应通过合理的营养计划恢复并长期维持理想体重
控制其他危险因素	戒烟 无饮酒习惯者不建议饮酒,有饮酒习惯者限制饮酒(酒精摄入量男性＜25 g/d,女性＜15 g/d)

〔中南大学湘雅二医院　郑小燕〕

参考文献

[1] 中华医学会内分泌学分会脂代谢学组，中国 2 型糖尿病合并血脂异常防治专家共识（2017 年修订版）. 中华内分泌代谢杂志，2017，33（11）：925-936.

[2] American Diabetes Association. Cardiovascular disease and risk management: standards of medical care in diabetes—2019. Diabetes Care, 2019, 42 (Suppl 1): S103-S123.

[3] Ji L, Hu D, Pan C, et al. Primacy of the 3B approach to control risk factors for cardiovascular disease in type 2 diabetes patients. Am J Med, 2013, 126 (10): 925. e11-e22.

[4] 2014 年中国胆固醇教育计划血脂异常防治建议专家组，中华心血管病杂志编辑委员会，血脂与动脉粥样硬化循证工作组，等. 2014 年中国胆固醇教育计划血脂异常防治专家建议. 中华心血管病杂志，2014，42（8）：633-636.

[5] Wang F, Ye P, Hu D, et al. Lipid-lowering therapy and lipid goal attainment in patients with metabolic syndrome in China: subgroup analysis of the Dyslipidemia International Study-China (DYSIS-China). Atherosclercsis, 2014, 237 (1): 99-105.

[6] Navarese EP, Kolodziejczak M, Schulze V, et al. Effects of proprotein convertase subtilisin/kexin type 9 antibodies in

adults with hypercholesterolemia: a systematic review and meta-analysis. Ann Intern Med, 2015, 163 (1): 40 - 51.

[7] Sattar N, Preiss D, Robinson JG, et al. Lipid-lowering efficacy of the PCSK9 inhibitor evolocumab (AMG 145) in patients with type 2 diabetes a meta-analysis of individual patient data. Lancet Diabetes Endocrinol, 2016, 4 (5): 403 -410.

第五十八章　脂蛋白相关磷脂酶 A2 临床应用中国专家建议解读

大量流行病学资料及临床研究结果表明动脉粥样硬化性心血管疾病（ASCVD）是目前危害人类健康的首要致死和致残原因。ASCVD 是血脂异常、高血压、年龄、糖尿病、吸烟等各种危险因素所致的动脉系统慢性炎症性疾病。目前国内外指南均采用传统危险因素（不包括炎症指标）为基础的模型预测 ASCVD 患者的短期和长期风险，但临床实践中仍存在一些具体问题，如危险因素相同的个体发生心血管病事件的风险存在差异、某些不具备传统危险因素的患者仍然发生心血管病事件、接受足量他汀治疗的患者仍有较高心血管剩留风险等。传统危险因素联合生物标志物有望能更全面地评估 ASCVD 患者的风险。超敏 C 反应蛋白（hs-CRP）是经典炎症指标，但无血管特异性。近年研究发现脂蛋白相关的磷脂酶 A2（Lp-PLA2）不仅具有血管特异性，而且是冠心病和缺血性卒中的独立危险因素，目前美国食品药品监督管理局（FDA）已批准 Lp-PLA2 用于预测冠心病和缺血性卒中风险。为使中国医生更好地了解有关 Lp-PLA2、及其与 ASCVD 的关系，以及如何在临床上恰当地应用该指标，由胡大一教授牵头，我国心血管内科、神经内科和检验科等相关领域专家，对国内外有关 Lp-PLA2 的文献和研究现状进行分析和总结，出台了《脂蛋白相关磷脂酶 A2 临床应用中国专家建议》。为了使广大临床医生更好地了解该共识，正确地在临床上应用 Lp-PLA2，本文将对该专家共识进行解读。

一、关于 Lp-PLA2

（一）生物学特性

Lp-PLA2 是磷脂酶超家族中的亚型之一，又称血小板活化因子乙酰水解酶（PAF-AH），分子量 45KDa，由血管壁内成熟的巨噬细胞、T 细胞所分泌。动脉粥样硬化斑块中 Lp-PLA2 表达上调，在易损斑块内的巨噬细胞上有强表达。Lp-PLA2 具有多种致动脉粥样硬化效应，水解氧化型低密度脂蛋白（ox-LDL）中的氧化磷脂，生成脂类促炎物质，损伤内皮，增加黏附分子等炎症因子产生。

Lp-PLA2 能反映动脉粥样硬化斑块的稳定性，如在薄纤维帽的不稳定性斑块中 Lp-PLA2 水平高，炎症细胞数目也增多，但此时动脉狭窄程度不一定很重，可能只是轻微的狭窄，当斑块炎症程度加重或将要破裂时，Lp-PLA2 会大量释放入血，所以血浆 Lp-PLA2 浓度可有效预测斑块的炎症程度和不稳定性，可预警心肌梗死和脑血栓的发生与转归。释放到血液循环中的 Lp-PLA2 主要与富含 ApoB 的脂蛋白结合，其中 LDL 占 80%，其余与高密度脂蛋白（HDL）、脂蛋白 a[Lp(a)]和极低密度脂蛋白（VLDL）结合，其中与 HDL 结合的 Lp-PLA2 称为 HDL 相关的 Lp-PLA2。一项针对未用降脂药的冠状动脉疾病（CAD）及非 CAD 人群的横断面研究发现，CAD 患者血浆 Lp-PLA2 质量水平(153.61±78.73)ng/mL 明显高于非 CAD 人群对(131.41±65.49)ng/mL，且在校正年龄、性别、吸烟、体重等其他传统危险因素后，CAD 患者的血浆 Lp-PLA2 质量水平与总胆固醇（TC）、甘油三酯（TG）、非-HDL-C、ApoB 及低密度脂蛋白胆固醇（LDL-C）水平呈正相关；且与低密度脂蛋白（LDL）各亚组水平包括大 LDL-C 颗粒、中间 LDL-C 颗粒及小 LDL-C 颗粒均呈正相关；此外与 HDL 亚组小 HDL-C 颗粒水平呈正相关，而与 HDL-C 水平及 HDL 亚组中间、大 HDL-C 颗粒无相关性。但非 CAD 人群的血浆 Lp-PLA2 质量水平与各血脂水平无相关性。

（二）临床检测

1. 标本采集时间　因 Lp-PLA2 受生理变异很小，基本不受体位改变和日常活动的影响，故标本采集时无需固定体位和时间，但测定前 2 小时应避免剧烈运动。

2. **检测样本**　EDTA-K2 抗凝、肝素抗凝、枸橼酸钠抗凝血浆及血清均可。

3. **标本储存**　抽血后尽快分离出血浆（清）并及时进行测定，2 ℃～8 ℃可保存 1 周，－20 ℃可贮存 3 个月。

4. **检测方法**　测定血清（浆）Lp-PLA2 活性及质量两种方式均可反映 Lp-PLA2 水平，但临床上推荐测定血清 Lp-PLA2 质量，主要采用的方法有发光免疫测定和酶联免疫吸附试验（表 58－1），前者以上转发光免疫分析为代表，操作简单、结果稳定、重复性好，后者以微孔板酶联免疫吸附测定试验（PLAC）法为代表，操作略显复杂，影响因素多，但作为高通量检测，可满足大样本量检测需求。

表 58－1　　　　　　　　　　　　　　目前可供临床检测使用的商品化试剂盒

生产商	方　法	产品注册号
天津抗儿科生物科技有限公司	酶联免疫法	津械注 20152400053
天津奇特尔生物科技有限公司	酶联免疫法	津食药监械（准）字 20132400091 号
北京热景生物科技有限公司	上转发光法	京食药监械（准）字 2014 第 2400950 号
北京热景生物科技有限公司	酶联免疫吸附法	京食药监械（准）字 2014 第 2400956 号
威海威高生物科技有限公司	磁微粒化学发光法	鲁食药监械（准）字 2012 第 2400391 号
武汉明德生物科技股份有限公司	免疫层析法	鄂食药监械（准）字 2014 第 2401999 号
南京诺尔曼生物科技有限公司	荧光素增强免疫化学发光法	苏械注准 20142400670
南京诺尔曼生物科技有限公司	免疫增强比浊法	苏食药监械（准）字 2012 第 2400693 号
广州天宝颂原生物科技开发有限公司	荧光免疫层析法	粤药食监械（准）字 2014 第 2400626 号
德国德赛诊断系统有限公司	连续检测法	国械注进 20142405762

（三）Lp-PLA2 水平的参考区间

Lp-PLA2 水平受性别和种族影响，国外报道健康成人血清 Lp-PLA2 参考区间男性 131～376（平均为 251）ng/mL，女性 120～342（平均为 174）ng/mL。建议 Lp-PLA2 小于 200 ng/mL 为正常水平，200～223 ng/mL 为中度升高，大于等于 223 ng·mL/mL 为升高。

一项针对汉族人群的小规模研究共纳入经冠状动脉造影诊断的 CAD 患者 932 例及非 CAD 患者 180 例，测定入选者血清 Lp-PLA2 质量水平，结果显示 Lp-PLA2 质量水平单侧 95％医学参考值截点为 174.12 ng/mL，采用此阈值对低危和高危冠心病患者的诊断灵敏度为 93.4％，特异度为 92.8％，准确度为 97.0％。

（四）影响 Lp-PLA2 水平的因素

1. **降血脂药**　因 Lp-PLA2 主要与 LDL 结合，他汀类药物能明显降低 LDL 水平，从而显著降低血浆 Lp-PLA2 水平。PRINCE 研究亚组分析，共纳入 481 例无心血管疾病参与者，普伐他汀（40 mg，1 次/d）治疗 12 周后，与安慰剂组比较，治疗组 Lp-PLA2 质量水平明显下降（－22.1％对－7.8％，$P <$ 0.001），且 Lp-PLA2 质量水平下降程度的 6％来源于 LDL-C 水平的下降。JUPITOR 研究共纳入 17802 例健康人群，中位随访 1.9 年，瑞舒伐他汀（20 mg，qd），治疗 1 年后，与安慰剂组相比，治疗组 Lp-PLA2 质量水平（33.8％对 11.7％）及活性水平（33.2％对 1.7％）均明显下降，且 Lp-PLA2 质量及活性水平的下降均与 LDL-C 的下降密切相关；此外，该研究发现在调整 LDL-C 水平后，应用瑞舒伐他汀治疗 1 年后 Lp-PLA2 活性水平对心血管事件（心肌梗死、脑卒中、血管重建、静脉血栓事件）及全因死亡仍有显著预测价值，表明 Lp-PLA2 活性水平有望成为评估经他汀治疗后心血管剩余风险的预测因子。此外，一项来自希腊的小规模研究，共纳入 71 例高脂血症患者（高胆固醇血症 18 例，混合型高脂血症 23 例，高甘油三酯血症 30 例），发现非诺贝特可降低以上各类血脂异常患者血浆总 Lp-PLA2 活性水平（分别降低 28％、27％、22％），且血浆 Lp-PLA2 活性水平在高胆固醇血症和混合型高脂血症患者的下降与 LDL-C 水平的下降呈正相关，此外，非诺贝特还可升高混合型高脂血症（＋14％）和高甘油三酯血症患者（＋39％）HDL 相关的 Lp-PLA2 活性水平。

2. 性别及雌激素水平　女性血清 Lp-PLA2 水平较男性低，可能与雌激素有关，正在接受雌激素治疗的女性，其血清 Lp-PLA2 质量及活性水平较男性低大约 10% 但仍在正常区间内。

3. 种族　一项以人群为基础的多种族的概率抽样（DHS）研究的亚组分析，共纳入该研究的 3332 例参与者，发现白种人 Lp-PLA2 活性水平最高 [（161±39）nmol·min·mL^{-2}]，西班牙人次之[（151±36）nmol·min·mL^{-2}]，黑人最低[（136±38）nmol·min·mL^{-2}]，Lp-PLA2 质量水平结果类似；在调整年龄、体重指数、吸烟、血脂、CRP 等危险因素后，与黑种人相比，白种人和西班牙人的 Lp-PLA2 质量分别显著升高 24 ng·mL^{-1} 和 9 ng·mL^{-1}，及活性水平亦显著升高 20 nmol·min·mL^{-2} 和 11 nmol·min·mL^{-2}。目前，国人小规模研究报道结果显示采用 Lp-PLA2 截断阈值为 174.12 ng·mL^{-1} 时，对低危和高危冠心病患者的诊断灵敏度为 93.4%，特异度为 92.8%，准确度为 97.0%。目前国内尚无有关 Lp-PLA2 的大规模人群研究，因此有关国人 Lp-PLA2 水平的正常范围尚有待于进一步研究。

二、Lp-PLA2 水平与冠心病及脑卒中的临床证据

临床研究证据显示，随 Lp-PLA2 水平升高，冠心病（CAD）及脑卒中发病风险增加。一项包括 32 项前瞻性研究的荟萃分析，共纳入了稳定性血管疾病、急性血管疾病 30 天及既往无血管性疾病病史的参与者 79036 名，结果显示血清 Lp-PLA2 质量及活性水平均与冠心病和血管性死亡呈线性对数相关，校正传统危险因素及血脂、降脂药等危险因素后，基线时血清 Lp-PLA2 质量及活性水平每增加 1 个标准差，冠心病风险分别增加 11% 和 10%，缺血性脑卒中风险分别增加 14% 和 8%。

（一）Lp-PLA2 与 CAD 的临床证据

血清 Lp-PLA2 水平能预测健康中年人及无冠心病史的老年人的冠心病风险，研究表明血清 Lp-PLA2 水平对男性冠心病风险具有预测价值，而对女性，由于可能受雌激素影响，能否预测其冠心病风险，还需要进行更多的临床研究。

1. 无症状高危人群

（1）预测男性冠心病的风险：WOSCOPS 研究亚组分析，入选该研究 1740 例高胆固醇血症的男性（其中 580 例既往有心血管疾病病史，1160 例既往无心血管疾病病史），校正已知心血管危险因素和其他炎症指标后，基线血浆 Lp-PLA2 质量水平每升高 1 个标准差（0.52 mg/L），心血管病事件发生的风险显著增加 18%；与 Lp-PLA2 质量水平最低五分位组相比，最高五分位组冠心病风险增加约 2 倍；单因素分析显示，Lp-PLA2 水平均与心脏事件连续相关，而 CRP 和白细胞计数仅在最高水平与事件相关。

（2）对女性冠心病风险预测：WHS 研究共纳入 28263 例表面健康的中年女性，平均随访 3 年，研究终点事件（心血管死亡、非致死性心梗及卒中）与基线血浆 Lp-PLA2 质量水平的关系，单变量分析发现当血浆 Lp-PLA2 质量水平超过第 95 百分位数水平时，心血管事件发生的风险明显增加 167%，而当调整其他心血管风险因素后，Lp-PLA2 质量水平与心血管事件的风险无明显相关性，可能与患者接受雌激素替代治疗相关。所以对女性，Lp-PLA2 水平是否能预测冠心病风险，还需要进行更多的临床研究。

（3）中老年人群冠心病的风险预测：ARIC 研究亚组分析，入选该研究 1348 例健康中年人，随访约 6 年，其中 608 例发生终点事件（非致死性心肌梗死、无症状性心梗、血管重建、死亡事件），分析该 608 例患者基线时血浆 Lp-PLA2 质量水平与心血管事件关系，发现即使 LDL-C<130 mg·dL^{-1}，且调整其他危险因素［包括血脂、超敏 C 反应蛋白（hs-CRP）］后，与最低三分位组相比，较高 Lp-PLA2 质量水平心血管事件发生风险仍升高（HR 分别为 1.83 和 2.08）；此外，与 Lp-PLA2 质量水平、hs-CRP 水平均低者相比，Lp-PLA2 质量水平、hs-CRP 水平均高者心血管事件风险显著升高 195%。

对 1077 例无冠心病史的老年人随访 16 年，结果显示与基线血浆 Lp-PLA2 质量水平最低四分位组相比，较高四分位组患者发生心血管事件（致死或非致死性心肌梗死、冠状动脉重建、心绞痛）的风险

显著升高（HR 分别为 1.66、1.80 和 1.89），校正 CRP 与其他冠心病风险因素后仍然有意义。

说明对于中老年人群，Lp-PLA2 水平具有独立于传统危险因素的心血管事件预测作用。

2. 稳定型冠心病

（1）Lp-PLA2 水平可预测心血管事件复发风险：PEACE 研究入选了 3766 例稳定型冠心病（SCAD）患者，中位随访 4.8 年，在调整其他心血管危险因素后，基线血浆 Lp-PLA2 质量水平升高，主要心血管病事件（心血管死亡、心肌梗死、冠状动状动脉血运重建术，心绞痛住院或者脑卒中）发生率明显升高（与 Lp-PLA2 质量水平最低四分位组相比，最高四分位组 HR 1.41）。

（2）Lp-PLA2 水平与 CAD 严重程度和病变支数相关　Brilakis 等针对 504 例接受冠状动脉造影患者观察发现：其基线血浆 Lp-PLA2 质量水平与冠状动脉病变程度相关,：冠状动脉造影结果正常（血管腔光滑或狭窄小于 10%）、轻度狭窄（10%～50% 的狭窄）、1 支冠脉狭窄＞50%、2 支冠脉狭窄＞50%、3 支冠脉狭窄＞50% 组的基线血浆 Lp-PLA2 质量水平分别为（233±85）ng/mL、（248±80）ng/mL、（243±73）ng/mL、（251±97）ng/mL、（263±114）ng/mL；而 CRP 与病变程度不相关，$P = 0.27$，且对该患者群中位随访 4.0 年，发现即使调整其他危险因素（包括血脂、CRP）后，基线血浆 Lp-PLA2 质量水平每升高 1 个标准差（92.8 ng·mL^{-1}），心血管事件及死亡（心肌梗死、冠状动脉重建、卒中、死亡）风险显著升高 30%。

Ludwigshafen 危险和心血管健康研究观察了 2454 例造影证实的冠心病患者，结果发现 Lp-PLA2 水平与 CAD 严重程度相关；此外，在未经他汀治疗患者中，与 Lp-PLA2 活性水平最低四分位组相比，最高四分位组冠心病发病风险显著升高 85%。

3. 急性冠状动脉综合征

（1）Lp-PLA2 是易损斑块的炎症标志物，优于 hs-CRP。一项针对 162 例颈动脉内膜剥脱术患者研究，平均随访 48 个月，与未发生心血管事件患者相比，发生心血管事件（心源性死亡、非致死性急性心肌梗死、冠状动脉重建）患者的基线颈动脉斑块中 Lp-PLA2 质量水平较高（中位数 1.6 对 0.8 光密度比），且在调整其他心血管危险因素后，与 Lp-PLA2 质量水平较低组相比，较高组发生心血管事件风险显著升高 2.79 倍；但基线时颈动脉斑块中 CRP 水平对心血管事件无预测价值。因此，斑块内 Lp-PLA2 质量水平较传统炎症指标对未来心血管事件更具有预测价值。但对斑块内 Lp-PLA2 质量水平进行检查很显然目前难以达到，循环中 Lp-PLA2 的水平与斑块内的 Lp-PLA2 水平具有一定相关性。

朱雁洲等分析了我国急性冠状动脉综合征（ACS）、SCAD、非冠心病者的外周血 hs-CRP、Lp-PLA2 质量水平和血管内超声组织学特征，结果发现非冠心病者组、SCAD 组及 ACS 组的血浆 Lp-PLA2 质量水平和 hs-CRP 水平均呈显著升高趋势。此外，血浆 Lp-PLA2 质量水平、hs-CRP 水平均与脂质坏死组织面积百分比和斑块重塑指数呈正相关，且 Lp-PLA2 质量水平相关性更大。由此可见，血清 Lp-PLA2 可反映血管斑块的不稳定性，对急性缺血事件可能具有重要预测价值。

（2）ACS 患者血浆 Lp-PLA2 水平与预后的关系。一项来自美国奥姆斯特德小镇的研究，共纳入 271 例急性心梗患者，测定急性期［出现临床症状后（43±39）小时内］血浆 Lp-PLA2 质量水平，发现在调整其他心血管危险因素后，Lp-PLA2 质量水平仍与急性心梗患者 1 年死亡率呈显著正相关（与最低三分位组相比，较高三分位患者组 HR 分别为 2.93、7.99 和 7.61）。虽然该研究样本量相对较小，未说明患者们基线时应用降脂药的具体情况，只测定了 Lp-PLA2 质量水平，未测定 Lp-PLA2 活性水平，但可以看出 Lp-PLA2 质量水平对急性心肌梗死患者的 1 年后的死亡事件具有独立预测价值。

PROVE-IT TIMI22 研究亚组分析，共纳入 4162 名 ACS 患者，分别检测 ACS 事件急性期（事件后平均 7 天内）和事件后 30 天时的 Lp-PLA2 活性及质量水平，这些患者 ACS 事件后均接受阿托伐他汀 80 mg，qd 口服或普伐他汀 40 mg，qd 口服降脂治疗，平均随访 24 个月，结果示 ACS 事件急性期测定的 Lp-PLA2 活性及质量水平对随后的终点事件（急性心梗、不稳定型心绞痛需住院治疗、血管重建及脑卒中、复合性死亡事件）无预测价值，而 30 天时测定的 Lp-PLA2 活性水平是独立于 LDL-C 和 CRP 的影响预后的指标。调整 CRP、LDL-C 等危险因素后，与最低五分位组相比，Lp-PLA2 活性水平最高五分位组的终点事件发生风险升高 33%。由于该研究的入选者分别接受剂量及种类不同的他汀类药物治疗（阿托伐他汀 80 mg/d 或普伐他汀 40 mg/d），而且有 1/4 的患者在发生 ACS 事件前就一直服用他汀类药物，这将影响基线时的 Lp-PLA2 水平及其与心血管事件预后的关系，可能对研究结果造成影响。

在 MIRACLE 研究，共纳入 ACS 患者 2578 名（为来自 19 个国家的多种族人群），分别测定基线时（入院后平均 63 小时内）和经阿托伐他汀 80 mg，qd 或安慰剂治疗 16 周时的分泌型脂蛋白相关性磷脂酶 A2（sLp-PLA2）及 Lp-PLA2 的质量和活性水平，随访 16 周，结果示 ACS 患者入选对基线测定的 sLp-PLA2 及 Lp-PLA2 水平与主要终点事件（死亡、非致死性急性心梗、复苏的心搏骤停、需再入院的不稳定型心绞痛）无关；但调整其他危险因素后，无论是整体分析还是安慰剂组分析均发现基线时 sLp-PLA2 质量水平与死亡相关。同时发现，与安慰剂相比，阿托伐他汀可明显降低 sLp-PLA2 及 Lp-PLA2 的质量及活性水平。表明阿托伐他汀可降低 sLp-PLA2 质量水平升高相关的死亡风险；另外，ACS 事件可引起 sLp-PLA2 质量及活性水平明显变化，但 Lp-PLA2 质量及活性水平变化不明显。由于该研究随访时间仅 16 周，不能很好说明 sLp-PLA2 及 Lp-PLA2 水平与 ACS 患者远期预后的关系。

FRISC Ⅱ 和 GUSTO Ⅳ 后续分析，共纳入 2266 例 ACS 患者，包括斯堪的纳维亚人（n＝1362，FRISC Ⅱ），其余来自 24 个国家的多种族人，以及 435 名健康对照者（随机选自 SWISCH 研究）。ELISA 法检测基线 Lp-PLA2 质量水平。发现 ACS 患者基线 Lp-PLA2 质量水平与随后 30 天、6 个月、2 年全因死亡及急性心肌梗死事件无关。但观察到与健康对照组相比，ACS 患者 Lp-PLA2 水平中位值在 FRISC Ⅱ 研究和 GUSTO Ⅳ 研究中分别为 305 ng · mL^{-1} 和 373 ng/mL，均显著高于健康对照组（254 ng/mL）。

NOMAS 研究亚组分析，共纳入 52 例既往无卒中病史的多种族的城市人口，每隔 4 年收集入选者血清，分别检测 hs-CRP 水平、Lp-PLA2 质量及活性水平，分析其中 37 例入选者（17 例卒中，20 例急性心梗）血管事件前和血管事件后（中位时间为血管事件后的 5 天）Lp-PLA2 质量水平，血管事件前后时间间隔中位值为 3.3 年。结果示 Hs-CRP、Lp-PLA2 活性水平随时间的变化保持稳定，而 Lp-PLA2 质量水平每年下降 5%。此外，降脂治疗可进一步降低 Lp-PLA2 质量水平，每年约降低 8%。另外，Hs-CRP 水平在急性血管事件后升高。然而，Lp-PLA2 质量及活性水平在血管事件后均明显下降。虽然该研究分析显示与 Hs-CRP 相比，Lp-PLA2 水平更易受时间、降脂药、血管事件的影响，但该研究样本量相对小，且并未分析 Hs-CRP 及 Lp-PLA2 水平与心血管事件的直接关系，并不能说明 Hs-CRP 较 Lp-PLA2 是更好的预后指标。

加拿大的一项研究，共纳入 24 例 ACS 患者、26 例 CAD 患者及 10 例健康对照者，分别检测 ACS 患者急性期（48 小时内）及恢复期（12 周后）、CAD 患者、健康对照者的血脂、Lp-PLA2 质量水平、Hs-CRP 等指标，结果显示 ACS 患者急性期 Lp-PLA2 质量水平明显高于恢复期，而 CAD 患者 Lp-PLA2 质量水平也较 ACS 患者恢复期高。但是该研究样本量较小，只检测 Lp-PLA2 质量水平，没有测活性水平，重要的是 ACS 急性期基线时，约有一半患者正在服用剂量不等的他汀类药物，可能对结果造成一定影响，此外，如果该研究能在同一组人群中检测 ACS 患者出现症状前的稳定期、出现症状时的急性期及恢复期的 Lp-PLA2 水平，结果将会更具对比性。

综上所述，Lp-PLA2 水平受血管事件的影响，急性血管事件后 Lp-PLA2 水平呈下降趋势。关于 ACS 患者急性期血中 Lp-PLA2 水平对预后是否有预测价值，有的认为有预测价值，有的认为无预测价值，还有的研究表明急性期 Lp-PLA2 水平对预后无预测价值，而 ACS 事件 30 天后血中 Lp-PLA2 水平对随后的心血管事件有预测价值。以上不同研究结果不一致，可能与上述各研究测定 Lp-PLA2 水平的基线时间及 Lp-PLA2 基线水平不同、测的 Lp-PLA2 指标及方法不统一、不同研究或同一研究应用他汀类药物的情况不同及 ACS 事件后 Lp-PLA2 的动态变化有关。可见，目前临床研究证据尚不能证实 Lp-PLA$_2$ 水平对预后是否有预测价值，未来研究应确保入选者的基线情况及他汀类药物的使用情况具有一致性，Lp-PLA2 质量、活性水平及 sLp-PLA2 水平都应测定，此外除了测急性期水平，还应测急性期后的水平，且测定时间要有一致性，随访时间也应尽可能长一些。

4. Lp-PLA2 抑制药对 CHD 患者预后的影响　近来 2 个大型的多个国家参与的关于 Lp-PLA2 抑制药达普拉缔的随机、双盲、安慰剂对照试验的 3 期临床研究结果公布。其中一项研究针对的是 SCAD 患者（n＝15828），绝大部分患者接受指南推荐的冠心病二级预防用药治疗（90％使用阿司匹林，96％使用他汀类药物，79％使用 β 受体阻滞药，54％使用 ACEI 类药物，26％使用 ARB 类药物），随机给予达普拉缔 160 mg，qd 或安慰剂口服，中位随访 3.7 年，结果示两组的主要终点事件（心血管死亡、非致死性心肌梗死、非致死性卒中）发生率无统计学差异。然而较安慰剂组，达普拉缔可明显降低主要冠脉事件（冠心病死亡、非致死性心肌梗死、心肌缺血行紧急血管重建）及总冠脉事件（冠心病死亡、非致死性心肌梗死、不稳定性心绞痛需住院者、各种形式的冠脉血管重建）的发生。可见，在指南推荐的标准二级药物预防治疗的基础上加用 Lp-PLA2 抑制药，可进一步降低冠脉事件的发生，进一步降低剩余风险。

然而另一项针对 ACS 患者的研究（SOLID-TIMI52 研究），却发现达普拉缔较安慰剂并不减少主要终点事件（冠心病死亡、心肌梗死、心肌缺血行紧急血管重建）的发生。该研究共纳入 13026 例处于 ACS 事件 30 天内的患者，其中 76％以上的患者接受 PCI 治疗，随机给予达普拉缔 160 mg 或安慰剂每天一次口服，中位随访 2.5 年，结果示达普拉缔组和安慰剂组主要终点事件的发生率并无统计学差异。但是该研究基线时两组患者的 Lp-PLA2 活性水平较低（中位值分别为 172.5、174.4nmol·min·mL^{-2}）；此外研究中 76％以上的患者接受 PCI 治疗，ACS 事件后早期的冠脉事件的发生机制多以血栓形成为主，而 Lp-PLA2 主要通过血管狭窄及斑块不稳定机制增加心血管风险，因此可能影响研究结果。

由此我们可以知道，Lp-PLA2 水平不仅与斑块不稳定性有关，而且还可预测健康人群、稳定性冠心病患者的心血管风险，而 Lp-PLA2 水平是否能预测女性、ACS 患者的心血管事件风险及 Lp-PLA2 抑制药是否可进一步降低 ACS 患者冠脉剩余风险尚需进一步研究验证，但应用 Lp-PLA2 抑制药可进一步降低稳定性冠心病患者的冠脉事件的发生。

（二）Lp-PLA2 水平可预测首次脑卒中及脑卒中复发的风险

Lp-PLA2 水平对首次脑卒中是否具有预测价值，目前研究结果尚未统一，尚需进行更多临床研究。然而大多数临床研究结果提示 Lp-PLA2 水平对卒中复发具有预测价值。

1. Lp-PLA2 水平与首次脑卒中风险的研究　Rotterdam 亚组研究，随机选取其中 1820 例入选者中位随访 6.4 年，其中 110 名发生缺血性脑卒中，检测入选者基线时的 Lp-PLA2 活性水平，发现在调整其他传统危险因素、血脂及其他炎症因子后，与基线 Lp-PLA2 活性水平最低四分位组相比，较高四分位组发生缺血性脑卒中风险显著升高。此外，ARIC 研究亚组分析，随机选取其中 960 例看似健康的中年人平均随访 4.4 年，发现与未发生缺血性脑卒中组相比，发生缺血性脑卒中组基线 Lp-PLA2 质量水平更高。且调整其他心血管危险因素后，与基线 Lp-PLA2 质量水平最低三分位组相比，最高三分位组缺血性脑卒中发生风险升高 93％。

而另一项针对老年（70～82 岁）高危人群的 PROSPER 研究（n＝5804），随机接受普伐他汀 40 mg 每天一次或安慰剂口服，随访 3.2 年，发现在调整其他心血管危险因素后，Lp-PLA2 质量水平和活性水平均与脑卒中事件无关，说明针对老年人群在接受他汀治疗基础上，Lp-PLA2 对其脑卒中事件的预测无显著意义。

但对老年高危人群，Lp-PLA2 水平是否对首次卒中事件具有预测价值，尚需更严格的临床试验设计排除他汀作用来进行验证。

2. Lp-PLA2 水平与脑卒中复发风险的研究证据　Lp-PLA2 作为粥样硬化斑块不稳定性的标志物，预测动脉粥样硬化所致的 TIA 和脑卒中事件，Lp-PLA2 水平较高提示脑卒中复发风险较高。Hasan Kara 等检测 102 例急性脑卒中和 98 例非脑卒中患者的血清 hs-CRP 水平和 Lp-PLA2 活性水平，并通过磁共振成像估算病灶的体积，发现缺血病灶体积越大，血清 hs-CRP 水平及 Lp-PLA2 活性水平越高。

一项美国研究，共纳入急性 TIA 患者 167 名，测基线时［出现症状后(26.2±12.7)小时内］Lp-PLA2

质量及活性水平，随访 90 天，终点事件为脑卒中、死亡、因血管狭窄＞50％而出现临床症状者、需抗凝的心源性血栓，结果示终点事件阳性组基线 Lp-PLA2 质量水平及活性水平均较阴性组高；对终点事件单独分析，血管狭窄＞50％组、卒中或死亡组的基线 Lp-PLA2 活性水平均较其对照组显著升高，表明 Lp-PLA2 水平可能与动脉粥样硬化病变严重性相关，进而导致脑卒中复发。

一项急性 TIA 西班牙患者人群研究，共纳入 166 名急性 TIA 患者，测急性期（24 小时内）的 Lp-PLA2 质量及活性水平，随访 30 天，终点事件为 7 天内及 30 天内的复发性 TIA 及脑卒中，结果示与基线 Lp-PLA2 活性水平最低四分位组相比，最高四分位组 7 天及 30 天内的 TIA 或脑卒中复发率更高；调整其他危险因素后，基线 Lp-PLA2 活性水平仍对 30 天内的 TIA 或脑卒中复发事件具有预测价值。此外，Lp-PLA2 活性水平与大血管硬化相关，大血管动脉硬化组的 Lp-PLA2 活性水平更高。

一项首次发生脑卒中的患者中研究（n＝467），测定入院时或门诊时的 Lp-PLA2 质量水平，中位随访 4 年，终点事件包括：脑卒中复发、心肌梗死、血管性死亡、死亡，结果示 Lp-PLA2 质量水平最高四分位组相较于最低四分位组脑卒中复发风险增加 108％，脑卒中复发、心肌梗死、血管性死亡联合终点事件风险增加 86％。

三、临床应用建议

危险因素协作组荟萃分析纳入 37 项前瞻性队列研究的 165544 例患者，结果显示在传统临床危险因素和总胆固醇及 HDL-C 基础上，增加 Lp-PLA2 可使预测模型的一致性指数（C-index）增加 0.0018，如根据 NCEP-ATPⅢ 的危险分层，增加 Lp-PLA2 测定使得 2.7％的患者危险分层上升到高度危险而需要他汀治疗，从而避免了 800 名中 1 名筛选者 10 年内心血管事件的发生。

（一）指南推荐

美国心脏病学会基金会（ACCF）/美国心脏协会（AHA）2010 无症状成人心血管风险评估指南建议：可考虑对中等风险的无症状成人进行 Lp-PLA2 检测以进一步评估心血管事件的风险。

2013 年 ACC/AHA 心血管危险评估指南建议：对无症状的一级预防患者，经过危险评估后仍然不能确定是否需要治疗的患者，可考虑采用新标志物评估。

2011 年 AHA/美国脑卒中协会脑卒中一级预防指南建议：检测炎症指标如 hs-CRP 或 Lp-PLA2 可以识别脑卒中高风险患者。

欧洲心脏病学学会 2012 心血管疾病预防临床实践指南建议：急性动脉粥样硬化血栓形成事件复发高风险患者可检测 Lp-PLA2 以进一步评估复发风险。

（二）适用人群

1. 无症状心血管中、高危人群，尤其是动脉粥样硬化性心血管疾病中等危险的人群，在传统危险因素评估的基础上检测 Lp-PLA2 以进一步评估未来心血管疾病的风险。

2. 已接受他汀治疗且胆固醇控制较好的患者，Lp-PLA2 水平可提高心血管病事件风险预测价值。

3. 发生急性血栓事件的患者，包括 ACS 和动脉粥样硬化性缺血性脑卒中患者，Lp-PLA2 有助于远期风险评估，如与 hs-CRP 联合检测可提高预测价值。

〔中国医科大学附属盛京医院　熊燕华　张大庆〕

参考文献

[1] Ross R. Atherosclerosis-an inflammatory disease [J]. N Engl J Med, 1994, 340 (2): 115-126.

[2] 诸俊仁. 中国成人血脂异常防治指南 [J]. 中华心血管病杂志, 2007, 35 (5): 390-419.

[3] Greenland P, Alpert J S, Beller G A, et al. 2010 ACCF/AHA Guideline for Assessment of Cardiovascular Risk in Asymptomatic Adults [J]. Journal of the American College of Cardiology, 2010, 56 (25): 50-103.

[4] 中国老年学学会心脑血管病专业委员会，中国医师协会检验医师分会心脑血管病专家委员会. 脂蛋白相关磷脂酶 A2 临床应用专家建议 [J]. 心血管病杂志, 2015, 43 (10): 843-846.

[5] Paul S. Jellinger, Donald A, et al . American Association of Clinical Endocrinologists' (AACE) Guidelines for Management of Dyslipidemia and Prevention of Atherosclerosis [J]. Endocrine Practice, 2012, 18 (1): 1 - 78.

[6] Corson MA, Jones PH, Davidson MH. Review of the Evidence for the Clinical Utility of Lipoprotein-Associated Phospholipase A2 as a Cardiovascular Risk Marker [J]. Am J Cardiol 2008, 101 [suppl]: 41F~50F.

[7] Ghosh M, Tucker DE, Burchett SA et al. Properties of the GrouP IV Phospholipase A2 family [J]. Prog Lipid Res, 2006, 45 (6): 487 - 510.

[8] Xu RX, Zhang Y, Li XL et al. Relationship between plasma phospholipase A2 concentrations and lipoprotein subfractions in patients with stable coronary artery disease [J]. Clin Chim Acta, 2015, 15 (446): 195 - 200.

[9] 赵永凯, 周蕾, 黄惠杰, 等. 基于上转换发光技术的生物传感器及其应用 [J]. 光学学报, 2005, 25 (6): 841 -847.

[10] Emmanouil S. Brilakis, Amit Khera, Darren K. McGuire , et al. Influence of race and sex on lipoprotein-associated phospholipase A2 levels: Observations from the Dallas Heart Study [J]. Atherosclerosis, 2008, 199 (1): 110 - 115.

[11] 宋冬林, 李春华, 王晓东. 脂蛋白相关磷脂酶 A2 在汉族人群中的分布特点及对冠心病的诊断价值 [J]. 武警医学院学报, 2012, 21 (4): 241 - 244.

[12] Albert MA, Glynn RJ, Wolfert RL, et, al. The effect of statin therapy on lipoprotein associated phospholipase A2 levels [J]. Atherosclerosis, 2005, 182 (1): 193 - 198.

[13] Ridker PM, MacFadyen JG, Wolfert RL, et al. Relationship of lipoprotein-associated phospholipase A2 mass and activity with incident vascular events among primary prevention patients allocated to placebo or to statin therapy: an analysis from the JUPITER tria. [J]. Clinical chemistry, 2012, 58 (5): 877 - 886.

[14] Tsimihodimos V, Kakafika A, Tambaki AP, et al. Fenofibrate induces HDL-associated PAF-AH but attenuates enzyme activity associated with ApoB-containing lipoproteins [J]. J Lipid Res, 2003, 44 (5): 927 - 934.

[15] Gregson J, Stirnadel-Farrant HA, Doobaree IU, et al. Variation of lipoprotein associated phospholipase A2 across demographic characteristics and cardiovascular risk factors: A systematic review of the literature [J]. Atherosclerosis, 2012, 225 (1): 11 - 21.

[16] Thompson A, Gao P, Orfei L, et al. Lipoprotein-associated phospholipase A2 and risk of coronary disease, stroke, and mortality: collaborative analysis of 32 prospective studies [J]. Lancet, 2010, 375 (9725): 1536 - 1544.

[17] Packard CJ, O'Reilly DS, Caslake MJ, et al. Lipoprotein-associated phospholipase A2 as an independent predictor of coronary heart disease [J]. N Engl J Med, 2000, 343 (16): 1148 - 1155.

[18] Blake GJ, Dada N, Fox JC, et al. A prospective evaluation of lipoprotein-associated phospholipase A2 levels and the risk of future cardiovascular events in women [J]. Journal of the American College of Cardiology, 2001, 38 (5): 1302 - 1306.

[19] Ballantyne CM, Hoogeveen RC, Bang H, et al. Lipoprotein-associated phospholipase A2, high-sensitivity C-reactive protein, and risk for incident coronary heart disease in middle-aged men and women in the Atherosclerosis Risk in Communities (ARIC) study [J]. Circulation, 2004, 109 (7): 837 - 842.

[20] Daniels LB, Laughlin CA, Sarno MJ, et al. Lipoprotein-Associated Phospholipase A2 Is an Independent Predictor of Incident Coronary Heart Disease in an Apparently Healthy Older Population: The Rancho Bernardo Study [J]. J Am Coll Cardiol, 2008, 51 (9): 913 - 919.

[21] Sabatine MS, Morrow DA, O'Donoghue M, et al. Prognostic Utility of Lipoprotein-Associated Phospholipase A2 for Cardiovascular Outcomes in Patients With Stable Coronary Artery Disease [J]. Arterioscler Thromb Vasc Bio, 2007, 27 (11): 2463 - 2469.

[22] Brilakis ES, McCormell JP, Lannon RJ, et al. Association of lipoprotein-associated phospholipase A2 levels with coronary artery disease risk factors, angiographic coronary artery disease, and major adverse events at follow-up [J]. Eur Heart J, 2005, 26 (2): 137 - 144.

[23] Winkler K, Winkelmann BR, Scharnagl H, et al. Platelet-activating factor acetylhydrolase activity indicates angiographic coronary artery disease independently of systemic inflammation and other risk factors: the Ludwigshafen Risk and Cardiovascular Health Study [J]. Circulation, 2005, 111 (8): 980 - 987.

[24] Herrmann J, Mannheim D, Wohlert C, et al. Expression of lipoprotein-associated phospholipase A (2) in carotid artery plaques predicts long-term cardiac outcome [J]. Eur Heart J, 2009, 30 (23): 2930 - 2938.

[25] 朱雁洲，陈良龙，罗育坤，等. 脂蛋白相关磷脂酶 A2 与血管内超声虚拟组织学斑块特征的关系及临床意义 [J]. 临床心血管病杂志，2010，26（4）：287 - 290.

[26] Gerber Y，McConnell JP，Jaffe S，et al. Lipoprotein-associated phospholipase A2 and prognosis after myocardial infarction in the community [J]. Arteriosclerosis，Thrombosis，and Vascular Biology，2006，26（11）：2517 - 2522.

[27] O'Donoghue M，Morrow DA，Sabatine MS，et al. Lipoprotein-associated phospholipase a2 and its association with cardiovascular outcomes in patients with acute coronary syndromes in the prove IT-TIMI 22（pravastatin or atorvastatin evaluation and infection therapy-thrombolysis in myocardial infarction）trial [J]. Circulation，2006，113（14）：1745 - 1752.

[28] Ryu SK，Mallat Z，Benessiano J，et al. Phospholipase A2 enzymes，high-dose atorvastatin，and prediction of ischemic events after acute coronary syndromes [J]. Circulation，2012，125（6）：757 - 766.

[29] Oldgren J，James SK，Siegbahn A，et al. Lipoprotein-associated phospholipase A2 does not predict mortality or new ischaemic events in acute coronary syndrome patients [J]. European Heart Journal，2007，28（6）：699 - 704.

[30] Elkind MSV，Leon V，Moon YP，et al. High-Sensitivity C-Reactive Protein and Lipoprotein-Associated Phospholipase A2 Stability Before and After Stroke and Myocardial Infarction [J]. Stroke，2009，40（10）：3233 -3237.

[31] Jabor B，Choi H，Ruel I，et al. Lipoprotein-Associated Phospholipase A 2（Lp-PLA 2）in Acute Coronary Syndrome：Relationship With Low-Density Lipoprotein Cholesterol [J]. Canadian Journal of Cardiology，2013，29（12）：1679 - 1686.

[32] White HD，Held C，Stewart R，et al. Darapladib for preventing ischemic events in stable coronary heart disease. [J]. N Engl J Med，2014，370：1702 - 1711.

[33] O'Donoghue ML，Braunwald E，White HD，et al. Effect of darapladib on major coronary events after an acute coronary syndrome：the SOLID-TIMI 52 randomized clinical trial [J]. JAMA，2014，312：1006 - 1015.

[34] Oei HH，van der Meer IM，Hofman A，et al. Lipoprotein-associated phospholipase A2 activity is associated with risk of coronary heart disease and ischemic stroke：the Rotterdam Study [J]. Circulation，2005，111：570 - 575.

[35] Ballantyne CM，Hoogeveen RC，Bang H，et al. Lipoprotein-associated phospholipase A2，high-sensitivity C-reactive protein，and risk for incident ischemic stroke in middle-aged men and women in the Atherosclerosis Risk in Commu-nities（ARIC）study [J]. Arch Intern Med，2005，165：2479 - 2484.

[36] Caslake MJ，Packard CJ，Robertson M，et al. Lipoprotein-associated phospholipase A 2，inflammatory biomarkers，and risk of cardiovascular disease in the Prospective Study of Pravastatin in the Elderly at Risk（PROSPER）[J]. Atherosclerosis，2010，210（1）：28 - 34.

[37] Kara H，Aakinci M，Degirmenci S，et al. high-sensitivity C-reactive protein，lipoprotein-related phospholipase A2，and acute ischemic stroke [J]. Neuropsychiatric Disease and Treatment，2014，10：1451 - 1457.

[38] Cucchiara BL，Messe SR，Sansing L，et al. Lipoprotein-associated phospholipase a2 and c-reactive protein for risk-stratification of patients with tia [J]. Stroke，2009，40：2332 - 2336.

[39] Delgado P，Chacon P，Penalba A，et al. Lipoprotein-associated phospholipase a（2）activity is associated with large-artery atherosclerotic etiology and recurrent stroke in tia patients [J]. Cerebrovasc Dis，2012，33：150 - 158.

[40] Elkind MSV，Tai W，Coates K，，et al. High-Sensitivity C-Reactive Protein，Lipoprotein-Associated Phospholipase A2，and Outcome After Ischemic Stroke [J]. Arch Intern Med，2006，166：2073 - 2080.

[41] Di AE，Gao P，Pennells L，et al. Lipid-related markers and cardiovascular disease prediction [J]. JAMA，2012，307（23）：2499 - 2506.

[42] Andrus B，Lacaille D. 2013 ACC/AHA Guideline on the Assessment of Cardiovascular Risk [J]. J Am Coll Cardiol，2014，63（25）：2886.

[43] Goldstein LB，Bushnell CD，Adams RJ，et al. 2010 AHA/ASA Guidelines for the Primary Prevention of Stroke：A Guideline for Healthcare Professionals From the American Heart Association/American Stroke Association [J]. Stroke，2011，42（2）：517 - 584.

[44] Perk J，De Backer G，Gohlke H，et al. European Guidelines on Cardiovascular Disease Prevention in Clinical Practice（Version 2012）[J]. Int J Behav Med，2012，19（4）：403 - 488.

第五篇　国际重要血脂指南精要

第五十九章　美国胆固醇教育计划成人治疗组第三次指南（2001—2004）

美国于 1988 年组建了国立胆固醇教育计划（NCEP）委员会。成人治疗组（ATP）即属其委员会中的一个工作小组。ATP 于 1988 年首次制定了有关成人血胆固醇检测、评估与治疗的指南（简称 ATP Ⅰ）。ATP Ⅰ 的制定对推动人类血脂异常防治的发展起到了极大的作用。5 年后，美国对 ATP Ⅰ 进行了部分修改，并于 1993 年公布了第二次报告（简称 ATP Ⅱ）。2001 年 5 月正式发表了 NCEP 成人治疗组第三次报告（简称 ATP Ⅲ），这是全球当时最有影响的一部有关血脂异常防治的指南。

一、降低低密度脂蛋白-胆固醇是首要目标

血脂异常有许多类型，但至今包括动物实验、细胞学试验、流行病学调查和高胆固醇血症相关基因等方面的研究结果，均支持低密度脂蛋白-胆固醇（LDL-C）升高是冠心病发病的主要原因。

20 岁以上的成年人，每 5 年均应进行一次空腹血脂包括总胆固醇（TC）、LDL-C、高密度脂蛋白-胆固醇（HDL-C）和甘油三酯（TG）检测。有关 TC、LDL-C 和 HDL-C 分层见表 59 - 1。

表 59 - 1　　　　　　　　　　　　　　　LDL-C、TC 和 HDL-C 分层

	mg/dL	mmol/L	
LDL-C	<2.6	<100	合适
	2.6~3.4	100~129	接近合适
	3.4~4.1	130~159	临界升高
	4.1~5.0	160~189	升高
	≥5.0	≥190	极高
TC	<5.2	<200	合适
	5.2~6.2	200~239	临界升高
	≥6.2	≥240	升高
HDL-C	<1.0	<40	低
	≥1.6	≥60	高

二、降低 LDL-C 目标值的主要影响因素

除 LDL-C 自身浓度决定开始降脂治疗值和降低目标值外，是否存在冠心病及其他动脉粥样硬化疾病也明显影响 LDL-C 是否需要治疗或降低目标值。此外，还有部分重要的危险因素也影响 LDL-C 的治疗目标值。（表 59 - 2）

表 59 - 2　　　　　　　　　　　　影响降低 LDL-C 目标值的主要危险因素*

吸烟

高血压（BP≥140/90 mmHg 或正在接受降血压药物治疗）

低 HDL-C（<1.0 mmol/L,40 mg/dL）&

早发冠心病家族史（在男性一级亲属中<55 岁发生冠心病；女性一级亲属中<65 岁发生冠心病）

年龄（男性≥45 岁；女性≥55 岁）

注：* 糖尿病已视为冠心病等危症。

& HDL-C≥1.6 mmol/L（60 mg/dL）可作为冠心病的负性危险因素，如果存在，应将危险因素中减去 1 项危险因素。

三、危险分层与相应的 LDL-C 目标值

冠心病的危险性可大致分为 3 层：第一是冠心病和冠心病等危症；第二是存在 2 项或 2 项以上危险因素且预计 10 年冠心病发病危险性介于 10%～20% 之间；第三是仅存在 1 项或无危险因素，预计 10 年冠心病的危险性<10%。分析这些冠心病的主要危险因素将有助判断定个体患冠心病的危险程度，由此而决定 LDL-C 降低的目标值。（表 59-3）

表 59-3   降低 LDL-C 目标值分层

分　层	mmol/L	mg/dL
冠心病或冠心病等危症状	<2.6	<100
危险因素≥2 项	<3.4	<130
0～1 项危险因素	<4.1	<160

四、冠心病等危症

有 3 种情况属冠心病等危症：①有其他临床表现的动脉粥样硬化疾病：这包括周围动脉疾病、腹主动脉瘤和症状性颈动脉病等。②糖尿病。③存在多项危险因素且预计 10 年冠心病发病危险>20%。

将糖尿病作为冠心病等危症是因为：①在 10 年内新发冠状动脉事件的危险性高；②常与多项危险因素相伴随；③这类患者发生心肌梗死后近期和远期的死亡率非常高。应将冠心病等危症者按冠心病患者一样对待，将血浆 LDL-C 降至 2.6 mmol/L（100 mg/dL）以下。

五、降 LDL-C 治疗的基本原则

从大众的角度出发，一级预防措施中的重点是放在改善生活方式。下列 3 点尤为重要：①减少饱和脂肪酸和胆固醇的摄入量；②增加体力活动；③控制体重。

一级预防的目的是减少长期（>10 年）和短期（≤10 年）的冠心病危险性。降低 LDL-C 的目标值是依个体冠心病的危险性而定，危险性愈高，LDL-C 降低的目标值则愈低。生活方式改善虽然是一级预防的基础，但对于某些高危者因其 LDL-C 浓度高或因存在多项危险因素，需要考虑进行药物降脂治疗。近期的临床试验显示，降 LDL-C 药物能减少短期的主要冠脉事件和冠心病死亡风险。

对于有冠心病或冠心病等危症者应将 LDL-C 降至 2.6 mmol/L（100 mg/dL）以下。许多以临床表现和冠脉造影为终点的临床试验结果都支持该目标值。对于因急性冠脉综合征或需进行冠脉介入治疗而入院的患者，应在入院时或 24 小时内测定血脂。降脂治疗 12 周后，需要根据血脂情况调整药物降脂治疗方案。

六、降 LDL-C 治疗启动值和达标值

依据冠心病危险程度高低而决定采用治疗性生活方式改变（TLC）或应用药物进行降 LDL-C 的启动值和达标值（表 59-4）。

表 59-4   TLC 和药物治疗的 LDL-C 启动值和目标值

危险分层	目标值		TLC 启动值		药物治疗启动值	
	mmol/L	mg/dL	mmol/L	mg/dL	mmol/L	mg/dL
冠心病或冠心病危症（10 年危险性>20%）	<2.6	<100	≥2.6	≥100	≥3.4（2.6～3.3 可考虑用药）	≥130（100～129 可考虑用药）

续表

危险分层	目标值		TLC 启动值		药物治疗启动值	
	mmol/L	mg/dL	mmol/L	mg/dL	mmol/L	mg/dL
2 项或 2 项以上的危险因素（10 年危险性≤20%）	<3.4	<130	≥3.4	≥130	≥3.4(10 年危险性 10%~20%者)；≥4.1(10 年危险性<10%者)	≥130（10 年危险性 10%~20%者）≥160（10 年危险性<10%者）
0~1 项危险因素	<4.1	<160	≥4.1	≥160	≥5.0(4.1~4.9,可用降脂药)	≥190（160~189,可用降脂药）

七、甘油三酯升高也需治疗

血中甘油三酯（TG）主要存在于乳糜微粒和极低密度脂蛋白（VLDL）中，因此这两类脂蛋白统称为富含 TG 脂蛋白。血 TG 升高与冠心病的关系，一直存有争议。引起 TG 升高的因素包括肥胖、超重、不活动、吸烟、过量饮酒、高碳水化合物（>60%总热量）摄入、某些疾病（2 型糖尿病、慢性肾衰竭、肾病综合征）、某些药物（糖皮质激素、雌激素、大剂量 β 阻滞药）和遗传性疾病（家族性混合型高脂血症、家族性高 TG 血症和家族性异常 β 脂蛋白血症）。在临床实践中，TG 升高最常见于代谢综合征患者。

（一）血 TG 水平分类

正常 TG：<1.7 mmol/L（150 mg/dL）。

TG 临界升高：1.7~2.3 mmol/L（150~199 mg/dL）。

TG 升高：2.3~5.6 mmol/L（200~499 mg/dL）。

TG 非常高：≥5.6 mmol/L（500 mg/dL）。

（二）TG 降低目标值

部分富含 TG 的脂蛋白具有致动脉粥样硬化作用，这部分主要是残粒脂蛋白（即部分降解的 VLDL）。所以在降低 LDL-C 的同时，也应降低 VLDL-C。将 LDL-C 与 VLDL-C 一同称为非-HDL-C。对于 TG≥2.3 mmol/L（200 mg/dL）者，应将降低 VLDL-C 视为次级目标。

（三）TG 升高治疗原则

对于 TG 升高治疗的原则取决其升高的严重程度。对心血管高危者，若属临界或高 TG 血症，首要目标是使 LDL-C 降低，并使其达到目标值。TG 1.7~2.3 mmol/L（150~199 mg/dL）者，重点放在减轻体重，增加体力活动。TG 2.3~5.5 mmol/L（200~499 mg/dL）者，非-HDL-C（LDL-C＋VLDL-C）成为治疗的次级目标，为了达到非-HDL-C 的目标值，需要应用药物。可增加降 LDL-C 药物的剂量，或加用烟酸或贝特类。TG≥5.5 mmol/L（500 mg/dL），首要任务是通过降低 TG 来预防急性胰腺炎。选择贝特类或烟酸类降脂药物。

TG 与冠心病的相关性虽存有争议，但新近研究结果趋向于支持血 TG 浓度升高伴随有冠心病发生率和死亡率明显增加。荟萃分析表明 TG 升高是女性和男性冠心病的危险因素，并且不受血浆 HDL-C 水平的影响。

早期 Framingham 心脏研究认为：血浆 TG 水平是 50 岁以上女性发生冠心病的独立危险因素。随后发现对于年龄大于 50 岁的男性，TG 也具有致冠心病的独立作用。冠脉造影研究观察到，富含 TG 脂蛋白与冠脉狭窄程度呈显著正相关，在冠状动脉粥样硬化病变进展中起重要作用，可能作用于动脉粥样硬化病变的早期。有研究表明，降低血浆 TG 水平后，能够延缓冠脉粥样硬化的进程，并降低年轻心肌梗死后存活者冠心病事件的发生率。

八、关注 HDL-C

HDL 颗粒中含有多种载脂蛋白，其中较为重要的是载脂蛋白 A1（ApoA1）。大量的流行病学资料表明，人群中 HDL-C 水平与冠心病发生率呈负相关。基础研究结果也提示，HDL 可能具有抗动脉粥样硬化作用。因此，升高 HDL-C 措施也可被视为是有益的降脂治疗。

低 HDL-C 定义为 HDL-C<1.0 mmol/L（<40 mg/dL）。低 HDL-C 可影响 LDL-C 降低目标值，也被视为一项危险因素，用于评估 10 年冠心病危险性。

引起低 HDL-C 的原因有许多，其中多数与胰岛素抵抗相伴随，其他原因包括吸烟、非常高的碳水化合物摄入（>60％总热量）、某些药物的影响（如 β 阻滞药、类固醇激素、孕激素制剂）等。

升高 HDL-C 并无具体的目标值。这是因为虽然临床试验结果表明升高 HDL-C 能降低冠心病的危险性，但无证据支持应达到何种具体的治疗目标值。在临床上对于低 HDL-C 应予重视，并进行适当的处理：①基本原则。对于低 HDL-C 者，首要任务是降低 LDL-C，并使其达到目标值。②其次是，在 LDL-C 达标后，强调减轻体重，增加体力活动。③若低 HDL-C 与 TG 升高[2.3～5.5 mmol/L（200～499 mg/dL）]同时存在，次要任务是将非-HDL-C 降低达目标值。

单纯低 HDL-C[即 TG<2.3 mmol/L（200 mg/dL）]时，可考虑采用升 HDL-C 的药物如贝特类或烟酸等，但主要是针对合并冠心病或冠心病等危症者。

低 HDL-C 与冠心病发生和发展有着密切的关系，升高 HDL-C 有望成为冠心病防治的措施。然而，目前对于如何有效地升高 HDL-C 以及其治疗目标值都尚不明确。

九、血脂异常的生活方式治疗

TLC 特别强调整个生活方式改变在血脂异常防治的作用。TLC 治疗具有下列特点：①少饱和脂肪酸摄入<总热量的 7％和胆固醇摄入<200 mg/d；②提倡从饮食中补充植物固醇（2 g/d）和增加黏性（可溶性）纤维（10～25 g/d）；③减轻体重；④增加体力活动。推荐的饮食营养成分见表 59-5。

表 59-5   TLC 饮食的营养成分

营养成分	推荐摄入量
饱和脂肪	<7％总热量
多不饱和脂肪	10％总热量
单不饱和脂肪	20％总热量
总脂肪	25％～35％总热量
碳水化合物	50％～60％总热量
纤维	20～30 g/d
蛋白质	约占 15％总热量
胆固醇	<200 mg/d
总热量	使能量摄入和消耗平衡
	维持理想体重/预防超重

饮食疗法是各类型高脂血症治疗的基础，尤其是对原发性高脂血症患者，更应首选饮食治疗。即使是在进行药物性降脂治疗时，饮食疗法仍然应同时进行。饮食治疗除能使血清胆固醇降低 2％～8％，以及使降脂药更易发挥良好作用外，尚具有改善糖耐量、恢复胰岛功能和减轻肥胖者体重等多方面功效。

合理的膳食应从维持身体健康和保持体重恒定为原则。需要进行饮食疗法的血 LDL-C 水平以及要达到降低 LDL-C 目标值，要结合是否患有冠心病或危险因素多少进行分类（表 59-6）。

表 59-6　　　　　　　　　　　食疗法 LDL-C 起始值和治疗目标值

临床分类	基线水平	治疗目标
无冠心病,危险因素＜2 个	≥4.1 mmol/L(160 mg/dL)	＜4.1 mmol/L(160 mg/dL)
无冠心病,危险因素＞2 个	≥3.4 mmol/L(130 mg/dL)	＜3.4 mmol/L(130 mg/dL)
有冠心病	≥2.6 mmol/L(100 mg/dL)	＜2.6 mmol/L(100 mg/dL)

十、降血脂药评价

在临床上应用的降血脂药物种类较多,然而只有四大类降血脂药物的疗效肯定,且安全性好。表 59-7 列出影响脂蛋白代谢的四大类降血脂药物的名称、剂量、降血脂疗效、不良反应、禁忌证和临床试验结果。

表 59-7　　　　　　　　　　　　　　影响脂蛋白代谢的药物

药物种类	药名	剂量	降血脂效果	不良反应	禁忌证	临床试验结果
HMG-CoA 还原酶抑制药(他汀类)	洛伐他汀	20~80 mg	LDL-C 18%~55% HDL-C 5%~15% TG 7%~30%	肌病 肝酶升高	绝对:活动或慢性肝病 相对:与某些药物合用	降低主要冠脉事件,降低冠心病死亡,降低脑卒中,减少冠状动脉介入手术,降低总死亡率
	普伐他汀	20~40 mg				
	辛伐他汀	20~80 mg				
	氟伐他汀	20~80 mg				
	阿托伐他汀	10~80 mg				
胆汁酸螯合剂	考来烯胺(消胆胺)	4~16 g	LDL-C 15%~30% HDL-C 3%~5% TG(无变化或升高)	胃肠不适便秘,某些药物吸收减少	绝对:异常 β 脂蛋白血症,TG＞4.6 mmol/L(400 mg/dL); 相对:TG＞2.3 mmol/L(200 mg/dL)	降低主要冠状动脉事件和冠心病死亡率
	考来替泊(降胆宁)	5~20 g				
	考拉斯维仑	2.6~3.8 g				
烟酸	速释剂	1.5~3 g	LDL-C 5%~25% HDL-C 15%~35% TG 20%~50%	面红,高血糖,高尿酸(或痛风),上消化道不适	绝对:慢性肝病,严重痛风; 相对:糖尿病,溃疡病	降低主要冠状动脉事件,可能减少总死亡率
	缓释剂	1~2 g				
纤维芳酸类(贝特类)	吉非罗齐	0.6 g, 2 次/d	LDL-C 5%~20% (TG 高者可能增加) HDL-C 10%~20% TG 20%~50%	消化不良,胆石症,肝毒性,高尿酸血症,肌病,WHO 研究中无法解释的非冠心病死亡增加	绝对:严重肾病,严重肝病	减少主要冠状动脉事件
	非诺贝特	0.2 g				
	氯贝特	1 g,2 次/d				

十一、糖尿病血脂异常处理

糖尿病患者常容易并发大血管疾病,糖尿病人群的心血管病死亡率至少是普通人群的 3 倍以上。有研究提示血脂异常对糖尿病患者发生大血管并发症特别是冠心病有显著作用。单纯糖尿病患者在 10 年内发生心肌梗死或冠脉死亡的危险性与陈旧性心肌梗死患者相当;且糖尿病患者发生急性心肌梗死的预后明显较非糖尿病者差。

2 型糖尿病患者常合并有致动脉粥样硬化性血脂异常。虽然在糖尿病时,常见的血脂异常为 TG 升高、低 HDL-C 或两者并存,但临床试验结果支持,降低 LDL-C 仍应视为首要的治疗目标。

对大多数糖尿病患者,降低 LDL-C 的治疗目标是≤2.6 mmol/L（≤100 mg/dL）,因为糖尿病被认为是冠心病等危症。而且当 LDL-C≥3.4 mmol/L（≤130 mg/dL）时，大多数糖尿病患者需要开始使用降低 LDL-C 的药物，同时予以 TLC，以使 LDL-C 达到目标值。

基线或治疗时的 LDL-C 水平为 2.6～3.4 mmol/L（100～129 mg/dL），可选用以下治疗：增加降 LDL-C 治疗的强度，增加可以调节致动脉粥样硬化性脂质异常血症的药物（贝特类或烟酸类），或加强控制其他危险因素，包括高血糖。当 TG 水平≥2.3 mmol/L（≥200 mg/dL）时，非-HDL-C 成为降血脂治疗的替代靶标。

糖尿病患者在 10 年内发生急性心血管事件的危险性与冠心病患者相当，即称之为冠心病等同危险病症，所以，主张对糖尿病患者进行积极地降脂治疗。糖尿病患者的血脂异常治疗选择小结：

(1) 降低 LDL-C：首选他汀类药，次选胆汁酸结合树脂或贝特类。

(2) 升高 HDL-C：生活方式干预如减轻体重、增加体力量和戒烟。使用烟酸（须慎用）或贝特类。

(3) 降低 TG：首先控制血糖，使用贝特类（吉非贝齐、非诺贝特、苯扎贝特），对于伴随 LDL-C 升高的高 TG 血症，在大剂量他汀类药物有中等疗效。

(4) 混合型高脂血症：首选改善血糖控制，增加他汀类药物的剂量。次选改善血糖控制，加用他汀类和加贝特类（但有增加肌炎的危险）。

十二、ATP Ⅲ 补充说明

2004 年发表了有关最新临床试验对 ATP Ⅲ 实施影响的说明。该报告明确指出，对胆固醇的干预，治疗性生活方式改善仍然是临床处理的基础。2001 年—2004 年间所发表的临床试验进一步证实，对于心血管高危患者降低胆固醇是非常有益的，且支持 ATP Ⅲ 所提出的应将 LDL-C 降至＜2.6 mmol/L（100 mg/dL）以下；且证实对糖尿病患者和老年患者降低 LDL-C 同样可明显获益。

对于高危患者，推荐的 LDL-C 目标值是＜2.6 mmol/L（100 mg/dL），但若属极高危者，将 LDL-C 降至＜1.8 mmol/L（70 mg/dL）是一种治疗的选择，即基于现有临床试验证据，是一种合理的临床策略。这种治疗选择也适用于基础 LDL-C＜2.6 mmol/L（100 mg/dL）但危险极高的患者。同时，对于极高危患者，若有 TG 升高或 HDL-C 低下，可考虑在使用降 LDL-C 药物的基础上联合应用贝特类或烟酸类降脂药物。

对于中度高危（有两项危险因素和冠心病的 10 年危险性为 15%～20%）的患者，推荐的目标值为 LDL-C＜3.4 mmol/L（130 mg/dL），但将 LDL-C 降至＜2.6 mmol/L（100 mg/dL）也是一种治疗选择。这种治疗选择也适用于基础 LDL-C 水平在 2.6 mmol/L（100 mg/dL）至 3.4 mmol/L（129 mg/dL）的中度高危患者。

对于高危或中度危险的患者进行降 LDL-C 治疗时，提倡强化治疗，足以达到 LDL-C 至少降低 30%～40%。

无论 LDL-C 水平如何，对于任何高危或中度危险的患者，都应采用治疗性生活方式改善，以改变与生活方式相关的危险因素如肥胖、体力不活动、甘油三酯升高、HDL-C 低下或代谢综合征等。

对他汀类降血脂药物的疗效进行评估要点（表 59-8）。

表 59-8　　　　　　　　现有的他汀类降低 LDL-C 水平 30%～40% 所需剂量（标准剂量）

药　物	剂量(mg/d)	LDL-C 降低(%)
阿托伐他汀	10	39
洛伐他汀	40	31
普伐他汀	40	34
辛伐他汀	20～40	35～41
氟伐他汀	40～80	25～35
瑞舒伐他汀	5～10	39～45

〔中南大学湘雅二医院　赵水平〕

参考文献

［1］Cleeman JI. Executive summary of the third report of the national cholesterol education program（NCEP）expert panel on detection，evaluation，and treatment of high blood cholesterol in adults（adult treatment panel III）. JAMA，2001，285：2486 - 2497.

［2］Grundy SM，Cleeman JI，Merz CN，et al. Implications of Recent Clinical Trials for the National Cholesterol Education Program Adult Treatment Panel III Guidelines. Circulation，2004，110：227 - 239.

第六十章　　国际血脂异常管理的全球建议（2014）

　　本指南首先于2013年8月发布在国际动脉粥样硬化协会（IAS）的官方网站（www. athero, org）上，并于2014年正式发表，这是一项全球性的血脂异常管理的指南。来自世界各地的15位专家参与撰写该指南。所列出的推荐要点，由专家组整理分析现有文献报道的相关数据后提出，并经IAS执委会反复讨论后共同认定。

　　该指南中的建议主要基于流行病学调查、基因研究及临床试验三方面的研究证据。同时，也搜集并整理了病理学、药理学、代谢性研究、小规模的临床试验、临床试验荟萃分析、动物实验及基础科学研究的相关资料，以便提供更好的理论支撑。

　　通过大量有关胆固醇及脂蛋白与动脉粥样硬化性心血管疾病（ASCVD）相关性的人群研究，观察到胆固醇和脂蛋白与ASCVD密切相关，为了预防ASCVD，就应确定最佳胆固醇水平。尽管流行病学资料较易存在混杂因素，但来自多项不同研究所得到的一致结果有助于弥补这一不足。遗传流行病学则通过关注单一变量即基因突变来减少混杂因素的影响。虽然基因学资料非常有限，但仍然强烈提示胆固醇水平与ASCVD风险有关。临床试验尤其是随机对照试验（RCT）也是观察单一变量的作用，即药物的治疗效果。这也使得许多指南制定的学者，将RCT结果作为优先考虑的依据。然而多数RCT是药物试验，因此RCT结果在指南制定中多局限于药物治疗建议；而在制定生活方式治疗的建议中，RCT的作用非常有限。此外，药物治疗方面的RCT往往不能同时在不同人群中开展，其受试者并不能代表广大人群。并且RCT多是由医药公司赞助，其主要目的是为获得药物注册而非解决临床上的关键问题。IAS小组在研究RCT所提供的有用信息的同时，仍然要注意结合流行病学及基因学的研究证据。

　　血脂领域的多数研究者认为，动脉粥样硬化在很大程度上是生活方式疾病。这一观念来源于流行病学资料而非RCT结果。仅仅依靠药物试验RCT而制定指南，使得药物治疗成为解决不健康生活习惯所致疾病的方法。药物治疗在二级预防中可能代替生活方式管理；然而在一级预防中并非首选。有研究者认为药物治疗应该作为一级预防的公共卫生措施。但多数专家则认为，一级预防更应以生活方式干预作为治疗不健康生活习惯所致疾病的主要方法，药物治疗仅仅适用于高危患者。

一、动脉粥样硬化发病机制

　　一定程度的低密度脂蛋白-胆固醇（LDL-C）浓度升高即可引发动脉粥样硬化病变形成，并由此而导致动脉粥样硬化性心血管疾病（ASCVD）。有学者认为，致动脉粥样硬化性的脂蛋白约75%为LDL，此外还包括胆固醇含量相对较多的富含甘油三酯（TG）的脂蛋白残粒如极低密度脂蛋白（VLDL）和乳糜微粒。在甘油三酯升高的情况下，脂蛋白残粒在产生动脉粥样硬化方面起较大作用。

　　LDL通过血管内皮层进入动脉内壁后，便通过多种途径滞留于血管内皮下，修饰后的LDL被巨噬细胞吞噬。脂质含量高的巨噬细胞即为泡沫细胞。泡沫细胞的增多产生脂纹。后者导致平滑肌细胞增殖形成纤维帽（纤维斑块）。纤维斑块中持续的LDL浸入产生表层脂质富集区，这一区域极易使斑块表面裂隙；这种裂隙即称为斑块破裂。当斑块破裂时，其内容物流出并导致血栓形成。冠状动脉内的斑块破裂和血栓形成则产生急性冠脉综合征。颈动脉内斑块破裂产生脑卒中。

　　家族性高胆固醇血症便是体现LDL-C致动脉粥样硬化作用的最好范例。在没有任何其他心血管危险因素的情况下，严重的家族性高胆固醇血症患者可出现无症状性动脉粥样硬化，或发展为症状性AS-

CVD，任何其他危险因素均无此种效应。在低 LDL-C 水平的个体，即便有吸烟、高血压、低 HDL-C 水平或糖尿病等其他危险因素，也不会导致早发的 ASCVD。当 LDL-C 水平足以诱发动脉粥样硬化时，以上危险因素可以起到加速病变发展的作用。因此降低 LDL-C 并终身维持其处于较低水平，是预防 ASCVD 的关键。

LDL-C 以外的主要危险因素，包括吸烟、高血压、低高密度脂蛋白-胆固醇（HDL-C）水平以及糖尿病则能加剧 ASCVD 的病理进程。这些危险因素作用于粥样斑块形成过程中的某个阶段或多个阶段，加速斑块发展的进程或引发破裂。新发现的危险因素与 ASCVD 关系的具体机制尚不十分清楚，但都是一些与动脉粥样硬化或其并发症相关的因素，包括促炎和促血栓形成状态。潜在的危险因素还有致动脉粥样硬化性饮食、肥胖、缺乏锻炼以及遗传倾向。高龄常被列为主要危险因素，但其本身并不导致动脉粥样硬化的发生。

二、LDL-C 与非-HDL-C 作为主要的治疗目标

在临床上，为了降低 ASCVD 发病风险，将 LDL-C 干预作为首要目标。在高甘油三酯血症患者治疗中，非-HDL-C（反映全部的致动脉硬化脂蛋白）也可被认定为首要目标。有专家倾向于用非-HDL-C 代替 LDL-C 作为治疗的首要目标。也有专家认为载脂蛋白（Apo）B 作为非-HDL-C 的替代指标，会受到更多关注。尽管相对于非-HDL-C，ApoB 虽有些优越性，但由于 ApoB 检测费用较高和其他原因，现阶段还不能成为风险评估的常规应用方法，也不视为治疗的靶标。低水平 HDL-C，可以作为一项主要的风险因素，并建议将其纳入整体风险评估。

三、一级预防中 LDL-C（或非-HDL-C）理想水平

在一级预防中，明确 LDL-C 的理想水平（生命中发生 ASCVD 风险最小的水平）和治疗目标（在特定的风险水平中所达到的一个可接受的低风险水平）非常重要。针对高危人群的一级预防，理想的 LDL-C 水平为<2.6 mmol/L（100 mg/dL）或非-HDL-C<3.4 mmol/L（130 mg/dL）。而在低危人群或缺乏其他危险因素的个体中，则理想的 LDL-C 水平为<2.6～3.3 mmol/L（100～129 mg/dL）或非-HDL-C<3.4～4.1 mmol/L（130～159 mg/dL）。

四、他汀治疗和 LDL-C 治疗目标值

由于缺少随机对照临床试验（RCT）的相关证据，目前对控制 LDL-C 目标值仍有争议。甚至有学者认为，降脂治疗中针对 LDL-C 的目标值应该废除，而应完全依靠风险评估。这个观点就使他汀类药物成了风险管理中最重要的因素。但是，大多数 IAS 专家组都认为，仍应按照脂蛋白（主要是 LDL-C）变化率来判断治疗的有效性。所以确定不同的动脉粥样硬化风险的理想的胆固醇水平，是评价治疗效果的基石。毫无疑问，当心血管风险足够高时，需要采用降胆固醇治疗，而他汀类则是一线治疗药物。

五、生活方式干预是防治 ASCVD 的基石

生活方式干预的首要目的是降低胆固醇水平，次要目标是减少其他危险因素。IAS 专家组制定了以下建议用于临床治疗：减少饱和脂肪酸的摄入，应小于总热量的 7%，至少低于 10%。反式脂肪酸的摄取应低于总热卡的 1%（甚至更少），饮食胆固醇摄取量低于 200 mg/d。多吃水果、蔬菜和纤维类食品；食用含高纤维的碳水化合物（强调是全谷类）或单不饱和/多不饱和脂肪酸（从菜籽油和坚果中获取）取代过量的饱和脂肪酸的摄取；多食富含 n-3 脂肪酸的鱼油；低钠盐高钾饮食；少吃熟成品食、高糖饮料、甜品或烘烤食品。建议食用植物固醇或甾烷醇（2 g/d），同时多食用可溶/黏性纤维类可以进一步降低 LDL-C 水平。

六、特殊血脂异常的一级预防

(一) 高水平 LDL-C

家族性高胆固醇血症终身存在高心血管病风险,应尽早开始降脂治疗。严重高胆固醇血症的患者中,改善生活方式和他汀联合治疗后,血浆 LDL-C 可能仍无法达目标值。因而,联合药物治疗(他汀＋依折麦布、胆汁酸螯合剂或烟酸)可增加降脂效果。对于极高水平的 LDL-C 如纯合子型家族性高胆固醇血症,LDL 血浆分离置换法可延缓动脉粥样硬化的形成。最近美国食品药品监督管理局批准了洛美他派和米泊美生新型降脂药用于临床,这些药获准与低脂饮食和其他降脂药物一起用于治疗家族性高胆固醇血症,这些药物均可抑制致动脉粥样硬化性脂蛋白的生成。

(二) 高甘油三酯血症

混合性高脂血症的治疗目标为非-HDL-C,特别是当血浆 TG<5.7 mmol/L (500 mg/dL)。一级预防中,非-HDL-C 的理想水平是<3.4 mmol/L (130 mg/dL)。他汀降低非-HDL-C 和降 LDL-C 一样有效。但是在一级预防中,他汀和贝特类或烟酸联合用药是否有益尚不能确定。严重的高甘油三酯血症者(TG>5.7 mmol/L)患急性胰腺炎的风险增加,且 TG 水平越高,患胰腺炎的风险越大。临床经验表明,高甘油三酯血症患者联合使用贝特和烟酸后可减少急性胰腺炎的风险。增加 n-3 脂肪酸的摄取,也是治疗严重的高甘油三酯血症的方法。

七、二级预防中控制致动脉粥样硬化性胆固醇的最佳水平

二级预防适用于所有确诊的 ASCVD 患者,包括有冠心病、脑卒中、外周动脉疾病、颈动脉疾病或其他动脉粥样硬化性血管疾病史的患者。

当前有少数研究者认为,无论 LDL-C 基础水平的高低如何,ASCVD 患者均应接受高剂量他汀治疗。产生这样观点的依据是,RCT 尚没有找到二级预防中控制 LDL-C 的最佳水平。然而 IAS 专家组并不同意这种观点。专家组从 RCT 及其亚组分析中找到了有力的证据,证明控制 LDL-C 的最佳水平为在 1.8 mmol/L (70 mg/dL) 或更低。使用效果更强的降 LDL-C 药物进行 RCT 时,将会证明进一步降低 LDL-C 水平,临床获益会更大。现阶段将控制 LDL-C 水平在 1.8 mmol/L (70 mg/dL) 作为最佳目标是可以接受的。专家组进一步推荐,控制非-HDL-C 的最佳水平设为低于 2.6 mmol/L (100 mg/dL)。

八、二级预防中降胆固醇药物的使用

目前尚缺乏证据表明,在大剂量他汀治疗基础上,增加第二种降胆固醇药物可有效降低心血管发病风险。并且鉴于 LDL-C 与冠心病风险的曲线关系,尚不能明确 LDL-C 低于 1.8 mmol/L (70 mg/dL) 时能带来多大的额外获益。两项大规模临床试验中,烟酸和高剂量他汀联用的失败令人警醒。另外一方面,专家组多数成员认为,若单用他汀类药物不能使 LDL-C 降至 1.8 mmol/L (70 mg/dL) 时,仍可联用第二种降胆固醇药物。应考虑联合应用胆汁酸螯合剂或依折麦布使其达标。当 LDL-C 达标而非-HDL-C 和甘油三酯仍然升高时,可加用贝特类药物、烟酸或高纯度 n-3 脂肪酸,降低甘油三酯水平。

〔中南大学湘雅二医院 赵水平〕

参考文献

Grundy SM, AraiH, BarterP, et al. An International Atherosclerosis Society Position Paper: Global recommendations for the management of dyslipidemia-Full report. J Clin Lipidol, 2014, 8: 29 - 60.

第六十一章　美国治疗成人血胆固醇降低动脉粥样硬化性心血管疾病风险指南（2014）

遗传学及生化研究、观察性流行病学和生态学研究，以及体外和动物实验的相关研究结果均一致证实，低密度脂蛋白-胆固醇（LDL-C）水平越高，动脉粥样硬化性心血管病（ASCVD）风险越大，降低胆固醇水平可以降低 ASCVD 风险。因此，致动脉粥样硬化性的含胆固醇的脂蛋白颗粒（尤其是 LDL），是冠心病（CHD）和 ASCVD 发病的中心性、致病性因素。

一、改善生活方式是降低 ASCVD 风险治疗的基石

值得强调的是，不论是否开始降血脂药治疗，改善生活方式如坚持有益心脏健康的饮食，养成规律锻炼的习惯，戒烟，保持健康体重等都是促进健康和减少 ASCVD 风险的重要措施。推荐将健康饮食或生活方式改善作为降胆固醇治疗的基础治疗。其他生活方式相关的危险因素如高血压，通常需要药物治疗，同时必须戒烟。

二、启动他汀治疗

除外心功能分级 Ⅱ～Ⅳ 级和维持性血液透析患者，专家组发现大量证据均一致支持，在大多数高危人群的一级预防以及所有高危人群的二级预防中，应用他汀可有效预防 ASCVD。随机对照研究（RCT）证据显示，应用中等强度的他汀治疗（LDL-C 降幅达 30%～50%）或高强度他汀治疗（LDL-C 降幅达≥50%）是减少 ASCVD 事件的关键。此外，基线 LDL-C≥1.8 mmol/L（70 mg/dL）的患者应用他汀治疗可减少 ASCVD 事件。对于不同亚组的患者，无论是一级预防还是二级预防，他汀治疗减少 ASCVD 相对风险的获益是一致的。值得一提的是，ASCVD 事件的绝对风险的降低程度，与基线 AS-CVD 绝对风险值是成比例。因此，对于 ASCVD 高风险人群，若其 ASCVD 风险降低相较潜在不良反应的净获益可能性越大，越应推荐积极他汀治疗降低 ASCVD 风险，以取得净获益。

大量证据一致表明，以下 4 类疾病人群，应用他汀降低 ASCVD 风险的获益明确超过其潜在不良反应：①临床 ASCVD 患者，包括冠心病、缺血性脑卒中和动脉粥样硬化性外周血管疾病；②原发性 LDL-C＞4.9 mmol/L（190 mg/dL）者；③ 40～75 岁且 LDL-C 1.8～4.9 mmol/L（70～189 mg/dL）糖尿病患者；④无冠心病和糖尿病，但 10 年心血管风险＞7.5% 且 LDL-C 1.8～4.9 mmol/L（70～189 mg/dL）的 40～75 岁患者。部分证据显示，10 年 ASCVD 风险 5%～7.5%、40～75 岁、且 LDL-C 1.8～4.9 mmol/L（70～189 mg/dL）人群，推荐他汀类药物作为一级预防。而 10 年 ASCVD 风险＜5%、＜40 岁或＞75 岁的人群，同样可能从他汀治疗中获益。临床医生和患者间，应就 ASCVD 患病风险降低的获益、药物不良反应以及药物间相互作用等问题进行讨论，结合患者的意愿，制定治疗方案。这种医患间的讨论，也有助于临床医生重申健康生活方式的必要性，以及控制其他危险因素。

根据他汀二级预防 RCT 研究的纳入标准，临床 ASCVD 定义为：急性冠状动脉综合征，既往有心肌梗死的病史，稳定型或不稳定型心绞痛，冠状动脉或其他动脉血管重建后，脑卒中，短暂性脑缺血发作，动脉粥样硬化性外周血管疾病。在无临床 ASCVD 及糖尿病且 LDL-C 1.8～4.9 mmol/L（70～189 mg/dL）的人群，需评估 10 年 ASCVD 绝对风险（包括非致死性心肌梗死、非致死或致死性脑卒中），以此决定是否启用他汀类药物作为一级预防治疗。10 年 ASCVD 风险评估可根据汇总队列风险评估公

式。对于糖尿病（1 型和 2 型）患者一级预防而言，10 年 ASCVD 风险评估同样也可用于指导他汀治疗的具体强度（即高、中、低强度他汀）。对于临床 ASCVD 或 LDL-C＞4.9 mmol/L（190 mg/dL）且已从他汀治疗获益的人群而言，不再推荐进行 10 年 ASCVD 风险评估。当风险评估决策不明确时，对于此类人群的一级预防，可考虑用额外危险因素评估 ASCVD 风险。这些额外危险因素包括：原发性LDL-C≥4.1 mmol/L（160 mg/dL）或提示遗传性高脂血症的其他证据；早发 ASCVD 家族史（即首发 ASCVD 年龄，一级男性亲属＜55 岁或一级女性亲属＜65 岁）；高敏 C 反应蛋白≥2 mg/L；冠状动脉钙化评分≥300 单位或≥75 百分位数（相同年龄、性别和种族）；踝臂指数＜0.9；或终身 ASCVD 风险增高者。

上述研究均支持，应用他汀类药物可预防致死性和非致死性 ASCVD 事件。他汀治疗，可以极大减少非致死性脑卒中（女性非致死性脑卒中风险相对高于男性）和非致死性冠心病事件的致残率。应用他汀进行 ASCVD 一级和二级预防，可以积极降低此类疾病日益高涨的医疗费用。高级别证据表明，他汀可以降低既往有 ASCVD 史人群的总死亡率（如二级预防组）。中等级别证据显示，对于那些 ASCVD 风险增高但既往无 ASCVD 病史的人群而言，他汀同样可以将其总死亡率（如一级预防组）。值得一提的是本指南专家工作组经系统文献分析后发表的两篇荟萃分析有力支持，在高危人群一级预防中应用他汀，可降低总死亡率。

三、ASCVD 二级预防 LDL-C 和非-HDL-C 目标值

尽管来自观察性研究以及 RCT 观察性结果的推断，从理论上支持 LDL-C 目标值的做法，但迄今尚无直接随机对照研究证据支持，针对临床 ASCVD 成人患者，需要通过降血脂治疗或药物剂量滴定，将LDL-C 降至某特定目标值。相反，大多数随机对照研究证据证实，采用单一固定剂量的他汀治疗以降低 LDL-C，即可有效改善 ASCVD 患者的临床预后。在 4S 研究中，将辛伐他汀剂量 20 mg/d 增至40 mg/d，可使 37％的患者的总胆固醇水平降至＜5.2 mmol/L（200 mg/dL）。专家们尚未找到任何随机对照研究，通过滴定药物剂量以求使治疗组的患者的 LDL-C 水平降至＜2.6 mmol/L（100 mg/d）或＜1.8 mmol/L（70 mg/dL）水平，并进行临床评估。同样，也无任何随机对照研究针对上述两个LDL-C 目标值进行比较。此外，没有任何一项随机对照研究针对非-高密度脂蛋白-胆固醇（HDL-C）目标值进行临床评估。

四、ASCVD 一级预防 LDL-C 和非-HDL-C 目标值

在无 ASCVD 的患者中，使用固定剂量的他汀来降低 LDL-C 水平可以改善临床预后。尚未找到任何随机对照研究，通过滴定药物剂量以求使治疗组的患者的 LDL-C 水平降至＜2.6 mmol/L（100 mg/dL）或＜1.8 mmol/L（70 mg/dL）水平，并进行临床评估。同样，也无任何 RCT 针对上述两个 LDL-C 目标值进行比较。此外，没有任何一项随机对照研究针对非-HDL-C 目标值进行临床评估。

五、推荐他汀治疗

他汀不同治疗强度的界定详见表 61-1。

（一）一级和二级预防中他汀治疗的强度

本指南专家组根据某种他汀特定剂量下的 LDL-C 降低幅度，分别界定了他汀治疗的强度。

2010 年，胆固醇治疗研究者协作组（CTT）进行了一项他汀降胆固醇 RCT 试验荟萃分析研究，该研究不仅显示他汀治疗可以降低 ASCVD 风险，而且还计算了特定种类和剂量的他汀降低 LDL-C 的百分比幅度：高强度他汀治疗平均降低 LDL-C 达≥50％；中等强度他汀治疗平均降低 LDL-C 约30％～50％；低强度他汀治疗平均降低 LDL-C＜30％（表 61-1）。

表 61-1	高、中、低强度他汀治疗	
高强度他汀治疗 LDL-C 达≥50%	中等强度他汀治疗 LDL-C 达 30%～50%	低强度他汀治疗 LDL-C＜30%
阿托伐他汀（40）～80 mg	阿托伐他汀 10～20 mg	辛伐他汀 10 mg
瑞舒伐他汀 20～40 mg	瑞舒伐他汀 5～10 mg	普伐他汀 10～20 mg
	辛伐他汀 20～40 mg	洛伐他汀 20 mg
	普伐他汀 40～80 mg	氟伐他汀 20～40 mg
	洛伐他汀 40 mg	匹伐他汀 1 mg
	氟伐他汀 XL mg	
	氟伐他汀 40 mg Bid	
	匹伐他汀 2～4 mg	

（二）LDL-C 和非-HDL-C 的治疗目标值

目前仅有少数几个随机对照研究，在研究过程中增加了他汀剂量，以最大限度地增加他汀治疗强度。从现有他汀随机对照研究来看，服用他汀治疗的患者并未因为追求所谓的 LDL-C 和非-HDL-C 目标值，而逐渐滴定他汀剂量，同时也没有所谓的目标值可供比较。由此可见，现今为止的他汀随机对照研究，并未针对 ASCVD 一级和二级预防的 LDL-C 目标值进行过真正意义上的探讨。

没有证据支持滴定药物剂量以达到特定降脂目标值，故本指南对于 ASCVD 一级或二级预防中是否采纳或反对 LDL-C 或非-HDL-C 目标值这一问题，不作任何推荐。

（三）二级预防

根据 RCT 试验入选标准定义，临床 ASCVD 包括：（无论男女）患有急性冠状动脉综合征，或既往存在以下病史，包括心肌梗死、稳定型或不稳定型心绞痛、曾接受冠状动脉或其他动脉血运重建术、脑卒中、一过性脑缺血发作、或动脉粥样硬化所致外周动脉疾病。若患者曾接受动脉血运重建术或患有脑卒中、一过性脑缺血发作、或动脉粥样硬化所致外周动脉疾病，均将增加 ASCVD 再发和死亡风险。大量证据显示，相较中等强度他汀治疗，高强度他汀治疗更能显著减少临床 ASCVD 患者的 ASCVD 事件发生。

对于年龄≤75 岁的临床 ASCVD 成年患者而言，若患者既往未服用他汀治疗，应启用高强度他汀治疗；若患者正在服用低或中等强度他汀治疗，应当增加他汀治疗强度，除非既往病史显示患者不能耐受高强度他汀治疗或存在其他影响安全性的因素。采用高强度他汀治疗（阿托伐他汀 80 mg/d，或瑞舒伐他汀 20 mg/d）平均降低 LDL-C≥50%，可显著减少 ASCVD 事件发生。

尽管阿托伐他汀 40 mg/d 也可降低 LDL-C 近≥50%，但该剂量强度的阿托伐他汀仅源自 1 项 RCT 研究，因为该研究试验对象无法耐受阿托伐他汀 80 mg/d。因此，对于那些正在服用阿托伐他汀 40 mg/d 的患者而言，是否应该上调剂量至 80 mg/d，应该基于以下因素进行考量：即药物加量后 AS-CVD 风险降低获益与潜在不良反应之间的平衡，药物之间的相互作用，以及患者治疗意向。

某些情况下，临床 ASCVD 患者应避免使用高强度他汀治疗，譬如当高强度他汀治疗存在禁忌证时，或当患者合并某些加剧他汀相关不良反应的因素时，如果患者能够耐受，推荐中等强度他汀作为次选。随机对照研究比较了高强度他汀与低强度他汀治疗对于＞75 岁人群的疗效，结果未显示，高强度他汀治疗能够进一步降低 ASCVD 事件。与对照组比较，＞75 岁人群中绝大多数接受中等强度他汀治疗后，其 ASCVD 事件风险显著降低。因此，对于＞75 岁 ASCVD 患者，推荐中等强度他汀治疗。对于＞75 岁临床 ASCVD 患者，推荐根据以下评估进行个体化的他汀治疗：ASCVD 风险降低获益、潜在不良反应、药物之间的相互作用以及患者治疗意向。本指南专家组认为，对于＞75 岁 ASCVD 患者且能耐受他汀者，继续坚持他汀治疗是合理的。

（四）年龄≥21 岁、LDL-C≥4.9 mmol/L（190 mg/dL）患者的一级预防

本指南指出，凡年龄≥21 岁且原发性 LDL-C≥4.9 mmol/L（190 mg/dL）的人群，其终身

ASCVD 事件风险均显著升高。这是由于遗传因素使他们终身暴露在显著升高的 LDL-C 水平之中。因此如果这类患者在 21 岁前尚未诊断和治疗，那么 21 岁时应开始接受他汀治疗。尽管大多数临床试验未纳入 LDL-C≥4.9 mmol/L（190 mg/dL）的患者，因为此类患者必须接受降胆固醇治疗，但仍有大量证据表明，他汀治疗后 LDL-C 每降低 1 mmol/L（39 mg/dL），ASCVD 风险相应降低约 20%。原发性 LDL-C≥4.9 mmol/L（190 mg/dL）的患者需更大幅度地降低 LDL-C 水平，并通过强化其他危险因素控制，以降低 ASCVD 事件发生率。对于此类患者，推荐应用高强度他汀治疗使 LDL-C 降低≥50%。但应清楚即使使用最大剂量的他汀治疗，仍难以充分降低其 LDL-C 水平以减少 ASCVD 事件风险。故对于此类患者，常需在可能耐受的最大剂量他汀的基础上，加用非他汀类降血脂药，以便使其 LDL-C 降至可接受水平。此类高危患者的高胆固醇血症往往是家族遗传所致，故家系筛查尤其重要，因其可帮助筛检出其他家族成员中有无同类患者，从而使后者从风险评估和早期治疗中获益。导致严重高脂血症如 LDL-C≥4.9 mmol/L（190 mg/dL）和 TG≥5.6 mmol/L（500 mg/dL）的相关继发因素常常会进一步加重原有高脂血症（表 61-2），故对于这些继发因素需要进行排查和相应处理。次要因素包括过量饮酒、未控制的糖尿病和明显的蛋白尿。

表 61-2　　　　　　　　　　　　临床实践中最常见引起继发性高脂血症的因素

继发性因素	LDL-C 升高	TG 升高
饮食	饱和脂肪或反式脂肪，体重增加，神经性厌食症	体重增加，低脂饮食，大量摄入精制碳水化合物，过量饮酒
药物	利尿药，环孢素，糖皮质激素，胺碘酮	口服雌激素，糖皮质激素，胆汁酸螯合剂，蛋白酶抑制药，维 A 酸，类固醇，西罗莫司，雷洛昔芬，他莫昔芬，β受体阻滞药（卡维地洛除外），噻嗪类
疾病	胆道梗阻，肾病综合征	肾病综合征，慢性肾衰竭，脂肪性营养不良
代谢紊乱和状态改变	甲状腺功能减退症，肥胖，妊娠	糖尿病（控制欠佳），甲状腺功能减退症，肥胖；妊娠

六、糖尿病患者的一级预防

高级别证据支持，40～75 岁糖尿病患者，推荐应用中等强度他汀治疗。唯一一项一级预防应用高强度他汀治疗的临床试验，是在非糖尿病人群中进行的。然而，有高级别证据显示，非糖尿病人群若其 10 年 ASCVD 风险≥7.5%，应用高强度他汀治疗后，其 ASCVD 事件显著减少，故针对此类人群，推荐优先选用高强度他汀治疗。该推荐还基于如下考虑，40～75 岁糖尿病患者的 ASCVD 事件及死亡的终身风险显著增加。糖尿病患者一旦出现临床 ASCVD 后，其死亡率显著增加，而生存率明显降低。针对以下成人糖尿病患者：＜40 岁，或＞75 岁，或 LDL-C＜70 mg/dL，应综合考虑以下因素：ASCVD 风险降低获益、潜在不良反应、药物之间的相互作用以及患者治疗意向，然后进行个体化他汀治疗。

七、LDL-C 1.8～4.9 mmol/L（70～189 mg/dL）的非糖尿病患者的一级预防

对于年龄 40～75 岁并 LDL-C 1.8～4.9 mmol/L（70～189 mg/dL）但无临床 ASCVD 或糖尿病的成人患者，无论性别、种族或民族，在启动他汀治疗前，都推荐评估其 10 年 ASCVD 风险。

证据显示，40～75 岁且 10 年 ASCVD 风险估计≥7.5%的患者应用中等或高强度他汀治疗，可从 ASCVD 风险降低中获益，且其 ASCVD 风险降低的获益大大超过了他汀潜在不良反应（表 61-3）。"胆固醇治疗试验 2010 荟萃分析"显示，凡 LDL-C≥1.8 mmol/L（70 mg/dL）者，因由 LDL-C 降低所致 ASCVD 事件降低，其相对获益程度均保持一致。尽管 LDL-C 1.8～4.9 mmol/L（70～189 mg/dL）人群应用他汀后，其相对获益一致，但此类人群应用他汀治疗进行一级预防的绝对获益，仍取决于涵括全部危险因素在内的综合风险评估，且可通过 10 年 ASCVD 风险评估得以反映。

表 61-3 　　　　　　　　　　　　　　一级预防应用他汀的指南推荐的理由

1. 降胆固醇药物，尤其是他汀，可有效减少早期心血管事件

2. 大多数一级预防研究显示，纳入患者经他汀治疗后，其心血管事件相对风险降低获益相当

3. 他汀治疗试验中，ASCVD 相对风险降低程度与 LDL-C 降低的程度成正比。因此，更高强度的他汀治疗，相比中等或低强度他汀治疗，更能降低 ASCVD 风险

4. 研究结果一致显示，ASCVD 风险降低绝对获益，与患病人群或个人的基线风险以及他汀治疗强度成正比

5. 基线绝对风险越高的患病人群或个人，其经他汀治疗后 5～10 年的绝对获益越多

6. 不良反应的绝对风险，包括轻度增加的新发糖尿病例数，似乎也与他汀治疗强度成正比。然而，对于偶发（或既往诊断）的糖尿病，不应仅考虑其不良预后，更应考虑到他汀治疗预防致命性或致残性心肌梗死或脑卒中的潜在获益

7. 严重 ASCVD 事件（MI 或脑卒中）之于机体健康的损害，远胜于血糖升高所带来的危害，尽管后者被认为是糖尿病诊断指标。他汀治疗的绝对净效益，相当于 ASCVD 绝对风险降低的获益，减去所有绝对增加的额外风险（包括糖尿病相关风险）。这种绝对净效益也可被理解为，每预防 1 例主要 ASCVD 事件所需他汀治疗病例数（NNT）与每导致 1 例额外糖尿病所需他汀治疗病例数（NNH）的比值

8. 由于 ASCVD 风险降低的绝对获益取决于基线 ASCVD 绝对风险，因此，患者的基线 ASCVD 风险越低，他汀治疗的绝对获益就越低，而不良反应风险则越高

9. 现有 RCT 证据表明，当患者的基线 10 年 ASCVD 风险≥7.5%，应用中、高强度他汀治疗可获得确切绝对净效益

10. 现有 RCT 证据表明，当患者的基线 ASCVD 风险为 5.0%～7.5% 时，应用中等强度他汀治疗仍能获得绝对净效益。然而此类应用他汀治疗的 ASCVD 风险降低获益相比药物不良反应的具体优势不够明确。因此对于此类患者，医患间讨论尤为重要

总结

　　在进行 ASCVD 一级预防时，若患者 10 年 ASCVD 风险≥7.5% 时，需启用中等或高强度他汀治疗；若 10 年 ASCVD 风险介于 5%～7.5% 时，则需启用中等强度他汀治疗

　　保守预计的不良反应事件，包括额外增加的新发糖尿病、罕见的肌病以及出血性脑卒中。额外增加的新发糖尿病发病率，因他汀治疗强度而异。接受 1 年中等强度他汀治疗，额外增加的糖尿病风险发生率为 0.1/100 例；接受 1 年高强度他汀治疗，则为 0.3/100 例。目前尚不清楚他汀治疗相关性糖尿病的长期（10 年以上）不良预后如何，似乎不至于严重到增加诸如心肌梗死、脑卒中或 ASCVD 死亡的风险。肌病（发生率约 0.01/100 例）和出血性脑卒中（发生率约 0.01/100 例）可能稍许增加他汀治疗的额外风险。

　　尽管同等等级的证据表明，对于 10 年 ASCVD 风险介于 5.0%～7.5% 之间的患者而言，中等强度和高强度的他汀治疗，均可降低 ASCVD 事件，但此类人群应用高强度他汀治疗所致潜在不良反应危害，可能超过 ASCVD 风险减少的潜在获益。然而，若其应用中等强度他汀治疗，则 ASCVD 风险降低获益明确超过潜在不良反应危害。

　　对于 10 年 ASCVD 风险≥7.5% 或介于 5%～7.5% 的成年患者，在启动他汀治疗进行 ASCVD 一级预防之前，推荐临床医生和患者应共同参与该疗法的讨论。讨论内容应包括：启用他汀所带来 ASCVD 风险降低的潜在效益、药物不良反应、药物间相互作用和患者的治疗意向。

　　迄今尚无针对 21～39 岁人群的一级预防 RCT 证据，仅有少数针对＞75 岁人群的证据。此外，40～75 岁且 10 年 ASCVD 风险＜5% 的人群，应用他汀治疗所获 10 年期以上的净效益可能较小。因此，对于 LDL-C＜4.9 mmol/L（190 mg/dL）的成人，当不确定其是否为他汀类获益人群，或经定量风险评估后其治疗后风险降低获益仍不确切时，临床医生的知识、经验和技能（"医术"）以及患者的治疗意向，都有助于决定是否启动他汀治疗。启动他汀治疗前，临床医生和患者的讨论应包括：ASCVD 风险降低的潜在益处，药物不良反应以及药物间相互作用。对于某些患者，还可参考额外因素来指导治疗决策。有助于 ASCVD 风险评估的额外危险因素包括：原发性 LDL-C≥4.1 mmol/L（160 mg/dL）或提示遗传性高脂血症的其他证据；早发 ASCVD 家族史（即首发 ASCVD 年龄，一级男性亲属＜55 岁或一级女性亲属＜65 岁）；高敏 C 反应蛋白≥2 mg/L；CAC 评分≥300 单位或≥75 百

分位数（相同年龄、性别和种族）。

八、一级预防中的风险评估

大量证据不支持使用某固定危险因素界值来决定是否应用他汀治疗。采用 ASCVD 绝对风险这一理念，有助于定量评估 ASCVD 风险降低潜在获益与潜在不良反应。若采用危险因素纳入标准进行风险评估，一方面低估可能从他汀治疗中获益的高风险人群数量；另一方面又可能高估从他汀治疗中净获益的极低危人群数量。

九、心力衰竭和血液透析

迄今尚无指南针对以下两类特殊人群进行他汀治疗推荐：①心力衰竭（NYHA 分级 Ⅱ～Ⅳ）患者；②正接受维持性血液透析的患者。有 4 项 RCT 针对性探讨了上述两类特殊人群（合并或不合并心脏病）应用他汀治疗的问题。尽管其中 2 项 RCT 结果显示，他汀治疗不能降低上述两类特殊人群的 ASCVD 事件，但是也没有足够的证据支持或反对上述两类患者接受他汀治疗。或许今后研究可能从这两种疾病人群中发现，可能从他汀治疗中获益的亚组人群。因此对于这两类人群而言，临床医生决定是否应用他汀治疗前，应当充分评估患者的下列情况：他汀治疗所能带来的 ASCVD 风险降低获益、药物（他汀）不良反应、药物-药物间相互作用，以及有无其他他汀治疗的顾虑甚至禁忌征和应用他汀的剂量。

十、安全性考虑

患者若存在以下高危因素，将影响他汀安全性（此外还有其他高危因素）：存在多种或严重并发症，诸如肝功能或肾功能受损；既往曾有不能耐受他汀或肌肉损害病史；同时服用可能影响他汀代谢的其他药物；既往有出血性脑卒中病史；年龄＞75 岁。此外，对亚裔患者而言，同等强度的他汀治疗，其起始剂量也有别于欧美人群。

不推荐接受他汀治疗患者常规检测肌酸激酶（CK），但若有肌肉症状的患者例外。然而，对于存在潜在肌肉不良事件风险的患者，他汀用药前测定基线 CK 或将有益，此类患者包括下列人群：既往有不耐受他汀或肌病的个人史或家族史，或有相关疾病临床表现，或同时合用增加肌病风险的药物。

凡参加此类临床试验的患者，在每例随访的他汀治疗启动前、后，均需接受咨询，以明确有无以下肌肉症状，诸如肌肉的无力或疲劳、酸胀、疼痛、敏感、痉挛或僵硬。

启动他汀治疗前，应检测 ALT 基线水平。不推荐在他汀治疗期间，动态监测 ALT 变化，其原因在于，虽监测了安慰剂组与他汀治疗组患者的 ALT 水平，但结果显示两组间无显著差异。

此外，美国食品药品监督管理局（FDA）已声明，如果肝酶的基线水平正常，则没必要对肝功能进行监测。然而，在他汀治疗期间，若有症状提示肝毒性增加（例如，异乎寻常的疲劳或无力、食欲欠佳、腹痛、尿液颜色加深以及皮肤或巩膜黄染），则需监测肝功能。

若患者服用他汀后，连续两次检查 LDL-C 均＜1.0 mmol/L（40 mg/dL），可考虑减少他汀剂量。并无证据显示，若 LDL-C＜1.0 mmol/L（40 mg/dL）会导致不良事件。

对于合并糖尿病风险的患者而言，他汀轻度增加 2 型糖尿病的额外发病风险。对于糖尿病风险极低的患者而言，他汀降低 ASCVD 发病风险所带来的潜在获益，超过其致糖尿病发病额外增加的风险。因此，凡接受他汀治疗者，应根据现有糖尿病筛查指南，评估其新发糖尿病风险。若患者在他汀治疗期间发生糖尿病，应鼓励其改善有益心脏的膳食结构、参加体育锻炼、保证并维持体重达标、戒烟，同时继续他汀治疗，以降低 ASCVD 风险。

他汀属于妊娠期禁用药物，故该药不应用于孕妇和哺乳期妇女，除非其已采取有效避孕措施或不准备母乳哺育孩子。

对于下列患者，无论服用何种剂量的他汀都应谨慎用药：年龄＞75 岁，同时服用影响他汀代谢的其他药物或同时服用多种药物、或因合并症需接受复杂药物治疗方案（如器官移植术后用药或正在接受

HIV 治疗者）。

十一、他汀治疗的监测

研究证据支持启动他汀治疗前，应检测空腹血脂全套（总胆固醇、甘油三酯、HDL-C 以及根据前 3 者计算所得的 LDL-C），并在开始他汀治疗后 4～12 周复查血脂水平，以评估患者的依从性。此后根据临床情况，每 3～12 个月评估一次。为了降低 ASCVD 风险，同时坚持药物治疗和生活方式干预尤为必要。部分患者在采用推荐强度的他汀治疗后，会出现难以耐受的不良反应。一旦明确不良反应的严重性及其与某种他汀相关性，以及在去除不良反应诱因后，应减少此种他汀的剂量或酌情换用其他种类他汀，直至所选他汀的种类和剂量能为患者所耐受。

十二、优化他汀治疗

高强度他汀治疗减少 ASCVD 事件的疗效优于中等强度他汀治疗，此外，低强度他汀治疗也被证实可减少 ASCVD 事件，尽管减少幅度相对不如更高强度的他汀治疗。因此，对于适合指南推荐的他汀治疗患者，应在不至产生不良反应的前提下，尽可能给予可耐受的最大强度的他汀治疗。

本指南不推荐将 LDL-C 或非- HDL-C 特定值或降幅百分比，作为药物降脂性能的评估指标。LDL-C 的降幅百分比不仅能反映患者依从性，也可反映机体对他汀治疗的生物学差异。有证据显示，部分人群对他汀治疗的反应可能低于平均水平。为此应评估患者对药物治疗和生活方式干预的依从性，查找并去除导致 LDL-C 升高的继发性因素，以便解决特定剂量他汀治疗疗效不佳的问题。

十三、非他汀类药物与他汀合用及在不能耐受他汀人群中的应用

没有足够证据支持，在他汀基础上联合非他汀类降血脂药能进一步减少 ASCVD 事件。当高风险人群出现以下情况时，临床医生可以考虑增加非他汀类降血脂药治疗：他汀预期疗效不佳、低于推荐强度的他汀治疗仍不能耐受，或对他汀类药物完全不耐受者。高风险人群包括：ASCVD 患者，LDL-C≥4.9 mmol/L（190 mg/dL）者以及 40～75 岁的糖尿病患者。在这种情况下，临床医生在权衡利弊、确认降 ASCVD 风险的获益大于出现潜在不良反应和药物相互作用的风险时，并在充分考虑患者意愿的前提下，应优先选用在随机对照研究中显示出能降低 ASCVD 风险的非他汀类降血脂药。

十四、年龄＞75 岁亚组人群

对于已经接受且能耐受他汀的＞75 岁人群，可以继续服用他汀。大量证据支持，＞75 岁临床 ASCVD 患者在二级预防中，可采用中等强度他汀治疗。但是甚少证据明确支持，＞75 岁人群在二级预防中首选高强度他汀治疗。

无证据支持，＞75 岁无临床 ASCVD 的人群在一级预防中采用他汀治疗能减少 ASCVD 事件的发生。因此对于＞75 岁者，在一级预防中启动他汀治疗以预防 ASCVD 前，需考虑其他因素，包括药物所致并发症、用药安全以及防治重点。老年人群在一级预防中启动他汀治疗前，应充分探讨：启用他汀所带来 ASCVD 风险降低的潜在效益、药物不良反应、药物间相互作用和患者的治疗意向。

〔中南大学湘雅二医院　赵水平〕

参考文献

Stone NJ, Robinson JG, Lichtenstein AH, et al. 2013 ACC/AHA guideline on the treatment of blood cholesterol to reduce atherosclerotic cardiovascular risk in adults: a report of the American College of Cardiology/American Heart Association Task Force on Practice Guidelines. J Am Coll Cardiol, 2014，63：2889 - 2934.

第六十二章　　美国以患者为中心的血脂异常管理（2015）

美国国家脂质协会（NLA）建议：以患者为中心的血脂异常管理于 2015 年正式发表，这有助于人类减少动脉粥样硬化性心血管疾病（ASCVD）致残率和死亡率。

针对 ASCVD 事件（主要包括心肌梗死、冠心病猝死及缺血性脑卒中）进行干预的随机对照研究结果，也包括亚组分析和许多试验结果的荟萃分析结果，是临床推荐的基础。尽管专家同意，随机对照临床试验的原始资料是评价治疗方法的获益和风险，以及为做出临床决策提供最有力证据。但是我们只能获得有限的随机对照临床试验证据，且常不完整，特别是随机对照临床试验的受试者与真实患者的特征和得到的治疗方法等并不完全相同。因此，流行病学和基因组学研究所获得的证据，以及个体机能代谢研究所获得的结果也应该被采用。

一、主要观点

1. 血液循环中含载脂蛋白（Apo）B 脂蛋白-胆固醇升高，包括非-高密度脂蛋白-胆固醇（非-HDL-C）和低密度脂蛋白胆固醇（LDL-C），即致动脉粥样硬化胆固醇，是动脉粥样硬化发生的根本原因，而动脉粥样硬化进展是主要 ASCVD 事件发生的病理基础。

2. 降低致动脉粥样硬化胆固醇水平可大幅度地降低 ASCVD 风险。推测其主要获益源于通过多种途径包括改善生活方式及药物治疗，降低致动脉粥样硬化胆固醇水平。

3. 应依据 ASCVD 事件的绝对危险程度来决定降血脂治疗强度。

4. 动脉粥样硬化在发展至有临床表现的 ASCVD 之前，它常常发在生命的早期，并持续进展数十年。因此在评估降低风险治疗的利弊时，也应将中期和长期/终身的危险因素考虑在内。

5. 对于推荐降血脂药物的患者，他汀类是降低 ASCVD 风险的主要治疗方法。

6. ASCVD 的非血脂危险因素同样也应适当管理，这些非血脂危险因素包括高血压、吸烟和糖尿病。

二、改善生活方式的重要性

推荐预防 ASCVD 应以改善生活方式为中心。降血脂药物的应用，已经取得巨大成功。许多大规模 RCTs 中，受试者共计多达数十万人，其结果显示，药物治疗尤其是他汀类药物，能有效降低致动脉粥样硬化性胆固醇，并减少 ASCVD 致残率和死亡率。但是，现有研究结果也提示，生活方式对致动脉粥样硬化性胆固醇的水平、肥胖、高血压和胰岛素抵抗均具有重要影响。因此，尽管对于危险因素较多的患者需要药物治疗，但是 NLA 一致认为，无论是否已采用药物治疗，生活方式的改善是降低风险的重要治疗方法。

三、治疗目标的实用性

降脂药物的随机对照研究，多数是将试验药物与安慰剂或降血脂作用稍弱的阳性药物进行对比。在所有评估 ASCVD 致残率和死亡率的大规模试验中，并未评估将受试者 LDL-C 和非-HDL-C 浓度降低至某一特定水平的治疗策略。但是，从研究各种降低致动脉粥样硬化性胆固醇的治疗方法（药物、饮食及回肠旁路手术）的随机对照试验结果来看，血脂水平越低，发生 ASCVD 的风险越低。这些结果与其他观察性的研究结果相一致，这些观察性的研究结果提示，动脉粥样硬化性胆固醇水平与 ASCVD 绝对风险呈线性关系。

制定降血脂治疗目标值非常有用。通过目标值制定，可确保强力降低致动脉粥样硬化性胆固醇与心血管事件的绝对风险减少相一致。除此以外，目标值的制定为医患间交流也提供了方便，医生更容易向患者解释治疗进展，因而对治疗效果予以肯定，使患者尽可能长期地按照治疗方案坚持治疗。

四、脂质水平基线筛选和分层

所有成年人（≥20 岁）空腹及非空腹脂质水平至少每 5 年检测一次。至少需检测总胆固醇和 HDL-C，这样可以计算出非-HDL-C（总胆固醇-HDL-C）。如果空腹（一般 9～12 小时），假设此时甘油三酯＜400 mg/dL，LDL-C 是可以被检测出来的。脂质水平分层见表 62-1。为了选择治疗目标及策略，脂质水平与其他 ASCVD 危险因素都必须考虑在内。

如果致动脉粥样硬化性胆固醇（非-HDL 和 LDL-C）水平在合理范围，脂质测量和 ASCVD 风险评估每隔 5 年必须重复一次，或者根据临床需要间隔更短的时间复测一次。某些危险因素的变化也可以缩短间隔时间对血脂进行复测，这些变化包括 ASCVD 危险因素（包括体重的增加）、一级亲属早发 AS-CVD、ASCVD 发病的证据或者新出现的潜在引起血脂紊乱的原因。对于致动脉粥样硬化性胆固醇在合理范围的患者，必须强调改善生活方式。

表 62-1　　　　　　　　　　　胆固醇及甘油三酯水平分层 ［mmol/L，（mg/dL）］

非-HDL-C *		
＜3.4	130	理想
3.4～4.1	130～159	基本理想
4.1～4.9	160～189	临界高值
4.9～5.7	190～219	升高
≥5.7	220	重度升高
LDL-C		
＜2.6	100	理想
2.6～3.4	100～129	基本理想
3.4～4.1	130～159	临界高值
4.1～4.9	160～189	升高
≥4.9	190	重度升高
HDL-C		
＜1.0	40（男）	低
＜1.3	50（女）	低
TG		
＜1.7	150	正常
1.7～2.3	150～199	临界高值
2.3～5.7	200～499	升高
≥5.7	500	重度升高

注：HDL-C，高密度脂蛋白-胆固醇；LDL-C，低密度脂蛋白-胆固醇；非-HDL-C，非-高密度脂蛋白-胆固醇，即总胆固醇-HDL-C。

五、降脂治疗干预目标

（一）非-HDL-C 和 LDL-C

当采取干预措施降低 ASCVD 长期风险时，若非属大众保健，则将致动脉粥样硬化性胆固醇（非-HDL 和 LDL-C）水平作为主要治疗目标。除了 HDL 外，LDL 中富含的胆固醇是血液循环中脂蛋白所含胆固醇的 75%，而这个比例在高甘油三酯血症患者中偏低。

尽管一直将 LDL-C 视为治疗主要目标，但对评价疗效而言，NLA 则一致认为非-HDL-C 是一项比 LDL-C 更好的目标。非-HDL-C 所含的胆固醇包括了所有潜在致动脉粥样硬化的脂蛋白颗粒所含胆固醇，这些颗粒包括 LDL、中间密度脂蛋白（IDL）、极低密度脂蛋白（VLDL）及其残粒、乳糜微粒（CM）和脂蛋白（a）。流行病学研究结果显示，与 LDL-C 相比，非-HDL 对 ASCVD 的致残率和死亡率具有更好的预测性。在干预性研究中，有少量的分析数据显示，与 LDL-C 相比，治疗后非-HDL-C 改变量及水平，与冠心病（CHD）风险更为相关。除此以外，当治疗后这两者浓度变化不一致（如两者中只有一个是升高的），CHD 的风险变化与非-HDL-C 的变化更为一致。

非-HDL-C 较 LDL-C 能更好地预测 ASCVD 风险的可能原因是：①和 LDL 一样，一些富含甘油三酯的脂蛋白残粒可以进入动脉血管壁，促进动脉粥样硬化的发生发展。②非-HDL-C 较 LDL-C 与 ApoB 关系更为密切，所以与致动脉粥样硬化的所有脂蛋白残粒也都更加密切相关。③甘油三酯和 VLDL-C 的升高，反映肝内生成了更强的致动脉粥样硬化脂蛋白颗粒，肝脏对这些颗粒清除的作用较弱，导致其在血液循环中存在时间延长。

尽管非-HDL-C 和 LDL-C 都被视为致动脉粥样硬化性胆固醇，但是首次强调了非-HDL-C 最为重要。非-HDL 和 LDL-C 都被视作降血脂治疗的目标，它们所需达到的治疗目标值见表 62-2 和表 62-3。将非-HDL-C 作为干预目标，也可简化高甘油三酯血症患者的管理。非-HDL-C 水平可间接反应甘油三酯浓度，因为甘油三酯浓度与 VLDL-C 浓度密切相关。非-HDL-C 达标是指非-HDL-C 的主要成分 LDL-C 和 VLDL-C 全部都达标。但是，必须对非-HDL-C 和 LDL-C 都制定目标值，因为二者可能出现变化不一致的情况，而且对致粥样硬化性胆固醇有效管理时，要求二者的水平均需达标。

表 62-2　　　　　　　　　　　　　　　非-HDL-C、LDL-C 和 ApoB 治疗目标值

危险分层	治疗目标值				
	非-HDL-C mmol/L(mg/dL)		LDL-C mmol/L(mg/dL)		ApoB mg/dL
低危	＜3.4	130	＜2.6	100	＜90
中危	＜3.4	130	＜2.6	100	＜90
高危	＜3.4	130	＜2.6	100	＜90
极高危	＜2.6	100	＜1.8	70	＜80

注：ApoB 是次要的、可选择性的治疗目标。

对于需要进行一级预防的患者（如无 ASCVD 临床证据的患者或者其他高危患者），致动脉粥样硬化性胆固醇的理想水平是非-HDL-C＜3.4 mmol/L（130 mg/dL）和 LDL-C＜2.6 mmol/L（100 mg/dL）（表 62-2、表 62-3）。支持上述临界值的证据主要来自临床研究，这些研究结果显示治疗目标在这个范围的患者 ASCVD 的风险较低，也包括那些由于基因突变导致致动脉粥样硬化性胆固醇低于这个平均水平的患者。这个临界值也得到了随机对照临床研究结果的支持，这些研究显示，通过药物和改善饮食结构降低致动脉粥样硬化性胆固醇的水平可以使发生 ASCVD 的风险减少，这些结果通常与观察性研究的证据相一致。

（二）ApoB

ApoB 可视为次选的治疗目标。流行病学研究通常显示 ApoB 和非-HDL-C 较 LDL-C 对 ASCVD 风险有更好的预测性。由于潜在致动脉粥样硬化脂蛋白颗粒均含有 ApoB，所以 ApoB 是反映血液循环中致动脉粥样硬化颗粒浓度的一项直接指标。ApoB 和非-HDL-C 作为治疗目标的好处还在于它们的准确测量不需要空腹。NLA 认为非-HDL-C 优于 ApoB 是因为非-HDL-C 检测比较方便，不需要额外的检测费用，同时也因为在预测 ASCVD 事件发生风险时 ApoB 并不优于非-HDL-C。

表 62 - 3　　　　　　　　　ASCVD 风险评估标准、治疗目标和考虑药物治疗临界值

危险分层	标准	治疗目标 mmol/L(mg/dL)		考虑药物治疗 mmol/L(mg/dL)	
		非-HDL-C	LDL-C	非-HDL-C	LDL-C
低危	• 0～1 个主要 ASCVD 危险因素 • 考虑其他已知的危险因素	＜3.4(130)	＜2.6(100)	≥4.9(190)	≥4.1(160)
中危	• 2 个主要 ASCVD 危险因素 • 考虑定量危险评分 • 考虑其他已知的危险因素[1]	＜3.4(130)	＜2.6(100)	≥4.1(160)	≥3.4(160)
高危	• 同时存在≥3 个主要 ASCVD 危险因素 • 糖尿病（1 型或 2 型）[2] 伴 0～1 个 　ASCVD 主要危险因素且无靶器官损害 • CKD 3B 或 4 期[3] • LDL-C≥190 mg/dL[4] • 10 年冠心病风险性≥10%[5]	＜3.4(130)	＜2.6(100)	≥3.4(130)	≥2.6(100)
很高危	• 确诊 ASCVD • 糖尿病伴≥2 个或 2 个以上 　ASCVD 主要危险因素或靶器官损害[6]	＜2.6(100)	＜1.8(70)	≥2.6(100)	≥1.8(70)

对于已经确诊 ASCVD 或糖尿病的患者，无论其基线胆固醇水平如何，都应考虑给予中至大剂量的他汀治疗。

注：

（1）ASCVD：动脉粥样硬化性心血管疾病；HDL-C，高密度脂蛋白胆固醇，LDL-C，低密度脂蛋白胆固醇。

（2）[1]对于某些中危的患者，进一步的检查将有助于其危险分层（见表 62 - 4 和表 62 - 11）。[2]对于糖尿病患者伴 1 个主要 ASCVD 危险因素，其治疗目标为非-HDL-C＜100 mg/dL（LDL-C＜70 mg/dL）。[3]危险积分定量不适用于 CKD3B 期（GFR：30～44 mL/min/1.73m²）或 CKD4 期（GFR：15～29mL/min/1.73m²）的患者，因会低估其真实的危险程度。CKD5 期是一个极高危因素，但根据有关调脂治疗随机对照临床研究的结果，没有确切的证据表明其可以减少 CKD5 期患者 ASCVD 事件的发生。因此对于 CKD5 期，尚无治疗目标。[4]当 LDL-C≥190 mg/dL，考虑为严重高胆固醇血症表型（包括家族性高胆固醇血症），对于其成年患者，推荐同时予以生活方式干预和药物治疗。若其无法达到理想的治疗水平，则至少应较基线水平降低 50%。家族性高胆固醇血症患者合并有多个或者难以控制的其他 ASCVD 主要危险因素时，可考虑将胆固醇降至更低的水平。危险积分定量不适用于此类患者。[5]危险评分高危是指 10 年严重冠心病（心肌缺血和冠心病死亡）评分≥10% 或严重 ASCVD（心肌缺血、卒中，或者冠心病或脑卒中导致的死亡）评分≥15%。临床医生也可使用其他风险评估工具，但必须要考虑以下几点：由于观察的终点事件如：冠心病事件，ASCVD 事件，心血管死亡率不同，所包含的危险因素不同，随访时间长短如：5 年、10 年或者长期/终身不同，预测风险结果可能具有不一致性；某一评分系统有可能将对于某个患者病情来说非常重要的危险因素给忽略了，此时需注意要结合个体临床情况。[6]靶器官损害终末期指：尿微量白蛋白/肌酐≥30 mg/g，慢性肾脏病，视网膜病变。

　　降胆固醇药物，尤其是他汀，对致动脉粥样硬化性胆固醇与 ApoB 降低的效果可能不一致，往往只是降低胆固醇的浓度而不降低 ApoB。非-HDL-C 和 LDL-C 水平已达标的患者，ApoB 仍有可能是升高的，所以 ApoB 有可能增加 ASCVD 残余风险。通常来说，没有必要在治疗初始时常规检测 ApoB，除非患者治疗后的致动脉粥样硬化性胆固醇已经达标。如果临床选择了将 ApoB 作为评估指标之一，那么对于一级预防的患者，ApoB 水平需控制在 90 mg/dL 以下，而严重高危患者，ApoB 水平应＜80 mg/dL。

　　临床医生也可考虑检测 LDL 颗粒浓度以替代 ApoB。测量 LDL 颗粒浓度在临床上是可行的，尤其是对于那些非-HDL-C 和 LDL-C 均已达到目标值的患者。

　　（三）甘油三酯

　　除非血甘油三酯严重升高如 TG≥5.7 mmol/L（500 mg/dL），否则甘油三酯并不是治疗的目标。当甘油三酯水平处于 2.3～5.7 mmol/L（200～499 mg/dL）之间时，治疗目标应为 LDL-C 及非-HDL-C；若甘油三酯≥5.7 mmol/L（500 mg/dL），特别是那些甘油三酯≥11.5 mmol/L（1000 mg/dL）的患者，应将甘油三酯降低至 5.7 mmol/L（500 mg/dL）以下，以预防胰腺炎发生作为治疗主要目标。

　　（四）HDL-C

　　HDL-C 水平是一项重要的风险评估指标，它被用于危险分层及 10 年心血管事件风险评估。HDL-

C 降低是代谢综合征表现之一。虽然 HDL-C 并不是一项降血脂治疗目标，但是它的水平通常随着降血脂治疗及生活方式的改善而增高。

（五）代谢综合征

代谢综合征被认为是 ASCVD 及 2 型糖尿病的独立危险因素（表 62 - 4）。脂肪过多及胰岛素抵抗是导致代谢及血流动力学紊乱（包括高血压、高血脂、高血糖及 HDL-C 降低）的核心因素。合理的饮食和运动可以给代谢综合征患者带来更大的益处，尤其是对超重或肥胖患者来说，可通过减轻体重和增加运动量获益。成功的生活方式干预会减少脂肪含量、改善胰岛素抵抗和多种代谢紊乱，后者增加代谢综合征的风险和升高炎症及凝血因子水平。

表 62 - 4   代谢综合征临床诊断标准（同时符合任意 3 项或以上）

测量项目	临界值
• 腰围增大[1]	男性≥102 cm
	女性≥88 cm
• 甘油三酯水平升高（或正在服用降甘油三酯药物[2]）	≥1.7 mmol/L(150 mg/dL)
• HDL-C 降低	女性<1.0 mmol/L(40 mg/dL)
	男性<1.3mmol/l(50 mg/dL)
• 血压升高（或正在服用降血压药物）	收缩压≥130 mmHg 或舒张压≥85 mmHg
• 空腹血糖升高（或正在服用降血糖药[3]）	≥6.1 mmol/L(100 mg/dL)

注：

(1) HDL-C，高密度脂蛋白-胆固醇。

(2)[1]美国心脏学会发布的关于代谢综合征的指南中，其对于胰岛素抵抗的个体建议腰围临界值男性≥94 cm，女性≥80 cm（包括亚裔）。

[2]对于高甘油三酯血症的治疗，常用贝特类药物、烟酸，以及大剂量的长链 n-3 脂肪酸。当患者服用以上任意一种药物时，通常意味着其甘油三酯升高。

[3]当使用上述标准时，大多数 2 型糖尿病患者同时患有代谢综合征。

（六）其他病因所致血脂异常

某些饮食、疾病或药物也可导致血脂异常，对于血脂异常的患者，应该考虑是否由这些因素引起。具体内容见表 62 - 5。

表 62 - 5   可升高 LDL-C 和甘油三酯的药物

升高 LDL-C 水平的药物	升高甘油三酯的药物
• 部分孕酮类药物	• 口服雌激素
• 合成类固醇	• 他莫昔芬
• 达那唑	• 雷洛昔芬
• 异维 A 酸	• 维 A 酸类药物
• 免疫抑制药（环孢素）	• 免疫抑制药（环孢素、西罗莫司）
• 胺碘酮	• 干扰素
• 噻嗪类利尿药	• β 受体阻滞药（尤其是非选择性 β 受体阻滞药）
• 糖皮质激素	• 非典型抗精神病药
• 噻唑烷二酮类药物	• 蛋白酶抑制药
• 贝特类药物（用于严重的高甘油三酯血症）	• 噻嗪类利尿药
• 长链 n-3 脂肪酸（用于严重的高甘油三酯血症，含有二十二碳六烯酸）	• 糖皮质激素
	• 罗格列酮
	• 胆酸螯合剂
	• 门冬酰胺酶
	• 环磷酰胺

六、ASCVD 风险评估及其治疗目标

除血脂水平外，ASCVD 风险评估还包括其他主要 ASCVD 风险因素（表 62-6）、ASCVD 临床表现（表 62-7），以及其他已知的 ASCVD 高危、极高危危险因素：包括 LDL-C≥190 mg/dL（严重高胆固醇血症），1 型或 2 型糖尿病，慢性肾脏病（CKD）3B 期以上（GFR<45 mL/kg/1.73 m²）（表 62-8）。对于高危或极高危组，不推荐使用危险评分，因其常会低估真实风险，除非存在有效的验证方法。

ASCVD 危险分层分为四类（见表 62-9）。危险分层的信息可用于制定降胆固醇（以及 ApoB）的治疗目标以及决定开始药物治疗的时机。对于胆固醇升高的患者，无论是否接受降血脂药物治疗，对所有患者都应强调生活方式改善的重要性，并长期随访。

表 62-6　　　　　　　　　　　　　　　ASCVD 主要风险因素

1. 年龄：男性≥45 岁、女性≥55 岁
2. 早发冠心病家族史：男性一级亲属<55 岁发病，女性一级亲属<65 岁发病
3. 吸烟较频繁
4. 高血压：血压≥140/≥90 mmHg，或正在接受高血压治疗
5. HDL-C 低水平：女性<1.0 mmol/L（40 mg/dL），男性<1.3 mmol/L（50 mg/dL）

（一）极高危

诊断 ASCVD 的风险分层临床依据（表 62-7）。ASCVD 极高危包括：确诊 ASCVD；糖尿病伴≥2 项 ASCVD 主要危险因素或靶器官终末损害。这些患者需要将降胆固醇目标值定得更低。胆固醇水平在目标值以上的极高危患者，推荐使用药物治疗，而对于胆固醇及 ApoB 水平低于目标值的人群，也可以考虑使用他汀类药物治疗。

虽然 CKD 5 期也属于 ASCVD 极高危的情况，但是随机对照临床试验的数据表明对于这些患者降血脂治疗并未取得临床获益。并且对这些患者使用强化降血脂药治疗以达到降低胆固醇水平并不实际。因此对于 CKD 5 期患者并没有设定胆固醇目标值，而是以临床判定为准。

表 62-7　　　　　　　　　动脉粥样硬化性心血管病（ASCVD）风险分层标准

- 心肌梗死及其他急性冠状动脉综合征
- 冠状动脉或其他血运重建手术
- 短暂性脑缺血发作
- 缺血性脑卒中
- 外周动脉的粥样硬化病变：踝/肱指数<0.90
- 其他常见的动脉粥样硬化疾病：①冠状动脉粥样硬化；②肾动脉粥样硬化；③继发于动脉粥样硬化的主动脉瘤；④颈动脉斑块伴不小于 50% 狭窄

表 62-8　　　　　　　　　　　　　　　高危及极高危患者

有以下情况的患者,定量风险评分在最初风险评估时不是必需的
- 糖尿病,1 型或 2 型
- 慢性肾脏病(CKD≥3B 期)
- LDL-C≥4.9 mmol/L(190 mg/dL):严重的高胆固醇血症包括家族性高胆固醇血症
- ASCVD

注：ASCVD,动脉粥样硬化性心血管病；LDL-C,低密度脂蛋白-胆固醇。

（二）高危

高危包括：≥3 项 ASCVD 主要危险因素；糖尿病伴 0~1 个主要危险因素；慢性肾脏疾病（CKD）3B 或 4 期；LDL-C≥4.9 mmol/L（190 mg/dL）。

表 62 - 9   动脉粥样硬化性心血管疾病（ASCVD）风险评估

1.确定患者是否属极高危或高危的情况

极高危

（1）ASCVD

（2）糖尿病伴有≥2 项主要危险因素或终末器官损害

高危

（1）糖尿病伴有 0～1 项主要危险因素

（2）慢性肾脏疾病(CKD 3B 或 4 期)

（3）LDL-C≥4.9mmol/L(190 mg/dL)

2.计数主要危险因素项数

（1）0～1 项主要危险因素，并且没有其他更高风险指标，则为低危组。当存在其他风险指标，视情况考虑划分入更高风
　　险组

（2）≥3 项主要危险因素，为高危组

3.2 项主要危险因素，此时需要考虑风险评分，同时对于有些患者，一些额外的检查可能会有帮助

　　对于有 2 项 ASCVD 主要危险因素的人群，临床医生可以进行风险评分，以计算 10 年或者长期的 ASCVD 事件风险。这对于确定那些具有高风险但不在上述高风险情况中的人群有所帮助。

　　应该注意到的是，这些阈值并未区分"他汀获益人群"（即采用他汀治疗能够使 ASCVD 事件减少的人群）。冠心病一级预防的随机对照临床试验已经表明，即便对于那些 ASCVD 风险较低的人群（10 年风险约 5.0%～7.5%），他汀治疗仍能够带来相对风险下降。基于整体人群统计评分，对于个体仅仅提供了一个大致风险估算，实际工作仍需要临床解读及判断。当分析人群与公式建立来源具有不同平均风险水平人群时也是如此。对于一些患者，主要基于非血脂危险因素（如吸烟、高血压等）的 ASCVD 风险评估，可能将其划分为中危或者高危，在这种情况下，需要重点关注这些危险因素本身（表 62 - 9）。

　　（三）中危

　　具有 2 项主要危险因素的人群，且无相应高危、极高危情况时，被归为中危（ASCVD 事件 10 年风险约为 5%～15%）。但有时应进行定量风险评分，以确定哪些应归为高危的人群。

　　在大多数情况下，危险因素计数和定量风险评分的结果一致。考虑到危险因素水平或强度的变化性以及年龄与其他危险因素的相互作用，定量风险评分对于风险分层更有帮助。同时它还能评估绝对风险，可以作为有用的教育工具。NLA 推荐当对于是否启动药物治疗不确切时，首先需进行定量风险评分。这个步骤理应在进行次级危险因素检测前完成，因为其不会给患者带来额外的花费。但是大部分的风险计算公式都没有考虑到次级危险因素，而次级危险因素对于某些特殊的患者是较为重要的。

　　评估 ASCVD 次级危险因素的最大可能效益在于，对于具有 2 项主要危险因素的人群，可确定其中哪些患者的药物治疗目标值可以降低。可能需要考虑的次级危险因素。当了解到更多关于这些检测的预测价值、区别和精确度等信息后，临床实践中才能够更好地运用这些检测方法。

　　虽然对于一些中危人群，ASCVD 事件的 10 年风险要比高危者低，但是其发生终生事件风险仍然较高。这在女性及年轻成人（<40 岁）中尤为常见。对于这些人群，作为 10 年 ASCVD 或冠心病风险评估的辅助，计算终生风险将会较有帮助。

　　（四）低危

　　低危是指有 0～1 项危险因素（10 年 ASCVD 风险<5%）。对于这类人群，不必进行定量风险评分。生活方式改善是该人群胆固醇控制的主要方式，当非-HDL-C 4.9～5.7 mmol/L（190～219 mg/dL）或 LDL-C 4.1～4.9 mmol/L（160～189 mg/dL）时，可考虑药物治疗。同时有些患者具有 1 项非常显著的主要危险因素如典型冠心病家族史、重度抽烟史等，或者次要危险因素如脂蛋白(a)≥50 mg/dL，或者诊断为亚临床疾病而被划分入中危或高危组，可考虑药物治疗使胆固醇控制在较低水平。也就是

说，当存在次级危险因素及亚临床疾病等，应考虑采用这些信息来制定进行危险分层及药物治疗决策。

七、以患者为中心

在开始使用降低 ASCVD 风险的降脂药治疗之前，临床医生应与患者讨论：治疗目标，潜在的不良影响，与其他药物或膳食补充剂的相互作用，生活方式，服药依从性和患者的选择。针对致动脉粥样硬化性胆固醇升高的药物治疗通常会维持较长的时间。随访 1 年发现大部分患者（在一些研究中＞50％）在服用完处方降脂药后不再续服药。因此与患者讨论坚持治疗，对减少 ASCVD 事件风险是非常重要的。临床医生应告知患者，当某种药物或在某个剂量发生不良反应时，可以换用其他的药物和治疗方案。

八、考虑药物治疗的指征

他汀类药物价格低廉，具有良好的安全性和耐受性，且已证明可有效降低 ASCVD 事件风险（即使在相对低风险的患者）。尽管他汀类药物相对便宜和具有良好耐受性，过度使用仍会导致不良反应和产生不必要的费用（如就诊，化验）的增加。对此的建议是需要在敏感性（最大化地降低患者的潜在风险）和特异性（使本不会经历 ASCVD 事件的人口最小化）之间进行权衡。选择的临界值代表 NLA 专家共识意见。有些医生可能喜欢给低风险或致动脉粥样硬化性胆固醇水平较低的患者开处方（主要是他汀类药物）。根据一级预防随机对照临床研究所提供的数据，他汀类药物使 10 年 ASCVD 事件发生率降低至 5％～7.5％，基于临床判断和患者选择，做出是否治疗的抉择。

（一）开始药物治疗

除非有禁忌，一线用药是中度或高强度的他汀类药物（请参见表 62-10 中他汀类药物的强度分类），以降低致动脉粥样硬化性胆固醇水平。虽然有个体差异，中等强度他汀类药物通常可以使 LDL-C 降低 30％～50％，高强度的他汀类药物可降低≥50％。一些临床医生倾向于一开始就用高强度他汀，如果患者不耐受则减少剂量。而另外一些临床医生倾向于开始用中等强度的他汀，如果期望进一步降低致动脉粥样硬性化胆固醇再上调剂量。由于出现药物不良反应后，患者通常会中止治疗，临床医生应该根据个体具体情况制定合适的治疗方案，尽可能使患者依从性延长。

表 62-10　　　　　　　　　　　　　　　　　　他汀类药物的强度分类

高强度剂量↓LDL-C≥50％	中等强度剂量↓ LDL-C 30％～50％
阿托伐他汀 40～80 mg	阿托伐他汀 10～20 mg
瑞舒伐他汀 20～40 mg	氟伐他汀 40 mg,每天 2 次
	氟伐他汀 XL 80 mg
	洛伐他汀 40 mg
	匹伐他汀 2～4 mg
	普伐他汀 40～80 mg
	瑞舒伐他汀 5～10 mg
	辛伐他汀 20～40 mg

注：LDL-C，低密度脂蛋白-胆固醇。他汀治疗的个体反应在临床实践中不同，除非不能耐受，中等强度或高强度他汀治疗是首选。

部分患者对他汀类药物治疗有禁忌或不耐受。对于这类患者，可以考虑非他汀类药物。非他汀类降血脂药物包括胆固醇吸收抑制药、胆汁酸螯合剂、贝特酸、长链 n-3 脂肪酸浓缩物和烟酸。在以安慰剂为对照的随机对照试验中显示胆汁酸螯合剂、贝特酸和烟酸能够降低冠心病或 ASCVD 事件发生率。在美国可用于降血脂的主要药物及其疗效的总结见表 62-11。同时还有另外两种适应征较窄的降血脂药，可用来治疗纯合子型家族性高胆固醇血症患者，这两类药物是针对编码 ApoB 的信使 RNA 的反义寡核苷酸和微粒体甘油三酯转运蛋白抑制药。

表 62‑11   药物对脂蛋白代谢的影响效应

药物种类（日常剂量）	脂质/脂蛋白	效应
他汀类[1]	LDL‑C	↓18%～55%
	非‑HDL‑C	↓15%～51%
	HDL‑C	↑5%～15%
	TG[2]	↓7%～30%
胆汁酸螯合剂[3]	LDL‑C	↓15%～30%
	非‑HDL‑C	↓4%～16%
	HDL‑C	↑3%～5%
	TG	↑0%～10%
烟酸[4]	LDL‑C	↓5%～25%
	非‑HDL‑C	↓8%～23%
	HDL‑C	↑15%～35%
	TG	↓20%～50%
贝特类[5]	LDL‑C[6]	↓5%～↑20%
	非‑HDL‑C	↓5%～19%
	HDL‑C	↑10%～20%
	TG	↓20%～50%
胆固醇吸收抑制药	LDL‑C	↓13%～20%
	非‑HDL‑C	↓14%～19%
	HDL‑C	↑3%～5%
	TG	↓5%～11%
长链 n‑3 脂肪酸药物	LDL‑C[6]	↓6%～↑25%
	非‑HDL‑C	↓5%～14%
	HDL‑C	↑5%～↑7%
	TG	↓19%～44%

注：

（1）HDL‑C，高密度脂蛋白‑胆固醇；LDL‑C，低密度脂蛋白‑胆固醇；非‑HDL‑C，非高密度脂蛋白‑胆固醇；TG，甘油三酯。

（2）[1]见表 62‑10 他汀类药物和剂量的描述。[2]TG 的减少，使用他汀类药物，特别是高效力他汀类药物，在高 TG 血症患者中降 TG 效果更强，大约可降低 TG20%～50%。[3]考来烯胺（4～16 g），考来替泊（5～20 g），和考来维仑（2.6～3.8 g）。[4]速释（晶体）烟酸（1.5～3 g），缓释烟酸（1～2 g），和缓控释烟酸（1～2 g）。[5]吉非贝齐，非诺贝特和非诺贝酸。[6]对于贝特酸和长链 n‑3 脂肪酸药物，在非常高 TG 的患者中可能会升高 LDL‑C 水平，除了仅包含二十碳五烯酸不含十二碳六烯酸的 n‑3 产品。

（二）随访

如果致动脉粥样硬化性胆固醇的目标水平未达到，可以增加他汀类药物剂量，或患者可以改用更有效的药物。如果在应用大剂量他汀类药物后，仍未达到致动脉粥样硬化性胆固醇目标水平，临床医生可建议患者转诊至脂质专家门诊，或加用另一种降胆固醇药物。一旦致动脉粥样硬化性胆固醇达到目标水平，应在 4～12 个月内定期监测治疗期间的疗效和不良反应，以确保患者血脂维持在目标水平和保证患者的依从性。

患者服用高强度他汀类药物治疗后，致动脉粥样硬化性胆固醇水平可能下降到很低的水平如 LDL‑C<1.0 mmol/L（40 mg/dL）。目前，没有证据表明如此低水平胆固醇有害，所以患者可以继续降脂治疗，特别是那些发生 ASCVD 事件风险非常高且无不耐受的症状或体征的患者。

从健康保健系统的角度来看，致动脉粥样硬化性胆固醇的监测也是非常重要的。监测致动脉粥样硬化性胆固醇目标水平达到和所保持的信息，使医疗保健服务质量的反馈机制更加完善。

九、高甘油三酯血症患者的管理

对于具有严重升高的甘油三酯如≥5.7 mmol/L（500 mg/dL）的患者，治疗的主要目标是使甘油三酯水平至<5.7 mmol/L(500 mg/dL)，以减少胰腺炎的发生。对于甘油三酯浓度为 2.3~5.7 mmol/L（200~499 mg/dL)时，治疗的主要目标是降低致动脉粥样硬化性胆固醇水平（非-HDL-C 和 LDL-C），以降低发生 ASCVD 的风险。

生活方式干预对于减少甘油三酯是至关重要的，包括超重或肥胖患者减轻体重（最初的目标是减少体重的 5%~10%），体力活动（每周≥150 分钟的中度或较高强度的活动），和限制酒精和糖/精制碳水化合物摄入量。

对于那些甘油三酯水平严重升高如 5.7 mmol/L（500 mg/dL）患者，通常存在乳糜微粒血症。对于这类患者，低脂饮食（<能量的 15%）可能有助于减少新的乳糜微粒颗粒进入血液循环。对于甘油三酯<5.7 mmol/L（500 mg/dL）的患者，将饮食中部分碳水化合物（尤其是糖和其他精制碳水化合物）替换成不饱和脂肪和蛋白质可能有助于降低甘油三酯和非-HDL-C 浓度。

当高甘油三酯血症的患者有用药物治疗的指征时，如果空腹甘油三酯浓度≥11.5 mmol/L（1000 mg/dL），应首先考虑使用主要降低甘油三酯和 VLDL-C 药物〔贝特类，高剂量（2~4 g/d）长链 n-3 脂肪酸，或烟酸〕，因为这些药物通常可最大程度降低甘油三酯浓度。对于甘油三酯浓度为 5.5~11.5 mmol/L（500~999 mg/dL）的患者，首先选择降甘油三酯药物或他汀类药物（排除胰腺炎病史）也是合理的。

对于甘油三酯浓度为 2.3~5.7 mmol/L（200~499 mg/dL）的患者，他汀类药物通常是首选。他汀类药物能最有效地降低动脉粥样硬化性胆固醇和 ApoB，并且来自随机对照试验中的甘油三酯亚组分析结果表明，他汀类药物可使甘油三酯属此范围内患者的 ASCVD 风险降低。若即使服用最大耐受量他汀类药物，甘油三酯浓度为 2.3~5.7 mmol/L（200~499 mg/dL）患者的非-HDL-C 仍未达目标，联合应用主要降甘油三酯和 VLDL-C 药物，可以使致动脉粥样硬化性胆固醇达标。心血管疾病预后研究的亚组分析进一步证明，他汀联合降甘油三酯药物治疗可以降低发生 ASCVD 事件风险，特别是在高甘油三酯合并低 HDL-C 的患者。

十、他汀不耐受与不良反应

他汀类药物的不良反应主要是肌肉性疼痛，也可引起短期记忆障碍。然而，观察研究并未发现长期服用他汀类药物会使患者出现记忆丧失。值得注意的是，肌肉骨骼不适在未使用他汀类药物治疗的老年患者中很常见，因此将这类症状归因于他汀所致时，应查明可引起此类症状的其他原因。患者通常有合并用药，这些药物可能与他汀类药物产生相互作用，增加肌肉症状风险。对于他汀类药物不耐受患者，换用另一种他汀症状可能会有改善。也可以采用其他方法包括限制每天剂量和修改方案如每隔一天或每隔一周给予长半衰期的他汀类药物。也可换用替代治疗增强他汀类药物的耐受性。对于采用上述策略仍不能耐受他汀的患者，可以考虑单独使用非他汀或联合使用另一种降胆固醇药物。

随机对照临床研究观察到他汀类药物治疗可轻度增加新发 2 型糖尿病风险，与较低强度他汀治疗相比，高强度他汀治疗似乎所增加的风险更大。新发糖尿病的增加似乎主要发生在那些伴有糖尿病危险因素的患者中，如代谢综合征部分表征。然而分析结果也表明，由他汀类或高强度他汀所诱发的糖尿病报告中，其 ASCVD 事件发生风险仍然显著降低。因此建议对于有糖尿病危险因素的患者中，开始他汀治疗之前和之后一年内都需监测血糖和糖化血红蛋白浓度。此外，应强调的是，生活方式干预既有助于降低致动脉粥样硬化性胆固醇水平，又能减少糖尿病风险。

十一、联合药物治疗

若致动脉粥样硬化性胆固醇水平未达标，可考虑一种他汀类药物再加上另一种（或两种）药物的治疗，尤其是高危或极高危的患者。通常在考虑联合治疗之前，应先使用他汀类药物最大耐受剂量。许多关于联合治疗预防 ASCVD 事件发生的数据主要来自于随机对照临床研究，这些试验是对相对较低水平致动脉粥样硬化性胆固醇者，评估在他汀治疗基础上，联用其他药物治疗的疗效。有限的随机对照临床研究证据可用于指导这类患者：已服用最大耐受剂量他汀，而致动脉粥样硬化性胆固醇水平仍未达标。

观察性研究以及比较高剂量与低剂量他汀类药物疗效的随机对照临床研究结果提示，ASCVD 事件风险与致动脉粥样硬化性胆固醇水平相关，致动脉粥样硬化性胆固醇水平降低越多，ASCVD 事件获益越大。治疗过程中 LDL-C（和非-HDL-C）的水平呈对数线性改变，这与他汀类药物作用的主要机制是通过减少致动脉粥样硬化脂蛋白观点相一致。致动脉粥样硬化脂蛋白的减少主要表现为循环中的致动脉粥样硬化性胆固醇浓度降低。此外，使用不同方法降胆固醇的研究结果表明，对于减少一定量的致动脉粥样硬化性胆固醇浓度，他汀类药物所降低的 ASCVD 风险程度与其他降胆固醇的措施（其他药物治疗、饮食和回肠旁路手术）所获的结果相似。

〔中南大学湘雅二医院　赵水平〕

参考文献

Jacobson TA，Ito MK，Maki KC，et al. National lipid association recommendations for patient-centered management of dyslipidemia：part 1-full report. J Clin Lipidol，2015，9：129 - 169.

第六十三章 欧洲血脂异常管理指南（2016）

欧洲心脏协会（ESC）和欧洲动脉粥样硬化学会（EAS）于 2016 年颁布新的血脂管理指南。冠状动脉疾病（CAD）、缺血性脑卒中和外周动脉疾病（PAD）等发生的病理基础是动脉粥样硬化，是一类由多种危险因素所致的疾病。有些危险因素与生活方式有关，比如吸烟、缺乏运动和饮食习惯，而且这些因素可以改变。其他危险因素中，有些也可以改善，比如高血压、2 型糖尿病和血脂异常；有些因素则无法改变，比如年龄和性别。血脂异常管理指南是动脉粥样硬化性心血管疾病（ASCVD）防治中的一项基本和不可或缺的措施。

心血管疾病（CVD）预防的重要性仍无可争辩，主要措施有：①倡导健康生活方式习惯；②改变不良的生活方式（如不良饮食、体力活动不足、吸烟等）；③控制 CVD 危险因素如高血脂或高血压水平等。使用他汀类药物降低血胆固醇水平以及改善血压控制，改善治疗依从性的强化措施，对于年龄＞55 岁的人群推广使用含多种 CVD 药物的复方制剂，都具有良好的成本效益。

一、心血管疾病总风险

推荐使用系统性 CVD 风险评估法（SCORE），因其基于大量具有代表性的欧洲群组数据库资料而产生。对无临床征兆或临床前期病变的表面健康人群，采用 SCORE 风险评估图简易实用。曾发生过急性冠脉综合征（ACS）或脑卒中等临床事件患者，未来再发生临床事件风险极高，应自动评估为极高危。

SCORE 评估 10 年内发生致死性动脉粥样硬化事件风险，是指心脏病发作、脑卒中或其他闭塞性动脉疾病，也包括心源性猝死。

血浆甘油三酯（TG）水平升高作为 CVD 预测因素一直有争论。在单变量分析中，空腹 TG 水平与 CVD 风险相关。但其他因素修正后，尤其是高密度脂蛋白-胆固醇（HDL-C），此相关性减弱。人们越来越关注非空腹 TG 水平，其与 CVD 风险相关性可能更强，且独立于 HDL-C 影响外。

其他危险因素如高敏 C 反应蛋白（hs-CRP）和同型半胱氨酸等，对个体 CVD 绝对风险评估（除外传统的危险因素）无多大作用。

任何年龄阶段人群，女性风险评估都低于男性。但实质是女性发生事件风险推迟 10 年，60 岁女性与 50 岁男性所面临的心血管事件风险相当。

二、危险分层

依照 CVD 总体风险值以及低密度脂蛋白-胆固醇（LDL-C）水平制定干预策略。（表 63-1）

（一）极高危组

符合下列任何一种情况者：

1. 临床证实或影像学检查明确有 CVD，包括既往心肌梗死（MI）、ACS、冠状动脉血运重建术［经皮冠状动脉介入治疗（PCI）、冠状动脉旁路移植术（CABG）和其他动脉血运重建术、卒中和短暂性脑缺血发作（TIA）和 PAD 等］，以及冠状动脉造影或颈动脉超声证实有明显粥样斑块。

2. 糖尿病（DM）伴靶器官损伤（如蛋白尿）或伴主要危险因素（如吸烟、高血压、血脂异常）。

3. 重度慢性肾病（CKD），即 GFR$<$30 mL $\cdot$ min^{-1} $\cdot$ 1.73 m^{-2}。

4. 10 年致死性 CVD 风险（SCORE 评分）$\geqslant$10%。

（二）高危组

具备以下任一情况者：

1. 危险因素显著升高，尤其是总胆固醇（TC）>8 mmol/L（>310 mg/dL），如家族性高胆固醇血症，或血压≥180/110 mmHg。

2. 大多数其他 DM 患者（部分患有 1 型 DM 的年轻患者可能为低危或中危）。

3. 中度慢性肾脏病（CKD）（GFR 30~59 mL/min/1.73 m²）。

4. 10 年致死性 CVD 风险（SCORE 评分）≥5%和<10%。

（三）中危组

10 年心血管疾病风险（SCORE 评分）≥1%但<5%者。

（四）低危组

10 年心血管病的风险（SCORE 评分）<1%者为低危人群。

表 63-1 依照总体 CVD 风险值以及 LDL-C 水平制定干预策略

总体 CV 风险（SCORE 评分）%	LDL-C 水平 mmol/L(mg/dL)				
	<1.8(<70)	1.8<2.5 (70<100)	2.5<4.0 (100-<155)	4.0<4.9 (155<190)	>4.9(>190)
<1	无须干预	无须干预	无须干预	无须干预	改善生活方式不佳则药物治疗
等级/水平	Ⅰ/C	Ⅰ/C	Ⅰ/C	Ⅰ/C	Ⅱa/A
≥1 至<5	无须干预	无须干预	改善生活方式不佳则药物治疗	改善生活方式不佳则药物治疗	改善生活方式不佳则药物治疗
等级/水平	Ⅰ/C	Ⅰ/C	Ⅱa/A	Ⅱa/A	Ⅰ/A
>5 至<10	无须干预	改善生活方式，可药物治疗	改善生活方式，药物治疗	改善生活方式，药物治疗	改善生活方式，药物治疗
等级/水平	Ⅱa/A	Ⅱa/A	Ⅱa/A	Ⅰ/A	Ⅰ/A
≥10	改善生活方式，可药物治疗	改善生活方式，药物治疗	改善生活方式，药物治疗	改善生活方式，药物治疗	改善生活方式，药物治疗
等级/水平	Ⅱa/A	Ⅱa/A	Ⅰ/A	Ⅰ/A	Ⅰ/A

三、血脂检测指标评估

40 岁以上男性、50 岁以上女性以及绝经期妇女中，筛查血脂谱，特别是已有危险因素者。检查出任何血管病变或合并 2 型糖尿病患者，不论年龄均属高危人群，必须进行血脂检测。有早发冠心病家族史者，同样应早期筛查。应仔细判定高血压患者是否合并代谢综合征和高脂血症。在欧洲，中心型肥胖的定义是男性腰围≥94cm（亚洲男性腰围≥90cm），女性腰围≥80cm，或者依据体重指数（BMI），当 25 kg/m²≤BMI<30 kg/m² 为超重，BMI≥30 kg/m² 即为肥胖，由于随着 BMI 增加，心血管风险也随之增加，尤其当 BMI 超过 27 kg/m² 者，风险指数级别增加，因此肥胖人群更应该接受血脂筛查。

（一）空腹或非空腹

通常是在空腹状态下采血进行血脂分析。但近期研究结果表明，空腹与非空腹样本的 TC、LDL-C 和 HDL-C 检测结果相似。TG 会受到食物的影响，一般会高约 0.3 mmol/L（27 mg/dL），取决于最后一顿食物的组成和空腹的时间范围。对于风险评估，非空腹的预测效度与空腹相似。但在糖尿病患者中，非空腹时检测可能会低估风险，因为糖尿病患者中非空腹 LDL-C 水平降低达 0.6 mmol/L。

（二）个体变异

血脂水平存在显著的个体变异。据报道，TC 和 TG 的个体变异分别达 5%~10%和>20%，尤其是对于 HTG 患者。这在一定程度上是由于分析误差所致，但也可归因于饮食和体力活动等环境因素，以及季节变化等，一般冬季 TC 和 HDL-C 的水平更高。

四、血脂和脂蛋白分析

大多数风险评估系统和几乎所有药物试验均是基于 TC 和 LDL-C，同时还应注意到使用其他测量指标（包括 ApoB、非-HDL-C 和各种比值）的临床益处。TC 和 LDL-C 仍然是指南中推荐的主要靶标。但是出于多项原因考虑，非-HDL-C 和 ApoB 已建议作为次要靶标。在 TG 水平升高的患者中，应考虑富含 TG 脂蛋白的剩余风险。此外使用 HDL-C 和 LDL-C 直接检测方法可解决部分方法学问题。

（一）总胆固醇

建议通过 SCORE 系统，使用 TC 评估总 CV 风险。但对于女性（HDL-C 水平一般偏高），以及糖尿病或 TG 偏高的受试者（HDL-C 水平一般偏低），则需特别注意。家族性高脂血症患者或 TC>7.5 mmol/L（290 mg/dL）的患者，无需进行总 CV 风险评估。这些患者即为高危人群，应予特殊关注。

（二）低密度脂蛋白-胆固醇

在大多数临床研究中，使用 Friedewald 公式计算 LDL-C。Friedewald 公式如下：以 mmol/L 为单位，LDL-C＝TC-HDL-C-（TG/2.2）；以 mg/dL 为单位，LDL-C＝TC-HDL-C-（TG/5）。若 TG 值偏高（>4.5 mmol/L 或>400 mg/dL），则不能再使用该公式。

（三）非-高密度脂蛋白-胆固醇

用于评估血中致动脉粥样硬化性脂蛋白总量［VLDL、VLDL 残粒、中间密度脂蛋白（IDL）、LDL、Lp（a）］，而且与 ApoB 水平的相关性良好。非-HDL-C 可通过将 TC 减去 HDL-C 的方法计算。部分指南认为非-HDL-C 是更理想的风险指标，建议替代 LDL-C。

非-HDL-C 易于计算，且无需进行额外分析。对于高 TG 者和 LDL-C 极低者，Friedewald 公式和直接 LDL-C 估计方法均存在一定的局限性。非-HDL-C 还包括致动脉粥样硬化性富 TG 脂蛋白（VLDL、IDL 和残粒）；孟德尔随机研究支持 TG 和脂蛋白残粒为动脉粥样硬化形成的致病因素。由于所有研究均用 LDL-C，仍建议将其作为主要治疗靶标。但是，当 LDL-C 已达到目标时，应考虑将非-HDL-C 作为次要靶标。非-HDL-C 目标的计算方法简单，即 LDL-C 目标＋0.8 mmol/L（30 mg/dL）。

（四）高密度脂蛋白-胆固醇

多项研究结果已经表明，HDL-C 降低是独立的危险因素，并且已纳入大多数可用的风险评估工具。研究结果未能一致表明极高水平 HDL-C 与抗动脉粥样斑块相关。基于流行病学数据，HDL-C 水平为<1.0 mmol/L（40 mg/dL）（男）和<1.2 mmol/L（48 mg/dL）（女）与风险升高相关。但多项孟德尔随机化研究结果对 HDL-C 的作用提出了质疑。

近期研究结果表明，HDL 在动脉粥样硬化形成中的作用复杂，而且与 HDL-C 水平相比，HDL 的功能障碍与动脉粥样硬化形成的相关性更大。

（五）甘油三酯

高 TG 水平通常与低 HDL-C 水平和高水平的小而致密 LDL 颗粒相关。一系列荟萃分析结果表明，TG 是独立的危险因素。近期遗传研究数据也支持 TG 水平升高是诱发 CVD 直接原因的观点。非空腹 TG 可提供有关脂蛋白残粒相关风险升高的信息。对于一般筛查和风险评估，可使用非空腹 TG。

（六）载脂蛋白

从技术角度来看，ApoB 和 ApoA1 的测定存在一定优势。分析结果稳定性良好，无空腹要求，且不受 TG 水平升高的影响。

ApoB 是致动脉粥样硬化性脂蛋白家族（VLDL、IDL 和 LDL）的主要载脂蛋白。ApoB 是血中此类颗粒的良好评估参数。在小而致密 LDL 浓度偏高时，更显得重要。多项前瞻性研究结果已经表明，ApoB 在风险预测方面的作用与 LDL-C 和非-HDL-C 相当。尚无临床试验将 ApoB 作为主要治疗靶标进行评估，但多项针对临床试验的事后分析提示，ApoB 可能不仅仅是一项风险指标，而且还可作为治疗靶标。ApoB 的主要缺点在于其并未纳入总体风险评估方法中，且并非对照试验预先设定的治疗靶标。ApoB 与非-HDL-C 或传统血脂参数比率相比，并无任何更多益处。糖尿病患者使用非诺贝特干预治疗与降低不良事件发生率（FIELD）研究结果表明，ApoB 与传统血脂指标相比并无任何更多益处。但有一项针对 LDL-C、非-HDL-C 和 ApoB 的荟萃分析显示，ApoB 作为 CVD 风险指标方面的效果更优。

载脂蛋白 A1：ApoA1 是 HDL 颗粒中的主要蛋白，可理想地评估 HDL-C 浓度。但是，各 HDL 颗粒可携带 1～5 种 ApoA1 分子。血浆 ApoA1 水平<120 mg/dL（男）与<140 mg/dL（女）大致相当于 HDL-C 降低水平。

载脂蛋白 C3（ApoC3）已被识别为重要新的风险因素。ApoC3 是 TG 代谢的关键调节因子，ApoC3 血浆水平升高与血浆 VLDL 和血浆 TG 升高相关。此外，功能缺失突变与 TG 降低和 CVD 风险降低相关。ApoC3 已被识别为新的潜在的治疗靶标，目前正在对此进行研究，但尚不清楚其是否在临床实践中发挥作用，故不鼓励常规测定 ApoC3。

（七）脂蛋白（a）

多项研究结果表明，Lp（a）是另一独立的风险指标；Lp（a）在 ASCVD 和主动脉瓣狭窄的病理生理中发挥促发作用。Lp（a）的性质与 LDL 相似，但包含独特蛋白即载脂蛋白（a）[Apo（a）]，后者与纤溶酶原结构同源。已有多种方法可用于测定 Lp（a），但需要对各种分析方法进行标准化。Lp（a）的血浆水平特别稳定，其测量值不会随着时间推移而变化。不推荐血浆 Lp（a）用于普通人群的风险筛查；但是，对于 CVD 高危和有早期动脉粥样硬化血栓形成疾病家族史的人群，应考虑系统测量 Lp（a）水平。若 Lp（a）高于第 80 百分位数（50 mg/dL），则具有意义。

下列人群应考虑筛查 Lp（a）：早发性 CVD、家族性高胆固醇血症、有早发性 CVD 和（或）Lp（a）升高的家族史、给予最佳降血脂治疗后仍出现 CVD 复发和致死性 CVD 的 10 年风险≥5%。

多种新型降血脂药已证实可降低 Lp（a）。前蛋白转化酶枯草溶菌素 9（PCSK9）抑制药和烟酸可降低 Lp（a）约 30%。尚未证实以 Lp（a）为靶标的治疗对于 CVD 事件发生有何影响。以 Lp（a）基因为靶标的反义药物可将该蛋白的循环水平降低达 80%。对于 Lp（a）升高的高危患者，其合理治疗策略是对进行强化降血脂治疗，包括降低 LDL-C。

（八）脂蛋白颗粒大小

脂蛋白大小存在较大的个体差异，有关证据表明，LDL 和 HDL 的亚组分对 CVD 风险评估的贡献度可能有所不同。但是，尚不清楚脂蛋白亚组分与动脉粥样硬化间的因果关系。小而致密 LDL 的测定可视为新兴危险因素，今后可能用于风险评估，但目前并不推荐。

（九）基因分型

已知多种基因与 CVD 有关。目前不建议使用基因分型进行风险评估，因为已知的风险位点所诱发的风险仅占小部分。对于特定基因型高脂血症的诊断，应考虑 ApoE 和家族性高胆固醇血症相关基因（LDL 受体、ApoB 和 PCSK9）的基因分型。对于家族性高胆固醇血症，遗传诊断对于家族筛查、临界性 LDL-C 患者的诊断，以及改善患者的治疗依从性均非常重要。ApoE 存在 3 种等位基因型（E2、E3 和 E4）。ApoE 基因分型主要用于异常 β 脂蛋白血症（ApoE2 纯合子型）的诊断，并且适用于重度混合型高脂血症的诊断。

五、治疗目标

美国的专家小组只是将随机对照试验的结果作为简单、硬性证据来源。尽管如此，没有一个随机对照试验支持美国的专家小组的建议：所有高风险人群中（无论基线 LDL-C 水平如何）使用大剂量他汀类药物。欧洲工作组认为，目前的知识仅局限于从随机对照试验获得的结果，这就减少了探索可用于预防 CVD 的可能性方法。从许多不同方法（基础科学、临床观察、遗传学、流行病学、随机对照临床研究等）得出的结论是一致的，这有助于理解心血管疾病的成因及其预防的可能性。考虑到 LDL-C 降低和风险减少之间关联的连续性，确认随着 LDL-C 降低，心血管疾病风险呈剂量依赖性减少；LDL-C 降低程度越大，心血管风险减少幅度越大。LDL-C 降低所致的相关获益并非他汀类药物治疗所特有。尚不能确定降血脂治疗无获益或发生危害的 LDL-C 水平。

LDL-C 对饮食和药物治疗的反应存在相当大的个体差异，这是支持 LDL-C 个性化管理的依据。心血管总风险的降低应该个体化，如果定义了目标值则可以更加具体化。所采用的目标值也有助于患者与医生间的沟通。目标值判断应有利于坚持治疗，但目前仍未对该共识意见进行全面检验。所以，欧洲工作组保留了采用目标值方法进行脂质管理，确定治疗目标，根据总的心血管风险水平进行个体化管理。还有证据表明：LDL-C 降低超过以前指南设定的目标值，可伴有心血管疾病事件减少。因此，LDL-C 尽可能降低一些似乎是恰当的，至少对于心血管风险极高的患者。

管理血脂主要目的是降低 LDL-C。对于心血管总风险极高的患者，LDL-C 目标值应 <1.8 mmol/L（70 mg/dL）。同时至少应达到自基线（如果 >1.8 mmol/L）降低 50%。对于心血管总风险高的患者，LDL-C 目标值应 <2.6 mmol/L（100 mg/dL）。同时至少应达到自基线 [如果 >2.6 mmol/L（100 mg/dL）] 降低 50%。对于心血管总风险为中度的患者，LDL-C 目标值为 <3.0 mmol/L（115 mg/dL）。

如采用次要目标，总心血管风险极高和高危者中，非-HDL-C 应分别 <2.6 mmol/L（100 mg/dL）和 <3.4 mmol/L（130 mg/dL）。在总心血管风险极高和高危者中，ApoB 应分别 <80 mg/dL 和 <100 mg/dL。非-HDL-C 和 ApoB 可为次要目标。对于总心血管风险高和极高危者，临床医生在实践中可采用的 ApoB 目标值分别为 <100 mg/dL 和 <80 mg/dL。在心血管风险极高的患者中，在实现 LDL-C 达标值后，可考虑次要目标值达标，继续降血脂治疗。到目前为止，临床试验中并未确定 HDL-C 和 TG 水平的具体目标值，虽然对于 CAD 患者，HDL-C 增加可使动脉粥样硬化改善，而低 HDL-C 可能伴有过多不良事件，即使患者 LDL-C <1.8 mmol/L（70 mg/dL）。但是，目前缺乏足够的临床试验证据，可表明对这些指标进行干预能进一步降低 CVD 风险。

六、改善血脂谱的生活方式建议

LDL-C 是降低心血管风险的主要脂蛋白目标，因此在评价对心血管疾病预防有用的生活方式措施时，可特别关注该指标。对普通人群尤其是心血管风险增加的人群，饮食建议不应仅是降低 LDL-C，也应能够改善血浆 TG 和 HDL-C 水平。饮食成分、其他生活方式因素和减肥通过影响其他风险因素（如高血压、亚临床炎症或胰岛素敏感性受损）也可有助于降低整体心血管风险。

（1）体重和体育活动：因为超重、肥胖和腹型肥胖常导致血脂异常，所以超重和腹型肥胖的人应减少热量摄入，并增加能量消耗。超重定义为 BMI≥25～30 kg/m²；肥胖定义为 BMI≥30 kg/m²。

通过测量腰围可以检测出腹型肥胖；在所有超重、有血脂异常或心血管风险增加的个体均应进行该项检测。任何种族女性的腰围 >80 cm，以及欧洲血统男性腰围 >94cm 或亚裔男性腰围 >90 cm 表明存在腹型肥胖，即使其体重正常。

减轻体重，即使是轻度（基础体重减少 5%～10%）也可改善血脂异常，并对血脂异常个体的其他心血管风险因素产生有利影响。在体重明显减轻时，会产生更为显著的降血脂效应，如接受减肥手术的严重肥胖患者中的观察结果。这种治疗引起的获益似乎不仅仅是整体风险因素，还包括心血管事件。减少摄入富含能量的食物可减肥，应使热量减少 300～500kcal/d。从长远来看，该方法有效，应将该建议纳入结构化、集中的生活方式教育计划。为维持目标体重，建议血脂异常的患者进行中等强度的体育锻炼。适度减肥和常规中等强度的体育锻炼可有效预防 2 型糖尿病，改善所有代谢异常和有胰岛素抵抗的心血管风险因素（往往与腹型肥胖有关）。应鼓励进行体育活动，目标是每天至少进行 30 分钟的常规体育运动。

（2）膳食脂肪：尽可能限制摄入反式脂肪是饮食预防心血管疾病的一项重要措施。尽量避免食用反式脂肪加工食物是最有效地减少摄入反式脂肪的方法。植物油中的部分加氢产生的反式脂肪酸占总摄入量的 80%。至于饱和脂肪，其摄入量应 <总摄入热量的 10%，在有高胆固醇血症时，应进一步降低其摄入量（<摄入热量的 7%）。对于大多数人，总脂肪摄入量范围较大，取决于个人的喜好和特点。但

是，脂肪摄入量＞热量的 35% 通常伴有饱和脂肪和热量摄入增加。相反，摄入较少的脂肪和油，增加了维生素 E 和必要脂肪酸摄入不足的风险，并可能引起 HDL-C 出现不利变化。应减少饮食中胆固醇的摄入量（＜300 mg/d），尤其是血浆胆固醇水平升高的个体。

（3）膳食碳水化合物和膳食纤维：碳水化合物摄入量应为摄入总能量的 45%～55%。应该特别鼓励摄入蔬菜、豆类、水果、坚果和全麦谷物，及所有其他富含膳食纤维和（或）含糖低的食物。总膳食纤维（至少包括 13 g 可溶性纤维）25～40 g 的降血脂饮食，能良好耐受，且控制血脂有效，可建议用于血脂异常者；相反，不建议极低碳水化合物饮食。糖的摄入量不应超过总能量的 10%（除了天然食品中的含量，如水果和乳制品）；对于需减肥或存在高 TG 血症、代谢综合征和糖尿病的个体，建议更严格地限制可能有效。高 TG 血症者应严格限制饮用软饮料。

（4）酒精：对于饮用含酒精饮料的人，如其 TG 水平不高，可适度摄入酒精，男性达 20 g/d（2 个单位），女性达 10 g/d（1 个单位）。

（5）吸烟：戒烟对总体心血管风险，尤其是对 HDL-C 有明显的好处，但应特别注意防止其体重增加。

七、膳食补充剂和功能性食品用于治疗血脂异常

对功能性食品的营养评价不仅包括寻找与改善健康或减少疾病的风险相关的有益效果的临床证据，还要阐明其良好的耐受性，且无重大的不良影响。

（一）植物固醇

主要的植物固醇包括谷固醇、菜油固醇和豆固醇；它们天然存在于植物油中，而蔬菜、鲜果、板栗、谷物和豆类中含量较少。植物固醇摄入量范围的平均值为 250 mg/d（北欧人）～500 mg/d（地中海国家）。植物固醇在肠道与胆固醇竞争性吸收，从而调节 TC 水平。人每天摄入 2 g 植物固醇能有效降低 TC 和 LDL-C 达 7%～10%（存在某种程度的个体差异），而对 HDL-C 和 TG 水平没有或几乎没有影响。

（二）莫纳可林和红曲米

红曲米的降低血胆固醇效应与他汀类作用机制有关，莫纳可林为其生物活性成分，可抑制三羟基三甲基戊二酰辅酶 A（HMG-CoA）还原酶。商业生产的红曲米制剂具有不同的莫纳可林浓度，其降低 TC 和 LDL-C 的程度也不同，红曲米的质量也存在较大差异。在针对中国冠心病患者开展的一项随机对照试验中，红曲米部分纯化提取物使心血管复发事件降低 45%。每天 2.5～10 mg 莫纳可林 K 的红曲米，能使血胆固醇降低达 20%。有血胆固醇浓度升高者，但不适合服用他汀类药物，可以考虑使用含纯化红曲米的保健品。

（三）膳食纤维

来源于燕麦和大麦 β-葡聚糖的水溶性纤维，具有降低 TC 和 LDL-C 的作用。富含这些纤维的食物可良好耐受，在每天剂量至少为 3 g/d 时，可有效降低 LDL-C，因此推荐用于降低 LDL-C。用大豆蛋白替代动物蛋白食品可使 LDL-C 轻度降低。

（四）多廿烷醇和小檗碱

多廿烷醇为主要从甘蔗蜡中提取的长链脂肪醇天然混合物。甘蔗蜡、水稻或小麦胚芽中的多廿烷醇，对 LDL-C、HDL-C、TG、ApoB、Lp（a）、同型半胱氨酸、高敏 C 反应蛋白、纤维蛋白原和凝血因子均无显著影响。至于小檗碱，最近的一项荟萃分析评估了其对人血脂的影响；小檗碱组的 LDL-C 和 TG 水平降低比对照组更有效。

（五）n-3 不饱和脂肪酸

观察性研究结果支持，摄入鱼（至少一周两次）和低剂量的长链 n-3 脂肪酸补充剂作为一级预防措施，降低心血管死亡和脑卒中的风险，但对血浆脂蛋白代谢无显著影响。药理剂量的 n-3 脂肪酸（2～3 g/d）可使 TG 水平降低 30%，但是更高的剂量可升高 LDL-C。α-亚麻酸（板栗、一些蔬菜和一些种子油

中的中链 n-3 脂肪酸）对控制 TG 水平疗效不明显。长链 n-3 多不饱和脂肪酸还可降低餐后高脂血症效应。

八、高胆固醇血症治疗药物

（一）他汀类药物

1. 作用机制　他汀类药物竞争性抑制 HMG-CoA 还原酶活性，减少肝脏中的胆固醇合成。细胞内胆固醇水平降低导致肝细胞表面 LD 受体表达升高，肝脏摄取 LDL-C 能力增强，血 LDL-C 以及其他 ApoB 脂蛋白（如富含 TG 的颗粒）浓度降低。LDL-C 下降程度呈剂量依赖性，且不同他汀类药物的下降程度不一。相同用药剂量下 LDL-C 的降低程度也具有相当大的个体间差异。临床研究中他汀类药物治疗反应差别，在某种程度上是依从性不佳所致，但也可能是因胆固醇代谢以及肝脏对他汀类药物进行摄取和代谢的相关基因存在差异的原因。

临床获益很大程度上与他汀类药物的种类无关，而是取决于 LDL-C 降低程度，因此所使用的他汀类药物类型应该能够反映患者的 LDL-C 目标水平。

LDL-C 目标值由其危险水平所决定。他汀类药物使用的剂量通常需参考达到该目标值需要的 LDL-C 降低的百分比数值。选择在某个剂量下通常能够产生这种降低效果的他汀类药物，并确定这一剂量。不同人对他汀类药物的反应不同，因此可能需要上调用药剂量。如果采用他汀类药物的最大耐受剂量也无法达到目标值，可以考虑联合用药。

此外，如果属极高危或高危者，则要求 LDL-C 水平下降≥50%。当然在选择药物时有一些通用标准。确定最终药物种类及剂量时，需要综合考虑患者的临床状态、合并用药、药物耐受性、当地治疗条件和药物成本等因素。

他汀类药物有一些其他的潜在的作用（他汀类药物多效性），如抗炎和抗氧化作用，可能与预防心血管疾病有关。虽然体外研究和实验观察都显示他汀类药物具有这些作用，但这些作用是否具有临床意义仍存在争议。此外，已有研究探讨了他汀类药物对其他临床疾病的作用，包括老年痴呆、肝脂肪变性、癌症、静脉血栓形成或多囊卵巢综合征，所获得的数据存在争议。

2. 有效性　他汀类药物是心血管防治药物中研究得最多的药物之一，有的研究甚至超出了目前的指南范畴。许多大规模临床研究表明，在一级预防和二级预防中，他汀类药物大幅度降低心血管疾病致残率和死亡率。研究显示他汀类药物可以延缓甚至逆转冠状动脉粥样硬化的进展。

胆固醇治疗试验（CTT）的荟萃分析中包括了 26 项随机试验，共纳入>170000 名试验对象，结果显示他汀类药物可以降低 10% 的全因死亡率。分析表明每降低 LDL-C 1.0 mmol/L（40 mg/dL）可减少 20% 的心血管疾病死亡事件，主要冠脉事件的风险减少 23%、脑卒中风险减少 17%。LDL-C 每降低 1 mmol/L 所减少的心血管事件的风险在所有研究的亚组是类似的。用药后第一年疗效开始显现，但是之后的时间疗效更佳。且包括癌症在内的非心血管源性的死亡并没有增加，横纹肌溶解的事件风险轻度升高但无显著意义。荟萃分析中不包括肝酶的分析。其他关于他汀类药物有效性和安全性的一级预防研究的荟萃分析的结论，总体上与 CTT 的一致。

根据费用-效益比和生活质量，对低心血管疾病风险的人群，给予他汀类药物进行一级预防仍需谨慎。

各种他汀类药物在最大的推荐剂量下具有不同的降 LDL-C 的能力。已有证据提示，他汀类药物带来的临床获益与他汀的种类无关，而取决于 LDL-C 降低的幅度，因此，对一个患者而言，所选择的他汀类药物必须能降低 LDL-C，并能达到目标值。

3. 他汀类药物不良反应　他汀类药物在吸收、生物利用度、血浆蛋白结合度、排泄和溶解性方面都具有差异。洛伐他汀和辛伐他汀属于前体药物，而其他他汀类药物在服用时都属于活化形式。这些药物的吸收率为 20%～90% 不等。除了普伐他汀、瑞舒伐他汀和匹伐他汀外，许多他汀类药物在肝脏细胞色素 P450 同工酶（CYP）作用下被大量代谢。他汀类药物通常耐受性良好，但也需要考虑一些不良反应。

肌肉症状是他汀类药物最常见的临床相关不良反应。横纹肌溶解是他汀类药物导致肌肉病变中最严重的一种，特征包括肌肉剧痛、肌肉坏死，以及可能引发肾衰竭和死亡的肌红蛋白尿症。发生横纹肌溶解时，肌酸激酶（CK）会升高到正常值上限的至少 10 倍，有时常常升高到 40 倍。横纹肌溶解的发生概率估计在每年 1～3 例/100000 患者。另一种更常见的肌肉不良反应是肌肉疼痛和压痛（肌痛症），但不伴随 CK 升高或重大功能丧失。然而这种不良反应的实际发生频率并不清楚，不同报告之间存在差异。一些研究表明每 2 天服用一次或 1 周服用 2 次阿托伐他汀或瑞舒伐他汀就能产生明显的降 LDL-C 作用。尽管目前还没有相关的临床终点试验结果，但无法耐受每天服用他汀类药物的高风险患者，可考虑采用这种治疗方案。

通常根据血浆中的丙氨酸转氨酶（ALT）水平来评估肝细胞损伤。接受他汀类药物治疗的患者会出现肝酶（ALT）轻微升高（0.5%～2.0%），使用强效或大剂量时更为常见。定义为肝酶升高到正常值上限（ULN）的 3 倍以内的为 ALT 轻微升高，通常与肝毒性或肝功能改变无关。这种状态发展到肝功能衰竭的可能性非常小，因此不再建议在他汀类治疗期间对 ALT 进行常规监控。对他汀类药物治疗时因脂肪变性导致 ALT 轻微升高的患者进行研究，未发现他汀类药物导致肝脏疾病恶化。

接受他汀类药物治疗者，出现血糖紊乱以及 2 型糖尿病的风险升高。一项包含 91140 名受试者的荟萃分析显示，治疗组的相对风险比安慰剂组高 9%，绝对风险升高 0.2%。此外还观察到糖化血红蛋白（HbA1C）水平出现无临床意义的轻微升高。4 年内导致一例糖尿病，所需要的治疗人数约为 255 人。所用的他汀类药物效力越强、剂量越高，糖尿病风险就越高，老年人以及具有体重超重、胰岛素抵抗等其他糖尿病风险因素的人发生糖尿病的风险相对更高。对于高风险患者，他汀治疗使 CVD 风险的绝对下降幅度，远大于糖尿病发生率轻微增高的不良效应。

目前他汀类药物对肾功能的影响仍存在争议。他汀类药物对肾功能即无有益作用，同时也没有观察到有害影响。有报告称所有他汀类药物都会导致蛋白尿频率升高，而对瑞舒伐他汀进行了更细致的分析，原因是该药在较高剂量（80 mg）下会引发高频率蛋白尿。报告称在 80 mg 剂量下，发生率为 12%。剂量调整到最高 40 mg 时，蛋白尿发生率明显降低，与其他他汀类药物的发生率相当。他汀类药物引起的蛋白尿是从肾小管产生的，原因可能是肾小管重吸收减少，而不是因为肾小球功能紊乱。他汀类药物引起的胞饮作用减少与胆固醇合成抑制直接相关。临床试验中蛋白尿的出现率通常比较低，大多数情况下，治疗组的发生率并不高于安慰剂组。

4. 相互作用　他汀类药物有一些重要的药物相互作用，有可能增加不良反应的风险。除了普伐他汀、瑞舒伐他汀和匹伐他汀外，目前所有的他汀类药物都会在 CYP 作用下经历主要的肝脏代谢。这些同工酶主要在肝脏和肠道表达。普伐他汀不通过 CYP 酶系代谢，而是在硫酸盐化作用和结合作用下代谢。CYP3A 同工酶表达量最丰富，但 CYP2C8、CYP2C9、CYP2C19、CYP2D6 等其他同工酶也常常参与他汀类药物的代谢过程。因此这些 CYP 的其他药理学作用底物也可能干扰他汀类药物代谢。相反，他汀类药物也可能干扰其他药物在相同酶体系中代谢的过程。他汀类药物与贝特类药物联用可能会增加肌病风险。吉非罗齐的风险最高，因此需避免将吉非罗齐与他汀类药物联用。他汀类药物与非诺贝特、苯扎贝特或环丙贝特联用时，肌病风险较小。

（二）胆汁酸螯合剂

1. 作用机制　肝脏以胆固醇为原料合成胆汁酸，并将其释放至肠腔中，但大部分胆汁酸会以主动吸收的形式从末端回肠返回到肝脏。胆汁酸螯合剂不会被系统吸收，也不会被消化酶改变结构，因此产生的临床获益属于间接效应。这些药物与胆汁酸结合，阻止胆汁酸进入血液，从而可以将很大一部分胆汁酸转移出肝肠循环。肝脏在耗尽胆汁的情况下，则利用肝脏中的胆固醇进行更多的合成。肝脏的胆汁酸返回减少，会导致肝脏利用胆固醇合成胆汁酸的关键酶水平升高，尤其是 CYP7A1。胆固醇转变成胆汁酸的代谢过程增多，会导致肝脏 LDL 受体活性出现代偿性增加，将 LDL-C 从血循环中清除，从而降低 LDL-C 水平。这些药物也能降低高血糖患者的血糖水平。在其他抗糖尿病药物基础上添加考来维仑有显著的血糖控制作用；然而，仍有必要进一步研究该药对心血管风险的影响。

2. 临床研究中的疗效　在消胆胺 24 g、考来替泊 20 g 或考来维仑 4.5 g 的最高剂量下观察到 LDL-C 降低 18%～25%。临床研究未报告这些药物对 HDL-C 有任何影响，但发现一些患者可能会出现 TG 升高。

胆汁酸螯合剂通过减少高胆固醇血症者的心血管事件很大程度上证明了其降低 LDL-C 作用，所产生的获益与 LDL-C 降低幅度成正比。

3. 不良反应和药物相互作用　这些药物即使在低剂量下也常常引发胃肠道不良反应（最常见胃肠胀气、便秘、消化不良和恶心），因此临床应用造成了局限。开始治疗时选用低剂量以及随大量液体服下药物有助于减轻这些不良反应。应逐步上调剂量。报告称脂溶性维生素的吸收水平降低。此外，药物也会升高某些患者的血 TG 水平。

胆汁酸螯合剂与很多常见处方药都会产生明显的药物相互作用，因此需要在服用这些药物前 4 小时服用，或服用后 1 小时再服用。考来维仑是一种新的胆汁酸螯合剂，其耐受性优于消胆胺。考来维仑与其他药物的相互作用相对较少，可以与他汀类药物和一些其他药物同时使用。

（三）胆固醇吸收抑制药

1. 作用机制　依折麦布是首个抑制肠道摄取饮食和胆汁胆固醇吸收，而不影响对脂溶性营养物质吸收的降脂药物。肠道刷状缘上有一种蛋白称尼曼匹克样蛋白 1（NPC1L1）参与胆固醇的转运，依折麦布能抑制该蛋白的作用，减少胆固醇的吸收，从而减少运输至肝脏的胆固醇。运输到肝脏的胆固醇减少时，肝脏会上调 LDL 受体表达水平，从而增加 LDL-C 从血液中清除。

2. 临床研究中的疗效　依折麦布单药能使高胆固醇血症患者的 LDL-C 下降 15%～22%。依折麦布与一种他汀类药物联用能使 LDL-C 下降幅度增加 15%～20%。

在使用他汀类药物治疗已经达到目标的患者中，加用依折麦布带来的绝对获益较小，但仍具有显著性。然而，该研究得出的证据证明，使用他汀类药物之外的方法降低 LDL-C 是有益的，且不会增加不良反应。NPC1L1 位点基因变异的相关研究也认为，依折麦布能带来有益作用。自然出现的位点变异，导致蛋白失活，与血 LDL-C 水平下降以及冠状动脉疾病风险降低之间存在关联。当他汀类药物在最大耐受剂量仍无法达到治疗目标，或患者不耐受他汀类药物、具有药物禁忌征时，应将依折麦布作为二线疗法与他汀类药物联用。

3. 不良反应和药物相互作用　依折麦布能被人体快速吸收并大量代谢为具有药理活性的葡糖苷酸依折麦布。依折麦布的推荐剂量为 10 mg/d，可以在早晨或晚上服用，空腹或餐后均可。年龄、性别或人种对依折麦布的药代动力学属性没有影响，具有轻度肝损伤或轻至重度肾功能不全的患者，也不需要进行调整剂量。依折麦布可以与任何剂量与种类的他汀类药物共同服用。目前未报告任何重大不良反应；最常见的不良反应是肝酶中度升高和肌肉痛。

（四）PCSK9 抑制药

1. 作用机制　最近出现了一类新药即 PCSK9 抑制药，以 LDL 受体调控过程中的一种蛋白（PCSK9）为作用对象。血浆中该蛋白的水平/功能升高时，能与 LDL 受体结合，促进 LDL 受体被溶酶体代谢而减少 LDL 受体蛋白的表达，增加血浆 LDL-C 浓度，而较低的 PCSK9 水平/功能则与较低的血浆 LDL-C 水平相关。任何情况下，该单克隆抗体将 LDL-C 水平降低约 60%。其作用机制与 PCSK9 血浆水平降低有关，使其无法与 LDL 受体结合。这种相互作用能诱导 LDL 受体发生胞内降解，PCSK9 循环水平降低后会导致细胞表面的 LDL 受体表达升高，从而降低 LDL-C 循环水平。

欧洲药品管理局（EMA）和美国食品药品监督管理局（FDA）最近批准了两种 PCSK9 的单克隆抗体（Mab）用于控制升高的血浆 LDL-C 水平。其降低 LDL-C 的能力在不考虑基础治疗（他汀类药物、依折麦布等）的情况下为 50%～70%；3 期试验的初步数据显示，除了达到降 LDL-C 目标外，心血管事件也有所减少。

这类药物对 HDL-C 或 TG 无多大作用。然而必须在起始血浆 TG 水平更高的人群中再次确认其对

TG 水平的影响。

LDL 受体缺乏的纯合子家族性高胆固醇血症（HoFH）患者对这种疗法反应较差。总 CVD 风险极高的患者、采用最大耐受剂量的一线和二线疗法的杂合子家族性高胆固醇血症（HeFH）、一些接受血浆分离置换法治疗的 HoFH 患者，以及不耐受他汀类药物且 LDL-C 水平一直很高的患者，适合使用这类药物进行治疗。

（3）不良反应和药物相互作用：抗 PCSK9 抗体一般每两周皮下注射一次，最高剂量 150 mg。它们不会干扰口服吸收药物的药代动力学或药效动力学过程，因此不会发生相互作用。抗 PCSK9 抗体不参与调控生物转化作用或细胞摄入/排出药物过程中涉及的信号通路。常见副作用有注射部位瘙痒和类似感冒症状。

（五）烟酸

烟酸具有广谱降血脂功能，能在 2 g/d 剂量下，剂量依赖性地使 HDL-C 最多升高 25%，使 LDL-C 降低 15%～18%，TG 降低 20%～40%。烟酸具有将 Lp（a）降低 30%的独特作用。两项烟酸的大型研究（一项缓释烟酸研究以及一项烟酸加拉罗皮兰的研究）都没有发现烟酸的有益作用，反而发现严重不良反应发生率增高，导致欧洲目前未批准任何含有烟酸的药物。

（六）联合用药

很多患者通过单药疗法就能达到 LDL-C 目标值，但也有很大一部分高风险者或 LDL-C 水平极高的患者，需要添加其他治疗方法。也有一些患者不耐受他汀类药物，或不耐受较高剂量的他汀类药物。这些情况下应考虑采用联合疗法：①他汀类药物与胆固醇吸收抑制药。②他汀类药物与胆汁酸螯合剂。③其他联合用药。家族性高胆固醇血症或他汀类不耐受的高风险患者可以考虑其他药物组合。与单独使用胆汁酸螯合剂相比，依折麦布与胆汁酸螯合剂（考来维仑、考来替泊或消胆胺）联用能使 LDL-C 水平进一步下降，同时不会造成额外的不良反应。

服用稳定剂量他汀类药物的患者，服用含植物甾醇的功能食品以及含植物固醇的片剂能使 LDL-C 水平进一步下降 5%～10%，且这种药物组合耐受性和安全性良好。植物甾醇和植物固醇应在饭后服用。不建议将红曲米与他汀类药物联用。即使联用最大剂量他汀类药物与依折麦布仍然有高 LDL-C 水平的极高危患者或不耐受他汀类药物的患者，也可以考虑用 PCSK9 抑制药。

九、高甘油三酯血症治疗药物

尽管 TG 是否属于 CVD 风险因素仍有强烈争议，但近期一些数据认为富含 TG 的脂蛋白是 CVD 的风险因素。大型前瞻性研究发现，非空腹 TG 能比空腹 TG 更有效地预测 CAD 风险。使用孟德尔随机化设计的一些近期基因研究发现，非空腹 TG 水平以及残粒胆固醇与 CVD 事件风险升高和全因死亡率之间存在稳定关联。基因数据进一步支持残粒胆固醇作为动脉粥样硬化和 CVD 事件起因的地位。最近的研究发现残粒胆固醇是 TG 和脂蛋白残粒的一个良好的替代指标。约有三分之一的成年人 TG 水平>1.7 mmol/L（150 mg/dL），强调高 TG 作为 CVD 风险因素的地位。严重 HTG 与胰腺炎风险升高存在关联。

理想的空腹 TG 水平是≤1.7 mmol/L。首先需要考虑 HTG 的可能原因，并评估总体 CVD 风险。主要目标是达到 LDL-C 推荐水平。与降低 LDL-C 能带来获益的大量确凿证据相比，降低已升高的 TG 水平能带来多少获益，仍然缺少足够的证据支持，且相关依据主要来自于亚组分析或事后分析。然而近期一些证据指出，TG 是具有因果关系的风险因素，有可能为降 TG 策略提供支持。

虽然空腹 TG>1.7 mmol/L（150 mg/dL）时会增加 CVD 风险，但只有当高风险患者 TG>2.3 mmol/L（200 mg/dL），且改变生活方式也无法使其降低时才可以考虑使用药物来降 TG。可采用的药物干预方法包括他汀类药物、贝特类药物、PCSK9 抑制药和 n-3 多不饱和脂肪酸（PUFA）。

他汀类药物对死亡率以及大多数 CVD 结局相关指标有显著影响，需要降低总 CVD 风险以及中度升高的 TG 水平时可将其作为首选，更强效的他汀类药物（阿托伐他汀、瑞舒伐他汀和匹伐他汀）能更有力地降低 TG 水平，尤其是大剂量应用时。他汀类药物试验的亚组分析提示，患有 HTG 者的风险降低程度与血液 TG 水平正常者相等。

（一）贝特类药物

1. 作用机制　贝特类药物是过氧化物酶体增殖物活化受体 α（PPAR-α）的激动药，能作用于调节脂质和脂蛋白代谢过程的多个步骤的转录因子。贝特类药物与 PPAR-α 相互作用，可以吸引不同的辅酶因子，调节基因表达。因此贝特类药物能有效降低空腹 TG 水平、餐后 TG 以及富含 TG 的脂蛋白（TRL）残粒。贝特类药物升高 HDL-C 效果为中等。

2. 临床试验疗效　贝特类药物的临床效果主要体现在以下五项前瞻性随机对照试验（RCT）中：赫尔辛基心脏研究（HHS）、退伍军人事务高密度脂蛋白干预试验（VA-HIT）、苯扎贝特心梗预防（BIP）研究、非诺贝特干预糖尿病及事件减少（FIELD）研究，以及糖尿病患者心血管风险控制行动（ACCORD）研究（在他汀类疗法基础上加用非诺贝特）。HHS 报告称吉非罗齐使 CVD 终点事件显著减少，但 FIELD 和 ACCORD 研究都没有发现总 CVD 终点事件减少。研究中报告了非致死性心肌梗死发生率下降，但为是事后分析的结果。这种效果在 TG 升高/HDL-C 低者中更明显。只有 ACCORD 研究分析了非诺贝特联用他汀类药物的效果。近期的两项荟萃分析报告称没有产生总体获益。其他荟萃分析的结果显示，高 TG 患者的重大 CVD 事件减少，接受贝特类药物治疗的患者 LDL-C 降低，但 CVD 或总死亡率没有降低。

3. 不良反应和药物相互作用　贝特类药物一般耐受性良好，不良反应轻微，有<5％的患者报告胃肠道不适，2％的患者有皮疹。总的来看，肌病、肝酶升高和胆石症是贝特类疗法最常见的不良反应。

而不同的贝特类和他汀类药物组合所带来的风险也不同。原因可能是不同的贝特类药物与他汀类药物的葡萄苷酸化存在不同的药理相互作用。吉非罗齐通过抑制他汀类药物的葡萄苷酸化通路抑制其代谢，导致他汀类药物血浆浓度大幅升高。非诺贝特和吉非罗齐的药动学通路不同，因此非诺贝特与他汀组合起来以后肌病风险大幅减少。

（二）烟酸

烟酸可以减少脂肪酸流至肝脏，以及减少肝脏 VLDL 分泌，与其作用于脂肪组织中的激素敏感型脂肪酶有关。烟酸在肝脏和脂肪组织中都存在关键作用位点。烟酸抑制肝脏中的二酰基甘油酰基转移酶 2（DGAT-2），导致肝脏排泄 VLDL 颗粒的过程减少，同时 IDL 和 LDL 颗粒的排泄也有所减少。烟酸升高 HDL-C 和 ApoA1 的主要途径是激活肝脏产生 ApoA1。

烟酸对血脂和脂蛋白具有多重功效。烟酸不仅能有效降低 TG，也能降低 LDL-C，反映出其对所有含 ApoB 的脂蛋白都有类似的作用。烟酸能增加含 ApoA1 的脂蛋白，从而使 HDL-C 和 ApoA1 增多。每天摄入 2 g 烟酸即可使 TG 降低 20％～40％，LDL-C 降低 15％～18％，HDL-C 升高 15％～35％。

（三）n-3 脂肪酸

n-3 脂肪酸［二十碳五烯酸（EPA）和二十二碳六烯酸（DHA）］在药理剂量下可用于降低 TG。n-3 脂肪酸（2～4 g/d）能影响血脂和血脂蛋白，尤其是 VLDL 浓度。其机制尚不明确，但可能某种程度上与 PPAR 的相互作用以及 ApoB 分泌水平下降有关。

n-3 脂肪酸能降低 TG，但对其他脂蛋白的影响很小，在 2～4 g/d 之间。近期有 3 项在高 TG 受试者中使用 EPA 的研究称，血清 TG 水平出现了剂量依赖性的显著下降，最高下降 45％。主要副作用为胃肠道不适。美国已批准将 n-3 脂肪酸（处方产品）作为 TG>5.6 mmol/L（496 mg/dL）时的餐外辅助产品。近期日本一项在高胆固醇血症患者中展开的研究称 CVD 结局减少 19％。

n-3 脂肪酸安全性良好，没有出现过具有临床意义的药物相互作用。然而其抗血栓形成作用可能会增加出血倾向，尤其是与阿司匹林/氯吡格雷联用时。

（四）影响 HDL-C 药物

低水平 HDL-C 是早期动脉粥样硬化风险的一个独立的有力指标，HDL-C 水平与该疾病发生的风险成负相关。低水平 HDL-C 在 0.65～1.17 mmol/L（25～45 mg/dL）范围内导致的 CV 风险加剧尤其严重。

通过改变生活方式，包括减重、运动、戒烟和适量饮酒可能会提高 HDL-C 水平（升幅可高达 10%），若升高 HDL-C 水平，许多患者仍需要寻求药物干预。然而，直到现在仍没有明确直接的证据表明提高 HDL-C 水平的确可以预防 CVD。

使用不同的他汀类药物，HDL-C 上升幅度主要在 5%～10% 之间。由于他汀类药物可以显著降低可诱导动脉粥样硬化的含 ApoB 的脂蛋白水平，所以很难评价 HDL-C 含量变化对 CVD 风险降低的影响程度。

短期研究显示，贝特类药物升高 HDL-C 升幅可高达 10%～15%，而在患有 2 型糖尿病者身上开展的长期干预试验显示，贝特类药物的升 HDL-C 作用仅约 5%。

十、不同临床背景下的血脂异常治疗

（一）家族混合性高脂血症（FCH）

FCH 为高发性脂质紊乱疾病（1：100），是导致冠状动脉疾病（CAD）早发的一个重要因素。FCH 以单方面 LDL-C 或 TG 升高，或二者同时升高为特点。即使同一家族的成员，其高脂血症的表型也可能不同。FCH 与 2 型糖尿病和代谢综合征具有大量的表型交叉。FCH 疾病复杂，表型由大量易感基因和环境的相互作用决定。根据脂质（TG、LDL-C、HDL-C 和 ApoB）水平的数值可见，同一家族内的表型仍表现出个体间或个体内的差异性。

在具有早发 CVD 家族病史的患者诊断中，可以使用 ApoB>120 mg/dL＋TG>1.5 mmol/L（133 mg/dL）的联合指标来确诊 FCH。FCH 这一概念在 CVD 风险评价方面也具有重要的临床价值。强调高 TG 血症同时存在时，LDL-C 水平升高的风险性更高。他汀类药物在 HTG 患者或 TG 正常的 FCH 患者中可同等程度地降低 CVD 风险。

（二）家族性高胆固醇血症（FH）

FH 是一种常见的单基因血脂异常疾病，可因长期的 LDL-C 升高导致早期的 CVD。如果不予治疗，患有 HeFH 的男性和女性患者通常会分别在 55 岁和 60 岁之前出现 CAD。然而，如果能够及时进行适当的处理，可极大降低 CAD 风险，一些研究甚至表明可恢复患者正常的寿命。

FH 是由 LDL 受体或 ApoB 基因功能缺失或 PCSK9 基因功能获得性突变导致的单基因疾病；LDL 受体突变引起的 FH 比例可达 95%。ApoB 突变导致与 LDL 受体结合减弱造成的 FH 占 4%～5%，由 PCSK9 突变引起 FH 发病比例不到 1%，该突变可增加 LDL 受体分解代谢。

应给予高强度他汀类药物进行治疗，多数情况下联合依折麦布进行治疗。治疗后的 LDL-C<2.6 mmol/L（100 mg/dL），患者并发冠心病时，该值应<1.8 mmol/L（70 mg/dL）。

LDL-C 水平未达到目标值的患者，无法耐受他汀类药物的 HeFH 患者和患有高 Lp（a）水平的 FH 患者，均应该考虑使用 PCSK9 抑制药。

HoFH 是一种罕见的威胁人类生命的疾病。临床症状表现为弥漫性黄色瘤，严重的过早和进行性 CVD，TC 含量>13 mmol/L（500 mg/dL）。大多数患者 20 岁之前患 CAD 和主动脉狭窄，多数在 30 岁前死亡。该类患者应该采用已有的降胆固醇药物，可以联合血浆脂蛋白置换进行治疗。

可根据表型标准对儿童 FH 患者进行诊断，包括 LDL-C 水平升高伴随 LDL-C 升高家族病史，早发 CAD 和（或）基因检测结果呈阳性。对于具有高胆固醇家族病史或早发 CHD 的儿童，FH 诊断临界点可能为 LDL-C 不小于 4.0 mmol/L（160 mg/dL）。儿童的治疗方式包括健康的生活方式和他汀类治疗。应该采取健康的饮食，8～10 岁应该考虑接受他汀类药物治疗。首次给予他汀类药物应该遵守小剂量原则，随后逐渐增加剂量以达到治疗目标。10 岁以上儿童患者，治疗后 LDL-C 水平应<3.5 mmol/L，10 岁以下儿童，LDL-C 水平至少减少 50%。

（三）家族性异常 β-脂蛋白血症

家族性异常 β-脂蛋白血症（即Ⅲ型高脂蛋白血症，残粒移去障碍）是一种罕见疾病，通常为多种

表型的常染色体隐性遗传疾病。女性停经前很少患有该疾病。大多数病例为 ApoE2 型纯合子。相比于 E3 或 E4，ApoE2 与肝脏受体的结合相对较弱。然而，如果没有促发血脂异常的巧合原因，纯合子 ApoE2 一般不会引起家族性异常 β-脂蛋白血症。该症状的发生发展一般伴随血脂异常，并发 HTG、糖尿病、肥胖或甲状腺功能减退。

家族性异常 β-脂蛋白血症的临床症状特点包括治疗前 TC 和 TG 均升高，二者通常在 7～10 mmol/L。病情严重时，患者通常会出现肌腱黄色瘤，肘部和膝盖处最为常见，双手和手腕的皮肤褶皱处常见掌黄色瘤。CAD 风险极高，患者通常也会出现加速发展的股动脉和胫动脉粥样硬化。目前，大多数临床实验室均可开展 ApoE2 纯合性检测，以确诊血脂异常患者。

患有与家族性异常 β-脂蛋白血症相似的黄色瘤的较年长患者，若确定其 ApoE2 为非纯合性，应该确定病变蛋白。治疗手段包括他汀类药物治疗，如果症状以高 TG 水平为主，则使用贝特类药物治疗；必要时联用他汀类和贝特类药物，大多数患者对以上药物反应良好。

（四）高甘油三酯血症的遗传性病因

HTG 的遗传性病因看似非常复杂，常见和罕见的基因变异均可导致该疾病的发生。多种基因的效应可造成 TG 水平适度升高，影响 VLDL 的生成和清除。CVD 预防需要考虑多基因导致的 TG 水平中度上调。单基因性重度 HTG 会诱导胰腺炎和脂质沉积。已确认 6 种基因突变联合单基因效应因干扰乳糜微粒清除，从而导致血 TG 水平的重度升高。这些突变以常染色体隐性性状遗传给后代，发生率比较低。乳糜微粒和 VLDL 代谢发生严重缺陷时会导致乳糜微粒血症，TG 水平>12 mmol/L（1000 mg/dL），血清浑浊呈乳白色。重度 HTG 常见于脂蛋白脂酶（LPL）基因突变和其他富含 TG 的脂蛋白代谢相关基因突变纯合或复合性杂合。ApoC3 很可能成为一个新的脂质药物干预靶点。

（五）重度高甘油三酯血症患者预防急性胰腺炎措施

如果患者 TG 超过 10 mmol/L（880 mg/dL），则其胰腺炎风险具有临床意义，有必要采取措施预防急性胰腺炎。值得注意的是，HTG 在所有胰腺炎诱因中所占百分比不超过 10%，即使患者的 TG 水平在 5～10 mmol/L（440～880 mg/dL）之间，患者仍有可能出现胰腺炎。急性胰腺炎风险随着血 TG 水平增加而显著性加大，任何可增加 VLDL 合成的因素均可加大胰腺炎风险，其中，酗酒为最普遍且作用最大的风险因素。

必须限制饮食的热量（推荐 10%～15%）和脂肪摄入，节制饮酒。最初应该使用贝特类药物（菲诺贝特）治疗，并以 n-3 脂肪酸（2～4 g/d）作为辅助治疗，或联用烟酸类药物。病情严重时也可以考虑使用洛美他派。

糖尿病患者最初应该使用胰岛素疗法以较好地控制血糖。总体而言，使用药物治疗 2～5 天内即可看到 TG 水平急剧下降。病情较急时，可以采取血浆置换法快速降低 TG 水平。

（六）脂蛋白代谢中其他基因性疾病

偶尔可见极低水平 LDL-C 或 HDL-C 者。最常见的遗传性低脂血症是低 β 脂蛋白血症，该疾病主要通过遗传获得，通常由 ApoB 缺失导致。血清 LDL-C 水平通常处于 0.5～1.5 mmol/L（20～60 mg/dL）多无临床意义。无 β 脂蛋白血症患者的 ApoB 缺乏更为严重，并发脂肪吸收不良和神经性疾病或其他疾病时，需要接受专家治疗。丹吉尔病（无脂蛋白血症）患者几乎缺乏 HDL-C，卵磷脂胆固醇酰基转移酶（LCAT）缺乏患者的 HDL-C 水平很低。胆固醇酯转运蛋白（CETP）缺乏者的 HDL-C 水平很高。患者基因为杂合形式时，HDL-C 水平通常为 2.0～2.4 mmol/L（80～90 mg/dL），基因突变纯合子的情况下，HDL-C 水平>5 mmol/L（200 mg/dL）。这种情况与动脉粥样硬化疾病无关，可能预示风险降低。

（七）家族性脂蛋白脂酶缺乏症

乳糜微粒和 VLDL 的代谢缺陷导致乳糜微粒和 TG 水平>15mmol/lL。LFL 酶突变基因纯合子型或杂合子型均可出现该症状。ApoC2 遗传性缺失也可导致 TG 代谢异常。其他载脂蛋白（ApoC3 和 ApoA5）和相互作用蛋白的基因突变也是严重 HTG 的病因。严重的 HTG 很少由家族性 LPL 缺乏引起，该病因可能导致胰腺功能严重失调。

（八）儿童血脂异常

饮食治疗是儿童脂质代谢异常的重要治疗方式。药物降脂治疗只用于 FH。其他病因导致的儿童脂质代谢异常则强调饮食治疗和潜在的代谢性疾病的治疗。

HeFH 患儿 10～18 岁之前暂不进行他汀降血脂治疗，开始他汀治疗的确切年龄仍需临床判断。由于一级亲属 18 周岁即可出现症状性 CVD，因此一般有明确不良事件家族史的男性患儿 18 岁之前需开始治疗。

没有明确证据表明他汀治疗对胎儿有危害，但女性进行该项治疗时应避免妊娠。若计划妊娠，应于妊娠前停用他汀药物 3 个月，直至哺乳期结束再恢复他汀治疗。

（九）女性血脂异常

多项研究都评价了降血脂治疗在冠心病一、二级预防中的作用。其中仅少数研究纳入了女性受试者，且往往人数偏少，研究结果也未能按性别进行分类分析。然而，最新的 CTT 荟萃分析表明降血脂治疗在男性和女性群体中所带来的整体益处相近。

1. 一级预防　女性 CVD 高危者也应当考虑在 CAD 一级预防中选用他汀类药物，其用药指征与男性一致。

2. 二级预防　女性患者 CVD 事件二级预防应常规包括以他汀为基础的降血脂治疗，且指征与治疗目标值与男性患者相当。

3. 非他汀类降血脂药物　根据患者血脂异常的类型及药物副作用情况可选用烟酸、依折麦布及贝特类单用或与他汀联合降血脂治疗，但目前尚无确切的证据支持此类治疗方案能给患者带来心血管保护作用。

4. 激素治疗　目前采用的第三代含低剂量雌-孕激素的口服避孕药似乎并不会增加负性 CVD 事件。评估血脂基线水平后，血浆 TC 在可接受范围内的女性可以使用此类避孕药。相比之下，患有高胆固醇血症（LDL-C>4 mmol/L，>160 mg/dL）、具有多项 CVD 危险因素或有高血栓栓塞风险的女性则应选择其他的避孕方法。尽管雌激素替代治疗有益于改善血脂谱，但并未证实能降低患者 CVD 风险，不推荐用于女性 CVD 的预防。

孕妇或哺乳期妇女禁用所用的降血脂药物，因为有关副作用的研究证据还很缺乏。

（十）老年人血脂异常

65 岁以上的老年人接受治疗以降低 CVD 风险是非常必要的，因为他们中的三分之二到四分之三已经患有 CAD 或处于动脉粥样硬化性疾病的亚临床状态。大于 65 岁的老年人中，几乎 25% 的男性和 42% 的女性血浆 TC 水平>6 mmol/L（>240 mg/dL）。现有证据显示，老年人是 CVD 高危人群，降血脂治疗能降低 CVD 的发病率及死亡率从而使其大大获益。有关 80～85 岁老年人降血脂治疗情况的资料非常有限。

1. 一级预防　最佳的方法是终身预防以减少人群 CVD 的总负担。终身预防措施包括戒烟、健康的饮食习惯、规律的运动以及控制体重。老年人 CVD 一级预防的措施和年轻人所采用的方法一致。事实上，尽管没有证据表明降血脂治疗能延长无 CVD 老年人的寿命，但却能降低 CVD 的发病率。具 CVD 危险的老年人服普伐他汀情况的前瞻性研究（PROSPER）是第一项专为老年人设计的前瞻性研究。研究者将年龄在 70～82 岁之间且具有 CVD 危险因素的受试者随机分配到普伐他汀治疗组（40 mg/d）或安慰剂组。随访 3 年后，普伐他汀治疗组 LDL-C 下降了 34%，TG 下降了 13%，冠脉性死亡、非致死性 MI 和脑卒中的风险降低了 15%。但普伐他汀治疗并未能降低总死亡率及改善认知功能障碍。CTT 荟萃分析表明，老年人与年轻人相比，相对风险降低并无显著差异。

2. 二级预防　尽管入选的老年病例不多，多项前瞻性临床研究仍显示降血脂治疗能使老年 CAD 患者获益。斯堪的纳维亚辛伐他汀生存研究（4S）表明，辛伐他汀治疗 5 年使年龄≥60 岁的男女性患者总死亡率都降低 35%，冠脉死亡率降低了 42%。胆固醇与心血管病事件复发研究（CARE）观察了心肌梗死（MI）后服用普伐他汀对冠脉事件的影响。其结果表明，老年患者普伐他汀治疗后其主要冠脉事件、冠状动脉性死亡及中风的发生率分别降低了 32％、45％和 40％；为预防 5 年内发生一次主要冠脉事件及冠状动脉性死亡，老年患者需要治疗的病例数（NNT）分别为 11 和 22。

3. **药物副作用及相互作用**　老年患者应尤为关注他汀治疗的安全性及副作用，因为老年患者往往患有多种疾病，服用多种药物且药代动力学及药效学都有所改变。用药时需注意他汀和其他药物之间可能出现的相互作用，这主要是由于药物间的作用有可能增加他汀相关性不良反应，如不伴有 CK 水平升高的肌痛、伴随 CK 水平升高的肌病以及发生率低但有 CK 显著升高且病情严重的横纹肌溶解症。因此，为避免不良事件的发生，药物治疗需以小剂量开始继而逐步增加到适合的剂量以使 LDL-C 达标。

4. **依从性**　老年患者很少愿意接受降血脂治疗或能坚持服用他汀类药物。提高患者对 CVD 风险的认识，使其了解药物治疗的方法以及坚持长期服用他汀治疗的益处都可能有益于提高老年患者降血脂治疗的依从性。

（十一）代谢综合征和糖尿病患者

代谢综合征是指同时存在多种代谢危险因素的病理状态，包括：中心性肥胖、血浆 TG 水平升高、HDL-C 水平降低、糖耐量异常及高血压。

代谢综合征患者较一般人群罹患 CVD 的风险大大增加。近期有荟萃分析显示，代谢综合征者 CV 死亡率增加了 2 倍，全因死亡率增加了 1.5 倍。

糖尿病本身是 CVD 一个独立的危险因素，患者常伴有 CVD 风险的增加。这种现象在女性糖尿病患者中尤为突出。2 型糖尿病患者常常合并高血压、血脂异常和腹型肥胖而表现为代谢综合征，这类患者的 CVD 风险急剧增加，是所有 2 型糖尿病患者中风险最高的一群。更为重要的是，即便目前的临床治疗已充分强调了合并 2 型糖尿病的 CAD 患者预后差，需积极地治疗，但患有糖尿病的 ACS 患者的死亡风险仍有所增加。

1. **胰岛素抵抗及 2 型糖尿病血脂异常特点**　糖尿病性血脂异常是一组在代谢上具有相关性的血浆脂质及脂蛋白异常。大约半数的糖尿病患者有血浆 TG 水平升高或 HDL-C 水平降低又或两者同时存在。2 型糖尿病患者血浆中体积较大的 VLDL 颗粒增多，并诱发一系列代谢异常产生致动脉粥样硬化性残粒，小而致密的 LDL 及小而致密的 HDL 颗粒。这些异常血脂颗粒并非独立存在，而是在代谢上存在紧密的相互联系。所有异常的血脂组分共同形成致动脉粥样硬化性血脂谱，表现为由于含 ApoB 脂蛋白颗粒增加而产生的血 ApoB 升高。乳糜微粒、VLDL 及其残粒像 LDL 一样含有单个 ApoB 分子。因此，当血浆 LDL-C 水平在正常范围内时，糖尿病性血脂异常的危害往往不易被临床中常规的血脂检测所发现。几乎半数的糖尿病患者有 HTG 或低 HDL-C 血症。

2. **2 型糖尿病及代谢综合征患者的治疗策略**　所有 2 型糖尿病和代谢综合征患者都应接受生活方式治疗以改善致动脉粥样硬化性血脂异常。应该根据个体需要制定不同的饮食建议。

如果使用最大耐受剂量的他汀治疗仍未使患者血脂达标，药物联合调脂治疗也许能使 LDL-C 进一步降低，但相关研究证据尚不足。

40 岁以下的 2 型糖尿病患者短期治疗后，若无其他危险因素，无并发症并且 LDL-C 水平<2.5 mmol/L（100 mg/dL）也许并不需要长期降血脂治疗。

3. **降血脂治疗的依据**

（1）低密度脂蛋白胆固醇：专门针对 2 型糖尿病患者开展的试验和大部分他汀试验中的糖尿病亚组研究结果均显示，他汀治疗能使 2 型糖尿病患者在防治 CVD 事件方面显著获益。荟萃分析显示，无论患者 LDL-C 基础水平或其他基线特征如何，他汀治疗后 LDL-C 每降低 1 mmol/L 能使 2 型糖尿病患者 5 年内主要 CVD 事件的发生率降低 20％。CTT 分析进一步阐明，虽然 2 型糖尿病患者降血脂治疗后在相对风险下降方面的获益程度和非糖尿病患者相似，但是由于前者绝对风险较高，其绝对获益也较多，故能使 NNT 降得更低。

（2）甘油三酯和 HDL-C：近来对 FIELD 研究中 2 型糖尿病患者的数据分析表明，常用的血脂指标比（非-HDL-C/HDL-C，TC/HDL-C）和 ApoB/ApoA1 一样是强的 CVD 风险预测因子，能够反映致动脉粥样硬化性和抗动脉粥样硬化性指标对 CVD 风险的影响。针对致动脉粥样硬化性血脂异常（高 TG 水平及低 HDL-C 水平）所进行的干预治疗能否给患者带来临床益处尚在讨论之中。FIELD 研究中 CVD 事件减少了 11%，但 CAD 一级终点事件（CAD 死亡及非致死性 MI）未能显著减少。一项对 FIELD 研究进行的事后分析显示，TG 升高（＞2.3 mmol/L 或＞204 mg/dL）伴 HDL-C 降低的患者非诺贝特治疗后 CVD 事件减少了 27%（NNT＝23）。ACCORD 研究发现该研究中 17% 的受试者纳入研究时其 TG 水平处于最高三分位（≥2.3 mmol/L 或≥204 mg/dL）且 HDL-C 水平处于最低三分位（≤0.88 mmol/L 或≤34 mg/dL），这群患者似乎能从非诺贝特加辛伐他汀的联合治疗中获益。

基于多项研究都观察到血浆低 HDL-C 水平往往伴有 CVD 风险的增加，因此如何升高血浆 HDL-C 水平备受关注。临床上能有效升高 HDL-C 的方法十分有限，首推的方法是改善生活方式。目前认为尽管贝特类也有一定的作用，但烟酸是升高 HDL-C 最好的药物。烟酸对血糖的影响一般出现在大剂量治疗时；调整糖尿病治疗方案后中等剂量的烟酸治疗一般对血糖的影响不大。

4. 1 型糖尿病患者　1 型糖尿病患者往往有较高的 CVD 风险，尤其是那些合并有微量蛋白尿和肾病者。已有明确证据表明高血糖会加剧动脉粥样硬化的进程。

血糖控制较好的 1 型糖尿病患者其血脂谱常常是"超常"的，表现为 TG 和 LDL-C 较正常水平低，HDL-C 水平则常为正常高值或稍高于正常水平。这主要是由于皮下注射胰岛素的降糖治疗增加了脂肪组织及肌肉组织中 LPL 的活性从而加速了 VLDL 的转换率。然而，这种情况下血浆中 HDL 和 LDL 颗粒的结构常发生致动脉粥样硬化性改变。所有存在微量蛋白尿或合并肾病的 1 型糖尿病患者，无论其基础 LDL-C 水平如何均应首选他汀治疗，后期常需要药物联合治疗，以降低 LDL-C 至少 30%。

（十二）急性冠状动脉综合征和接受 PCI 治疗的患者

近期表现为 ACS 的患者其 CVD 事件进一步发展的风险很高。此类患者除降血脂治疗外还应制定全面管理其 CVD 风险的综合治疗措施，包括生活方式的改善、危险因素的控制，以及在特定患者中应用心脏保护药物。

荟萃分析支持 ACS 早期应常规立即予以较大剂量的他汀治疗。建议 ACS 患者住院的前 4 天应给予大剂量他汀治疗；若已知其基础 LDL-C 水平，则应选用合适的剂量以使 LDL-C＜1.8 mmol/L（＜70 mg/dL）。对于那些大剂量他汀治疗可导致副作用风险增加的患者（如老年人、肝功能不全者、肾功能不全者或他汀可能与正在服用的药物互相作用的患者）可考虑适当降低他汀治疗的强度。治疗后 4～6 周需重新检测血脂水平以观察是否达标并进行安全性评估，根据评估情况可对他汀的剂量做出调整。

（十三）肾病患者血脂异常

慢性肾病（CKD）患者血浆脂质谱会发生质与量的改变，且这一异常改变会随着肾小球滤过率（GFR）的下降日趋明显，在终末期肾病患者（ESRD）中表现得最为突出。典型的血脂异常表现包括血浆 TG 水平升高，HDL-C 水平降低，而 TC 和 LDL-C 的变化在 1～2 期 CKD 患者中并不十分明显。非-HDL-C 和 ApoB 水平也显著增加。LDL 分型表现为小而致密的 LDL 颗粒数目增加。ESRD 患者 LDL 代谢率显著减慢，从而导致血浆 TC 和 LDL-C 水平升高。血液循环中以上颗粒停留时间的延长，使 Lp（a）颗粒也增多。多数 3～5 期 CKD 患者血脂谱表现为混合型血脂异常，其脂蛋白都具有较高的致动脉粥样硬化性。

CKD 是公认的 CAD 等危症。因此降低血浆 LDL-C 水平也是 CKD 患者主要的治疗目标。在混合型血脂异常治疗中，非-HDL-C 应被视为次级治疗靶点。CKD 患者的降血脂治疗方案需根据其 GFR 水平的不同来制定。应当首先选用经由肝脏清除的药物（氟伐他汀，阿托伐他汀，匹伐他汀和依折麦布）。经由 CYP3A4 代谢的他汀药物间可能发生相互作用而产生不良反应，应当尤为注意。

肾衰患者的他汀治疗剂量须小，用 n-3 脂肪酸来降低 TG 是可选的方案。

1～2 期 CKD 患者通常能较好地耐受中等剂量的他汀治疗。当肾脏排泄功能进一步下降时，他汀清除受损，其血药浓度随之增加，从而更易产生药物副作用，故当患者的病情进一步恶化时（CKD 3～5

期），他汀用药的安全性及药物剂量的调整则变得非常重要。此时，极少量经肾脏排泄的他汀类药物（阿托伐他汀、氟伐他汀和匹伐他汀）可作为用药选择。

越来越多的证据显示，贝特类能升高血浆肌酐和同型半胱氨酸的水平，而这两者都是已经证实了的CVD 的危险因素。贝特类中非诺贝特的这一作用又明显高于吉非贝齐。由于贝特类对肌酐经尿液排泄并无影响，故使用贝特类后升高的肌酐水平会妨碍临床上对患者 GFR 的估算。非诺贝特不能经由透析的方法清除，故不应用于 GFR＜50 mL/min/1.73 m² 的患者。当患者 GFR＜60 mL/min/1.73 m² 时，吉非贝齐需减量到每天 600 mg；当 GFR＜15 mL/min/1.73 m² 时，应避免使用。

n-3 脂肪酸被纳入处方用药为临床上降低混合型血脂异常患者血浆高 TG 水平提供了选择。

（十四）器官移植患者血脂异常

血脂异常在实体器官移植患者中十分常见，易诱发动脉粥样硬化性疾病和移植动脉的血管病变，从而引发大血管事件。移植患者通常由于糖尿病、肥胖、代谢综合征和 CKD 而导致血脂异常。

免疫抑制药也往往存在干扰血脂代谢的副作用。糖皮质激素治疗可导致患者体重增加，胰岛素抵抗加重，血浆 TC、VLDL、TG 升高以及 LDL 颗粒的体积和密度增加。钙调神经磷酸酶抑制药可增加肝脂酶活性，降低 LPL 水平并能与 LDL 受体结合，从而使致动脉粥样硬化性脂蛋白清除减少。与他克莫司相比，环孢素对血脂的不良影响更为显著。服用他克莫司的结构模拟物西罗莫司后，几乎半数患者会出现血脂异常。

他汀是移植患者降血脂治疗的一线推荐药。鉴于可能出现药物间的相互作用，他汀治疗应从小剂量开始，谨慎地逐步增加剂量。接受环孢素治疗的患者推荐予以小剂量的普伐他汀或者氟伐他汀开始降血脂治疗。

对于不能服用他汀的血脂异常患者，依折麦布可作为降低 LDL-C 治疗的替代药物之一，烟酸则可用来降低 TG 及升高 HDL-C 水平。目前，尚缺乏对于这些二线药物治疗效果的研究。应用贝特类时需谨慎，因为贝特类可能降低血浆环孢素水平并可能诱发肌病。若计划以贝特类联合他汀共同降血脂治疗则尤其应格外当心。心脏移植患者单用考来烯胺并不能起到很好的降血脂作用，并且可能导致免疫抑制药吸收障碍。

（十五）外周动脉疾病（PAD）

PAD 是动脉粥样硬化的常见表现，可累及多部位血管，包括颈动脉、主动脉、下肢动脉，肾动脉和肠系膜动脉较少见。PAD 患者心血管事件的风险增加，且外周动脉粥样硬化是心肌梗死和心血管死亡的独立危险因素，因此，PAD 被列入"冠心病等危症"范畴，应采取二级预防措施。降胆固醇治疗可降低缺血性心血管事件风险，抑制跛行恶化，改善行走。

他汀治疗能显著逆转颈动脉内中膜厚度，LDL-C 每下降 10%，颈动脉内中膜厚度每年减少 0.73%。

肾动脉粥样硬化改变与 TC、LDL-C、TG 和 ApoB 水平以及冠心病相关。但是，目前尚没有研究评估降血脂治疗对肾动脉粥样硬化的治疗益处。尽管缺少临床试验支持，在主动脉粥样硬化患者中应考虑应用他汀治疗。

（十六）脑卒中

脑卒中的病因多种多样，包括心脏性血栓栓塞（主要与心房颤动有关）、颈动脉和近端主动脉粥样硬化性血栓栓塞，小的脑血管病变，以及颅内出血（包括大脑和蛛网膜下腔出血）。据不同的病因，血脂异常在脑卒中的病理机制中的作用不一。血脂异常与粥样硬化性血栓事件（包括缺血性脑卒中和短暂性缺血发作）的相关性已取得共识，而血脂异常与其他类型脑卒中的关系尚不明确。

1. 一级预防　依据 LDL-C 水平或高血压等其他心血管危险因素评估的心血管疾病高风险患者应用降胆固醇治疗可减少脑卒中或 TIA 的风险。他汀强化降血脂治疗与非强化治疗相比更能降低脑卒中风险。脑卒中的一级预防包括对已确诊有动脉粥样硬化和有心血管疾病高风险的患者实施他汀治疗。他汀治疗应考虑用于减少缺血性脑卒中和其他心血管事件风险。其他降血脂治疗方案在脑卒中一级预防中的作用不明确。

2. 二级预防　脑卒中或 TIA 患者，不仅具有脑血管事件再发风险，包括心肌梗死在内的心血管事件也可能发生。他汀二级预防治疗可减少脑卒中、心肌梗死和血管性死亡风险。但是，脑卒中的病因可影响他汀的疗效反应性，粥样硬化性血栓症患者可能获益最大，而出血性脑卒中可能不能从他汀治疗中获益或甚至有害，尤其对那些没有动脉粥样硬化疾病证据的患者。

十一、降血脂药物治疗中的血脂和酶监测

对正在进行降血脂治疗的患者应如何监测血脂缺乏证据。检测 ALT 和 CK 对药物毒副作用监测的证据也相应缺乏。

启动或加大他汀剂量后 6～8 周可评估药物反应性，但是对贝特类药物和生活方式干预的反应性检测需要更长时间。随后的随访监测标准程序是在 6～12 个月，但这似乎有些武断。应至少检测 TC 水平，但是，为了给治疗决策提供更好的建议，应对包括 HDL-C、TG 和 LDL-C 在内的整个血脂谱进行检测。流行病学研究显示非-HDL-C 和 ApoB 测定可能与终点事件的相关性更好，但对其在常规临床检测中的应用缺乏资料。

另外的问题是常规血脂监测对促进患者生活方式改善和药物治疗依从性的影响。常规血脂监测对提升患者依从性是否关键，还是需与常规的随访和依从性评估一起尚不明确。

在他汀的使用过程中，监察机构建议进行安全性测试，包括进行基线 ALT 和 CK 检测，以识别个别对他汀使用存在禁忌的患者。CK 检测至少应在肌病高危患者中进行，包括老年患者且有合并症、有既往有肌病症状患者或正在服用相互作用药物。建议每 6～12 个月进行一次随访以监测可能的毒副作用，但其科学根据有限。一项系统综述发现降血脂药物所介导的肝毒性发生率尚未知，在一些大规模的临床试验中仅发现有少数病例发生。最近有综述鼓励探讨长期降血脂药物治疗的安全性。

常规的重复 CK 测定对横纹肌溶解无预测价值，因为肌肉损伤或过度的肌肉运动都会导致 CK 升高。但是有些情况下，CK 必须立即测定，尤其在老年人，有肌痛或肌无力症状，以及因 CK＞5×ULN 而停药治疗的患者中。在肝功能指标升高大于正常上线 3 倍的患者中，需考虑其他原因如酒精摄入或非酒精性脂肪肝，并予以监测。如果肝酶水平持续升高，需停止他汀治疗，当恢复正常后可谨慎考虑重新用药。

〔中南大学湘雅二医院　赵水平〕

参考文献

Catapano AL, Graham I, De Backer G. et al. Guidelines for the Management of Dyslipidaemias. Eur Heart J, 2016, 37 (39)：2999 - 2305.

第六十四章　低密度脂蛋白引致动脉粥样硬化性心血管疾病专家共识（2017）

2017年4月，欧洲动脉粥样硬化学会（EAS）颁布了"低密度脂蛋白引致动脉粥样硬化性心血管疾病专家共识"。该共识通过对现有遗传学研究、前瞻性流行病学队列研究、孟德尔随机化研究以及降胆固醇治疗随机化临床研究的总结分析，得出结论只要能够安全而显著地降低 LDL-C 水平，即可产生相同幅度的动脉粥样硬化性心血管疾病（ASCVD）的临床获益。ASCVD 主要包括心肌梗死（MI）和缺血性脑卒中，是人类致残和致死的主要原因。已知多种危险因素与心血管事件的风险增加相关。在诸多危险因素中，有关低密度脂蛋白（LDL）的研究最为广泛。多项研究证据表明，富含胆固醇的 LDL 和其他含载脂蛋白 B（ApoB）的脂蛋白，包括极低密度脂蛋白（VLDL）及其残粒，中间密度脂蛋白（IDL）和脂蛋白（a）［（Lp（a）］，直接参与 ASCVD 的发生与发展（表 64-1）。

表 64-1 　　　　　　　　　　　　　LDL 与 ASCVD 因果关系（证据级别均最高）

标　准	说　明
1. 可信度	LDL 和 ApoB 脂蛋白如 VLDL 及其残粒、IDL 和 Lp(a) 参与 ASCVD 始动和进展；在研究的所有哺乳动物中，实验诱导血浆 LDL 和其他 ApoB 脂蛋白升高均可引起动脉粥样硬化
2. 强度	单基因和多基因所致终生 LDL 升高导致生存期 ASCVD 风险明显增高
3. 生物学梯度　效应	单基因脂代谢疾病研究、前瞻性队列研究、孟德尔随机化研究、随机干预试验一致表明，LDL 的绝对暴露量与 ASCVD 风险之间存在剂量相关性对数线性关系
4. 时间顺序	单基因脂代谢异常疾病研究和孟德尔随机化的研究表明，升高的 LDL 暴露于 ASCVD 发病之前
5. 特异性	孟德尔随机化研究和随机干预试验提供明确的证据，表明 LDL 与 ASCVD 相关性不受其他危险因素的影响
6. 一致性	超过 200 项研究（其中涉及超过 200 万参与者，年随访超过 2000 万人次及超过 15 万例心血管事件）一致表明，LDL 绝对暴露量和 ASCVD 风险之间存在剂量相关性对数线性关系
7. 相关性	单基因脂代谢疾病研究、前瞻性队列研究、孟德尔随机化研究和随机干预试验均表明，LDL 绝对暴露量与 ASCVD 风险之间存在剂量依赖性对数线性关系
8. 干预降低风险	超过 30 项共计 20 万参与者和 3 万例 ASCVD 事件，用来评估降 LDL 药物（包括他汀类药物、依折麦布和 PCSK9 抑制药）的随机性试验一致表明，降低 LDL-C 可减少 ASCVD 事件风险，且降低幅度与 LDL-C 降低的绝对值成比例

尽管有如此大量的证据，但对 LDL 与 ASCVD 发生的因果性仍存在一些质疑。随着新的高效降 LDL 药物的应用及可延长作用时间的其他新型降血脂药物的研发，为了指导临床治疗和辅助监管机构审批新药，需要对 LDL 和 ASCVD 的因果性达成共识。

一、动脉粥样硬化的病理生理

LDL 和其他含 ApoB 且颗粒直径小于 70 nm 的脂蛋白包括 VLDL 及其残粒、IDL 和 Lp（a）能高效地进、出动脉内膜下层。动脉粥样硬化始动环节的关键点是，在斑块形成的好发部位富含胆固醇及 ApoB 脂蛋白在动脉内膜下层滞留和聚积。

目前认为 LDL-C 的生理合适水平是 0.5～1.0 mmol/L（20～40 mg/dL），这多见于新生儿和大部分哺乳动物，此种情况下 LDL 颗粒在血管内皮下层滞留的可能性和动脉粥样硬化形成的风险很低。随着 LDL-C 浓度增加并超过生理合适水平，LDL 在动脉壁内膜下层滞留，继而引发动脉粥样硬化斑块形成，这种效应呈剂量相关性。

二、胆固醇、LDL 和 LDL-C

胆固醇是细胞膜的重要组成部分，且是胆汁酸和类固醇激素的前体。外源性和内源性胆固醇大部分由血浆中含 ApoB 脂蛋白运送到外周细胞。在大多数人体内，LDL 颗粒构成空腹血液中约 90％的含 ApoB 脂蛋白（图 64 - 1）。

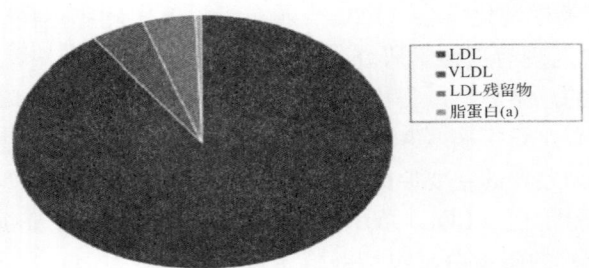

图 64 - 1　血脂正常个体中循环脂蛋白内载脂蛋白 B（ApoB）的相对浓度。用 500000 定义的相对分子质量，以纳摩尔每升（nmol/L）计算 ApoB 的含量［即低密度脂蛋白（LDL）100 mg/dL 或 2000 nmol/L，极低密度脂蛋白（VLDL）5 mg/dL 或 100 nmol/L，中间密度脂蛋白（IDL）残留物 5 mg/dL 或 100 nmol/L，脂蛋白（a）10 nmol/L］

然而，在临床实践中，血浆 LDL 水平一般不能直接测量，而是通过胆固醇浓度即"LDL-C"检测进行间接估算。也就是说，LDL-C 就是 LDL 颗粒中的胆固醇总量。因此，计算血浆 LDL-C 已成为评估心血管疾病风险，并成为随机临床试验中评估治疗获益的重点。在大多数情况下，LDL-C 浓度和 LDL 颗粒数量高度相关，血 LDL-C 能很好代表 LDL 颗粒浓度。然而，在某些情况下（如代谢综合征，糖尿病，高甘油三酯血症），血浆 LDL-C 与 LDL 颗粒浓度可能不一致，因为小而致密的 LDL 颗粒（含胆固醇量相对少些）占优势，此时血浆 LDL-C 可能无法准确反映 LDL 颗粒浓度，也难反映其对心血管风险的影响。在这些情况下，直接测定 LDL 颗粒数量或 ApoB 浓度（一般认为，每个 LDL 颗粒含一个分子 ApoB）可能更为准确地反映 LDL 与 ASCVD 的因果关系。

三、遗传性脂质代谢异常研究证据

家族性高胆固醇血症（FH）是一种常染色体显性疾病，通常由 LDL 受体（LDLR）基因的功能丧失（LOF）性突变引起，或偶尔由 ApoB 基因的 LOF 突变（造成含 ApoB 脂蛋白与 LDL 受体结合能力下降），或 PCSK9 基因功能获得（GOF）性突变引起。FH 的特点是，LDL-C 浓度显著升高和早发动脉粥样硬化尤其是冠状动脉粥样硬化性疾病。

最常见的 FH 形式是 LDLR 基因突变引起 LDL 受体功能下降，进而导致循环 LDL 颗粒浓度和由这些颗粒携带的胆固醇（即 LDL-C）显著升高。杂合子 FH（HeFH）在全世界范围内患病率为 1/200 和 1/300 之间，如未干预治疗，LDL-C 水平多在 4.5～12 mmol/L 之间，具有很高的 ASCVD 风险。

纯合子 FH（HoFH）更为罕见，具有极端的表型特征，若未治疗，血 LDL-C 水平往往超过 13 mmol/L，并几乎普遍在儿童或青少年早期发展为 ASCVD。虽然 FH 表型是可变的，但动脉粥样硬化程度和心血管事件的风险两者均与暴露于高水平 LDL-C 绝对量和持续时间成正比。

在任何患病家庭，每个孩子都有同等的 50％概率遗传性获得 FH 基因突变。同胞子女中遗传 FH 突变的人相比于其他子女血浆 LDL - C 水平明显升高，ASCVD 终生风险也相应地呈剂量相关性显著升高。

这种遗传性疾病为 LDL 导致 ASCVD 提供了强有力的证据。PCSK9 基因 GOF 突变导致 LDL-C 浓度显著升高，伴随 ASCVD 风险也相应的显著升高，而 PCSK9 基因 LOF 突变可导致 LDL-C 浓度降低，其终生 ASCVD 风险亦相应地显著降低。

四、前瞻性流行病学研究证据

前瞻性观察性流行病学研究结果综合分析表明，血浆 LDL-C 水平的绝对暴露量和 ASCVD 风险间存在连续的对数线性关系。

综合分析 68 项前瞻性研究结果，在累计超过 279 万人的随访中，共发生 3857 例非致死性心肌梗死（MI）和 928 例冠心病（CHD）死亡，血浆 LDL-C 浓度与非致死性 MI 或 CHD 死亡风险增加呈对数线性相关。直接测定 LDL-C 对 CHD 风险的影响与非-HDL-C 的影响几乎相同。

在累计接近 1200 万人年次的随访中，发生了 33744 例缺血性心脏病死亡病例。综合分析表明，血浆总胆固醇与缺血性心脏病死亡风险之间存在明显和分级对数线性关系。非-HDL-C 对缺血性心脏病死亡风险的影响与总胆固醇对其的影响几乎相同。

总之，这些前瞻性的流行病学队列研究结果一致性表明，血 LDL-C 浓度与 ASCVD 事件发生风险间呈剂量相关性对数线性相关（图 64-2）。

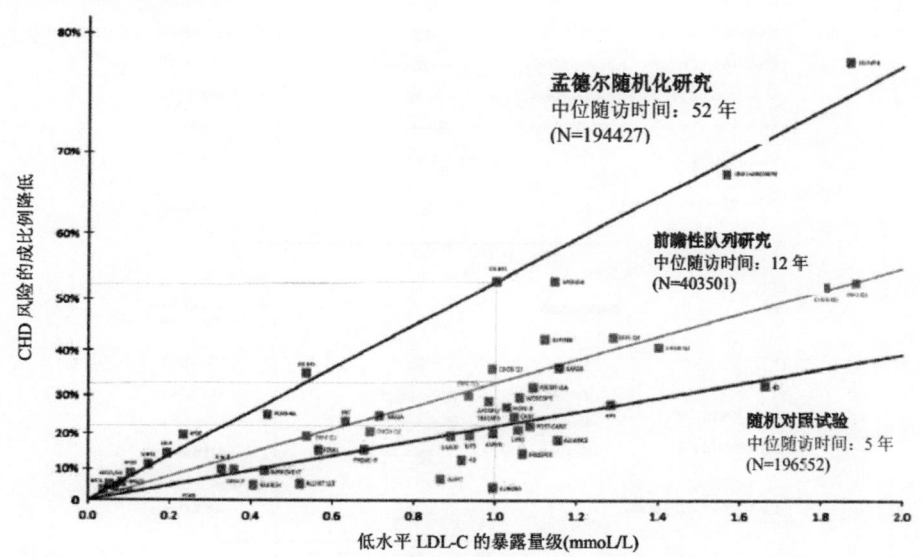

图 64-2　孟德尔随机化研究、前瞻性队列研究和随机对照试验均显示 LDL-C 与心血管疾病风险呈对数线性关系

随访时间延长，对数线性相关曲线的斜率逐渐陡峭，这表明 LDL-C 对心血管疾病的风险具有因果关系和累积效应。

五、孟德尔随机化研究证据

在前瞻性队列研究中，LDL-C 和 ASCVD 风险相关性呈现级量性和可重复性特征，但这类研究属非随机性，易出现干扰，或反向因果关系，以及存在其他形式的偏倚。孟德尔随机化研究将随机性方案引入观察性研究，专门评估危险因素暴露和结果之间的关联是否可能存在因果性。

多种基因变异可造成 LDL-C 水平降低。这些基因变异几乎均在受孕时随机遗传，这一过程有时也被称为孟德尔随机化。因此，遗传造成 LDL-C 水平降低的等位基因携带者相当于被随机分配到降 LDL 治疗组中，而另一个等位基因携带者则相当于被随机分配到常规治疗组。如果研究中的变异仅与 LDL-C 相关，而与其他脂质或非脂质的多种性效应无关，同时分配确实是随机的，那么在有或无这种变异的人群中比较 ASCVD 风险，可能以一种类似于长期随机试验的方式，对 LDL-C 水平降低和 ASCVD 风险的因果性可进行明确的估计。

孟德尔随机化研究一致表明，与 LDL-C 水平降低相关的 50 多个基因变异，均与 CHD 风险相应降低相关，从而为 LDL 与 CHD 风险因果性相关提供了有力的证据。实际上，当绘制 LDL-C 变异效应与其对 CHD 的影响关系图时，在 LDL-C 水平的绝对变化和 CHD 的终生风险之间存在连续的剂量相关性对数线性因果关系（图 64－2）。

此外，在以 LDL-C 水平降低一个单位进行校正后，与 LDL-C 相关的每个遗传变异对 CHD 风险有明显类似的效果，包括常用于降低 LDL-C 药物靶点（如 3－羟基 3－甲基-戊二酰-辅酶还原酶（HMGCR）即他汀类药物的靶点，尼曼匹克 C1 样蛋白 1（NPC1L1）即依折麦布的靶点，前蛋白转化酶枯草溶菌素 9（PCSK9）即单克隆抗体（alirocumab 与 evolocumab）的靶点（图 64－3）基因变异，没有任何证据表明存在异质性效应。这些结果有力地提示，这类变异与 CHD 风险之间的因果作用基本上通过 LDL 介导。因为许多不同的基因变异通过不同生物学通路降低 LDL，如果每一种变异与 ASCVD 风险之间都存在定向一致且定量相似的多种效应是令人难以置信的。

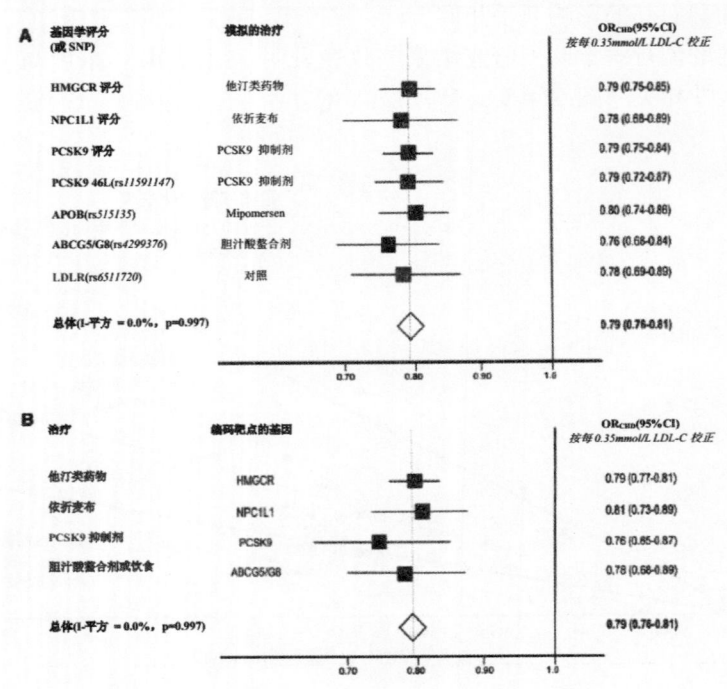

图 64－3　暴露于通过多种 LDL-C 降低机制产生的临床效应

图 64－3 A 显示目前常用降 LDL-C 药物靶点的多种基因变异，介导 LDL-C 降低的效应比较。均经过 LDL-C 标准减量 0.35 mmol/L 校正。图 64－3 B 显示了目前使用的通过 LDL 受体通路主要降低 LDL-C 的药物效果。均经过 LDL-C 降低 1 mmol/L 校正。图 64－3 A 中自然随机的基因数据和图 64－3 B 中来自随机试验的数据均提示，LDL-C 变化对心血管事件风险的影响基本相同，对于任何通过上调 LDL 受体所致 LDL-C 降低的机制均适用，其中 LDL-C 的变化（临床用于估计 LDL 颗粒浓度变化）可能与 LDL 颗粒浓度的变化是一致的。

总之，荟萃分析表明，超过 30 万参与者和 8 万 CHD 病例的孟德尔随机化研究的证据支持 LDL 与 ASCVD 风险呈因果性相关，且这种相关很大程度上不受 LDL 降低机制途径的影响。

六、来自随机对照试验的证据

关于因果关系最令人信服的临床证据可能来自于降低 LDL-C 治疗对心血管事件风险影响的随机临

床试验结果（图 64-2）。但是值得注意的是，对任何特定单项试验的解释会被其设计大大影响。一般而言，那些由于样本量小或累积事件过少而把握度不足的研究，那些在不同治疗组间未能产生明显的 LDL-C 浓度差的研究，以及那些随访期较短（2 年以内）的研究，更可能产生没有统计学显著性差异的结果。而且，一些降低 LDL-C 的药物（如雌激素）也会产生增加 ASCVD 风险的不良效应，从而减轻或消除 LDL-C 降低的临床获益。对这类试验的过度解读可能导致偏颇的结论。

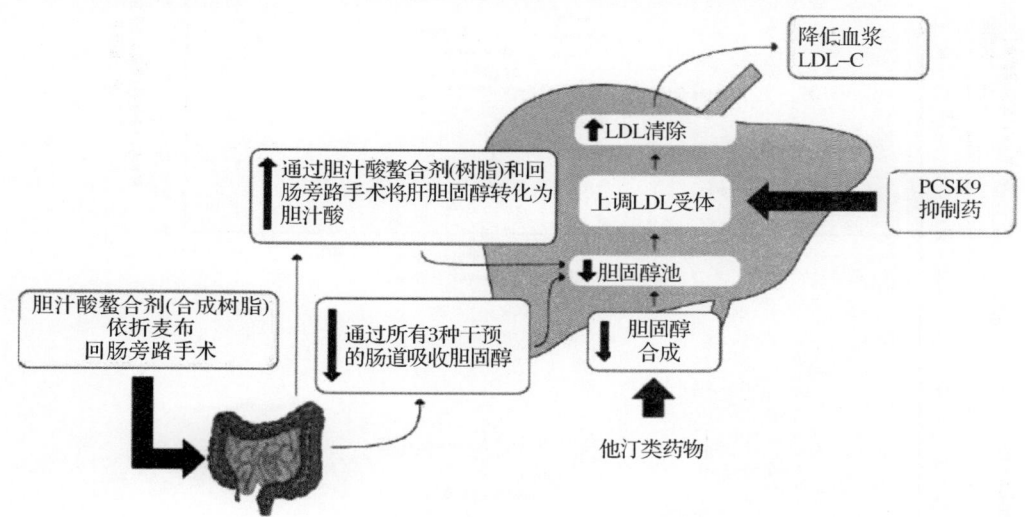

图 64-4　所有主要降低 LDL 的治疗均通过 LDL 受体通路的上调而增加 LDL 清除

对来自 26 项他汀类药物的临床试验（涉及近 17 万人）的个体数据进行综合分析，其治疗时间中位数为 5 年，以 LDL-C 水平降低 1 mmol/L 计，他汀类药物治疗与主要心血管事件风险降低 22%，呈对数线性相关。这种效果在治疗的第一年很小，而在随后的每年，以 LDL-C 水平降低 1 mmol/L 计，一致性出现心血管事件降低 22%～24%。这种效果的大小不受基线 LDL-C 水平的影响，在基线时有无基础心血管疾病的人中效果相似，并在所有的研究亚组中非常一致。

因此，这项综合分析提供了有力的证据，表明他汀类药物通过抑制 HMG-CoA 还原酶，降低血浆 LDL-C 水平，可致主要心血管事件风险出现剂量相关性的降低，且与 LDL-C 降低的绝对量级成比例（图 64-2）。

值得注意的是，在他汀类药物的临床试验中，在每个随机治疗组中观察到的年事件率绝对值与达到的 LDL-C 水平绝对值呈现有力的线性相关性（图 64-5A）。在这些研究中，每 1 mmoL/L 的 LDL-C 和 ApoB 浓度变化对心血管事件风险有着非常类似的效果。从而证实，在大多数情况下，LDL-C 是 LDL 颗粒数量令人满意的替代指标。此外，血管内超声研究一致表明，他汀类药物治疗冠状动脉粥样硬化患者，当 LDL-C 的水平在 1.8 mmol/L（70 mg/dL）时，冠状动脉粥样硬化斑块体积进展基本停止（图 64-5B）。

重要的是，其他不通过抑制 HMG-CoA 还原酶而降低 LDL-C 的药物，在大型随机观察心血管结局试验中，也被证明可以减少心血管事件的风险。依折麦布通过竞争性结合转运蛋白 NPC1L1 抑制肠道吸收胆固醇。一项试验纳入了 18 144 例急性冠脉综合征患者，依折麦布联合他汀类药物相比他汀类药物单药治疗，使 LDL-C 水平多降低 0.40 mmol/L，相应地使主要心血管事件按 6.5% 的比例减少。另一项研究包括 9270 例慢性肾病患者（SHARP 试验），比较辛伐他汀和依折麦布联合治疗与安慰剂效果，获得了支持性证据。与安慰剂相比，联合治疗致使 LDL-C 水平降低 0.85 mmol/L（33 mg/dL），并使主要心血管事件发生率减少 17%。在两项试验中，观察到的成比例风险降低的幅度与使用他汀类药物单药治疗期间产生的类似 LDL-C 水平绝对降低的预期临床益处一致。这些数据表明，LDL-C 水平每降低一个单位，他汀类药物和依折麦布对心血管事件风险的降低具有治疗等效性（图 64-2）。这些发现还与自然随机的遗传数据基本一致，后者已经证明 LDL-C 水平每降低一个单位，HMGCR 和 NPC1L1 基因的变异对心血管疾病风险的降低具有生物学等效性（图 64-2）。

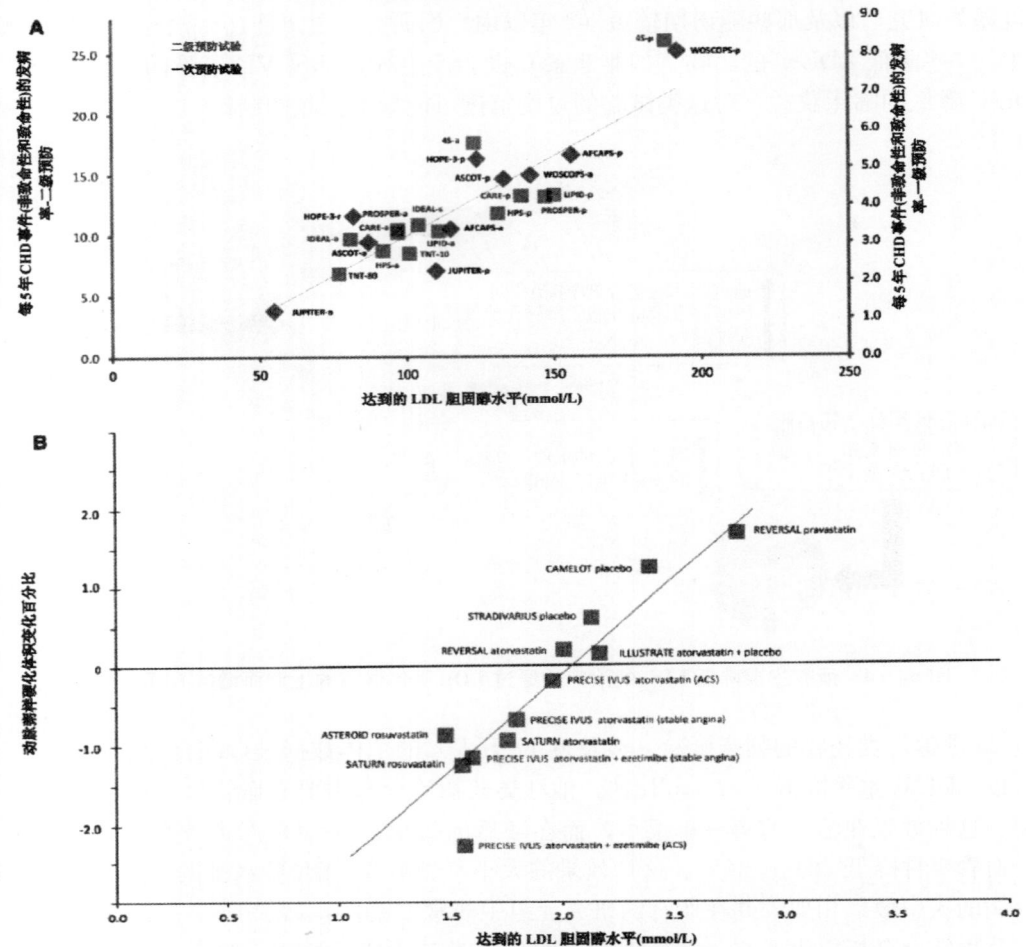

图 64-5 LDL-C 水平与绝对 CHD 事件发生率或动脉粥样硬化进展之间的线性关系
图 A 显示随机的他汀类药物试验中绝对心血管事件发生率；图 B 显示血管内超声测定的动脉粥样硬化进展

此外，近期报道的 FOURIER 试验所招募的 27 564 例患有心血管疾病的参与者中，在他汀类药物治疗的基础上，加入 PCSK9 单克隆抗体（evolocumab），再降低 LDL-C 水平 1.4 mmol/L（53.4 mg/dL）至 LDL-C 平均水平达 0.78 mmol/L（30 mg/dL），中位数随访 2.2 年，显著减少心血管疾病死亡、MI 或脑卒中的发生率 20%。

通过每年治疗分析发现，与胆固醇试验合作组报告中有关他汀类药物治疗效果相比，LDL-C 水平每降低一个单位（mmol/L），evolocumab 对多个不同心血管终点的风险的治疗效果几乎相同。这项试验的结果与最近的孟德尔随机化研究结果非常一致，后者表明 LDL-C 水平每降低一个单位，HMGCR 和 NPC1L1 基因的变异对心血管事件风险的降低具有类似的效果。因此，可以准确地预测，LDL-C 水平每降低一个单位，PCSK9 抑制药会减少心血管事件风险，且其程度和他汀类药物治疗效果类似。FOURIER 试验的结果还与近期 GLAGOV 试验的结果一致：即 evolocumab 联合他汀类药物，再降低 LDL-C 水平 1.45 mmol/L，可产生斑块消退，程度与达到的绝对 LDL-C 水平成正比，即使 LDL-C 水平低至 0.95 mmol/L（36.6 mg/dL）。现有结果充分表明：LDL-C 水平每降低一个单位，PCSK9 抑制药和他汀类药物对心血管事件风险的降低具有生物学等效性。

脂质研究诊所冠心病一级预防研究中，使用胆汁酸多价螯合剂即消胆胺可降低 LDL-C 水平 0.7 mmol/L，减少心血管疾病死亡或心肌梗死的相对风险 19%。类似的，手术控制高脂血症试验（POSCH）中，回肠旁路术可降低 LDL-C 水平 1.85 mmol/L 并减少心血管疾病死亡或心肌梗死的相对风险 35%。上述两组试验中的风险降低与使用他汀类药物或他汀类药物联合 evolocumab 治疗产生的风险降低（以 LDL-C 水平每降低一个单位计）一致（图 64-2）。事实上，在近期 49 项研究的综合分析中（研究包括 312175 例参与者和 39645 例主要心血管事件，以比较 9 种不同类型降血脂药物的效果），几乎所有这些降低 LDL-C 水平的治疗方法都能按比例减少心血管事件 20%～25%（以 LDL-C 水平降低 1 mmol/L 计）。这些发现与孟德尔随机化研究结果一致，表明降低 LDL-C 水平的临床获益似乎与 LDL-C 降低的作用机制无关（图 64-2）。但也有例外，如胆固醇酯转移蛋白（CETP）抑制药的作用。在近期报道的 ACCEL-ERATE 试验中，与他汀药物单药治疗相比，CETP 抑制药联合一种他汀药物可降低 LDL-C 水平 0.75 mmol/L，但未降低心血管事件的风险。

七、因果性标准

血浆 LDL-C 浓度与 ASCVD 风险关联已满足因果关系的所有标准（表 64-1）。事实上，前瞻性流行病学研究、孟德尔随机化研究和随机干预试验均表明，LDL-C 暴露的绝对水平与 ASCVD 风险之间呈显著一致的剂量相关性对数线性关系，LDL-C 对 ASCVD 风险的影响随着暴露持续时间的延长而增加（图 64-2）。多种证据之间的一致性，尤其是无偏倚的自然随机遗传数据与使用多种不同药物减少 LDL-C 水平的随机干预试验结果之间显著的一致性，提供了充实的临床证据，表明 LDL 可引起 ASCVD，降低 LDL 可降低心血管事件的风险。

八、LDL 暴露对 ASCVD 累积效应证据

孟德尔随机化研究表明，与动脉粥样硬化发生后方使用他汀类药物进行较短时间的治疗相比，长期的低水平 LDL-C 暴露可使心血管疾病风险出现 3 倍以上的成比例的降低（以 LDL-C 水平每降低一个单位计）。LDL 与 ASCVD 风险的因果关系由 LDL-C 暴露的绝对量和累积的持续时间决定。这一发现与 WOSCOPS 试验的长期随访中观察到的随时间推移的增加效应一致。

由于 LDL-C 对 ASCVD 风险的影响有因果关系，且随时间推移而累积，比当前推荐时期更早地降低血浆 LDL-C，可导致 ASCVD 终生风险的大幅降低，降低幅度比短期随机试验所观察的效果会更大。综合已有的孟德尔随机化研究和随机试验的证据表明，治疗第 1 年内 LDL-C 水平每降低 1mmol/L 可减少 ASCVD 事件的相对风险 10%，治疗 2 年后可达 16%，第 3 年以后则减少至 20%，这可能与已有的潜在斑块负担得以稳定相关。在第 3 年治疗后，随后每一年的治疗可能会使 ASCVD 事件进一步下降 1.5%（以 mmol/L·年计）。因此，以 LDL-C 水平降低 1mmol/L 计，5 年内采用降血脂药物治疗可减轻 ASCVD 事件的相关风险 20%～25%，而 40 年的治疗（或大约相当于暴露于较低的 LDL-C 水平 40 年）预计减轻 ASCVD 事件 50%～55%。

九、治疗建议

证据清楚地表明，通过增加肝脏 LDL 受体的数量从而降低 LDL-C 水平（图 64-4），可以减少 ASCVD 风险。减少 LDL-C 水平对 ASCVD 的风险降低有持续的影响（以 LDL-C 每绝对减少 1 个单位计）。由于 LDL-C 水平对 ASCVD 风险具因果关系和积累效应，人们估算的降低 LDL-C 水平而预期得到的风险减少将取决于其 LDL-C 基线水平、LDL-C 水平降低的绝对幅度以及治疗的持续时间。类似的，从降低 LDL-C 水平而预期得到的绝对风险的减少将取决于 ASCVD 基线风险、LDL-C 基线水平、LDL-C 水平降低的绝对幅度以及降 LDL-C 治疗的持续时间。

十、其他因素暴露对 LDL-ASCVD 因果关系的影响

除了 LDL 外，其他多种因素暴露包括收缩压升高、糖尿病和吸烟等与 ASCVD 的风险也存在相关。孟德尔随机化研究和随机试验的综合分析结果表明，LDL-C 的变化对多种风险因素导致的不同水平的

ASCVD 风险具有非常一致的呈比例的影响。因此，不管其他风险因素存在与否，既定的 LDL-C 水平绝对减少可导致相同比例的 ASCVD 风险降低。然而，与风险因素较少的人相比，具有更多风险因素的人的 ASCVD 绝对发生率较高；以 LDL-C 水平降低 1mmoL/L 计，风险因素数量增加或心血管疾病风险升高的人群中将获得更大的绝对风险降低。

最后，未来研究的一个重要领域是，明确最有可能从降低 LDL 治疗中获益的人群。LDL 在动脉内膜中滞留导致动脉粥样硬化斑块的产生和生长，这种可能性随着血液循环 LDL 颗粒浓度的增加而增加。由于 LDL 颗粒的滞留是一个概率事件，因此，人们期望具有相似 LDL-C 水平的人将具有潜在的动脉粥样硬化斑块负荷的分布。遗传因素可能影响一个人是否存在动脉内膜中滞留 LDL-C，或影响 LDL 颗粒的滞留触发炎症反应的程度，或影响斑块生长速率和斑块破裂倾向的氧化应激改变。

事实上，在全基因组关联分析（GWAS）中发现，ASCVD 最强烈相关的许多遗传变异体是编码动脉壁组分的基因，这些基因可能调整易感性以滞留 LDL，或调整对动脉壁累积的 LDL 效应。这种假设和他汀类药物临床试验的综合分析结果一致，即与遗传风险评分最低三分位数的患者相比，遗传 ASCVD 风险评分最高三分位数的患者导致心血管事件风险的比例降低（以 LDL-C 水平降低 1 mmoL/L 计）。识别影响内膜中 LDL 颗粒可能滞留的遗传因素和其他因素是当前研究的活跃领域，这最终有助于个体化预防心血管疾病，即最易受 LDL-C 有害影响的人，就最有可能从降低 LDL-C 水平中获益。

总之，基因研究、前瞻性流行病学队列研究、孟德尔随机化研究和随机干预试验的充分一致的证据，以及 LDL 因果关系的机制证据共同表明，LDL 不仅仅是风险增加的一个生物标记物，而且也是 ASCVD 的病理生理学的核心因素。

十一、小结

ASCVD 风险与 LDL-C 暴露时间之间具有累积效应，LDL-C 增高的时间越长，发生不良心血管事件的风险越大，因此对于 LDL-C 增高的患者治疗越早，心血管获益就越大。对涉及约 170000 例患者的 26 项他汀治疗试验进行荟萃分析显示，LDL-C 每降低 1 mmoL/L，5 年内主要不良心血管事件发生率降低 22%。血管内超声研究表明，应用他汀将 LDL-C 降至 1.8 mmoL/L，可阻止冠状动脉粥样斑块的增长。应用非他汀类药物降低 LDL-C 水平同样能够降低心血管事件发生率。联合应用依折麦布和他汀所产生的心血管获益幅度相同，亦即在 LDL-C 降幅相同的情况下，联合应用他汀和依折麦布或单用他汀具有等效性。在 LDL-C 降幅相同的情况下，PCSK-9 抑制药或他汀降低心血管事件的疗效具有生物学等效性。对应用胆酸隔置剂或回肠旁路手术所完成的临床研究进行分析可见，LDL-C 每降低 1 mmoL/L 所产生的心血管获益幅度与他汀或他汀联合依折麦布相似。降低 LDL-C 所产生的心血管获益取决于患者基线 LDL-C 水平、治疗后 LDL-C 绝对降幅以及治疗持续时间。亦即 LDL-C 降低幅度越大、降 LDL-C 治疗持续时间越长，心血管获益越大。无论他汀或非他汀类药物，均符合此规律。他汀类药物获益的机制是降低胆固醇水平，与其多效性或降胆固醇之外的作用无关系。

〔中南大学湘雅二医院　赵水平〕

参考文献

Ference BA, Ginsberg HN, Graham I, et al. Low-density lipoproteins cause atherosclerotic cardiovascular disease. 1. Evidence from genetic, epidemiologic, and clinical studies. A consensus statement from the European Atherosclerosis Society Consensus Panel. Eur Heart J, 2017, 38（32）：2459-2472.

第六十五章　2018 美国降低胆固醇指南要点

美国时间 2018 年 11 月 10 日，美国心脏协会科学年会（AHA 2018）开幕式后重磅发布了由美国心脏协会/美国心脏病学学会（AHA/ACC）颁布的 2018 胆固醇管理指南（简称新版指南）。新版指南在 2013 版基础上做出诸多更新，重新启用降胆固醇目标值，并对极高危心血管疾病（CVD）风险患者的降胆固醇药物选择作出重点推荐，强调个体化风险评估的重要性。

一、新版胆固醇管理指南亮点

任何年龄人群的胆固醇升高都可增加其终生心血管疾病和脑卒中发病风险，健康的生活方式是预防和降低风险的第一步。

新版指南建议，应进行更详细的风险评估，以帮助医疗服务提供者更好地评估风险和制定个体化治疗方案。

在某些情况下，如果患者的风险状况或治疗决策不明确，冠状动脉钙化评分（CAC）可有助于确定个体化降胆固醇治疗需求。

他汀类药物仍是降低胆固醇的首选，但对于已患心血管疾病或脑卒中，且使用另一和药物风险高的患者，可选择新型治疗药物。这部分人群，药物应采用分步式处方，首先采用高强度他汀类药物治疗，如低密度脂蛋白-胆固醇（LDL-C）未达标，可加用依折麦布，如果需进一步降低胆固醇水平，还可加用 PCSK9 抑制药。

新版指南支持 LDL-C "越低越好" 的理念，强调健康生活，改变生活方式和预防的重要性。在 2013 年胆固醇指南建议的基础上，专注于识别和解决心血管疾病的终生风险，而任何年龄段人群的胆固醇升高都可增加这种风险。因此，年轻人也要遵循心脏健康的生活方式，维持健康的胆固醇水平。

大约 39.7％的美国成年人的总胆固醇达 5.2 mmol/L（200 mg/dL）或更高，而研究表明，LDL-C 水平为 2.6 mmol/L（100 mg/dL）或更低的人往往心血管疾病和脑卒中发生率更低。新版指南强调了个性化降血脂治疗的重要性，要找到新的治疗方案，并知道哪些患者可从中获益，并为临床医生提供治疗路径，有助于帮助医生使其患者理解和管理自身风险，延长患者寿命，实现更健康的生活方式。

新版指南推荐，在一级和二级预防中，如果通过饮食或运动不能降低胆固醇水平，一线治疗常选他汀类药物，其可长期、安全有效降低 LDL-C 水平和心血管疾病风险。

二、推荐要点

新版指南指出，在人的整个生命过程中，强调心脏的健康生活方式。健康的生活方式可减少任何年龄段人群的动脉粥样硬化性心血管疾病（ASCVD）风险。在年轻人中，健康的生活方式可减少危险因素的发生，也是降低 ASCVD 风险的基础。对 20～39 岁的年轻人，终身危险评估有助于其临床风险探讨，并强调生活方式的干预。在所有年龄段人群中，生活方式干预治疗是代谢综合征的主要措施。

临床 ASCVD 患者，可使用高强度或最大可耐受他汀类药物治疗以降低 LDL-C。他汀类药物治疗将 LDL-C 降低越多，则患者随后的心血管风险降低也越大。使用最大可耐受他汀类药物将 LDL-C 水平降低≥50％。

极高危 ASCVD 患者，考虑在他汀类药物治疗中加入非他汀类药物使 LDL-C＜1.8 mmol/L（70 mg/dL）以下。极高危因素包括发生多次严重 ASCVD 事件或 1 次严重 ASCVD 事件和多个高危险因素。在极高危 ASCVD 患者中，当给予最大耐受他汀类药物和依折麦布治疗，LDL-C 水平仍≥1.8 mmol/L（70 mg/dL）时，加用 PCSK9 抑制药合理。

在不计算 10 年 ASCVD 风险的情况下，重度原发性高胆固醇血症［LDL-C 水平≥4.9 mmol/L（≥190 mg/dL）］患者，起始进行高强度他汀类药物治疗。如果 LDL-C 水平仍≥2.6mmoI/L（≥100 mg/dL），加入依折麦布是合理的。如果给予他汀类药物联合依折麦布治疗后，LDL-C 水平仍≥2.6mmoI/L（≥100 mg/dL）且患者存在多个增加后续 ASCVD 事件的风险因素，可考虑使用 PCSK9 抑制药。

对于 40～75 岁患糖尿病且 LDL-C≥2.6mmoI/L（≥100 mg/dL）的患者，在不计算 10 年 ASCVD 风险的情况下，给予起始中等强度他汀类药物治疗。对于高危糖尿病患者，特别是那些有多种危险因素或 50～75 岁的患者，使用高强度他汀类药物将 LDL-C 水平降低≥50％是合理的。

在 40～75 岁无 ASCVD 患者一级预防评估中，起始他汀类药物治疗之前进行患者临床风险讨论，包括：主要危险因素（如吸烟、血压升高、LDL-C、血红蛋白 A1C 和 10 年 ASCVD 风险）；高危因素的存在；生活方式和他汀类药物治疗的潜在获益；不良反应和药物间的相互作用；考虑他汀类药物治疗的费用；以及患者在共同决策中的偏好和价值观。

对于未患糖尿病的 40～75 岁成人，LDL-C 水平≥1.8 mmol/L（≥70 mg/dL），10 年 ASCVD 风险≥7.5％，如果治疗方案讨论使用他汀类药物治疗更有利，应起始使用中等强度的他汀类药物。如果风险状况不确定，考虑使用冠状动脉钙化评分提高特异性。如果需他汀类药物，将 LDL-C 水平降低≥30％，如果 10 年风险≥20％，则 LDL-C 水平降低≥50％。

对于未患糖尿病的 40～75 岁的成人，10 年危险（中危）为 7.5％～19.9％，存在增加心血管风险的因素，应起始他汀类药物治疗。增加风险的因素包括早发的 ASCVD 家族史；持续升高的 LDL-C 水平≥4.1 mmol/L（≥160 mg/dL）；代谢综合征；慢性肾脏疾病；先兆子痫或过早绝经史（年龄＜40 岁）；慢性炎症性疾病（例如，类风湿关节炎，牛皮癣或慢性 HIV）；高危人群（如南亚人）；持续升高的甘油三酯≥1.97 mmol/L（175 mg/dL）；并且如果在特定的个体中检测，载脂蛋白 B≥130 mg/dL，高敏 C-反应蛋白≥2.0 mg/L，踝臂指数＜0.9 和脂蛋白（a）≥50 mg/dL，特别是在较高脂蛋白（a）值时，10 年风险为 5％～7.5％（临界风险）且存在增加风险因素的患者应予他汀类药物治疗。

40～75 岁未患糖尿病且 LDL-C 水平≥1.8～4.9 mmol/L（≥70～189 mg/dL）的成人，10 年 ASCVD 风险≥7.5％～19.9％，能否给予他汀类药物治疗如果不确定，可考虑测量冠状动脉钙化评分。如果冠状动脉钙化评分为零，除吸烟者、糖尿病患者和早发 ASCVD 家族史外，可禁止或延迟他汀类药物治疗。冠状动脉钙化评分为 1～99 可选择他汀类药物治疗，特别是对于年龄≥55 岁的患者。对于任何患者，如果冠状动脉钙化评分≥100 或≥75th 百分位，则表明可选择他汀类药物治疗。

评估起始他汀类药物或剂量调整 4～12 周后应重复检测血脂水平，评估患者的依从性及对降 LDL-C 药物治疗和生活方式干预的反应，根据需要可每 3～12 个月重复一次。与基线水平相比，根据 LDL-C 降低幅度，定义患者对生活方式和他汀类药物治疗的反应。在极高危的 ASCVD 患者中，在最大他汀剂量治疗后 LDL-C 水平仍≥1.8 mmol/L（≥70 mg/dL），增加非他汀类药物治疗。

〔中南大学湘雅二医院　赵水平〕

参考文献

Grundy SM, Stone NJ, Bailey AL, et al. A Guideline on the Management of Blood Cholesterol: A Report of the American College of Cardiology/American Heart Association Task Force on Clinical Practice Guidelines. J Am Coll Cardiol, 2018, pii: S0735-1097 (18) 39034-X.

第六篇　大型重要血脂临床试验摘要

（按发表年份先后）

Oslo PPT：奥斯陆一级预防试验

关键信息：始于 1973 年的一项多因素同时干预试验，证明饮食治疗和戒烟等综合干预措施能显著降低冠心病的发生率和死亡率。

研究方法：从挪威首都奥斯陆（Oslo）的 16202 名男性高胆固醇血症患者中筛选出 1232 例观察对象。年龄为 40～49 岁，79％有吸烟史，且有冠心病的其他高危因素，但无冠心病的临床证据。其血总胆固醇（TC）平均水平为 8.5 mmol/L（326 mg/dL）。604 例属饮食干预组，通过减少食物中的饱和脂肪酸与胆固醇摄取，增加多不饱和脂肪酸摄入，另 628 例为无饮食干预为对照组。追踪观察 5 年。

研究结果：饮食干预组 5 年后平均血 TC 水平较对照组下降 13％，TG 水平下降 20％～25％，HDL-C 水平上升 15.11％。与对照组比较，饮食干预组总的心血管事件（冠心病与脑卒中）降低 43.6％，心血管死亡率降低 46.7％，总死亡率减少 33.3％。与对照组相比，饮食干预组中的 60％的临床获益归因于血 TC 的明显降低，另外 25％的获益则与吸烟减少有关。饮食干预组死于癌症者较对照组减少 37.5％。

研究结论：饮食改变能降低血浆胆固醇，结合戒烟可明显降低心血管疾病的死亡率。

全文查阅：Hjermann I，Velve Byre K，Holme I，et al. Effect of diet and smoking intervention on the incidence of coronary heart disease. Report from the Oslo Study Group of a randomised trial in healthy men. Lancet，1981，2（8259）：1303－1310.

MRFIT：多危险因素干预试验

关键信息：通过饮食和生活方式改变，同时对 3 大危险因素进行干预，能有效降低冠心病死亡危险。

研究方法：12866 例 35～57 岁的美国男性，有高胆固醇血症、高血压与吸烟等 3 项危险因素，在人群中分别属于最严重的 10％～15％范围内。随机分为干预组与对照组。干预组主要限制食物中饱和脂肪酸含量，增加多不饱和脂肪酸（MuFA）摄取，劝其改变生活方式。观察期平均 7 年。

研究结果：第 6 年，干预组的血总胆固醇（TC）平均下降 12.1 mg/dL，舒张压下降 10.5 mmHg，吸烟减少 50％；对照组的血 TC 平均下降 7.5 mg/dL，舒张压降低 7.3 mmHg，吸烟减少 29％。两组以上改变的差异比预期的结果要小。结合干预吸烟与高胆固醇血症 2 项危险因素，干预组的冠心病死亡率降低 49％。

研究结论：针对 3 大危险因素进行积极干预，可明显降低冠心病死亡率。

全文查阅：The MRFIT Research Group. Multiple Risk Factor Intervention Trial. Risk factor changes and mortality results. JAMA，1982，248：1465－1471.

LAVS：洛杉矶退伍军人研究

关键信息：始于 1959 年的研究，最早证明调整饮食结构能降低血脂和预防冠心病。

研究方法：美国退伍军人 846 例高脂血症患者，均为男性，平均年龄为 65.5 岁。采用随机双盲对照方法。干预组 424 例，限制脂肪供应，饮食胆固醇摄入量只为对照组的一半，且 2/3 的动物脂肪均为不饱和脂肪酸构成，以降低食物中饱和脂肪酸和胆固醇的比例，增加多不饱和脂肪酸（P）/饱和脂肪酸（S）比值达到 2.0。对照组 422 例，按日常饮食不变，其 P/S 比值接近 0.9。随访 8.5 年。

研究结果：干预组的血 TC 平均下降 13％，疗效最佳者为年龄较轻和入选时血 TC 较高者。干预组与对照组分别有 68 例和 96 例发生心血管临床事件。干预组的临床事件发生率减少 31.3％（$P<0.05$）。心血管死亡在两组中分别为 48 例与 70 例；饮食干预组的心血管死亡发生率降低 31.4％（$P<0.05$）。同

时也观察到干预组死于癌症的例数明显增加，但以后的追踪随访并未证实干预组血 TC 水平下降与癌症死亡率升高有因果关系。

研究结论： 调整饮食结构能降低血浆胆固醇水平，并有助于预防动脉粥样硬化和冠心病。

全文查阅： Keys A. Serum cholesterol response to dietary cholesterol. Am J Clin Nutr，1984，40：351 -360.

LRC-CPPT：脂质研究诊所冠心病一级预防试验

关键信息： 胆汁酸螯合剂（消胆胺）降低血 LDL-C 水平 20.3%，使高胆固醇血症患者的主要心血管事件风险降低 19%。

研究方法： 本项目为多中心、随机、双盲研究，入组 3806 例无症状的原发性高胆固醇血症（II 型高脂蛋白血症）中年男性，探讨降低胆固醇水平在降低冠心病（CHD）风险方面的疗效。治疗组接受胆汁酸螯合剂（消胆胺），对照组接受安慰剂，平均治疗 7.4 年。

研究结果： 两组患者均遵循中等降胆固醇饮食。消胆胺治疗组平均血浆总胆固醇和低密度脂蛋白胆固醇（LDL-C）降幅分别为 13.4% 和 20.3%，比安慰剂组的降幅分别大 8.5% 和 12.6%。消胆胺治疗组主要终点事件即明确的 CHD 死亡和（或）明确的非致死性心肌梗死风险降低 19%（$P<0.05$），CHD 死亡降低 24% 和非致死性心肌梗死降低 19%。消胆胺治疗组和安慰剂组主要终点事件的 7 年累积发生率分别为 7% 和 8.6%。此外，消胆胺治疗组新出现的运动试验阳性、心绞痛和冠状动脉旁路手术的发生率分别降低 25%、20% 和 21%。消胆胺治疗组的全因死亡风险仅出现轻微的不显著降低。这一降低的幅度（7%）小于 CHD 终点方面观察到的降幅，因为消胆胺治疗组暴力性和意外性死亡例数较多。

研究结论： LRC-CPPT 结果表明，在 LDL-C 水平升高而具有 CHD 高风险的男性中，通过降低 LDL-C 水平来降低总胆固醇可减少其 CHD 死亡率和发病率。本临床试验为胆固醇在 CHD 发病机制中的成因作用提供了强有力的证据。

全文查阅： Lipid Metabolism-Atherogenesis Branch，National Heart，Lung，and Blood Institute，Bethesda，MD：The Lipid Research Clinics Coronary Primary Prevention Trial Results. I. Reduction in Incidence of Coronary Heart Disease. JAMA，1984，251：351 - 364.

WHO-ECT：世界卫生组织欧洲协作研究

关键信息： 通过饮食和生活方式改变降低血脂，可减少冠心病发生及其死亡的危险性。

研究方法： 60881 名比利时、意大利、波兰与美国的 40～59 岁的男性。随机分为两组。干预组减少吸烟，采用低胆固醇饮食，减肥，并进行有规律的体育锻炼。追踪观察 6 年。

研究结果： 干预组的冠心病发生率较对照组减少 10.2%，致命的心肌梗死减少 6.9%，而非致命性的心肌梗死则减少 14.8%。总死亡率下降 5.3%。

研究结论： 通过生活方式的改善可使非致命性心肌梗死发生率减少。

全文查阅： World Health Organisation. European Collaborative Group. European collaborative trial of mutifactorial prevention of coronary heart disease. Lancet，1986，1（8486）：869 - 872.

HHS：赫尔辛基心脏研究

关键信息： 贝特类药物（吉非罗齐）通过调节血脂异常能降低冠心病发生风险。

研究方法： 4081 例无症状的原发性血脂异常［治疗前连续 2 次测得非-高密度脂蛋白-胆固醇（非-HDL-C）≥5.2 mmol/L（200 mg/dL）］中年男性（40～55 岁），本项随机、双盲、5 年观察通过吉非罗齐同时升高血清 HDL-C 水平和降低非-HDL-C 水平的疗效。分为接受吉非罗齐组（600 mg Bid，n＝2051 例男性）和安慰剂组（n＝2030 例男性）。

研究结果： 吉非罗齐组的 HDL-C 水平明显升高，总胆固醇、低密度脂蛋白（LDL）胆固醇、非-HDL-C 和甘油三酯血清水平持续降低。安慰剂组血清脂质水平的变化轻微。吉非罗齐组的 5 年累积心脏终点事件发生率为 27.3/1000，安慰剂组为 41.4/1000；治疗组冠心病发生率降低 34.0%（$P<0.02$）。吉非罗齐组冠心病发生率降低的情况在第 2 年开始显现，并且在研究期间持续存在。总死亡率在两组间无差异，未观察到治疗对癌症发生率有影响。

研究结论： 结果与既往两项探讨不同药物的临床试验一致，表明在血脂异常男性中使用吉非罗齐调节脂蛋白水平可降低冠心病发生风险。

全文查阅： Manninen V，Tenkanen L，Koskinen P，et al. Joint effects of serum triglyceride and LDL cholesterol and HDL cholesterol concentrations on coronary heart disease risk in the Helsinki Heart Study：Implications for treatment. Circulation，1992，85（1）：37-45.

4S：北欧辛伐他汀生存率研究

关键信息： 他汀类降血脂药物的第一项大规模临床试验。证明辛伐他汀能降低冠心病患者的死亡率。

研究方法： 高胆固醇血症的药物疗法仍有争议，主要是因为显示生存率提高的临床试验证据不足。本研究目的是评价辛伐他汀降胆固醇治疗对冠心病（CHD）患者的死亡率和发病率的效应。坚持降血脂饮食后血清胆固醇水平为 5.5～8.0 mmol/L 的 4444 例心绞痛或者既往心肌梗死患者，随机分配接受辛伐他汀 20～40 mg/d 或者安慰剂双盲治疗。

研究结果： 中位随访期为 5.4 年。在随访期间，辛伐他汀引起总胆固醇、低密度脂蛋白-胆固醇和高密度脂蛋白-胆固醇的平均变化分别为 -25%、-35% 和 +8%，几乎没有不良反应。安慰剂组 256 名患者（12%）死亡，而辛伐他汀组 182 名患者（8%）死亡。辛伐他汀组的相对死亡风险为 0.70（95% CI 0.58～0.85，$P=0.0003$）。安慰剂组和辛伐他汀组 6 年的生存率分别为 87.6% 和 91.3%。安慰剂组有 189 例死于冠状动脉性疾病，而辛伐他汀组有 111 例（相对风险 0.58，95% CI 0.46～0.73），而非心血管性死亡分别有 49 例和 46 例。安慰剂组 622 名患者（28%）和辛伐他汀组 431 名患者（19%）发生一例或者多例主要冠状动脉事件。相对风险为 0.66（95% CI 0.59～0.75，$P<0.00001$），避免此类事件的概率分别为 70.5% 和 79.6%。在由女性组成的亚组和由 60 岁及以上男女患者组成的亚组中，此风险也显著下降。其他治疗益处包括行心肌血管重建手术的风险下降了 37%（$P<0.00001$）。

研究结论： 长期辛伐他汀治疗在冠心病患者中是安全的，并可提高生存率。这是第一项应用他汀类药物进行的临床试验，不仅证明这类药物通过降低胆固醇可显著减少主要心血管事件的危险，更为重要的是表明降低胆固醇能延长冠心病患者的寿命。该项研究在冠心病防治方面具有里程碑的意义，开创了人类广泛应用他汀类药物的新纪元。

全文查阅： Scandinavian Simvastatin Survival Study Group. Randomized trial of cholesterol lowering in 4444 patients with coronary heart disease：the Scandinavian Simvastatin Survival Study（4S）. Lancet，1994，344：1383-1389.

WOSCOPS：西苏格兰研究

关键信息： 无心肌梗死史的高胆固醇血症男性患者服用普伐他汀（每晚 40 mg），使 LDL-C 下降 26%，冠脉事件（非致命性心肌梗死或冠心病死亡）风险相对下降 31％。

研究方法：降低血液胆固醇水平可以使冠心病风险下降。此双盲研究旨在确定没有心肌梗死史的高胆固醇血症男性患者服用普伐他汀是否降低非致命性心肌梗死和冠心病死亡的复合发生率。

随机分配年龄介于 45 岁至 64 岁之间、平均血浆胆固醇水平为 7.0 ± 0.6 mmol/L（272 ± 23 mg/dL）的 6595 名男性接受普伐他汀（每晚 40 mg）或安慰剂。平均随访期为 4.9 年。使用病历、心电图记录和国家死亡登记信息来确定临床终点。

研究结果：普伐他汀使血浆胆固醇水平下降 20％，使低密度脂蛋白-胆固醇水平下降 26％，而安慰剂组没有变化。安慰剂组有 248 例确定的冠脉事件（具体为非致命性心肌梗死或冠心病死亡），而普伐他汀组仅有 174 例（普伐他汀组风险相对下降 31％；95％置信区间，17％～43％；$P < 0.001$）。与安慰剂组相比较，普伐他汀组确定的非致命性心肌梗死下降 31％（$P < 0.001$）、冠心病死亡（仅确定的病例：下降 28％，$P = 0.13$；确定病例加可疑病例：下降 33％，$P = 0.042$）和全部心血管原因的死亡下降 32％（$P = 0.033$）。普伐他汀组没有过多的非心血管原因导致的死亡。普伐他汀组任何原因所致死亡的风险均下降 22％（95％可信区间，0 至 40％；$P = 0.051$）。

研究结论：在没有心肌梗死史的中度高胆固醇血症男性患者中，普伐他汀治疗显著降低了心肌梗死和心血管原因死亡的发生率，同时没有对非心血管原因死亡的风险造成不良影响。

全文查阅：Shepherd J，Cobbe TM，Ford I，et al. Prevention of coronary heart disease with pravastatin in men with hypercholesterolemia. N Engl J Med，1995，333：1301 - 1307.

CARE：普伐他汀对平均胆固醇水平患者心肌梗死后冠状动脉事件的疗效

关键信息：心肌梗死后患者，普伐他汀 40 mg/d 治疗 5 年，心血管事件主要终点风险下降 24％。

研究方法：在胆固醇水平较高的患者中，降低胆固醇水平可使冠脉事件风险下降，但是在平均胆固醇水平的大多数冠状动脉疾病患者中，降低胆固醇水平的效益却不是很清楚。

在一项历时五年的双盲试验中，每天给予 4159 名血浆总胆固醇水平低于 240 mg/dL（平均值为 209）且低密度脂蛋白胆固醇（LDL-C）水平为 115～174 mg/dL（平均值为 139）的心肌梗死患者（3583 名男性和 576 名女性）40 mg 普伐他汀或安慰剂。主要终点为致命性冠脉事件或非致命性心肌梗死。

研究结果：普伐他汀组心血管事件主要终点的发生率为 10.2％，安慰剂组为 13.2％，绝对差异为 3 个百分点，风险下降 24％（95％置信区间，9％～36％；$P = 0.003$）。与安慰剂组相比较，普伐他汀组患者需要进行冠状动脉旁路移植术下降 26％（7.5％比 10％，$P = 0.005$），普伐他汀组患者的冠状动脉血管成形术下降 23％（8.3％比 10.5％，$P = 0.01$），普伐他汀组患者的脑卒中风险下降了 31％（$P = 0.03$）。总体死亡率或者非心血管原因的死亡率没有显著差异。普伐他汀使女性冠脉事件发生率下降的幅度高于男性。在治疗前 LDL-C 水平较高的患者中，冠脉事件的降低幅度也更大。

研究结论：这些结果证实，对胆固醇处于平均水平的大多数冠状动脉疾病患者，降低胆固醇治疗同样获益。

全文查阅：Sacks，FM，Feffer MA，Moye LA，et al. The effect of pravastatin on coronary events after myocardial infarction patients with average cholesterol levels. N Engl J Med，1996，335：1001 - 1009.

LIPID：普伐他汀长期干预研究

关键信息：在基线胆固醇水平各异的冠心病患者中使用普伐他汀，能显著减少心血管事件和死亡的风险。

研究方法：这是一项双盲、随机试验。受试者年龄介于 31～75 岁，共计 9014 名患者，这些患者有心肌梗死史或者因不稳定型心绞痛而住院，基线血浆总胆固醇水平 155～271 mg/dL，在一种降低胆固醇饮食的基础上，随机给予普伐他汀（每天 40 mg）和安慰剂，平均随访期为 6.1 年。主要观察终点是冠心病死亡率。

研究结果：安慰剂组 8.3％的患者发生了冠心病死亡，而普伐他汀组为 6.4％，风险相对下降 24％（95％置信区间，12％～35％；P＜0.001）。安慰剂组总体死亡率为 14.1％，而普伐他汀组为 11.0％（风险相对下降，22％；95％置信区间，13％～31％；P＜0.001）。接受普伐他汀治疗的患者中，所有心血管事件的发生率普遍较低；这些事件包括心肌梗死（风险下降 29％；P＜0.001）、冠心病死亡或非致命性心肌梗死（风险下降 24％；P＜0.001）、卒中（风险下降 19％；P＝0.048）和冠状动脉重建术（风险下降 20％；P＜0.001）。所有预先定义的亚组的临床效应类似。普伐他汀治疗没有造成有临床意义的不良反应。

研究结论：相比安慰剂组，普伐他汀治疗降低了冠心病死亡率和总体死亡率，也降低了初始胆固醇水平各异的具有心肌梗死史或者不稳定型心绞痛史患者中所有预先设定的心血管事件的发生率。

全文查阅：The Long-Term Intervention with Pravastatin in Ischaemic Disease（LIPID）Study Group. Prevention of cardiovascular events and death with pravastatin in patients with coronary heart disease and broad range of initial cholesterol levels. N Engl J Med，1998，339：1349-1357.

AFCAPS/TexCAPS：德克萨斯研究

关键信息：在无冠心病且胆固醇处于一般水平的男性和女性中，洛伐他汀 20～40 mg/d 用于一级预防，很显著降低急性冠状动脉事件。

研究方法：在总胆固醇（TC）和低密度脂蛋白-胆固醇（LDL-C）处于一般水平且高密度脂蛋白-胆固醇（HDL-C）低于一般水平的临床上无动脉粥样硬化心血管疾病证据的男性和女性中，比较洛伐他汀和安慰剂对首次急性主要冠状动脉事件的预防作用。

共入组 TC 和 LDL-C 处于一般水平且 HDL-C 低于一般水平的 5608 例男性和 997 例女性［通过来自第 3 次全国健康和营养调查（NHANES Ⅲ）的年龄和性别匹配的无心血管疾病队列的脂质百分位数划定］。平均（SD）TC 水平为 5.71（0.54）mmol/L［221（21）mg/dL］（第 51 个百分位数）、平均（SD）LDL-C 水平为 3.89（0.43）mmol/L［150（17）mg/dL］（第 60 个百分位数）、平均（SD）HDL-C 水平在男性中为 0.94（0.14）mmol/L［36（5）mg/dL］（第 25 个百分位数），在女性中为 1.03（0.14）mmol/L［40（5）mg/dL］（第 16 个百分位数），中位（SD）甘油三酯水平为 1.78（0.86）mmol/L［158（76）mg/dL］（第 63 个百分位数）。洛伐他汀（20～40 mg/d）或安慰剂联合低饱和脂肪、低胆固醇饮食。主要结局指标为首次急性主要冠状动脉事件，定义为致死性或非致死性心肌梗死、不稳定型心绞痛或心脏性猝死。

研究结果：在平均随访 5.2 年后，洛伐他汀使以下事件发生率均出现降低：首次急性主要冠状动脉事件降低 37％；心肌梗死减少 40％；冠状动脉血运重建术减少 33％。洛伐他汀（20～40 mg/d）使 LDL-C 降低 25％，至 2.96 mmol/L（115 mg/dL），并使 HDL-C 增加 6％至 1.02 mmol/L（39 mg/dL）。二组之间在安全性参数方面没有明显差异。

研究结论：在 TC 和 LDL-C 处于一般水平且 HDL-C 低于一般水平的男性和女性中，洛伐他汀可降低发生首次急性主要冠状动脉事件的风险。这些结果支持将 HDL-C 纳入危险因素评估中，并证实将 LDL-C 降至靶目标水平具有益处，而且表明有必要重新评估国家胆固醇教育计划的药物干预指南。

全文查阅：Downs JR，Clearfield M，Weis S，et al. Primary Prevention of Acute Coronary Events With Lovastatin in Men and Women With Average Cholesterol Levels. Results of AFCAPS/TexCAPS. JAMA，1998，279：1615-1622.

AVERT：阿托伐他汀与血管重建术比较

关键信息：对稳定心绞痛患者积极的降血脂治疗至少与介入治疗同样有效。

研究方法：入选 314 例平均年龄 58 岁，无症状或轻至中度心绞痛，血浆 LDL-C≥3.0 mmol/L（115 mg/dL），经冠状动脉造影证实存在至少一支主要冠状动脉狭窄适合进行经皮冠脉成形术治疗的冠心病患者。随机接受经皮内冠状动脉成形术，或给阿托伐他汀 80 mg/d 降血脂治疗。随访 18 个月后。

研究结果：介入组 21%（37 例）患者发生缺血性事件，药物组仅 13%（22 例），可见药物治疗组心肌缺血事件发生危险性降低 36%（$P=0.048$）。还观察到药物治疗组发生第一次缺血性事件的时间较介入组晚。亚组分析结果表明，在积极降血脂治疗组，LDL-C 下降至<1.9 mmol/L 者，缺血事件发生率为10%；LDL-C 下降至 1.9～2.6 mmol/L 者，缺血事件发生率为 13%；而 LDL-C>2.6 mmol/L 者，缺血事件发生率 22%。

研究结论：对稳定心绞痛患者预防心脏缺血性事件发生，积极的降血脂治疗至少与介入治疗同样有效，而且 LDL-C 降低越多，冠心病患者临床获益越大。

全文查阅：Pitt B，Waters D，Brown WV，et al. Aggressive lipid-lowering therapy compared with angioplasty in stable coronary artery disease Atorvastatin versus Revascularization Treatment Investigator. N Engl J Med，1999，341：70 - 76.

VA-HIT：退伍军人高密度脂蛋白研究

关键信息：在高密度脂蛋白胆固醇（HDL-C）水平低的男性中使用吉非罗齐进行冠心病二级预防有益。

研究方法：本项双盲试验入组 2531 例 HDL-C≤1.0 mmol/L（40 mg/dL）且 LDL-C≤3.6 mmol/L（140 mg/dL）的男性冠心病患者，对吉非罗齐（1200 mg/d）组与安慰剂组进行比较。主要研究终点是非致死性心肌梗死或冠状动脉原因所致死亡。

研究结果：中位随访时间为 5.1 年。1 年时，与安慰剂组相比，吉非罗齐组平均 HDL-C 高出 6%，平均甘油三酯水平降低 31%，平均总胆固醇水平降低 4%。两组的 LDL-C 无显著差异。安慰剂组和吉非罗齐组的主要事件发生率分别为 21.7%（275 例/1267 例患者）和 17.3%（219 例/1264 例患者）。吉非罗齐组事件风险的总体降低率为 4.4%，相对风险降低率为 22%（95% 可信区间，7%～35%；$P=0.006$）。冠心病所致死亡、非致死性心肌梗死和卒中复合终点事件的发生率降低 24%（$P<0.001$）。冠状动脉血运重建、不稳定性心绞痛所致住院、任何原因所致死亡和癌症发生率均无显著差异。

研究结论：在 HDL-C 水平低的原发性脂质异常患者中，吉非罗齐治疗可显著降低主要心血管事件风险。研究结果表明，在不降低 LDL-C 水平的情况下升高 HDL-C 水平和降低甘油三酯水平可降低冠状动脉事件发生率。

全文查阅：Rubins HB，Robins SJ，Collins D，et al. Gemfibrozil for the secondary prevention of coronary heart disease in men with low levels of high-density lipoprotein cholesterol. N Engl J Med，1999，341：410 - 418.

DAIS：糖尿病粥样硬化干预试验

关键信息：非诺贝特治疗糖尿病患者血脂紊乱，可以延缓动脉粥样硬化进展或使动脉粥样硬化消退。

研究方法：来自加拿大和欧洲 11 个中心的 418 例轻度血脂升高（平均 TG 214 mg/dL，LDL-C 133 mg/dL）2 型糖尿病患者，冠脉造影至少一支病变。接受微粒化力平之或安慰剂至少 3 年

（1996—1999 年）的疗效对比分析。

研究结果：造影复查显示，治疗组冠脉病变比对照组进展少 42%，最小管腔直径缩小丢失减少 40%；TG 下降 39%，LDL-C 下降 15%，HDL-C 上升 6.9%。治疗组冠状动脉疾病进展减少了 40%（$P = 0.017$）。

研究结论：非诺贝特对 2 型糖尿病有降脂减轻动脉粥样硬化之效，也证实了长期使用微粒化力平之的安全性，试验中仅见极少严重不良事件，且耐受性与安慰剂组比较差异无显著性。DAIS 提示，对于 2 型糖尿病合并有典型的低 HDL-C 和（或）高 TG 血症和（或）轻至中度 LDL-C 升高的患者，微粒化力平之可能比他汀类药物更为适合。

全文查阅：Diabetes Atherosclerosis Intervention Study Investigators. Effect of fenofibrate on progression of coronary artery disease in type 2 diabetes：the Diabetes Atherosclerosis Intervention Study，a randomized study. Lancet，2001，357：905 - 910.

MIRACL：强化降低胆固醇减少心肌缺血研究

关键信息：冠脉综合征（ACS）患者早期阶段，开始强化他汀降血脂治疗有益。

研究方法：评估在 ACS 后 24～96 小时内启动阿托伐他汀 80 mg/d 治疗，是否可以降低死亡及非致死性缺血事件。1997 年 5 月至 1999 年 9 月，在欧洲、北美、南非和澳大利亚的 122 个临床中心进行的为期 16 周的随机、双盲试验。3，086 例年龄≥18 岁的不稳定性心绞痛或非 Q 波急性心肌梗死的患者。

患者于入院后 24～96 小时按医疗中心分层，然后随机分配接受阿托伐他汀 80 mg/d 或安慰剂治疗。观察终点事件定义为死亡、非致死性急性心肌梗死、心跳骤停复苏或再发有客观证据需急诊住院治疗的症状性心肌缺血。

研究结果：阿托伐他汀组 228 例患者（14.8%）、安慰剂组 269 例患者（17.4%）发生了主要终点事件［相对风险（RR）0.84；95% CI 0.70～1.00；$P = 0.48$］，死亡、非致死性心肌梗死或心跳骤停事件在阿托伐他汀组和安慰剂组之间无显著差异，但阿托伐他汀组伴有客观证据需急诊住院治疗的症状性心肌缺血事件较安慰剂组显著降低（6.2% 比 8.4%；RR，0.74；95% CI，0.57～0.95；$P = 0.02$）。次要终点中的冠脉血运重建术，心衰加重或心绞痛加重的发生率在两组之间并无显著差别，但阿托伐他汀组卒中的发生率较安慰剂组减少（12 比 24 例事件；$P = 0.045$）。在阿托伐他汀组，平均 LDL-C 水平从 3.2 mmol/L（124 mg/dL）降至 1.9 mmol/L（72 mg/dL）。阿托伐他汀组肝脏转氨酶异常升高（>3 倍正常上限）较安慰剂组更常见（2.5% 比 0.6%；$P < 0.001$）。

研究结论：ACS 患者使用阿托伐他汀 80 mg/d 降血脂治疗，降低了最初 16 周的再发缺血事件和大部分需入院治疗的复发症状性缺血事件。

全文查阅：Schwartz GG, Olsson AG, Ezekowitz AMD, et al. Effects of Atorvastatin on Early Recurrent Ischemic Events in Acute Coronary Syndromes The MIRACL Study：A Randomized Controlled Trial. JAMA，2001，285：1711 - 1718.

ALLHAT-LLT：降压降脂治疗的心脏病预防试验——降脂部分

关键信息：至少合并额外一个心血管危险因素的中度高胆固醇血症、高血压患者，普伐他汀未能降低全因死亡率。

研究方法：1994 年至 2002 年 3 月在来自"降压降脂治疗的心脏病预防试验（ALLHAT-LLT）"的参与者子集中实施多中心（主要基于社区的 513 个北美临床中心）、随机、非盲态试验。受试者为非卧床患者（n＝10355），年龄满 55 岁，低密度脂蛋白-胆固醇（LDL-C）水平为 120～189 mg/dL（100～129 mg/dL）如果已知患有冠心病，甘油三酯（TG）水平低于 350 mg/dL，随机分组后接受普伐他汀（n＝5170）或常规治疗（n＝5185）。基线平均总胆固醇（TC）水平为 224 mg/dL；LDL-C 水平为 146 mg/dL；高密度脂蛋白胆固醇（HDL-C）为 48 mg/dL；TG 水平为 152 mg/dL。平均年龄为 66 岁，49％为女性，38％为黑人，23％为西班牙裔，14％有冠心病史，35％患有 2 型糖尿病。干预措施为普伐他汀 40 mg/d 及常规治疗。主要终点事件是全因死亡率，随访最长达 8 年。次要终点事件包括非致命性心肌梗死或致命性冠心病（冠心病事件）的综合、特定原因的死亡率以及癌症。

研究结果： 平均随访期为 4.8 年。在试验期间，32％患有冠心病的和 29％未患有冠心病的接受常规治疗的参与者开始服用降血脂药物。在第 4 年，普伐他汀治疗的总胆固醇水平下降了 17％，而常规治疗的总胆固醇水平下降了 8％；在评估了 LDL-C 水平的随机样本中，普伐他汀治疗的 LDL-C 水平下降了 28％，而常规治疗的 LDL-C 水平下降了 11％。两组的全因死亡率类似（相对风险［RR］，0.99；95％置信区间［CI］，0.89～1.11；$P＝0.88$），其中普伐他汀治疗组的 6 年死亡率为 14.9％，常规治疗组为 15.3％。两组间冠心病事件发生率没有显著差异（RR，0.91；95％ CI，0.79～1.04；$P＝0.16$），其中普伐他汀治疗组的 6 年冠心病事件发生率为 9.3％，常规治疗为 10.4％。

研究结论： 在年龄较大的高血压得到有效控制并且 LDL-C 水平中度升高的患者中，普伐他汀相比常规治疗并没有显著降低全因死亡率或冠心病发生率。可能是由于普伐他汀治疗组 TC（9.6％）和 LDL-C（16.7％）降低幅度较小有关。

全文查阅： ALLHAT Officers and Coordinators for the ALLHAT Collaborative Research Group. Major outcomes in moderately hypercholesterolemic, hypertensive patients randomized to pravastatin vs usual care The Antihypertensive and Lipid-Lowering Treatment to Prevent Heart Attack Trial (ALLHAT-LLT). JAMA，2002，288：2998 - 3007.

HPS：心脏保护研究

关键信息： 20536 名心血管疾病高危患者辛伐他汀干预显著降低全因死亡率。

研究方法： 20536 名患有冠状动脉疾病、其他阻塞性动脉疾病或者糖尿病的英国患者（40～80 岁）经随机分配，每天接受 40 mg 辛伐他汀（平均依从性：85％）或者匹配的安慰剂（平均非研究相关他汀类药物使用率：17％）。比较辛伐他汀组所有受试者和安慰剂组所有受试者的特殊事件的首次发生情况。这些"意向治疗"的比较评估了 5 年计划治疗期间服用了一种他汀类药物约三分之二（85％减去 17％）受试者的效应，LDL-C 水平的平均差异为 1.0 mmol/L（实际每天服用 40 mg 辛伐他汀的约三分之二受试者的效应）。主要结局为死亡率（用于总体分析）和致命性或者非致命性血管性事件（用于亚组分析），同时评估了癌症和其他重大疾病的发病率。

研究结果： 全因死亡率显著下降（辛伐他汀组 10269 名受试者中发生 1328 例［12.9％］死亡，安慰剂组 10267 名受试者中发生 1507 例［14.7％］死亡；$P＝0.0003$），主要源于冠状动脉疾病死亡率显著下降 18％［587 名（5.7％）比 707 名（6.9％）；$P＝0.0005$］，其他血管性死亡下降幅度略显著（194 名［1.9％］比 230 名［2.2％］；$P＝0.07$），而非血管性死亡的下降幅度不显著。非致命性心肌梗死或者冠状动脉疾病死亡（8.7％比 11.8％，$P＜0.0001$）、非致命性或致命性卒中以及冠状动脉或非冠状动脉血管重建的首次事件发生率显著下降了约 1/4。在其中任一重大血管性事件的首次事件发生率明确下降了 24％。在第一年重大血管性事件的下降幅度并不显著，但后来每年都显著下降。在每个亚组研究的患者中，事件发生率的呈比例显著下降是类似的，包括：未诊断出冠状动脉疾病但是患有脑血管疾病，或者患有周围动脉疾病，或者患有糖尿病的那些受试者；男性或单独在女性中；入选时年龄不到 70 岁或者超过 70 岁的那些受试者；甚至在那些 LDL-C 水平低于 3.0 mmol/L（116 mg/dL）或者总胆固醇水平低于 5.0 mmol/L（193 mg/dL）的那些受试者。应用此治疗方案的情况下，年度肌病风险约增加 0.01%。对癌症发生率或者其他任何非血管性疾病所致住院率没有显著的不良影响。

研究结论：在现有治疗基础上加入辛伐他汀为多类高危患者带来了较大的益处，不论其最初的胆固醇浓度如何，并且用药十分安全。每天 40 mg 辛伐他汀治疗使心肌梗死、脑卒中和血管重建的发生率下降了约四分之一。考虑了不依从治疗的情况后，在实施使用此治疗方案的受试者中，以上事件的发生率大致下降了约三分之一。因此在考察的多类高危患者中，5 年辛伐他汀治疗可防止 7%～10% 的患者发生以上至少一种重大血管性事件，治疗时间越长，益处应更大。5 年益处的大小主要取决于此类患者发生重大血管性事件的总体风险，而不单单是其血脂浓度。

全文查阅：Heart Protection Study Collaborative Group. MRC/BHF Heart Protection Study of cholesterol lowering with simvastatin in 20536 high-risk individuals：a randomized placebo controlled trial. Lancet，2002，360：7 - 22.

LIPS：氟伐他汀干预研究

关键信息：首次经皮冠状动脉介入治疗成功患者氟伐他汀干预能显著减少心脏事件。

研究方法：旨在探讨氟伐他汀治疗是否可在已接受 PCI 的患者中降低心血管主要事件风险。本项随机、双盲、安慰剂对照试验在欧洲、加拿大和巴西的 77 个转诊中心开展。1996 年 4 月至 1998 年 10 月间共入组 1677 例成功完成首次 PCI 后存在稳定性或不稳定性心绞痛或无症状性缺血的患者（18～80 岁），这些患者的基线总胆固醇水平为 3.5～7.0 mmol/L（135～270 mg/dL），空腹甘油三酯水平 < 4.5 mmol/L（400 mg/dL）。

患者在出院时随机接受氟伐他汀 80 mg/d（n＝844）或安慰剂（n＝833）治疗 3～4 年。主要观测指标是无主要心脏事件（MACE）的生存时间，并对治疗组与安慰剂组进行比较。MACE 定义为心脏性死亡、非致死性心肌梗死或再介入手术。

研究结果：PCI 后至首剂研究药物服用的中位时间为 2.0 天，中位随访时间为 3.9 年。氟伐他汀组的无 MACE 生存时间显著更长（P＝0.01）。氟伐他汀组 21.4%（181 例/844）和安慰剂组 26.7%（222 例/833 例）的患者出现至少 1 例 MACE［相对风险（RR），0.78；95% 可信区间（CI），0.64～0.95；P＝0.01］。这一结果独立于基线总胆固醇水平［中位值以上（RR，0.76；95% CI，0.56～1.04）vs 中位值以下（RR，0.77；95%CI，0.57～1.02）］。亚组分析显示，与安慰剂组相比，氟伐他汀组糖尿病患者的 MACE 风险降低（n＝202；RR，0.53；95%CI，0.29～0.97；P＝0.04），多支血管病变患者的 MACE 风险也降低（n＝614；RR，0.66；95%CI，0.48～0.91；P＝0.01）。氟伐他汀组没有患者出现肌酸磷酸激酶水平升至正常上限的 10 倍或以上以及出现横纹肌溶解的情况。

研究结论：在成功进行初次 PCI 的总胆固醇处于一般水平的患者中，氟伐他汀治疗可显著降低主要不良心脏事件的风险。

全文查阅：Serruys PW, de Feyter P, Macaya C, et al. Fluvastatin for prevention of cardiac events following successful first percutaneous coronary intervention-A randomized controlled trial. JAMA，2002，287（24）：3215 - 3222.

PROSPER：心血管疾病高危老年人普伐他汀干预研究

关键信息：普伐他汀治疗在具有或处于高心血管疾病和卒中风险的 70～82 岁老年人群中能获益。

研究方法：针对具有心血管疾病病史或危险因素的年龄为 70～82 岁的老年患者，包括 5804 名男性

（n＝2804）和女性（n＝3000），随机给予普伐他汀（每天 40 mg；n＝2891）或安慰剂（n＝2913）。基线总胆固醇浓度范围为 4.0～9.0 mmol/L。随访期平均为 3.2 年，主要终点事件是冠状动脉死亡、非致命性心肌梗死和致命性或非致命性卒中的复合终点。进行了意向治疗分析。

研究结果： 普伐他汀治疗组的 LDL-C 浓度下降了 34%，主要终点事件发生 408 例，而安慰剂组为 473 例（风险比为 0.85，95% CI 为 0.74～0.97，$P＝0.014$）。冠心病死亡和非致命性心肌梗死风险也下降（0.81，0.69～0.94，$P＝0.006$）。脑卒中风险不受影响（1.03，0.81～1.31，$P＝0.8$），但是短暂性脑缺血发作的风险比为 0.75（0.55～1.00，$P＝0.051$）。普伐他汀组新发癌症比安慰剂组多（1.25，1.04～1.51，$P＝0.020$）。不过，包括纳入了本研究的所有普伐他汀试验和所有他汀类药物试验的荟萃分析，没有显示癌症风险的总体增加。普伐他汀组冠状动脉疾病的死亡率下降 24%（$P＝0.043$）。普伐他汀对认知功能或者残疾没有显著影响。

研究结论： 服用普伐他汀 3 年使老年人的冠状动脉疾病风险下降。因此该研究的结果将目前用于中年人的治疗策略扩展至老年人群。

全文查阅： Shepherd J，Blauw GJ，Murphy MB，et al. Pravastatin in elderly individuals at risk of vascular disease（PROSPER）：a randomised controlled trial. Lancet，2002，360：1623 - 1630.

ALERT：肾移植患者氟伐他汀治疗

关键信息： 肾移植患者接受氟伐他汀治疗，有降低心脏性死亡和非致死性心肌梗死风险的可能，一级终点事件结果是阴性。

研究方法： 本项多中心、随机、双盲、安慰剂对照试验入组 2102 例总胆固醇水平为 4.0～9.0 mmol/L 的肾移植受者。将患者随机分入氟伐他汀组（n＝1050）和安慰剂组（n＝1052），随访 5～6 年。主要终点为主要不良心脏事件，定义为心脏性死亡、非致死性心肌梗死（MI），或冠状动脉介入手术。次要终点为个体心脏事件、复合心脏性死亡或非致死性 MI、脑血管事件、非心血管死亡、全因死亡和移植物失功能或血清肌酐翻倍。根据意向治疗原则进行分析。

研究结果： 在平均随访 5.1 年后，氟伐他汀组的 LDL-C 浓度降低 32%。氟伐他汀组主要终点事件的风险降低不显著［风险比（RR）0.83，95% CI 0.64～1.06，$P＝0.139$］，但氟伐他汀组的心脏性死亡或非致死性 MI 事件显著低于安慰剂组（70 比 104，RR 0.65，95% CI 0.48～0.88］，$P＝0.005$）。冠状动脉介入手术和其他次要终点事件无显著组间差异。

研究结论： 氟伐他汀可降低心脏性死亡和非致死性 MI，但不能降低冠状动脉介入手术率和死亡率。氟伐他汀在肾移植患者的总体作用与他汀类药物在其他人群中的作用相似。

全文查阅： Holdaas H，Fellström B，Jardine AG，et al. Effect of fluvastatin on cardiac outcomes in renal transplant recipients：a multicentre，randomised，placebo-controlled trial. Lancet，2003，361：2024 - 2031.

ASCOT-LLA：盎格鲁-斯堪的纳维亚心脏终点研究降脂治疗部分

关键信息： 无明显血脂异常的高血压合并至少三种其他心血管危险因素患者，在抗高血压治疗基础上随机使用阿托伐他汀 10 mg，使心脏事件风险进一步降低 36%，脑卒中风险降低 27%。

研究方法： 19342 例高血压患者（年龄在 40～79 岁之间）随机分配到两种抗高血压药物治疗小组中，其中 10305 例非空腹总胆固醇水平≤6.5 mmol/L 的患者，在抗高血压治疗基础上随机给予阿托伐他汀 10 mg 或安慰剂治疗。这些患者构成了研究的降血脂治疗分支。研究计划平均随访 5 年，主要终点为非致死性心肌梗死和致死性冠心病。

研究结果： 中位随访时间为 3.3 年。此时，阿托伐他汀组发生 100 例主要终点事件，安慰剂组发生 154 例（HR 0.64，95％ CI，0.50～0.83，P＝0.0005）。这一获益在随访第 1 年即出现。在各预设亚组中无明显的异质性。与安慰剂组相比较，致死性和非致死性脑卒中（89 例比 121 例，0.73［0.56－0.96］，P＝0.024），总心血管事件（389 比 486，0.79［0.69～0.90］，P＝0.0005）以及总冠脉事件（178 比 247，0.71［0.59～0.86］，P＝0.0005）均显著降低。从总体死亡例数看，阿托伐他汀组和安慰剂组无显著区别（185 比 212，0.87［0.71～1.06］，P＝0.16）。与安慰剂组相比，在治疗 12 个月时阿托伐他汀组降低血清总胆固醇约 1.3 mmol/L，随访 3 年后达到 1.1 mmol/L。

研究结论： 阿托伐他汀组降低主要心血管事件获益显著，这些结果可能影响未来的降血脂指南。

全文查阅： Sever PS, Dahlöf B, Poulter, NR, et al. Prevention of coronary and stroke events with atorvastatin in hypertensive patients who have average or lower-than-average cholesterol concentrations, in the Anglo-Scandinavian Cardiac Outcomes Trial—Lipid Lowering Arm（ASCOT-LLA）：a multicentre randomised controlled trial. Lancet，2003，361：1149－1158.

A to Z：ACS 患者强化降脂 A 至 Z 研究

关键信息： ACS 患者中早期强化和延迟保守降血脂治疗策略临床获益无差别。

研究方法： 国际、随机、双盲试验，ACS 患者在 1999 年 12 月 29 日至 2003 年 1 月 6 日间入选 A 至 Z 试验的 Z 期，ACS 患者接受辛伐他汀 40 mg/d 1 个月后将剂量调整为 80 mg/d（n＝2265），与 ACS 患者在安慰剂 4 个月后接受辛伐他汀 20 mg/d（n＝2232）相比较，主要终点事件是心血管性死亡、非致命性心肌梗死、因 ACS 再次住院和脑卒中的复合终点。随访至少 6 个月，最长 24 个月。

研究结果： 在安慰剂加辛伐他汀组患者中，在第 1 个月，服用安慰剂时达到的中位低密度脂蛋白-胆固醇（LDL-C）水平为 3.16 mmol/L（122 mg/dL），而在第 8 个月，服用辛伐他汀 20 mg/d 时达到的中位 LDL-C 水平为 1.99 mmol/L（77 mg/dL）。在单用辛伐他汀组患者中，在第 1 个月，服用辛伐他汀 40 mg/d 时达到的中位 LDL-C 水平为 1.76 mmol/L（68 mg/dL），而在第 8 个月，服用辛伐他汀 80 mg/d 时达到的中位 LDL-C 水平为 1.63 mmol/L（63 mg/dL）。安慰剂加辛伐他汀组共计 343 名患者（16.7％）发生了主要终点事件，而单用辛伐他汀（40 mg/80 mg）组 309 名患者（14.4％）发生了主要终点事件（HR，0.89；95％置信区间［CI］0.76～1.04；P＝0.14）。安慰剂加辛伐他汀组和单用辛伐他汀组中分别有 109 名（5.4％）和 83 名（4.1％）患者发生了心血管性死亡（HR，0.75；95％ CI，0.57～1.00；P＝0.05），但是在主要终点的其他组成因素方面没有观察到差异。两组间前 4 个月内主要终点没有明显的差异（HR，1.01；95％ CI，0.83～1.25；P＝0.89），但是从第 4 个月到研究结束，单用辛伐他汀组的主要终点显著下降（HR，0.75；95％ CI，0.60～0.95；P＝0.02）。接受辛伐他汀 80 mg/d 的 ACS 患者有 9 例（0.4％）和接受安慰剂的 ACS 患者有 1 例发生了肌病（肌肉症状，同时肌酸激酶＞10 倍正常上限），而接受低剂量辛伐他汀的患者没有出现这种情况（P＝0.02）。

研究结论： 此试验没有获得预定的心血管终点事件减少的结果。临床收效出现较迟，收效幅度比预期小。不过在急性冠脉综合征患者中，早期开始强化辛伐他汀治疗有减少主要心血管事件的趋势。

全文查阅： de Lemos JA, Blazing AM, Wiviott SD, et al. Early intensive vs a delayed conservative simvastatin strategy in patients with acute coronary syndromes phase. Z of the A to Z Trial. JAMA，2004，292：1307－1316.

ALLIANCE：强化降脂降低心血管事件研究

关键信息： 冠心病（CHD）患者，强化 LDL-C 降低治疗策略优于常规治疗。

研究方法： 总计 2442 例伴有高脂血症的 CHD 患者，随机接受阿托伐他汀积极治疗或常规治疗，平均随访 51.5 个月。阿托伐他汀组的患者滴定剂量至 LDL-C＜2.1 mmol/L（80 mg/dL），或使用阿托伐他汀最大剂量 80 mg/d。常规治疗组的患者接受其医生认可的适当治疗。完成全部终点评估的患者，阿托伐他汀组 958 例，常规治疗组 941 例。完成部分评估的患者，阿托伐他汀组 259 例，常规治疗组 284 例，这些患者由于不良事件、自动撤出或失访等原因未能完成 4 年的研究。主要终点为首发心血管事件的时间。

研究结果： 发生主要终点事件的患者在阿托伐他汀组为 289 例（23.7％），常规治疗组为 333 例（27.7％），（HR，0.83；95％ CI 0.71～0.97，$P=0.02$）。主要终点事件的降低主要归因于非致死性心肌梗死的降低（4.3％比 7.7％，$P=0.0002$）。研究结束时，接受阿托伐他汀治疗的患者与安慰剂组患者相比，LDL-C 水平降低更多（34.3％比 23.3％，$P<0.0001$），达到 NCEP 目标（LDL-C＜100 mg/dL）的患者比例更高（72.4％比 40.0％）。

研究结论： 对于健康维护组织或退伍军人管理局数据库中的 CHD 患者，强化 LDL-C 降低治疗策略优于常规治疗。

全文查阅： Koren M，Donald B. Hunninghake DB，on behalf of the ALLIANCE Investigators. Clinical outcomes in managed-care patients with coronary heart disease treated aggressively in lipid-lowering disease management clinics：the alliance study. J Am Coll Cardiol，2004，44：1772 - 1779.

CARDS：阿托伐他汀治疗糖尿病协作研究

关键信息： 针对 LDL-C 水平不高的 2 型糖尿病患者，使用阿托伐他汀 10 mg/d，主要心血管事件风险比率降低 37％。

研究方法： 在英国及爱尔兰 132 家中心入选 2838 例 40～75 岁的患者，随机分配到安慰剂组（n＝1410）或阿托伐他汀 10 mg/d 组（n＝1428）。受试者无心血管病史记录，LDL-C≤4.14 mmol/L，空腹 TG≤6.78 mmol/L，同时包括至少一项下列风险因素：视网膜病变、蛋白尿、正在吸烟或高血压。主要终点为首次发生下列心血管事件的时间，包括急性冠心病事件、冠脉血运重建或脑卒中。研究采用意向治疗分析。

研究结果： 由于达到了预先设定的早期终止研究的疗效标准，研究比预期提前 2 年结束。随访期中位时间为 3.9 年（IQR 3.0～4.7）。发生至少 1 项主要心血管事件的患者数在安慰剂组为 127 人（每 100 患者年的风险为 2.46），在阿托伐他汀组为 83 人（每 100 患者年的风险为 1.54），与安慰剂组相比，阿托伐他汀组的风险比降低 37％ [95％可信区间（−52％～−17％），$P=0.001$]。预计每 1000 例患者治疗 4 年可预防至少 37 例主要血管事件。对各事件单独评估显示，急性冠心病事件降低 36％（−55％～−9％），冠脉血运重建降低 31％（−59％～16％），脑卒中降低 48％（−69％～−11％）。阿托伐他汀降低死亡率 27％（−48％～1％，$P=0.059$）。阿托伐他汀组未发现不良事件的增加。

研究结论： 阿托伐他汀 10 mg/d 用于 LDL-C 水平不高的 2 型糖尿病患者可安全、有效降低其首发心血管疾病事件的风险，包括减少脑卒中。使用特定的 LDL-C 阈值作为 2 型糖尿病患者应该接受他汀治疗的唯一判断依据是不合理的。关于是否所有 2 型糖尿病患者均应使用他汀类药物治疗的争论，现在应集中于这些患者是否有足够低的风险可以不使用他汀治疗。

全文查阅： Colhoun HM，Betteridge DJ，Durrington PN，et al. Primary prevention of cardiovascular disease with atorvastatin in type 2 diabetes in the Collaborative Atorvastatin Diabetes Study（CARDS）：multicentre randomised placebo-controlled trial. Lancet，2004，364：685 - 696.

PROVE IT：普伐他汀和阿伐他汀评估与感染治疗研究

关键信息：ACS 患者早期强化降血脂（阿托伐他汀 80 mg/d）较常规降血脂治疗（40 mg/d 普伐他汀）心血管事件风险多降低 16%。

研究方法：入选 4162 例急性冠脉综合征（ACS）后 10 天内住院治疗的患者，对比 40 mg/d 普伐他汀（标准治疗）和 80 mg/d 阿托伐他汀（强化治疗）。主要终点为下列事件的复合终点：全因死亡、心肌梗死、确诊的需再次住院治疗的不稳定性心绞痛、血运重建（随机化后至少 30 天后）和脑卒中。研究旨在确定就发生终点事件的时间而言，普伐他汀的疗效并不劣于阿托伐他汀。随访 18~36 个月（平均 24 个月）。

研究结果：在治疗期间达到的 LDL-C 水平中位数在标准治疗剂量的普伐他汀组为 2.46 mmol/L（95 mg/dL），在大剂量阿托伐他汀组为 1.60 mmol/L（62 mg/dL）（$P<0.001$）。根据 Kaplan-Meier 估算的 2 年主要终点发生率在普伐他汀组为 26.3%，在阿托伐他汀组为 22.4%，这提示阿托伐他汀组的风险比降低 16%（95% CI，5%~26%，$P=0.005$）。研究没有达到事先规定的两药等效的标准，反而发现强化治疗方案疗效更优。

研究结论：对于近期发生 ACS 的患者，他汀类强化降血脂治疗方案较标准治疗方案对预防死亡或主要心血管事件提供了更多保护作用。这些结果表明，ACS 患者可从早期、持续降 LDL-C 低于目标水平获益。

全文查阅：Cannon CP，Braunwald E，McCabe CH，et al. Intensive versus moderate lipid lowering with statins after acute coronary syndromes. N Engl J Med，2004，350：1495 - 1504.

4D：德国糖尿病血液透析研究

关键信息：长期接受血液透析治疗的 2 型糖尿病终末期肾病患者，阿托伐他汀 20 mg/d 对心血管事件的作用与安慰剂相当。

研究方法：是一项多中心、随机、双盲、前瞻性研究，于 2004 年 8 月份结束。研究选取 1255 例年龄介于 18~80 岁之间的，长期接受血液透析治疗的 2 型糖尿病终末期肾病患者，并随机分配至阿托伐他汀 20 mg/d 或安慰剂治疗。主要终点为心源性原因死亡、非致死性心肌梗死和脑卒中的复合终点。次要终点包括所有原因全因死亡和所有心脑血管事件的复合终点。

研究结果：治疗 4 周后，中位 LDL-C 水平在阿托伐他汀组降低 42%，安慰剂组降低 1.3%；而在中位随访 4 年，469 例患者（37%）发生了主要终点事件，其中阿托伐他汀组 226 例，安慰剂组 243 例（RR 0.92；95% CI 0.77~1.10；$P=0.37$）。阿托伐他汀组与安慰剂组相比，主要终点事件降低 8%，但没有达到统计学意义。接受阿托伐他汀治疗的患者，主要终点事件的各个组成元显著影响，除了致死性脑卒中的相对风险为 2.03（95% CI 1.05~3.93；$P=0.04$）。阿托伐他汀降低了所有心脏事件的总体风险（RR 0.82；95% CI 0.68~0.99；$P=0.03$），但未降低所有脑血管事件的风险（RR 1.12；95% CI 0.81~1.55；$P=0.49$）或总死亡率（RR 0.93；95% CI 0.79~1.08；$P=0.33$）。

结论：阿托伐他汀不能有效降低接受血液透析的糖尿病患者的心血管事件。2 型糖尿病患者，在其疾病早期即应开展积极的他汀治疗，若等其发展至肾脏疾病晚期，才给予降血脂治疗，并不能有效地改善预后。

全文查阅：Wanner C，Krane V，März W，et al. Atorvastatin in patients with type 2 diabetes mellitus undergoing hemodialysis. N Engl J Med，2005，3：238 - 248.

CCSPS：中国冠心病二级预防研究

关键信息： 冠心病患者服用血脂康胶囊能显著降低心血管事件风险。

研究方法： 该研究由北京阜外心血管病医院陆宗良教授牵头，为多中心（66 个中心）、随机、双盲、安慰剂对照临床试验，观察的主要目的为明确血脂康能否减少冠心病患者非致死性心肌梗死及冠心病死亡（冠心病死亡事件包括致死性心肌梗死、冠心病猝死及其他冠心病死亡）。

该研究的次要目标：

1. 明确血脂康能否减少：①脑卒中等其他心脑血管病事件；②经皮冠状动脉介入术（PCI）/冠状动脉旁路移植术（CABG）的需求；③非心血管病事件（癌症、意外伤亡和自杀）。
2. 明确血脂康降血脂治疗的长期疗效及安全性。

研究结果： 与对照组比较，平均治疗 4.5 年后，血脂康胶囊组冠心病事件减少 45.1%（$P=0.000$）；冠心病死亡风险降低 31%（$P=0.0048$）；全因死亡风险降低 33.0%（$P=0.0003$）；总体不良反应发生率并无显著差异（血脂康组 17.7%，对照组 16.0%）。

研究结论： 血脂康能有效降低胆固醇和 LDL-C，并显著减少心脑血管事件的风险。该项研究是目前唯一完成的应用自己国产的药品完成的大规模降血脂临床试验。长达 4 年多的时间观察，证明血脂康是一种有效的降血脂药物，且安全性良好。可供临床医生放心选用。

全文查阅： [1] 血脂康调整血脂对冠心病二级预防研究协作组. 中国冠心病二级预防研究. 中华心血管病杂志，2005，33：109-115.

[2] Lu Z，Kou W，Du B，et al. Effect of Xuezhikang，an extract from red yeast Chinese rice，on coronary events in a Chinese population with previous myocardial infarction. Am J Cardiol，2008，101（12）：1689-1693.

FIELD：非诺贝特干预降低糖尿病事件

关键信息： 糖尿病患者无论血脂水平如何，应用非诺贝特治疗虽未减少主要终点事件，但减少了糖尿病患者总体心血管事件和微血管事件。

研究方法： 本项多国、随机、对照试验共计入组 9795 例从未接受他汀类药物治疗的 50～75 岁 2 型糖尿病患者。在导入期后，2131 例有心血管疾病史的患者和 7664 例无心血管疾病史的患者被随机分入微粒化非诺贝特 200 mg/d 组（n＝4895）和安慰剂组（n＝4900）。这些患者的总胆固醇浓度为 3.0～6.5 mmol/L，总胆固醇/HDL-C 比值≥4.0，血浆甘油三酯为 1.0～5.0 mmol/L。主要终点是冠状动脉事件（冠心病死亡或非致死性心肌梗死）；预设亚组分析的终点为总心血管事件（心血管死亡、心肌梗死、卒中及冠状动脉和颈动脉血运重建复合终点事件）。

研究结果： 除外 22 例患者，其他所有患者的生命状态均得到证实。在平均 5 年研究期间来看，各组停用研究药物的患者比例相似（安慰剂组 10%，非诺贝特组 11%），但安慰剂组接受其他降血脂治疗（主要为他汀类）的患者比例高于非诺贝特组（17% 比 8%；$P<0.0001$）。与安慰剂组（5.9%）相比较，非诺贝特组（5.2%）的患者发生冠状动脉事件相对降低 11%（0.75～1.05；$P=0.16$），但非致死性心肌梗死显著降低 24%（0.62～0.94；$P=0.010$）和冠心病死亡率非显著增加 19%（0.90～1.57；$P=0.22$）。总心血管事件发生率从 13.9% 降至 12.5%，风险显著降低 11%（0.80～0.99；$P=0.035$），这一结果包括冠状动脉血运重建率降低 21%（0.68～0.93；$P=0.003$）。安慰剂组和非诺贝特组的总死亡率分别为 6.6% 和 7.3%（$P=0.18$）。非诺贝特组，发生蛋白尿进展的患者比例较低（$P=0.002$）；需激光治疗的视网膜病变的患者比例也较低（5.2% 比 3.6%，$P=0.0003$）；胰腺炎（0.5% 比 0.8%，$P=0.031$）和肺栓塞（0.7% 比 1.1%，$P=0.022$）发生率轻微增加，但无其他显著不良作用。

研究结论：非诺贝特未显著降低冠状动脉事件（主要终点事件）的风险。该药确实可减少总心血管事件，这主要可归因于非致死性心肌梗死和血运重建的减少。安慰剂组接受他汀类治疗的患者比例较高，这可能在一定程度上较大地掩盖了治疗获益。

全文查阅：The FIELD study investigators. Effects of long-term fenofibrate therapy on cardiovascular events in 9795 people with type 2 diabetes mellitus（the FIELD study）：randomised controlled trial. Lancet，2005，366：1849－1861.

IDEAL：高强度他汀与常规他汀二级预防的临床疗效比较

关键信息：高剂量阿托伐他汀与常规剂量辛伐他汀用于心肌梗死二级预防疗效比较无显著差异。

研究方法：这是一项前瞻性、随机、开放、盲法终点评价试验，试验于1999年3月至2005年3月在北欧190个心脏病急救单位和专科诊所进行，中位随访时间为4.8年，试验入选8888例有心肌梗死（MI）病史的患者，年龄≤80岁。患者被随机分配接受大剂量阿托伐他汀（80 mg/d；n＝4439）或常规剂量辛伐他汀（20 mg/d；n＝4449）治疗。主要终点为主要冠脉事件的发生，定义为冠脉死亡、确诊的非致死性急性MI或心搏骤停复苏后。

研究结果：治疗期间，辛伐他汀组平均LDL-C水平为104 mg/dL（SE，0.3），阿托伐他汀组为81 mg/dL（SE，0.3）。辛伐他汀组有463例（10.4%）患者发生了主要冠脉事件，阿托伐他汀组为411例（9.3%）（HR，0.89；95% CI，0.78～1.01；$P＝0.07$）。两组发生非致死性MI的患者分别为321例（7.2%）和267例（6.0%）（HR，0.83；95% CI，0.71～0.98；$P＝0.02$），另外两个主要终点组分的发生率两组未见显著差异。两组发生主要心血管事件的患者分别为辛伐他汀组608例和阿托伐他汀组533例（HR，0.87；95%CI，0.77～0.98；$P＝0.02$）。辛伐他汀组发生任何一种冠脉事件的患者有1059例，阿托伐他汀组898例（HR，0.84；95% CI，0.76～0.91；$P＜0.001$），两组发生非心血管死亡的患者分别为156例（3.5%）和143例（3.2%）（HR，0.92；95% CI，0.73～1.15；$P＝0.47$）。任意原因所致死亡：辛伐他汀组374例（8.4%），阿托伐他汀组366例（8.2%）（HR，0.98；95% CI，0.85～1.13；$P＝0.81$）。阿托伐他汀组患者因非严重性不良事件而停药的比例较高；因转氨酶升高导致停药的患者两组分别为43例（1.0%）和5例（0.1%）（$P＜0.001$）。两组罕见严重肌病及横纹肌溶解。

研究结论：研究表明，在既往有MI的患者中，强化降低LDL-C未能显著降低主要冠脉事件。但是降低了复合次要终点和非致死性急性MI的风险。心血管死亡率或全因死亡率两组无差异。强化降低LDL-C可能使MI患者获益，且不增加非心血管死亡率或其他严重不良反应。

全文查阅：Pedersen TR，Faergeman，O，Kastelein，JJ，et al. High-dose atorvastatin vs usual-dose simvastatin for secondary prevention after myocardial infarction：the IDEAL study：a randomized controlled trial. JAMA，2005，294（19）：2437－2345.

TNT：降脂治疗达新目标

关键信息：稳定型冠心病患者，阿托伐他汀80 mg/d使LDL-C降至2.0 mmol/L（77 mg/dL），比较阿托伐他汀10 mg/d将LDL-C降至2.6 mmol/L（101 mg/dL），心血管事件风险进一步降低22%。

研究方法：该研究前瞻性评估稳定冠心病（CHD）患者降低LDL-C水平至2.6 mmol/L（100 mg/dL）以下的有效性和安全性。10001例LDL-C水平低于3.4 mmol/L（130 mg/dL）且有临床证据的CHD患者，随机双盲分配至两组：阿托伐他汀10 mg/d组和阿托伐他汀80 mg/d组，中位随访4.9年。主要终点为首次发生的主要心血管事件，定义为冠心病死亡、非致死性非手术相关性 MI、心搏骤停复苏、致死或非致死性卒中。

研究结果： 研究期间，LDL-C 平均水平在阿托伐他汀 80 mg/d 组降至 2.0 mmol/L（77 mg/dL），在阿托伐他汀 10 mg/d 组降至 2.6 mmol/L（101 mg/dL）。持续肝转氨酶升高的发生率在阿托伐他汀 10 mg/d 组为 0.2%，阿托伐他汀 80 mg/d 组为 1.2%，（$P < 0.001$）。阿托伐他汀 80 mg/d 组与 10 mg/d 组的主要终点事件分别为 434 例（8.7%）和 548 例（10.9%），这意味着主要心血管事件的绝对风险降低 2.2%，相对风险降低 22%（$P < 0.001$）（HR，0.78；95% CI，0.69～0.89；$P < 0.001$）。两组总死亡率无差别。

研究结论： 与阿托伐他汀 10 mg/d 相比，稳定性冠心病患者使用阿托伐他汀 80 mg/d 强化降血脂治疗可带来显著的临床获益，但有肝转氨酶升高的风险。

全文查阅： LaRosa JC，Grundy SM，Waters DD，et al. Intensive lipid lowering with atorvastatin in patients with stable coronary disease. N Engl J Med，2005，352：1425 - 1435.

ASPEN：阿托伐他汀用于糖尿病患者预防冠心病终点研究

关键信息： 糖尿病患者阿托伐他汀 10 mg 治疗未能降低心血管事件风险。

研究方法： 评价阿托伐他汀是否使糖尿病患者冠心病一级预防获益的一项随机、多中心、安慰剂对照、前瞻性研究，该研究旨在评估阿托伐他汀 10 mg 和安慰剂对 LDL-C 水平低于现有指南降血脂目标的 2 型糖尿病患者心血管疾病（CVD）预防的疗效。

该研究从 2000 年开始，是一项为期 4 年的双盲、安慰剂、平行对照研究。来自全球 14 个国家 70 个医学中心的 2410 名 2 型糖尿病患者被选作研究对象，患者年龄介于 40～75 岁之间、LDL-C 水平不高。研究者将患者随机分为阿托伐他汀 10 mg 组或安慰剂治疗组。该研究选取主要复合终点事件，包括心血管死亡、非致死性心肌梗死、非致死性卒中、血管再通、心搏骤停复苏、不稳定性心绞痛恶化等。

研究结果： 随访 4 年后发现，与安慰剂组相比，阿托伐他汀组的 LDL-C 水平降低 29%（$P < 0.0001$），但对上述主要复合终点事件发生率的一级预防作用并不显著优于安慰剂组（13.7% 与 15.0%，HR＝0.90；95% CI 0.73～1.12）。在 1905 例既往无心肌梗死和接受 PCI 的患者中，阿托伐他汀组和安慰剂组主要终点事件发生率方面无显著性差异（10.4% 与 10.8%，HR＝0.97；95% CI 0.74～1.28）。在 505 例既往有心肌梗死和接受 PCI 治疗的患者中，两组主要终点事件发生率分别是 26.2% 和 30.8%（HR＝0.82；95% CI 0.59～1.15）。致死及非致死性心肌梗死的相对风险降低 27%（$P = 0.10$），其中之前无心肌梗死或介入治疗史患者的风险降低 19%（$P = 0.41$），之前有心肌梗死或 PCI 治疗史的患者降低 36%（$P = 0.11$）。该研究结果表明，使用阿托伐他汀预防 2 型糖尿病患者冠心病终点事件，对主要复合终点事件的降低无统计学差异。

研究结论： 主要联合终点事件无显著意义，与研究的整体设计、患者类型，一级终点事件特点，以及研究方案为适应指南变化而做出的修改有关。因此，该研究不能证明他汀类药物治疗的获益，但不能否定目前的观点，即大多数糖尿病患者是冠心病的风险人群，需要将他们的 LDL-C 水平降至目前指南规定的目标值以下。

全文查阅： Knopp RH，d'Emden M，Smilde JG，et al. Efficacy and safety of atorvastatin in the prevention of cardiovascular end points in subjects with type 2 diabetes：the Atorva-statin Study for Prevention of Coronary Heart Disease Endpoints in non-insulin-dependent diabetes mellitus（ASPEN）. Diabetes Care，2006，7：1478 - 1485.

MEGA：日本普伐他汀心血管疾病一级预防研究

关键信息： 单纯高胆固醇血症患者，普伐他汀 10～20 mg/d，冠心病发生率降低 33%。

研究方法： 在这项前瞻性、随机、开放、盲法研究中，随机给予既往无冠心病史或者脑卒中史的高胆固醇血症（总胆固醇水平为 5.69～6.98 mmol/L）患者每天接受饮食或者饮食加普伐他汀 10～20 mg/d。主要终点是冠心病的首次发作。

研究结果： 3966 名患者被随机分配至饮食组，3866 名患者被随机分配至饮食加普伐他汀组。平均随访期为 5.3 年。研究结束时，饮食组和饮食加普伐他汀组分别有 471 名和 522 名患者退出研究、死亡或失访。饮食组和饮食加普伐他汀组的平均总胆固醇水平分别下降了 2.1%（6.27～6.13 mmol/L）和 11.5%（6.27～5.55 mmol/L）；平均 LDL-C 水平分别下降了 3.2%（4.05～3.90 mmol/L）和 18.0%（4.05～3.31 mmol/L）。饮食加普伐他汀组的冠心病事件发生率显著低于单用饮食组（66/101 例；HR 0.67，95% CI 0.49～0.91；$P=0.01$）。两组之间恶性肿瘤或其他严重不良事件的发生率并没有差异。

研究结论： 低剂量普伐他汀治疗可降低日本患者的冠心病风险，其降低幅度与欧洲和美国患者使用较高剂量情况下的降低幅度大致相同。

全文查阅： Nakamura H，Arakawa K，Itakura H，et al. Primary prevention of cardiovascular disease with pravastatin in Japan（MEGA Study）：a prospective randomised controlled trial. Lancet，2006，368：1155 - 1163.

SPARCL：积极降低胆固醇水平预防脑卒中研究

关键信息： 近期发生过脑卒中或短暂脑缺血发作（TIA）的患者，阿托伐他汀（80 mg/d）治疗 4.9 年，脑卒中风险降低 16%。

研究方法： 入选 4731 例近 1～6 个月内发生过脑卒中或 TIA 的患者，这些患者的 LDL-C 水平在 2.6～4.9 mmol/L（100～190 mg/dL）之间，既往无已知冠心病，随机给予阿托伐他汀 80 mg/d 或安慰剂进行双盲治疗。主要终点为首次发生的致死或非致死性脑卒中。

研究结果： 研究期间，阿托伐他汀组的 LDL-C 平均水平为 1.9 mmol/L（73 mg/dL），安慰剂组为 3.3 mmol/L（129 mg/dL）。中位随访 4.9 年，阿托伐他汀组的 265 例患者（11.2%）和安慰剂组的 311 例患者（13.1%）发生致死或非致死性脑卒中（5 年绝对风险降低 2.2%；调整后 HR：0.84；95% CI，0.71～0.99；$P=0.03$；未调整 $P=0.05$）。阿托伐他汀组发生 218 例缺血性脑卒中、55 例出血性脑卒中，安慰剂组发生 274 例缺血性脑卒中、33 例出血性脑卒中。5 年主要心血管事件绝对风险降低 3.5%（HR，0.80；95% CI，0.69～0.92；$P=0.002$）。总死亡率两组相似，阿托伐他汀组 216 例，安慰剂组 211 例（$P=0.98$），两组严重不良事件比例相似。阿托伐他汀组肝酶升高更常见。

研究结论： 对于近期脑卒中或 TIA 且无已知冠心病的患者，阿托伐他汀 80 mg/d 降低了脑卒中和心血管事件的总体事件发生率，尽管出血性脑卒中发病率有小幅增加。

全文查阅： Amarenco P，Callahan A，Goldstein LB，et al. High-dose atorvastatin after stroke or transient ischemic attack. N Engl J Med，2006，355：549 - 559.

CORONA：瑞舒伐他汀治疗心力衰竭多国研究

关键信息： 对于不需要降血脂治疗的收缩性心力衰竭患者，加用瑞舒伐他汀（10 mg/d），未能降低心血管事件的发生率和死亡率。

研究方法：这是一项多中心、随机、双盲、安慰剂对照研究，研究于 2002 年开始，2007 年结束。研究入选标准为：年龄≥60 岁、缺血性病因所致的收缩性心力衰竭、NYHA 分级为Ⅱ～Ⅳ级、左室射血分数≤40%（NYHAⅡ级者≤35%）。这些患者在入组前已接受了最优化的心力衰竭治疗，并稳定 2 周以上，研究者认为他们不需要降血脂药物治疗。研究共纳入 5011 例符合入选标准的患者，随机分配接受 10 mg/d 瑞舒伐他汀或安慰剂治疗。主要复合终点为心血管死亡、非致死性心肌梗死或非致死性脑卒中。次要终点包括全因死亡、任何冠状动脉事件、心血管死亡和住院次数。中位随访时间为 32.8 个月。

研究结果：与安慰剂组相比，瑞舒伐他汀组患者的 LDL-C 水平（组间差异，45.0%；$P<0.001$）和高敏感性 CRP 水平（组间差异，37.1%；$P<0.001$）显著降低。在中位随访期 32.8 个月内，瑞舒伐他汀组有 692 例和安慰剂组有 732 例患者发生主要终点事件（风险比 0.92；95% CI 0.83～1.02；$P=0.12$），接受瑞舒伐他汀治疗患者的主要终点事件发生率降低 8%，但未达到统计学显著性（$P=0.12$），但其中发生非致死性心肌梗死或脑卒中的患者比例，瑞舒伐他汀组显著低于安慰剂组（降低 16%，$P=0.05$）。

　　两组中分别有 728 例和 759 例患者发生死亡（风险比 0.95；95% CI 0.86～1.05；$P=0.31$），两组间冠脉结局或心血管性死亡无显著差异（$P>0.05$）。在预先设定的次要终点分析中，瑞舒伐他汀组（2193）心血管性住院的次数比安慰剂组（2564）显著减少（$P<0.001$）。瑞舒伐他汀组未发生过多的肌肉相关或其他不良事件，且因不良事件退出研究的患者组更少（$P<0.05$）。

研究结论：CORONA 研究中，每天给予瑞舒伐他汀 10 mg 显著降低了 LDL-C 和高敏 CRP 水平，但未明显降低老年中重度收缩性心力衰竭患者的一级复合终点事件发生和任何原因死亡的风险，但减少了入院次数。

　　该结果的解释是：①该研究的受试者均为 NYHA Ⅲ 或Ⅳ级，或左室射血分数≤35% 的 NYHAⅡ级中重度心力衰竭老年患者。这些晚期心力衰竭患者的死亡主要是由心肌不可逆性损伤引起，而非心肌缺血所致；②在这些患者中，非致死性心肌梗死和卒中少见，主要死亡原因是心源性死亡，由于这些患者已接受了大量可以减少猝死发生的药物治疗，如 β 受体阻滞药等，也可能是导致本研究未能观察到主要终点显著降低的原因之一。

全文查阅：Kjekshus J，Apetrei E，Barrios V，et al. Rosuvastatin in older patients with systolic heart failure. N Engl J Med，2007，22：2248 - 2261.

ENHANCE：依折麦布联合辛伐他汀治疗家族性高胆固醇血症加速动脉粥样硬化消退临床试验

关键信息：依折麦布与辛伐他汀联合应用较单用辛伐他汀在颈动脉内中膜厚度（IMT）及心血管事件方面均无显著获益，可能与研究设计和人群选择错误有关。

研究方法：该研究受试对象为 720 例杂合型家族性高胆固醇血症患者，随机分为 2 组：363 例患者被指定为辛伐他汀（80 mg）组和 357 例患者为辛伐他汀/依折麦布（80 mg/10 mg）组，观察时间为 2 年，其主要研究终点为颈动脉 IMT 的平均变化值。

研究结果：两组间 LDL-C 基础水平无显著差异。大约 81% 入选患者之前已经长期在接受他汀类药物治疗。两组之间平均颈动脉 IMT 测量基础值（0.70±0.13/0.69±0.13mm）相似。平均 LDL-C 浓度在辛伐他汀组降至 192.7 mg/dL（减少 39%），在辛伐他汀/依折麦布组降至 141.3 mg/dL（减少 56%），治疗后两组 LDL-C 差值为 17%。治疗后两组间不论是总的平均颈动脉 IMT 值，还是颈总动脉、颈动脉窦、颈内动脉或是股动脉平均 IMT 值均无显著差异。单独辛伐他汀组和辛伐他汀/依折麦布组在心血管临床事件的发生率上无显著差异：心血管死亡、非致命性心肌梗死、非致命性脑卒中以及需要再血管化治疗（0.3% 比 0.6%、0.6% 比 0.8%、0.3% 比 0.3%、1.4% 比 1.7%，所有 P 值均无显著差异）。

两组之间治疗相关不良事件总体发生率基本相似：血清转氨酶连续升高大于或等于正常上限（ULN）的 3 倍（2.2%比 2.8%），肌酸磷酸激酶升高大于或等于正常上限的 10 倍（2.2%比 1.1%），以及肌酸磷酸激酶升高大于或等于正常上限的 10 倍且伴有肌肉症状（0.3%比 0.6%）。

研究结论：辛伐他汀/依折麦布组尽管相对辛伐他汀组在 LDL-C 和 CRP 水平上有显著下降，但未带来 IMT 值的改善。

全文查阅：Kastelein JJP，Akdim F，Stroes ESG. Simvastatin with or without ezetimibe in familial hypercholesterolemia. N Engl J Med，2008，358：1431 - 1443.

JUPITER：C 反应蛋白高者瑞舒伐他汀研究

关键信息：表观健康而高敏 C 反应蛋白水平大于或等于 2.0 mg/L 者，瑞舒伐他汀 20 mg 能降低复合心血管事件一级终点发生率。

研究方法：随机将 17802 位表观健康，LDL-C 水平低于 3.4 mmol/L（130 mg/dL），而高敏 C 反应蛋白水平大于或等于 2.0 mg/L 的男性和女性分成两组，一组给予瑞舒伐他汀 20 mg，另一组给予安慰剂，并随访至发生一级复合心血管终点事件，包括心肌梗死、脑卒中、动脉血运重建、因不稳定型心绞痛而住院或心血管源性死亡。

研究结果：研究随访最长 5 年，中位随访 1.9 年。瑞舒伐他汀组的 LDL-C 水平降低为 50%，高敏 C 反应蛋白降低 37%。一级心血管终点事件在瑞舒伐他汀组和安慰剂组的发生率分别为 0.77 和 1.36/100 人年（风险比为 0.56；95%置信区间是 0.46～0.69；$P<0.00001$），心肌梗死在两组的发生率为 0.17 和 0.37（风险比 0.46；95%置信区间为 0.30～0.70；$P=0.0002$），脑卒中在两组的发生率分别为 0.18 和 0.34（风险比 0.52；95%置信区间为 0.34～0.79；$P=0.002$），血运重建或不稳定性心绞痛在两组的发生率为 0.41 和 0.77（风险比为 0.53；95%置信区间为 0.40～0.70；$P<0.00001$），包括心肌梗死，脑卒中或心血管性死亡在内的复合终点在两组的发生率分别为 0.45 和 0.85（风险比 0.53；95%置信区间为 0.40～0.69；$P<0.00001$），全因死亡在两组的发生率分别为 1.00 和 1.25（风险比 0.80；95%置信区间为 0.67～0.97；$P=0.02$）。长期的效果在所有的亚组中均得以观察到。瑞舒伐他汀组肌病或癌症的发生率无增加，但医生诊断的糖尿病的发生率却有增加。

研究结论：在这些没有高脂血症、表观健康，但高敏 C 反应蛋白升高的人群中，瑞舒伐他汀显著降低了主要心血管事件的发生率。

全文查阅：Ridker PM，Danielson E，Fonseca FAH，et al. Rosuvastatin to prevent vascular events in men and women with elevated C-reactive protein. N Engl J Med，2008，359：2195 - 2207.

AURORA：血液透析患者瑞舒伐他汀治疗评估

关键信息：血液透析人群中，使用瑞舒伐他汀药物治疗无临床获益。

研究方法：这是一项国际、多中心、随机、双盲、前瞻性的研究，于 2009 年结束，纳入了 2776 例 50～80 岁终末期肾病、进行规律的血液透析维持治疗（至少维持 3 个月）的患者，25 个国家 280 多个医学中心参加。患者随机分为瑞舒伐他汀 10 mg/d 组（1391 例）或者安慰剂组（1385 例）。平均随访时间为 3.2 年（最长 5.6 年）。主要复合终点事件是心血管性死亡、非致命性心肌梗死或非致命性脑卒中。次要终点事件包括全因死亡、无心血管事件的存活率，以及单一的心脏和血管事件。

研究结果：治疗 3 个月后，瑞舒伐他汀组患者的 LDL-C 水平比基线 2.6 mmol/L（100 mg/dL）平均下降 42.9%，而安慰剂组的下降 1.9%（$P<0.001$）；瑞舒伐他汀组患者的 TC 平均下降 26.6%，而安慰

剂组的下降 0.5%（$P<0.001$）；瑞舒伐他汀组的 TG 水平下降 16.2%，而安慰剂组的下降 0.9%（$P<0.001$）。

在中位随访期 3.8 年内，瑞舒伐他汀组 396 例（9.2 个事件/100 例/年）和安慰剂组 408 例（9.5 个事件/100 例/年）患者发生了主要研究终点事件。两组的主要复合终点的风险比为 0.96（95%CI 0.84~1.11；$P=0.59$）。

瑞舒伐他汀组和安慰剂组的主要研究终点的各个组成部分无统计学差异：心源性死亡率分别为 7.2/100 例/年和 7.3/100 例/年（$P=0.97$），非致死性心肌梗死分别为 2.1/100 例/年和 2.5/100 例/年（$P=0.23$），以及非致死性脑卒中分别为 1.2/100 例/年和 1.1/100 例/年（$P=0.42$）。主要研究终点与基线时 LDL-C 水平（风险比 1，95%CI 0.82~1.29，$P=0.83$）或 3 个月随访时 LDL-C 水平（风险比 0.95，95%CI 0.82~1.09，$P=0.48$）无相关性。

次要研究终点方面，两组亦无统计学差异。全因死亡率在两组间为每 100 名患者每年发生 13.5 及 14.0 个事件（危险比 0.96；95%CI 0.86~1.07，$P=0.51$）。

研究结论： 瑞舒伐他汀对降低终末期肾病透析患者的主要心血管事件无益，包括各亚组人群。瑞舒伐他汀可降低 LDL-C 水平，但对终末期肾病透析患者的心血管性死亡、非致命性心肌梗死或非致命性脑卒中等主要复合终点无明显影响。

慢性肾脏病及终末期肾病患者心血管病理基础与冠心病不同，心脏及血管壁常有严重钙化。他汀对钙化性斑块的作用有限，这可能是他汀降血脂对终末期肾病患者益处有限的原因。

全文查阅： Fellström BC, Jardine AG, Schmieder RE, et al. Rosuvastatin and cardiovascular events in patients undergoing hemodialysis. N Engl J Med，2009，14：1395 - 1407.

ACCORD：联合降脂治疗对 2 型糖尿病的效应

关键信息： 相比单用他汀类药物，联用贝特类药物未能进一步减少糖尿病患者的心血管事件发生率。

研究方法： 5800 例正在接受辛伐他汀开放治疗的 2 型糖尿病患者随机分为联合非诺贝特组和安慰剂组。主要终点为首次出现非致命性心肌梗死、非致命性脑卒中或心血管原因的死亡。平均随访期为 4.7 年。

研究结果： 联合非诺贝特组主要终点事件年发生率为 2.2%，安慰剂组为 2.4%（危险比为 0.92；95% 置信区间为 0.79~1.08；$P=0.32$）。两组的所有次要终点事件无显著差异。联合非诺贝特组年死亡率为 1.5%，安慰剂组为 1.6%（危险比为 0.91；95% 置信区间为 0.75~1.10；$P=0.33$）。预先确定的亚组分析表明性别差异影响治疗效果，男性较女性效果好（交互作用 $P=0.01$）。由于与脂质亚组可能有相互作用，甘油三酯基线水平高且高密度脂蛋白胆固醇基线水平低的患者可能效果好（交互作用 $P=0.057$）。

研究结论： 与单一应用辛伐他汀相比，非诺贝特联合辛伐他汀没有减少致命性心血管事件、非致命性心肌梗死或者非致命性脑卒中的发生率。上述研究结果不支持在大多数有高风险的 2 型糖尿病患者中常规联合应用非诺贝特和辛伐他汀以减少心血管疾病的风险。

全文查阅： Ginsberg HN, Elam MB, Lovato LC, et al. Effects of Combination Lipid Therapy in Type 2 Diabetes Mellitus. N Engl J Med，2010，362（17）：1563 - 1574.

SEARCH：强化他汀治疗探讨

关键信息： 心肌梗死患者服用辛伐他汀 80 mg 或 20 mg，主要心血管临床事件减少无差别。

研究方法： 双盲随机试验入选了年龄介于 18~80 岁、具有心肌梗死病史的 12064 名男性和女性患者。参与者为目前正在服用或者有明确他汀类用药指征的患者，并且已服用他汀类药物者总胆固醇浓度至少应达到 3.5 mmol/L，未用药者至少应达到 4.5 mmol/L。应用极小化算法集中随机分为辛伐他汀 80 mg/d 组及辛伐他汀 20 mg/d 组。参与者在随机分组后的第 2、4、8 及 12 个月时接受评估，之后每隔 6 个月接受评估直至随访结束。主要终点为重大血管性事件，包括冠状动脉性死亡、心肌梗死、脑卒中或动脉血管重建。

研究结果： 辛伐他汀 80 mg/d 组纳入 6031 人，辛伐他汀 20 mg/d 组纳入 6033 人。在平均 6.7（SD 1.5）年的随访期间，与辛伐他汀 20 mg/d 组相比，辛伐他汀 80 mg/d 组的 LDL-C 水平平均多降低了 0.35（SE 0.01）mmol/L。相比于辛伐他汀 20 mg/d 组中出现 1553 例（25.7%）血管性事件，辛伐他汀 80 mg/d 组中仅出现 1477 例（24.5%），其风险比降低 6%（RR 0.94，95% CI 0.88~1.01；$P=0.10$）。两组中出血性脑卒中 ［24 例（0.4%）比 25 例（0.4%）］ 及血管源性 ［565 例（9.4%）比 572 例（9.5%）］ 或非血管源性 ［399 例（6.6%）比 398 例（6.6%）］ 死亡的发生例数无显著差异。与辛伐他汀 20 mg/d 组仅出现 2 例（0.03%）肌病相比，辛伐他汀 80 mg/d 组有 53 例（0.9%）肌病发生。

研究结论： 该试验所得的 0.35 mmol/L 的 LDL-C 下降值仅带来了 6%（SE 3.5%）的主要血管性事件降低，说明降低胆固醇水平的差值过小难以获得显著的临床心血管事件的减少，与既往试验结果相一致。辛伐他汀 80 mg/d 组的肌病发生率有所上升。

全文查阅： Study of the Effectiveness of Additional Reductions in Cholesterol and Homocysteine (SEARCH) Collaborative Group. Intensive lowering of LDL cholesterol with 80 mg versus 20 mg simvastatin daily in 12 064 survivors of myocardial infarction：a double-blind randomised trial. Lancet，2010，376：1658-1669.

AIM-HIGH：烟酸联用他汀治疗低 HDL-C 患者研究

关键信息： 辛伐他汀基础上加用缓释型烟酸并不优于单用辛伐他汀。

研究方法： 随机分配了入选患者接受缓释型烟酸（1500~2000 mg/d）或者安慰剂。所有患者均接受辛伐他汀（40~80 mg/d），在需要的情况下再加依折麦布（10 mg/d），以便将 LDL-C 水平维持在 1.03~2.07 mmol/L（40~80 mg/dL）。主要终点事件是冠心病死亡、非致命性心肌梗死、缺血性脑卒中、因急性冠脉综合征而住院或者症状驱使的冠状动脉或脑血管重建术这些复合终点中的首例事件。

研究结果： 共计 3414 名患者经随机接受了烟酸（$n=1718$）或安慰剂（$n=1696$）。由于缺乏疗效，在平均 3 年的随访期后，此试验停止。在第 2 年，烟酸治疗使 HDL-C 中位水平显著升高，从 0.91 mmol/L（35 mg/dL）升高到 1.08 mmol/L（42 mg/dL），使甘油三酯（TG）水平下降，从每分升 1.85 mmol/L（164 mg/dL）下降到 1.38 mmol/L（122 mg/dL），并使 LDL-C 水平下降，从 1.91 mmol/L（74 mg/dL）下降到 1.60 mmol/L（62 mg/dL）。烟酸组 282 名患者（16.4%）和安慰剂组 274 名患者（16.2%）发生了主要终点事件（危险比，1.02；95% 置信区间，0.87~1.21；对数秩检验，$P=0.79$）。

研究结论： 在 LDL-C 水平 <1.81 mmol/L（<70 mg/dL）的动脉粥样硬化性心血管病患者中，在 36 个月随访期间，在他汀类药物治疗基础上加入烟酸并没有进一步的临床益处，尽管 HDL-C 水平和 TG 水平显著改善。

全文查阅： The AIM-HIGH Investigators. Niacin in Patients with Low HDL Cholesterol Levels Receiving Intensive Statin Therapy. N Engl J Med，2011，365：2255-2267.

SHARP：慢性肾病患者降脂效果评估

关键信息：依折麦布 10 mg 加辛伐他汀 20 mg 治疗慢性肾病患者，使主要心血管事件风险降低 17%。

研究方法：以 4：4：1 的比例，随机分配无心肌梗死史或冠脉血管重建史的进展期慢性肾病（CKD）患者（男性血肌酐水平≥1.7 mg/dL [≥150 μmol/L]，或者女性≥1.5 mg/dL [≥130 μmol/L]）每天接受依折麦布 10 mg 加辛伐他汀 20 mg，或者匹配的安慰剂，或者辛伐他汀 20 mg（在第 1 年重新对后一组进行随机分配，每天接受依折麦布 10 mg 加辛伐他汀 20 mg 或者安慰剂）。主要终点事件是重大动脉粥样硬化性事件，定义为心肌梗死、冠状动脉性死亡、缺血性脑卒中或者任何血管重建手术的复合终点。

研究结果：对共计 9438 名 CKD 患者进行了随机分组，其中 3056 名患者正接受透析。平均年龄为 61 岁，3/2 的患者为男性，1/5 的患者患有糖尿病，1/6 的患者患有血管性疾病。相比安慰剂或者单用辛伐他汀，依折麦布联用辛伐他汀治疗在第一年随访期间与任何过多的肌病、肝脏毒性或者胆道并发症无关。相比安慰剂，每天依折麦布 10 mg 联用辛伐他汀 20 mg 治疗在第 1 年使 LDL-C 平均水平下降 1.10 mmol/L（43 mg/dL），在第 2.5 年下降 0.85 mmol/L（33 mg/dL）。与安慰剂组相比，辛伐他汀联合依折麦布组主要心血管事件风险（由心肌梗死、冠心病死亡、缺血性脑卒中以及任何血运重建组成的复合终点）降低 17%，未增加不良事件风险。6247 名受试者在进入研究时未透析治疗。他汀治疗可降低这一人群主要心血管事件风险达 22%，也未增加不良事件风险。

研究结论：CKD 患者联合应用辛伐他汀与依折麦布能够显著降低主要心血管事件危险性，并且具有良好的安全性。即使是在未透析的 CKD 早期阶段，患者一样也能从降胆固醇治疗中获得降低心血管事件的效益。

全文查阅：Baigent C, Landray MJ, Reith C, et al. The effects of lowering LDL cholesterol with simvastatin plus ezetimibe in patients with chronic kidney disease (Study of Heart and Renal Protection)：a randomized placebo-controlled trial. Lancet, 2011, 377 (9784)：2181 - 2192.

HPS2：心脏保护研究 2

关键信息：心血管高危人群在他汀治疗基础上，加用缓释烟酸拉罗匹仑复合物无心血管获益。

研究方法：纳入 25763 例（欧洲 14741 例和中国 10932 例）明确的心血管疾病患者，在接受辛伐他汀 40 mg 或必要时加用依折麦布 10 mg 治疗，治疗将总胆固醇水平降至＜3.5 mmol/L 的基础上，比较缓释烟酸 1500～2000 mg/拉罗匹仑 40 mg（前列环素 DP1 拮抗药，用以缓解烟酸引起的潮红）复方制剂与安慰剂治疗对主要血管事件（MVE）包括心血管死亡、心肌梗死、脑卒中和冠脉血运重建术的联合终点的影响。

研究结果：平均随访 3.9 年后，与安慰剂组相比，缓释烟酸/拉罗匹仑联合治疗组的 LDL-C 和 TG 水平分别降低 0.25 mmol/L（10 mg/dL；－14%）和 0.37 mmol/L（33 mg/dL；－26%），HDL-C 水平升高 0.16 mmol/L（6 mg/dL；＋14%）。然而，两组间主要心血管事件（冠心病死亡、非致命性心肌梗死、脑卒中或冠脉血运重建）风险没有显著差异（联合治疗组 14.5% 比安慰剂组 15%，$P=0.29$）。在安全性方面，与安慰剂组相比，缓释烟酸/拉罗匹仑联合治疗组糖尿病并发症发生率升高 3.7%（相对危险增加 55%）；新发糖尿病患者增加 1.8%（相对危险增加 27%），严重感染率提高 1.4%（相对危险增加 22%），重大出血率提高 0.7%（相对危险增加 38%）。另外，整个研究观察过程中，缓释烟酸/拉匹罗仑联合治疗组和安慰剂组中分别有 25% 和 17% 的受试者中止服用治疗药物，其中因皮肤不良反应中断治疗在联合治疗组 5.4%，在对照组 1.2%；因胃肠道不良反应中断治疗在联合治疗组 3.9%，在对照组 1.7%。

研究结论：在他汀治疗的基础上，加用烟酸可显著升高 HDL-C、降低 TG 水平，但无心血管获益。

与安慰剂相比，烟酸显著增加各种严重不良事件包括新发糖尿病、胃肠事件、骨骼肌事件、皮肤相关事件、感染和出血等，同时明显干扰糖尿病患者的血糖控制。

附：HPS2-THRIVE 研究的中国受试者数据

HPS2-THRIVE 研究中，来自中国的心血管疾病患者近 11000 例，是迄今为止国际多中心随机对照研究中最大的中国受试人群。

事后相关分析显示，进入研究的中国受试患者与欧洲受试患者人群的基线情况明显不同，中国患者人群年龄较轻，女性患者较多，心肌梗死较少而缺血性脑卒中较多，糖尿病患者较多，整个研究随访期间，中国受试患者停用研究药物的比例较低。

与欧洲受试患者相比，中国心血管病患者的基线 LDL-C 及 HDL-C 水平较低（分别为 1.51 比 1.74 mmol/L 和 1.06 比 1.19 mmol/L），联合使用辛伐他汀 40 mg＋依折麦布的患者较少（26.4％比 62.8％），接受缓释烟酸/拉罗匹仑治疗后 LDL-C 降低幅度较小（－0.18 比－0.32 mmol/L），心血管临床事件发生率较高（15.8％比 11.3％）。与安慰剂相比，欧洲受试者接受缓释烟酸/拉罗匹仑治疗后心血管事件相对危险降低 10％，而中国受试者无明显改变。然而，中国受试患者接受缓释烟酸/拉罗匹仑后，严重肌病或肌溶解的风险较安慰剂治疗增加 10 倍，经年龄和性别校正后，是欧洲受试患者的 7 倍。

全文查阅：HPS2-THRIVE Collaborative Group，Landray MJ，Haynes R，et al. Effects of extended-release niacin with laropiprant in high-risk patients. N Engl J Med，2014，371（3）：203-212.

CHILLAS：中国急性冠状动脉综合征强化降脂研究

关键信息：中国急性冠脉综合征（ACS）患者，阿托伐他汀 20～40 mg/d 与阿托伐他汀 10 mg/d 治疗在降低心血管事件方面无差别。

研究方法：采用多中心、随机、开放性、不同剂量对比性研究设计方案。研究时间从 2007 年 11 月至 2010 年 11 月，在中国 8 个省市自治区的 20 家临床协作医疗中心，对 1355 例急性冠脉综合征患者进行了平均 2 年随访观察，比较强化他汀组（阿托伐他汀 20 mg/d 或 40 mg/d 或其他等剂量的他汀，n＝680）与常规他汀组（阿托伐他汀 10 mg/d 或其他等剂量的他汀，n＝675）降血脂的临床疗效。观察的主要终点包括心脏性死亡、非致死性心肌梗死、再次血运重建（PCI 或 CABG）、缺血性脑卒中、不稳定性心绞痛需住院治疗和严重心力衰竭需住院治疗。

研究结果：强化他汀组和常规他汀组的 LDL-C 降低分别为 24.1％和 18.7％，两组之间比较有显著性差异（$P < 0.001$）。平均随访 2 年时间内，仅有 48 例发生临床主要终点事件（28 例在强化降血脂组，20 例在常规降血脂组），两组间比较无显著性差异（$P = 0.245$）。在临床不良反应和实验室指标异常方面，强化他汀组和常规他汀组之间差异无统计学意义。

研究结论：他汀剂量倍增使 LDL-C 多降低 5.4％，对于接受了优化治疗的 ACS 患者，倍增他汀剂量不能产生显著的临床效益。

全文查阅：Zhao SP，Peng DQ，Yu BL，et al. The effect of moderate-dose versus double-dose statins on patients with acute coronary syndrome in China：Results of the CHILLAS trial. Atherosclerosis，2014，233（2）：707-712.

IMPROVE-IT：依折麦布与他汀联用治疗急性冠状动脉综合征

关键信息：在他汀治疗基础上，联用依折麦布治疗急性冠状动脉综合征能进一步降低心血管事件的发生率。

研究方法：这是一项随机双盲试验，共纳入 18144 名 10 天内因急性冠状动脉综合征（ACS）住院的患者，其中接受过降脂治疗的患者入组时 LDL-C 水平为 50～100 mg/dL（1.3 至 2.6 mmol/L），既往未接受过降脂治疗的患者为 50～125 mg/dL（1.3～3.2 mmol/L）。研究采用辛伐他汀（40 mg）联合依折麦布（10mg）（即辛伐他汀-依折麦布联合治疗）对比辛伐他汀（40 mg）加安慰剂（即辛伐他汀单药治疗）。研究的主要终点包括心血管死亡，非致死性心肌梗死，因不稳定心绞痛再入院，冠状动脉血运重建（随机分组后≥30 天），或非致死性脑卒中。中位随访时间达到 6 年。

研究结果：研究期间，辛伐他汀—依折麦布联合治疗组的中位时间加权平均 LDL-C 水平为 53.7 mg/dL（1.4 mmol/L），而辛伐他汀单药治疗组则为 69.5 mg/dL（1.8 mmol/L）（$P < 0.001$）。在 7 年时间的主要终点 Kaplan-Meier 事件率方面，辛伐他汀-依折麦布联合治疗组为 32.7%，对比辛伐他汀单药治疗组 34.7%（绝对风险差异为 2 个百分点；风险比为 0.936；95% 置信区间为 0.89 至 0.99；$P = 0.016$）。两组预先设定的肌肉，胆囊和肝脏不良反应，以及癌症的发生率相似。

研究结论：在使用他汀类药物的基础上加用依折麦布，可以进一步降低 LDL-C 水平，更加有效地改善心血管预后。此外，将 LDL-C 水平降至先前推荐的目标值以下能够带来更多的心血管获益。

查阅全文：Cannon CP, Blazing MA, Giugliano RP, et al. IMPROVE-IT Investigators. Ezetimibe Added to Statin Therapy after Acute Coronary Syndromes. N Engl J Med, 2015，372（25）：2387-2397.

HOPE3 降压联合降脂部分：降压联合降脂一级预防研究

关键信息：在心血管中危人群中，降血压和降血脂联合治疗有临床获益。

研究方法：这是一项 2×2 析因设计的试验，随机分配了 12705 例无心血管疾病的中度风险参与者接受瑞舒伐他汀（10 mg/d）或安慰剂，坎地沙坦（16 mg/d）加氢氯噻嗪（12.5 mg/d）或安慰剂治疗。在此研究的分析中，比较 3180 例被分配至联合治疗组（瑞舒伐他汀和抗高血压药）的参与者和 3168 例被分配至双安慰剂组的参与者。一级主要终点为主要复合终点：心血管死亡、非致命性心肌梗死或非致命性脑卒中，二级主要终点额外包括心力衰竭、心搏骤停或血管重建。中位随访期是 5.6 年。

研究结果：联合治疗组的 LDL-C 水平比双重安慰剂组降低 0.87 mmol/L（33.7 mg/dL），联合治疗组的收缩压比双安慰剂组降低 6.2 mmHg。联合治疗组 113 例参与者（3.6%）发生一级主要终点事件，双安慰剂组为 157 例（5.0%）（风险比，0.71；95% 置信区间，0.56～0.90；$P = 0.005$）。两组分别有 136 例参与者（4.3%）和 187 例参与者（5.9%）出现二级主要终点事件（风险比，0.72；95% 置信区间，0.57～0.89；$P = 0.003$）。与双安慰剂组相比，联合治疗组肌肉无力和头晕更常见，但两组试验方案的总体停药率相近。

研究结论：在未患心血管疾病的中度风险人群中，瑞舒伐他汀（10 mg/d）、坎地沙坦（16 mg/d）和氢氯噻嗪（12.5 mg/d）联合用药组心血管事件发生率显著低于双安慰剂组。

全文查阅：Yusuf S, Lonn E, Pais P, et al. Blood-Pressure and Cholesterol Lowering in Persons without Cardiovascular Disease. New Engl J Med, 2016，374（21）：2032-2043.

HOPE3 降脂部分：中危人群降低胆固醇疗效评估

关键信息：无心血管疾病的中危多种族人群，瑞舒伐他汀（10 mg/d）降低心血管主要终点事件发生风险 24%。

研究方法：在一项 2×2 析因试验的比较中，随机分配 21 个国家共 12705 例无心血管疾病且处于心血管中等风险的参与者接受瑞舒伐他汀（剂量为 10 mg/d）或安慰剂治疗。一级主要复合终点为：心血管死亡、非致命性心肌梗死或非致命性脑卒中，二级协同主要终点另外包括血运重建、心脏衰竭和心脏停搏复苏。中位随访期为 5.6 年。

研究结果：瑞舒伐他汀组总体平均低密度脂蛋白胆固醇（LDL-C）水平比安慰剂组低 26.5%。瑞舒伐他汀组 235 例参与者（3.7%）出现一级主要终点事件，安慰剂组有 304 例参与者（4.8%）出现一级主要终点事件（风险比，0.76；95% 置信区间，0.64~0.91；$P = 0.002$）。二级协同主要终点事件的结果与一级终点事件的结果一致，瑞舒伐他汀组有 277 例参与者（4.4%），而安慰剂组有 363 例参与者（5.7%）出现（风险比，0.75；95% 置信区间，0.64~0.88；$P < 0.001$）。根据基线期心血管风险、血脂水平、C-反应蛋白水平、血压、人种或种族定义，无心血管疾病患者的血压和血脂降低在以上各亚组间的结果也一致。在瑞舒伐他汀组，无过多糖尿病或癌症病例，但存在过多白内障手术病例（3.8% 比 3.1%；$P = 0.02$）和肌肉症状（5.8% 比 4.7%；$P = 0.005$）。

研究结论：在无心血管疾病的中危、多种族人群中，瑞舒伐他汀（10 mg/d）相对于安慰剂组心血管事件的发生风险显著降低。

全文查阅：Yusuf S，Bosch J，Dagenais G，et al. Cholesterol Lowering in Intermediate-Risk Persons without Cardiovascular Disease. New Engl J Med，2016，374（21）：2021 - 2031.

FOURIER：PCSK9 抑制药对高危人群心血管临床终点研究

关键信息：在他汀治疗基础上加用依洛尤单抗（evolocumab），能进一步降低主要复合心血管终点事件。

研究方法：在这项大规模、样本群体多样化的国际性临床随机试验中，低密度脂蛋白胆固醇（LDL-C）水平高于 70 mg/dL 且先前已接受过他汀类药物的 27564 例心血管疾病受试者被随机分到依洛尤单抗组和安慰剂组。

研究结果：数据显示在 48 周时，依洛尤单抗组的 LDL-C 从基线的 92 mg/dL 降至 30 mg/dL，下降百分比为 59%。中位随访时间 26 个月，依洛尤单抗组主要复合终点事件（包括心血管死亡、心肌梗死、脑卒中、因不稳定型心绞痛住院治疗或冠状动脉血运重建）从 11.3% 下降至 9.8%，降幅 15%。关键的次要研究终点（包括心血管死亡、非致死性心肌梗死和非致死性脑卒中）从 7.4% 降至 5.9%，降幅 20%。这些发现在各亚组中基本一致，包括 LDL-C 基线水平非常低的群体。

　　虽然心血管死亡或全因死亡率并无统计学意义上的显著差异，但主要研究终点发生率的绝对值有所下降：冠状动脉血运重建减少 1.5%、心肌梗死降低 1.2% 以及脑卒中减少 4%。

研究结论：在心血管病高危人群中，进一步降低 LDL-C 水平，可显著降低心血管事件风险。并证实了将 LDL-C 降至更低水平是安全的。

全文查阅：Sabatine MS，Giugliano RP，Keech AC，et al. Evolocumab and clinical outcomes in patients with cardiovascular disease. N Engl J Med，2017，376：1713 - 1722.

HIJ-PROPER：日本急性冠状动脉综合征患者强化降脂治疗

关键信息：强化降低 LDL-C 治疗与标准降脂治疗对急性冠脉综合征（ACS）患者临床心血管获益无差别。

研究方法：一项前瞻性、随机、开放标签试验，研究对象为 ACS 且血脂异常患者，评估用标准剂量的匹伐他汀＋依折麦布强化 LDL-C 降低治疗是否比标准匹伐他汀单药治疗能减少更多的心血管事件。患者被随机分到匹伐他汀＋依折麦布强化降脂组［目标 LDL-C 值 < 1.8 mmol/L（70 mg/dL）］）或标

准匹伐他汀单药降血脂治疗组［目标 LDL-C 值 2.3～2.6 mmol/L（90～100 mg/dL）］。首要终点事件为全因死亡、非致命性心肌梗死、非致命性脑卒中、不稳定性心绞痛和缺血导致的血运重建的复合终点。

研究结果： 2010 年 1 月至 2013 年 4 月期间，研究人员从日本 19 家医院招募了 1734 名患者，随访患者至少 36 个月。中位随访时间为 3.86 年。匹伐他汀＋依折麦布组的平均 LDL-C 水平为 1.68 mmol/L（65.1 mg/dL），而匹伐他汀单药治疗组为 2.19 mmol/L（84.6 mg/dL）。与标准他汀单药治疗（283/864，32.8％）相比，采用他汀＋依折麦布治疗（316/857，36.9％）降低 LDL-C 不能减少首要终点事件的发生率（HR 0.89，95％置信区间 0.76～1.04，$P=0.152$）。较高胆固醇吸收的 ACS 患者，以治疗前谷甾醇升高为代表，与他汀＋依折麦布组患者的首要终点事件的发生率显著降低相关（HR 0.71，95％置信区间，0.56～0.91）。

研究结论： 对血脂异常的 ACS 患者采用匹伐他汀＋依折麦布进行强化降血脂治疗，与标准匹伐他汀单药治疗比较，未显示更多的心血管获益，但在高胆固醇吸收的患者中，他汀＋依折麦布可能比他汀单药治疗更有效。

全文查阅： Hagiwara N，Kawada-Watanabe E，Koyanagi R，et al. Low-density lipoprotein cholesterol targeting with pitavastatin ＋ ezetimibe for patients with acute coronary syndrome and dyslipidaemia：the HIJ-PROPER study，a prospective，open-label，randomized trial. Eur Heart J，2017，38（29）：2264 - 2276.

ODYSSEY：阿利尤单抗治疗急性冠状动脉综征减少心血管事件

关键信息： 急性冠脉综合征（ACS）患者在他汀治疗基础上，加用阿利尤单抗（alirocumab，每两周注射一次），LDL-C 水平显著降低，主要复合终点事件发生率减少 15％。

研究方法： 共纳入 18924 例于 4～52 周内因住院治疗的 ACS 患者，年龄≥40 岁。所有患者均按照现行指南原则予以饮食干预以及最佳药物治疗（包括 40～80 mg/d 阿托伐他汀或 20～40 mg/d 瑞舒伐他汀）。将受试者随机分为两组，分别接受阿利尤单抗（每 2 周注射一次）或安慰剂治疗。阿利尤单抗起始剂量 75 mg，第 2 个月及以后如 LDL-C 未达标则加量至 150 mg。阿利尤单抗的剂量在盲法态下调整，使 LDL-C 水平维持在 25～50 mg/dL（0.6～1.3 mmol/L），中位随访时间 2.8 年。主要复合终点为冠心病死亡、非致死性心肌梗死、致死性与非致死性缺血性脑卒中、需要住院治疗的不稳定性心绞痛。本研究除外了经饮食干预和最佳药物治疗后 LDL-C 水平低于 1.8 mmol/L 的患者。

研究结果： 与安慰剂组相比，阿利尤单抗治疗组患者 LDL-C 水平显著降低。阿利尤单抗治疗组与安慰剂组主要复合终点事件发生率分别为 9.5％和 11.1％（HR=0.85；$P=0.0003$）。两组受试者冠心病死亡与心血管死亡率均无显著差异，但 ODYSSEY 研究中阿利尤单抗治疗组患者全因死亡率降低 15％（$P=0.026$）。

研究结论： ACS 患者在他汀治疗基础上，应用 PCSK-9 抑制药阿利尤单抗治疗，可以显著降低主要心血管复合终点事件发生率。这一研究结果不仅证实 PCSK-9 抑制药具有良好的类效应，更重要的是再次证明了胆固醇理论的正确性。

全文查阅： Schwartz GG，Steg PG，Szarek M，et al. Alirocumab and Cardiovascular Outcomes after Acute Coronary Syndrome. N Engl J Med，2018，379（22）：2097 - 2107.

REAL-CAD：高、低剂量匹伐他汀治疗冠心病日本研究

关键信息： 在日本稳定性冠心病患者中，匹伐他汀 4 mg 相比 1 mg 降低 LDL-C 多 14.7％，不良心血管

事件降低多 19%。

研究方法：这是一项前瞻性、多中心（733 家中心）、随机、开放标签、盲终点试验，旨在评估与低剂量匹伐他汀相比，符合指南推荐的高剂量匹伐他汀是否可进一步减少日本稳定性冠状动脉疾病患者的不良心血管事件。研究纳入 20～80 岁稳定性冠状动脉疾病患者 13054 例，稳定性冠脉疾病定义为：急性冠状动脉综合征（ACS）或冠状动脉血运重建史（PCI/CABG）>3 个月；冠状动脉造影结果显示冠状动脉狭窄程度至少为 75%；导入期给予匹伐他汀 1 mg/d，导入期后患者 LDL-C<120 mg/dL 入选；导入期后随机分组为匹伐他汀 1 mg/d 组和 4 mg/d 组，随访 36～60 个月。

研究结果：在基线时两 LDL-C 分别为 87.7 和 88.1 mg/dL。在治疗 6 个月时，高剂量匹伐他汀组的 LDL-C 水平多降低 16%。随访中位时间 3.9 年，在整个随访过程中，高剂量组 LDL-C 降低多 14.7 mg/dL。高剂量组主要心血管终点事件（心血管死亡、非致死性心肌梗死、非致命性缺血性脑卒中或需要紧急住院治疗的不稳定性心绞痛的复合终点）发生率为 4.3%，较低剂量匹伐他汀组（5.4%）降低 19%（HR=0.81，95%CI：0.69～0.95，P=0.01）。

研究结论：该研究结果表明，在日本稳定性冠心病患者中，与低剂量匹伐他汀相比，高剂量匹伐他汀可显著减少不良心血管事件。

全文查阅：Taguchi I，Iimuro S，Iwata H，et al. High-Dose versus Low-Dose Pitavastatin in Japanese patients With Stable Coronary Artery Disease（REAL-CAD）：A Randomized Superiority Trial. Circulation，2018，137（19）：1997-2009.

SECURE-PCI：冠状动脉介入时负荷量他汀疗效评价

关键信息：PCI 围术期应用大剂量阿托伐他汀无临床效益。

研究方法：共纳入 4191 例诊断急性冠脉综合征（ACS）且拟行 PCI 治疗的患者，将其随机分为两组。在常规治疗（抗血小板药、β受体阻滞药与肾素-血管紧张素系统阻滞药）基础上，负荷量阿托伐他汀治疗组（n=2087）于 PCI 术前以及术后 24 小时分别应用阿托伐他汀 80 mg，随后应用阿托伐他汀 40 mg/d，共 30 天。常规治疗组（n=2104）于 PCI 术前以及术后 24 小时内予以安慰剂治疗，此后应用阿托伐他汀 40 mg/d，治疗 30 天。主要终点为术后 30 天内全因死亡率、非致死性心肌梗死、脑卒中或需要紧急血运重建的复发性心肌缺血。

研究结果：进入研究后，负荷量阿托伐他汀治疗组与常规治疗组分别有 64.8% 与 64.7% 的患者接受了 PCI 治疗，接受 CABG 治疗者分别为 7.8% 与 8.1%，接受药物治疗者分别为 27.4% 与 27.2%。结果显示，随访 30 天内两组受试者主要复合终点事件发生率无显著差异（6.2% 比 7.1%，HR 0.88，P=0.27）。但对接受 PCI 治疗的患者亚组进行分析发现，负荷量阿托伐他汀治疗组主要复合终点发生率降低 28%（6.0% 比 8.2%，HR 0.72，P=0.02）。

研究结论：SECURE-PCI 研究表明，对于拟行 PCI 治疗的 ACS 患者应用高强度负荷剂量他汀未能给患者带来更多临床获益。

全文查阅：Lopes RD，de Barros ESP，de Andrade JI，et al. Timing of Loading Dose of Atorvastatin in Patients Undergoing Percutaneous Coronary Intervention for Acute Coronary Syndrcmes：Insights From the SECURE-PCI Randomized Clinical Trial. JAMA Cardiol，2018，3（11）1113-1118.

附录一　血脂测定方法选择和准确度评估

　　临床上所测血脂结果是否准确，常是医生需要思考的问题，尤其是进行临床血脂相关研究时。

一、血脂检测方法

（一）胆固醇测定

　　血清胆固醇测定一般可分为化学法和酶法两大类。化学法一般包括抽提、皂化、毛地黄皂苷沉淀纯化和显色比色4个阶段。其中省去毛地黄皂苷沉淀纯化步骤的化学抽提法——ALBK法为目前国际上通用的参考方法。化学法曾在很长一段时间在临床常规使用，但由于操作复杂，干扰因素多，现多已不用，而由酶法代替。

　　酶法测定血清胆固醇的主要优点为标本用量小，灵敏度高、特异性强、精密度好、简便快速，并能自动化分析，被临床常规实验室普遍采用。用单一试剂直接测定，既便于手工操作，也适用于自动分析测定大批标本；既可用终点法，也可用速率法进行测定。

（二）甘油三酯测定

　　血清中的甘油三酯（TG）含量测定，从方法学上大致可分为化学法和酶法两类。二氯甲烷-硅酸-变色酸法是用二氧甲烷抽提TG，同时以硅酸处理去除磷脂、游离甘油、甘油一酯和部分甘油二酯，然后经过皂化、氧化、变色酸显色等步骤测定。

　　酶法测定血清TG的主要优点是操作简便，适合自动分析，线性范围较宽，并且灵敏、精密、相对特异性亦较好，因而目前几乎所有临床实验室均采用此法作为TG测定的常规方法。目前甘油磷酸氧化酶-过氧化物酶-4-氨基安替比林和酚法（GPO-PAP法）作为临床实验室测定血清TG的常规方法。一步GPO-PAP法的缺点是结果中包括游离甘油（FG）。为去除FG的干扰，可用外空白法（同时用不含LPL的酶试剂测定FG作空白）和内空白法（两步法、双试剂法）将LPL和4-AAP组成试剂2，其余部分为试剂1。一般临床实验室可采用一步GPO-PAP法，有条件的实验室（如三级以上医院）应考虑开展游离甘油的测定或采用两步酶法。

　　血清FG对TG测定结果的影响一直是临床十分关注的问题。国外资料显示，正常人体血清FG含量为0.06~0.22 mmol/L，约占总TG的6%~14%。国人血清FG平均约为0.08 mmol/L（0.02~0.33 mmol/L），约占总TG7.19%（0.81%~21.64%）。虽然临床标本中FG显著升高者很少见，本法比较适合各级医院的实验室开展TG测定，测定结果也基本上能反映体内的TG水平，但有些异常或病理情况下如应激反应（肾上腺素激活LPL促进体内脂肪水解），剧烈运动，服用含甘油的药物如硝酸甘油，静脉输入含甘油的营养液，肝素治疗，某些严重的糖尿病、肝病与肾病，取血器材或试管塞上带有甘油等时，可见血清FG显著升高，并给临床决策带来误导。因此，实验室报告TG测定结果时应注明是"未去FG的值"，这将有助于临床医生对结果的正确理解。必要时，或是临床医生要求时，可采取测定"真"TG的方法减少其影响：一种是同时测定总甘油和FG，两个结果的差值反应了真TG浓度（外空白法）；另一种是用上文所述的两步酶法直接测定TG（内空白法）。

（三）LDL-C测定

　　通常需根据各种脂蛋白密度、颗粒大小、电荷或ApoB含量等，应用超速离心法、色谱法、电泳法、化学或免疫沉淀法将LDL与其他脂蛋白分离开，然后测定LDL组分中胆固醇含量（LDL-C）。

　　临床常规实验室直接分离测定LDL-C的方法大致可分为3代。第一代为化学沉淀法，常用方法为肝素-枸橼酸钠法、聚乙烯硫酸沉淀法（PVS 法）和多环表面活化阴离子法等。因 PVS 法为非离子反应，实验条件要求不高，在 pH3～8 范围内均可完全沉淀且 PVS 不干扰酶法测定胆固醇。这类方法主要缺点是 TG 水平较高（（4.52 mmol/L）时，有时因 LDL 沉淀不完全而使结果偏低。第二代方法有两类：一类为免疫分离法，即用 PEG 和结合有羊抗 ApoE、ApoA1 多克隆抗体的胶乳珠分离试剂除去 HDL（含 ApoA1/E）、IDL（含 ApoE）、VLDL（含 ApoE）及 CM（含 ApoA1/E），直接进行 LDL-C 测定水平。此法精密度好，准确度高，特别是对于低 LDL-C 浓度的测定结果准确。与 β-定量法有较好相关性，不受高 TG 水平的影响，可用于禁食或非禁食标本的检测。缺点是需专用分离管，试剂成本较高，难以自动化，且不适于冰冻或冻干标本的测定。另一类为简便的磁珠肝素分离法，此方法不需离心，操作简便，精密度高，与 Friedewald 公式法相关性好，与 β-定量法结果一致。但此法所需标本量大，需特殊装置，特异性稍差，实验室较少应用此试剂盒。第三代为匀相测定法，标本用量少，不需沉淀处理，可用于自动生化分析仪测定。

目前建议用匀相测定法作为临床实验室测定血清 LDL-C 的常规方法。可供选择的方法主要有：表面活性剂清除法（surfactant LDL-C assay，SUR 法），过氧化氢酶清除法（catalase LDL-C assay，CAT 法），可溶性反应法（solubilization LDL-C assay，SOL 法），保护性试剂法（protecting reagent LDL-C assay，PRO 法）和杯芳烃法（calixarene LDL-C assay，CAL 法）。

二、血脂测定结果的准确性

血脂测定的标准化是保证测定结果准确可靠的基础，要求实验室之间对血脂项目的测定结果具有可比性，要达到规定的准确度，标准化工作的核心是量值溯源。即在建立一个可靠的参考系统作为准确性基础的情况下，通过标准化计划将准确性转移到常规测定中去，使常规测定结果可溯源到参考系统所提供的准确性基础上来。

（一）减少分析前变异对血脂测定结果的影响

影响血脂准确测定的因素很多，如标本的来源、测定方法、仪器和试剂等，其中分析前即临床实验室进行测定之前的因素对实验结果的影响往往被忽视，应特别引起关注。主要包括：

1. 生物学因素　如个体间、性别、年龄和种族等。研究发现，TC、TG、HDL-C、LDL-C、apoAI、apoB 和 Lp（a）的平均生物学变异分别为 6.1%～11%，23%～40%，7%～12%，9.5%，7%～8%，6.5%～10% 和 8.6%。

2. 行为因素　如饮食、肥胖、吸烟、紧张、饮酒、饮咖啡和锻炼等。

3. 临床因素　①疾病继发（内分泌或代谢性疾病、肾脏疾病、肝胆疾病及其他）；②药物诱导（抗高血压药、免疫抑制药及雌激素等）。

4. 标本收集与处理　如禁食状态、血液浓缩、抗凝剂与防腐剂、毛细血管与静脉血、标本贮存等。

（二）多次检测

如血脂检测异常，在进一步处理前，应在两月内进行再次或多次测定，但至少要相隔 1 周。因为血脂检查受许多因素的影响，如果一次检验结果接近或超过血脂异常判断值，应间隔 1～2 周，在同一家医院的实验室再次禁食 12～14 小时抽血复查，尽量减少或避免由于实验室误差或个体生理变异造成的假象。

三、血脂测定的参考系统

血脂测定标准化并非要求统一测定方法，而是要求实验室测定结果达到所制定的技术目标。对于 TC、TG、HDL-C 和 LDL-C 四项，目前国内外要求不精密度（用变异系数 CV 表示）应分别不大于 3%、5%、4% 和 4%，不准确度（用偏差表示）应尽量分别不大于 ±3%、±5%、±5% 和 ±4%，总误差应分别不大于 9%、15%、13% 和 12%。总误差＝偏差%＋1.96CV（与参考血清的靶值比较）。对于 ApoI、ApoB 和 Lp（a）三项，目前国际上还没有明确的要求，国内建议不精密度应分别不大于 3%、3% 和 4%，不准确度应分别不大于 ±5%、±5% 和 ±10%。

附录二　互联网十血脂检测技术

　　利用互联网技术、血脂分析仪与配套的血脂多项测试卡（干化学法）配合，可方便、快速在任何地方检测血脂，适用于家庭用自我监测和医疗机构专业人员对患者进行动态监测。血脂分析仪可通过MICRO USB、RJ45（网口）、蓝牙、WiFi等方式进行数据传输，链接互联网平台与个人手机终端，实现血脂的智能管理。湖南海源医疗科技股份有限公司已自主研发生产了一款血脂四项（总胆固醇、甘油三酯、低密度脂蛋白－胆固醇、高密度脂蛋白－胆固醇）的便携式设备。

一、血脂分析仪外观

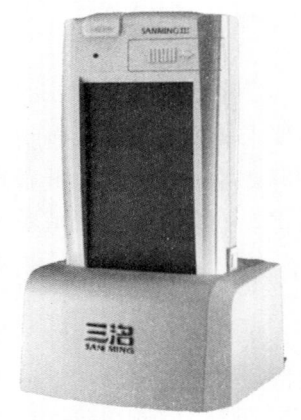

附图2-1　血脂分析仪外观

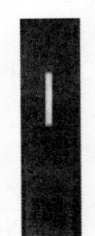

附图2-2　血脂检测卡

二、血脂分析仪功能模块

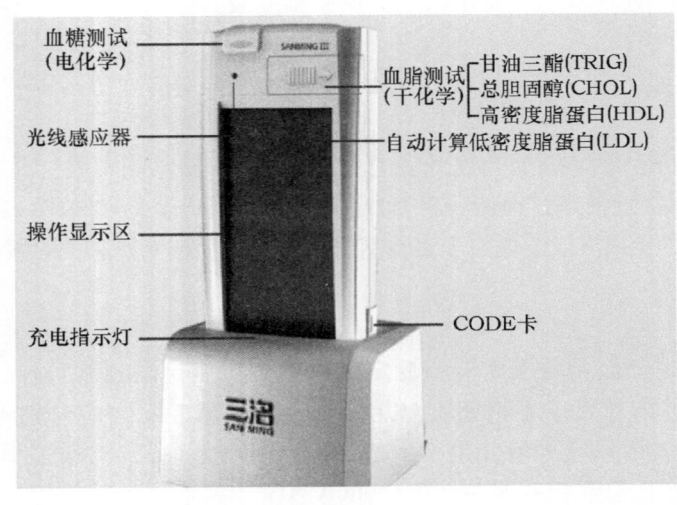

血糖测试（电化学）
血脂测试（干化学）─甘油三酯(TRIG)
　　　　　　　　　　总胆固醇(CHOL)
　　　　　　　　　　高密度脂蛋白(HDL)
光线感应器
　　　　　　　　　　自动计算低密度脂蛋白(LDL)
操作显示区
充电指示灯　　　　　CODE卡

附图2-3

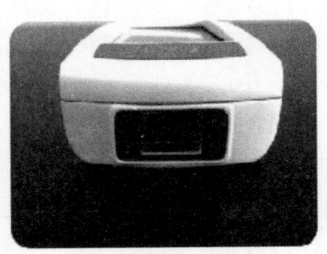

附图2-4　扫描模组

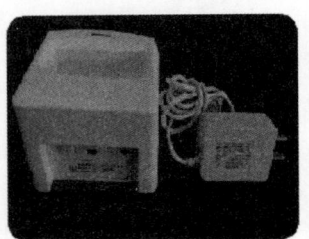

附图2-5　底座和充电器

三、血脂分析仪参数

附表 2－1　　　　　　　　　　　　　　　　血脂分析仪参数

参　　数	详　　情
测试时间	血糖：不超过 6 秒；血脂：不超过 130 秒
样本类型	全血（静脉全血以及毛细血管全血）
样本加样量	血脂测量 40 μL，血糖测量＜1 μL
电　源	检测模式采用 3.7 V 锂电池充电及数据传输模式采用电源适配器：～220 V，50 Hz，0.35 A
待机时间	充满电至少可支持血糖 1000 次连续标准测量或血脂 200 次连续标准测量
数据存储	可存储 1000 组数据及其测量日期、时间
省电模式	2 分钟内无任何操作，仪器进入休眠状态（屏幕变暗）；4 分钟内无任何操作，仪器进入深度休眠状态（屏幕变黑）
仪器尺寸	166 mm×80 mm×33 mm
质　量	主机 300 g，底座 180 g

四、血脂检测原理

待测全血样本加到血脂多项测试卡（干化学法）的加样区，在均匀迅速的下渗过程中，血细胞被过滤掉，均匀流向 3 个相对独立的测试孔，待测物与反应层中的酶及化学物质反应，并发生颜色变化，该颜色强度与待测物的浓度呈正比。血糖血脂分析仪上有 3 个光源分别发出波长为 635 nm 的光与上述 3 个测试孔进行一一对应分别检测反应的颜色强度，仪器通过采集光敏二极管感应到反射光线强弱产生的电压强度计算出总胆固醇（TC）、高密度脂蛋白-胆固醇（HDL-C）和甘油三酯（TG）的浓度。并通过以下公式计算出低密度脂蛋白-胆固醇（LDL-C）的浓度。

$$LDL\text{-}C = TC\text{-}HDL\text{-}TG/5 \text{（mg/dL）} \quad \text{或} \quad LDL = TC\text{-}HDL\text{-}C\text{-}TG/2.2 \text{（mmol/L）}$$

五、胆固醇测试原理

CEH-COD-PAP 法原理

胆固醇酯酶（CEH）水解胆固醇酯生成脂肪酸和胆固醇，胆固醇被胆固醇氧化酶（COD）氧化生产 $\Delta 4$-胆甾烯酮和过氧化氢（H_2O_2），然后在过氧化物酶（POD）催化下，H_2O_2 与 4-氨基安替比林（4-AA）及酚类化合物结合，生成蓝色醌亚胺。醌亚胺的最大吸收峰在 635 nm 左右，吸光度与标本中的胆固醇含量成正比。反应方程式如下：

$$胆固醇酯 + H_2O \xrightarrow{CEH} 胆固醇 + 游离脂肪酸$$
$$胆固醇 + O_2 \xrightarrow{COD} \Delta 4\text{-胆甾烯酮} + H_2O_2$$
$$2H_2O_2 + 4\text{-AA} + 酚类化合物 \xrightarrow{POD} 醌亚胺$$

六、甘油三酯测试原理

磷酸甘油氧化酶法原理

脂蛋白酯酶（LPL）使血清中甘油三酯（TG）水解成脂肪酸和甘油，甘油激酶（GK）及三磷酸腺苷（ATP）将甘油磷酸化，磷酸甘油氧化酶（GPO）氧化3-磷酸甘油（G-3-P）产生 H_2O_2，然后在过氧化物酶催化下，H_2O_2 与4-氨基安替比林及酚类化合物结合，生成蓝色醌亚胺。醌亚胺的最大吸收峰在635 nm 左右，吸光度与标本中的胆固醇含量成正比。反应方程式如下：

$$甘油三酯 + 3H_2O \xrightarrow{LPL} 甘油 + 3\,脂肪酸$$

$$甘油 + ATP \xrightarrow{CK} G-3-P + ADP$$

$$G-3-P + O_2 \xrightarrow{GPO} 磷酸二羟丙酮 + H_2O_2$$

$$2H_2O_2 + 4\text{-}AA + 酚类化合物 \xrightarrow{POD} 醌亚胺$$

七、血脂多项测试卡组成

血脂多项测试卡（干化学法）主要由塑料外壳、PET 基板、反应膜、沉淀膜、滤血膜和化学物质组成，其主要化学物质成分如下：

胆固醇酯酶 $\geqslant 0.4$ U

胆固醇氧化酶 $\geqslant 0.2$ U

脂蛋白酶 $\geqslant 0.3$ U

甘油激酶 $\geqslant 0.1$ U

甘油三磷酸氧化酶 $\geqslant 0.1$ U

辣根过氧化物酶 $\geqslant 0.7$ U

抗坏血酸氧化酶 $\geqslant 0.3$ U

其他化学物质 $\geqslant 1$ mg

八、检测要求

样本类型：毛细血管全血或静脉全血。

样本采集：测试时应弃去第一滴血，使用第二滴血样进行检测，测试时用血量约 40 μL。如果采集样本不能马上检测，可用含有肝素或 EDTA 的抗凝管收集血样；如为静脉血采血须由医护人员进行。

测试环境及条件：应保证测试温度在 10 ℃～35 ℃，测试湿度不大于 90%；测试前，血液样本、测试卡以及血脂分析仪需恢复至室温。

干扰物质：胆红素、维生素 C、尿酸及其他还原性物质在正常血液浓度或是正常治疗浓度下对测量结果不会有重大的影响。但在血液中此类物质的浓度异常高时，会使测量结果异常。

图书在版编目（ＣＩＰ）数据

中国血脂学 / 赵水平，张大庆，赵旺主编. -- 长沙 ： 湖南科学
技术出版社，2019.6
ISBN 978-7-5710-0215-2

Ⅰ．①中… Ⅱ．①赵… ②张… ③赵… Ⅲ．①高血脂病－防治
Ⅳ.①R589.2

中国版本图书馆 CIP 数据核字 (2019) 第 118875 号

ZHONGGUO XUEZHIXUE
中国血脂学

主　　编：赵水平　张大庆　赵　旺

策划编辑：李　忠

文字编辑：杨　颖

出版发行：湖南科学技术出版社

社　　址：长沙市湘雅路 276 号

　　　　　http://www.hnstp.com

印　　刷：湖南凌宇纸品有限公司

　　　　（印装质量问题请直接与本厂联系）

厂　　址：长沙市长沙县黄花镇黄花工业园

邮　　编：410137

版　　次：2019 年 6 月第 1 版

印　　次：2019 年 6 月第 1 次印刷

开　　本：889mm×1194mm　1/16

印　　张：32.5

字　　数：1000000

书　　号：ISBN 978-7-5710-0215-2

定　　价：120.00 元